W0256401

LEHRBUCH DER HERZKRANKHEITEN

VON

SIR JAMES MACKENZIE

F. R. S. · M. D. · F. R. C. P.

ZWEITE DEUTSCHE AUFLAGE
NACH DER DRITTEN ENGLISCHEN AUSGABE

ÜBERSETZT UND DURCH ZUSÄTZE ERWEITERT VON

PROFESSOR Dr. C. J. ROTHBERGER

IN WIEN

MIT 327 ABBILDUNGEN

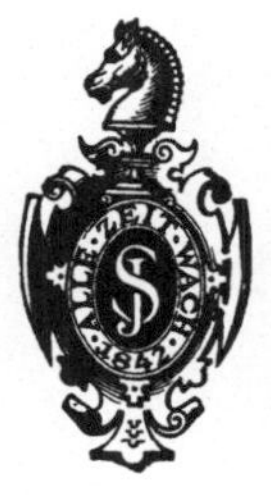

BERLIN
VERLAG VON JULIUS SPRINGER
1923

ISBN-13: 978-3-642-89431-2   e-ISBN-13: 978-3-642-91287-0
DOI: 10.1007/978-3-642-91287-0

Softcover reprint of the hardcover 2nd edition 1923

Vorwort zur dritten englischen Auflage.

Die Fortschritte, die seit der letzten Auflage dieses Buches (1910) in der Erkenntnis der Herztätigkeit erzielt worden sind, haben es notwendig gemacht, den größeren Teil dieses Werkes neu zu schreiben. Diese Fortschritte erstrecken sich hauptsächlich nach drei Richtungen: Erstens werden die Krankheitserscheinungen jetzt besser unterschieden und zu diesem Zweck war die Einführung des Elektrokardiogramms von größtem Nutzen. Zweitens wird die Bedeutung der Herztätigkeit für die Beantwortung der Frage erkannt, ob Herzschwäche besteht oder zu erwarten ist. Und drittens ruht die Behandlung nun auf einer sicheren und wissenschaftlichen Grundlage. Das Studium der Herzphysiologie und -therapie ging bisher vom gesunden Herzen mit normalem Rhythmus aus; aber spätere Untersuchungen haben gezeigt, daß kranke Herzen ganz anders auf einen Reiz antworten; daher muß die Physiologie der kranken Herzen und besonders derjenigen, die in einem abnormen Rhythmus schlagen, sorgfältig studiert werden. Insofern ist ein gewisser Fortschritt zu verzeichnen; wir können nun Zustände, wie Vorhofflimmern und Vorhofflattern, auf vernünftiger Grundlage behandeln. Zudem haben spätere Untersuchungen gezeigt, wie hilflos wir noch gegenüber vielen Zuständen sind und die Erkenntnis dieser Hilflosigkeit gibt uns ein Ziel für weitere Untersuchungen.

Um die von mir im Text geäußerten Anschauungen durch Beobachtungen aus der Praxis zu begründen, habe ich in einem Anhang viele erläuternde Fälle hinzugefügt.

133, Harley street.

August 1913. J. M.

Zusatz des Herausgebers. Die dritte englische Ausgabe wurde zuerst 1913, dann 1914 gedruckt und 1918 verbessert. Diese verbesserte Auflage wurde dann zweimal im Jahre 1918 und zuletzt 1921 herausgegeben.

Vorwort zur ersten englischen Auflage.

In dem vorliegenden Buche sind die Ergebnisse meiner Beobachtungen bei Herzkrankheiten niedergelegt, welche ich in einer sich über ein Vierteljahrhundert erstreckenden ärztlichen Tätigkeit gesammelt habe. Da auf die Natur der Herzaffektion nur aus der Anwesenheit eines oder mehrerer Symptome geschlossen werden kann, machte ich es mir speziell zur Aufgabe, den Mechanismus festzustellen, durch den die Symptome hervorgebracht werden, ihre Beziehungen zu organischen Veränderungen im Herzen, ihre prognostische Bedeutung herauszufinden und schließlich sie als Wegweiser bei der Behandlung zu verwenden.

Diese Art der Beobachtung deckte viel neue und unerwartete Tatsachen auf und machte die Anwendung besonderer Methoden, sowie eine über viele Jahre sich erstreckende Beobachtung einzelner Fälle notwendig.

Um die Resultate für die Praxis brauchbar zu machen, hielt ich es für notwendig, sehr weit ins Detail zu gehen, und es war schwierig, den Text zu gleicher Zeit kurz und übersichtlich zu gestalten. Eine gewisse Summe von Einzelheiten ist nötig, und doch würde zu viel davon ermüdend und vielleicht verwirrend wirken, daher wurden Kontroversen vermieden und die Beobachtungen mit der Erklärung versehen, die mir am vernünftigsten schien.

Manche Untersuchungsmethoden, welche in den Lehrbüchern einen hervorragenden Platz einnehmen, sind nur kurz oder gar nicht mitgeteilt, nicht weil ich ihren Nutzen in gewissen Fällen nicht anerkenne, sondern weil ich mich mit Gegenständen befasse, die bei der täglichen Untersuchung der Patienten von praktischem Werte sind. Es mag so erscheinen, als ob ein unnötiger Aufwand von Aufmerksamkeit auf Einzelheiten gewandt worden sei, von denen viele nur durch eigene Apparate erkannt werden können. Aber um überzeugend zu wirken, mußten Beweise beigebracht werden. Viele von den scheinbar unbedeutendsten Zeichen, wie die kleinsten Unterschiede in der Größe des Pulsschlages, oder eine leichte Verzögerung zwischen Vorhof- und Kammersystole sind wirklich von vitaler Wichtigkeit, indem sie Veränderungen offenbaren, die erwiesenermaßen durch ganz bestimmte Herzaffektionen bedingt sind. In der gleichen Weise leistet das Studium der Arhythmie den größten Dienst, da ihre Anwesenheit leicht festzustellen ist, während doch bisher ihre Bedeutung noch niemals richtig verstanden worden ist. Ein genaues Studium der Arhythmie wirft ein unerwartetes Licht auf die funktionellen Störungen des Herzens und bietet die Möglichkeit einer sicheren Diagnose, auf die eine rationelle Behandlung und die Prognose aufgebaut werden können.

Der Hauptzweck meines ganzen Werkes war der, einen Wegweiser für die Behandlung zu gewinnen, und meine Leser sind vielleicht enttäuscht über die Unfruchtbarkeit meines Werkes in dieser Beziehung. Ich habe die hauptsächlichsten Grundsätze, die eine rationelle Behandlung leiten sollten, sorgfältig ausgesucht, und wenn nur wenige Arzneimittel und Behandlungsmethoden erwähnt werden, so geschah das, weil die zur Zeit gangbare Behandlung der Herzkrankheiten eine sorgfältige Revision im Lichte einer genaueren Diagnose erheischt, wie sie nun mittels der graphischen Untersuchungsmethoden möglich gemacht ist.

In der laufenden Praxis ist es gewöhnlich nicht nötig, graphische Aufnahmen zu machen. Wenn man geübt ist, mit den gewöhnlichen Methoden sorgfältig und genau zu beobachten und diese Beobachtungen durch graphische Aufzeichnungen zu kontrollieren, so kann man schließlich die Fähigkeit erlangen, die Mehrheit der Zirkulationsbewegungen auch ohne graphische Aufnahmen zu erkennen. Was die dem Buche beigegebenen Kurven anbelangt, so wurde eine Auswahl getroffen aus einer gewaltigen Zahl von Beobachtungen, die nur selten Ausnahmen, meistens aber die Typen der gewöhnlichen Formen darstellen. Die Deutung dieser Aufnahmen mag sich als falsch erweisen, und deshalb war es mein Bestreben, die wirkliche Beobachtung von der Deutung zu trennen, so daß, falls die letztere irrig sein sollte, die aufgezeichneten Bewegungen wenigstens ihren Wert für zukünftige Forscher auf diesem Gebiete behalten.

Es war ursprünglich beabsichtigt, eine vollständigere Darstellung der pathologischen Anatomie des Herzens zu geben, und zu diesem Zwecke hat Herr Professor KEITH eine große Zahl von Herzen untersucht, von denen ich genaue klinische Daten aufbewahrt habe, aber die Untersuchungen haben uns beiden die Überzeugung gebracht, daß eine vollständigere und genauere Untersuchung der Sektionsbefunde in Verbindung mit den klinischen Symptomen notwendig ist, bevor die Pathologie des Herzens auf eine zufriedenstellende Basis gestellt werden kann. Der Sektionsbefund von Herzkrankheiten ist deswegen sehr kurz mitgeteilt, und meine Beobachtungen in dieser Hinsicht sollen mehr andeutend als entscheidend sein.

Ich hatte die Absicht, die Beurteilung des Zustandes des Herzens auch in solchen Fällen zu ermöglichen, wo kein eigentliches Herzleiden vorliegt, wie im Fieber, während der Schwangerschaft, bei chirurgischen Erkrankungen, bei Erkrankungen anderer Organe und während der Verabreichung von Chloroform. Dies kam nur bis zu einem gewissen Grade zur Ausführung, denn als ich zur Analyse der Ergebnisse kam, war mir nicht in allen Fällen der Weg klar, wie ich eine genügende Anleitung geben könnte, und so habe ich viele Beobachtungen weggelassen. Ich zögerte, meine Beobachtungen bei Chloroformdarreichung beizufügen, weil die Sachlage immer noch sehr unklar ist. Ich habe die Überzeugung, daß der Grund, warum die Anwendung von Chloroform so viel Gefahren mit sich bringt, nicht eher gefunden werden wird, bis nicht andauernde und unverdrossene Forschungen, die sich an die Grundzüge der in diesem Buche niedergelegten Beobachtungen halten, während seiner Darreichung angestellt werden; ich lasse also meine Bemerkungen in diesem unbefriedigenden Zustand und hoffe, daß andere die Frage lösen mögen.

Was ein Werkzeug für einen Handwerker, das sollte ein Lehrbuch für einen beschäftigten Praktiker sein. In Fällen von Herzleiden sind gewöhnlich ein oder zwei Symptome am meisten hervorstechend, und dadurch, daß wir klare Definitionen der angewandten Ausdrücke gaben und das Inhaltsverzeichnis und die Erörterungen im Text demgemäß anordneten, haben wir uns bemüht, das schnelle Nachschlagen nach der Bedeutung irgendeines gegebenen Symptoms zu erleichtern.

London W., September 1908.   **J. M.**

Vorwort zur zweiten englischen Auflage.

Die Tatsache, daß die erste Auflage dieses Buches so schnell vergriffen war, und daß seine Übersetzung in eine Anzahl von fremden Sprachen nachgesucht wurde, ist ein Zeichen für das Interesse, das die Anwendung der modernen Untersuchungsmethoden bei Herzkrankheiten gefunden hat. Es ist äußerst erfreulich, zu sehen, wie eine ganze Reihe von Forschern ihre Tätigkeit einem Gebiete zuwendet, das uns eine Fülle neuer und interessanter, das ganze Zirkulationssystem umfassender Beobachtungen verspricht.

Ich möchte besonders bemerken, daß ich bei der Veröffentlichung meiner eigenen Untersuchungen eine klare Scheidung zwischen den mitgeteilten Tatsachen und deren Auslegung wünsche. Die zahlreichen Abbildungen im Text stellen das Tatsachenmaterial dar, wie es sich aus den Aufzeichnungen der Bewegungen des Herzens und der Blutgefäße ergibt; sie sind deshalb viel zuverlässiger als eine Beschreibung mit Worten. Die Auslegung dieser Kurven entspricht dem gegenwärtigen Stande meiner Kenntnisse. Wenn sie sich auch später als unrichtig herausstellen sollte, so werden doch die aufgezeichneten Kurven für andere und passendere Erklärungen stets eine nützliche Unterlage bilden.

Eine Menge klinischer und experimenteller Forschungsarbeit bleibt noch zu tun übrig, um die verschiedenen, durch Krankheit bedingten Veränderungen der Herztätigkeit zu erklären, und meine Auseinandersetzungen sind infolgedessen nur als ein Versuch zu ihrer Erklärung aufzufassen. Sollten andere Forscher durch Entdeckung neuer Tatsachen die Unrichtigkeit meiner Erklärung beweisen, so werde ich mich mit ihnen darüber freuen, denn sie werden neues Licht ins Dunkel geworfen und ein höheres Ziel erreicht haben, als mir zu erlangen möglich war.

Eine wertvolle Ergänzung der klinischen und experimentellen Beobachtungsmethoden bildet die Aufzeichnung der elektrischen Veränderungen, die durch die Kontraktion der Herzkammern hervorgerufen werden. Ich bin meinem Freunde, Herrn Dr. Lewis, dafür zu Dank verpflichtet, daß er es in freundlicher Weise übernommen hat, über diesen Gegenstand einen kurzen Anhang zu schreiben.

Januar 1910.   **J. M.**

Vorwort des Herausgebers.

Es mag befremdend erscheinen, daß ich als Theoretiker es übernommen habe, die 3. englische Auflage dieses für den praktischen Arzt bestimmten Buches in deutscher Sprache herauszugeben und durch Zusätze zu erweitern. Bei meinem Entschlusse, der Einladung des Verlages Folge zu leisten, habe ich mich von der Erwägung leiten lassen, daß ein Arzt vom Range und der reichen Erfahrung Mackenzies in praktischen Fragen ungestört zu Worte kommen soll; dagegen schien es mir, als ob das Buch dadurch gewinnen könnte, daß man in Zusätzen gewisse Fragen der pathologischen Physiologie berührt, die vielleicht heute für die Praxis noch nicht von großer Bedeutung sind, diese Bedeutung aber gewiß einmal erlangen werden. In diesen Zusätzen habe ich manchmal meine abweichende Meinung nicht unterdrücken können. Daß ich im Kapitel über die neuen Rhythmen unsere Lehre von der Parasystolie ausführlicher besprochen habe, mag unbescheiden erscheinen; ich glaube aber, daß diese Vorstellungen das Verständnis der extrasystolischen Allorhythmien fördern werden. Zu praktischen Fragen habe ich fast nur dort Zusätze gemacht, wo neuere wichtige Methoden, wie z. B. die Chinidinbehandlung des Vorhofflimmerns, des Vorhofflatterns und der paroxysmalen Tachykardie im Originale noch nicht berücksichtigt worden waren. Sonst habe ich nur an einigen Stellen den Worten MACKENZIES die Ansichten führender deutscher Kliniker gegenübergestellt.

MACKENZIE, der ja selbst auf dem Gebiete der Aufnahme und Deutung sphygmographischer Kurven Großes geleistet hat, steht naturgemäß auf dem Standpunkte, daß der Arzt mit diesen Dingen vertraut sein soll, da er ja selbst in die Lage kommen kann, solche Kurven aufzunehmen. Ich bin natürlich weit davon entfernt, den großen Wert sphygmographischer Aufnahmen zu verkennen; ich glaube aber doch, daß der Arzt, der seine Kranken mit graphischen Methoden untersuchen läßt, heute öfter in die Lage kommen wird, ein Elektrokardiogramm von ihnen aufnehmen zu lassen und es schien mir daher angebracht, dem Elektrokardiogramm in diesem Buche einen entsprechenden Platz einzuräumen. Ich bin dem Herrn Verleger dankbar dafür, daß er mir die Wiedergabe vieler Abbildungen ermöglicht hat, ich konnte aber natürlich nur einige Beispiele bringen; das Hauptgewicht liegt nach wie vor auf den sphygmographischen Kurven MACKENZIES.

Die 3. englische Auflage ist, wie MACKENZIE selbst sagt, großenteils neu geschrieben worden: ich habe daher von der 1. deutschen Ausgabe, die 1910 erschienen ist, nur wenig gebrauchen können und auch davon ist fast keine Zeile unverändert geblieben, da ich bestrebt war, den Stil möglichst von Fremdwörtern zu säubern. Die von mir stammenden Zusätze sind *Cursiv* gedruckt: wer also MACKENZIE allein zu hören wünscht, kann die Zusätze leicht überschlagen. Ich war bestrebt, die Zusätze so zu machen, daß auch bei längeren Einschaltungen der Gedankengang des Originales möglichst wenig gestört wird. Die von mir stammenden Abbildungen sind mit denen des englischen Originals fortlaufend numeriert, aber dadurch kenntlich gemacht, daß der darunter stehende Text ebenfalls *Cursiv* gedruckt ist.

Wien, im März 1923.

C. J. ROTHBERGER.

Inhaltsverzeichnis.

Vorhofflimmern.

1. Kapitel.

Die Beurteilung der Herzkrankheiten.

Das Objekt der ärztlichen Untersuchung. — Methoden zur Beschreibung der Herzkrankheiten. — Ursachen unklarer Diagnosen. — Die relative Bedeutung der Symptome. — Die wichtigsten Erscheinungen der Herzschwäche. — Die Unzulänglichkeit der Methoden, die gewöhnlich zur Schätzung der Leistungsfähigkeit des Herzens verwendet werden.

Das Objekt der ärztlichen Untersuchung. — Wenn ein Arzt einen Kranken untersucht, so stellt er sich die Aufgabe, die Natur und Bedeutung gewisser Zeichen und Symptome festzustellen. Wenn seine Untersuchung sich auf die Kreislaufsorgane bezieht, dann will er in erster Linie bestimmen, inwiefern die Symptome für die Leistungsfähigkeit dieser Organe von Bedeutung sind, insbesondere, ob sie eine Herzschwäche ankündigen oder schon ihre Gegenwart erkennen lassen. Da in allen solchen Fällen die Hauptfrage die ist, ob das Herz imstande ist einen ausreichenden Kreislauf zu bewerkstelligen, muß man zunächst wissen, was unter Herzschwäche zu verstehen ist und wie sie sich äußert.

Bevor wir aber diese Frage beantworten können, müssen wir zunächst die Grundtatsachen kennen, welche die Leistungsfähigkeit des Kreislaufes beherrschen und wir müssen wissen, wie ihre Änderung den Kreislauf schädigt. Erst dann wird es klar werden, wie eine Verletzung der den normalen Zustand beherrschenden Gesetze Herzschwäche im Gefolge hat und erst dann werden wir die Natur und Bedeutung der Symptome verstehen können, an denen wir die Herzschwäche erkennen. Die so erworbenen Kenntnisse geben uns auch ein Maß, mit dem wir die klinische Bedeutung irgend eines Zeichens messen können, ob wir nun die Art seines Zustandekommens verstehen oder nicht.

Methoden zur Beschreibung der Herzkrankheiten. — Bevor wir uns mit der Herzschwäche beschäftigen, müssen wir viele unter den Ärzten weit verbreitete Mißverständnisse beseitigen, die sich auf die Bedeutung mancher normaler und abnormer, vom Herzen ausgehender Erscheinungen beziehen. Diese Mißverständnisse, die von einer Generation auf die andere übergehen, haben nicht nur die Forschung behindert, sondern auch Voreingenommenheit bezüglich der Natur und Bedeutung vieler unklarer Erscheinungen zur Folge gehabt. Die Mißverständnisse sind dadurch gefördert worden, daß anerkannte Männer so über die Herzkrankheiten schrieben, daß sie jede einzelne Läsion an der Hand der durch sie hervorgerufenen Symptome behandelten. Diese Methode ist aber, wenn sie auch auf den ersten Blick logisch und praktisch erscheint, nach dem heutigen Stande unserer Kenntnisse doch unmöglich. Denn es sind nicht nur die pathologischen Vorgänge ungenügend bekannt, sondern es sind auch die Symptome der Herzschwäche gewöhnlich nicht die Folge der organischen Erkrankung selbst, sondern nur die der Behinderung der Herztätigkeit, die möglicherweise auf der organischen Erkrankung beruhen kann.

So werden die Symptome der Herzschwäche bei Klappenfehlern gewöhnlich auf die Erkrankung der Klappe bezogen und die Beschwerden werden als Mitral- oder als Aortenfehler bezeichnet, je nach dem Ostium, wo die abnormen Geräusche erzeugt werden. In Wirklichkeit ist aber die Herzschwäche meist nicht die Folge der Klappenläsion. Zweifellos kann in manchen Fällen der Eintritt der Herzschwäche dadurch beschleunigt werden, daß der Herzmuskel nicht imstande ist, die durch den Klappenfehler bedingten Hindernisse zu überwinden; aber die Herzschwäche ist öfter die Folge von Veränderungen, die zu gleicher Zeit im Herzmuskel bestehen. Manchmal ist dieser nachweisbar verändert, in anderen Fällen aber nur so wenig, daß wir es mit unseren heutigen Methoden nicht erkennen können. Da die Herzschwäche oft auf einer Änderung besonderer Funktionen des Herzmuskels beruht, und da wir erst anfangen die pathologische Physiologie des Herzens zu verstehen, ist es nicht überraschend, daß viele Symptome falsch gedeutet oder übersehen werden. Da einmal die eine, dann die andere Funktion geschädigt ist, sind die Symptome sehr verschieden; aber diese Funktionen können geschädigt sein, auch wenn deutliche pathologische Veränderungen im Muskel oder an den Klappen fehlen und andererseits können ähnliche Symptome nicht nur durch sehr ungleichartige und verschieden ausgedehnte organische Erkrankungen entstehen, sondern sie können auch vorhanden sein, ohne daß irgendeine Veränderung am Herzen nachweisbar wäre. Es werden akute Erkrankungen des Herzens oft als Endokarditis oder Perikarditis beschrieben, weil zufällig ein Geräusch oder ein perikardiales Reiben zu hören ist; es können aber außerdem sehr viele Symptome vorhanden sein, wie herabgesetzte Leistungsfähigkeit des Herzmuskels, Herzerweiterung, Arhythmie usw. und diese werden auch als Symptome der Endokarditis oder Perikarditis aufgefaßt, während sie in Wirklichkeit nicht auf diese Erkrankungen, sondern auf eine Myokardaffektion zurückzuführen sind. Diese kann die Folge einer Infektion des Herzmuskels sein, die man bei der Obduktion nachweisen kann, oder die Folge einer Vergiftung, welche die Funktionen des Herzmuskels schädigt und bei der Autopsie unerkannt bleibt. Bis jetzt hat das Bestreben, die zu den einzelnen Erkrankungen gehörenden Symptome genau zu beschreiben, dazu geführt, daß gewisse Erscheinungen auf Erkrankungen bezogen werden, mit denen sie nichts zu tun haben, und das ist die Ursache der Verworrenheit und der Fülle von Widersprüchen, die wir heute in der Symptomatologie der Herzkrankheiten vorfinden.

Ursachen unklarer Diagnosen. — Die Ursache der Verworrenheit vieler Diagnosen möchte ich dem Umstande zuschreiben, daß der menschliche Geist geneigt ist, die größte Bedeutung denjenigen Erscheinungen beizulegen, die am stärksten auf die Sinne wirken. Viele wirklich bedeutende und lebenswichtige Symptome sind so unmerklich und so geringfügig, daß die feinsten Methoden zu ihrer Entdeckung angewendet werden müssen, während ein mächtiges Geräusch oder die Unregelmäßigkeit des Pulses sich von selbst unserer Aufmerksamkeit aufdrängen. Die Folge davon ist, daß die geringfügigen Erscheinungen übersehen werden, und daß man zuviel Gewicht auf die Geräusche oder auf die Arhythmie legt. So kommt es, daß gerade diese in der Symptomatologie der Herzkrankheiten einen Rang einnehmen, der mit ihrer Bedeutung nicht in Einklang steht. Wer in der Literatur sorgfältig sich nach dem Ursprung unserer heutigen Anschauungen über diese auffallenden Symptome umsieht, wird finden, daß diese Anschauungen zu einer Zeit entstanden sind, wo man das Wesen der Erscheinungen noch nicht verstand, und daß man sich über ihre Bedeutung eine Meinung bildete, ohne daß es jemand eingefallen wäre, das weitere Schicksal derjenigen Kranken zu verfolgen, die diese Erscheinungen gezeigt hatten. So hat eine Generation nach der anderen sich damit zufrieden gegeben, die überlieferten Ansichten anzunehmen, ohne daß man sich die Mühe gegeben hätte, zu untersuchen, ob sie auch richtig sind.

Die relative Bedeutung der Symptome. — Diese Überlegungen haben mich dazu veranlaßt, eine Art der Beschreibung zu wählen, die den Symptomen den ihnen zukommenden Rang zuzuweisen sucht. Da der Arzt zunächst entscheiden will, ob Herzschwäche vorliegt, da ferner seine Aufmerksamkeit und die des Kranken durch ein oder mehrere Symptome auf das Herz hingelenkt wird, da man überdies nur nach der Erkennung der Symptome auf das Wesen der Krankheit schließen kann, wird jedes Symptom so klar als es unsere heutigen Kenntnisse erlauben, definiert und von den anderen unterschieden und zwar sowohl bezüglich der Art seines Zustandekommens als auch seiner Beziehung zur Leistungsfähigkeit des Herzens. Dann werden die verschiedenen pathologischen Zustände beschrieben, bei denen das Symptom vorkommen kann. Nach klarer Unterscheidung der verschiedenen Erscheinungen ist dann ihre Bedeutung für die Leistungsfähigkeit des Herzens zu bestimmen. Aus diesem Grunde muß nach Begleitsymptomen gesucht werden. Manche Menschen können scheinbar gleiche Erscheinungen zeigen, wie z. B. ein Geräusch oder eine Arhythmie; einige von ihnen siechen dahin und sterben, andere führen ein Leben voll Anstrengung und zeigen kein Zeichen von Herzschwäche. Die Verschiedenheit dieser Menschen kann nicht durch ein einziges Krankheitszeichen bestimmt werden, sondern nur durch die Anwesenheit oder das Fehlen von Begleitsymptomen. Die Bedeutung eines bestimmten Symptoms kann nur erkannt werden, wenn man die Kranken durch viele Jahre sorgfältig beobachtet. Nur auf diese Weise kann man hoffen, sich eine glaubwürdig begründete Meinung zu bilden.

Die wichtigsten Erscheinungen der Herzschwäche. — Es ist zwar notwendig, in jedem Falle den durch eine sorgfältige ärztliche Untersuchung gelieferten Befund zu kennen und diesen, wenn es nötig ist, mit instrumentellen Methoden zu ergänzen, aber man darf nicht vergessen, daß die auf diese Art festgestellten Tatsachen noch nicht die für den Arzt erforderliche Aufklärung enthalten. Ich habe schon darauf hingewiesen, daß die wichtigste Frage für den Arzt die ist, ob die Symptome eine Herzschwäche anzeigen oder ihren baldigen Eintritt wahrscheinlich machen. Eine befriedigende Antwort auf diese Frage kann man nur dann erhalten, wenn man weiß, wie es das Herz anstellt, um seiner Aufgabe gerecht zu werden. Dazu muß man verstehen was geschieht, wenn der Untersuchte eine Arbeit auf sich nimmt, die größere Anforderungen an sein Herz stellt. Daher kann eine Untersuchung, die sich auf den ruhenden Körper beschränkt, nur einen sehr unvollkommenen Aufschluß gewähren. Das Wesentliche bei akuten und chronischen Herzkrankheiten offenbart sich erst und oft nur in den Symptomen, die bei Anstrengung auftreten und in denjenigen, die schon bei körperlicher Ruhe das Versagen der Herzkraft erkennen lassen. Diese Symptome sind oft so täuschend und so unbedeutend, daß sie leicht der Aufmerksamkeit entgehen können und es ist oft schwer, ihren Wert zu erkennen, wenn sie entdeckt werden. In dem Maße wie unsere Kenntnis von dem Wesen der Herzschwäche zunimmt, wird auch die wirkliche Bedeutung dieser Symptome erkannt werden.

Die Unzulänglichkeit der Methoden, die gewöhnlich zur Schätzung der Leistungsfähigkeit des Herzens verwendet werden. — Da es in erster Linie darauf ankommt, die Bedeutung eines Symptomes für die Leistungsfähigkeit des Herzens zu erkennen, hat man oft versucht eine Methode zu finden, durch die man entscheiden könnte ob das Herz gesund ist. Man hat versucht die Zahl der Herzschläge nach kurzdauernden, mehr oder weniger heftigen Anstrengungen zu bestimmen; aber diese Methode ist nur in seltenen Fällen von Nutzen, sie ist voll von Fehlerquellen und kann leicht irreführen. Da ferner instrumentelle Methoden sehr stark auf die Einbildungskraft wirken, hat man Methoden der Schätzung der Herzkraft erfunden, die eine vollständige Verkennung dessen verraten, was diese Methoden eigentlich zeigen. Es gibt feine Apparate zur Blutdruckmessung, von denen man meint, daß sie den der Herzkraft zufallenden Anteil in einer mathematischen Formel angeben. Wir haben graphische Methoden und sogar den Elektrokardiographen. Ich bin weit davon entfernt, den Wert solcher Methoden ganz in Abrede zu stellen; sie haben alle ein sehr wichtiges Gebiet, wo sie von Nutzen sein können, aber ich zögere nicht zu sagen, daß sie nur sehr wenig Aufklärung verschaffen, wenn es darauf ankommt, die Gesundheit und die Leistungsfähigkeit des Herzens zu bestimmen und die Bedeutung der Symptome aufzuklären.

2. Kapitel.
Die Pathologie der Herzschwäche.

Was ist Herzschwäche? — Die Rückstauungstheorie der Herzschwäche. — Kompensation. — Der Ursprung dieser Ansichten. — Schaden infolge der Rückstauungstheorie. — Herzschwäche und pathologische Veränderungen. — Beeinträchtigung der Herzfunktion. — Die Zeichen der geschädigten Funktion.

Was ist Herzschwäche? — Da es in allen Fällen darauf ankommt, ob Herzschwäche vorhanden oder zu erwarten ist, muß man zuerst sich vollständig klar darüber sein, was Herzschwäche eigentlich ist. Wir können sie als denjenigen Zustand bezeichnen, wo das Herz nicht mehr imstande ist, einen ausreichenden Kreislauf zu unterhalten, auch wenn nicht mehr als die für das tägliche Leben erforderliche Anstrengung verlangt wird. Diese Definition ist absichtlich so weit gehalten, daß sie sowohl Fälle von vorgeschrittener Herzschwäche umfaßt, als auch solche, wo nur bei außergewöhnlicher Anstrengung geringfügige Zeichen herabgesetzter Leistungsfähigkeit zutage treten. Man muß dies besonders betonen, weil das Fehlen einer klaren Vorstellung dessen, was zum Wesen der Herzschwäche gehört, dazu geführt hat, daß einige wirklich wichtige Symptome, die schon die Anwesenheit der Herzschwäche anzeigen, vernachlässigt wurden, während man andererseits die Bedeutung gewisser besonders in die Augen fallender Erscheinungen, wie z. B. der Geräusche oder der Arhythmie überschätzte, obwohl sie oft keine Beziehung zur Herzschwäche haben oder sie doch nicht wesentlich beeinflussen.

Die Rückstauungstheorie der Herzschwäche. — Wenn wir die pathologischen Veränderungen ins Auge fassen, die zu Herzschwäche führen, sehen wir uns sogleich vor sehr verwickelten Verhältnissen, die wir mit unseren gegenwärtigen Kenntnissen nicht völlig entwirren können. Man hat sich bisher gewöhnlich der Ansicht angeschlossen, daß die Herzschwäche daher kommt, weil der linke Ventrikel nicht mehr imstande ist, die erforderliche Blutmenge in das Arteriensystem zu werfen, daß er infolgedessen sich erweitert und daß daher Blut in den Vorhof zurückströmt. Diese überlieferte Ansicht ist sehr eingehend in einem neuen Buche auseinandergesetzt und da sie die von den Ärzten allgemein geteilte Meinung darstellt, möchte ich sie kurz zusammenfassen. Der Verfasser wünscht zu zeigen, wie die Herzschwäche allmählich entsteht und wählt als Beispiel einen Fall von reiner Aorteninsuffizienz. Infolge des Zurückströmens von Blut während der Diastole wird der linke Ventrikel erweitert. Zunahme der Frequenz ist ein günstiges Zeichen, weil dadurch die Diastole abgekürzt wird. Nach einiger Zeit tritt zur Dilatation noch die Hypertrophie des linken Ventrikels. Der nächste Schritt ist Stauung und Drucksteigerung im linken Vorhof und dann kommt es zu Behinderung des Lungenkreislaufs und der Tätigkeit des rechten Ventrikels. Dadurch wird die Lunge geschädigt (Ödem, Infarkte, Neigung zu Bronchitis, Blutungen) und der Kranke wird cyanotisch und kurzatmig. Gleichzeitig wird die Herztätigkeit unregelmäßig, die Tätigkeit der Muskelmaschine wird gestört und das Krankheitsbild macht den Eindruck eines Mitralfehlers. Endlich erreicht die Bedrängnis des rechten Ventrikels einen solchen Grad, daß Tricuspidalinsuffizienz mit Überfüllung des Venensystems und damit das letzte und schwerste Stadium der Herzschwäche eintritt.

Kompensation. — Ausgehend von dieser Ansicht, daß die Herzschwäche durch Rückstauung entsteht, stellt man sich dann vor, daß sie bei Klappenfehlern dadurch verhindert wird, daß der Herzmuskel an Masse zunimmt und dabei so stark wird, daß er die durch den Klappendefekt erzeugte Erschwerung seiner Arbeit überwindet. Wenn also ein Klappenfehler entdeckt wird und gleichzeitig keine Herzschwäche besteht, ist „die Kompensation gut", und wenn Herzschwäche eintritt, sagt man, die Kompensation sei „gestört" oder es sei „Dekompensation" eingetreten. Wenn der Kranke sich erholt, ist die Kompensation „wiederhergestellt."

Leider geben die Autoren niemals genügende Einzelheiten an, so daß man sich keine klare Vorstellung darüber bilden kann, was sie sich eigentlich bei der Kompensation denken. In der Praxis verhalten sich da anerkannte Ärzte ganz merkwürdig: Da findet man Leute mit ganz normalen und leistungsfähigen Herzen und einem systolischen Geräusch und da spricht man von Mitralinsuffizienz mit guter Kompensation. In ähnlicher Weise spricht man z. B. von Aortenfehlern, wo Lungenschwellung, Ödeme und die sog. Zeichen von Rückstauung fehlen. Ja selbst in Fällen, wo die Erschöpfung so weit vorgeschritten ist, daß der Tod infolge von Herzschwäche stündlich eintreten kann, soll eine gute Kompensation bestehen, weil keines der für die „Rückstauung" bezeichnenden Symptome aufzufinden ist.

Der Ursprung dieser Ansichten. — Diese Ansichten sind die Folgen der Entdeckung der Auscultation. Man hatte nämlich bald nachher, noch ehe man wußte, was ein normales oder ein abnormes Geräusch bedeutet, in Fällen von äußerster Herzschwäche Geräusche gefunden. Man nahm sofort an, daß dieses Zusammentreffen von ganz besonderer Bedeutung sein müsse und später, als man einsah, daß diese Geräusche auf Defekte an gewissen Klappen zurückzuführen seien, schien ihre Bedeutung als Ursache der Herzschwäche gesichert und dann wurde allmählich die Rückstauungstheorie entwickelt um das Zustandekommen der Herzschwäche zu erklären. Diese Theorie verdankt also ihre Entstehung nicht einer sorgfältigen Beobachtung einzelner Fälle in verschiedenen Stadien ihrer Erkrankung, sondern ausschließlich dem Bestreben, sich auf Grund der Befunde in vorgeschrittenen Fällen durch Rückkonstruktion eine Vorstellung von dem Beginn und dem allmählichen Fortschreiten der Herzschwäche zu bilden. Das heißt, man fand Kranke mit der für Klappenfehler typischen Vorgeschichte mit allen Zeichen der Herzschwäche und mit den bekannten Veränderungen an Herz und Lungen. Der Arzt füllte dann die Lücken in der Krankengeschichte aus, indem er annahm, daß sich die Dinge so entwickelt hätten wie es die Theorie verlangt. Ich sage das deshalb, weil noch niemand die einzelnen Stadien aus eigener Beobachtung beschrieben hat und weil ich selbst bei der Beobachtung des allmählichen Fortschreitens der Herzschwäche andere Ereignisse eintreten sah — wie z. B. das plötzliche Einsetzen eines neuen Rhythmus — deren Vorhandensein man früher gar nicht ahnte und weil andererseits in sehr vielen Fällen von schwerer Herzschwäche die sog. Zeichen der Rückstauung vollständig fehlen. Es ist ja kein Zweifel, daß gewisse Tatsachen mit dieser Theorie in Einklang zu stehen scheinen. Bei Aorteninsuffizienz ist der linke Ventrikel erweitert und bei Mitralstenose finden wir Lungenstauung und Hypertrophie des rechten Ventrikels.

Schaden infolge der Rückstauungstheorie. — Es könnte unnötig und überflüssig erscheinen, diese Theorie zu bekämpfen, aber sie hat einzelnen Kranken sehr geschadet und den Fortschritt der Wissenschaft gehindert. Es ist sogar fraglich, ob die Entdeckung der Auscultation in dieser Hinsicht nicht mehr geschadet als genützt hat. Der menschliche Geist hat die Eigenart, daß er ein Übel mit irgend etwas Geheimnisvollem in Zusammenhang zu bringen sucht. Das sieht man am besten an Tönen und Geräuschen, deren Ursache man nicht kennt. Man hat die Veränderung der Herztöne, die mit der Gesundheit des Herzens vollständig vereinbar ist, nie wirklich verstanden und so ist man zu einem ganz falschen Maß dessen gekommen, was als normal und was als abnorm anzusehen ist. So kommt es, daß man sehr viele ganz gesunde Menschen als krank ansieht und so behandelt, als ob sie ein ernstes Leiden hätten, daß man ihnen für ihr weiteres Leben Einschränkungen auferlegt, weil sie irgendein Symptom, ein Geräusch oder eine Arhythmie haben, welches den Arzt zu einer falschen Vorstellung seiner Bedeutung verleitet, weil er das Wesen des Symptoms nur sehr mangelhaft kennt und ganz verworrene Vorstellungen davon hat, was die Herzschwäche eigentlich ist.

Herzschwäche und pathologische Veränderungen. — Nach dem gegenwärtigen Stande unserer Kenntnisse können wir nicht hoffen, die verschiedenen Formen der Herzschwäche mit deutlichen Veränderungen in Zusammenhang zu bringen, die man bei der Obduktion mit bloßem Auge oder mit dem Mikroskop findet. Wir können am Lebenden viele krankhafte Zeichen erkennen, die auf organischen Veränderungen am Herzen beruhen, wie z. B. die für die Erkrankung der verschiedenen Ostien charakteristischen Geräusche oder die verschiedenen Formen der Unregelmäßigkeit der Herztätigkeit, wie die durch Schädigung des Atrioventrikularbündels oder durch Entstehung eines abnormen Rhythmus in einem erkrankten Vorhof, aber alle diese sind nicht Zeichen der Herzschwäche. Die von einem versagenden Herzen ausgehenden Erscheinungen sind so verschiedenartig, daß wir noch nicht ganz verstehen, wie sie zustande kommen und nach welchen Gesetzen sie entstehen. Selbst dort, wo wir eine Reihe von deutlichen Symptomen finden, wie Orthopnöe, Lufthunger, Ödeme, Leberschwellung oder Anfälle von Angina pectoris, finden wir so mannigfaltige pathologisch-anatomische Veränderungen am Herzen, daß es unmöglich ist, die Symptome mit Sicherheit auf bestimmte Veränderungen zurückzuführen. Das wird noch viel klarer, wenn wir eine tödliche Herzschwäche finden, ohne daß sich so schwere Veränderungen am Herzen nachweisen lassen, daß sie an und für sich die Herzschwäche erklären. Es ist ja sicher, daß ein pathologischer Vorgang einen wesentlichen Anteil an der Schädigung der Leistungsfähigkeit des Herzens haben kann, aber die Tatsache, daß ein Herz versagen kann, wenn ein großer Teil seiner Muskulatur scheinbar noch ganz gesund ist, zwingt uns zu dem Schlusse, daß die Herzschwäche in Wirklichkeit die Folge der Schädigung der Funktion ist und daß auch der scheinbar gesunde Anteil des Herzmuskels doch der Sitz so versteckter Krankheitsherde ist, daß wir sie mit unseren gegenwärtigen Methoden nicht auffinden können.

Beeinträchtigung der Herzfunktion. — Die Ansicht, daß die Beeinträchtigung der Herzfunktion das Wesen der Herzschwäche ausmacht, zeigt uns, in welcher Richtung diese studiert werden muß. Bis jetzt hat man die Anwesenheit einer organischen Veränderung, wie eines Klappenfehlers oder einer Koronarsklerose als die Ursache der Herzschwäche angesehen und der Arzt war zufrieden, wenn er so grobe Veränderungen fand. Aber wenn wir die Tätigkeit irgendeines Organs verstehen wollen, dürfen wir nicht ausschließlich den Obduktionsbefund im Auge haben, sondern wir müssen nach Veränderungen der Funktion während des Lebens suchen. Man ist natürlich geneigt, die Symptome, die man am Lebenden fand, mit den am Toten aufgedeckten Veränderungen in Zusammenhang zu bringen, aber man muß dabei berücksichtigen, wie die Symptome entstehen. So findet man eine Erkrankung der Aorta oder einer Koronararterie bei Leuten, die an Angina pectoris litten. Nun führt der eine die Angina pectoris auf die Koronarsklerose zurück, ein anderer auf die Erkrankung der Aorta und man vergißt dabei, daß weder die eine noch die andere wirklich schuld an der Herzschwäche ist, die in den stenokardischen Anfällen nur einen Ausdruck findet. In ähnlicher Weise sind Dyspnöe und Ödeme nicht die Folge der bei der Obduktion gefundenen oder während des Lebens diagnostizierten Klappenerkrankung. Fast jeder, der diese Dinge systematisch untersucht hat, erkennt, daß die Symptome der Herzschwäche bei sehr verschiedenen organischen Veränderungen vorkommen können. Daraus können wir nur den Schluß ziehen, daß die Symptome nicht die unmittelbare Folge dieser Läsionen sein können, sondern daß ein allen diesen Erscheinungen gemeinsamer Zustand als die Ursache der Symptome anzusehen ist. Da diese gemeinsame Ursache aber nur eine Störung der Funktion des Herzmuskels sein kann, müssen wir diese Funktionen sorgfältiger studieren, wenn wir die Pathologie der Herzschwäche verstehen wollen.

Die Zeichen der geschädigten Funktion. — Es gibt vielleicht kein Organ, das die Intaktheit oder die Störung seiner Funktion so klar erkennen ließe, wie das Herz. Dies äußert sich in mancher Weise unmittelbar durch die eigene Tätigkeit und mittelbar durch die Beeinflussung der Funktion weiter entfernter Organe und Gewebe. Man muß aber verstehen, worin die Schädigung sich äußert und welche Zeichen von einem gesunden Herzen ausgehen. Ein Geräusch kann die Folge eines krankhaften Vorganges oder auch der Beeinträchtigung der Funktion sein, es kann aber auch bei einem ganz gesunden Herzen vorkommen. Eine Arhythmie kann der Ausdruck einer tiefgreifenden, ja tödlichen Erschöpfung eines kranken Organs sein, aber sie kann auch bei ganz normalen Herzen vorkommen. Ebenso kann Atemnot ein sehr ernstes Zeichen von Erkrankung sein und doch wieder bei gesundem Herzen gefunden werden. Das heißt, daß wir die Bedeutung dieser Erscheinungen verkennen, wenn wir sie nur allgemein und obenhin behandeln; wenn wir aber ihr Zustandekommen genauer untersuchen, finden wir, daß Geräusche, Arhythmie und die verschiedenen Formen der Atemnot in ganz bestimmte Gruppen eingeteilt werden können und daß diese Unterscheidung uns in den Stand setzt, ihre wirkliche Bedeutung zu erkennen. In den letzten Jahren sind außerordentliche Fortschritte in der Aufdeckung der mit der Herztätigkeit verbundenen Erscheinungen erzielt worden. Abnorme Zeichen, wie Änderung der Töne, abnorme Rhythmen, Änderungen in der Form und Größe des Herzens können die Folge einer begrenzten Läsion oder einer streng lokalisierten Funktionsstörung sein und dann kann die Analyse anderer, gleichzeitig vorhandener Symptome viel Licht auf die Natur des krankhaften Vorganges und die Funktion des Herzmuskels werfen. Abnorme Rhythmen sind insofern von Bedeutung, als sie Hinweise auf die Art der im Herzmuskel vor sich gehenden Veränderungen geben, die zu Herzschwäche führen können. Aber abgesehen von diesen unmittelbaren Zeichen einer Funktionsstörung gibt es eine große Reihe von subjektiven Erscheinungen, die gerade für die Erkennung der allerersten Zeichen der Beeinträchtigung der Leistungsfähigkeit des Herzens wichtig sind und deren sorgfältige Würdigung uns auch den Grad der Störung verrät und uns zeigt, wie wir uns die nötige Aufklärung verschaffen können.

3. Kapitel.

Allgemeine Übersicht über die Ursachen der Herzschwäche.

Der Zweck der Zirkulation und wie er erreicht wird. — Die Wichtigkeit des Herzmuskels. — Was wir unter Herzschwäche verstehen. — Die beiden Kräfte des Herzmuskels. — Die Reservekraft des Herzmuskels. — Wie die Herzschwäche beginnt. — Die Beziehungen zwischen der Erschöpfung und Erholung der Reservekraft des Herzens. — Bedingungen, unter welchen die Reservekraft sich erschöpft.

Der Zweck der Zirkulation und wie er erreicht wird. — Der Zweck der Zirkulation ist sowohl die Zufuhr eines konstanten Materialstromes, der fähig ist, die Gewebe zu ernähren, als auch die Entfernung derjenigen Abfallsprodukte, die in die Blutbahn zu gelangen vermögen. Um den Stoffwechsel zwischen dem Blut und den Geweben zu erleichtern, findet bis zu einem gewissen Grade eine Verlangsamung des Blutstromes in den Capillaren statt. Da ein beständiger Druck nötig ist, um das Blut vorwärts zu treiben, wird der intermittierende Druck, der durch das Herz auf den Blutstrom übertragen wird, durch die Elastizität der Arterienwände an der Peripherie des Arteriensystems in einen konstanten Druck verwandelt. Die Erhaltung des arteriellen Druckes ist die Wirkung der Kraft des linken Ventrikels und des Widerstandes in den kleineren Arterien und den Capillaren. Die volle Kraft der Kammersystole macht sich nicht bloß während der Dauer der Systole auf den Blutstrom geltend. Das Blut wird mit einer solchen Gewalt in die Arterien geworfen, daß es die größeren Arterien etwas ausdehnt; ihre elastische Wand drückt, sobald die Ventrikelsystole vorbei ist, die in ihnen befindliche Blutsäule zusammen und unterhält auf diese Weise einen gewissen arteriellen Druck während der Zeit, in welcher der Ventrikel nicht arbeitet. Die Kraft des Ventrikels wird so durch die Ausdehnung der elastischen Wand der Arterien aufgespeichert und während der Dauer der Diastole wieder frei gemacht.

Die Wichtigkeit des Herzmuskels. — Der Herzmuskel liefert die Kraft, die den Kreislauf unterhält. Unter normalen Bedingungen ist der Mechanismus so eingerichtet, daß alle Teile ineinandergreifen, um die Arbeit des Herzens zu erleichtern und den Zweck der Zirkulation zu erreichen. Jede Störung dieses Ineinandergreifens muß dem Herzmuskel sogleich mehr Arbeit aufbürden, insofern als eine Abweichung vom Normalen die Aufgabe des Herzens, den Anforderungen des Körpers gerecht zu werden, erschwert. Solange das Herz das Hindernis überwinden und den Kreislauf in normaler Weise unterhalten kann, werden keine Symptome hervorgerufen; ist das Herz nicht länger fähig, die Zirkulation wirksam durchzusetzen, so entstehen auf einmal gewisse Erscheinungen, und diese nennen wir „Symptome von Herzschwäche".

Was wir unter Herzschwäche verstehen. — Ausgehend von dieser Betrachtung wird man sich vergegenwärtigen, daß Herzinsuffizienz einfach die Unfähigkeit des Herzmuskels bedeutet, die Zirkulation aufrecht zu erhalten, und daß dieses Versagen des Herzmuskels darauf beruht, daß ihm eine zu große Aufgabe aufgebürdet wird. Dies kann die Folge einer Überanstrengung bei gesunden Kreislauforganen sein oder einer Störung in dem normalen Ineinandergreifen derjenigen Kräfte, die beim Kreislauf tätig sind. Diese Störung kann auf vielerlei Weise entstehen, aber das Endresultat ist dasselbe — Überbürdung des Herzmuskels und endlich seine Erschöpfung. Der Herzmuskel ist infolgedessen bei all den Zuständen, die wir als Herzschwäche bezeichnen, von so hervorragender Wichtigkeit, daß ein genaues und eingehendes Studium seiner Eigenschaften wesentlich ist. Damit werden wir uns später näher beschäftigen; hier möchte ich die Aufmerksamkeit nur auf jene Eigenschaften des Herzmuskels lenken, die bei der Betrachtung jeder Form von Herzschwäche von Bedeutung sind, nämlich des Wesens der Kräfte, durch die das Herz einen ausreichenden Kreislauf aufrecht erhält.

Die beiden Kräfte des Herzmuskels. — Da das Herz einen ausreichenden Kreislauf nicht nur dann bewerkstelligen kann, wenn der Körper ruht, sondern, da es seine Tätigkeit, je nach den vom Körper gestellten Anforderungen zu ändern vermag, kann man sich die dem Herzmuskel innewohnende Kraft aus praktischen Gründen aus zwei Teilen zusammengesetzt denken; der eine dient dazu den Kreislauf bei Körperruhe zu besorgen, man kann ihn also „Ruhekraft" nennen, während der andere Teil nur dann hervortritt, wenn eine Anstrengung gemacht wird; man kann ihn also als „Reservekraft" bezeichnen. Die Ruhekraft stellt das Minimum dessen dar, was das Herz leistet, um einen mit dem Leben eben noch vereinbaren Kreislauf aufrecht zu erhalten. Eine Einschränkung dieser Ruhekraft führt zu jenen Erscheinungen der Herzschwäche, die auch bei Körperruhe bestehen bleiben, z. B. Ödeme und Atemnot, und das Fortbestehen einer solchen Einschränkung kann zum Tode führen.

Die Reservekraft des Herzmuskels. — Der zweite Teil der Herzkraft wird nur dann in Anspruch genommen, wenn der Körper sich anstrengt; wenn er ruht, tritt sie nicht in Erscheinung, aber ihr Besitz setzt uns in den Stand, alle Arten von Anstrengung mit Leichtigkeit zu überwinden. Da dieser Teil der Herzkraft nur gebraucht wird, wenn man sich anstrengt, kann man ihn mit Recht „Reservekraft des Herzens" nennen. Obwohl wir wissen, was die Reservekraft ist, so ist es doch nicht leicht, sie mit Worten zu definieren. Die Physiologen scheinen ihrem Studium nicht die Wichtigkeit beigelegt zu haben, welche sie erfordert. Obgleich die Reservekraft schwer zu definieren ist, so ist ihr Vorhandensein doch durch jede Bewegung des Körpers erwiesen und durch jede Anstrengung, welche gemacht wird, da wir gerade durch den Besitz dieser Eigenschaft fähig sind, jede Art von Anstrengung mit Leichtigkeit auf uns zu nehmen.

Der Ausdruck Reservekraft stammt von ROSENBACH. *Die Fähigkeit des Herzmuskels, größeren Anforderungen sogleich mit größeren Leistungen nachzukommen, hat lange Zeit als etwas Rätselhaftes gegolten. Diese Fähigkeit kommt aber wohl allen Organen zu. Die tägliche Erfahrung lehrt, daß auch die Skelettmuskeln eine erstaunliche Kraft und Ausdauer entwickeln können, wenn sie in leidenschaftlicher Erregung innerviert werden oder wenn Lebensgefahr besteht. Wenn das Herz mehr arbeiten muß, nimmt es an Masse zu und wenn solche Mehranforderungen gelegentlich immer wieder vorkommen, wird sich die Muskelmasse so einstellen, daß sie die erhöhte Arbeit leisten kann. In den zwischenliegenden Ruheperioden wird die Herzkraft dann natürlich nicht voll ausgenützt, und wenn dies bei Mehranforderungen geschieht, kommt die Differenz als Reservekraft zum Ausdruck. Leute, die eine solche Lebensweise führen, daß es bei ihnen nie zu Mehranforderungen kommt, haben auch eine sehr geringe Kraftreserve. Auch der bei Klappenfehlern hypertrophierende Herzmuskel nimmt so an Masse zu, daß er wieder eine Reservekraft hat, er hypertrophiert also gewissermaßen über das unmittelbar notwendige Maß hinaus und es ist wahrscheinlich, daß auch dies durch die mit den Lebensgewohnheiten zusammenhängenden gelegentlichen Mehranforderungen bedingt ist.*

Die Leistungsfähigkeit des Herzmuskels hängt von der Größe dieser Reservekraft ab und durch ihre Einschätzung erkennen wir, ob Herzschwäche vorhanden und wie schwer sie ist. Danach beurteilen wir die Bedeutung, die irgendein Symptom für die Leistungsfähigkeit des Herzens hat und das ist das Wichtigste beim Studium aller Arten von Herzkrankheiten.

Wie die Herzschwäche beginnt. — Wenn wir uns die Einteilung der Herzkraft in Ruhe- und Reservekraft vergegenwärtigen, finden wir, daß die Herzschwäche immer in erster Linie mit der Erschöpfung der Reservekraft anfängt. Diese Erschöpfung ist zunächst nur geringfügig, sie wird aber immer deutlicher, wenn die Ursache fortwirkt, bis sie endlich über kurz oder lang solche Beschwerden macht, daß man auf sie aufmerksam wird oder die Ruhekraft in Anspruch genommen wird; mit der Erschöpfung der Ruhekraft wird der Zustand lebensgefährlich.

Die Beziehungen zwischen Erschöpfung und Erholung der Reservekraft des Herzens. — Aus dieser Beurteilung der Erschöpfung der Reservekraft können wir ersehen, wie die Herzschwäche entsteht. Das tägliche Leben eines an körperliche Arbeit gewöhnten Menschen besteht aus einer Periode der Ruhe und einer Periode der Arbeit; beide sind so abgemessen, daß der Erschöpfung der Reservekraft ein für ihre Erholung ausreichender Zeitraum gegenübersteht. Im Leben eines Menschen wird sein Tagewerk ungefähr nach dem eingeschätzt, was ein gesunder Mensch leisten kann. Wenn nun jemand die Arbeit eines Gesunden verrichten soll, durch irgendeinen ihm innewohnenden Defekt aber gehindert wird, wird sich seine Reservekraft schneller erschöpfen und er braucht eine längere Zeit zur Erholung. Wenn diese nicht zur Verfügung steht, dann nimmt im Laufe der Zeit die Erschöpfung zu, die zu Erholung dienende Zeit wird zu kurz und es entsteht Herzschwäche. Zunächst ist diese also nicht mehr als die Unfähigkeit des Herzens, während der Ruhe einen genügenden Vorrat an Reservekraft wiederzugewinnen. Die Geschwindigkeit, mit der die Herzschwäche fortschreitet, hängt ab von der wechselnden Beziehung zwischen der körperlichen Anstrengung und der Ruhezeit. Die Ursache der dem Herzen bei seiner Arbeit erwachsenden Hindernisse muß nicht in ihm selbst liegen; es können auch Fehler an den Blutgefäßen sein oder Erkrankungen anderer Organe. Wenn es sich um eine Herzkrankheit handelt, muß das Versagen nicht notwendig als ihre Folge angesehen werden, sondern es kommt daher, daß der Kranke die Arbeit eines Gesunden leisten will, obwohl er mit seinem Leiden im Nachteil ist; wenn wir dies erkennen, bekommen wir einen Hinweis nicht nur bezüglich der Ursache der Herzschwäche, sondern auch bezüglich einer vernünftigen Therapie.

Bedingungen, welche zur Erschöpfung der Reservekraft führen. — Ich habe bereits bemerkt, daß unter normalen Bedingungen die gegenseitige Anpassung aller Kräfte, die für die Durchführung der Zirkulation in Betracht kommen, für deren Wirksamkeit von größter Bedeutung ist. Jede Störung verlangt sofort eine vermehrte Anstrengung von seiten des Herzens. Dies Verlangen richtet sich zuerst an die Reservekraft und bedingt bei längerer Dauer früher oder später deren Erschöpfung. Die Ursachen sind in ihrem Wesen außerordentlich mannigfaltig und können von irgendeinem der Faktoren, von denen die Tätigkeit des normalen Herzens abhängt, ausgehen. Das ist der Standpunkt, den man beim Studium der Herzkrankheiten einnehmen sollte, denn nur dadurch, daß wir den Gegenstand in diesem Lichte betrachten, gewinnen wir ein richtiges Maß für die Bedeutung einer abnormen Erscheinung. So beschreiben wir die unregelmäßige Herztätigkeit und ebenso den Zustand, der sie hervorbringt, von dem Gesichtspunkt ihrer Wirkung auf die Leistungsfähigkeit des Herzens aus. Klappenfehler studieren wir nicht als eine besondere Affektion, welche für sich betrachtet werden muß, sondern vielmehr als eine Quelle der Erschwerung der Arbeit für den Herzmuskel oder als Zeichen für eine Erkrankung, die vielleicht den Herzmuskel in Mitleidenschaft gezogen hat. Ebenso sehen wir Degeneration der Arterien und hohen Blutdruck als Zustände an, welche die normale Anpassung der die Zirkulation durchführenden Kräfte in Unordnung bringen. Defekte der Muskelwand selbst beurteilen wir nach ihrem Verhalten gegenüber der Leistungsfähigkeit des Herzens. Das Zusammenarbeiten der unabhängigen Funktionen der Muskelfasern wird ständig im Auge behalten, insofern als durch die Störung der normalen Harmonie dieser Funktionen organische Erkrankungen oft gefährlich werden. Herabsetzung der einzelnen Funktionen kann ohne grobe organische Läsion entstehen und zu ernsthaften Störungen im Kreislauf führen. Obgleich ich weit davon entfernt bin, die Wirkung der funktionellen Herabsetzung ganz zu verstehen, da das Studium der rein funktionellen Pathologie noch nicht aus dem Anfangsstadium heraus ist, so hoffe ich doch, daß die Tatsachen, die ich hier eingehend behandle, einer Beobachtungsmethode vorwärts helfen werden, die für künftige Forschungen viel verspricht.

<h2 style="text-align:center">4. Kapitel.</h2>

<h1 style="text-align:center">Die Erschöpfung des Herzmuskels.</h1>

Bedeutung der Erschöpfung der Reservekraft. — Wirkung der Erschöpfung beim einzelnen Herzschlag. — Erschöpfung und Erholung der Reservekraft. — Schätzung der Größe der Reservekraft. — Zeichen der Erschöpfung. — Praktischer Wert der Beurteilung des Zustandes des Herzmuskels nach dem Grade der Erschöpfung. — Die Erholung des erschöpften Herzens.

Bedeutung der Erschöpfung der Reservekraft. — Die Ansicht, daß die Herzschwäche mit der Erschöpfung der Reservekraft beginnt, ist so einleuchtend, daß man sie nur auszusprechen braucht damit sie angenommen werde. Aber obwohl dies in weitem Maße geschehen ist, wird sie doch selten systematisch zur Einschätzung des Grades der Herzschwäche oder zur Bestimmung des dem Herzen wirklich zugefügten Schadens angewendet. Wenn man das will, ist der Zustand der Reservekraft das einzige wirklich verläßliche Maß, mit dem wir die Bedeutung irgendeines Symptomes messen oder eine Vorstellung darüber gewinnen können, inwieweit eine bestimmte Erkrankung die Leistungsfähigkeit des Herzens beeinträchtigt hat. Die richtige Einschätzung dessen, was man unter Erschöpfung versteht, gibt uns nicht nur einen richtigen Begriff davon, was Herzschwäche ist, sondern liefert uns auch die einzigen Grundsätze, auf denen wir uns eine verläßliche Meinung aufbauen können. In Anbetracht der Bedeutung der Erschöpfung und der Anwendbarkeit unserer Ansicht auf jeden Fall von Herzschwäche, auch wenn wir nicht imstande sind, das Wesen der das Herz schwächenden Veränderungen zu erklären, macht es notwendig, daß wir die Beziehungen der Funktionen des Herzmuskels zur Erschöpfung und Wiederherstellung der Reservekraft sehr eingehend untersuchen.

Wirkung der Erschöpfung beim einzelnen Herzschlag. — Die Wirkung der Erschöpfung kann auf zweifache Weise untersucht werden, und zwar sowohl bezüglich der einzelnen Herzkontraktion, als auch bezüglich der Reservekraft des Herzens. Die Untersuchung der einzelnen Funktionen des Herzmuskels (siehe S. 25) wird uns zeigen, daß nach der Betätigung irgendeiner Funktion eine genügende Pause folgen muß, ehe diese Funktion wieder wirksam ausgeübt werden kann. Wenn die Kontraktilität in Anspruch genommen wird, zieht sich das Herz mit der ganzen, ihm zur Zeit zu Gebote stehenden Kraft zusammen. Nach einer solchen Kontraktion ist die Erschöpfung des Muskels so vollständig, daß er unfähig ist, sich gleich noch einmal zusammenzuziehen; es muß eine gewisse Zeit verstreichen, während der sich die Kontraktilität allmählich wiederherstellt. Das kommt daher, daß der mit der Kontraktion einhergehende Kraftverbrauch das spezifische, in den Muskelzellen angesammelte Material vollständig verbraucht hat. Eine andere Kontraktion kann also erst dann erfolgen, wenn dieses Material wieder erneuert ist und das erfordert nicht nur Zeit, sondern auch die Zufuhr geeigneter Stoffe. Wenn der Muskel vor der Wiederherstellung zur Kontraktion gezwungen wird, ist diese schwächer und weniger leistungsfähig. Es muß also eine Ruhepause und eine genügende Zufuhr von Nährmaterial da sein, ehe ein Herzschlag von normaler Kraft einsetzen kann. *Wenn die Kontraktilität gestört ist, so daß auch bei normaler Frequenz die Dauer der Pause zur völligen Erholung nicht hinreicht, entsteht der Herzalternans (s. 34. Kapitel).*

Die verschiedenen Funktionen des Herzmuskels sind nun normalerweise so aufeinander abgestimmt, daß diese Kontraktionen in solchen Abständen aufeinanderfolgen, daß alle Funktionen sich gleichmäßig und genügend erholen können. Bei Erkrankungen können gewisse von diesen Funktionen geschädigt sein, so daß die Harmonie in ihrer Tätigkeit gestört ist. Wenn dies geschieht, werden die Herzschläge unregelmäßig oder ungleich stark.

Erschöpfung und Erholung der Reservekraft. — So wie es für die Kraft der einzelnen Herzkontraktion wichtig ist, daß auf jede Systole eine genügend lange Pause folgt, so muß auch bei der Inanspruchnahme der Reservekraft immer eine Zeit der Erholung folgen. Wenn diese Ruhepausen zu kurz sind, ist die Erschöpfung unvermeidlich. Dies gilt für das gesunde Herz ebenso wie für das kranke. Beim gesunden Herzen kann es lange dauern, ehe diese Erschöpfung bemerkbar wird, aber schließlich wird es doch sicher dazu kommen. Wenn ein Leiden besteht, das die Leistungsfähigkeit des Herzens schädigt, oder, wie es bei Erkrankung der Klappen oder der Arterien der Fall ist, seine Arbeit behindert, tritt die Erschöpfung um so schneller ein. Leute mit Herzen, die abnorme Hindernisse zu überwinden haben, wollen gewöhnlich ein ebensolches Leben führen wie Gesunde und so zwingen sie ihr Herz, die Arbeit eines gesunden Herzens zu verrichten. Wenn die Herzaktion durch einen Defekt gehindert ist, hat der Muskel eine größere Last zu tragen und es sind längere Ruhepausen notwendig, um die verbrauchte Reservekraft zu ersetzen. Wenn solche Kranke aber auf gleicher Linie mit ihren Kameraden bleiben wollen, werden die Ruhepausen zu kurz und es kommt zu Herzschwäche.

Schätzung der Größe der Reservekraft. — Ich habe mich bemüht ein Maß zu finden, mit dem man die Größe der Reservekraft und ihres Verbrauches genau messen könnte. Ich habe es aber nicht gefunden, und bei näherer Überlegung wird man sehen, daß es nicht möglich ist, ein so bestimmtes Maß aufzufinden, daß es für alle Fälle anwendbar wäre. Da die Fähigkeit, eine Anstrengung auszuhalten, an den Besitz einer Reservekraft gebunden ist, ist auch bei Gesunden ihre Größe sehr verschieden. Auch bei geübten Athleten gibt es solche, die viel mehr Ausdauer haben als andere und die Ausdrücke kurzatmig und langatmig bezeichnen eigentlich nur eine verschiedene Größe der Reservekraft. Der beim Sport übliche Ausdruck „Training" umfaßt unter anderem auch die Erwerbung einer größeren Reservekraft. Das kommt daher, daß das Herz bei systematischer und vernünftiger Übung seine Leistung steigern kann. Andererseits führt die Vernachlässigung körperlicher Übungen zu einer Herabsetzung der Reservekraft, wie man an der raschen Ermüdung gesunder Menschen sehen kann, die eine sitzende Lebensweise führen. Dies ist wichtig, wenn die Reservekraft bei Leuten herabgesetzt ist, bei denen das Herz nicht in Ordnung ist; bei solchen Menschen kann die Einschränkung der Leistungsbreite des Herzens auf einer mangelhaften Übung der Reservekraft beruhen.

Das Maß, mit dem wir die Größe der Reservekraft schätzen können, ist daher im wesentlichen individuell und jeder Mensch erwirbt sich, ohne es zu wissen, die Kenntnis dessen, was er sich zutrauen kann. Solange er sein Herz innerhalb der ihm gesteckten Grenzen in Anspruch nimmt, treten keine Erscheinungen auf; aber Schmerz und Unbehagen stellen sich ein, wenn die Reservekraft zur Neige geht und die Anstrengung noch weiter fortgesetzt wird. Man sieht also, daß das Hervortreten der Erschöpfung den gesunden und den kranken Herzen gemeinsam ist, und daß nur ein Unterschied in der Leichtigkeit besteht, mit der sie herbeigeführt werden kann.

Zeichen der Erschöpfung. — Die Zeichen der Erschöpfung sind von zweierlei Art: sie betreffen einerseits das Herz selbst und andererseits mittelbar andere Organe durch die Beeinträchtigung der Zirkulation. Organe, die willkürlich zu gesteigerter Funktion gebracht werden, können durch wiederholte Anstrengungen erschöpft werden. Solange dies nicht der Fall ist, arbeiten sie, ohne daß man sich einer besonderen Anstrengung bewußt würde. Wenn sie aber gezwungen werden, die Grenze ihrer Leistungsfähigkeit zu überschreiten, oder wenn Erschöpfung eintritt, dann machen sich Schmerz und Unbehagen geltend, und zwar zuerst nur wenig, schließlich aber so stark, daß sie die Unterbrechung der Ursache erzwingen. Die Mittel, durch die dieses Unbehagen erzeugt wird, sind auf eine Einrichtung zurückzuführen, die allen muskulösen Organen zukommt und einen Schutz dieser Organe bezweckt. Wir werden die Symptome, die durch diese Schutzeinrichtung hervorgerufen werden, soweit sie sich auf das Herz beziehen, später eingehend besprechen und wollen hier nur betonen, daß die Symptome, die auf diese Art entstehen, und jene, die auf einer ungenügenden Blutzufuhr zu anderen Organen beruhen, in den Frühstadien der Erschöpfung rein subjektiv sind. Deshalb ist es nicht leicht, sie richtig einzuschätzen, weil individuelle Besonderheiten ihren Charakter so oft verändern und weil man bezüglich ihrer Beschreibung ausschließlich auf den Kranken angewiesen ist, denn jeder verkörpert in seiner Empfindung Eigenschaften, die ihm eigentümlich sind. Wenn die Erschöpfung weiter fortschreitet, können auch objektive Erscheinungen der Herzschwäche zutage treten, wie

Ödeme und Leberschwellung; aber man darf nicht vergessen, daß die Erschöpfung schon weit fortgeschritten sein muß, bevor diese Symptome sich einstellen und daß es zu ernster und äußerster Herzschwäche kommen kann, ohne daß objektive Symptome festgestellt werden könnten.

Praktischer Wert der Beurteilung des Zustandes des Herzmuskels nach dem Grade der Erschöpfung. — Man sieht also, daß der Arzt in jedem Falle sich über die Leistungsfähigkeit des Herzens klar werden muß. Er muß diese also prüfen und er kann sie nur dann richtig einschätzen, wenn er versteht, wie das Herz auf Anstrengung antwortet. Darin liegt die einzige Methode um die Bedeutung einer abnormen Erscheinung zu würdigen. Wenn wir Fälle besprechen werden, die Zeichen einer organischen Erkrankung erkennen lassen, werden wir deren Bedeutung, wie lehrreich die Symptome auch sein mögen, doch nur dann würdigen können, wenn wir ihre Tragweite für die Leistungsfähigkeit des Herzens richtig einschätzen. Erst dann haben wir eine vernünftige Grundlage für eine glaubwürdige Prognose.

Wenn wir wissen, daß die Herzschwäche auf einer Erschöpfung der Reservekraft beruht und daß der Wert irgend eines abnormen Zeichens davon abhängt, ob er einen die Erschöpfung begünstigenden Zustand anzeigt, können wir uns ein Urteil darüber bilden, wie groß der dem Herzen zugefügte Schaden ist und wir können eine Behandlung auf richtiger und wissenschaftlicher Grundlage aufbauen. Die Ansicht, daß die Erschöpfung die Ursache der Herzschwäche ist, und daß es die Erschöpfung ist, die wir zu behandeln haben, erscheint so einfach, daß sie kaum hervorgehoben zu werden braucht und doch wird diese wesentliche und selbstverständliche Sache so oft übersehen und vernachlässigt, daß ich es für notwendig halte, ihre Bedeutung besonders zu betonen und später werde ich zeigen, wie sie uns bei der Behandlung unserer Kranken hilft.

Die Erholung des erschöpften Herzens. — Wenn wir die Bedeutung der Erschöpfung erkennen, sind wir auch in der Lage, ihre Gefahren richtig einzuschätzen und dann wissen wir auch, wie sie vermieden werden können, so daß ein Herzkranker ein Leben ohne Beschwerden führen kann. Die Kenntnis der zur Erschöpfung führenden Bedingungen läßt uns auch erkennen, wie man sich von ihr erholen kann. Da die Herzschwäche dadurch entstanden ist, daß die Ruhepausen zu kurz waren, um die Wiederherstellung der Reservekraft zu ermöglichen, bildet sich die Herzschwäche zurück, wenn das Herz unter Bedingungen gebracht wird, die weniger Anstrengung erfordern, als das geschwächte Herz noch leisten könnte. Unter solchen Bedingungen wird das Fortschreiten der Herzschwäche aufgehalten und ganz allmählich wird das Herz stärker, indem es mehr und mehr Kraft ansammelt und wenn die Reservekraft wieder da ist, sind auch die Symptome der Herzschwäche verschwunden. Die Kenntnis dieser Tatsache ist von der größten Wichtigkeit, sowohl im Hinblick auf die Erholung von der Herzschwäche, als auch bezüglich der Grundsätze für eine wissenschaftliche Therapie. Die praktische Anwendung dieser Ansicht und ihre große Bedeutung werden wir bei der Besprechung der Behandlung (46. Kapitel) zeigen.

5. Kapitel.

Bestimmung des Wertes der Symptome.

Die Notwendigkeit, die Bedeutung der Symptome richtig einzuschätzen. — Wie die Bedeutung der Symptome erkannt wird. — Unterscheidung der Bedeutung der Symptome. — Zeichen der Erschöpfung der Reservekraft.

Die Notwendigkeit, die Bedeutung der Symptome richtig einzuschätzen. — Unsere Vorstellung, daß die Herzschwäche die Folge einer Erschöpfung des Herzmuskels ist, ist so einleuchtend, daß es kaum nötig scheinen könnte, so lange dabei zu verweilen. Da aber die Erkennung des Grades der Erschöpfung in jedem Falle das Wichtigste ist, kann man nicht genug darauf bestehen und diese Sache nicht eingehend genug untersuchen.

Es gehört zu den merkwürdigen Erfahrungen in der Medizin, daß gerade die alltäglichen und selbstverständlichen Dinge am häufigsten übersehen werden. Erfahrene Ärzte haben mir wiederholt gesagt, daß die hier ausgesprochenen Ansichten „Gemeingut“ der Ärzte wären und daß dies alles jedem einzelnen wohl bekannt sei. Aber wenn wir rechtfertigen müßten, daß wir auf dieser Art der Beobachtung so sehr bestehen, so brauchten wir nur zu sehen, wie die Ärzte dieses „Gemeingut“ anwenden. Man braucht nur die Schriften der Autoritäten durchzublättern und sich zu fragen, was man von einem abnormen Zeichen, einem Geräusch oder einer Arhythmie halten soll, und man wird finden, daß dies nie so auseinander gesetzt wird, daß man die Tragweite für die Leistungsfähigkeit des Herzens erkennen könnte. Vor mir liegen die Zeugnisse mehrerer Versicherungsgesellschaften, die von dem untersuchenden Arzt ausgefüllt werden sollen. In keinem ist eine Frage enthalten, die diese wesentliche Auskunft zum Gegenstande hätte. In einem wird gefragt, ob ein abnormes Zeichen vorhanden ist (Geräusch oder Arhythmie); wenn dies der Fall ist, muß ein anderes Blatt ausgefüllt werden und dieses enthält nicht weniger als 15 Fragen, von denen sich aber keine einzige auf diesen wesentlichen Punkt, nämlich die Erschöpfung des Herzmuskels bezieht. Mir sind mehrere Fälle bekannt, wo das Leben hoch versichert wurde und der Tod wenige Monate nach der ärztlichen Untersuchung eintrat; man hatte den Gesundheitszustand für gut gehalten, weil objektive Symptome fehlten, während eine Nachfrage nach der Leistungsfähigkeit des Herzens Symptome aufgedeckt hätte, die einen ernsten Grad von Erschöpfung des Herzens hätten erkennen lassen. Andererseits sehe ich fortwährend Leute, die von der Lebensversicherung oder von einer Anstellung in öffentlichen Diensten ausgeschlossen werden, weil sie ein einfaches Symptom zeigen, das weder ein Herzleiden noch Herzschwäche anzeigt und das der Arzt ganz falsch gedeutet und als genügenden Grund für die Abweisung des Bewerbers angesehen hat.

In ganz ähnlicher Weise werden Menschen, von denen man annimmt, daß sie ein abnormes Symptom zeigen, häufig einer Behandlung unterworfen, die man als unnötig erkannt hätte, wenn man sich über die Tragweite des Symptoms für die Leistungsfähigkeit des Herzens im Klaren gewesen wäre. Solche vergebliche Behandlungsversuche gehen durchaus nicht immer von unerfahrenen Praktikern aus, sondern oft von den höchsten Autoritäten, wie

z. B. Hochschullehrern. Man wird daher begreifen, wie die aus einer solchen Schule kommenden Studenten mit falschen Vorstellungen über das Wesen vieler Erscheinungen in die Welt hinaus gehen.

Wie die Bedeutung der Symptome richtig erkannt wird. — Der Hauptgrund, warum das Wesentliche in der Herz-Symptomatologie so mangelhaft erkannt wird, liegt darin, daß die Symptome nicht so untersucht worden sind, daß man ihr wirkliches Wesen herausgefunden hätte. Man kann sich die Kenntnis der Bedeutung der Symptome nur erwerben, wenn man die Kranken, die sie zeigen, geduldig durch viele Jahre beobachtet und zusieht, wie sie mit den Anforderungen des Lebens fertig werden. Bis jetzt haben die Lehrer und jene, die in solchen Dingen Einfluß auf den ärztlichen Stand haben, nicht die Gelegenheit gehabt, eine genügende Zahl von Menschen zu beobachten, um selbst die Bedeutung der einzelnen Herzsymptome herauszufinden und sie waren daher zufrieden, wenn sie auf die Vermutungen ihrer Vorgänger zurückgreifen konnten. So ruht die Beurteilung vieler Erscheinungen auf Überlieferung, und diese stammt aus einer Zeit, wo man die Natur der Symptome gründlich mißverstand. Es ist daher auch die Bedeutung der Herzsymptome auf Grund so unvollständiger Tatsachen beschrieben worden, daß die Vorstellung von dem Wesen vieler Erscheinungen nicht viel mehr ist als ein Mutmaßen.

Wenn man den Wert eines bestimmten Symptoms bei Herzkrankheiten bestimmen will, muß man lange und geduldig untersuchen. Vor allem muß man sich eine gründliche Kenntnis des Symptoms selbst verschaffen, so wie es sich zeigt, und man muß es, sei es nun ein Geräusch, eine Arhythmie oder ein objektiver Eindruck, von anderen unterscheiden, die ihm ähnlich sind. Dann müssen alle Begleitumstände sorgfältig festgestellt werden, wie z. B. die Anwesenheit anderer, den Zustand oder die Leistungsfähigkeit des Herzens betreffender Zeichen, insbesondere sein Verhalten bei Anstrengung; auch der Zustand anderer Organe, die Krankengeschichte, die Umgebung in der der Kranke lebt und sein Beruf sind zu berücksichtigen. Dann muß man den Kranken zu verschiedenen Zeiten geduldig beobachten und unvorhergesehene Umstände dazu ausnützen, wie z. B. Perioden schwerer Körperarbeit, Schwangerschaft, Entbindung und gewisse Krankheiten, wie Typhus, Pneumonie oder Influenza.

Es ist klar, daß solche Beobachtungen nur von einem Arzt ausgeführt werden können, der die Möglichkeit hat, einzelne Kranke während aller dieser Zustände zu sehen und daß dies nur vom praktischen Arzt geschehen kann. So habe ich beobachtet und ich kann allen, die denselben Weg gehen wollen, sagen, daß er nicht mit Rosen bestreut ist. Die in Krankenhäusern und Laboratorien tätigen Ärzte haben kaum eine Vorstellung von den Schwierigkeiten, die der praktische Arzt zu überwinden hat. Er muß immer auf dem Posten sein, immer bereit zu beobachten, zu jeder Stunde des Tages und der Nacht und er muß vielleicht viele Stunden in einer elenden Hütte zubringen, um das Verhalten einer Frau während einer Entbindung zu beobachten. Erkrankungen, die bei Tag oder bei Nacht plötzlich eintreten können, müssen ihn bereit finden, die Gelegenheit zur Beobachtung auszunützen. Das Wenige, was ich in dieser Hinsicht tun konnte, hat mir erst die Augen geöffnet und mir gezeigt, ein wie außerordentlich reiches Feld der Untersuchung da vor dem praktischen Arzt liegt.

Ich konnte zwar die Bedeutung einiger Erscheinungen auffinden, aber es gibt noch sehr viele andere, von deren Bedeutung ich nur eine dunkle Vorstellung habe. Es war notwendig, die besonderen Züge vieler Erscheinungen zu erkennen und zu unterscheiden, ehe es möglich war, Leute, die diese Symptome zeigten, zu beobachten. Das allein hat schon viele Jahre gedauert, so daß ich mich damit zufrieden geben muß, einige von diesen Erscheinungen zu beschreiben, indem ich es anderen überlasse, die einzelnen Fälle zu beobachten und die Tragweite der Symptome für die Zukunft des Kranken herauszufinden.

In dem Bestreben, eine Methode zu finden, mit der die Bedeutung der normalen und der abnormen Symptome für das Leben des Einzelnen zu erkennen ist, habe ich allmählich den hier beschriebenen Plan entwickelt. Diese Methode ist zwar auf den ersten Blick einfach und selbstverständlich und, wenn man sie einmal gründlich verstanden hat, auch nicht schwer anzuwenden, aber man kommt doch erst nach einer langen eigenen Erfahrung an sehr vielen Fällen dahin, sie richtig zu gebrauchen. Ich kann zwar einen gewissen Teil meiner Erfahrung mitteilen; wenn aber der Leser verstehen will, was Herzschwäche ist, muß er selbst suchen und warten, denn ich weiß wohl, daß meine Kenntnisse noch außerordentlich lückenhaft sind. Nichtsdestoweniger habe ich aber die Methode doch genügend geprüft, um zu wissen, daß von dieser Art der Untersuchung die besten Ergebnisse zu erwarten sind.

Die Unterscheidung der Bedeutung der Symptome. — Zu den schwersten Dingen gehört die Erfassung der vollen Bedeutung irgend eines Symptoms. Man wird viel leichter dahin kommen, wenn man von dem Grundsatz ausgeht, daß eine bestimmte Ansicht nie auf die Anwesenheit eines einzigen Symptoms gegründet werden darf, auch wenn dieses dem Arzt noch so abnorm vorkommt. Man muß vielmehr sorgfältig nach anderen Symptomen suchen und man kann sagen, daß jedes Zeichen, das auf Herzschwäche hinweist, ausnahmslos von anderen Symptomen begleitet ist. Auch das Umgekehrte ist richtig: Jedes Zeichen, das nicht von abnormen Erscheinungen begleitet wird, ist von geringer oder gar keiner Bedeutung, soweit die Leistungsfähigkeit des Herzens in Betracht kommt.

Die Begleitsymptome können durch eine sorgfältige ärztliche Untersuchung aufgedeckt werden, aber die wichtigsten sind die, die sich in den Empfindungen des Kranken äußern. Tatsächlich sind gerade diese Symptome die wesentlichen. Wir können viele Begleitsymptome finden, z. B. Vergrößerung des Herzens, Geräusche oder Arhythmie und doch wird der Kranke eine Anstrengung so gut erträgt, daß diese Begleitsymptome nur eine geringe praktische Bedeutung haben, soweit die Hauptfrage dabei in Betracht kommt.

Zeichen der Erschöpfung der Reservekraft. Ich verweilte schon bei der Tatsache, daß die Erschöpfung der Reservekraft sich zuerst nur in den Empfindungen des Kranken äußert. Es gibt aber so viele Empfindungen, die von den verschiedenen Teilen der Kreislaufsorgane ausgehen, daß es nicht immer leicht ist, zu entscheiden, ob ein Symptom vom Herzen herstammt, oder ob dieses dabei nur in Mitleidenschaft gezogen wird. So werden die Symptome der Erschöpfung und Ohnmacht oft der Herzschwäche zugeschrieben und doch ist das Herz selbst selten die Ursache dieser Störungen, wenn es auch richtig ist, daß es an ihrem Zustandekommen beteiligt sein kann. Die Ohnmacht kann durch einen psychischen Eindruck entstehen, z. B. durch den Anblick von Blut, und obwohl sie einer vorübergehenden Abschwächung der Herztätigkeit zuzuschreiben ist, ist sie doch eigentlich kein Zeichen von Herzschwäche, sondern zeigt nur, daß das Herz auf eine Erregung des Vagus abnorm leicht anspricht. Ebenso ist das Gefühl der Erschöpfung, das bei manchen Leuten sich auf den ganzen Körper erstreckt, nicht kardialen, sondern vasomotorischen Ursprungs und beruht auf der Anhäufung von Blut in gewissen Gefäßgebieten (z. B. den Bauchvenen) und der Blutarmut in anderen (besonders im Gehirn).

Das Hauptsymptom, welches eine Einschränkung der Leistungsfähigkeit des Herzens anzeigt, ist Schmerz oder Beklemmung, vor allem auf der Brust und im Halse. Dazu gehören die Empfindungen der Atemnot, des Erstickens, des Zusammengeschnürtseins oder des Druckes auf der Brust und die Tatsache, daß man sich der heftigen oder unangenehmen Herztätigkeit selbst bewußt wird. Viele von diesen Empfindungen können zwar auch von einem gesunden Herzen herbeigeführt werden, wenn es gezwungen wird, nach der Erschöpfung seiner Reservekraft weiter zu arbeiten; aber gerade der Umstand, daß diese Empfindungen zu leicht zustandekommen, zeigt eine abnorme Beeinträchtigung der Herzkraft an. Es gibt, wie erwähnt, kein unveränderliches Maß, mit dem wir ein gesundes von einem kranken Herzen unterscheiden können, sondern dies hängt von der Eigentümlichkeit des Kranken ab und das ist nur eine von den vielen Schwierigkeiten, denen wir bei der Einschätzung des Wertes der Symptome bei verschiedenen Leuten begegnen. Wenn man einen Fall von beschränkter Herzkraft vor sich hat, muß man sehr gründlich nachforschen, wie sich der Kranke bei Anstrengungen verhielt, als er noch auf der Höhe seiner Kraft stand. Es kann sein, daß wir dann hören, es sei immer leicht Atemnot eingetreten und wir werden dann vermuten, daß der Untersuchte schon normalerweise kurzatmig ist. Solche Leute können manchmal andere Arten von Anstrengung ebenso lange aushalten, wie Leute die langatmig sind und so können wir unterscheiden zwischen normalen kurzatmigen Menschen und solchen mit kranken Herzen. Dann muß das, was die Einschränkung der Leistungsfähigkeit herbeigeführt hat, nicht eine Erkrankung des Herzens selbst sein, sondern es kann von Bedingungen herstammen, die den Effekt der Herzarbeit schmälern, wie dies bei Anämischen der Fall ist oder bei Leuten, die viel sitzen und ihr Herz nicht genügend gestärkt haben. In allen Fällen muß man herausbringen, was der Kranke zu seiner besten Zeit leisten konnte; man wird also fragen, wie weit er ohne Unbehagen gehen konnte, wann die Einschränkung begann, ob allmählich oder mit einem Male und man muß alle vorhergehenden und Begleitumstände feststellen, die an der Einschränkung teilgenommen haben können.

Wenn die Einschränkung auf einem Herzleiden beruht, muß man dessen Natur sorgfältig zu ergründen suchen. Die ärztliche Untersuchung kann gewisse abnorme Erscheinungen zutage fördern, wie z. B. eine Vergrößerung des Herzens, Geräusche oder Arhythmie. Dann muß man nach ihrer Ursache suchen, denn sie können die Folge einer Funktionsstörung sein oder einer organischen Erkrankung, oder einer Vergiftung, z. B. mit Alkohol, Arsen, die Folgen des Fiebers oder einer Infektion, oder eines langsam fortschreitenden pathologischen Vorganges, der selbst wieder auf einer früheren Infektion beruht, wie es beim Gelenkrheumatismus oder der Influenza der Fall ist. Ich werde später zeigen, daß die Bedeutung solcher Erkrankungen, wie der Klappenfehler davon abhängt, ob der krankhafte Vorgang stationär ist oder ob er mit Veränderungen im Herzmuskel oder den Arterien einhergeht.

Bei chronischen Herzleiden, wie bei denen die zu Schmerzen Anlaß geben, muß man vor allem feststellen, inwieweit das Herz geschädigt ist. Die Leichtigkeit, mit der bei Anstrengung Schmerz entsteht, kann von zwei Bedingungen abhängen, nämlich von einer weit vorgeschrittenen Erschöpfung des Herzmuskels oder von einer großen Empfindlichkeit des Nervensystems. In diesem letzteren Falle muß der Kranke ganz untersucht werden. Auch bei Entartung des Herzmuskels muß man wissen, wie ausgebreitet die Schädigung ist. Eine sehr ernste Erschöpfung und eine ausgebreitete Degeneration kann vorhanden sein, ohne daß physikalische Erscheinungen bestünden. Wenn die Herzkraft geprüft wird, wird das Verhalten bei Anstrengung aufklärend wirken. Wenn z. B. auch bei leichter Anstrengung immer leicht Schmerz entsteht und wenn dieser auch nach einer Ruhepause fortdauert, dann wissen wir, daß die Erkrankung des Herzens weit vorgeschritten ist und daß nur ein kleiner Teil des Herzmuskels gesund geblieben ist. Wenn aber der Schmerz das eine Mal bald eintritt, während der Kranke zu anderen Zeiten eine ziemlich große Anstrengung aushält, ja vielleicht 3 oder 4 Meilen ohne Unbehagen gehen kann, dann werden wir daraus schließen, daß noch ein recht großer Teil funktionsfähiger Herzmuskulatur da sein muß, und daß der Schmerz zu jenen Zeiten, wo er schon nach geringen Anstrengungen auftritt, zum Teil durch nebensächliche Vorgänge hervorgerufen wird. *Das trifft besonders für die Fälle von sog. „nervöser Herzschwäche" zu, wo leicht eintretende Kurzatmigkeit bei Bewegung, Hyperästhesie der Herzgegend und sogar anginaartige Zustände vorkommen, die von echter Angina pectoris nicht immer leicht zu unterscheiden sind. Meist sind solche Leute unterernährt, haben eine schwach entwickelte Muskulatur und bekommen leicht abnorme Pulsbeschleunigung. Gerade für solche Patienten ist es bezeichnend, daß sie angeblich schwere Anfälle aus ganz geringfügigen Ursachen bekommen, z. B. wenn sie rasch aufstehen oder von der Straßenbahn absteigen, während sie in der freien Zeit den größten Anstrengungen gewachsen sind* (ROMBERG). In allen Fällen muß man herausbringen, wieviel Anstrengung der Kranke unter den günstigsten Bedingungen aushält und man wird finden, daß man auf diese Weise den besten Begriff davon bekommt, wieviel gesunde Muskulatur noch da ist.

Wie schwer auch die Erschöpfung sein mag, man soll doch nie eine Meinung über den vermutlichen Verlauf der Krankheit äußern, bevor man eine Zeitlang behandelt und insbesondere vollständige Ruhe angeordnet hat. In der weitaus überwiegenden Mehrzahl der Fälle ist die Erschöpfung dadurch herbeigeführt worden, daß der Kranke sich mehr angestrengt hat, als sein Herz leisten konnte, und daher ist ein großer Teil der Beschwerden dem Umstande zuzuschreiben, daß die Ruhezeit zu kurz war. Eine Ruhepause wird daher die Herzkraft bis zu einem gewissen Grade wiederherstellen und nur dadurch, daß wir abwarten, wie groß die wiedergewonnene Kraft ausfällt, können wir uns eine Vorstellung über die Größe der Leistungsfähigkeit des Herzens bilden.

6. Kapitel.
Die Entstehung und Bedeutung der Symptome.

Definition des Ausdrucks Symptom. — Die Bedeutung der physikalischen Erscheinungen. — Die Entstehung der Symptome der Herzschwäche. — Abnorme Rhythmen. — Objektive Zeichen der Herzschwäche. — Die Tatsachen, die der Entstehung der Symptome zugrunde liegen.

Definition des Ausdrucks Symptom. — Der Ausdruck Symptom umfaßt, so wie er hier gebraucht wird, alle jene Erscheinungen, die von den Kreislaufsorganen unmittelbar ausgehen oder doch auf sie zurückzuführen sind. Man kann den Ausdruck nicht auf abnorme Erscheinungen beschränken, denn bei näherer Untersuchung werden wir in jeder Beziehung ganz gleiche Erscheinungen finden, die das eine Mal eine Schädigung anzeigen, das andere Mal dagegen einen Zustand, der mit der Gesundheit noch wohl vereinbar ist. So kann Atemnot der Ausdruck einer krankhaften Erschöpfung sein oder einer vorübergehenden Erschöpfung eines gesunden Herzens, *oder auch eine rein nervöse Erscheinung.* Ebenso kann ein systolisches Geräusch an der Mitralis das Zeichen eines Klappenfehlers sein, aber auch von einem gesunden Herzen erzeugt werden; denn es ist falsch, wenn man glaubt, daß ein Herz nur dann gesund ist, wenn es ohne Geräusche arbeitet.

Die Bedeutung der physikalischen Erscheinungen. — Die bei der ärztlichen Untersuchung aufgedeckten Erscheinungen sagen dem Arzt nur selten das, worauf es ihm ankommt. Ein Geräusch, eine Arhythmie oder eine Vergrößerung des Herzens kann uns einen krankhaften Vorgang verraten, aber wir erfahren damit nichts über seine Bedeutung für die Fähigkeit des Herzens einen ausreichenden Kreislauf zu unterhalten. So hat auch die Erkennung jener Symptome, die anzeigen, daß die Vorhöfe flimmern, nicht darüber aufgeklärt, ob das Herz trotz der Behinderung durch diesen abnormen Rhythmus imstande ist, seine Arbeit zu verrichten. Die Feststellung einer hervorstechenden Abnormität kann für die Erkennung des Wesens einer Krankheit von großem Nutzen sein und wir können aus der Erfahrung lernen, wie die Krankheit wahrscheinlich verlaufen wird, wenn man nicht versucht, ihre Wirkung auf die Leistungsfähigkeit des Herzens zu beeinflussen. Wir müssen daher nach anderen Zeichen suchen, die uns über die Herzkraft aufklären, und diese Aufklärung liegt, wie ich schon sagte, in der Art und Weise, wie das Herz arbeitet.

Die Entstehung der Symptome der Herzschwäche. — Die Hauptfrage ist immer wieder die: Inwieferne ist ein gewisser Zustand für die Zukunft des Kranken von Bedeutung? Wir müssen uns daher nicht nur über das Wesen der Herzschwäche klar werden, sondern auch wissen, woran sie zu erkennen ist. Der beste Weg, um die Symptome der Herzschwäche herauszufinden, ist das Studium der Wirkung der Erschöpfung beim Gesunden. Ich habe schon darauf hingewiesen, daß beim Gesunden Zeichen der Erschöpfung erst dann auftreten, wenn das Herz nicht mehr imstande ist, einem Organ die nötige Blutmenge zuzuführen, ob nun dieses Organ das Herz selbst ist oder ein weiter entfernter Körperteil, wie die Füße oder das Gehirn.

Das erste Symptom wird also von demjenigen Organ herstammen, das zuerst zu wenig Nährmaterial bekommt, um ordentlich funktionieren zu können. In der weitaus überwiegenden Mehrzahl der Fälle ist in dieser Beziehung das Atemzentrum im Gehirn am empfindlichsten. Wenn das Herz nicht mehr imstande ist, so viel Blut auszutreiben, daß das Atemzentrum genug Sauerstoff bekommt und von den Produkten der Erschöpfung befreit wird, entsteht sofort Atemnot, und deshalb ist die Atemnot so oft das erste Zeichen der Erschöpfung der Reservekraft.

Wenn das Herz nicht mehr imstande ist, sich selbst oder seinen nervösen Apparat genügend zu speisen, können manchmal auch auf diese Weise in den Frühstadien der Erschöpfung Symptome entstehen. Diese sind sehr verschieden; das Gewöhnlichste ist, daß man die eigene Herztätigkeit unangenehm empfindet. Beim Gesunden äußert sich das meist in heftigem oder ungewöhnlich raschem Schlagen, bei Kranken in Empfindungen, die auf der abnormen Herztätigkeit beruhen, in einem Gefühl von Flattern oder unregelmäßiger Herztätigkeit. Es ist wahrscheinlich, daß diese Gefühle, ebenso wie die geänderte Herzaktion selbst die Folge einer Nervenreizung sind oder einer Erregung von reizbaren Geweben im und um den Vorhof, denn es besteht die merkwürdige Tatsache, daß bei vollständigem Herzblock, wo die Kammern unabhängig von den Vorhöfen schlagen, auch heftige Anstrengungen ohne Einfluß auf die Kammerfrequenz sind. *Im Tierexperiment kann nach Unterbrechung der atrio-ventrikulären Reizleitung die automatische Kammertätigkeit durch Acceleransreizung beschleunigt werden, was erst kürzlich* DALY, DE BURGH *und* STARLING *bestätigt haben. Bei Menschen, die eine Dissoziation zwischen Vorhöfen und Kammern aufweisen, ist das Verhalten bei Anstrengung verschieden: gewöhnlich ändert sich die Frequenz der Kammern nicht, während die Vorhöfe in normaler Weise beschleunigt werden. In anderen Fällen tritt gleichzeitig mit der Beschleunigung der Vorhöfe eine geringe Verlangsamung der Kammertätigkeit ein, es sind aber auch Fälle von Dissoziation bekannt, wo bei Arbeit nicht nur die Vorhöfe, sondern auch die Kammern rascher schlugen; so hat in einem elektrographisch untersuchten Falle von* ZANDER *sich die Vorhofperiode um 46% verkürzt, die Kammerperiode um 51%. Nicht gemeint sind hier natürlich die häufigen Fälle, wo die automatisch schlagenden Kammern nach körperlicher Anstrengung Extrasystolen entwickeln, was eine Zeitlang irrtümlich als Ersatz für die ausbleibende normale Beschleunigung angesehen wurde.*

Die gewöhnliche Form von Hirnsymptomen bei Herzschwäche ist die Ermüdung nach längerer geistiger Anstrengung und die Abnahme des Gedächtnisses für Ereignisse aus der letzten Zeit. Die Wirkung der Beeinträchtigung des Hirnkreislaufs gibt eine gute Gelegenheit, diese Seite der Herzschwäche zu studieren. Schwindel ist ein häufiges Symptom und geht meist sehr bald vorüber. Seine Ursache scheint in einer mangelhaften Blutzufuhr zum Gehirn zu liegen, er kann daher ebenso gut auf einer Störung der Gefäßfunktion beruhen, wie des Herzens. So weit das Symptom kardialen Ursprungs ist, ist es interessant, die fortschreitenden Veränderungen zu studieren, die beim Herzstillstand in jenen Fällen eintreten, wo die Kammern für kurze Zeit aufhören, sich zusammenzuziehen, oder wenn die Kontraktionen zu schwach sind, um genug Blut in das Gehirn zu befördern. In einigen Fällen von Herzblock kann Schwindel bei Anstrengung auftreten, weil die Kammerfrequenz nicht zunimmt; infolgedessen ist das Minutenvolumen des Herzens zu klein, um Gehirn und Muskulatur hinreichend mit Blut zu versorgen. Wenn die Kammern stehen bleiben, tritt zunächst leichter Schwindel ein, von dem sich der Kranke rasch erholt, wenn der Stillstand nur kurze Zeit dauert; wenn die Kammern aber länger stehen bleiben, folgt auf den Schwindel Bewußtlosigkeit. Wenn der Stillstand noch länger dauert, kommt es zu Krämpfen in den Skelettmuskeln. Unter gewissen Bedingungen kann man alle diese Stadien in der Geschichte eines einzigen Kranken finden.

Verschiedene Formen von Dyspnoe können die Folgen einer ungenügenden Blutzufuhr zum Gehirn sein. Obwohl die Bedingungen, die zum CHEYNE-STOKESschen Atmen führen, noch nicht genau bekannt sind, so trifft man es doch so oft bei ungenügendem Kreislauf, daß es sehr wohl auf einer mangelhaften Blutzufuhr zum Atemzentrum beruhen kann. Dies ist sicher der Fall bei vorgeschrittener Entartung des Herzmuskels; da es aber häufig plötzlich bei Vorhofflattern auftritt oder bei vollständigem Herzblock, wo der Kreislauf herabgesetzt ist, scheint die Verkleinerung der vom Herzen herausgetriebenen Blutmenge auch unter den Ursachen zu sein.

Reflektorische Symptome können vom Herzen selbst ausgehen und um ihre Entstehung zu begreifen, ist es gut, sich zu vergegenwärtigen, was bei den Skelettmuskeln geschieht, wenn sie mit ungenügender Blutzufuhr arbeiten sollen. Ältere Leute können oft eine ziemlich große Anstrengung andauernd aushalten, wenn es mit Vorsicht geschieht. Wenn sie aber rasch in der Ebene gehen, dann spüren sie nach einiger Zeit, daß ihre Füße schwer werden und allmählich beginnen die unteren Teile der Beine um das Sprunggelenk herum weh zu tun. Wenn sie dann noch weiter gehen, wird der Schmerz so stark, daß sie zur Ruhe gezwungen werden. Dasselbe Versagen bei Anstrengungen findet man bei Menschen, deren Arterien aus irgendeiner Ursache verschlossen sind. So habe ich einen Mann gekannt, der sich von einem Verschluß der Art. femoralis erholt hatte; das Bein wurde durch einen Kollateralkreislauf ernährt. Er konnte langsam ziemlich weit gehen; wenn er sich aber beeilte, mußte er nach einigen hundert Metern stehen bleiben, weil das Bein schwer wurde und schmerzte. Dasselbe geschieht bei Erkrankungen der Arterien des Beines und führt zu dem Zustande, den man als intermittierendes Hinken bezeichnet. Da kann es vorkommen, daß die Füße beim Gehen kalt werden und so stark schmerzen, daß der Kranke stehen bleiben muß. Wenn er eine Weile gestanden ist, werden die Füße wieder warm und der Schmerz hört auf.

Eine Erkrankung der Koronararterien kann die Blutzufuhr zum Herzmuskel herabsetzen. Das Herz kann trotzdem noch in der Lage sein, genügend zu arbeiten, wenn der Körper ruht; aber eine Steigerung der Blutzufuhr, die bei Anstrengung notwendig ist, ist vielleicht nicht möglich und die Folgen sind Schmerz und andere Gefühle des Unbehagens. Dasselbe kann geschehen, wenn der Muskel selbst geschädigt ist, z. B. durch Entartung, und dann kommt es leicht zu Erschöpfung. Die Art, wie Überempfindlichkeit, Schmerz und die Symptome des Unbehagens zustande kommen, wird im 11. Kapitel besprochen werden; hier will ich nur darauf hinweisen, daß die ersten Symptome der ungenügenden Leistungsfähigkeit vom Herzen selbst ausgehen können.

Abnorme Rhythmen. — Es entsteht eine neue Physiologie, wenn das Herz einen neuen Rhythmus entwickelt und diese ist von großem Interesse und verdient weiter ausgebaut zu werden. Bisher hat man in physiologischen und therapeutischen Untersuchungen die Tätigkeit des Herzens nur studiert, wenn es normal arbeitete. Die klinische Untersuchung von Herzen, die immer in einem abnormen Rhythmus schlagen, wie bei partiellem und komplettem Block, bei Vorhofflimmern und -flattern und bei Kombination von Vorhofflimmern mit komplettem Block stellt uns vor neue Aufgaben, die sich auf die Herzschwäche, sein Verhalten bei Anstrengung und gegenüber Arzneimitteln beziehen. So sind wir daran gewöhnt, daß ein Herz bei vermehrter Anstrengung seine Frequenz und sein Schlagvolumen steigert und dadurch das arbeitende Organ mit mehr Blut versorgt, ohne deshalb die Zufuhr zu anderen Organen zu schmälern. Nun habe ich gerade erwähnt, daß bei komplettem Block die Kammerfrequenz bei Anstrengung nicht zunimmt; unter solchen Bedingungen werden die Symptome der Erschöpfung etwas verändert. So habe ich durch Nachfrage in einer Reihe von Fällen erfahren, daß bei der Erschöpfung Atemnot zwar recht häufig ist, daß die Leute aber oft ein Gefühl haben, als ob ihre Beine aus Blei wären, oder die Anstrengung führt zu Schwindel.

Bei abnormen Rhythmen, wie Vorhofflimmern und -flattern sehen wir andere Wirkungen, die gewöhnlich mit der beträchtlichen Frequenzzunahme zusammenhängen, also Symptome, die von der erregten Herztätigkeit selbst und von dem ungenügenden Schlagvolumen herstammen.

Die Kranken fühlen mit großem Unbehagen selbst die Zunahme der Herztätigkeit und scheuen davor zurück, diese Zunahme herbeizuführen, während das ungenügende Schlagvolumen Anfälle von Schwindel und Bewußtlosigkeit im Gefolge haben kann (Abb. 184).

Objektive Zeichen der Herzschwäche. — Die objektiven Zeichen der Herzschwäche, wie Ödeme, Anschwellung der Venen und der Leber werden gewöhnlich als Folgen der Rückstauung aufgefaßt, sie beruhen aber wahrscheinlich auf einer Unzulänglichkeit der treibenden Kraft. Das Blut fließt langsam durch die Kapillaren, verschlechtert ihre Ernährung und so kommt es zur Transsudation, die wir Ödem nennen.

Unter gewissen Bedingungen führt diese Schwächung des Kreislaufes zu einer bedeutenden Stauung auf der venösen Seite. Es kann zur Erweiterung des Tricuspidalostiums und der Venenmündungen kommen, so daß wir sehen, wie die Kontraktionen des Vorhofs und der Kammer Blutwellen in die Venen und die Leber zurückwerfen.

Unter diesen Umständen verändert die „Rückstauung" den Kreislauf und erzeugt bestimmte Symptome. Aber diese Ereignisse findet man nur in einer kleinen Zahl der Fälle von Herzschwäche und zu der Zeit, wo sie auftreten, ist die Herzschwäche schon weit vorgeschritten.

Die Tatsachen, die der Entstehung der Symptome zugrunde liegen. — Aus diesen Überlegungen können wir schließen, daß die Symptome der Herzschwäche durch den ungenügenden Kreislauf in bestimmten Organen herbeigeführt werden und daß die Anzeichen der Herzschwäche in der Beeinträchtigung der Funktion verschiedener Organe zutage treten. Dies wird in den Frühstadien nur dann deutlich, wenn das Herz zur Entfaltung seiner ganzen Kraft gezwungen wird, und das erste Symptom geht von demjenigen Organ aus, das zuerst den Mangel einer genügenden Blutzufuhr empfindet. Die Veränderlichkeit der Symptome der Herzschwäche ist auf die Tatsache zurückzuführen, daß bei verschiedenen Menschen verschiedene Organe infolge der unzureichenden Blutzufuhr versagen können.

7. Kapitel.
Fundamentale Funktionen der Herzmuskelzellen.

Myogene Lehre. — Reizerzeugung. — Erregbarkeit. — Leitfähigkeit. — Kontraktilität. — Tonus. — Koordination von Funktionen. — Charakteristik der Funktionen der Herzmuskelfasern.

Myogene Lehre. — Es überschreitet zwar die Grenzen meines Gebietes, in eine Diskussion über die Frage einzutreten, ob das Herz sich dadurch kontrahiert, daß es auf einen Nervenreiz anspricht, oder auf einen Reiz, der sich in den Muskelzellen entwickelt; aber es ist zum Verständnis der Merkmale und Symptome, die bei Herzkrankheiten entstehen, notwendig, die Erscheinungen zu würdigen, die mit der Kontraktion der Muskelfasern verbunden sind. Die Auffassung von der Bedeutung des Herzschlages, wie wir sie GASKELL *und* ENGELMANN verdanken, wurde durch eine sorgfältige und genaue Analyse der Funktionen der normalen Herzmuskelfasern gestützt. Im Lichte dieser Erkenntnis hat die Deutung der Symptome von Herzkrankheiten ihre wahre Bedeutung so klar gezeigt, daß das Studium am menschlichen Körper vollkommen in andere Bahnen gelenkt wurde. Selbst wenn die „myogene Theorie" sich schließlich als unhaltbar erweisen sollte, so haben doch die Forschungen, die zu ihrer Unterstützung ausgeführt worden sind, so viel Wertvolles zu unserer Kenntnis von der Tätigkeit des Herzens hinzugefügt, daß ihr Entwurf nicht nur in der Physiologie, sondern auch in der Erkennung und Behandlung der Herzkrankheiten immer einen großen Fortschritt bedeuten wird. Es ist gut möglich, daß die beiden einander entgegengesetzten Theorien — die myogene und die neurogene — in Einklang gebracht werden können, wenn man den Überlegungen folgt, wie ich sie in der kurzen Übersicht der Hauptpunkte darlege. Ich lasse mich nicht in Einzelheiten ein, sondern gebe nur diejenigen Hauptpunkte an, welche zum Verständnis der Erklärung der Symptome nötig sind, die ich im Laufe dieser Abhandlung anführe. Für weitere Einzelheiten sei der Leser auf GASKELLS Artikel über „Die Kontraktion des Herzmuskels" in SCHÄFERS Lehrbuch der Physiologie *und die Darstellung von* F. B. HOFMANN *in* NAGELS *Handbuch der Physiologie* verwiesen. *Eine kurze, für Praktiker bestimmte Darstellung der Physiologie des Kreislaufs gibt* ROTHBERGER *in* JAGIC'S *Handbuch der allgemeinen Pathologie, Diagnostik und Therapie der Herz- und Gefäßerkrankungen II, 1. Wien-Leipzig 1913.*

Ausgehend von der Betrachtung der Physiologie der Zelle kann man sagen, daß jede Funktion, welche die Zelle in ihrem vollentwickelten Zustande besitzt, schon zum Teil in ihrer primitiven Form entwickelt ist. Wie auch immer die Funktion spezialisiert sein mag, ob nervös, muskulär oder sekretorisch, diese

Funktionen können zurück verfolgt werden bis zu einer Eigenschaft der primitiven Zelle. Die Zellen, welche die primitive Struktur des Körpers bilden, sind im Beginn ihrer Entwicklung alle gleichmäßig ausgestattet, und erst durch eine fortschreitende Spezialisierung nimmt jede ihre besondere Funktion an, während sie, in dem Maße als sie einen hohen Grad der besonderen Ausbildung erreicht, allmählich jene anderen Funktionen verliert, die sie nicht mehr ausübt. Die Funktionen, welche die Urzellen besitzen, können daher nicht nur aus der direkten Beobachtung, sondern auch von den spezialisierten Funktionen der höher differenzierten Gewebe abgeleitet werden, auch wenn diese Funktionen so hoch entwickelt sind, daß sie nur noch wenig Ähnlichkeit mit jenen besitzen, die man bei den Urzellen findet. Zum Beispiel: Die Erregbarkeit der Zelle kann so spezialisiert werden, daß sie nur auf gewisse Reize anspricht, wie Wärme, Schmerz, Licht, Schall, während alle anderen Funktionen offenbar verloren gegangen sind. Wenn man die Funktionen von Nerv- und Muskelzellen in ihrem vollentwickelten Zustande betrachtet, so scheint es auf den ersten Blick schwer, sich vorzustellen, daß sie ursprünglich ganz gleiche Funktionen gehabt haben. Die Urzellen, aus welchen sich das Herz entwickelte, hatten alle dieselben Eigenschaften, und doch bieten sie in ihrer endgültigen Entwicklung sowohl in ihrer Erscheinung, als in ihrer Funktion weit auseinandergehende Merkmale dar. Daß Veränderungen dieser Art wirklich vorkommen, ergibt sich aus der Veränderung der Funktion, wie wir sie in der Entwicklung des Herzens aus dem primitiven Herzschlauch vor Augen haben. Ich nehme deswegen als eine Arbeitshypothese an, daß in der Entwicklung der Herzmuskelfasern gewisse Funktionen der primitiven Zelle zurückbehalten wurden. Einzelne von diesen Funktionen wurden mehr entwickelt als andere, je nach den Leistungen, welche die Fasern auszuführen hatten, so daß diese, während sie den Muskelfasern ähnlich wurden, nichtsdestoweniger in verschiedenem Grade einige Funktionen behalten, die in der Nervenzelle besonders ausgebildet sind.

Von besonderen Funktionen, wie sie GASKELL beschrieben hat, unterscheiden wir fünf, nämlich:

1. Die Fähigkeit, einen Reiz hervorzubringen, der das Herz zur Kontraktion bringen kann. — Reizerzeugung.
2. Die Fähigkeit, den Reiz aufzunehmen. — Erregbarkeit, *Reizbarkeit oder Anspruchsfähigkeit.*
3. Die Fähigkeit, einen Reiz von Faser zu Faser zu übertragen. — Leitfähigkeit.
4. Die Fähigkeit, sich auf Reizung zu kontrahieren. — Kontraktilität.
5. Die Fähigkeit, einen gewissen Grad von Kontraktion beizubehalten, selbst wenn die aktive Bewegung aufgehört hat. — Tonus.

Reizerzeugung. — *Das Herz ist zu seiner rhythmischen Tätigkeit nicht auf das Nervensystem angewiesen, auch herausgeschnittene, künstlich gespeiste Herzen können lange regelmäßig schlagen; das Herz trägt also alle Bedingungen, die zu regelmäßigem rhythmischem Schlagen und zu einer geordneten Aufeinanderfolge der Kontraktion der einzelnen Abteilungen erforderlich sind, in sich selbst, es besitzt die Fähigkeit der „Automatie". Die neurogene Theorie verlegt den Sitz dieser Automatie in die Ganglienzellen des Herzens, die myogene Theorie dagegen in die*

Muskelfasern selbst. Ausgehend von diesem Standpunkt nehmen wir an, daß die Herzmuskelfasern, wenn sie mit geeigneter Nahrung versehen sind, die Fähigkeit besitzen, in ihrem Innern einen Stoff auszuscheiden, der die Faser zur Kontraktion bringen kann. Dieser Stoff wird fortwährend erzeugt, und sammelt sich während der der Herzkontraktion folgenden Pause in der Herzmuskelzelle an. Wenn er in genügender Menge aufgespeichert ist, um das Herz zur Kontraktion anzuregen, wird der ganze Vorrat zur Reizung der Muskelzelle aufgebraucht. Sofort nach der Kontraktion fängt der Vorrat an sich wieder anzusammeln, bis genug da ist, um das Herz wieder zur Kontraktion anzuregen. Da diese Funktion eine kontinuierliche Tätigkeit darstellt, kann sie den Rhythmus des Herzens nicht bestimmen, aber durch ihr Zusammenwirken mit den anderen Funktionen wird der Ansammlung und Zerstörung des Stoffes ein rhythmischer Charakter gegeben. *Genaueres ist über die Art und Weise, wie die in den Muskelzellen ablaufenden Stoffwechselvorgänge zum Kontraktionsreiz werden, nicht bekannt. Man hat nur die Bedingungen, die zu dieser Tätigkeit notwendig sind, einigermaßen untersucht und gefunden, daß außer einer gewissen Temperatur, organischem Nährmaterial und Sauerstoff die Anwesenheit bestimmter organischer Salze und von Kohlensäure erforderlich ist. Bis zu welchem Grade sich die Stoffwechselprodukte in der Zelle ansammeln müssen, um als Reiz zu wirken, hängt von der Erregbarkeit der Zelle ab. Reizerzeugung und Erregbarkeit stehen unter dem Einflusse der extrakardialen Nerven, sie werden durch den Vagus gehemmt und durch den Accelerans gefördert.*

Erregbarkeit. — Die Kontraktion des Herzmuskels hängt von seiner Fähigkeit ab, einen Reiz zu beantworten, d. h. von seiner Erregbarkeit. Sofort nach einer Kontraktion sind seine Fasern einer weiteren Reizung nicht mehr zugänglich, die Erregbarkeit ist verschwunden, und die Fasern befinden sich im sogenannten refraktären Stadium. Die Erregbarkeit beginnt sofort sich wiederherzustellen und nimmt während der Diastole sehr rasch zu. Das wird dadurch bewiesen, daß das Herz um so eher für schwache Reize empfänglich ist, je längere Zeit seit der letzten Kontraktion vergangen ist. Solange das Herz kontraktionsfähig ist, hängt seine Frequenz von den Funktionen der Reizerzeugung und der Erregbarkeit ab, und wenn der Zustand normal ist, bewirkt die gleichmäßige Tätigkeit der beiden Funktionen — Erneuerung des Reizmaterials in gleichmäßiger Weise und gleichmäßige Wiederherstellung der Erregbarkeit — einen regelmäßigen Rhythmus der Herztätigkeit. Unter normalen Umständen hängen deswegen der Rhythmus und der Gang des Herzens von der Integrität dieser Funktionen ab.

Leitfähigkeit. — In einem aus Primitivzellen bestehenden Gewebe hat die einzelne Zelle die Fähigkeit, den Reiz an benachbarte Zellen weiterzugeben. Diese Funktion der Leitfähigkeit besitzen auch die Herzmuskelfasern, denn der Reiz wird von seinem Ursprungsort von Zelle zu Zelle weitergegeben. Der Besitz dieser Funktion gibt den Herzmuskelfasern einen Charakter, der für gewisse Formen von Nervenfasern typisch, aber im Herzen nicht so hoch entwickelt ist, wie in der spezifisch ausgebildeten Nervenfaser: die Leitung des Reizes erfolgt jedenfalls nicht so schnell und wird viel leichter erschöpft. Wie jede andere Funktion des Herzens wird sie vollständig aufgehoben, nachdem sie einmal ausgeübt wurde, und kehrt erst allmählich wieder. Die Geschwindigkeit, mit der ein Reiz wandert, ist in verschiedenen Herzfasern verschieden. Einige Fasern, wie die erst später entwickelten kontraktilen Fasern des Vorhofes und des Ventrikels, leiten den Reiz mit viel größerer Geschwindigkeit als die Fasern, die den Reiz vom Vorhof auf den Ventrikel übertragen.

Die Reizleitung wird, insbesondere an der Vorhofkammergrenze, durch den Vagus gehemmt, durch den Accelerans beschleunigt.

Kontraktilität. — Die Fähigkeit, sich zu kontrahieren, ist die am meisten in die Augen fallende Funktion des Herzens. Durch die koordinierte Kontraktion der den verschiedenen Herzteilen angehörigen Fasern wird der Kreislauf aufrecht erhalten. Nach einer Kontraktion ist diese Funktion vollkommen erschöpft, und die Fähigkeit dazu kehrt erst allmählich wieder. Innerhalb gewisser Grenzen hängt die Stärke der Kontraktion von der Länge der Ruheperiode ab, die ihr vorausgegangen ist, indem die Funktion während der Ruhe an Kraft zunimmt. *Auch die Kontraktilität wird durch den Vagus gehemmt, d. h. die Kontraktionen werden abgeschwächt, durch den Accelerans gefördert, wobei die Kontraktion verstärkt wird.*

Der Tonus. — Die Funktionen des Herzmuskels unterscheiden sich nur graduell von denen anderer muskulärer Gewebe, und da der Tonus eine sehr charakteristische Eigenschaft des Muskelgewebes ist, so ist es sicher, daß auch der Herzmuskel sie besitzt. Die Tatsache, daß die Fasern während der Diastole nicht zu ihrer vollen Länge erschlaffen, beweist das, und nur die schnelle Tätigkeit des Herzens erschwert die Erkennung dieser Funktion. GASKELL hat gezeigt, daß der Grad der Erschlaffung von der Größe des vorhandenen Tonus abhängt, und daß einzelne Drogen diesen Betrag vermehren oder vermindern. So verhindern Antiarin, Veratrin und Digitalis beim Frosche die Erschlaffung des Herzmuskels, so daß das Herz länger im Zustande der vollständigen Kontraktion verharrt; die Erschlaffung wird allmählich immer geringer, bis es schließlich fast unmöglich ist, einzelne Schläge zu erkennen. Auf der anderen Seite bewirken Lösungen von Milchsäure und von Muskarin das Entgegengesetzte: das Herz erschlafft mehr und mehr, die Kontraktion nimmt an Größe ab, bis das Herz in diastolischer Erschlaffung still steht. Gerade weil gewisse Teile der Muskulatur bestimmte Funktionen höher entwickelt haben, dürfte man, wie GASKELL sagt, vernünftigerweise erwarten, daß verschiedene Teile des Herzens einen ungleichen Tonus haben. Daß diese Erwartung gerechtfertigt ist, wird sich zeigen, wenn alle Symptome von Herzschwäche betrachtet werden, und nur durch die Erkenntnis, daß das Herz diese so wichtige Funktion besitzt, lernen wir einige der bezeichnendsten Merkmale von Herzschwäche verstehen. *So wie beim Magen und der Harnblase haben auch die Muskelfasern des Herzens die Fähigkeit, sich auf eine verschiedene Länge einzustellen. Diese Fähigkeit setzt das Herz in den Stand, sich einer geänderten Füllung rasch anzupassen. Die Tonuseinstellung des Herzens ist aber auch für die Leistungsfähigkeit der Kontraktion von Bedeutung, denn wenn die Muskelfasern aus einer größeren Anfangslänge sich verkürzen, können die Kammern leichter mehr Blut auswerfen. Dies kann ein Vergleich mit zwei verschieden großen Hohlkugeln von gleicher Wanddicke deutlich machen: Wenn beide um dasselbe Volumen kleiner werden sollen, wird der Umfang der größeren Hohlkugel um sehr viel weniger abnehmen müssen, als der der kleineren. Ein erweitertes Herz kann also dasselbe Schlagvolumen auswerfen,*

*wobei sich aber seine Muskelfasern nicht so stark zusammenziehen müssen, wie
wenn das Herz klein wäre. Von diesem Standpunkte aus erscheint die Herzerweiterung bei der Herzschwäche als ein zweckmäßiger, kompensatorischer Vorgang.
Auch der Herztonus ist deutlich abhängig von den extrakardialen Nerven; der
Vagus hemmt, der Accelerans verstärkt ihn. Dies zeigt sich besonders darin, daß
nach Acceleransdurchschneidung im Tierversuche das Herz groß und schlaff wird.
Wenn man dann den Accelerans reizt, ist die mit der Beschleunigung einhergehende
Verkleinerung des Herzens sehr deutlich. Wichtig ist ferner, daß ein Herz, das
nach Acceleransdurchschneidung groß geworden ist, durch Digitalis verkleinert
wird. Das ist für die therapeutische Wirkung der Digitalis von Bedeutung und
kann auch bei Menschen mit Herzerweiterung beobachtet werden.*

Koordination von Funktionen. — Wenn wir die komplizierte Tätigkeit
des Herzens betrachten, so erkennen wir, daß, obwohl alle Fasern mit diesen
Funktionen ausgestattet sind, eine weitere Spezialisierung für das Zusammenarbeiten der verschiedenen Herzteile eine Notwendigkeit ist. Wenn alle Fasern
gleichmäßig ausgestattet wären, so würden sie sich alle gleichzeitig zusammenziehen. In Wirklichkeit haben gewisse Fasern am venösen Ende die Fähigkeit
der Reizerzeugung und der Erregbarkeit in höherem Maße entwickelt als andere,
so daß nach einer Ruhepause die Kontraktion dort ihren Anfang nimmt. Der
Reiz geht dann weiter auf anschließende Fasern in der Weise über, daß der
Vorgang der Erregung und Kontraktion das ganze Herz durchläuft. Die Folge
davon ist, daß die verschiedenen Kammern und die verschiedenen Teile jeder
Kammer in der Reihenfolge und in solchem Grade sich kontrahieren, wie es für
die wirksame Ausführung des Kreislaufes notwendig ist. Wenn irgendein anderer
Teil des Herzens erregbarer wird als die Venenmündung, dann nimmt die Kontraktion dort ihren Anfang. Da der Reiz dann nicht in der normalen Weise das
Herz durchläuft, ist die Herzaktion weniger wirksam, und es kann so Herzschwäche
entstehen. *Man kann sich leicht vorstellen, daß derjenige Herzteil, der mit seinem
Reiz am schnellsten fertig ist, das Tempo der Tätigkeit des ganzen Herzens bestimmen muß, vorausgesetzt, daß er seine Reize den anderen Herzteilen mitteilen
kann, daß also keine Störung der Reizleitung besteht. Die in den Vorhöfen, an
der Vorhofkammergrenze und in den Kammern gelegenen untergeordneten Zentren,
die ebenfalls die Fähigkeit der rhythmischen Reizbildung besitzen, brauchen länger,
bevor sie einen Reiz gebildet haben und werden deshalb durch die vom Sinus in
rascherer Folge herunterkommenden Erregungen immer wieder gestört, so daß sie
unter normalen Verhältnissen nie dazu kommen, einen fertigen Reiz an die Herzmuskelfasern abzugeben. Wie wir sehen werden, geschieht dies aber unter geänderten
Verhältnissen, und zwar erstens dann, wenn die Reize vom Sinus zu lange ausbleiben,
und zweitens dann, wenn die Reizbildungsfähigkeit eines untergeordneten Zentrums
über die des Sinus gesteigert wird. Es kommt dann zu verschiedenen Arten von
Interferenz zweier Rhythmen, die wir später noch besprechen werden. Hier sei
noch erwähnt, daß man nach* HERING *die im Sinus entstehenden Erregungen als
normale „Ursprungsreize" bezeichnet und daß diese dann als „Leitungsreize"
auf die anderen Herzteile übergehen.*

Charakteristik der Funktionen der Herzmuskelfasern. — Wenn man auch
vom Herzen sagen kann, daß es infolge des Besitzes dieser Funktionen seine
Arbeit ausführt, so hat doch jede von ihnen weitere wichtige Eigenschaften,

welche praktische Beziehungen zu den Krankheitssymptomen und zu den Grundlagen der Behandlung haben. Die Integrität dieser Funktionen hängt ab von der Zufuhr passender Nahrung und von der genügenden Dauer der für ihre Erholung notwendigen Ruhe. Wenn eine Kontraktion eintritt, werden alle Funktionen in vollem Umfange der Kraft ausgeführt, die die Fasern zur Zeit der Erregung besitzen. Keine Herzzelle erschöpft nur einen Teil ihrer Funktion; wenn sie gereizt wird, verbraucht sie den ganzen Kraftvorrat, den sie besitzt (Alles oder Nichts - Gesetz). *Das Herz zieht sich immer so stark zusammen, als es im gegebenen Augenblick überhaupt möglich ist; zum Unterschiede von fast allen anderen Muskeln hängt die Kraft und Größe der Kontraktion, nicht von der Stärke des auslösenden Reizes ab; auch der schwächste Reiz löst, wenn er wirkt, die zur Zeit größtmögliche Kontraktion aus.* Nach vollendeter Tätigkeit wird die Funktion für kurze Zeit unterbrochen; mit Eintritt der Ruheperiode beginnt jedoch sofort die Erholung, und mit der Zeit gewinnt jede Funktion ihre Leistungsfähigkeit wieder, so daß innerhalb gewisser Grenzen die Erholung umso vollständiger und die folgende Tätigkeit umso wirksamer ist, je länger die Ruhepause gedauert hat. *Nur bei sehr langen Pausen, wie sie z. B. bei der* ADAMS-STOKES*schen Krankheit vorkommen, kann man sehen, daß die erste Kontraktion nach der Pause schwach ist und daß die dann in kürzeren Intervallen sich wiederholenden Systolen immer stärker werden (s. Fall 92). Die mechanischen Kurven (Puls oder im Tierversuch vom Herzen aufgenommene Verkürzungskurven) zeigen dann, daß die den einzelnen Kontraktionen entsprechenden Ausschläge rasch größer werden, bis sie die „Normalhöhe" erreicht haben und nach dieser Erscheinung bezeichnet man das Phänomen als „Treppe".* Nur dadurch, daß wir die Wirkung von Ruhe und den Einfluß geeigneter Nahrung völlig würdigen, verschaffen wir uns die beste Auffassung von dem Prinzip, das unserer Behandlung der Herzschwäche zugrunde liegen soll. Wenn auch alle diese Funktionen bei ihrer Tätigkeit die ganze ihnen innewohnende Kraft verbrauchen, so zeigen sie doch nichtsdestoweniger eine Eigenschaft, durch die sie unter gewissen Umständen mit einer größeren Leistung antworten können. So kann die Frequenz plötzlich gesteigert werden, und zu gleicher Zeit geht der Reiz schneller vom Vorhof zum Ventrikel und auch die Kontraktion wird schneller ausgeführt. Diese Veränderungen stehen zum großen Teil unter der Kontrolle des Nervensystems, im letzten Grunde aber sind sie auf eine allen diesen Funktionen gemeinsame Eigenschaft zurückzuführen, die für uns beim Studium der Herzinsuffizienz von ganz besonderer Bedeutung ist. Denn, wie ich bereits bemerkte, ist es eben diese Fähigkeit, sich einer Anstrengung anzupassen, die uns über den wirklichen Zustand des Herzens Aufschluß gibt.

Wenn man berücksichtigt, daß die Herzmuskelfasern nicht in gleicher Weise mit denselben Funktionen ausgestattet sind, und daß nicht alle Fasern immer derselben Anstrengung ausgesetzt zu sein brauchen, so ist der logische Schluß erlaubt, daß Zustände entstehen können, wo sie in ungleichmäßiger Weise angegriffen sind. In Wirklichkeit geschieht das gewöhnlich, und es ist eine interessante und wichtige Frage, in jedem Falle von Herzschwäche zu entscheiden, welche Funktionen besonders mangelhaft sind. Die Bedeutung dieser Frage wurde durch WENCKEBACH aufgedeckt, der zeigte, wie die unregelmäßige Tätigkeit der verschiedenen Funktionen oder der verschiedenen Herzteile in gewissen charakteristischen Arhythmien ihren Ausdruck findet. Der Idee der Erschöpfung oder Übererregbarkeit einzelner Funktionen nachgehend, habe ich viele Symptome von Herzschwäche mit diesen Funktionen in Verbindung zu bringen gesucht. Wenn ich auch nicht behaupte, daß meine Schlüsse unveränderlich richtig sind, so haben sie doch zu einigen sicheren Ergebnissen von höchster Wichtigkeit geführt, und in dieser Richtung wird auch wahrscheinlich in nächster Zeit ein Fortschritt in unserem Wissen zu verzeichnen sein.

8. Kapitel.

Entwicklung, Anatomie und Physiologie des Herzens.

Der primitive Herzschlauch. — Die Funktionen des primitiven Herzschlauches. — Die Reste des primitiven Herzschlauches im Säugetierherzen. — Funktion des Sinusknotens, des Schrittmachers im Herzen. — Funktion des Atrioventrikularknotens und des Bündels. Funktionelle Anatomie des Herzens. — Innervation des Herzens: Afferente Fasern, Herzganglienzellen.

Wenn ich auch als sicher annehme, daß der Leser mit der gewöhnlichen Lehrbuchbeschreibung der Anatomie und Physiologie des Herzens vertraut ist, so gibt es doch einige neuere Untersuchungen, welche für die klinischen Forschungen über Herzkrankheiten von großer Bedeutung sind, und deren Betrachtung nötig ist. Aus diesem Grunde gebe ich hier eine kurze Zusammenfassung gewisser für das Verständnis klinischer Symptome notwendiger Punkte.

Der primitive Herzschlauch. — In einem früheren Stadium der embryonalen Entwicklung erscheint das Herz als ein Schlauch. Die Venen des Körpers vereinigen sich in einer gemeinsamen Höhle — dem Sinus venosus — am hinteren Ende dieses Schlauches. Im Laufe der Entwicklung beschreibt der Schlauch eine Schleife, und später entwickeln sich aus ihm Taschen, die schließlich zu Vorhöfen und Ventrikeln auswachsen; der ursprüngliche Herzschlauch bleibt dabei erhalten und verbindet sie (Abb. 1). Mit dem Weiterschreiten der Entwicklung verliert der Sinus venosus seine bestimmte Gestalt als selbständiges Gebilde und wird in die Ausmündung der oberen und unteren Hohlvene einbezogen. Kürzlich ist von KEITH und FLACK ein kleines Stück Gewebe beschrieben worden, das einen besonderen Bau aufweist, aus Muskel- und Nervenzellen besteht und den Ort darstellt, wo viele Herznerven endigen (*Sinusknoten*). Von diesem Gebilde geht wahrscheinlich der Herzschlag aus. Zu gleicher Zeit hört der ursprüngliche Herzschlauch auf als ein Schlauch zu bestehen, seine Reste bilden, wie man annimmt, das verbindende Mittelglied zwischen Vorhof und Ventrikel in Gestalt eines Bandes von besonderen Fasern — des Atrioventrikularbündels (Abb. 3). So verliert er seine Funktion als ein Treibwerk, und diese wird von den Vorhöfen und den Kammern übernommen.

Die Funktionen des primitiven Herzschlauches. — Die Funktionen des primitiven Herzschlauches und seines Vertreters im Säugetierherzen müssen sorgfältig studiert werden, da das Verständnis der Natur seiner Funktionen die allergrößte Bedeutung für viele Fälle von Herzschwäche hat. Seine besonderen Eigenschaften sind am vollkommensten am Froschherzen, aber auch am Herzen der Kröte, der Schildkröte, des Krokodils usw. untersucht worden, jedoch bis jetzt nur wenig am Säugetierherzen. Bei den niederen Wirbeltieren ist der Primitivschlauch im Sinus venosus, im Vorhofskanal und Aortenbulbus (Abb. 1) erkennbar. Man hat gefunden, daß das hintere Ende dieses Schlauches der erregbarste Teil ist, und deshalb geht die Herzkontraktion vom Sinus venosus aus. Der Rest des Schlauches besitzt ebenfalls die Fähigkeit, den Ausgangspunkt für die Herzkontraktion zu bilden, jedoch in einem geringeren Grade als der Sinus. Wenn aber irgendein Teil des Schlauches leichter erregbar wird als der Sinus, dann beginnt die Kontraktion an diesem Teil. Die Eigentümlichkeit des primitiven Herzschlauches und seine relativ größere

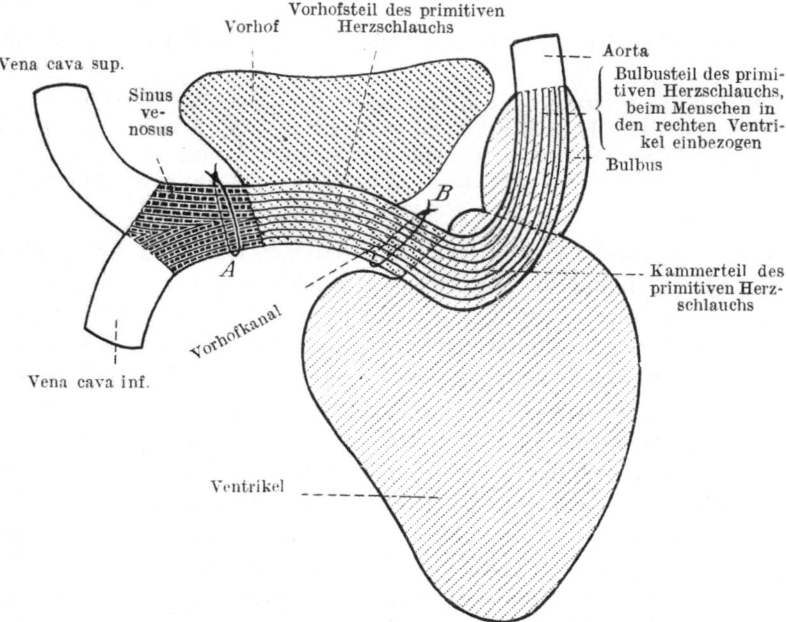

Abb. 1. Schema des primitiven Wirbeltierherzens, zeigt die Entwicklung des Vorhofs und Ventrikels aus dem primitiven Herzschlauch. *A* Lage der ersten, *B* der zweiten Stanniusligatur. (KEITH).

Erregbarkeit als diejenige des Vorhof- oder Ventrikelgewebes ist von GASKELL in folgendem Versuch gezeigt worden: „Berühre den atrioventrikulären Muskelring (d. h. den primitiven Herzschlauch) mit dem geringsten Reizmittel, sofort wird eine Reihe von rhythmischen Kontraktionen auftreten. Es ist höchst verblüffend zu sehen, wie nach Entfernung des Septums jeder Teil des Vorhof- und des Ventrikelgewebes bis zum eigentlichen Rande des Ringes untersucht werden kann, ohne daß man mehr als eine Kontraktion erhält, während eine Reihe von schnellen Kontraktionen ausgelöst wird, sowie die Nadel den Muskelring berührt." *Schon durch die Versuche von* STANNIUS *(1852) hatte man erkannt, daß die Vorhofkammergrenze des Froschherzens rhythmisch Reize bilden könne. Dann hat* MUNK *(1876) die Beobachtung gemacht, daß eine einmalige mechanische Reizung an dieser Stelle während des Herzstillstandes eine mehr oder weniger langdauernde Pulsreihe hervorruft, während die Reizung einer anderen Ventrikelstelle stets nur eine einzelne Kontraktion auslöst, man bezeichnet daher diese*

Erscheinung als „Munksches Phänomen". Munk hatte, auf dem Boden der damals herrschenden neurogenen Theorie stehend, den Ort der Reizbildung in den Bidderschen Atrioventrikularganglien gesucht, und erst Gaskell hat dann 1883 gezeigt, daß die Reize im Atrioventrikulartrichter gebildet werden, d. h. in den zirkulär angeordneten Muskelfasern, die als Rest des primitiven Herzschlauches die Vorhöfe mit der Kammer verbinden. Aber schon 1882 hatte Engelmann das Munksche Phänomen beim Bulbus aortae des Froschherzens beobachtet und auf eine besondere Eigenschaft der dort befindlichen Muskelfasern bezogen. Die Physiologie des Atrioventrikulartrichters ist dann von Haberlandt in mehreren Arbeiten eingehend untersucht worden.

Die gewissen Herzabschnitten zukommende Fähigkeit, sich unabhängig zu kontrahieren, wurde in den Stanniusschen Versuchen bewiesen. Wenn am Froschherzen zwischen Sinus und Vorhof (A, Abb. 1) eine Ligatur angebracht oder ein Schnitt ausgeführt wird, so daß die Verbindung vollständig aufgehoben wird, so fährt der Sinus zu schlagen fort, und nach einer Pause von wechselnder Dauer (*präautomatische Pause*) beginnen die Ventrikel und Vorhöfe in einem anderen Tempo zu schlagen als der Sinus, und unabhängig von ihm. Dieses Tempo ist langsamer als das des Sinus, und manchmal kontrahiert sich der Vorhof vor dem Ventrikel, manchmal geht der Ventrikel dem Vorhof voraus, und nur sehr selten kontrahieren sich beide zu gleicher Zeit (Engelmann).

Wenn eine zweite Stannius-Ligatur zwischen Vorhof und Ventrikel angelegt wird (B, Abb. 1), fahren Sinus und Vorhof zu schlagen fort, *die Kammern schlagen zunächst infolge der mechanischen Reizung des Atrioventrikulartrichters automatisch ziemlich rasch* und nach einiger Zeit setzt der Ventrikel in seinem eigenen Rhythmus ein, langsamer als der übrige Herzabschnitt und unabhängig von ihm. *Diesen Zustand bezeichnet man als atrioventrikuläre Dissoziation. Er kann beim Säugetier hervorgerufen werden, wenn man das Hissche Bündel durchschneidet und ist beim Menschen die Ursache der dauernden Pulsverlangsamung bei Zerstörung dieses Bündels* (Adams-Stokessche *Krankheit*).

Die Reste des primitiven Herzschlauches im Säugetierherzen (Sinusknoten, Atrioventrikularknoten und -bündel). — Der Sinus venosus, von dem im primitiven Herzen normalerweise der Kontraktionsreiz seinen Ursprung nimmt, stellt im menschlichen Herzen kein unabhängiges Gebilde dar. Die Morphologen erkannten, daß er in die großen Venen nahe dem Herzen einbezogen ist, und die Physiologen machten die Beobachtung, daß die besonderen Funktionen des Sinus venosus über eine ziemlich weite Strecke zerstreut sind. Neuere Beobachtungen von Lewis zeigen, daß die Kontraktion, so wie sie sich im Elektrokardiogramm äußert, abnorme Züge aufweist, wenn sie nicht vom Sinusknoten, sondern von einer anderen Stelle ausgeht. Bis in die neueste Zeit hatte man keine bestimmten Überreste des Sinus venosus gefunden. Keith und Flack haben einen kleinen Gewebsknoten beschrieben — den Sinusknoten — an der Mündung der oberen Hohlvene. Dieses Gewebe besteht aus feinen, zarten, blassen, leicht gestreiften Fasern, in welchen Äste des Vagus und des Sympathicus endigen; es wird von einer besonderen Arterie versorgt. Die obenerwähnten Forscher nehmen an, daß dieser Gewebsknoten einen Teil des

Sinus venosus darstellt, von dem aus die Herzkontraktion ihren Anfang nimmt. Ein ähnliches Gewebe wurde bis jetzt in den anderen Venen nicht gefunden. Es ist möglich, daß einzelne Fasern verstreut sind; da sie aber nicht zu einem besonderen Knoten gruppiert sind, ist es unmöglich, sie von den sie umgebenden Muskelfasern zu unterscheiden. *Der Sinusknoten, dessen Lage die schematische Abb. 2 wiedergibt, ist ein spindel- oder rübenförmiges Gebilde, beim Menschen 20—30 mm lang und etwa 2 mm dick, nach außen und unten spitz zulaufend. Sein Verlauf entspricht der Lage der Taenia terminalis. Der Sinusknoten wird von einem Arterienring umgürtet, der von der rechten und der linken Coronararterie abstammt. Auffallend sind die engen Beziehungen des Sinusknotens zum Nervensystem; er enthält viele Nervenfasern und sehr zahlreiche Ganglienzellen, was besonders deswegen interessant ist, weil der Sinusknoten der normale Ursprungsort der Herzbewegung ist und dieser unter dem ständigen Einflusse der extrakardialen Herznerven steht.* Die weiteren Überreste des primitiven Herzgewebes befinden sich wahrscheinlich tiefer unten. Man kann sie von ihrer Ursprungsstelle im rechten Vorhof über die Atrioventrikulargrenze hinaus bis in die Kammern verfolgen, indem sie die Vorhöfe mit den Kammern verbinden. Obwohl schon GASKELL das Vorhandensein dieser Brücke beim Säugetierherzen vermutet hatte, wurde sie doch erst 1893 zuerst von STANLEY KENT und dann von HIS jun. nachgewiesen und beschrieben sowie einige ihrer Funktionen experimentell dargelegt. Eine vollständige Beschreibung ihres Baues und ihrer Verteilung wurde 1906 durch TAWARA (*unter* ASCHOFFS *Leitung*) gegeben, dessen ausführliche Untersuchungen von größtem Interesse und

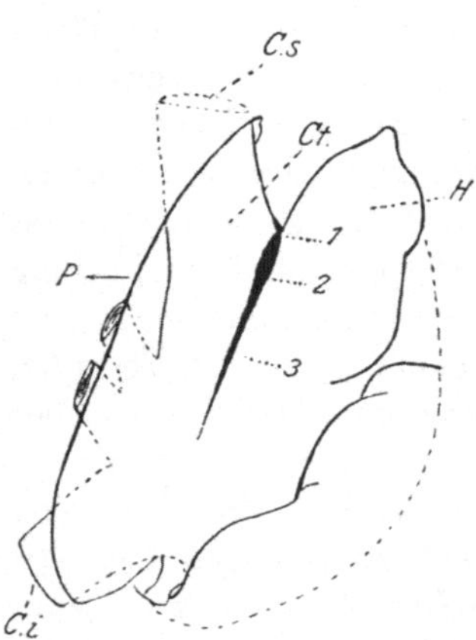

Abb. 2. *Lage des Sinusknotens beim Hunde* (nach KOCH). *C. s. Cava sup., Ct. Cavatrichter, P Perikard, H Herzohr, C. i. Cava inf. Zwischen 1 und 2 Kopfteil, zwischen 2 und 3 Stamm des Sinusknotens; jenseits von 1 und 3 obere und untere Ausläufer.*

höchster Wichtigkeit sind. Dieses Bündel entspringt aus einem Gewebsknoten — dem Atrioventrikularknoten *oder* TAWARA*schen Knoten* —, der in der rechten Vorhofswand nahe der Mündung des Sinus coronarius gelegen ist. Das Bündel zieht über die Atrioventrikulargrenze unterhalb des fibrösen Zentralkörpers und unter dem Septumzipfel der Tricuspidalklappe weiter. Auf dem Septum teilt es sich in zwei Teile, ein Ast geht in den linken Ventrikel und der andere in den rechten (TAWARA*sche Schenkel*). Im rechten Ventrikel zieht es als schmales, rundliches Bündel in der Muskelwand des Herzens weiter, bis es der Spitze nahe kommt, wo es sich in zahlreiche feine Fäden teilt, die in den Muskelfasern endigen. Im linken Ventrikel verbreitert sich das Bündel rasch zu einem dünnen Band, welches zur Spitze verläuft, indem es sich in feine Äste spaltet.

Der Bau der dieses Bündel zusammensetzenden Fasern ist verschieden. Die Fasern des Atrioventrikularknotens sind von derselben zarten Beschaffenheit wie die des Sinusknotens. Sobald dieses Bündel in den Ventrikel eintritt, verändern sich die Fasern, indem sie dicker werden; dabei ist der größere Teil des Zellkörpers undifferenziertes Protoplasma, besitzt nur leichte Streifung am Rande und enthält einen großen Kern. In ihrer Endaufteilung erkennt man in ihnen die Fasern, die schon lange von Purkinje beschrieben worden sind. Eine andere Besonderheit dieses Bündels ist die, daß es von den Geweben, in die es eingebettet ist, durch eine zarte Bindegewebsscheide isoliert ist. In dem Atrioventrikularbündel finden sich zahlreiche Nervengebilde, welche Gordon Wilson besonders untersucht hat. Er beschreibt zahlreiche Ganglienzellen, Nervenfasern in großer Menge, einen dichten Plexus um die Muskelfasern des Bündels und deutliche vasomotorische Nerven. *Tawara war der erste, der (beim Schafe) im Reizleitungssystem größere und kleinere Nervenbündel fand, und zwar nicht nur im Hauptstamme sondern, auch in den beiden Schenkeln. Ein Jahr nach Wilson hat dann Engel unter Aschoffs Leitung die nervösen Elemente im Reizleitungssystem näher untersucht.* Endlich ist zu bemerken, daß das Bündel hauptsächlich von einem besonderen Ast der rechten Coronararterie versorgt wird, eine Tatsache, die in der Pathologie des Herzens einige Bedeutung hat. *Dieser Ast ist die Art. septi fibrosi, die, wie Haas zuerst fand, das Atrioventrikularbündel, und zwar hauptsächlich den Hauptstamm und den linken Schenkel versorgt. Ein zweites, ebenfalls von der rechten Coronararterie abgehendes Gefäß zieht zum rechten Schenkel. Aber auch die linke Coronararterie schickt Äste zum Reizleitungssystem und dieses hat demnach sein eigenes Gefäßsystem. Dann hat Kahn die bei der Unterbindung der Septumarterie auftretenden Veränderungen im Elektrokardiogramm studiert und dabei gefunden, daß außerdem ein von der linken Coronararterie stammender Ast von hinten in das Septum eintritt. Durch Unterbindung beider Arterien dürfte es gelingen, das Reizleitungssystem vollständig zu anämisieren.*

Funktion des Sinusknotens, des Schrittmachers im Herzen. — Die Funktionen des Sinusknotens sind kürzlich in verschiedener Weise untersucht worden. Man wußte schon lange, daß die Frequenz des Herzschlages durch Erwärmung des Vorhofes an der Einmündung der oberen Hohlvene beschleunigt und durch Abkühlung herabgesetzt werden kann. (Adam, 1906). *Da dies bei normaler Herztätigkeit von keiner anderen Stelle aus möglich ist, ist damit schon bewiesen, daß der normale Herzschlag von dort ausgeht. Nach Entdeckung des Sinusknotens haben dann Flack (1910) und besonders Ganter und Zahn (1912) diese Versuche mit einer streng lokalisierenden Methode wiederholt und durch mikroskopische Untersuchung festgestellt, daß die dominierende Stelle der Lage des Sinusknotens entspricht. Außerdem hatten schon 1910 Wybouw und bald darauf Lewis durch lokale Ableitung der Aktionsströme gefunden, daß diese von einer dem Sinusknoten entsprechenden Stelle ausgehen, und zwar in erster Linie vom Kopfteile des Sinusknotens; dieser hat die höchste Automatie, andere Teile des Sinusknotens haben eine geringere Automatie, sind aber wahrscheinlich für die normale Reizbildung auch von Bedeutung.* Der Sinusknoten wurde herausgeschnitten, gequetscht oder vereist, ohne daß sich die Herzfrequenz erkennbar verändert hätte. Der Grund hierfür liegt wahrscheinlich darin, daß der Sinusknoten zwar unter normalen Verhältnissen der Ausgangspunkt der Herzkontraktion ist, daß aber nach seiner Zerstörung andere Teile des Vorhofes diese Funktion übernehmen. *Bei Ausschaltung des Sinusknotens kommt es sehr darauf an, ob diese reizlos erfolgt oder nicht. Bei gleichzeitiger Reizung durch Verschorfen,*

Vereisen oder Quetschen wird die Reizbildungsfähigkeit anderer Vorhofsteile so gesteigert, daß sie unmerklich für den Sinusknoten eintreten. Wenn die Ausschaltung aber bei streng lokaler Abkühlung reizlos erfolgt, dann geht in dem Augenblick, wo die Automatie des Sinusknotens entsprechend herabgesetzt ist, die Führung des Herzschlages auf den TAWARA*schen Knoten über und es entsteht atrio-ventrikuläre Automatie (*BRANDENBURG *und* HOFFMANN, GANTER *und* ZAHN*). Die*

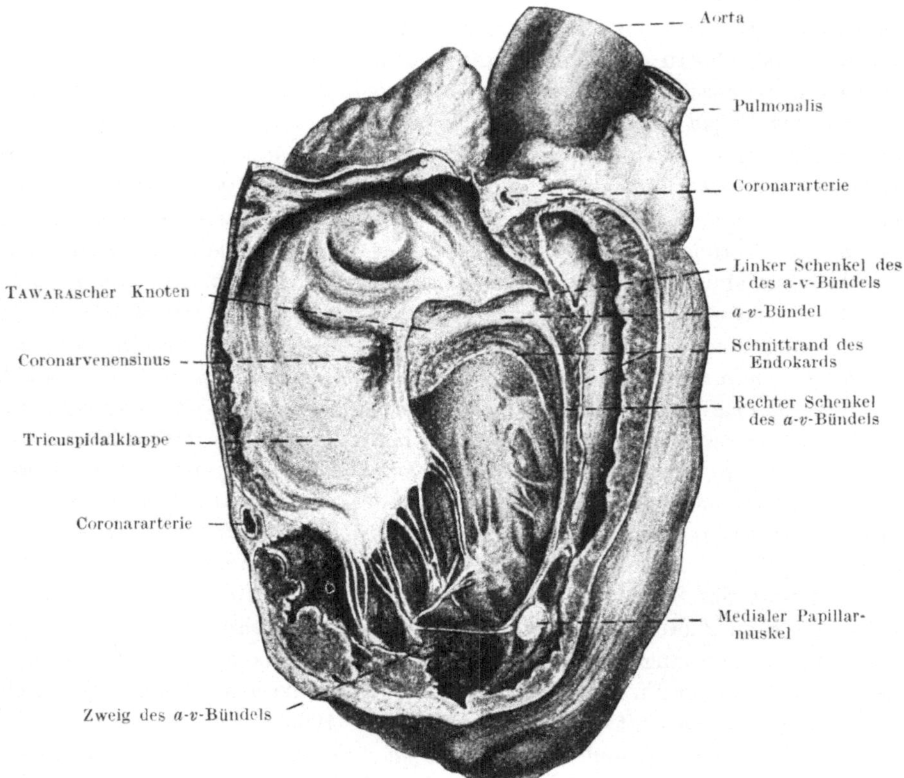

Abb. 3. Schnitt zeigt den Ursprung des *a-v*-Bündels und den Verlauf des rechten Schenkels in der rechten Kammer. Die vordere und die laterale Wand des rechten Ventrikels sowie ein Teil der Tricuspidalklappe sind entfernt worden. Dann ist ein seichter Schnitt ausgeführt worden, der den Ursprung des Bündels im *a-v*-Knoten bloßlegt, einem nicht scharf umschriebenen Gebilde, welches im rechten Vorhof nahe der Mündung des Coronarvenensinus gelegen ist. Der Hauptstamm läuft vom Knoten zum a-v-Septum und teilt sich dort in zwei Schenkel; der linke Schenkel zieht, wie es in Abb. 4 dargestellt ist, durch die linke Kammer, der rechte Schenkel zieht in der Kammermuskulatur nahe dem Endokard als schmales, rundes Bündel nach abwärts. Bei dem Herzen, von welchem dieses Präparat stammt, konnte der rechte Schenkel bis zum medialen Papillarmuskel verfolgt werden, der in der Zeichnung quer durchschnitten ist. Hier teilt sich der Schenkel in viele feine Zweige, und einen von diesen sieht man als feinen Faden durch den Ventrikelhohlraum durchziehen.

Automatie des TAWARA-*Knotens ist zwar geringer als die des Sinusknotens, die Frequenz also niedriger, da aber bei der Abkühlung des Sinusknotens die Frequenz allmählich abnimmt, kann in dem Augenblick, wo der nicht gekühlte* TAWARA-*Knoten einspringt, die Frequenz unverändert bleiben oder sogar etwas ansteigen. Nach Ausschaltung des Sinusknotens übernehmen also andere, im Vorhofe oder an der Vorhofkammergrenze gelegene Herzteile ohne Zögern die Führung der*

Herztätigkeit. Diese Erklärung gewinnt an Wahrscheinlichkeit, wenn man die Eigenart der Schläge untersucht, wie sie sich im Elektrokardiogramm darstellen. LEWIS fand, daß die Schläge verschieden aussehen, je nach dem Punkte, von wo die Kontraktion ausgeht. Nach seinen Befunden zeigt das Elektrokardiogramm einer Vorhofkontraktion eine ganz bestimmte Form, wenn sie

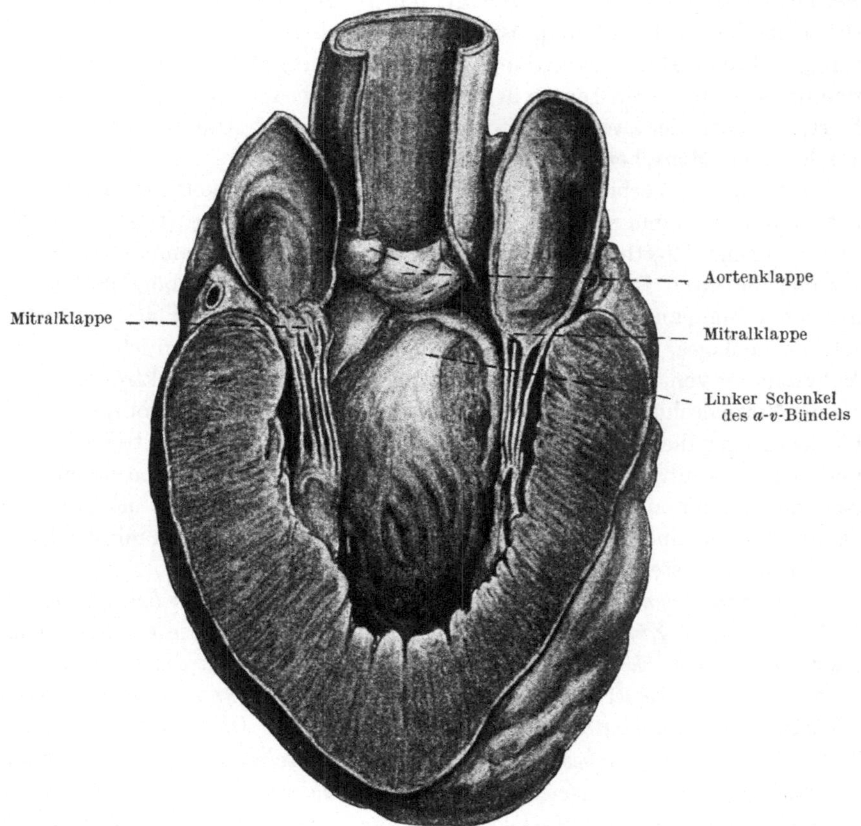

Abb. 4. Schnitt zeigt den linken Schenkel des *a-v*-Bündels. Die Hinterwand des linken Ventrikels ist aufgeschnitten und der Schnitt durch den linken Vorhof und die Aorta nach oben fortgesetzt worden. Der Innenraum des linken Ventrikels ist dadurch bloßgelegt, und es ist noch ein sehr seichter Schnitt ausgeführt worden, um zu zeigen, daß der linke Schenkel des Bündels unmittelbar unter der am Septum gelegenen Aortenklappe in die Kammer eintritt. Der Schenkel breitet sich zu einem dünnen Bande aus, welches unmittelbar unter dem Endokard liegt und bei seinem weiteren Herabsteigen Zweige an die Muskulatur abgibt, bis man es nicht mehr als gesondertes und deutliches Gebilde erkennen kann.

vom Sinusknoten ausgeht und eine andere Form, wenn sie in irgendeinem anderen Teile der Vorhofswand entsteht. Man konnte auch beim Menschenherzen zeigen, daß vorzeitige Vorhofkontraktionen *manchmal* nicht dasselbe Elektrokardiogramm haben, wie normale und man darf also daraus schließen, daß der Ursprungsreiz in einem anderen Teile des Vorhofs entstanden ist. Überdies zeigt die Form der elektrischen Ausschläge bei gewissen Tachykardien, daß die Kontraktionen nicht vom Sinusknoten, sondern von einem anderen Teile der Vorhofswand ausgehen und daß beim Aufhören der Tachykardie und bei der Wiederkehr des normalen Rhythmus auch die elektrischen Kurven wieder jene bestimmte Form annehmen, die den im Sinusknoten entspringenden Kontraktionen zukommt.

Funktion des Atrioventrikularknotens und des Bündels. — Die Funktionen dieses Bündels sind nur teilweise experimentell erforscht, wenn auch aus klinischen Symptomen mit ziemlicher Sicherheit auf seine Funktion geschlossen werden kann. Man hat nun gezeigt, daß es den Reiz vom Vorhof zum Ventrikel überleitet, denn Kompression des Bündels bewirkt eine Störung der Leitung, während Durchschneidung jede Verbindung aufhebt und der Ventrikel sich dann in einer vom Tempo des Vorhofes ganz verschiedenen Frequenz kontrahiert, wie nach der zweiten STANNIUS-Ligatur. Damit stimmen die Erfahrungen am kranken Menschen genau überein.

Aber dieses Verbindungsgewebe hat auch die Fähigkeit der Kontraktionsreiz selbst zu erzeugen, wie aus den elektrischen Kurven in gewissen Fällen von abnormen Rhythmus hervorgeht. Das Elektrokardiogramm einer Kammersystole, die ihren Reiz auf dem Wege des Atrioventrikularbündels bekommen hat, zeigt eine ganz bestimmte Form und diese unterscheidet sich von der eines solchen Schlages, der in der Kammer selbst ausgelöst worden ist. So zeigt die Mehrzahl der ventrikulären Extrasystolen ein ganz anderes Elektrokardiogramm als die Normalschläge, in deren Reihe sie eingestreut sind. Bei komplettem Herzblock erzeugen die Kammersystolen *manchmal* ein normales Elektrokardiogramm und zeigen damit, daß sie den Reiz auf normalem Wege erhalten haben. Nachdem dabei Knoten und Bündel zum Teil zerstört sind, kann man annehmen, daß der Reiz in einem Teile des Bündels entstanden ist, der noch mit der Kammer in Verbindung steht.

Wie experimentell sichergestellt ist, hat der TAWARA*sche Knoten eine zweifache Funktion. Zunächst verzögert er schon normalerweise die Überleitung des Reizes von den Vorhöfen auf die Kammern: in ihm kommt die normale Überleitungszeit (a-c-Intervall) zustande (*HERING, ZAHN*), die für eine gute mechanische Wirkung der Herzkontraktion von Bedeutung ist. Die zweite Funktion des* TAWARA*schen Knotens besteht darin, daß er als sekundäres oder Reizbildungszentrum II. Ordnung jederzeit bereit ist, die Führung der Herztätigkeit zu übernehmen, wenn das im Sinusknoten gelegene primäre oder Reizbildungszentrum I. Ordnung bzw. die in den Vorhöfen gelegenen untergeordneten Zentren aus irgendeinem Grunde versagen. So wie sich im Sinusknoten Punkte verschiedengradiger Automatie unterscheiden lassen, so besteht auch der* TAWARA*sche Knoten aus mehreren Teilen — sie lassen sich bei manchen Tieren schon mikroskopisch unterscheiden — die eine verschiedene Reizbildungsfähigkeit haben (*GANTER *und* ZAHN*).*

Das Bündel und die beiden Schenkel haben ebenfalls eine zweifache Funktion. Daß sie für die Reizleitung da sind, ist vor allem experimentell festgestellt, denn eine einfache Durchschneidung des Hauptstammes führt zu Dissoziation zwischen den Vorhöfen und den Kammern, während die Durchschneidung eines Schenkels zu ganz bestimmten Koordinationsstörungen führt, die vor allem im Elektrokardiogramm deutlich zutage treten. Die zweite Funktion, die der Reizbildung, ist bei diesen Teilen des Reizleitungssystems weniger ausgesprochen als beim TAWARA*schen Knoten und sie werden deshalb als tertiäre oder Reizbildungszentren III. Ordnung bezeichnet. Es ist wahrscheinlich, daß die ventrikulären Extra-*

systolen von dort ausgehen und dasselbe gilt für die nach Unterbrechung der a-v-Reizleitung entstehenden automatischen Kammerkontraktionen. In der Klinik findet man bei komplettem Block durchaus nicht immer ein normales Kammerelektrokardiogramm; da man aber beim Menschen meist nicht weiß, welche Form das Elektrokardiogramm vor der Leitungsunterbrechung gehabt hat, kann man nichts Sicheres über den Ursprungsort dieser automatischen Kontraktionen aussagen. Es ist aber aus Tierversuchen bekannt, daß nach Durchschneidung oder Quetschung des HISschen Bündels nach Eintritt des kompletten Blocks die automatischen Kontraktionen nicht immer im unpaaren Teile des Bündels unterhalb der Unterbrechungsstelle entstehen, sondern manchmal auch in einem der beiden Schenkel, und es kommt nicht selten vor, daß der Ort der Reizbildung wechselt.

Funktionelle Anatomie des Herzens. — Ich erwähne hier einige wichtigere Gesichtspunkte, die sich auf das Herz als muskuläres Organ beziehen, und in dieser klinischen Abhandlung von Bedeutung sind. Sie gründen sich auf die Befunde von KEITH, welcher zeigte, daß das Herz aus Muskelbündeln aufgebaut ist, deren Ursprungs- und Ansatzpunkte ebenso bestimmt sind wie diejenigen der Skelettmuskeln, und auf deren Funktionen ebenfalls zum größten Teil mit gleicher Sicherheit geschlossen werden kann. Natürlich ist die Trennung der verschiedenen Muskelbündel nicht so vollständig wie bei Skelettmuskeln, da eine kontinuierliche Verbindung zwischen benachbarten Fasern besteht, so daß sie allmählich von einem System ins andere übergehen.

Um zu erkennen, wie die Muskelfasern arbeiten, und wie die Veränderungen zustande kommen, die sich aus einer Zunahme der Größe des Herzens ergeben, ist es notwendig, sich vorzustellen, wie das Herz im Thorax befestigt ist.

Das Perikard ist ein ziemlich unnachgiebiges Gewebe, das oben an der Halsfascie und unten an der zentralen Sehne des Zwerchfells fest fixiert ist. Die Aorta und die großen Venen erhalten dort, wo sie den Herzbeutel durchbrechen, einen perikardialen Überzug, und diese Stellen können daher als feste Punkte betrachtet werden. Auch die Lungen kann man als Ligamente ansehen, welche die Basis des Herzens an der Brustwand festhalten.

Die Kontraktion des Herzens beginnt an der Einmündung der großen Venen. Man nahm bisher an, daß das Zurückströmen vom Vorhof aus durch die Kontraktion der zirkulären Fasern an der Einmündung der Venen verhindert werde. KEITH zeigt, daß sie, außer um den Sinus coronarius, herum, für diesen Zweck zu schwach sind, und daß ein Zurückströmen in die obere Hohlvene durch die Kontraktion des breiten Muskelbandes verhindert wird, welches über das Dach des Vorhofes hinzieht — die Taenia terminalis. Bei seiner Kontraktion schließt dieses Muskelband die Vene gegen den Vorhofsraum ab. Da die Taenia an der Mündungsstelle der unteren Vena cava befestigt ist und über das Dach des rechten Vorhofes hinzieht, hilft sie auch bei dem Verschlusse der Vena cava inferior und der Lungenvenen. Der Blutdruck in der unteren Hohlvene macht offenbar einen vollständigen Verschluß der unteren Hohlvenenmündung unnötig. *KEITH hat die Form der systolischen Vorhöfe in der Weise studiert, daß er die Vorhöfe wärmestarr machte. TANDLER hat mit derselben Methode die Befunde von KEITH bestätigt. Er fand, daß die Mündungen der beiden Hohlvenen bei der Systole gegen den Vorhof zu verschlossen werden. Offen bleibt eigentlich nur der Zugang zum Sinus coronarius, doch ist hier eine Regurgitation des Blutes*

*durch die auf ein langes Stück ausgedehnte, relativ mächtige Ringmuskulatur
verhindert. Im linken Vorhofe liegen die Verhältnisse einfacher, weil die Lungenvenen eine gutentwickelte Ringmuskulatur haben. Es ist allerdings fraglich,
inwieweit man diese Befunde auf die normale Vorhofkontraktion anwenden darf,
denn die Wärmestarre hat eine so starke Kontraktion der Muskelfasern zur Folge,
wie sie bei der normalen Systole wohl kaum vorkommt.*

Von der Taenia gehen andere Muskelbänder aus, die Musculi pectinati,
welche den Vorhof durchziehen und sich an der a-v-Grenze ansetzen. Ab-

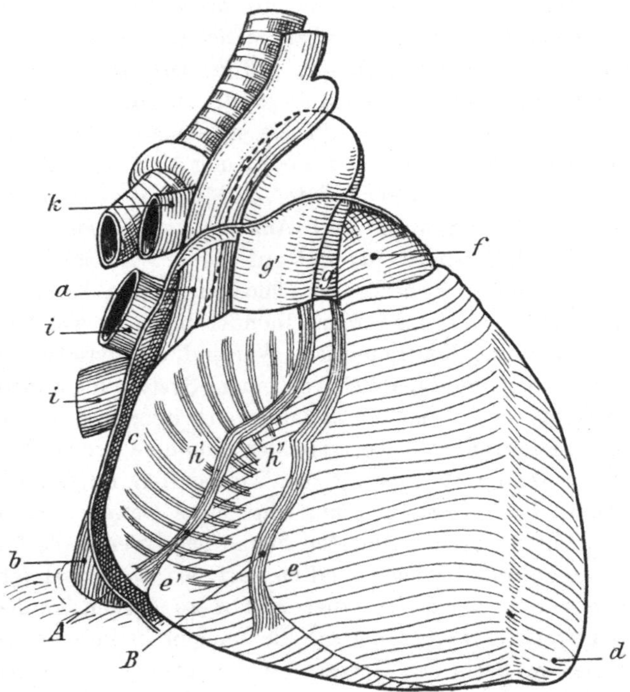

Fig. 5. Abbildung des Herzens zur Demonstration der Bewegungen der Atrioventrikularrinne während
der Vorhofs- und Kammersystole. *A* Lage der Rinne, wenn die Mm. pectinati des Vorhofs sich kontrahieren; *B* Lage der Rinne, wenn sich der Kammermuskel kontrahiert. Während der Diastole nimmt
die Rinne eine Mittelstellung zwischen *A* und *B* ein. *a* Sinusteil der Vena cava sup., *b* Vena cava inf.,
c befindet sich auf der Taenia terminalis, *d* Herzspitze, *f* Pulmonalarterie, *i, i* Pulmonalvenen, *k* Pulmonalarterie. Während der Kammersystole wird *g* zu *g′* und *e* zu *e′* gezogen, *h′* Mm. pectinati während der
Vorhofssystole, *h″* während der Kammersystole. (KEITH.)

gesehen davon, daß sie der Taenia helfen, den Vorhof zu entleeren, ziehen sie
entsprechend ihrer Insertion an der Atrioventrikulargrenze (A, Abb. 5) bei
ihrer Kontraktion die Ventrikel aufwärts.

Die Ventrikel selbst haben keinen eigentlichen Fixpunkt, sondern ihre
Lage ist während der Kontraktion von der Fixation der Gefäße an der Herzbasis abhängig. Unmittelbar unterhalb der Ursprungsstelle der Aorta im
Herzen befindet sich der fibröse Zentralkörper, der in Wirklichkeit für viele der
Ventrikelmuskeln eine Sehne darstellt. Der übrige Teil der Ventrikelmuskulatur
inseriert an der a-v-Grenze. Der andere Fixpunkt während der Kontraktion
ist die Herzspitze. Sie wird zum Fixpunkt durch die besondere Anordnung

der Muskeln, die hier den „Wirbel" bilden. Eine große Zahl von Muskelfasern von verschiedenen Teilen des Herzens laufen hier zusammen und unterstützen sich in ihrer Kontraktion gegenseitig; so entsteht ein Fixpunkt, von dem aus die Fasern einen Zug in verschiedenen Richtungen ausüben. Mit dem Beginne der Kammerkontraktion richtet sich die Herzspitze auf und preßt stark gegen die Brustwand. Da keine Verkürzung zwischen Spitze und Aorta stattfindet, werden alle Teile des Herzens gegen die Linie zwischen Spitze und Aorta gezogen. Daher kommt es, daß die Spitze während der Ventrikelkontraktion vorwärts gestoßen wird, während alle anderen Teile der Herzoberfläche einwärts gezogen werden; dies erklärt den Unterschied im Aussehen eines Kardiogramms, das von verschiedenen Teilen der vorderen Brustwand aufgenommen wird. Zu gleicher Zeit vermindern, wie CHAUVEAU und KEITH zeigten, die Ventrikelfaserzüge, die an der Atrioventrikulargrenze inserieren, nicht nur die Größe des Ventrikels, sondern erweitern auch den Vorhof, indem sie die *a-v*-Grenze herunterziehen — eine Tatsache, die für die Entstehung des Venenpulses eine gewisse Bedeutung hat (B, Abb. 5).

Innervation des Herzens. — Das Herz besitzt zwar in sich selbst die Fähigkeit, seine Bewegungen ohne Vermittlung der extrakardialen Nerven auszuführen, doch haben nervöse Einflüsse eine mächtige Wirkung, indem sie die Tätigkeit der verschiedenen Funktionen der Fasern verändern. Wir unterscheiden gewöhnlich dreierlei Arten von Herznerven, nämlich: 1. hemmende Fasern, die zum Herzen gehen, 2. accelerierende oder verstärkende Fasern, die ebenfalls zum Herzen gehen, und 3. depressorische Fasern, die vom Herzen *bzw. vom Anfangsteile der Aorta* ausgehen.

Die zentrifugalen, d. h. die hemmenden und die fördernden Herznerven, beeinflussen die Herztätigkeit in entgegengesetztem Sinne: sie können zunächst die Schlagfrequenz verändern, was man mit ENGELMANN *als chronotrope Wirkung bezeichnet, oder sie beeinflussen die Kontraktionsstärke — inotrope Wirkung — oder die Reizleitung — dromotrope Wirkung — oder endlich die Reizbarkeit oder Anspruchsfähigkeit — bathmotrope Wirkung. Immer wirkt der Vagus hemmend, der Accelerans fördernd, der Vagus also negativ chronotrop, der Accelerans positiv chronotrop, usw. Die Funktion der zentrifugalen Herznerven erstreckt sich, was besonders für die chronotrope Wirkung deutlich ist, vorzugsweise auf dieselbe Seite, so daß die rechts gelegenen Nerven die rechte Herzhälfte stärker beeinflussen als die linke. Die gekreuzte Innervation ist fast immer schwächer, es kommen aber da weitgehende individuelle Verschiedenheiten vor.*

Die hemmenden Fasern, deren Zentrum in der Medulla oblongata liegt, ziehen durch den inneren Ast des Accessorius zum Vagus und erreichen das Herz durch dessen kardiale Äste. Die Wirkungen des Vagus auf das Herz sind verschieden. Bei Durchschneidung des einen Vagus zeigt sich nur eine geringe Wirkung. Wenn beide Vagi durchschnitten werden, wird die Schlagfrequenz des Herzens stark vermehrt, *weil nun der fördernde Acceleranseinfluß ungeschmälert zur Wirkung kommt.* Wenn der Vagus gereizt wird, schwankt die Wirkung in merkwürdiger Weise. Man kann sagen, daß der Vagus im allgemeinen die Tätigkeit der Herzmuskelfasern hemmt, aber das geschieht nicht gleichmäßig in allen Fällen. Die Reizung wirkt zuerst auf die Erregbarkeit des Herzens oder auf die Reizerzeugung ein, so daß das ganze Herz seine Tätigkeit verlang-

samt oder für eine kurze Zeit still steht. Bei stärkerer Reizung kann der Vagus
auf die Leitfähigkeit der die Vorhöfe mit den Kammern verbindenden Fasern
einwirken und diese Funktion so herabdrücken, daß der Ventrikel nicht
mehr jede Vorhofssystole beantwortet. Diesem scheinbar unsicheren Verhalten
des Vagus liegt ein Prinzip zugrunde, das von großer Wichtigkeit bei der Diagnose und Behandlung ist, nämlich, daß die Vagusreizung, wenn eine Funktion
des Herzens gelitten hat, sich gerade dieser Funktion gegenüber geltend macht
und ihre Beeinträchtigung vermehrt. Die Tatsache, daß herabgesetzte Funktionen für Vagusreizung empfänglicher sind, scheint der Grund zu sein für
einige der widersprechenden Ergebnisse, die experimentell gefunden wurden.
*Diese widersprechenden Ergebnisse sind auf die individuellen Unterschiede in der
Verteilung der Herznerven zurückzuführen. Die oben erwähnte homolaterale
Verteilung ist gerade beim Vagus meist nicht so deutlich ausgesprochen. Wenn
sie rein besteht, bekommt man bei Reizung des rechten Vagus Verlangsamung
oder Stillstand des ganzen Herzens, weil der rechte Vagus die rechte Herzseite,
also vor allem den Sinusknoten hemmt; dagegen wird bei Reizung des linken Vagus
die Tätigkeit der Vorhöfe wenig oder gar nicht verlangsamt, es kommt aber infolge
der Hemmung des* TAWARA*schen Knotens zu einer Leitungshemmung zwischen
Vorhöfen und Kammern, also zu Kammersystolenausfall oder zu Stillstand der
Kammern bei fortschlagenden Vorhöfen. Das sieht man beim Hunde gar nicht
selten; beim Menschen ist aber diese gesonderte Wirkung meist nicht so deutlich
nachweisbar, so daß oft gar kein wesentlicher Unterschied zwischen den beiden
Vagis zutage tritt. Wenn die Verteilung der Vagi auf beide Herzhälften gemischt
ist, wird die Wirkung natürlich verstärkt, wenn man den zweiten Vagus dazu-
reizt. Selbst im Tierversuch ist aber eine auch noch so starke Reizung beider Vagi
nicht imstande, das Herz dauernd stillzustellen. Es treten nämlich früher oder
später automatische Kammerkontraktionen auf, anfangs in großen Zwischenräumen, dann in kürzeren Pausen, bis endlich auch der Sinusknoten trotz Fortdauer
der Vagusreizung seine Tätigkeit wieder aufnimmt. Daß die Vagusreizung sich
einer geschädigten Funktion gegenüber stärker geltend macht, ist klinisch wichtig
und von* WENKEBACH *im „Vagusdruckversuch" prognostisch verwertet worden.
Wir kommen darauf noch zurück.*

Die beschleunigenden Fasern gehören dem sympathischen System an und
haben ihren Ursprung im Rückenmark, verlassen es durch die weißen Rami
communicantes auf dem Wege zu den vier oder fünf oberen Dorsalnerven.
Sie ziehen aufwärts zum Ganglion cervicale inferius, von da weiter, um sich
mit den Herzfasern des Vagus zu verbinden und so das Herz zu erreichen. Reizung
dieser Fasern beschleunigt die Herztätigkeit, und zwar manchmal bedeutend;
auch vermehren diese Fasern, nach ROY und ADAMI, die Stärke der Kontraktion und die Größe des Schlagvolumens; man hat daher angenommen, daß sie
verstärkende Fasern enthalten. *Bei den Accelerantes ist die homolaterale Verteilung, wenigstens beim Hunde, meist deutlich ausgesprochen, was besonders bei
der chronotropen Funktion gut zu erkennen ist. Es ist schon lange bekannt, daß
der rechte Accelerans den Herzschlag stärker beschleunigt als der linke. Dies
erklärt sich einfach daraus, daß er die rechte Herzhälfte und damit den Sinusknoten innerviert, während der linke Accelerans nur wenige Zweige hinschickt.
Bei Reizung des rechten Nerven bekommt man also eine starke Beschleunigung*

des Herzschlages, und zwar bei unveränderter Sukzession der Vorhöfe und Kammern. Bei Reizung des linken Accelerans bekommt man beim Hunde aber oft atrio-ventrikuläre Automatie, d. h. die Vorhöfe ziehen sich bei mäßiger Beschleunigung gleichzeitig mit den Kammern zusammen. Dies erklärt sich daraus, daß der linke Accelerans nur wenige Zweige zum Sinusknoten schickt, dagegen vorwiegend den TAWARAschen Knoten innerviert. Dieser wird also bei der Reizung in seiner Automatie gefördert, und sowie er seine Reize rascher bildet als der Sinus, geht die Führung der Herztätigkeit auf ihn über. Es entsteht dadurch eine geänderte Sukzession bei mäßiger Beschleunigung. Wenn man die beiden Accelerantes durchschneidet, kommt die Wirkung nicht sofort zum Ausdruck wie nach Durchschneidung beider Vagi; beim Hunde nimmt vielmehr im Laufe $^1/_2$—1 Stunde die Frequenz immer mehr ab und nach Ablauf dieser Zeit ändert sie sich nicht mehr wesentlich. Ein derart dem Acceleranstonus entzogenes Herz schlägt viel langsamer, es ist erweitert, die Kontraktionen sind eigentümlich träge und viel schwächer. Wenn man dann die Accelerantes reizt, oder das sympathicusreizende Adrenalin einspritzt, tritt neben der Beschleunigung auch die Verstärkung der Herztätigkeit ungemein deutlich hervor. Die Herzaktion wird förmlich belebt und das Herz wird merklich kleiner. Dabei besteht wahrscheinlich auch eine positiv tonotrope Wirkung, d. h. eine Tonuszunahme, wenn man auch nicht vergessen darf, daß die Vergrößerung des Schlagvolumens durch die Verstärkung der Kontraktionen und die Abnahme der Füllung durch die Verkürzung der Diastole auch zu einer Verkleinerung des Herzens führen müssen. Die augenscheinlichen Wirkungen des Acceleransausfalles legen den Gedanken nahe, daß auch beim Menschen auf analoge Weise eine Abschwächung der Herztätigkeit, vielleicht sogar Herzschwäche entstehen könnte.

Die depressorischen Fasern bilden einen wohlcharakterisierten Nerven, der seinen Ursprung im Herzen nimmt, aufwärts ziehend sich mit dem Nervus vagus verbindet und so die Medulla erreicht. Reizung des peripheren Endes des durchschnittenen Nerven hat keine Wirkung, dagegen verursacht Reizung des zentralen Endes ein Fallen des Blutdruckes durch reflektorische Wirkung auf die Medulla oblongata *und eine Hemmung der Herztätigkeit. Wie* KÖSTER *und* TSCHERMAK, *sowie* SCHUHMACHER *festgestellt haben, geht der Depressor nicht vom Herzen, sondern vom Anfangsteile der Aorta aus, er ist also ein Gefäßnerv und wird normalerweise durch die in der Aorta ablaufenden Druckschwankungen erregt. Man vergleicht seine Funktion gewöhnlich mit der eines Sicherheitsventils, indem er für Druckherabsetzung sorgt, wenn der Druck in der Aorta zu hoch steigt.*

Afferente Fasern. — Vorstehendes ist eine kurze Zusammenfassung der Herznerven, wie sie sich in physiologischen Lehrbüchern findet, aber die Frage ist damit nicht erschöpft. Es gibt eine Fülle von Tatsachen, die dem Physiologen vollständig verloren gehen, aber der Beobachtung des Klinikers zugänglich sind. Das persönliche Gefühl des Tieres kann sich dem Experimentator nicht mitteilen, noch können die Gefühlsänderungen ermittelt werden, die durch Reizung der Herznerven bewirkt werden. Bei der Beschreibung der Symptome der Herzkrankheiten wird es sich zeigen, daß ohne Frage ein System von Nerven vorhanden ist, das vom Herzen zum Rückenmark und zur Medulla geht. Das Prinzipielle bei der Entstehung dieser Symptome ist nicht vollständig erkannt worden, und ich werde näher auf ihre Erklärung eingehen, wenn ich die Reflex- oder Schutzphänomene behandle (11. Kapitel). *Da die Reizung des zentralen Depressorstumpfes bei nicht narkotisierten Tieren Schmerzäußerungen hervorruft, liegt der Gedanke nahe, daß die in diesem Nerven zentripetal ablaufenden Erregungen unter gewissen Bedingungen auch als Schmerz zum Bewußtsein kommen können und daß auch unbestimmte mit der Herztätigkeit zusammenhängende Empfindungen vielleicht auf diesem Wege vermittelt werden. Da man bei Angina pectoris oft Erkrankungen des Anfangsteiles der Aorta findet, wird der Schmerz bei den Anfällen vielleicht auch auf diesem Wege ausgelöst. Übrigens sind unter dem Endokard, unter dem Epikard und im Herzbeutel sensible Nerven gefunden worden, und es ist möglich, daß diese dann erregt werden, wenn das Herz entweder stark dilatiert wird oder gegen abnorm hohen arteriellen Widerstand arbeiten muß. Vielleicht entsteht auf diese Weise das Beklemmungsgefühl.*

Die Herzganglienzellen. Die Nervenfasern des atrioventrikulären Bündels sind früher besprochen worden (S. 35). — Die Ganglienzellen des Herzens hat Gaskell untersucht. Er sagt: „Was sind denn die Ganglienzellen des Herzens? Welche Funktion teilt man ihnen zu? Das sind Fragen, welche ich gerne und mit Zuversicht wie folgt beantworte. Die Ganglienzellen im Herzen bilden einen Teil der großen Ganglienzellengruppe, welche bei den die inneren Organe versorgenden kleinfaserigen zentrifugalen Nerven liegen. Diese Zellen gehören zu der verstreuten Gruppe von Nervenzellen, die unter dem Namen der sympathischen und Zerebrospinalganglien bekannt sind. Was das Herz anbelangt, so gehören seine Ganglienzellen zu den kleinfaserigen, zentrifugalen Herzfasern des Vagus genau so, wie einige der Zellen im Ganglion stellatum und im Ganglion zervicale inf. zu den kleinfaserigen, zentrifugalen Herzfasern des Accelerans gehören. Es liegt ebensowenig Grund vor, diesen Zellen besondere Funktionen zuzuschreiben, wie irgendeiner anderen peripheren motorischen Nervenzelle. Es sind Zellen, die nur mit den Hemmungsfasern des Vagus verbunden sind und als solche einfach ebenso einen Teil des Hemmungsmechanismus darstellen, wie die entsprechenden Zellen im Ganglion stellatum ein Teil des Verstärkungsmechanismus sind.“

9. Kapitel.

Die Untersuchung des Kranken.

Die Wichtigkeit der Angaben des Kranken. — Das Aussehen des Kranken. — Seine Empfindungen. — Der Zustand anderer Organe. — Die Anamnese. — Die Leistungsfähigkeit des Herzens. — Die wichtigsten Klagen: Atemnot, Gefühl der Erschöpfung, Schmerz, Beklemmung auf der Brust, fortdauernde Schmerzen. — Die Tatsache, daß der Kranke seine Herztätigkeit fühlt. — Hirn - Symptome: Schwindel, Verlust des Bewußtseins, Adams-Stokessches Syndrom. — Wirkung der Herzschwäche auf die Gehirnfunktion.

Die Wichtigkeit der Angaben des Kranken. — Die praktische Erfahrung hat dazu geführt, daß die Untersuchung des Kranken immer in derselben Weise vorgenommen wird, und obwohl ich nicht raten möchte, davon abzugehen, muß ich doch wegen der Art, wie die Herzschwäche in diesem

Buche dargestellt wird, den beim Kranken erhobenen Befund ausführlicher
und genauer besprechen, als es bisher üblich war. Den Grund hierfür habe ich
bereits erwähnt, daß nämlich die früheste und wertvollste Aufklärung bezüglich
des Wirkungsgrades des Herzens durch die Empfindungen des Kranken bei
Anstrengung gegeben wird und dadurch, daß sich der Kranke der ungewöhn-
lichen Art, wie sein Herz arbeitet, bewußt wird. Eine richtige Einschätzung
der Empfindungen des Kranken wird die Art der Störung oft aufdecken. Überdies kann bei vielen Kranken die Herztätigkeit nur ab und zu abnorm werden,
so daß wir darauf angewiesen sind, wie der Kranke seine Gefühle beschreibt,
wenn wir die zugrundeliegende Störung erkennen wollen. Die richtige Einschätzung dieser Gefühle wird bei vielen Menschen, die ein Herzleiden haben,
den Grund ihrer Beschwerden erkennen lassen. Manche Leute leiden an Zirku-
lationsstörungen, die nicht unmittelbar vom Herzen herstammen und es ist
oft sehr schwer, deren Ursprung zu bestimmen. Die Wiedergabe der Erfahrungen
die der Kranke selbst gemacht hat, wird, wenn sie so klar ist, daß der Arzt
sich ein Urteil bilden kann, ihn oft in den Stand setzen, jene Empfindungen,
die im Herzen selbst ihren Grund haben, von denen zu unterscheiden, die
von außen herstammen.

Das Aussehen des Kranken. — Die Beurteilung des Zustandes in dem der
Kranke sich befindet, soll sogleich beginnen, wenn er sich uns vorstellt. Sein
Gang, seine Haltung, seine Gesichtsfarbe, seine Atmung, jede Besonderheit
in der Sprache oder im Benehmen, alles muß festgehalten werden. Wenn der
Kranke im Bett liegt, muß man auf die Stellung achten, die er einnimmt und auf
jede Änderung der Farbe oder der Atmung, die sich bei geringen Anstrengungen,
wie beim Sprechen oder beim Umdrehen einstellt. Bei einiger Übung bemerkt
man diese Dinge ganz unwillkürlich und ihre Erkennung leitet uns bei der
nun folgenden Untersuchung.

Die Empfindungen des Kranken. — Man fragt zuerst nach Alter und Beschäftigung des Kranken und fordert ihn dann auf, kurz zu sagen, was ihn zum
Arzt geführt hat, so weit es sich dabei um seine eigenen Erfahrungen handelt.
Wenn er sich dessen bewußt war, daß seine Gesundheit oder seine Kraft gelitten
hat, muß man ihn dazu bringen, seine Gefühle kurz, aber genau zu beschreiben.
Manche Kranke werden dabei sehr weitschweifig, so daß man sie unterbrechen
und ihnen begreiflich machen muß, was man wissen will; sonst wird ihre Beschreibung so verworren, daß man viel Zeit verliert und wahrscheinlich gar
keine klare Vorstellung von der Art der Störung gewinnen würde. Wenn er
auf seine Empfindungen übergeht, lasse man ihn mit der Hand den Ort zeigen,
sonst wird er, stolz auf seine geringen, anatomischen Kenntnisse, seine Gefühle
den inneren Organen zuschreiben. Hier füge ich eine Warnung an den Arzt bei,
daß er in seinen Aufzeichnungen diese Empfindungen nicht auf irgendein Organ
bezieht. So sollten Schmerzen nicht als Herz-, Magen- oder Leberschmerzen
bezeichnet werden, sondern nur als Schmerzen in der Körperregion, die der
Patient anzeigt, denn man wird wahrscheinlich bei späterer Untersuchung
finden, daß die Schmerzen nicht im betreffenden Organ gefühlt werden. Mit
anderen Worten, man soll sich keine Notizen machen, die im voraus die Natur
irgendwelcher Symptome bestimmen können, ehe man das volle Tatsachenmaterial vor sich hat.

Der Zustand der anderen Organe. — Auch die anderen Organe sollen kurz untersucht werden; man vergewissere sich also über den Zustand der Verdauungsorgane, der Harnabsonderung, der Atmung, ob die Beine geschwollen sind usw. Man stelle auch die Beziehung jeder Beschwerde zur wechselnden Tätigkeit der anderen Organe fest, so z. B. ob gewisse Empfindungen durch eine Mahlzeit hervorgerufen werden oder ob sie auftreten, wenn der Magen leer ist.

Die Anamnese. — Nach voller Würdigung der Empfindungen über die der Kranke klagt, lasse man sich seine Vorgeschichte erzählen; man muß wissen, was für ein Leben er geführt hat, besonders soweit körperliche Anstrengungen, Sorgen, übermäßiges Essen oder Alkohol- oder Tabakgenuß usw. in Betracht kommen. Man muß fragen, ob er andere Krankheiten gehabt hat, besonders Gelenkrheumatismus, andere fieberhafte Erkrankungen, andere Arten von Rheumatismus, Syphilis oder Gicht. Die Nachfrage nach familiär vorkommenden Krankheiten nützt einem gewöhnlich bei Herzkrankheiten nicht viel, denn sie sind meist die Folgen von Ereignissen, die sich im Leben des Kranken selbst abgespielt haben. Wenn also einer der Eltern durch eine Infektionskrankheit ein Herzleiden erworben hat, so hilft uns das wenig, wenn der Kranke selbst nicht dieselbe Infektion gehabt hat.

An der Hand der so gewonnenen Aufschlüsse kehren wir wieder zu den Hauptklagen zurück und fragen, seit wann sie bestehen und wodurch sie herbeigeführt worden sind. Es ist besonders notwendig die Bedingungen und Umstände festzustellen, welche Anfälle von Schmerzen, Atemnot usw. hervorrufen, und zwar besonders in den Frühstadien. In allen Fällen ist es notwendig, herauszufinden, was für einen Grad von Anstrengung der Patient ohne Beschwerden leisten kann. Wie ich schon bemerkte, hängt die Herzinsuffizienz von der Größe der Reservekraft ab, folglich müssen wir gerade jetzt diesen Betrag festzustellen suchen; deshalb muß den Umständen, die das erste Zeichen von Unbehagen hervorgerufen haben, bis in alle Einzelheiten nachgeforscht werden. Die Reihenfolge, wie die Erscheinungen zutage treten, ist sehr belehrend. Der Patient hat oft nur eine sehr verworrene Vorstellung von der Reihenfolge, in der die Symptome auftreten und von der Gegend, in der sie gefühlt werden; es kann daher nötig sein, ein endgültiges Urteil bis zu einem zweiten Besuche zu verschieben. Der Kranke sollte aufgefordert werden, sich falls sich Gelegenheit bietet, die einzelnen Empfindungen, ihre Stelle und die Reihenfolge ihres Auftretens zu merken. Bei einem folgenden Besuche kann der Bericht ganz anders sein, aber oft wird er mit großer Genauigkeit erstattet. Manchmal ist es überraschend zu beobachten, daß ein Patient nach einem quälenden Schmerzanfall nur eine sehr unklare Vorstellung davon hat, in welcher Gegend er den Schmerz verspürte. Man sollte ferner Nachforschungen anstellen nach weniger in die Augen fallenden Symptomen, die wir nach unseren Erfahrungen erwarten dürfen, von denen aber der Kranke oft nichts weiß, wenn nicht seine Aufmerksamkeit darauf gelenkt wird. So fragen wir, wenn der Kranke über Schmerzen in der Brust klagt, ob sie mit Oppressionsgefühl verbunden sind, oder ob, nachdem sie vorüber sind, Drang zum Harnlassen vorhanden ist. Viele haben schlechte Träume und sogar Sinnestäuschungen und gerade diese erfährt man, wie HEAD betont, nur wenn man sorgfältig darnach fragt.

Die Leistungsfähigkeit des Herzens. — Wenn der Arzt bei diesem Punkte der Untersuchung noch nicht klar darüber ist, wie das Herz sich bei Anstrengung verhält, dann soll er noch einmal sorgfältig sich darüber Aufschluß zu verschaffen suchen, welche Kraft dem Herzen bei Anstrengungen zu Gebote steht, wie groß die Anstrengung ist, die beim Herzen Zeichen der Erschöpfung auslöst und was diese Erschöpfung zu begünstigen scheint. Dies gilt besonders für Leute die außer Bett sind und herumgehen können. Die Art und Weise wie Kinder herumlaufen, gibt wertvolle Aufschlüsse. Kinder haben nicht die Absicht, ihr Leiden zu verschleiern und jede Anstrengung die zu Erschöpfung führt, macht ihnen solches Unbehagen, daß sie bald aufhören und wenn man sie richtig fragt, auch sagen, warum sie aufgehört haben. Es wird daher die Tatsache, daß Kinder sich am Herumlaufen und an Spielen vergnügen und daß sie erst dann aufhören, wenn sie sich ebenso angestrengt haben wie ihre gesunden Spielgenossen, dem Arzt zeigen, daß die Fähigkeit des Herzens, Anstrengungen auszuhalten, nicht gelitten hat, auch wenn die ärztliche Untersuchung ein noch so abnormes Symptom zutage gefördert hätte — und das ist von der allergrößten Bedeutung mit Rücksicht auf die in den früheren Kapiteln dargelegten Grundsätze, nach denen die Herzschwäche zu beurteilen ist.

Bei Leuten, die die Grenze ihrer Leistungsfähigkeit kennen und sich danach richten, gewinnt man diesen wichtigsten Aufschluß, indem man sie fragt, welche Erfahrungen sie in der letzten Zeit bei Anstrengungen gemacht haben, etwa beim Spiel oder beim Gehen in der Ebene oder bergauf. Es ist gut, sich dabei gegenwärtig zu halten, daß manche Arten von körperlicher Anstrengung leichter zu Erschöpfung führen als andere. So kann mancher ganz gut gehen, während Radfahren ihn erschöpft; andere wieder können besser radfahren als gehen. Ein kranker Mechaniker — mit einem sehr geschädigten Herzen (Fall 44) — konnte seinen Vorschlaghammer viele Stunden lang schwingen ohne zu ermüden, während er rasch außer Atem kam, wenn er bergauf ging.

Auch nach solchen Umständen, die die Neigung zur Erschöpfung verstärken, muß man sorgfältig suchen. Da sind schlaflose Nächte besonders bei älteren Leuten sehr schädlich. Nach Mahlzeiten hat eine Anstrengung oft Schmerz und Unbehagen im Gefolge, während eine größere Anstrengung zu anderen Zeiten ganz gut ertragen wird. Wenn man in Fällen, wo die Symptome der Herzschwäche ziemlich rasch eingetreten sind, danach fragt, welche Anstrengung der Kranke unmittelbar vorher ausführen konnte, kann man erfahren, daß eine ziemlich große Anstrengung ohne Mühe ertragen wurde. Dann kann man daraus schließen, daß noch ziemlich viel kräftige Herzmuskulatur da sein muß, daß aber irgend etwas vorübergehend zu Erschöpfung geführt hat. Wo die Zeichen einer plötzlichen Einschränkung der Herzkraft vorliegen, soll man nachforschen, ob nicht eine andere Krankheit den Anfall hervorgerufen hat, eine fieberhafte Erkrankung oder das plötzliche Auftreten eines neuen Rhythmus wie z. B. von Vorhofflimmern.

Viele Patienten datieren den Anfang ihrer Krankheit von dem Auftreten eines Symptoms, z. B. Angina pectoris oder Atemnot. Wenn man dann nachforscht, wird man gewöhnlich herausbekommen, daß durch viele Jahre hindurch die Beschwerden allmählich immer eher eintraten, bis sie endlich so ernst

wurden, daß sie den Kranken zwangen, mit der Einschränkung seiner Leistungsfähigkeit zu rechnen.

Die Hauptklagen. — Die Hauptbeschwerden, über die Kranke mit Herzinsuffizienz klagen, sind folgende:

Atemnot. — Sie tritt zuerst nach einer Anstrengung auf, die früher
nicht von Unbehagen begleitet war. Die verschiedenen Formen der Atmungs-
störungen sind im 10. Kapitel beschrieben.

Das Gefühl der Erschöpfung. — Viele Menschen haben das Gefühl,
daß es einfach „aus ist" mit ihnen. Dies kann nach einer körperlichen oder
geistigen Anstrengung kommen, und ganz besonders nach einer Aufregung. Es
kann ein allgemeines Gefühl der Erschöpfung sein, oder es kann sich auf eine
bestimmte Gegend lokalisieren, wie auf das Epigastrium, oder quer durch die
Brust. Es ist ein Symptom, das bei geringen und vorübergehenden Erschöp-
fungszuständen des Herzens sehr häufig ist, aber auch bei sehr ernsten Zuständen
auftritt, wobei es meist noch mit anderen Symptomen verbunden ist. Man
darf nicht voreilig das Gefühl der Erschöpfung auf den Zustand des Herzens
zurückführen, auch wenn sehr abnorme Symptome vorhanden sind, wie Geräusche oder Arhythmie, denn das Gefühl der Erschöpfung ist viel häufiger
vasomotorischen Ursprungs (s. 16. Kapitel).

Schmerzen können in sehr verschiedener Stärke auftreten und von
geringer oder ernster Bedeutung sein; dabei hat der stärkste Schmerz nicht notwendigerweise auch die schlimmste Prognose, noch ist ein schwacher Schmerz
von geringster Bedeutung. Er kann bei Anstrengung auftreten und den Patienten
sofort zum Aufhören zwingen. Er kann sich aber auch erst einige Stunden
nach der Anstrengung zeigen, die ihn herbeigeführt hat. Er kann ferner in
verschiedenen Gegenden der Brust, der Arme, des Epigastriums oder des Halses
gefühlt werden. Sein Ausgangspunkt und die Art der Ausstrahlung sollten
stets beachtet werden, da er häufig ganz bestimmten Linien folgt, die seinen
wahren Ursprung offenbaren. Ein Schmerz kann auch in anderen Gegenden
gefühlt werden, wie über der Leber, wenn sie infolge Herzschwäche vergrößert ist.

Beklemmung auf der Brust. Manchmal besteht das Gefühl, als ob
die Brust zusammengeschnürt würde, oft gleichzeitig mit Schmerzen verschiedenen Grades.

Fortdauernder Schmerz in der Brust oder in den Armen ist nicht
selten bei Erschöpfung des Herzens, besonders bei Frauen. Gewöhnlich besteht
gleichzeitig Hyperalgesie oder Empfindlichkeit der Haut und des
subkutanen Gewebes, meist unter der linken Brust, manchmal aber auch
in weiterer Ausdehnung über den Thorax, besonders auf der linken Seite. (Schmerz
und andere Empfindungsstörungen werden ausführlich im 13. Kapitel behandelt).

Die Tatsache, daß der Kranke seine Herztätigkeit fühlt. — Manche Leute
haben das Gefühl, daß ihr Herz eigentümlich schlägt; dies macht sie manchmal
unruhig oder deprimiert und die damit verbundene Furcht veranlaßt sie oft
dazu, sich Einschränkungen aufzuerlegen. Da diese Änderungen der Herztätigkeit in unregelmäßigen Zwischenräumen auftreten, kommt es oft vor, daß
der Arzt auf die Beschreibung der Empfindungen des Kranken angewiesen
ist, wenn er das Wesen der Beschwerden erkennen will. Ich habe in einigen

Fällen die abnormen Vorgänge aufdecken können, habe die mit den verschiedenen Arten der abnormen Herztätigkeit verbundenen Empfindungen der Kranken studiert und auf Grund dieser Erfahrungen war ich dann in der Lage, in vielen Fällen das Wesen der abnormen Vorgänge aus dem Berichte der Kranken allein zu erkennen. Obwohl ich die meisten dieser Beobachtungen an der entsprechenden Stelle beschreiben werde, möchte ich doch hier einige von den häufigeren aufzählen.

Vor allem muß bemerkt werden, daß der Kranke niemals sich der „juvenilen Form der Arhythmie" bewußt wird, so daß diese nie als wahrscheinliche Ursache seiner Empfindungen in Betracht kommt. Die häufigsten Beschwerden findet man bei Extrasystolen. Die Empfindungen, über die geklagt wird, sind verschieden, aber die häufigste ist das scheinbare Aussetzen des Herzschlages. Da sich dies oft in der Nacht ereignet, glauben manche, daß das Herz für kurze Zeit stehen bleibt. Eine zweite, sehr häufige Klage bezieht sich auf den starken Herzschlag, der auf die lange Pause folgt und oft wirkt die heftige Erschütterung beunruhigend. Andere Empfindungen und ihre Bedeutung werden im 27. Kapitel beschrieben.

Der Kranke kann sich auch dessen bewußt sein, daß sein Herz durch verschieden lange Zeit hindurch ungewöhnlich rasch schlägt. Es kann dabei das Gefühl von Flattern in der Brust oder von Herzklopfen bestehen. Im letzteren Falle kann es mit einer plötzlichen Steigerung der Frequenz verbunden sein, wobei die Herzkontraktionen vom normalen Orte ausgehen. Gewöhnlich findet man irgendeine Ursache, wie Aufregung oder eine plötzliche Erschütterung, und es entspricht dem, was man gewöhnlich als Herzklopfen bezeichnet. Es hört allmählich auf und geht unmerklich zur normalen Frequenz über. Meist schlägt das Herz ganz regelmäßig und dieser Zustand entspricht dem, was wir auf S. 190 als Herzklopfen beschreiben. Wenn die Frequenzsteigerung mit einem Gefühl von Flattern einhergeht, beruht es gewöhnlich auf einem abnormen Rhythmus, der zu einer der verschiedenen Formen der paroxysmalen Tachykardie führt. Der Kranke empfindet entweder nur ein geringes Unbehagen, oder aber solche Qualen, daß er ganz unbeweglich bleibt, bis der Anfall vorüber ist. Wenn der Anfall stundenlang dauert, wird der Kranke manchmal gezwungen, sich niederzulegen und jede Bewegung zu vermeiden. Dies ist besonders charakteristisch für Anfälle von Vorhofflattern. In solchen Fällen ist die Herztätigkeit meist ganz regelmäßig; in anderen Fällen ist sie unregelmäßig und der Kranke empfindet die Pausen, die von ungewöhnlich starken Herzschlägen gefolgt sind. Diese Symptome beruhen meist auf Vorhofflimmern. Die Anfälle hören meist plötzlich auf und der Kranke kann dann noch einige langsame Schläge am Ende des Anfalles fühlen.

Hirn-Symptome. — Es gibt eine Reihe von Symptomen, die der ungenügenden Zirkulation im Gehirn ihre Entstehung verdanken. Ich schließe von dieser Betrachtung die Symptome aus, die durch Verletzungen der Blutgefäße, wie Ruptur, bedingt sind. Die direkt durch Herzaffektionen herbeigeführten Symptome werden durch eine verminderte Blutversorgung des Gehirns verursacht, und die Art der Symptome hängt von dem Grade dieser Verminderung und von der Zeit ab, wie lange die Herabsetzung der Zirkulation dauert.

Schwindel. — Das erste Stadium vorübergehender Hirnanämie zeigt sich in einem Gefühl von Schwindel. Man findet dieses Symptom in sehr charakteristischer Weise bei älteren, besonders bei hochgewachsenen Leuten, die an Arteriendegeneration leiden. Der Anfall tritt gewöhnlich auf, wenn der Betreffende plötzlich seine Lage ändert, z. B. wenn er sich von einem Sofa erhebt. Der Anfall kann sich auf ein vorübergehendes Schwindelgefühl beschränken, oder aber der Betreffende taumelt und schwankt und muß sich an irgendeinem Gegenstande festhalten, um nicht zu fallen. Beim Gehen kann ein vorübergehendes Schwindelgefühl auftreten und der Patient macht ein oder zwei unsichere Schritte. Die Neigung zu solchen Anfällen ist zu verschiedenen Zeiten verschieden — zuweilen ist sie sehr ausgesprochen, zuweilen fehlt sie vollständig. Die Anfälle, die bei älteren Leuten auftreten, haben keine besondere prognostische Bedeutung; ich habe Menschen gekannt, die ihnen jahrelang ausgesetzt waren und dabei über 80 Jahre alt wurden. Ganz ähnliche Anfälle pflegen in Fällen aufzutreten, wo das Herz nicht genug Blut zum Gehirn sendet, so z. B. bei paroxysmaler Tachykardie, bei der die vorübergehende Beschleunigung von einer Verminderung der vom Herzen ausgeworfenen Blutmenge begleitet ist oder bei Herzblock, wenn die Kammern kurze Zeit stillstehen.

Bewußtseinsverlust. Anfälle von Synkope oder Ohnmachtsanfälle, in denen der Kranke schwach und bewußtlos wird, treten bei Verminderung des Blutzuflusses zum Gehirn auf. Das kann auf ganz verschiedene Weise zustande kommen und ist gewöhnlich durch eine Veränderung in der Herztätigkeit bedingt. Ich habe bei mehreren Kranken während der Ohnmachtsanfälle Beobachtungen angestellt und Kurven aufgenommen und habe ganz verschiedene Zustände gefunden. Meist bestand eine Verlangsamung des Herzschlages mit großer Schwäche des Pulses, so daß nur kleine Ausschläge mit dem Sphygmographen erzielt werden konnten. In einem Falle schlug das Herz sehr rasch, aber die Pulsschläge waren klein und der Kranke lag fast eine halbe Stunde lang bewußtlos da. In einem anderen Falle wurde die Herztätigkeit äußerst langsam und merkwürdig unregelmäßig, wobei die Schläge an Stärke wechselten. Sehr häufig geht den Ohnmachtsanfällen ein Gefühl von äußerster Schwäche und der Verlust des Sehvermögens voraus; „alles wurde dunkel‟ sagen die Kranken sehr oft, nachdem sie sich erholt haben.

Eine besondere Form von Bewußtseinsverlust findet sich bei älteren Leuten. Die Anfälle treten ohne Warnungszeichen auf und sind von kurzer Dauer, ähnlich dem „petit mal‟ der Epilepsie. Der Bewußtseinsverlust kann so rasch vorübergehen, daß man gar keine Veränderung bemerkt, nur der Kranke ist sich dessen bewußt oder sein Blick wird für kurze Zeit starr oder er sitzt an seinem Pult und läßt plötzlich seinen Kopf auf das Pult fallen, oder er kann stehen, oder herumgehen und plötzlich umfallen. Das Bewußtsein kehrt sofort wieder und er ist überrascht, sich in einer veränderten Stellung wiederzufinden. In diesen Fällen ist im allgemeinen ausgedehnte Arteriosklerose vorhanden und zugleich eine unregelmäßige Herztätigkeit, die durch Extrasystolen bedingt ist. Ich neige zu der Annahme, daß diese Anfälle dadurch hervorgerufen werden, daß einige Extrasystolen hintereinander auftreten, so daß der Blutzufluß zum Gehirn zeitweise ganz aufhört oder wenigstens vermindert wird. Ähnliche

Anfälle treten in den frühen Stadien von Herzblock auf, aber Kurven des Jugularispulses machen es uns möglich, diesen Zustand von anderen zu unterscheiden. Eine andere Ursache des Bewußtseinsverlustes ist kürzlich aufgedeckt worden, nämlich das Vorhofflattern. Hier schlagen die Vorhöfe manchmal mehr als 300 mal in der Minute und die Kammern können nur wenige von diesen Kontraktionen beantworten. Dann kommt es vor, daß die Kammern mit einem Male auf jeden Vorhofreiz ansprechen, aber das Schlagvolumen wird dabei so klein, daß zu wenig Blut ins Gehirn kommt und Bewußtlosigkeit eintritt (s. Abb. 184).

ADAMS - STOKES' Syndrom. — Wenn der Blutzufluß zum Gehirn ganz aufhört, tritt Bewußtlosigkeit ein, und wenn diese Störung länger dauert, können epileptiforme Krämpfe der Körpermuskulatur sich einstellen. In sehr typischer Weise sieht man das beim Herzblock; während die Vorhöfe fortfahren, sich in einem normalen oder beschleunigten Tempo zusammen zu ziehen, steht der Ventrikel still oder schlägt sehr langsam. Aber dieselben cerebralen Erscheinungen können durch andere Bedingungen entstehen, wenn die Kammerkontraktionen zu langsam aufeinander folgen, oder bei lang andauerndem Stillstande des ganzen Herzens, der nach der Beschreibung von LASLETT wahrlich auf den Einfluß des Vagus zurückzuführen ist.

Die Symptome einer Verminderung des Blutzuflusses wechseln je nach dem Grade der Hirnanämie. Kranke, die an einem dieser eben erwähnten Zustände leiden, können sehr wechselnde Symptome aufweisen, z. B. ein Gefühl von Schwindel, einen kurzen oder einen längeren Bewußtseinsverlust mit Muskelzuckungen oder selbst Krämpfen. Dieser Wechsel hängt von der Frequenz der Kammersystolen ab, die leichteren Erscheinungen zeigen sich, wenn der Kammerstillstand nicht lange andauert oder wenn die Kontraktionen nicht sehr häufig aussetzen. Bei Herzblock kann der Kranke 20 oder 30 kurze Anfälle von Bewußtlosigkeit in einer Stunde haben; dabei findet man, daß der Puls verschwindet.

In einem Falle sah ich mehr als 30 Anfälle von Bewußtlosigkeit in einer Stunde; sie traten dann auf, wenn die Kammern durch 10 Sekunden nicht schlugen. Wenn der Stillstand mehr als 17 Sekunden dauerte, traten Krämpfe ein.

Wie lange der Puls aussetzen und doch noch vollständige Erholung des Bewußtseins eintreten kann, ist beim Menschen nicht bestimmt worden, und auch die Beobachtung des Pulses allein ist nicht zuverlässig genug, um darüber Aufschluß zu geben. LEONARD HILL hat darauf hingewiesen, daß der geringste Blutzufluß die Integrität des Gehirns aufrechterhalten kann. Bei Vorhofflattern, wo die Bewußtlosigkeit stundenlang dauern kann, ist der schwache Blutstrom zwar hinreichend, um das Gehirn zu speisen, aber nicht, um das Bewußtsein aufrechtzuerhalten.

Die Wirkung der Herzschwäche auf die Gehirnfunktion. — Bei Herzschwäche wird der Blutzufluß zum Gehirn nur unvollständig aufrechterhalten, und dies hat gewisse Symptome zur Folge. So kann der Kranke eine geistige Anstrengung wie Lesen oder Schreiben bewältigen, aber nur für kurze Zeit und er wird leicht müde. Das Gedächtnis für die neuesten Ereignisse wird schlecht, und was der Kranke liest, kann er nur unvollkommen behalten. In ernsteren Fällen können Halluzinationen sich zeigen und verschiedene Formen annehmen. Der Kranke bildet sich ein, daß sich jemand hinter einer Türe versteckt, und obwohl er die Unwahrscheinlichkeit eines solchen Umstandes anderen Personen gegenüber zugibt, so kehrt doch die Halluzination, wenn er allein ist, mit einem Gefühl von Schrecken zurück. Oder der Kranke wacht auf und bildet sich ein, er sehe Gegenstände, wie z. B. einen Arm, der aus der Zimmerdecke herausragt, er höre jemanden auf der Treppe oder Soldaten, die am Hause vorbeimarschieren. HEAD hat über diesen Gegenstand sehr ausführliche Mitteilungen gemacht und darauf hingewiesen, daß der Kranke gewöhnlich diese Halluzinationen verheimlicht, bis er direkt danach gefragt wird.

Sinnestäuschungen kommen bei Herzkranken vor, die große Dosen Digitalis bekommen haben, aber da ist die Digitalisvergiftung die Ursache der Störung.

10. Kapitel.

Symptome von seiten der Atmungsorgane.

Atemnot oder Lufthunger. — Das Erstickungsgefühl. — Unfähigkeit den Atem anzuhalten. — Ruhige, schnelle Atmung ohne Beschwerden. — Andauernd mühsames Atmen. — Mühsames Atmen verursacht durch Anstrengung. — Anfälle von Atemnot (kardiales Asthma). — Cheyne-Stokessches Atmen. — Langsame Atmung. — Lungenblutung. — Akutes Erstickungsödem der Lungen.

Die im Laufe von Herzaffektionen auftretenden respiratorischen Symptome sind so zahlreich, und die Zustände, die sie verursachen, so mannigfaltig, daß es unmöglich ist, sie erschöpfend zu behandeln. Die Faktoren, die bei der Entstehung irgendeiner Form von Atemstörung in Betracht kommen, sind oft schwer zu erkennen, und ich werde nicht versuchen, sie genau zu analysieren, sondern beschränke mich auf die deutlicheren klinischen Formen, welche die Herzaffektionen begleiten.

Atemnot oder Lufthunger. — Gewöhnlich ist ein „Bedürfnis nach Luft" vorhanden, und unter gewissen Umständen kann es so intensiv werden, daß man von „Hunger" nach Luft sprechen kann. Das Gefühl des Lufthungers zwingt zu mühsamer Atmung, so daß der Ausdruck „Atemnot" das subjektive Gefühl und das objektive Symptom vereinigt. Das Atemzentrum in der Medulla oblongata wird durch die Blutzufuhr und durch seine nervöse Verbindung mit der Peripherie beeinflußt. Ein reichlicher Blutzufluß ist für die Sauerstoffversorgung und die Kohlensäureabfuhr notwendig; ein ungenügender Austausch dieser Gase verrät sich in einer erhöhten Tätigkeit des Zentrums und führt so zu Atemnot. Das Atemzentrum empfängt auch periphere Reize, z. B. von den sensiblen Nerven der Haut und von Nerven des Herzens und der Lungen.

Das Atembedürfnis kann für kurze Zeit fehlen, wie z. B. im apnoischen Stadium der CHEYNE-STOKESschen Atmung. JOHN HUNTER gibt einen merkwürdigen Bericht über einen Anfall, der ihn betraf und in welchem er pulslos, aber mit Bewußtsein dalag: Er bemerkte, daß er nicht atmete, und auch kein Bedürfnis danach hatte; da er aber dachte, daß er sterben müsse, wenn er nicht atme, begann er mit Willensanstrengung wieder zu atmen, bis sein Puls zurückkehrte und die automatische Respiration wieder im Gang war.

Das Erstickungsgefühl. — Dieses ist schwer zu beschreiben und macht sich im oberen Teil der Brust und im Halse geltend. Seine Entstehung ist unklar. Es ist eine häufige Begleiterscheinung bei Herzaffektionen und kommt ebenso bei zeitweiliger Herzschwäche wie bei den schwersten Formen der Herzerkrankung vor; seine Bedeutung kann eine geringe, bei schweren Herzstörungen aber auch eine sehr ernste sein. Dieses Erstickungsgefühl kann auch bei Gesunden nach heftigen und andauernden Anstrengungen vorkommen, z. B. nach Wettlaufen oder -rudern.

Unfähigkeit den Atem anzuhalten. — Ich wurde durch die Tatsache überrascht, daß viele Kranke, während ich Kurven des Jugularispulses und anderer Pulse aufnahm, unfähig waren, den Atem anzuhalten. Wenn man sie bittet, ihren Atem anzuhalten, schließen sie den Mund, sind aber nicht imstande, mit dem Atmen durch die Nase aufzuhören. Wenn man ihnen die Nase zuhält, klagen sie über Beschwerden (Lufthunger). Dieser Zustand zeigt sich nur bei äußerster Herzschwäche, und wenn das Herz wieder kräftiger wird, können wir dies an der Fähigkeit, den Atem anzuhalten, erkennen.

Ruhige, schnelle Atmung ohne Beschwerden. — In vielen Fällen kann, wenn der Kranke ruhig liegt, außer einer ungewöhnlich raschen Atmung kein bestimmtes Symptom gefunden werden. Beschwerden sind nicht vorhanden, und das Symptom wird leicht übersehen. Manchmal entging es mir, bis ich zur Analyse der Kurven kam, welche die Atembewegungen aufzeichneten. Wenn ein Kranker wie es manchmal vorkommt, gewisse Empfindungen (wie Angina pectoris) beschreibt, die wir als vom Herzen kommend betrachten müssen, wo aber die physikalische Untersuchung kein Zeichen einer Abnormität ergibt, wird die Erkennung dieser rascheren Atmung uns hindern, den Zustand des Kranken zu leicht zu beurteilen. Das Symptom ist von der größten Bedeutung bei Kranken, die an Herzaffektionen leiden, besonders bei Mitralstenose, bei erschöpfenden Krankheiten, wie Typhus und bei allen Zuständen, die schwächliche und besonders ältere Leute zwingen, auf dem Rücken zu liegen, wie z. B. bei einem Beinbruch. Während in solchen Fällen das Bettliegen die Arbeit des linken Ventrikels begünstigt, erschwert es die Arbeit des rechten Herzens, indem es die Atembewegungen einschränkt. Infolge der mangelhaften Bewegung der Rippen wird die Atmung oberflächlich. Die Wirkung ist eine Verzögerung des Blutzuflusses in den weniger beweglichen Teilen der Lungen, und es erfolgt eine Stauung an der Basis der Lungen.

Andauernd mühsames Atmen. — Dieses Symptom findet man nur dann, wenn die Herzschwäche einen so hohen Grad erreicht hat, daß die Reservekraft erschöpft ist. Der Kranke kann nicht liegen, sondern sitzt und atmet in kurzen, schnellen Atemzügen. Die geringste Anstrengung, wie sie eine Änderung in eine bequemere Lage mit sich bringt, erhöht sofort die Atemnot. Diese Form der Atmung sieht man am besten in Fällen von Herzerweiterung mit raschem, unregelmäßigem Puls infolge von Vorhofflimmern, und tatsächlich sind sämtliche Atembeschwerden oft die Folge der gestörten Tätigkeit des Herzens infolge dieses Vorhofflimmerns (31. Kapitel). Mit dem

Langsamerwerden der Herzaktion und den anderen Zeichen der Besserung des Herzens verschwindet auch allmählich die Atemnot, doch tritt sie gerne nach Anstrengung wieder auf.

Mühsames Atmen verursacht durch Anstrengung. — Dieses Symptom ist, abgesehen von Herzaffektionen, einer großen Zahl von Erkrankungen gemeinsam, aber sein Auftreten in Verbindung mit Herzschwäche ist etwas so Gewöhnliches, daß es zu jeder Zeit zu einer Untersuchung des Herzens führen sollte. Es kann bei jeder Form von Herzaffektion vorkommen und ist eine große Hilfe bei der Abschätzung der Herzkraft, insofern als sein Erscheinen auf grobe Weise den Grad der Erschöpfung anzeigt. Je kleiner die auslösende Anstrengung ist, um so geringer ist die Reservekraft des Herzens. Auf der anderen Seite kann eine Besserung sich dadurch dartun, daß die Fähigkeit des Kranken, größere Anstrengungen ohne Beschwerden auszuführen, allmählich wiederkehrt. Die Art der Anstrengung, die das Symptom hervorruft, ist merkwürdigerweise verschieden. Einige Kranke können schwere Gewichte heben und der schweren Arbeit, die mit ihrem Berufe verbunden ist, nachgehen, aber wenn sie einen kleinen Hügel hinaufgehen, klagen sie über kurzen Atem, oder sie leiden in gleicher Weise, wenn sie an die kalte Luft gehen. Einige können ohne Beschwerden Rad fahren, während andere das nicht tun, dafür aber ohne Mühe auf ebenem Wege spazierengehen können. Ich kann diese und andere Besonderheiten nicht erklären, sondern führe sie als klinische Tatsachen an.

Anfälle von Atemnot (kardiales Asthma). — Eine Form von Atemnot, die gewöhnlich in der Nacht auftritt und den Kranken manchmal plötzlich aus dem Schlafe aufweckt, hat man mit dem Namen „kardiales Asthma" bezeichnet. Ein solcher Anfall ist oft das erste ernste Zeichen einer Herzerkrankung, obwohl auf Nachfragen gewöhnlich herauskommt, daß in einer dem Anfalle vorausgehenden Zeit schon eine deutliche Einschränkung der Leistungsfähigkeit des Herzens bestand. Der Kranke ist bei vollem Wohlbefinden und seiner Gewohnheit gemäß zu Bett gegangen, nach drei bis vier Stunden Schlaf wacht er jedoch mit Erstickungsgefühl und dem intensiven Bedürfnis auf, tief zu atmen. Er setzt sich im Bett auf und atmet tief und mühsam. Das Gefühl großer Hinfälligkeit kann sein Leiden noch vermehren. Pfeifende Geräusche können in der Brust auftreten und etwas schaumiges Sputum ausgehustet werden. Der Anfall dauert gewöhnlich eine halbe Stunde oder länger, dann wird die Atmung ruhiger und der Kranke ist imstande sich niederzulegen, aber er schreckt hie und da wieder auf, um schließlich eine Stellung mit hoch gebettetem Kopf und Oberkörper einzunehmen und den Rest der Nacht in unruhigem Schlummer zuzubringen. Wenn diese Anfälle einmal aufgetreten sind, kehren sie gerne wieder, und die Nächte werden für den Kranken unerträglich. Die Furcht vor dem Anfalle kann den Kranken wach halten, und sollte er in Schlaf sinken, so fährt er beim ersten Zeichen schwerer Atmung wieder auf.

Die Klasse von Patienten, bei welchen sich diese Zustände am deutlichsten zeigen, sind ältere Leute und solche, die an Arterien- und Herzsklerose leiden. Sie haben oft einen hohen Blutdruck; das Herz schlägt gewöhnlich regelmäßig, doch kommen auch mehr oder weniger häufige Extrasystolen vor. In diesen Fällen finden wir manchmal die besten Beispiele für Pulsus alternans. Die Ursache dieser Form von Asthma ist nicht ganz klar. ROMBERG *sieht sie in einer plötzlich eintretenden Schwäche der linken Kammer, die zu hochgradiger Stauung in den Lungen führt und so die Dyspnöe verursacht; sie äußert sich auch in der starken Beschleunigung, Weichheit und Kleinheit des oft unregelmäßigen Pulses und dem gelegentlichen Auftreten von Herzerweiterung. Infolge der hochgradigen Stauung in den Lungen kommt es oft zum Austritt von Ödemflüssigkeit in die Alveolen, wodurch die Atemnot weiter gesteigert wird; dieses Lungenödem entwickelt sich aber erst, wenn der Anfall einige Zeit gedauert hat. Das plötzliche Versagen der linken Kammer kommt, abgesehen von Embolie größerer Koronararterien, fast nur bei Koronarsklerose vor, und zwar besonders dann, wenn diese in der Peripherie sehr ausgebreitet ist. ROMBERG denkt sich die Entstehung der Anfälle so, daß nach einer starken Anstrengung oder auch in tiefem Schlafe die Gefäßspannung in den sklerotischen Bezirken unter ein gewisses Maß sinkt und daß infolge der ungenügenden Durchblutung eine plötzliche Schwäche des betreffenden Herzteiles eintritt. Es bestehen jedenfalls nahe Beziehungen zwischen der Angina pectoris und dem Asthma cardiale.* Ich habe infolge dieses Zustandes die größten Qualen gesehen, die in vielen Fällen jeder Behandlung trotzten; aber ich habe in wenigen Fällen große Mengen Sauerstoff mit sehr befriedigendem Erfolge gegeben. Dieses Symptom ist meist von sehr ernster Bedeutung und zeigt gewöhnlich eine so schwere Erschöpfung des Herzens an, daß man nur eine sehr geringe Besserung erhoffen darf, besonders wenn gleichzeitig Pulsus alternans oder andere Zeichen der Erschöpfung des Herzens bestehen. Ähnliche Anfälle von Atemnot treten am Ende des apnoischen Stadiums der CHEYNE-STOKESschen Atmung auf, und ich bin auf Grund neuerer eigener Beobachtungen durchaus nicht sicher, daß nicht die meisten Fälle von Asthma cardiale infolge dieses apnoischen Stadiums entstehen. Die Sache muß weiter untersucht werden.

Cheyne-Stokessches Atmen. — In allen Fällen von ernster Herzerkrankung mit Atemnot sollte der Kranke in Ruhe beobachtet werden, wenn er vollkommen still liegt und nichts seine Aufmerksamkeit in Anspruch nimmt. Unter solchen Umständen wird man gelegentlich bemerken, daß die Atmung des Kranken einen eigentümlich rhythmischen Charakter annimmt. Es sollte auch dem Wartepersonal Anweisung gegeben werden, auf den Charakter der Atmung während des Schlafes zu achten. Es besteht ein rhythmischer Wechsel in der Größe der Atembewegungen — ein allmählicher Übergang von einem Stadium vollständiger oder beinahe vollständiger Ruhe bis zu einem Zustande, in dem tiefe und mühsame Atembewegungen ausgeführt werden. Wenn das Atmen allmählich langsamer wird und schließlich aufhört, tritt häufig auch eine Störung des Bewußtseins ein und es zeigen sich als Begleiterscheinungen gewöhnlich einzelne Muskelzuckungen, besonders in Hand und Arm. Mit der Wiederaufnahme der Atmung wacht der Kranke auf und kann ein Gespräch wieder fortsetzen, das er vor der Verlangsamung der Atmung geführt hatte.

Gewöhnlich findet man während der verschiedenen Atemphasen keine wesentliche Änderung der Herztätigkeit. Manchmal können aber gewisse Veränderungen des Pulses im Zusammenhang mit den Atemphasen erscheinen, wie z. B. das Auftreten von Pulsus alternans während der Atmung oder seine Verstärkung, wenn er schon vorher da war. Der Blutdruck kann im apnoischen Stadium um 5—10 mm Hg fallen.

Gewöhnlich fällt dem Patienten die Periodizität der Atmung nicht auf, und sie macht ihm keine Beschwerden. Auf der anderen Seite kann sie aber auch heftige Beschwerden hervorrufen: Der Kranke fällt in Schlaf und im Schlaf stellt sich allmählich diese Form der Atmung ein, dann erwacht er während des apnoischen Stadiums mit einem höchst peinlichen Gefühl der Erstickung. Das ist so furchtbar, daß manche Kranke trotz äußerster Erschöpfung in höchster Angst plötzlich aus dem Bett springen.

Die CHEYNE-STOKESsche Atmung wird in den meisten Fällen durch Entartung des Herzmuskels, Arterienerkrankung und hohem Blutdruck verursacht oder findet sich wenigstens vorzugsweise bei diesen Zuständen. Sie verschwindet, wenn mit dem Eintritt der Herzerweiterung der Blutdruck plötzlich sinkt. Man kann sie zeitweise durch große Dosen von Sauerstoff oder durch Inhalation kleiner Mengen CO_2 (PEMBERY) zum Verschwinden bringen. HALDANE und POULTON haben den Zustand durch gewaltsames Atmen hervorgebracht und schließen, daß die periodische Atmung durch „das Verschwinden der (indirekten) erregenden Wirkung des Sauerstoffmangels auf das Atemzentrum bedingt sei." G. A. SUTHERLAND hat mir Kurven mit ausgesprochener CHEYNE-STOKESscher Atmung von einem Kinde gezeigt, wo die Atemfrequenz bis auf 160 in der Minute stieg. *FORSCHBACH zieht aus den experimentellen und klinischen Tatsachen den Schluß, daß bei der CHEYNE-STOKESschen Atmung jedenfalls eine Herabsetzung der Erregbarkeit des Atemzentrums vorliegt. Diese kann durch länger dauernde schlechte Blutversorgung infolge von Herzschwäche entstehen oder durch mangelhaften Gasaustausch bei Beschränkung der respiratorischen Oberfläche oder bei Nierenkranken durch Urämie. Zu dieser Auffassung stimmt das Auftreten der periodischen Atmung bei Aufenthalt in sauerstoffarmer Atmosphäre, ferner im tiefen Schlafe, im Winterschlafe und bei Zufuhr von Morphin und Opium, welche die Erregbarkeit des Atemzentrums herabsetzen. Verstärkt man den Reiz durch Zufuhr von Kohlensäure, so wird die Atmung erregt und regelmäßig; auch die belebende Wirkung intensiver Sauerstoffatmung wird so verständlich* (s. Abb. 6).

In der großen Mehrzahl der Fälle von Arteriosklerose und BRIGHTscher Krankheit ist das CHEYNE-STOKESsche Atmen gewöhnlich der Anfang vom Ende, indem die Kranken innerhalb einiger Monate oder Wochen, ja selbst einige Tage nach dessen Auftreten sterben. Es kann in Fällen von äußerster Herzschwäche vorhanden sein, zugleich mit Vorhofflimmern oder Vorhofflattern. Bei diesen Zuständen hat es insoferne keine so ernste Bedeutung, als es verschwindet, wenn die Kammerfrequenz durch Digitalis herabgesetzt wird und der Kranke kann durch viele Jahre noch ein ganz nützliches Leben führen.

Die CHEYNE-STOKESsche Atmung muß deutlich von gewissen anderen Formen periodischer Atmung unterschieden werden. Tiere im Winterschlaf zeigen auch eine Form periodischer Atmung, ebenso einzelne Kinder während des Schlafes. Sie tritt auch in einzelnen Fällen von tuberkulöser Meningitis auf.

Bewußtseinsverlust tritt während des apnoischen Stadiums der CHEYNE-STOKESschen Atmung nicht immer ein, wie durch folgendes Beispiel gezeigt wird: Ich sah als Konsiliarius einen 50jährigen Geistlichen, der zwei Jahre vorher eine Apoplexie erlitten hatte, deren Folge eine gewöhnliche Hemiplegie war. Als ich zu ihm kam, lag er im Bett bei vollem Bewußtsein, außerordentlich hinfällig, mit einer Pulsfrequenz von 180 in der Minute und mit typisch-periodischer Atmung. Während des apnoischen Stadiums war er vollständig bei Bewußtsein und konnte vernünftig reden, seine Stimme war schwach und schnarrend, weniger laut gegen das Ende seiner Bemerkungen. Der behandelnde Arzt erzählte mir, daß der Kranke während dreier Jahre ab und zu an diesem Zustande gelitten habe. Dieser Fall stimmt mit einer Beschreibung von John Hunter überein, der berichtet: „Ein Herr hatte ein seltsames asthmatisches Leiden, seine Atmung hörte allmählich auf und kehrte allmählich wieder, wurde aber sehr keuchend, und so hielt es beständig abwechselnd zwei oder drei Minuten an; wenn die Atmung aufhörte, sprach er noch, aber nur leise."

Langsame Atmung. — Es gibt eine Anzahl von Leuten, bei welchen die Atmung in der Ruhe viel langsamer ist, als normal; sie atmen nur 7—10 mal in der Minute. Die langsame Atmung führt zu einer unregelmäßigen Herztätigkeit infolge einer Reizung des Sinusknotens. Der Zustand ist wahrscheinlich durch Vagusreizung bedingt und ich habe ihn nach Verabreichung von Digitalis entstehen sehen.

Lungenblutung. — Blutung aus den Lungen ist bei Herzschwäche eine nicht seltene Komplikation. Am häufigsten sieht man sie in den Endstadien von Arteriosklerose, gleichzeitig mit dem Sinken des Blutdruckes, welches den Eintritt von Herzerweiterung und Blutstauung in den Lungen anzeigt. In diesen Fällen ist das Sputum entweder blutig gefärbt oder es setzt sich fast ganz aus Klumpen schwarzen, geronnenen Blutes zusammen. Bei der Sektion finden sich gewöhnlich einige harte Stellen von ausgetretenem Blut an der Basis der Lungen. Bei jungen Leuten mit Mitralstenose kann profuse Hämoptoe vorkommen und ist im allgemeinen ein Symptom von sehr ernster Bedeutung.

Bei anderen Formen von Herzerkrankungen, besonders in den späteren Stadien

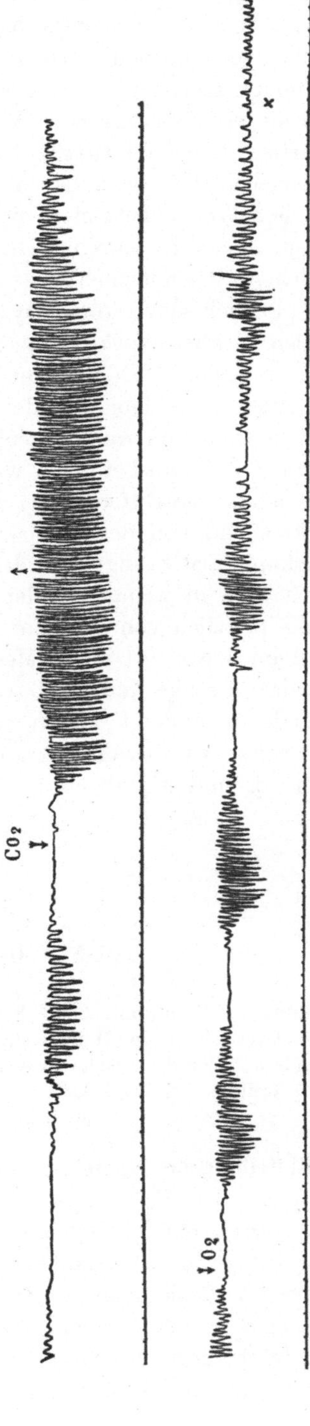

Abb. 6. Aufhebung der Cheyne-Stokesschen Atmung durch Kohlensäureatmung, die bei ↑ eingeschaltet und bei ↓ ausgeschaltet wird. Sehr erregte Atmung. Durch längere Einwirkung von Sauerstoff wird die Cheyne-Stokessche Atmung bei × aufgehoben und durch ruhige Atemzüge ersetzt (nach Forschbach).

von Vorhofflimmern, kann eine mehr oder weniger starke Blutung vorkommen und dem Kranken beträchtliche Erleichterung bringen, ohne daß ernste Folgen entstehen. Tatsächlich ist eine starke durch Störungen des Herzens bedingte Hämoptoe nicht gleich besorgniserregend, wenn wir bei dem Kranken im allgemeinen einen ziemlichen Betrag von Reservekraft vorfinden, wie immer auch die Natur des Herzleidens sei.

Eine ernste Form von Hämoptoe entsteht infolge eines Lungeninfarktes oder einer Lungenblutung; in diesen Fällen sind die Symptome an Schwere sehr verschieden. So habe ich Kranke mit Venenentzündung der Beine oder nach dem Wochenbett in wenigen Minuten unter Symptomen großer Atemnot sterben sehen. In einzelnen Fällen habe ich die intensivste Dyspnoe mit allmählichem Bewußtseinsverlust vier oder fünf Stunden andauern sehen, und dann plötzlich schwand die Dyspnoe und das Bewußtsein kehrte wieder. Zwölf Stunden nachher expektorierte der Kranke große Mengen rot gefärbten, gallertartigen Schleims. Ich habe auch Fälle von Lungeninfarkt gesehen, z. B. nach einer Fraktur der Tibia, wo der einzige Befund die drei bis vier Tage dauernde Expektoration von dunkel gefärbtem Blute war, das in kleinen Mengen von Zeit zu Zeit herausbefördert wurde; dann folgte vollständige Genesung. Vermutlich hing die Differenz der Symptome in diesen Fällen von der Größe des Infarktes und von der Ausdehnung der Blutung ab.

Akutes Erstickungsödem der Lungen. — Eine besondere Form von Ödem, die ich bloß in wenigen Fällen gesehen habe, äußert sich dadurch, daß der Kranke plötzlich von Atemnot ergriffen wird, gewöhnlich während der Nacht, darauf quellen sofort große Mengen Schaum aus Nase und Mund. Manchmal geht der Kranke innerhalb einer Stunde nach dem Beginne des Anfalls zugrunde, in anderen Fällen nach einigen Tagen. Es ist nicht klar, welche Verhältnisse zu diesem Zustande führen; er kommt in ganz verschiedenen Fällen vor und Mitralstenose scheint seinen Eintritt zu begünstigen.

11. Kapitel.

Reflex- oder Schutzphänomene.

Einteilung der Symptome bei Erkrankungen innerer Organe. — Unempfindlichkeit der inneren Organe für gewöhnliche Reize. — Der Mechanismus, durch welchen Schmerz und andere Reflexphänomene bei Visceralerkrankungen hervorgerufen werden (der viscerosensible Reflex). — Der Zweck der visceralen Reflexe. — Warum Schmerz auf fern vom Organ liegende Körperteile bezogen wird.

Einteilung der Symptome bei Erkrankungen innerer Organe. — Wenn die Symptome der Erkrankungen innerer Organe sorgfältig analysiert werden, so tritt eine große Ähnlichkeit in der Natur und dem Ursprung gewisser Symptome zutage, die es erlaubt, sie in drei Gruppen zu scheiden: 1. Symptome, die durch Veränderungen im Organ selbst bedingt sind — beim Kreislauf: Veränderungen in den Bewegungen des Herzens und der Blutgefäße; 2. Symptome, die in ferner liegenden Organen und Geweben beobachtet werden, die indirekt durch die primäre Läsion leiden, z. B. ikterische Haut bei Lebererkrankungen, urämische Krämpfe bei Nierenkrankheiten und Wassersucht, Ödem oder Albu-minurie bei Herzschwäche; 3. Reflex- oder Schutzphänomene, mit welchen wir uns in diesem Kapitel beschäftigen.

Während der Charakter der Symptome in den zwei ersten Gruppen von der Größe und der spezifischen Funktion jedes Organs abhängig ist, haben die Reflexphänomene, die durch alle Organe hervorgerufen werden, eine große Ähnlichkeit miteinander. Das ist vor allem der Fall bei allen muskulösen Hohlorganen. Diese haben einen ähnlichen Ursprung, ihre Reflexe sind einander ähnlich und sie sind nur durch die besondere Entwicklung eines jeden modifiziert. Obwohl die Verdauungsorgane, der Uterus, der Ureter und das Herz in Form und Funktion ganz verschieden sind, sind sie im Grunde doch gleich, und die mit ihnen verbundenen Reflexe sind von gleicher Art. Daher kann bei Herzerkrankungen die Natur dunkler Symptome aufgeklärt werden, wenn man die Bedeutung ähnlicher Erscheinungen untersucht, die von Organen ausgehen, die beim ersten Anblick so wenig mit dem Herzen verwandt scheinen.

Unempfindlichkeit der inneren Organe für gewöhnliche Reize. — Für die richtige Beurteilung der Reflexphänomene bei Erkrankungen innerer Organe ist es notwendig, sich die Funktionen der sie versorgenden Nerven zu vergegenwärtigen.

Die Nerven des Körpers lassen sich in zwei große Systeme zusammenfassen: das autonome und das cerebrospinale Nervensystem. Das autonome enthält alle sympathischen Nerven und gewisse Hirnnerven, von denen uns hier nur der Vagus interessiert.

Die Gewebe und Organe, die von den Nerven des autonomen Systems versorgt werden, haben keine Empfindung in dem Sinne, wie dieser Ausdruck auf die vom cerebrospinalen Nerven versorgten Gewebe angewandt wird. Die Haut, die Muskeln und andere Gewebe der äußeren Körperwand sind sehr empfänglich für alle Formen von Reizen, welche Empfindungen wie Berührung, Schmerz, Wärme und Kälte auslösen, die inneren Organe dagegen, die nur vom autonomen System versehen werden, sind diesen Reizen gegenüber vollständig unzugänglich. So können Organe, wie das Herz, der Magen, der Darm, Leber und Niere geschnitten, zerrissen und gebrannt werden, ohne daß eine Empfindung hervorgerufen wird. Und doch wissen wir, daß höchst quälende Schmerzen von Erkrankungen innerer Organe herrühren können. *In neuester Zeit haben* FRÖHLICH *und* MEYER *die Frage untersucht, ob die sensiblen, von den visceralen Organen kommenden Impulse, in erster Linie die Schmerzreize, dem Gehirn auf dem Wege der zentripetalen spinalen Bahnen, d. h. durch die hinteren Wurzeln oder durch besondere sympathische sensible, durch die vorderen Wurzeln zum Rückenmark ziehende Nervenbahnen zugeleitet werden. In den Versuchen ließ sich nun eindeutig feststellen, daß beim Hunde für Harnblase, Rektum, Kolon, Dünndarm und für die Arterien der Extremitäten die die Schmerzempfindung vermittelnden Fasern ausnahmslos durch die hinteren Rückenmarkswurzeln in das Zentralnervensystem eintreten, demnach den Charakter von Spinalfasern haben, die allerdings den vegetativen Nerven beigemischt sind und von ihnen anatomisch nicht getrennt werden können. Als adäquate Reize für die Schmerzauslösung in den visceralen Hohlorganen kommen in Betracht: 1. D e h n u n g und 2. k r a m p f h a f t e K o n t r a k t u r. Interessant ist besonders, daß eine peripher gerichtete Injektion von Chlorbarium in eine Arterie bei Hunden außerordentlich heftigen Gefäßschmerz hervorruft, daß dagegen der auf gleiche Weise durch Adrenalin erzeugte Arterienkrampf keine Gefäßschmerzen auslöst. Auch der Arterienschmerz bleibt aus, wenn vorher die entsprechenden hinteren Wurzeln durchschnitten worden waren.*

Gegen Tastreize ist dagegen sowohl das Herz wie die anderen inneren Organe unempfindlich. HARVEY beschreibt, wie er das bloßliegende Herz des Sohnes von Viscount Montgomery berührte und es empfindungslos fand. Chirurgen aus der Zeit vor der Einführung des Chloroforms berichten gelegentlich über Unempfindlichkeit der Eingeweide. So erzählt RICHERAND, wie er, als er in der Nähe des Herzens operierte, das Perikard unempfindlich fand, und ich habe zu wiederholten Malen diese Beobachtung bei Fällen von Rippenresektion bestätigen können.

Die folgende Erfahrung gibt ein Beispiel für die Unempfindlichkeit der Eingeweide und verschafft zu gleicher Zeit einen Einblick in die Art und Weise, wie Eingeweideschmerz entsteht. Ich hatte Gelegenheit, bei einem Kranken. der bei Bewußtsein war, eine Darmresektion unter folgenden Umständen auszuführen. Der Kranke hatte eine Nabelhernie und hatte jahrelang eine fest aufliegende Pelotte getragen; infolgedessen wurde die Haut ulceriert, und die Ulceration war schließlich bis in den Darm vorgedrungen, so daß die Nahrung durch die Fistel austrat. Man beschloß, den Darm zu resezieren, aber der Kranke wollte sich nicht narkotisieren lassen. Da die Haut bereits ulceriert und die Gewebe, welche die äußere Begrenzung bildeten, nicht sehr empfindlich waren, so daß die Bauchhöhle unter geringem Schmerz eröffnet werden konnte, nahm ich an, daß die Nachoperation schmerzlos durchgeführt werden könne. Es kam so, wie ich erwartet hatte, und ich war imstande, zahlreiche alte und neue peritoneale Adhäsionen zu durchtrennen, sie von Leber und Darm loszulösen, ein Stück Darm und Mesenterium zu resezieren und diese Gebilde zu vernähen, ohne daß der Kranke dabei das geringste empfand. Aber ich fand, daß er gelegentlich vor Schmerz stöhnte, wenn ich ihn gar nicht berührte, und als ich der Ursache nachforschte, sah ich, daß der obere Teil des resezierten Darmes, der auf der einen Seite in eine warme, aseptische Kompresse eingehüllt lag, gelegentlich peristaltische Bewegungen zeigte, wobei er sich aus einem weiten Rohr zu einem dicken, fleischigen Stabe zusammenzog; wenn dies geschah, stöhnte der Patient vor Schmerz. Ich fragte ihn, wo er den Schmerz fühle, und er wies mit seiner Hand stets auf die Nabelgegend. Ich erregte die Peristaltik mehrere Male, indem ich den Darm leicht kniff, und jedesmal fühlte der Kranke den Schmerz. Hier vor meinen Augen lag die Ursache des Schmerzes, und sein Entstehungsort war mindestens 30 cm von dem Orte entfernt, wo er gefühlt wurde.

Aus dieser Erfahrung können folgende Schlüsse gezogen werden: erstens, daß die Reize, die Schmerz und andere Empfindungen in der äußeren Körperwand hervorrufen, nicht imstande sind, diese Empfindungen zu erzeugen, wenn sie auf innere Organe angewandt werden; zweitens, daß heftige Kontraktionen glatter Muskelfasern Schmerz hervorrufen können, daß aber die Gegend, wo der Schmerz gefühlt wird, nicht mit dem Orte übereinstimmt, wo der sich kontrahierende Muskel liegt.

Diese vereinzelte Erfahrung wurde durch manche andere Beobachtung bestätigt, die ich und auch Lennander machen konnten und sie bekräftigt auch zum Teil die Versuche, die Haller vor mehr als 150 Jahren an Tieren angestellt hatte, als er zeigte, daß sie bei schweren Verstümmelungen innerer Organe sich indifferent verhielten, solange die äußere Körperwand nicht in Mitleidenschaft gezogen wurde.

Diese Erfahrungen zwingen uns, für die Entstehung des von inneren Organen ausgehenden Schmerzes eine andere Erklärung zu suchen als die, die für sein Zustandekommen bei Reizung der äußeren Körperteile hinreicht; die folgende scheint mir in befriedigender Weise die Sache zu erläutern und die besondere Natur der bei Erkrankungen innerer Organe entstehenden Empfindungen verständlich zu machen.

Der Mechanismus, durch welchen Schmerz und andere Reflexphänomene bei Visceralerkrankungen hervorgerufen werden (der viscero-sensible Reflex). — Wenn ein in einem Sinnesorgan endigender Nerv in irgendeinem Teile seines Verlaufes von der Peripherie zum Gehirn gereizt wird, so wird ein Reiz ähnlicher Art zum Gehirn geleitet, wie derjenige, der bei Reizung des Endorganes selbst entsteht. So gibt die Reizung irgendeines Teiles des Sehnerven oder des Gehörnerven Veranlassung zu Licht- oder Schallempfindung. Ebenso wird, wenn ein sensibler Nerv irgendwo in seinem Verlaufe durch Gehirn, Rückenmark oder Nervenstamm gereizt wird, die daraus entstehende Empfindung in die periphere Verteilung des Nerven in der äußeren Körperoberfläche verlegt.

Abb. 7 stellt schematisch Gehirn und Rückenmark (*Rm.*) vor, mit einem sensiblen Nerven (*S. N.*), der von der Haut (*Ht.*) durch das Rückenmark zum Gehirn geht. Ein Reiz, der auf die Haut oder auf den sensiblen Nerven zwischen Haut und Rückenmark oder auf die sensiblen Fasern im Rücken-

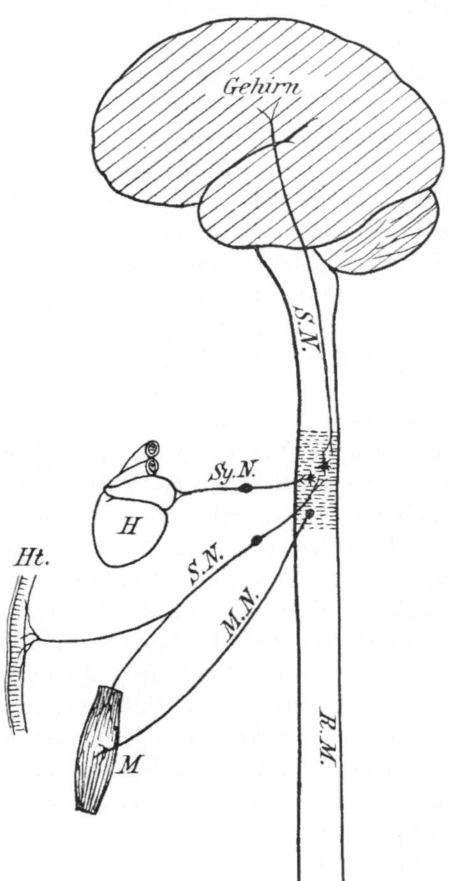

Abb. 7. Schema zur Demonstration der Schmerzentstehung bei Erkrankungen innerer Organe. Von dem Organ *H* wird ein abnormer Reiz mittels des sympathischen Nerven (*Sy. N.*) auf das Rückenmark (*R. M.*) übertragen. Wenn der abnorme Reiz das Rückenmark erreicht, so breitet er sich über das sympathische Zentrum hinaus aus und beeinflußt Nervenzellen in dessen unmittelbarer Nachbarschaft. Die so gereizten Zellen reagieren gemäß ihrer Funktion, die sensiblen verursachen eine Empfindung, die das Gehirn als Schmerz erkennt und auf die periphere Verteilung des sensiblen Nerven (*S. N.*) in der Haut (*Ht.*) oder im Muskel (*M*) bezieht, die motorischen (*M. N.*) bewirken eine Kontraktion des Muskels (*M*). Die abnorme Reizung kann einen Teil des Rückenmarks abnorm erregbar machen (schraffierter Teil), so daß die Gewebe, die von den Nerven aus diesem Rückenmarksteil versorgt werden, hyperalgetisch werden und Anfälle von Schmerz, wie Angina pectoris leichter hervorgerufen werden.

mark einwirkt, gibt zu einer Empfindung Veranlassung, die durch das Gehirn auf die Hautpartie, die durch den betreffenden Nerven innerviert wird, auch dann übertragen wird, wenn der Reiz den Nerven an einer Stelle getroffen hat, wo er schon die Haut verlassen hatte. In dem Schema ist ein inneres Organ (*H*) mit seinen zum Rückenmark verlaufenden Nerven (*Sy. N.*) dargestellt. Während der normalen Lebensprozesse geht ununterbrochen ein Strom von Erregungen von den inneren Organen durch die afferenten Nerven zum Rückenmark und wirkt ständig auf die motorischen Nerven, die zu Muskeln, Blutgefäßen usw. führen. Diese Vorgänge gehen so vor sich, daß sie keine Veranlassung zu einer wahrnehmbaren Empfindung geben. Wenn jedoch ein Krankheitsprozeß in einem Eingeweide eine stärkere Reizung der von dem betreffenden Organ zum Rückenmark gehenden Nerven verursacht, so wirkt diese vermehrte Reizung auf benachbarte Zentren ein. Wenn sie den im Schema dargestellten, von der Haut zum Rückenmark verlaufenden Nerven erregt, so wird die daraus entstehende Empfindung vom Gehirn nicht dem betreffenden Organ, sondern der peripheren Verteilung des sensiblen Nerven zugeschrieben. So kam es, daß im Verlaufe der eben beschriebenen Operation der Schmerz, wenn der Darm sich kontrahierte, nicht auf den Darm, sondern auf die periphere Verteilung des sensiblen Nerven in der Gegend des Nabels bezogen wurde. Es zeigt sich also, daß der Schmerz bei Erkrankungen innerer Organe dem Wesen nach ein Reflex ist — ein viscero-sensibler Reflex.

Im Schema ist ein vom Rückenmark zu einem Muskel (*M*) verlaufender motorischer Nerv (*M. N.*) eingezeichnet. Der Reiz, der vom Organ (*H*) zum Rückenmark geht, kann die Ursprungszellen der motorischen Nerven erregen und bewirken, daß der Muskel zur Kontraktion gebracht wird; so erhalten wir den viscero-motorischen Reflex. Diesen Reflex sieht man am besten bei Erkrankungen der Unterleibsorgane, wenn die Bauchwand infolge der tonischen Kontraktion der Muskeln hart wird.

Wenn ein Teil des Rückenmarkes infolge einer visceralen Erkrankung heftig gereizt wird, so kann dieser Teil des Markes für längere Zeit in einem übererregbaren Zustand verharren, so daß alle Nerven, die von diesem Rückenmarksteil ihren Ursprung nehmen, viel leichter erregt werden können. Das kann in vielen Fällen von Organerkrankungen durch Hyperalgesie von Teilen der äußeren Körperwand und durch die gesteigerten motorischen Reflexe nachgewiesen werden. In solchen Fällen wird vom Kranken Schmerz empfunden, wenn man die Haut oder die Muskeln reizt, in dem man sie so leicht zwischen Finger und Daumen kneift, daß es normalerweise nur eine Berührungsempfindung zur Folge hat. Leichtes Streicheln der Haut mit einem Stecknadelkopf kann als Schmerz empfunden werden und erzeugt sehr leicht eine starke Reflexkontraktion derjenigen Muskeln, deren Nerven aus demselben Rückenmarksabschnitt entspringen. Eine weitere Folge dieses stärker erregbaren Herdes im Rückenmark ist die, daß die viscerale Reizung viel eher Schmerz auslöst, und nicht nur können die ursprünglichen Schmerzanfälle (wie bei Angina pectoris, Nieren- und Gallenkolik) viel leichter ausgelöst werden, sondern es können auch Reize anderen Ursprunges den Schmerzanfall auslösen. So kann in Fällen von Gallensteinen mit Hyperalgesie der äußeren Körperwand in der Lebergegend die Aufnahme der Nahrung

in den Magen Veranlassung zu starken Schmerzen in den überempfindlichen
Geweben geben.

Der Zweck der visceralen Reflexe. — Die Reflexe sind mit der größten
Genauigkeit studiert worden; das Werk SHERRINGTON's zeigt die außerordent-
liche Mannigfaltigkeit und Kompliziertheit der Rückenmarksreflexe, aber
ihr Zweck ist zum großen Teile übersehen worden. Der Hauptzweck vieler
Reflexe ist entweder, den Körper aus dem Bereiche schädlicher Einflüsse zu ent-
fernen, oder einen fest kontrahierten Muskel zwischen den gefahrdrohenden
Vorgang und das Organ einzufügen. Es kann sogar sein, daß, wie HERBERT
SPENCER annimmt, die Entwicklung der Muskeln und die Segmentation des
Körpers durch die Notwendigkeit des Schutzes bedingt wurden, als die äußere
Körperoberfläche von einem unempfindlichen, harten Panzer sich zu einer
empfindlichen und beweglichen Hülle umwandelte. Damit der Schutzmechanismus richtig spielen konnte, mußte die Empfindlichkeit der Reflexe
erhöht werden. Wenn nun ein Organ Schaden leidet, z. B. durch Entzündung,
so sind sofort die Schutzfunktionen der umgebenden Körperwand gesteigert.
Das wird gewöhnlich bewirkt durch erhöhte Sensibilität der Haut und der
darunterliegenden Gebilde, so daß Berührung sofort eine starke und kräftige
Kontraktion der beschützenden Muskeln auslöst. Diese Muskeln werden auch
selbst viel empfindlicher für Schmerz, und da Schmerzreize am ehesten Reflexe
hervorrufen, können sehr schmerzhafte Muskeln in andauernder Kontraktion
verharren.

Als Beispiel für die Bedeutung und den Zweck visceraler Schmerzen und
die damit verbundenen Erscheinungen, will ich einen Fall von Magengeschwür
wählen. Das Geschwür möge an der hinteren Wand und an der Cardia liegen,
während der Schmerz im Epigastrium gefühlt wird. Hier kann man die Haut
und die Muskeln für Berührung und leichten Druck außerordentlich schmerzhaft finden. Die Reflexkontraktion der darunterliegenden Mm. recti ist höchst
lebhaft und kräftig. Wenn man vorsichtig versucht, den Magen zu palpieren,
werden diese Muskeln auf einmal so stark kontrahiert, daß es ganz unmöglich
ist, zu fühlen, was darunter liegt. Was will die Natur damit? Offenbar eine
sehr wirkungsvolle Schutzwehr aufrichten zwischen der eindringenden Hand
und dem erkrankten Organ und das Ganze ist nichts anderes als ein Schutzmechanismus. Wäre der Magen allein empfindlich, so würde die Hand ihn erreicht haben, aber durch den Reflexmechanismus ist auch die äußere Körperoberfläche empfindlich gemacht worden, und die kräftige Reflexkontraktion
der Muskeln bewahrt in wirkungsvoller Weise den Magen vor Schaden. Derselbe Schutzmechanismus spielt bei Gelenkaffektionen eine Rolle. So kann
das Schultergelenk unbeweglich gefunden werden. Ist aber der Patient chloro-
formiert, so erschlaffen alle Muskeln und man entdeckt beim Bewegen des
Gelenks ein Knarren. Es ist klar, daß hier das beschädigte Gelenk Schutz
suchte, und die Muskeln antworteten darauf gemäß ihrer ersten und ursprünglichen Pflicht.

Schmerz selbst hat, wie HILTON nachwies, denselben Zweck — nämlich
Schutz. Er befiehlt sofort das Aufhören jeder Bewegung, die ihn herbeiführen
könnte, und diese Schutzfunktion tritt nirgends klarer zutage als bei Herzleiden.

Warum Schmerz auf fern vom Organ liegende Körperteile bezogen wird. —
In einer großen Zahl von Fällen wird der Schmerz an einer Stelle empfunden,
die vom Organ, das ihn veranlaßt, entfernt liegt. So kann der Schmerz bei
Gallensteinkolik im Epigastrium, bei Nierenkolik im Hoden, bei Herzerkrankungen im Arme gefühlt werden.

Der Grund hierfür liegt darin, daß im Laufe der Entwicklung diejenigen
Gewebe, die auf einer niederen Stufe des Lebens das Organ unmittelbar bedeckten, ihre Lage verändert haben. So ist der bei Nierenstein im Hoden gefühlte
Schmerz durch die Tatsache bedingt, daß die Hüllen des Hodens auf ihrer
Wanderung zum Skrotum einen Ast des ersten Lumbalnerven erhielten, von
dem auch die Niere innerviert wird. Wenn nun das Zentrum dieses Nerven im
Rückenmark gereizt wird, wie das bei Nierensteinen der Fall ist, so wird der
Schmerz im Hoden gefühlt und durch Druck auf diesen kann ein heftiger
Schmerz ausgelöst werden. Auf der anderen Seite findet man in diesen Fällen
niemals die Haut des Skrotum hyperalgetisch, sondern nur die tiefer liegenden
Hüllen des Hodens, weil das Skrotum von den Sakralnerven versorgt wird.

12. Kapitel.

Die Beziehungen des Herzens zu den zerebrospinalen Nerven.

Die Beziehungen des Herzens zu den sensiblen Nerven. — Die Verteilung der Zervical-
und der oberen Dorsalnerven in der Haut. — Herpes zoster und Empfindungsstörungen. —
Gebiete, wo bei Herzkrankheiten Schmerz und Überempfindlichkeit gefühlt werden. —
Überempfindlichkeit bei akuter Herzerweiterung und Leberschwellung. — Symptome im
Kopf und Hals (Vagusreflexe). — Der Schmerz bei Angina pectoris als viszerosensibler
Reflex. — Der viszeromotorische Reflex. — *Der viszerovasomotorische Reflex.*

Im vorigen Kapitel haben wir die Grundtatsachen und den Zweck des
Schmerzes und anderer Empfindungsstörungen bei Erkrankungen innerer
Organe besprochen; dieses und die beiden folgenden Kapitel werden die Anwendung dieser Grundsätze auf das Herz zum Gegenstande haben.

Die Beziehungen des Herzens zu sensiblen Nerven. — Um die Entstehung des
Schmerzes bei Herzkrankheiten zu verstehen, sollte man sich die Art und Weise
der Ausbreitung der oberen Dorsalnerven in Erinnerung rufen. Ross hat gezeigt, daß bei den ersten Vertebraten vor der Entwicklung der Extremitäten jeder
Rückenmarksnerv segmentär um die eine Hälfte des Körpers verteilt ist (Abb. 8).
Die oberen Dorsalnerven sind daher vollständig auf die Körperoberfläche und die
Gewebe, die das Herz bedecken, verteilt. Wenn dann die oberen Extremitäten
im Laufe der Entwicklung aus dem Stamme hervorsprossen, ziehen sie Teile
der Zervical- und oberen Dorsalnerven mit sich vom Stamme fort, so daß Äste
des ersten und zweiten Dorsalnerven auf der ulnaren Seite des Vorderarmes
und der inneren Fläche des Oberarmes sich ausbreiten. So würde ein Reiz,
der im Herzen entsteht, und den Rückenmarksbezirk des ersten und zweiten
Dorsalnerven trifft, bei den niederen Wirbeltieren als Schmerz über dem Herzen
gefühlt werden, beim Menschen aber als Schmerz im Oberarm oder im
Vorderarm (Abb. 9). Diese besondere Verteilung der Nerven auf Brust und

Arm, die aus der Entwicklung der Extremitäten resultiert, gibt uns ein einzig-
artiges Beobachtungsfeld für den Mechanismus von Empfindungsstörungen bei
Herzkrankheiten.

Verteilung der Zervikal- und oberen Dorsalnerven in der Haut. — Wenn
man sich eine bessere Vorstellung darüber bilden will, wo bei Herzkrankheiten
Schmerzen gefühlt und welche Stellen überempfindlich werden, ist es ratsam,
sich die Verteilung der betreffenden Nerven in der Haut zu vergegenwärtigen.
Der 2., 3. und 4. Zervikalnerv versorgen die Haut des Hinterkopfes, des Halses
und der Schultern. Der 4. Zervikalnerv reicht auch auf die Vorderfläche der
Brust herab, und zwar mindestens bis zur 3. Rippe, wo er mit dem 2. Dorsalnerv zusammentrifft. Der 5. und 6. Zervikalnerv verteilen sich am Arm, und
zwar ungefähr an der äußeren Hälfte des Oberarmes, der Radialseite des Vorderarmes und einem Teil des Daumens. Der 7. Zervikalnerv versorgt die Hand
und die Finger, der 8. auch den Ring- und den kleinen Finger, den Ulnarrand
der Hand und zusammen mit dem 1. Dorsalnerv die ulnare Seite des Vorderarmes. Der 2. und 3. Dorsalnerv verteilen sich auf der Innenseite des Oberarmes,

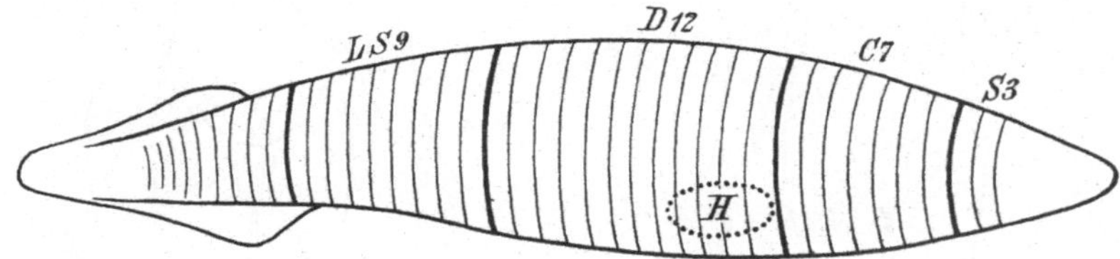

Abb. 8. Schematische Darstellung eines primitiven Wirbeltieres, um die Verteilung der
sensiblen Nerven zu zeigen. Zum besseren Vergleich ist die Zahl der Segmente dieselbe
wie beim Menschen und das Herz nimmt die gleiche Lage ein. Jeder Nerv ist in seiner
Verteilung auf ein Segment beschränkt (nach Ross).

in der Achselhöhle, auf der Brust und treffen dort, wie bereits erwähnt, mit
dem 4. Zervikalnerv zusammen (Abb. 9). Der 4. und 5. Dorsalnerv verteilen
sich auf der Brust, der letztere bis auf den oberen Teil des Epigastriums herab.
Man darf nicht vergessen, daß jeder Spinalnerv sich nach der Vereinigung
der hinteren mit der vorderen Wurzel in drei Teile teilt, einen hinteren, einen
lateralen und einen ventralen. Der laterale und der ventrale Ast werden zur
Versorgung des Armes herangezogen, der hintere verteilt sich auf die Haut
des Rückens. So verteilen sich mit Ausnahme der hinteren Äste alle Nerven
vom 4. Zervikal- bis zum 2. Dorsalnerven auf die Arme. Der 2. Dorsalnerv
und gelegentlich auch der erste schicken Zweige auch auf die Vorderseite der
Brust. Es ist interessant, auf diese Weise die Ausbreitung einer in der Brust
entstehenden Empfindungsstörung — Schmerz oder Überempfindlichkeit —
zu verfolgen. Wenn mehrere Nervenzentren nacheinander ergriffen werden,
wird die Empfindungsstörung nicht an der Brust aufwärts steigen und
sich über die Schlüsselbeine hinauf erstrecken, sondern sie wird auf die Innenseite des Armes und allmählich bis zum Ulnarrande der Hand fortschreiten
(Abb. 9). Und ganz ähnlich wird ein Schmerz, der im Halse entsteht, bei
absteigender Ausbreitung auf die folgenden Zervikalnervenzentren nur wenig
auf der Brust abwärts steigen und dann auf die Außenseite des Oberarms
bis zum radialen Rande der Hand fortschreiten.

Herpes zoster und Empfindungsstörungen. — Vor vielen Jahren, als ich diese sensiblen Erscheinungen studierte, fiel mir die Ähnlichkeit in der Ausbreitung des Herpes zoster mit den Gegenden auf, wo bei gewissen Erkrankungen innerer Organe Schmerz und Hyperästhesie gefühlt werden. Bis dahin hatte man das Ausbreitungsgebiet des Herpes zoster nur zu den peripheren Nerven in Beziehung gebracht; da diese Nerven aber gewöhnlich ihre Fasern aus mehreren Wurzeln beziehen, hatte man keine befriedigende Aufklärung erhalten können. Ich erkannte nun, daß der Herpes zoster wahrscheinlich auf einer

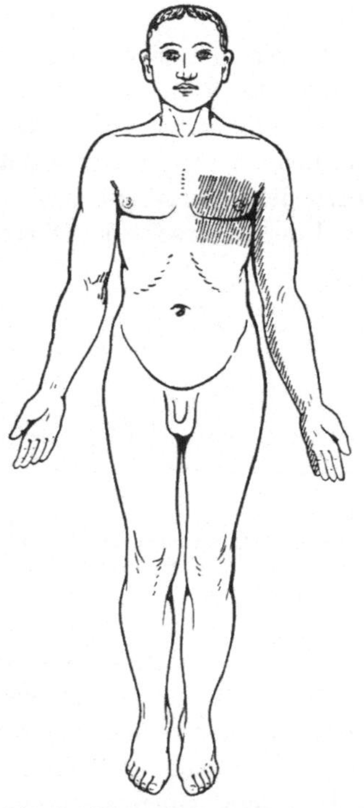 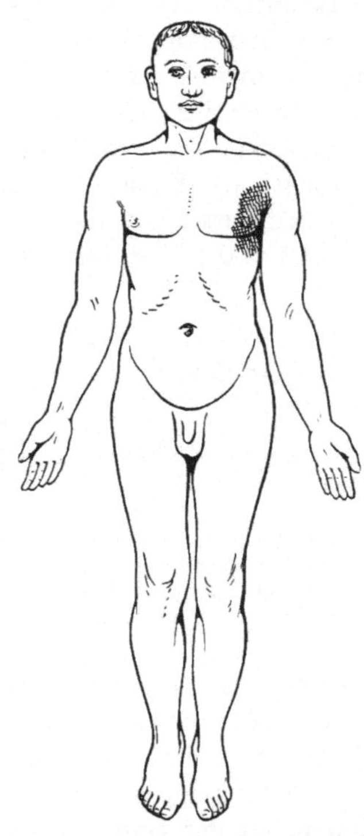

Abb. 9. Die schraffierten Stellen auf der linken Brust, am linken Arm und auf der Innenseite des rechten Ellbogens zeigen die Verteilung der Überempfindlichkeit nach mehreren Anfällen von Angina pectoris. An diesen Stellen werden im Anfalle auch der Schmerz gefühlt (Fall 54).

Abb. 10. Die Schraffierung auf der linken Brust zeigt die Stelle, die nach dem ersten Anfalle von Angina pectoris überempfindlich war (Fall 54).

Erkrankung der Nervenwurzel beruhe (wahrscheinlich des Ganglions an der hinteren Wurzel), was HEAD und CAMPBELL auch seither bewiesen haben; erst auf Grund dieser Tatsache wird es klar und lehrreich, wie der Ausschlag und die gesteigerte Schmerzempfindung sich ausbreiten. Oft sind Zeichen dafür vorhanden, daß mehrere Wurzeln erkrankt sind, aber dann sind es gewöhnlich benachbarte und es ist schwer zu sagen, wann nur eine Wurzel krank ist. Andere Symptome außer dem Herpes zoster helfen uns, das Bild zu vervollständigen und zu zeigen, wie sich die benachbarten Nervenwurzeln in der Haut verteilen. Die wichtigsten dieser anderen Symptome sind der Schmerz und die Überempfindlichkeit der Haut und des subkutanen Gewebes und wenn der Ausschlag nur spärlich ist oder ganz fehlt, ist es schwer, zu entscheiden, ob diese Symptome nicht auf der Erkrankung eines inneren Organes beruhen.

Gebiete, wo bei Herzkrankheiten Schmerz und Überempfindlichkeit gefühlt werden. — In der überwiegenden Mehrzahl der Fälle wird der Schmerz bei Herzkrankheiten in einem Teile der Brustwand gefühlt, meist unter der linken Brust und quer über die Mitte des Thorax in verschiedener Höhe. In vielen Fällen kann das Gebiet zuerst auf eine kleine Stelle an der Brust beschränkt sein (Abb. 10) und sich später in verschiedener Richtung ausbreiten, vorzugs-

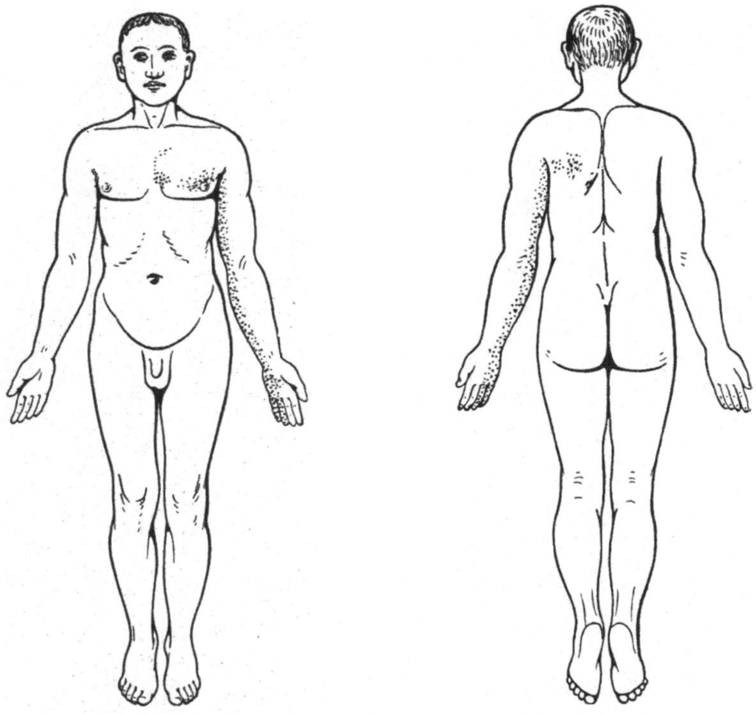

Abb. 11.   Die punktierten Stellen zeigen die Verteilung des Ausschlages in einem Falle von Herpes zoster. Die Verteilung betrifft dieselben Stellen auf der linken Seite wie bei der Hyperalgesie in Abb. 10.

weise nach der Achselhöhle und am linken Arm herunter (Abb. 9). Es ist merkwürdig, wie schwer es ist, genau zu erfahren, wo der Schmerz am stärksten ist, bevor man nicht den Kranken ersucht, sich sorgfältig zu beobachten, während der Schmerz anhält. Am häufigsten strahlt der Schmerz in das Gebiet aus, das in Abb. 9 schraffiert gezeichnet ist. Es ist interessant, dieses Gebiet mit der Ausbreitung des Ausschlages in einem Falle von Herpes zoster zu vergleichen (Abb. 11). In manchen Fällen gestattet das Vorhandensein von Überempfindlichkeit, die betreffenden Gebiete topographisch aufzunehmen. Wenn der Schmerz hin- und herzieht, kann dies auf einer abnormen Nervenverteilung beruhen. So erstreckten sich im Falle 29 die Schmerzanfälle auf den linken Arm und waren besonders am Daumenballen sehr stark; die Abb. 12 ist eine Skizze, die ich bei einer der vielen Untersuchungen entwarf und der gebildete und intelligente Kranke gab zu, daß sie richtig war. Kurze Zeit nachher sah

5*

ich einen Fall von Herpes zoster, wo der Ausschlag am Arm und an der Hand dieselbe eigentümliche Verteilung zeigte, wie es in der nach einem Lichtbilde angefertigten Abb. 13 dargestellt ist.

Obwohl in der großen Mehrzahl der Fälle der Schmerz in der Brust beginnt und in den Arm ausstrahlt, kann er doch umgekehrt in anderen Fällen in der Hand oder im Arm anfangen und in die Brust ausstrahlen, und in wenigen Fällen ist er auf den Arm beschränkt (Fall 22 und 31). Bei zwei Kranken habe ich Anfälle dieser Art gesehen: während des Anfalles kreuzten sie die Arme

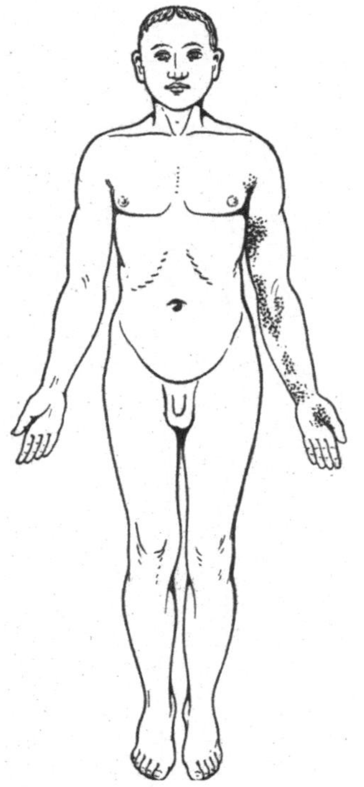
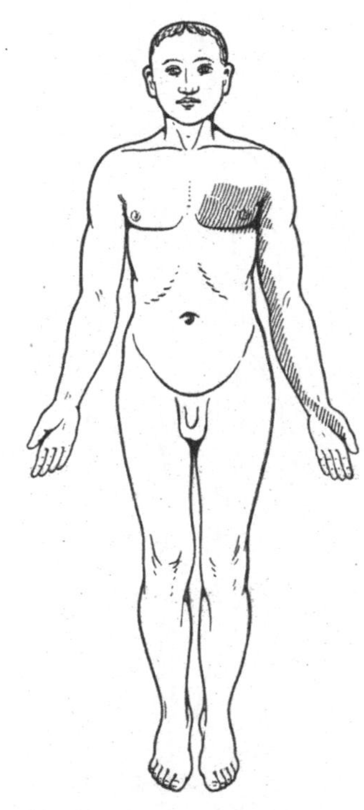

Abb. 12. Die Punktierung zeigt die Stelle, wo in einem Anfalle von Angina pectoris Schmerz gefühlt wurde (Fall 29).

Abb. 13. Die Schraffierung zeigt die Verteilung des Ausschlages in einem Falle von Herpes zoster. Vergleiche dieses Gebiet mit dem in Abb. 12.

über der Brust und wanden sich in furchtbaren Schmerzen rückwärts und vorwärts. Der Schmerz ist manchmal auf die Innenseite eines oder beider Ellbogengelenke beschränkt: so klagte ein Mann über einen sehr heftigen Schmerz quer durch die Mitte der Brust und auf der Innenseite des linken Ellbogens. Er konnte nicht sagen, wo der Schmerz zuerst auftrat und wo er am stärksten war. In diesem Zusammenhange ist eine Selbstbeobachtung von SHERRINGTON interessant: Er legte sich ein Senfpflaster auf den oberen Teil der Brust und nach wenigen Minuten fühlte er einen sehr unangenehmen stechenden Schmerz auf der Innenseite des linken Ellbogens. Dieser Schmerz kann nur auf einem Reiz beruhen, der von der Haut der Brust in das Zentralnervensystem lief und dort das Zentrum der sensiblen Nerven reizte, die von der Haut des Ellbogens kommen. In Abb. 9 ist ein Teil der Innenseite des rechten

Ellbogens schraffiert, entsprechend einer Stelle, wo im Fall 54 eine heftige Hyperalgesie bestand. Der Schmerz kann sich also auf dieselbe Gegend der rechten Seite erstrecken, er ist aber dort in der Regel weniger stark; nur in einigen Fällen kann er ganz auf die rechte Seite beschränkt und sehr heftig sein.

Eine andere Beobachtung zeigte die Beziehungen der Schmerzverteilung zu den sensiblen Nerven. Ich pflegte die Gänsehaut (den pilo-motorischen Reflex) in der Weise zu untersuchen, daß ich die Haut unter der linken Brust leicht und rasch rieb. Es trat dann meist eine lokale Gänsehaut auf, sie konnte sich aber gelegentlich auch auf der Brust und an der Innenseite des linken Armes hinunter verbreiten. Gleichzeitig wurde eine Frostempfindung in derselben Gegend gefühlt, bis zum kleinen Finger hinunter. Ich machte nun diesen Versuch bei einem Kranken (Fall 22), der auch an Angina pectoris litt und auch er sagte, daß er dieses Kältegefühl empfinde. Ich forderte ihn auf, zu beschreiben, wo er dies fühle und er antwortete ganz erstaunt: „Es ist gerade dort, wo ich auch die Schmerzen fühle", und er zeigte dabei auf die Innenseite des Ober- und des Vorderarmes.

In seltenen Fällen kann der Schmerz sich am Arm hinunter erstrecken, entsprechend der Ausbreitung des 5. und 6. Zervikalnerven. So betraf bei einem Kranken mit Mitralstenose, Vorhofflimmern und Anfällen von äußerster Herzschwäche ein sehr heftiger Schmerz die linke Seite des Halses und verbreitete sich auf der Außenseite der Schulter und des Armes bis zum Ellbogen hinunter. Nachdem der Schmerz vorüber war, blieb die Haut des Halses sehr empfindlich.

Überempfindlichkeit bei akuter Herzerweiterung und Leberschwellung. — In einzelnen Fällen von paroxysmaler Tachykardie, besonders solchen, die auf Vorhofflimmern beruhen, habe ich ausgesprochene Empfindungsstörungen auftreten gesehen, wenn infolge des abnormen Rhythmus Herzerweiterung und Leberschwellung sich einstellten. Das schraf-

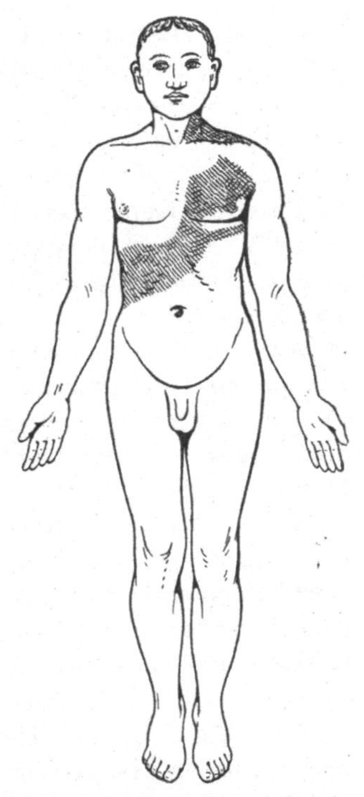

Abb. 14. Die Schraffierung auf Bauch, Brust und Hals zeigt die Verteilung der andauernden Überempfindlichkeit in einem Falle von paroxysmaler Tachykardie (Vorhofflimmern) wo es rasch zu Herzerweiterung und Leberschwellung kam (Fall 51).

fierte Gebiet in Abb. 14 zeigt die Gegend, wo im Fall 51 die Haut empfindlich gefunden wurde. Es war da über der Leber eine diffuse, undeutlich begrenzte Stelle und diese setzte sich auf die Herzgegend fort. Es bestand auch Empfindlichkeit auf der linken Halsseite, wobei der Kopfnicker besonders schmerzempfindlich war. Innerhalb weniger Stunden, nachdem der tachykardische Anfall aufgehört hatte, verschwanden auch alle diese Symptome und Herz und Leber waren deutlich kleiner geworden. Solche Erscheinungen sind nicht selten bei chronischer verlaufenden Anfällen von Herzschwäche, wo Herz und Leber vergrößert sind.

Symptome im Kopf und Hals (Vagusreflexe). — Die bisher besprochenen Symptome stehen mit dem sympathischen Nervensystem in Beziehung. Aber bei sorgfältiger Untersuchung einiger Kranker entdeckte ich deutliche Empfindungsstörungen auf anderen Gebieten. Die auffälligste war eine auch bei leichtem Kneifen zutage tretende Empfindlichkeit des Sternokleidomastoideus und des Trapezius. Daß die Muskeln selbst empfindlich sind, kann nicht zweifelhaft sein; denn man kann die Haut und das Unterhautzellgewebe quetschen, ohne daß eine besondere Empfindung bestünde; wenn man aber den Muskel selbst kneift, erweist er sich manchmal als sehr druckempfindlich. Da ich nun den Kopfnicker und den Trapezius so oft empfindlich fand, achtete ich auf ihre Nervenversorgung, nämlich auf den Akzessorius, der bekanntlich an seiner Ursprungsstelle mit dem Vagus in Beziehung steht, und ich kam zu dem Schlusse, daß die gesteigerte Erregbarkeit des Akzessorius vom Herzen herstammt und auf dem Wege des Vagus zugeleitet wird. Die abnorme Empfindlichkeit des Sternokleidomastoideus und des Trapezius sind am häufigsten, man findet aber auch Empfindungsstörungen in anderen Gebieten. So kann der Schmerz im Halse, am Kopfe vorn oder hinten und am Unterkiefer gefühlt werden (Fall 27 und 42). Auch Hyperalgesie kann an diesen Stellen bestehen und es kann sein, daß der Kranke über Schmerzen beim Schlucken klagt, wenn ein Schmerzanfall im Kiefer und im Hals vorüber ist. Diese Gebiete zeigen, daß die betroffenen Nerven an ihren Zentren mit dem Vagus in Verbindung stehen. In der Regel sind die am Kopf und Halse vorkommenden Empfindungsstörungen mit solchen im Gebiete der oberen Dorsal- und der unteren Zervikalnerven vergesellschaftet. Ich habe es mir angewöhnt, in vielen Fällen auf die zweite linke Rippe in der Mammillarlinie und auf die oberen Rückenwirbel zu drücken, sowie den linken Kopfnicker und den Trapezius unmittelbar über der Spina scapulae zwischen den Fingern zu klemmen. Wenn Empfindungsstörungen da sind, sind sie gewöhnlich an einer, wenn nicht an allen diesen Stellen deutlich. In einigen Fällen sind alle außerordentlich empfindlich und es kann mit Ausnahme von Schmerzen unklarer Herkunft jede andere Empfindungsstörung fehlen. Andere Vagusreflexe findet man manchmal während oder nach einem Anfalle von Angina pectoris, wie z. B. reichlichen Speichelfluß (Fall 28) oder die Entleerung großer Mengen hellen Harnes von niedrigem spezifischen Gewicht (Fall 23).

Der Schmerz bei Angina pectoris als viszerosensorischer Reflex. — Man beschreibt den Schmerz bei Angina pectoris gewöhnlich so, daß er im Herzen gefühlt wird und in den Arm schießt, oder daß zweierlei Schmerzen vorhanden sind, ein lokaler Schmerz im Herzen und ein übertragener im Arm. Wenn jedoch eine genaue Analyse aller vorhandenen Symptome gemacht wird, so zeigt es sich, daß bei Angina pectoris in Wirklichkeit nur eine Art von Schmerz vorkommt, und daß seine Entstehung mit dem Gesetze übereinstimmt, das ich aufzustellen versucht habe, nämlich, daß es sich um einen viszero-sensiblen Reflex handelt. Nicht in jedem Falle ist es möglich, die Wahrheit dieser Hypothese zu beweisen, aber die Schlüsse, die aus Beobachtungen von geeigneten Fällen gezogen werden, dürfen berechtigterweise auch auf andere Fälle angewendet werden. In Kürze sind diese Beobachtungen folgende: Der Schmerz kann in den schwersten Fällen in vom Herzen entfernten Gegenden gefühlt werden, wie z. B. im linken Arm; dieser Schmerz ist im Charakter identisch mit dem über dem Herzen gefühlten; der Schmerz kann an einer vom Herzen entfernten Stelle anfangen, kommt allmählich näher und bleibt über dem

Herzen bestehen; schließlich können die Gewebe der äußeren Körperwand über dem Herzen außerordentlich schmerzempfindlich sein, nachdem der Schmerz schon vorübergegangen ist. Aus dieser letzten Tatsaché kann man folgern, daß der Schmerz, insofern als sein Sitz mit der hyperalgetischen Stelle übereinstimmt, von den überempfindlichen Nerven empfunden wurde. Etwas anderes anzunehmen, heißt eine Vorstellung ablehnen, die in befriedigender Weise die Schmerzempfindung erklärt, wo sie auch immer entstehen mag.

Der viszero-motorische Reflex. — Bis jetzt haben wir uns hauptsächlich mit dem viszero-sensiblen Reflex beschäftigt, aber nicht weniger auffallende Beweise können für den viszero-motorischen Reflex unter der Gruppe von Symptomen gefunden werden, die man unter der Bezeichnung „Angina pectoris" zusammenfaßt. Manche wollten den Begriff „Angina pectoris" auf die Klasse von Fällen beschränken, wo zugleich mit dem Schmerz ein Gefühl der Beklemmung in der Brust vorhanden ist, welches zuzeiten zu einer Empfindung sich steigern kann, als ob die Brust in einen Schraubstock geklemmt wäre, oder als ob das Brustbein brechen wollte. Ich bin davon überzeugt, daß diese Gefühle infolge eines Krampfes der Interkostalmuskeln entstehen und der festen Kontraktion der flachen Bauchmuskeln entsprechen, wie sie bei Erkrankungen der Bauchorgane zustandekommt. Wenn man einen Fall von sogenanntem „Muskelrheumatismus" beobachtet, wo die Interkostalmuskeln betroffen sind und wo diese Muskeln durch die geringste Bewegung zu heftigen, krampfähnlichen Kontraktionen gereizt werden, kann man nur erstaunt sein über die Ähnlichkeit mit dem „klemmenden" Gefühle, das Kranke beschreiben, die an gewissen Herzaffektionen leiden. Ich habe die Anfälle in solchen Fällen beobachtet und konnte keinen Unterschied zwischen ihnen und den Anfällen bei Herzerkrankung finden, wo das Gefühl der Kontraktion das Hauptsymptom war. Übrigens habe ich bei Konsilien in einigen Fällen gesehen, daß ein solcher Muskelkrampf fälschlich als Angina pectoris aufgefaßt wurde. Der viszero-motorische Reflex kann allein vorhanden sein oder, wie es gewöhnlich der Fall ist, sich mit dem Schmerz verbinden und die Symptome können je nach dem Anfall zu verschiedenen Zeiten sich einstellen (Fall 8). Den reinen viszero-motorischen Reflex, das Gefühl des Zusammengeschnürtseins, sieht man am ausgesprochensten bei alten Leuten, bei welchen er als Zeichen einer Form von terminaler Herzaffektion infolge von Altersveränderungen angesehen werden kann. Ich habe ihn als Vorläufer einer ständig zunehmenden Herzschwäche gesehen, und wenn sich auch für einige Zeit beträchtliche Erleichterung einstellen kann, so sind die Veränderungen im Herzen doch so vorgeschritten, daß nach der Natur der Dinge nur ein Ende in Betracht kommen kann. In solchen Fällen kann Schmerz fehlen.

Der viszero-vasomotorische Reflex (E. Zak). *Neben dem viszero-sensorischen und dem viszero-motorischen gibt es auch einen viscero-vasomotorischen Reflex, dessen Erscheinung zuerst von* Zak *(1920) beschrieben worden ist. Seine erste Beobachtung betraf aortenkranke Menschen: Bei diesen kann man auf der Haut auf dem Manubrium sterni und seitlich davon eine Zone finden, die durch ihre Farbe leicht ins Auge fällt, wenn man sie einmal zu sehen gelernt hat: es sieht so aus, als ob die Fossa jugularis und unterhalb der medialen Hälfte der Schlüsselbeine von einem Insolationserythem befallen wäre. Die ganze Zone sieht aus wie* *ein roter Halbmond, dessen mehr oder weniger stumpfe Enden in der Mitte der Schlüsselbeine liegen, während die untere, annähernd halbkreisförmige Begrenzungslinie bis zur Crista sterni oder noch etwas tiefer herab reicht. In extremen Fällen hat der Halbmond eine düsterrote Farbe, in leichteren Fällen sieht man diese Gegend von einem anastomosierenden Netz feiner, erweiterter Gefäßchen durchzogen. Natürlich ist dieses Phänomen nur dann diagnostisch verwertbar, wenn andere Gründe einer Hautrötung an dieser Stelle entfallen, was wegen der Kleidung insbesondere bei Frauen zu bedenken ist. In einwandfreien Fällen findet man dieses Phänomen bei Aortenerkrankungen so häufig, daß ein kausaler Zusammenhang wohl bestehen muß. Man findet die Rötung aber nicht bei allen Aortenerkrankungen, sie kann auch bei Aneurysmen fehlen; bei welchen Stadien oder Arten von Aortenerkrankung man sie findet, ist noch nicht entschieden. Merkwürdig ist ferner, daß in manchen Fällen diese Rötung, wenn sie spontan fehlt, durch Reizung hervorgerufen werden kann, wobei sich die entsprechende Stelle deutlich empfindlicher zeigt, als benachbarte. Wenn man mit einer Bürste eine umschriebene Stelle am Manubrium sterni reizt und mit einer ebensolchen, in gleicher Weise behandelten Stelle am unteren Sternalende vergleicht, fällt die stärkere Rötung und das längere Bestehenbleiben der oberen Reizrötung auf. Dasselbe sieht man, wenn man mit einem nicht zu spitzen Gegenstande in der Medianlinie vorne über den Brustkorb streicht.*

Es können aber nicht nur mechanische, sondern auch psychische Reize die stärkere Anspruchsfähigkeit der erwähnten Stelle hervortreten lassen. So trat bei einem Kranken mit Aorteninsuffizienz, als er sich entkleidete, eine besonders starke Rötung über dem Manubrium sterni auf und diese blieb mehrere Minuten bestehen, nachdem die anderen Teile der vorderen Brustwand wieder abgeblaßt waren. Eine ähnliche, aber anders lokalisierte Erscheinung fand Zak *bei einem Lungenkranken, bei dem dann die Röntgenuntersuchung zeigte, daß die der Rötung entsprechende Lungenpartie am meisten ergriffen war.* Zak *erklärt die besprochene Erscheinung als ,,Objektivierung der entsprechenden* Head*schen Zone", also ganz ähnlich wie* Mackenzie *die von ihm beschriebenen Reflexe.*

13. Kapitel.
Empfindungsstörungen als Folge von Herzkrankheiten.

Bedingungen, unter denen Angina pectoris entsteht. — Bedingungen, die zu Anfällen von Angina pectoris führen. — Bedingungen, die zu Anfällen prädisponieren. — Zusammenhang der Angina pectoris mit Erschöpfung des Herzmuskels. — Erschöpfung des Herzens und Anspruchsfähigkeit auf Nervenreize. — Die Empfindungen, die durch Überanstrengung gesunder Herzen entstehen. — Empfindungsstörungen bei geschwächten Herzen. — Die Bedeutung der Empfindungsstörungen.

Bedingungen, unter denen Angina pectoris entsteht. — Wenn man eine große Zahl von Fällen studiert, so wird man Symptome von Angina pectoris bei Kranken mit den verschiedensten Erkrankungsformen finden, ja selbst bei Kranken ohne irgendein Zeichen einer Herzkrankheit. Im Anhang führe ich eine Reihe von Fällen an, aus denen zu ersehen ist, daß Angina pectoris vorkommen kann in Fällen von Überanstrengung, Aortenaneurysma, Aortenklappenerkrankung, Atherom der Koronararterien, Degeneration des Myokards oder Schwächung des Herzmuskels infolge schlechter Ernährung, erhöhtem arteriellem Druck, plötzlichem Wechsel der Frequenz und des Rhythmus, bei vorübergehenden Zuständen unklarer Herkunft und bei „senilen" Veränderungen.

Man sollte glauben, daß identische Symptome, die aus so verschiedenen Zuständen entstehen, nicht unmittelbar durch die organische Läsion bedingt sein können, wie z. B. durch Aortenaneurysma, Erkrankung der Koronararterien, erhöhten peripheren Widerstand oder durch Änderungen von Frequenz und Rhythmus. Wir müssen daher eine Ursache suchen, die allen diesen Zuständen gemeinsam ist.

Bedingungen, welche Anfälle von Angina pectoris veranlassen. — Um herauszufinden, welches diese gemeinsame Ursache sein könnte, wird eine Betrachtung der Umstände, die Anfälle von Angina pectoris veranlassen, uns wesentlich helfen. Zunächst muß bemerkt werden, daß Angina pectoris bei vielen der erwähnten Zustände als ein spätes Symptom erscheint, nachdem das Herz lange Zeit gegen die Hindernisse gekämpft hat, die sich seiner wirksamen Tätigkeit entgegenstellen, oder nachdem die Ernährung der Muskulatur durch grobe pathologische Veränderungen an den Koronararterien gelitten hat oder wenn die Muskelfasern infolge langsam fortschreitender Degeneration geschädigt worden sind. Wir finden ferner, daß viele Kranke, solange sie sich ruhig verhalten, keine Schmerzen haben, daß aber irgendeine Ursache, die vermehrte Arbeit des Herzens veranlaßt, einen Anfall hervorruft. Körperliche Anstrengung jeder Art, Aufregung, vermehrter peripherer Widerstand (z. B. wenn man sich der Kälte aussetzt), oder wenn das Herz plötzlich durch einen neuen Rhythmus behindert wird, alles dies kann ohne weiteres einen Anfall von Angina pectoris hervorrufen. Mit anderen Worten: bei prädisponierten Individuen haben alle Umstände, die dem linken Ventrikel mehr Arbeit aufbürden, einen Anfall von Angina pectoris zur Folge.

Bedingungen, die zu Anfällen prädisponieren. — Daß ein Muskel unangenehme Empfindungen hervorruft, wenn er übermüdet ist, gilt für alle muskulösen Organe des Körpers. Wenn man in gewissen typischen Fällen von Angina pectoris sein Augenmerk auf die Koronargefäße richtet, kann man wohl mit einiger Sicherheit auf eine Art schließen, wie die Anfälle entstehen können. In einigen Fällen sind die Koronargefäße so stark verengt, daß man kaum eine Stecknadel einführen kann. *Nach* Romberg *findet man in der überwiegenden Mehrzahl der Fälle anatomisch eine Sklerose oder Syphilis der Kranzarterien. „Von 44 Fällen wahrer Angina pectoris meiner Münchner Klinik waren 21 auf Arteriosklerose, 20 auf Syphilis und 3 auf die Kombination beider Krankheiten zurückzuführen. Wie Heinr.* Curschmann *hervorhob und ich bestätigen kann, sind scheinbar fast immer einer oder beide Hauptstämme oder einzelne Äste an ihrem Ursprunge oder in ihrem Verlaufe umschrieben verengert. Nächst den Abgangsstellen der Kranzarterien ist der vordere absteigende Ast der Lieblingssitz der umschriebenen Verengerung." Wenn man die Fälle durchsieht, die* Mackenzie *selbst im Anhange als typische Beispiele für Angina pectoris zusammenstellt, findet man, daß in 24 Fällen der Tod eingetreten ist; davon sind 12 entweder nicht obduziert worden oder es finden sich keine Angaben über den Zustand der*

Koronararterien. Bei allen anderen aber, wo auf die Koronargefäße geachtet worden ist, haben sich mehr oder weniger schwere Veränderungen an ihnen nachweisen lassen. Es sind die Fälle 17, 20, 22, 24, 25, 28, 29, 31, 35, 40, 41 und 42. Während des Lebens muß der Blutstrom sehr verringert gewesen sein, und wenn er auch hinreichte, den Muskel in der Ruhe zu speisen, so war er doch offenbar ganz unzureichend, wenn das Herz mehr zu arbeiten hatte. In dieser Beziehung scheint eine ausgesprochene Verwandtschaft zu bestehen zwischen dem Ursprunge der Schmerzen in solchen Fällen und in jenem Zustande, den wir als „intermittierendes Hinken" bezeichnet und auf S. 23 beschrieben haben.

CHARCOT *und neuerdings* ERB *haben gezeigt, daß eine mäßige Verengerung des Arterienlumens bei Skelettmuskeln, solange diese ruhen, keine besonderen Erscheinungen auslöst. Wenn diese Muskeln aber stärker oder anhaltend bewegt werden, führt die unzureichende Blutzufuhr zu den heftigsten Schmerzen. Wichtig sind dabei abnorme nervöse Einflüsse, die bei genügender Blutzufuhr durch Erregung der Vasomotoren einen Arterienkrampf auslösen.* ROMBERG *sagt: „Wir übertragen mit den genannten Autoren, mit* POTAIN *und A.* FRAENKEL *diese Beobachtung auf die Theorie der Angina pectoris. Eine umschriebene Verengerung einer Kranzarterie oder eines ihrer Hauptäste beeinflußt, solange sie nicht zu hochgradig wird, die Ernährung und die gewöhnliche Tätigkeit der dahinter liegenden Partie des Herzmuskels nicht. Sobald aber gesteigerte Ansprüche an die Herzkraft herantreten, ruft der für die erhöhte Tätigkeit infolge der Verengerung unzureichende Blutzufluß Schmerzen hervor. Dasselbe Mißverhältnis zwischen Blutzufuhr und Muskelarbeit muß eintreten, wenn das Herz ermüdet oder insuffizient ist, oder wenn der arterielle Druck, wie z. B. im Schlafe abnimmt und so die die Verengerung passierenden Blutmengen unter ein gewisses Maß hinuntergehen ... Am ehesten ist wohl an chemische, die Nerven reizende Produkte zu denken, die infolge der unzureichenden Blutzufuhr bei der Herzarbeit entstehen oder nicht genügend ausgeschwemmt werden."*

In neuester Zeit findet ZAK, *daß bei ungenügender Blutzufuhr willkürlich innervierten Muskeln — er ließ bei verschlossener Oberarmarterie die Faust mehrmals ballen und öffnen — ein Zustand herbeigeführt werden kann, der ganz den funktionellen Verhältnissen beim intermittierenden Hinken entspricht und sich von diesem nur durch den normalen Zustand der Gefäße unterscheidet (Müdigkeit, Schwäche, dann Krampfgefühl, Schmerz und Unmöglichkeit, die Finger ganz zu beugen oder zu strecken). Bei Kompression der Oberarmarterie werden die Finger blaß und kalt und wenn man die Arterie freigibt, werden sie nicht gleich rot, sondern es dauert bis zu 10 Sekunden, bis die Blässe verschwindet. Dies ist ein wichtiger Unterschied zwischen der Haut des arbeitenden und des ruhenden Gliedes und er spricht dafür, daß schon die gesunden Gefäße einer mangelhaft durchbluteten Extremität eine ganz besondere Kontraktionsbereitschaft haben. Der Vorgang beim intermittierenden Hinken wäre also folgender: „Wenn der an Claudicatio Leidende zu gehen beginnt, kommen die mit jeder Muskelbewegung einhergehenden gefäßerweiternden Reflexe an allen Teilen des Gefäßgebietes des Beines in Gang. Während die Kapillaren ... sich erweitern und während die Zahl der offenen, für das Durchströmen des Blutes freien Kapillaren sich gewaltig vermehrt (*KROGH*), kann der erkrankte Hauptgefäßstamm den erweiternden Impulsen nur ungenügend,* *vielleicht im ersten gegebenen kritischen Moment gar nicht mehr nachkommen. Dadurch entsteht eine relative Blutsperre: Das Blut fließt reichlich in die Peripherie ab, strömt spärlich aus dem Zentrum nach. In dem nun sich ergebenden anämischen Milieu steigt die Konzentration der produzierten und nicht weggespülten Kohlensäure der Gewebe an und deren Sauerstoffgehalt nimmt ab. Diese Umstände führen zum Auftreten der gefäßkontrahierenden Reflexe, welche imstande sind, die zur Arbeit notwendigen Dilatationsreflexe zu überwinden. Sind nun die kleinen Arterien spastisch verschlossen, so daß das Blut ab- aber nicht mehr zufließen kann, dann tritt der bekannte krampfhafte Schmerz und die unwiderstehliche Müdigkeit ein, welche jeden weiteren Versuch Bewegungen zu intendieren, abstellen."* — Die Anwendung dieser Vorstellung auf das Herz mit erkrankten Koronargefäßen ist naheliegend und wohl auch zulässig. Sie könnte die Entstehung des Schmerzes bei der Angina pectoris erklären und auch verständlich machen, warum selbst nach längerer Ruhe und Erholung des Herzens die Schmerzanfälle eben doch bei Anstrengung immer wieder auftreten. Freilich darf man nicht vergessen, daß es eine Angina pectoris ohne Veränderung der Koronargefäße und eine Koronarsklerose ohne Angina gibt. Es können der echten Angina ganz entsprechende Erscheinungen aus sehr verschiedenen Ursachen entstehen, wie u. a. der gastrokardiale Symptomenkomplex (S. 94) und die nervöse Angina pectoris (S. 92 und 95) zeigen.

Ganz ähnlich wie die Angina pectoris wird auch die Angina abdominalis dem intermittierenden Hinken an die Seite gestellt. Die Angina abdominalis — Angiosklerose der Darmgefäße, Dyspragia intermittens angiosclerotica intestinalis — ist zuerst von SCHNITZLER 1901 beschrieben und dann besonders von NEUSSER und ORTNER studiert worden. Das Krankheitsbild ist charakterisiert durch anfallsweise auftretende Schmerzen im Bauch, Blutdrucksteigerung und Meteorismus; diese Erscheinungen werden auf Anämie oder Ischämie zurückgeführt. Jüngst hat W. FREY wieder einen solchen Fall beschrieben: bei der Obduktion fand sich neben Veränderungen der Koronargefäße eine starke Arteriosklerose der Aorta bis in die Art. iliacae hinab. Eigene experimentelle Untersuchungen führen nun FREY zu dem Schlusse, daß die Hemmung der Sauerstoffzufuhr zum Darm diesen in einen Zustand vermehrter Erregung versetzt und daß die bei der Ischämie auftretende Säuerung des Gewebes als adäquater Reiz für die schmerzempfindlichen, in der Darmwand gelegenen sympathischen Nervenendigungen aufzufassen ist. Diese Säuerung ist auch ein Reiz für die Gefäßwandungen. Besteht infolge arteriosklerotischer Veränderungen der Gefäße die Neigung zur Azidose, so ist damit auch die Möglichkeit zum Auftreten paroxystischer Kontraktionen der Arterien gegeben, wodurch die Blutdrucksteigerung entsteht.

Schmerz ist das Bezeichnendste bei äußerster Erschöpfung. Die Erschöpfung des Herzmuskels kann durch verminderte Blutzufuhr bedingt sein, wie bei Koronararterienverschluß, durch ungenügende Nährstoffe im Blute oder durch eine Verminderung des tätigen Muskelgewebes infolge von Schwielenbildung oder fettiger Entartung im Herzmuskel. Tatsächlich gibt es viele Fälle, wo es schwer ist, eine vernünftige Erklärung für den Vorgang zu finden, der die Erschöpfung im Gefolge hat, aber wenn man eine große Zahl von Fällen untersucht hat, gibt die Erschöpfung einen guten Anhaltspunkt für die Beurteilung des Zustandes, in dem sich der Kranke befindet; darauf werden wir bei der Besprechung der Prognose und der Behandlung näher eingehen. Hier muß besonders eine Tatsache betont werden, nämlich, daß die Angina pectoris keine Krankheit ist, sondern nur eine Gruppe von Symptomen, die uns noch keinen Hinweis auf das wahre Wesen des Herzleidens geben, so daß man sich nach anderen Erscheinungen umsehen muß, um diese Frage zu lösen.

Angina pectoris in Verbindung mit Erschöpfung des Herzmuskels. — Solche Betrachtungen führen zu dem Schlusse, daß Angina pectoris infolge gewisser Zustände der Muskelsubstanz des Herzens entsteht, wenn die Kontraktion einem Widerstande begegnet, der zu groß ist, um wirksam überwunden zu werden, sei es, daß eine ziemlich starke Muskulatur gegen einen gesteigerten Widerstand kämpft (wie z. B. wenn ein großer peripherer Widerstand oder ein verengtes Aortenostium vorhanden ist), oder daß eine schwache oder degenerierte Muskulatur sich bei ihrer Kontraktion einem normalen oder selbst erniedrigten Druck gegenübergestellt sieht, der aber doch zu groß ist, um von der geschwächten Muskulatur leicht überwunden zu werden, oder wenn ein Herz durch lange Zeit hindurch sich anstrengen mußte und zu wenig Zeit zur Ruhe und Erholung fand. Die Ansicht, daß Angina pectoris die Folge einer Erschöpfung des Herzmuskels ist, wird durch die Tatsache gestützt, daß man sie oft zusammen mit anderen Erscheinungen findet, die mit einer solchen Erschöpfung in Beziehung stehen oder auf ihr beruhen, z. B. Dyspnoe, Asthma cardiale, Pulsus alternans und CHEYNE-STOKESsches Atmen. *Und doch kann der Satz, daß diese Angina pectoris die Folge einer Erschöpfung des Herzmuskels ist, wohl kaum allgemeine Geltung beanspruchen. Denn erstens müßte man die Angina pectoris sonst bei jeder Herzschwäche finden, und sie ist doch, wie* MACKENZIE *selbst (S. 262) sagt, bei der Herzschwäche mit Vorhofflimmern sehr selten; ja nach* ROMBERG *verschwinden die Anfälle meist, wenn auch nicht immer, wenn die fortschreitende Degeneration des Herzmuskels eine anhaltende schwere Herzschwäche herbeigeführt hat. Zweitens findet man typische Angina pectoris in Fällen, wo das Herz sehr kräftig arbeitet; es sei hier nur auf zwei im Anhange wiedergegebene Fälle verwiesen: Fall 21. Der Blutdruck schwankte zwischen 130 und 200.* MACKENZIE *sagt: ,,Ich habe nicht finden können, daß die Anfälle leichter entstanden, wenn der Druck hoch war." Ähnliche Angaben finden sich auch noch in anderen Fällen. Im Fall 42, der auch zur Obduktion kam, ,,gab die von der Kammersystole stammende Erschütterung (während des Anfalles) seinem Körper einen Ruck und dieser teilte sich auch dem Bette oder dem Stuhle mit, auf den sich der Kranke gerade stützte". In schweren Anfällen stieg in diesem Falle der Blutdruck bis auf 240, einmal sogar auf 300 mm Hg. Ein Herz, das sich gegen einen so enormen Widerstand noch entleeren kann, kann unmöglich schwach oder erschöpft sein. In diesem Falle ging der Blutdruck zurück, wenn der Schmerz geringer wurde, und ähnliches wurde ja auch in anderen Fällen beobachtet. Das weist darauf hin, daß die Drucksteigerung durch den Schmerz ausgelöst wird — auch im Tierversuch wirkt ja der Schmerz stark drucksteigernd. Vielleicht soll auf diese Weise erreicht werden, daß trotz der Verengerung der Koronargefäße noch eine genügende Blutmenge durchgepreßt wird.*

Die Erschöpfung des Herzens und seine Anspruchsfähigkeit auf Nervenreize. — Es ist eine bekannte Tatsache, daß scheinbar ganz gleiche Erkrankungen des Herzens bei verschiedenen Leuten zu verschiedenen Erscheinungen führen.

Dieser Unterschied zeigt sich besonders in der Reaktion verschiedener Menschen auf schmerzerregende Reize. Es ist wahrscheinlich die Folge dieser individuellen Eigentümlichkeit, daß wir die Angina pectoris bei einigen als Ausdruck einer belanglosen Läsion finden, bei anderen als Ausdruck einer schweren Erkrankung, während bei vielen auch in den vorgeschrittensten Fällen von Erkrankung und Herzschwäche der Schmerz ganz fehlt. Die Erfahrung hat mich gelehrt, die Angina pectoris von zwei verschiedenen Standpunkten aus zu betrachten, nämlich als den Ausdruck einer Erschöpfung des Herzmuskels und auch als den Ausdruck einer besonderen Empfindlichkeit des Nervensystems. Daß dieser letztere Zustand vorkommt, wird man erkennen, wenn man sich daran erinnert, daß in vielen Fällen zweifellos ein reizbarer Herd in demjenigen Teile des Rückenmarks vorhanden ist, von wo die Herz- und die Zerebrospinalnerven ausgehen. Man muß in jedem Falle die Empfindlichkeit des Untersuchten gegenüber äußeren Reizen feststellen, denn darauf beruht es, daß wir so typische Anfälle von Angina bei hochgradig nervösen Menschen finden.

Die sensorischen Erscheinungen, die durch Überanstrengung gesunder Herzen entstehen. — Ich habe schon erwähnt, daß Empfindungen von Unbehagen entstehen, wenn ein Herz gezwungen wird, über seine normale Leistungsfähigkeit hinaus zu arbeiten, oder mit anderen Worten, wenn seine Reservekraft erschöpft ist. Die Empfindungen können verschieden sein, zuerst leichte Atemnot, ein Gefühl von Erstickung, das in die Kehle verlegt wird, oder ein Gefühl von Beklemmung oben in der Brust. Das sind die Symptome, die gewöhnlich von Gesunden angegeben werden, die ihr Herz durch einige Zeit stark in Anspruch genommen haben, wie beim Wettlaufen oder -rudern. Außer diesen Empfindungen kann sich auch Schmerz einstellen und von anderen Empfindungsstörungen gefolgt sein, wie Hyperalgesie der Haut und des Unterhautzellgewebes an der linken Brustseite. Solche Erscheinungen stellen sich immer an einem Teile der in Abb. 9 schraffierten Gegend ein. So machte ein gesunder Junge von 16 Jahren an einem Feiertage einen Radausflug in eine gebirgige Gegend. Am ersten Tage legte er eine große Strecke zurück und hatte sich ziemlich ausgegeben. Am zweiten Tage fuhr er noch etwa 100 Meilen auf einer bergigen Straße und brach am Abend mit einem Gefühl von Erstickung und Schmerzen in der linken Brustseite zusammen. Am nächsten Tage stellte sich schon nach kurzem Radfahren der Schmerz wieder ein, worauf der Junge nach Hause zurückkehrte; ich untersuchte ihn am 3. Tage nach dem Auftreten der Schmerzen und konnte mit den physikalischen Methoden nichts Abnormes finden. Es war nur eine undeutlich begrenzte Stelle gesteigerter Empfindlichkeit an der linken Brust vorhanden. Ich riet ihm ruhig herumzugehen und jede Anstrengung, die den Schmerz hervorrufen könnte, zu vermeiden. Das tat er auch, aber von Zeit zu Zeit versuchte er doch, wie weit er schon laufen könnte, aber er fand, daß der Schmerz wiederkam, wenn er nur einige 100 m gelaufen war. Nach einigen Monaten trat der Schmerz nicht mehr so leicht ein und am Schlusse des Jahres war der Junge so wohlauf wie je und jetzt, nach 6 Jahren, ist er ganz gesund. — Ein gesunder 32jähriger Arzt ging an einem heißen Sommertage auf die Jagd, nachdem er bisher ein etwas ruhiges Leben geführt hatte. Er stieg mit Gewehr und Munition einen steilen Hügel hinan und empfand, als er oben anlangte, einen stechenden Schmerz, der nur einige Augenblicke anhielt. Am nächsten

Tage entdeckte er eine gesteigerte Empfindlichkeit um die linke Brustwarze herum und kam zu mir. Ich konnte am Herzen nichts Abnormes finden; das war vor 8 Jahren und der Mann übt seinen anstrengenden Beruf noch sehr fleißig aus, ohne daß Zeichen von Herzschwäche sich eingestellt hätten. Ich könnte eine Reihe von ähnlichen Fällen anführen (wie Fall 2), aber diese mögen genügen um zu zeigen, wie innig die Beziehungen zwischen den Herz- und den sensiblen Nerven sind und wie auch von gesunden Herzen Empfindungsstörungen ausgehen können. Bei kranken Herzen ist der Entstehungsmechanismus derselbe, nur kommt er leichter ins Spiel.

Empfindungsstörungen bei geschwächten Herzen. — Eine systematische Untersuchung aller Kranken, die über Schwäche, Atemnot bei Anstrengung und Herzklopfen klagen, wird ergeben, daß eine beträchtliche Zahl von ihnen ein Gebiet gesteigerter Empfindlichkeit auf der linken Seite der Brust, besonders unter der linken Brust aufweisen. Dieses Gebiet ist manchmal ganz klein, aber in vielen Fällen von beträchtlicher Ausdehnung. Einige von diesen Leuten klagen zeitweise über einen dumpfen Schmerz an dieser Stelle, andere spüren ein plötzliches Stechen und wieder bei anderen tritt der Schmerz mit großer Heftigkeit ein und ist von anderen Erscheinungen begleitet, so daß man ihn nicht von Angina pectoris unterscheiden kann, wenn er nicht wirklich Angina pectoris ist.

In der Mehrzahl der Fälle handelt es sich dabei um angestrengte nervöse Leute, besonders Frauen. Oft hatten sie sich geistig oder körperlich besonders stark angestrengt und ihre Herzsymptome sind vielleicht nur Teilerscheinungen einer allgemeinen Gesundheitsstörung. Wir finden solche Symptome häufig während der Menopause oder dort, wo auch andere Beschwerden bestehen, wie Obstipation, oder Vergiftung infolge einer Infektion. Ich habe solche Leute über 20 Jahre beobachtet; einige hatten typische Anfälle von Angina pectoris, so daß man diese Empfindungsstörungen nicht als Zeichen einer ernsten Herzerkrankung auffassen konnte, sondern nur als den Ausdruck einer Erschöpfung des Herzens bei einem sehr empfindlichen Nervensystem (Fall 6 und 7).

Dieses Gebiet von Hyperalgesie findet man sehr gewöhnlich bei sicheren Herzleiden, wie bei Vorhofflimmern und bei anderen Zuständen, wo Herzschwäche besteht. Die Hyperalgesie kann so heftig sein und in einzelnen Fällen die ich sah, war die Empfindlichkeit der Haut an der linken Brust so groß, daß eine Neuritis diagnostiziert worden war.

Die Bedeutung der Empfindungsstörungen. — Wenn wir zunächst von der Frage der Angina pectoris absehen, die bei Herzkrankheiten auftritt und im nächsten Kapitel ausführlich besprochen werden wird, ist die Anwesenheit solcher Empfindungsstörungen für den Kliniker von sehr großem Wert. Bei vielen Fällen von Herzkrankheiten, die auch auf andere Weise erkannt werden können, mag man die Empfindungsstörungen beiseite lassen; eine annähernde Vorstellung von der Leistungsfähigkeit des Herzens kann gewonnen werden, auch ohne daß man sie in Betracht zieht. Aber es gibt eine große Zahl von Leuten, die wirklich an Herzschwäche leiden, bei denen abgesehen vom Berichte des Kranken die hyperalgetische Zone das einzige Symptom ist, das der Arzt entdecken kann — die physikalische Untersuchung ergibt nichts Abnormes. Ich habe mir seit langem angewöhnt, nach solchen hyperalgetischen Gebieten zu suchen, indem ich leicht auf die Haut der Brust drücke und den Pectoralis major dort wo er die vordere Begrenzung der Achselhöhle bildet, sowie den Kopfnicker und den Trapezius leicht kneife. Man wird finden, daß die Empfindlichkeit dieser Gewebe wechselt und man wird immer sehen, daß sie zu jenen Zeiten empfindlicher werden, wo der Kranke über große Erschöpfung klagt. Und überdies wird die Anwesenheit einer solchen gesteigerten Empfindlichkeit in vielen Fällen, wo die Klagen unklar und ungenügend sind, uns die Tatsache aufdecken, daß trotz des Fehlens physikalisch nachweisbarer Erscheinungen gerade in diesem Symptom die Erschöpfung des Herzmuskels zutage tritt. Auf Grund dieser Erkenntnis können wir auch nach den Umständen suchen, welche die Erschöpfung herbeigeführt haben dürften.

14. Kapitel.

Angina pectoris.

Wie die Symptome bei Angina pectoris entstehen. — Den Anfall veranlassende Zustände. — Charakter und Dauer eines Anfalles. — Die Symptome während des Anfalles: Schmerz, Brustbeklemmung, Gefühl des drohenden Todes. — Der Zustand des Herzens und der Arterien. — Symptome im Anfalle. — Entstehung einer Neigung zur Wiederkehr der Anfälle. — Prognose. — Behandlung: Besserung des Zustandes des Herzens. Behandlung während eines Anfalles.

Wie die Symptome bei Angina pectoris entstehen. — In den drei vorhergehenden Kapiteln habe ich die Gründe angeführt, die uns zu der Annahme führen, daß der als Angina pectoris bezeichnete Symptomenkomplex zu der Klasse der Schutzreflexe gehört, und daß die Symptome dadurch entstehen, daß ein inneres Organ gewisse Gebiete im Zentralnervensystem reflektorisch reizt. Der vom Herzen kommende Reiz erregt im Rückenmark diejenigen Zellen, die in der Nähe des zuführenden Nerven liegen. Die so erregten Nerven antworten nun in der ihrer speziellen Funktion entsprechenden Weise, und zwar sensible Nerven so, daß in ihrem Verzweigungsgebiete Schmerzen gefühlt werden, und motorische Nerven durch Erzeugung einer Muskelkontraktion. So kommt die eigentümliche Lokalisation des Schmerzes bei Herzleiden zustande und so entsteht das Gefühl, als ob die Brust zusammengeschnürt würde. Die heftige Reizung des Rückenmarkes kann, wenn sie abgeklungen ist, einen erregbaren Herd zurücklassen, so daß die betroffene Stelle einer Reizung leichter zugänglich wird und weitere Anfälle von Angina pectoris leichter ausgelöst werden können. Das Bestehen eines solchen erregbaren Herdes äußert sich bei einigen Kranken in der gesteigerten Empfindlichkeit der Haut, der Muskeln und anderer unter der Haut gelegener Gewebe an der Stelle, wo der Schmerz gefühlt wurde. Dieser Herd kann so empfindlich werden, daß ein Anfall von Angina pectoris auch durch einen Reiz ausgelöst werden kann, der gar nicht vom Herzen herkommt. Ich habe ferner in den vorhergehenden Kapiteln wahrscheinlich gemacht, daß diese Erscheinungen nicht die Folge der groben Veränderungen sind, die man bei Angina pectoris findet, sondern daß sie auf einer Erschöpfung des Herzens beruhen. Wenn man sich diese Ansicht vergegenwärtigt, wird die Untersuchung der Kranken sehr erleichtert und die Grundlage gelegt für eine vernünftige Diagnose, Prognose und Behandlung.

Den Anfall veranlassende Zustände. — Angina pectoris ist selten die Folge einer akuten Erkrankung, obwohl sie in manchen Fällen im Verlaufe einer akuten oder subakuten Infektion entstehen kann (Fall 5 und 86); gewöhnlich führt eine lange Periode allmählicher Erschöpfung zu den Anfällen, außer, wenn irgend ein Ereignis die Herztätigkeit plötzlich erschwert, wie die Embolie einer Koronararterie oder der Eintritt eines abnormen Rhythmus (Fall 79). Der Anfall wird in der Mehrzahl der Fälle durch eine besondere Anstrengung vonseiten des Herzens veranlaßt. Es ist nicht nötig, daß dies eine Anstrengung von ungewöhnlicher Stärke ist; es kommt öfter vor, daß die Anfälle nach Kraft- äußerungen auftreten, die früher keine besondere Anstrengung erforderten. Die Ursache kann verschiedener Art sein: körperliche Anstrengung, geistige Aufregung, Einwirkung kalter Luft oder irgendeine Tätigkeit, die mehr Arbeit vonseiten des Herzens erfordert. In den meisten Fällen kommt der Anfall nicht sofort zum Ausbruch, außer wenn man die Anstrengung fortsetzt, z. B. wenn man einen Hügel hinaufgeht und die ersten Warnungszeichen der Erschöpfung des Herzens nicht beachtet. Der Schmerzanfall kann erst einige Minuten, ja selbst Stunden, nach dem Aufhören der ursächlichen Anstrengung auftreten, ja manchmal sogar erst dann, wenn der Kranke sich im Bett ausgeruht hat. In einigen schweren Fällen kann der Schmerzanfall in Intervallen auftreten, ohne daß der Kranke sich Anstrengungen ausgesetzt hat, besonders dort, wo die Anfälle häufig sind und eine Neigung zu solchen festgestellt ist. Eine der gewöhnlichsten, den Anfall unmittelbar auslösenden Ursachen ist ein voller Magen *(siehe ,,Luftansaugung'', S. 94).* Manche Kranke bekommen die Anfälle nur, wenn sie nach einer Mahlzeit zu gehen anfangen. Sie können zwei oder dreimal zum Stillstehen gezwungen werden, wenn sie 50 oder 100 m gegangen sind. Bei einigen hört der Schmerz nach einer gewissen Zeit auf und sie können dann meilenweit ohne Beschwerden gehen. In vielen schweren Fällen werden die Anfälle sehr leicht ausgelöst und unter Umständen, die keine besondere An- strengung vom Herzen verlangen. So habe ich Anfälle eintreten sehen nach bloßer Reizung der Haut unter der linken Brustwarze und nach leichter Be- wegung des linken Armes, während der rechte ganz frei und ausgiebig bewegt werden konnte, ohne daß es zum Anfalle gekommen wäre (Fall 22). In diesen Fällen besteht wahrscheinlich ein äußerst erregbarer Herd im Rückenmark (siehe S. 62).

Charakter und Dauer eines Anfalles. — Die Anfälle können anfangs so leicht sein, daß sie fast unbemerkt vorübergehen, und erst wenn sie häufiger und stärker werden, wird die Aufmerksamkeit des Kranken auf die Tatsache gelenkt, daß er schon früher an leichtem Unbehagen gelitten hat. In den einfacheren Fällen braucht der Schmerz nicht sehr stark zu sein und, wenn er nach einer heftigen Anstrengung aufgetreten ist, sich nie wieder zu zeigen. An Stelle des Schmerzes findet sich manchmal bloß ein leichtes Beklemmungs- gefühl über der Brust, welches eine tiefe Einatmung notwendig macht, um die Spannung zu beheben. Die ernsteren Anfälle fordern gebieterisch das Auf- hören jeder Anstrengung, und da können sich alle Grade der Qual zeigen. Während des Anfalles kann der Kranke in einer steifen, unbeweglichen Stellung stillstehen, sich vor Bewegung oder dem Sprechen fürchtend und kaum zu atmen wagend, oder er kniet nieder und legt seinen Kopf auf einen Stuhl; er wälzt sich auf dem Boden in äußerster Seelenangst, oder er wird bewußtlos und kann in seltenen Fällen sterben. Wenn der Schmerz im Arm sitzt, legt er ihn gewöhnlich an seine Brust und wiegt ihn hin und her. Das Gesicht wird blaß oder rötet sich, und Schweißtropfen fallen von der Stirne. Der Anfall endet oft mit Aufstoßen von Luft aus dem Magen, die im Anfall unbewußt geschluckt wurde.

In den meisten Fällen dauert der Anfall einige Sekunden, aber er kann in voller Stärke während mehrerer Stunden anhalten und erst auf Chloroform oder große Dosen Opium nachlassen. In so schweren Fällen kann der Tod im Anfalle erfolgen.

Die Symptome während des Anfalles. — Das Hauptsymptom ist Schmerz, doch können auch ein Beklemmungsgefühl auf der Brust, ein Erstickungsgefühl und das Gefühl des drohenden Todes vorhanden sein. Gelegentlich finden sich auch andere Reflexe, wie z. B. Speichelfluß aus dem Munde und eine vermehrte Harnausscheidung. Nicht alle diese Symptome sind in jedem Anfalle vorhanden, noch finden sie sich stets in gleicher Stärke. Es kann nur ein geringer Schmerz oder ein geringes Beklemmungsgefühl auf der Brust vorhanden sein. Oder der Schmerz ist äußerst peinvoll und geht mit einer so heftigen Beklemmung der Brust einher, daß der Kranke das Gefühl hat, als ob sein Brustbein brechen müsse.

Schmerz. — Der Schmerz bezieht sich gewöhnlich auf das Verteilungsgebiet der vier obersten linken Dorsalnerven in Brust und Arm. Manchmal kann er bis zum Verteilungsgebiete des sechsten Dorsalnerven im Epigastrium und bis zum achten und siebenten Cervicalnerven am Ulnarrande des Vorderarmes und der Hand gefühlt werden. Er wird selten an den entsprechenden Stellen der rechten Seite gefühlt, manchmal sitzt er auch im Nacken und im Hinterkopf, im Gebiet der oberen Cervicalnerven, deren Wurzeln in naher Beziehung zum Vagus stehen. Gewöhnlich fühlt man den Schmerz quer durch die Brust hindurch, und er kann dort stationär bleiben oder in sehr charakteristischer Weise in die Achselhöhle und den Arm herunter zum Ulnarrande des Vorderarmes und der Hand ausstrahlen. Wenn dies der Fall ist, kann er für kurze Zeit sich am Oberarm oder Vorderarm aufhalten und dort sehr heftig empfunden werden. Auf der anderen Seite kann der Schmerz im Arm entstehen und in die Brust ausstrahlen, wo er in voller Stärke für einige Zeit anhält. Diese Stellen sind schon im 12. Kapitel beschrieben worden.

Brustbeklemmung. — Mit dem Schmerz entstehend oder ihm folgend oder gänzlich unabhängig vom Schmerzgefühl, macht sich ein Gefühl der Beklemmung geltend, das nach meiner Ansicht durch die reflektorische Reizung der Interkostalmuskeln bedingt ist (S. 62). Es kann so gering sein, daß es eher als eine Beengung der Brust nach der Anstrengung empfunden wird, oder es kann die Brust so stark zusammenschnüren, daß der Kranke stillstehen und eine große, tiefe Inspiration machen muß, um den Muskelkrampf aufzuheben. In seiner heftigsten Form trägt es viel zu den Leiden des Kranken bei, wenn Schmerz ebenfalls vorhanden ist. So fühlte ein Mann von 48 Jahren (Fall 8), der sich heftig angestrengt hatte, einige Minuten nach der Anstrengung allmählich einen Schmerz in der Brust auftreten. Als der Schmerz zunahm, ließ er mich rufen, und ich fragte ihn, ob er seine Brust zusammengeschnürt fühle. Er antwortete: „Nein." Einige Stunden später nahm der Schmerz an Stärke zu; dann plötzlich fühlte er eine so heftige Brustbeklemmung, daß sie, wie er sagte, sein schreckliches Leiden in unbeschreiblicher Weise erhöhte. Es wich nur auf große Dosen Opium. Am nächsten Tage hatte er im Bette für eine kurze Zeit das Gefühl, als ob „das schreckliche Klemmen wiederkommen wolle" und er lag zehn Minuten lang in Schweiß gebadet aus Furcht vor dessen Wiederauftreten.

Gefühl des bevorstehenden Todes. — Dieses Gefühl ist, wie ich annehme, eine Folge der heftigen Reizung des Nervensystems, wie sie in ähnlicher Weise auftritt, wenn irgendein anderes inneres Organ heftig gereizt wird, wie z. B. nach einem Schlag ins Epigastrium oder auf den Hoden. Bei seltenen Gelegenheiten wird der Kranke während eines Anfalles ohnmächtig, und kann in der Ohnmacht sterben. *Das von den Kranken so sehr gefürchtete Gefühl des bevorstehenden Todes oder das „Vernichtungsgefühl" darf mit dem Kollaps nach schwerer Verletzung oder nach Kontusion der Baucheingeweide nicht verwechselt werden. Es ist oft die Folge der furchtbaren Schmerzen, kann aber auch bei weniger starken Schmerzen als ganz spezifische Empfindung vorkommen, und zwar bei Kranken, die außerhalb des Anfalles noch ganz gut herumgehen können und auch zu dieser Zeit die Überzeugung haben, daß es „aus ist". Dort, wo bei abnormer Verteilung der viscerosensiblen Reflexe die Schmerzen zuerst an vom Herzen entfernten Gebieten gefühlt werden, ist zu ihrer Erkennung als Angina pectoris das gleichzeitige Bestehen des Angst- oder Vernichtungsgefühles von größtem Werte (KREHL). Diese Fälle zeigen, daß das Gefühl des bevorstehenden Todes nicht einfach als Folge des Schmerzes aufgefaßt werden darf, sondern daß es eine vom Zustande des Herzens bedingte spezifische Empfindung ist, denn sonst müßte es sich auch finden, wenn aus anderen Gründen starke Schmerzen in peripheren Gebieten auftreten. Wenn die Kranken die Schmerzen bei der Angina pectoris auch nicht richtig lokalisieren, so empfinden sie doch die A r t des Schmerzes ganz anders als Schmerzen in der Haut oder in den Muskeln.*

Der Zustand des Herzens und der Arterien. — Während eines Anfalles von Angina pectoris treten einige deutliche Erscheinungen am Herzen und an den Gefäßen auf, und es ist unmöglich zu sagen, ob sie die Ursache oder die Folge des Schmerzanfalles sind. Das Herz zeigt manchmal eine plötzliche Frequenzsteigerung oder einen abnormen Rhythmus; ich habe in einer Reihe von Fällen Kurven aufgenommen, wo Arhythmie, wie z. B. Extrasystolen, auftraten, aber das wirkliche Wesen einiger von diesen Unregelmäßigkeiten verstehe ich nicht. Ich gebe im Anhang einen Bericht über einige von diesen Fällen. Einige Kranke fühlen ein Herzflattern, wenn der Anfall da ist und in einem Falle von Aortenerkrankung stellte sich, während ich die Empfindlichkeit der Haut auf der linken Brust untersuchte, plötzlich eine Frequenzsteigerung von 90 auf 130 ein, gleichzeitig mit einem schweren Anfalle von Angina pectoris. Die meisten Kranken leiden so schwer, daß es unmöglich ist, verläßliche Kurven aufzunehmen. Auch die Blutgefäße sind in vielen Fällen stark beteiligt. Manchmal ist ein Druckanstieg infolge der Kontraktion der Blutgefäße deutlich ausgesprochen, besonders in Fällen von Aortenklappenerkrankung (siehe Fall 38 und 42).

aber das ist durchaus kein gewöhnliches Ereignis, denn ich habe oft gefühlt, daß der Puls während des Anfalles weich und kaum tastbar wurde und in einem Falle sogar ganz verschwand, so daß der Kranke für kurze Zeit bewußtlos wurde und endlich während meiner Beobachtung starb. Meine Erfahrung geht demnach dahin, daß die Herztätigkeit sich zwar in vielen Fällen nicht erkennbar ändert, daß aber bei anderen Kranken die Anfälle von tiefgreifenden Veränderungen der Herztätigkeit begleitet sind, deren Natur ich nicht erklären kann. *Die Verschiedenheit der während eines Anfalles am Herzen und an den Arterien auftretenden Erscheinungen kann sich aus dem primären Vorgange und aus seinen Folgen erklären lassen. Plötzliche Frequenzsteigerung, abnorme Rhythmen und Extrasystolen sind zum Teil Folgen der verminderten Blutzufuhr, zum Teil der Drucksteigerung; im Tierversuche beobachtet man sie regelmäßig nach Unterbindung größerer Koronararterienäste; Extrasystolen kommen bei Drucksteigerung durch Kompression der Aorta sehr häufig vor. Die Drucksteigerung und die Verstärkuug der Herztätigkeit in einigen Fällen kann die Folge des Schmerzes sein und ist vielleicht ein Versuch, die ausreichende Blutversorgung des Herzmuskels zu erzwingen. Daß in anderen Fällen der Puls weich, kaum tastbar wird oder der Tod eintritt, kann dadurch erklärt werden, daß das Herz gegen den hohen Widerstand nicht aufkommt oder infolge der verminderten Blutzufuhr erliegt. Im Tierversuche tritt nach Unterbindung eines größeren Koronararterienastes immer der Tod durch Kammerflimmern ein, dem eine ventrikuläre extrasystolische Tachykardie vorausgehen kann.*

Die Symptome nach einem Anfalle. — Der Kranke fühlt sich gewöhnlich sehr erschöpft, nachdem der Anfall vorüber ist. Manchmal verschwindet der Schmerz nicht vollkommen, und eine unangenehme, schmerzvolle Empfindung kann andauern. Das Ende des Anfalles kann mit dem Aufstoßen von Luft aus dem Magen zusammenfallen, und da das gewöhnlich von einem Gefühle der Erleichterung begleitet ist, wird oft angenommen, die Anfälle seien gastrischen Ursprunges. Ich habe diese Kranken beobachtet und bin nicht im Zweifel, daß diese Luft während des Anfalles in den Magen gesogen wird. Diese Luftansaugung sieht man in sehr charakteristischer Weise bei nervösen Leuten, besonders bei Frauen, und wir kommen eingehender auf S. 94 darauf zurück. Einige Kranke haben das Bedürfnis zu urinieren, und der ausgeschiedene Harn ist immer reichlich, hell und von niedrigem spezifischen Gewichte. Andere zeigen hyperalgetische Bezirke der Haut in einem Teile des Gebietes, wo der Schmerz gefühlt wurde. Bei den ersten Anfällen können sie sich auf einen kleinen Fleck beschränken, wie in Abb. 13, aber mit dem Wiederauftreten der Anfälle kann der Bezirk sich über das ganze Schmerzgebiet ausbreiten, wie in Abb. 14. Die nachfolgende Erschöpfung ist nicht immer vorhanden. Der Kranke kann auch munter und tätig sein, sowie der Anfall vorüber ist. Dies war bei einem Kranken so ausgesprochen, daß seine Angehörigen nicht an den Ernst des Zustandes glauben wollten und ganz erschüttert waren, als er in einem Anfalle starb.

Entstehung einer Neigung zur Wiederkehr der Anfälle. — Ich habe bereits beschrieben, wie ein Herd erhöhter Erregbarkeit im Rückenmarke nach einer heftigen, von einer visceralen Läsion ausgehenden Reizung entstehen kann (schraffierter Bezirk in Abb. 7, S. 61). Das kann sich durch einen hyperalgetischen Bezirk in einem Teile des Körpers äußern, und bei denjenigen, die diese Hyperalgesie zeigen, treten bei ganz geringer Veranlassung Anfälle von Angina pectoris auf. Selbst wenn kein deutliches Zeichen einer Hyperalgesie vorhanden ist, können die Reizung der Haut oder die Bewegungen der Armmuskeln einen Anfall veranlassen. Ich habe bei mehreren Gelegenheiten unabsichtlich einen Anfall hervorgerufen, während ich die Sensibilität der Haut und der tieferen Gewebe über dem Präkordium prüfte. Als ich eines Tages einen Kranken besuchte, der an heftigen Anfällen litt, sah ich, wie er sich beim Essen ausschließlich der rechten Hand bediente. Als ich ihn fragte, warum er nicht die linke Hand gebrauche, antwortete er, er fürchte, sich ihrer zu bedienen, da manchmal die Bewegung des linken Armes einen Anfall verursache. Er starb wenige Stunden später während eines Anfalles (Fall 22).

Prognose. — Die tragischen Umstände, die gewisse Fälle von Angina pectoris begleiten, haben sowohl bei Ärzten wie bei Laien zu einer übertrieben pessimistischen Auffassung von der Schwere dieses Leidens geführt. Die Erkenntnis, daß Angina pectoris nur der Ausdruck für die Erschöpfung der Muskulatur ist, und daß die Erschöpfung von irgendeiner das Herz überanstrengenden Ursache herrühren kann, wird ein besseres Verständnis der Symptome ermöglichen. Die Schwere des Falles kann nicht nach der Heftigkeit der Symptome beurteilt werden. Ein heftiger Anfall ist nicht notwendigerweise besorgniserregend, noch braucht der leichteste ungefährlich zu sein. Über die Wichtigkeit der Symptome gibt uns eine Untersuchung der Umstände Aufschluß, welche die Erschöpfung des Herzmuskels veranlaßt haben. Das ist in der Regel nicht schwer, wenn man sorgfältig nach einer prädisponierenden Ursache sucht. Das Alter des Kranken, seine Lebensbedingungen, Arbeit, Sorgen, Ernährung, übermäßiges Rauchen, und bei Frauen die Zahl der Geburten, die Menstruationsvorgänge, alles kann über die Natur der Erschöpfung des Herzmuskels Aufschluß geben. Wenn man mit Wahrscheinlichkeit eine progressive Degeneration der Arterien und des Herzmuskels ausschließen kann, so darf man annehmen, daß der Kranke im ganzen einer günstigen Zukunft entgegengeht. Ist die Annahme begründet, daß die Symptome im Anfangsstadium fortschreitender Altersveränderungen aufgetreten sind — zu einer Zeit, in der der Kranke seine Kräfte überschätzte und seine Lebensweise den Gewohnheiten des kräftigen Mannesalters entsprechend fortsetzte —, so ist mit Wahrscheinlichkeit darauf zu rechnen, daß das Herz sich bei Ruhe und sorgfältiger Pflege von seiner Erschöpfung erholen und fähig sein wird, für Jahre hinaus den etwas herabgesetzten Anforderungen ohne Beschwerden nachzukommen. Dagegen ist die Prognose sehr ernst, wenn sich daneben deutliche Zeichen von allgemeiner Degeneration des Herzens und der Arterien finden, die Behandlung nur geringen Erfolg hat und die Anfälle schon aus geringem Anlasse auftreten. Die Anwesenheit anderer Erscheinungen, wie kardiales Asthma, Pulsus alternans oder CHEYNE-STOKESsches Atmen sind weitere Anzeichen einer so vorgeschrittenen Erschöpfung, daß die Aussicht sehr ernst wird. In allen Fällen ist es gut, mit dem Urteile solange zu warten, bis eine Periode der Behandlung versucht worden ist; diese Behandlung muß vor allem jede Anstrengung verbieten, die einen Anfall herbeiführen oder seinen Eintritt begünstigen kann. Das ist besonders wichtig, wenn Anzeichen für eine fortschreitende Herzkrankheit vorhanden sind, wie in den Fällen von syphilitischer Erkrankung der Aorta und ihrer Klappen. Wenn trotz der Behandlung die Anfälle auch bei geringen Anlässen wiederkehren, ist der Ausblick sehr ernst. Nichtsdestoweniger gibt es Fälle, die so schwer sind, daß der Kranke durch Monate hindurch kaum imstande ist, durch das Zimmer zu gehen, ohne einen Anfall dadurch herbeizuführen und wo doch eine langdauernde Ruhe das Herz wieder herstellen und das Aufhören der Symptome herbeiführen kann.

Es ist wichtig immer daran zu denken, daß Angina pectoris die Folge von Störungen in zwei Systemen ist, nämlich in den Kreislaufsorganen und im Nervensystem. Aus der Tatsache, daß anscheinend gleiche Erkrankungen mit und ohne Angina bestehen können, müssen wir schließen, daß die Erkrankung nicht allein maßgebend ist. Überdies wechselt die Empfindlichkeit des Nervensystems so sehr bei verschiedenen Menschen, daß die Art, wie die Erkrankung sich äußert, durch die persönliche Eigentümlichkeit sehr beeinflußt wird. Bei der Besprechung der Entstehung der Empfindungsstörungen habe ich gezeigt, daß wiederholte Anfälle die Widerstandskraft des Nervensystems brechen und daß sie das Zentralnervensystem sogar in Mitleidenschaft ziehen, so daß im Rückenmark ein reizbarer Herd entsteht und daß infolgedessen Reize, die von anderen Orten her diesem Herde zugeleitet werden, einen Anfall von Angina pectoris auslösen können (Fall 22). Irgend eine Art geistiger Erregung kann das Herz zu raschem und heftigem Schlagen bringen und bei disponierten Menschen zu Anfällen von Angina führen. Bei der Einschätzung aller dieser Dinge muß also der Zustand des Nervensystems mit in Betracht gezogen werden und wenn man findet, daß es sich in einem erregbaren Zustande befindet, muß man diese Tatsache berücksichtigen. Viele Fälle von sog. „Pseudo-Angina" sind nichts anderes als ein besonders empfindliches Nervensystem mit einer mäßigen, vorübergehenden Abschwächung der Herztätigkeit, wie bei nervösen jungen Frauen oder bei Frauen in der Menopause, oder bei vielen Frauen mit Klappenfehlern. Bei älteren Leuten kann man im plötzlichen Auftreten roter Flecken an den Wangen, am Halse oder auf der Brust Zeichen einer gesteigerten Empfindlichkeit des Nervensystems erblicken.

Die Schwierigkeit beginnt in jenen Fällen, wo bei Leuten mit neurotischer Konstitution eine zweifellos vorgeschrittene Herzkrankheit vorliegt; denn die Nervosität kann zum großen Teile die Folge der Herzkrankheit und der mit ihr verbundenen Leiden sein. Eine peinlich genaue Untersuchung aller Umstände wird gewöhnlich auf den richtigen Weg führen, besonders wenn man findet, daß der Kranke zuzeiten ziemlich großen Anstrengungen gewachsen ist. Wenn man dagegen findet, daß schon eine mäßige Anstrengung immer Schmerzen im Gefolge hat, muß, auch wenn die Nervosität des Kranken, sei es Mann oder Frau, in die Augen springt, das Urteil zurückhaltend sein, bis eine Periode der Behandlung vorüber ist.

Bei der Beurteilung des Zustandes eines an Anfällen von Angina pectoris leidenden Kranken gehe ich in folgender Weise vor. Ich lasse mir vom Kranken berichten, was er empfindet, wenn der Schmerz da ist; wo er anfängt, wohin er ausstrahlt und wo er am stärksten ist. Dann frage ich nach der Dauer der einzelnen Anfälle, wie sie anfangen und aufhören, und ob irgend welche Begleitsymptome vorhanden sind, wie ein Gefühl von Zusammenschnüren, oder von

Kollaps oder Erschöpfung während oder nach dem Anfalle, ob viel Speichel aus dem Munde fließt oder ob nach dem Anfalle Harndrang auftritt. Ausgestattet mit einer gründlichen Kenntnis des Wesens eines Anfalles suche ich dann zu erfahren, wann und unter welchen Bedingungen zum allerersten Male eine unangenehme Empfindung aufgetreten ist. Oft hört man dann, daß vielleicht schon vor Jahren leichte, gar nicht erkannte Schmerzanfälle oder andere Zeichen einer eingeschränkten Leistungsfähigkeit vorhanden waren, während bei anderen Kranken die Anfälle ohne vorhergehende Erschöpfung einsetzen. Dann suche ich die Umstände herauszufinden, die die Anfälle auslösen, wie z. B. Anstrengungen, besonders nach Mahlzeiten, oder Erregung, oder ob sie während der Bettruhe eintreten. Man sucht dann in der Anamnese des Kranken nach Zeichen einer Infektion des Herzens durch Rheumatismus, Syphilis usw. Auch die Lebensweise muß berücksichtigt werden, besonders in Bezug auf Arbeit, Sorgen, Ernährung, Trinken und Rauchen.

Dann muß man sich eine gründliche Kenntnis dessen verschaffen, wie der Kranke sich bei Anstrengung verhält, indem man herausfindet, wie er auf körperliche Anstrengungen verschiedenen Grades und unter verschiedenen Umständen reagiert und welches seine größte Leistungsfähigkeit unter günstigen Umständen ist. Dann kommt die physikalische Untersuchung; der Anblick des Kranken und die Art, wie er seine Geschichte erzählt, wird uns schon sagen, mit was für einem Menschen wir es zu tun haben. Die Art. radialis wird auf ihre Wanddicke geprüft, der Charakter des Pulses und der Blutdruck untersucht. Wenn eine Arhythmie besteht, muß sie analysiert werden. Wenn die Symptome eine vorgeschrittene Erschöpfung wahrscheinlich machen, soll eine Kurve vom Radialpuls aufgenommen werden, um zu sehen, ob eine Neigung zu Alternans besteht. Man muß vielleicht eine lange Kurve aufnehmen, ehe eine Extrasystole kommt, denn gerade nach Extrasystolen tritt der Alternans gern auf. Dann muß der Zustand des Herzens, und zwar des Myokards und der Klappen, beurteilt werden.

Dann müssen auch andere Organe untersucht werden, wie die Lungen, ob eine Neigung zu kardialem Asthma·oder zu CHEYNE-STOKESscher Atmung besteht. Auch die Nieren und die Verdauungsorgane sind zu berücksichtigen.

Bei der Beurteilung des Zustandes im Einzelfalle gehe ich in folgender Weise vor: Wenn ich finde, daß die Anfälle durch schwere Anstrengung bei einem Manne herbeigeführt worden sind, der früher gesund gewesen war, nehme ich an, daß die schwere Anstrengung das Herz stark erschöpft hat, und zwar besonders dann, wenn der Kranke jünger ist als 50 Jahre; wenn der Mann sich ausruhen kann, mag man eine günstige Prognose stellen, aber es kann viele Monate dauern, bevor die Neigung zu Schmerzen verschwindet (Fall 2). Dasselbe gilt für Frauen, die durch viele Jahre hindurch keine genügende Ruhe finden konnten und bei denen Anfälle von Angina leicht auszulösen sind (Fall 7). Im späteren Alter — 50 Jahre und darüber — können Anfälle unter besonderen Umständen auftreten, wie nach einer Mahlzeit. In solchen Fällen kann eine günstige Prognose gestellt werden, wenn wir finden, daß der Kranke zu anderen Zeiten einer ziemlich großen Anstrengung gewachsen ist, wenn er z. B. 5—10 km rasch gehen kann. Wir können daraus schließen, daß noch viel gute Muskulatur da ist, daß sie aber durch einen mit der Mahlzeit zusammenhängenden Vorgang in der Arbeit behindert worden ist (Fall 9).

Wir können finden, daß Anfälle bei einem älteren Menschen auftreten, der ein tätiges Leben geführt hat, mit einem größeren Kraftaufwand als vor 20 Jahren, oder daß er eine Arbeit geleistet hat, der er zwar gewöhnlich leicht gewachsen war, die er aber durch lange Zeit nicht mehr geübt hatte. Bei solchen Leuten ist die Prognose gut, denn nach einer Zeit der Ruhe können sie ein etwas weniger anspruchsvolles Leben durch viele Jahre fortsetzen; aber es besteht immer die Neigung zur Wiederkehr der Anfälle, wenn die Leute vergessen, daß sie älter werden (Fall 8, 9 und 13). Die Anfälle können ferner auf einer vorübergehenden Herzaffektion beruhen, deren Natur gewöhnlich so dunkel ist, daß sie nicht erkannt werden kann (Fall 12), während man in anderen Fällen eindeutige Zeichen findet, wie z. B. eine Rhythmusstörung (Fall 79) oder eine vorübergehende Affektion, wie im Fall 86. Derartige Zustände kann man vermuten, wenn ein sonst gesunder Mensch plötzlich einen Anfall bekommt.

Manchmal kann ein noch nicht zum Stillstand gekommener Vorgang entdeckt werden, besonders an den Aortenklappen, und der weitere Verlauf hängt dann davon ab, ob man imstande ist, das Fortschreiten der Erkrankung zu verhindern; man muß daher mit der Prognose zurückhaltend sein und erst die Behandlung versuchen. Das gilt besonders für syphilitische Erkrankungen (Fall 37, 38 und 40). Angina findet sich oft bei Aortenerkrankungen und die Anfälle werden leicht ausgelöst und sind einer Behandlung nahezu unzugänglich (Fall 42). Solche Kranke können viele Jahre leben und zeitweise schwer leiden (Fall 39). In den ernsteren Fällen wird der Schmerz immer durch Anstrengung herbeigeführt und es gibt Zeiten, wo der Kranke keine Arbeit ohne Unbehagen verrichten kann. Das ist ein Zeichen für eine so tiefgreifende Erschöpfung des Herzmuskels, daß man mit dem Urteil warten muß, bis der Kranke eine Zeitlang geruht hat; es kann dann eine Zeit besser gehen (Fall 14, 18 und 19), aber in anderen Fällen ist die Besserung nur sehr gering (Fall 24, 25 und 27) und wieder in anderen fehlt sie ganz und es tritt der Tod ein (Fall 22 und 28). Wenn die Schmerzanfälle mit kardialem Asthma, mit CHEYNE-STOKESscher Atmung oder mit Pulsus alternans einhergehen, ist der Zustand sehr ernst (Fall 24 und 27).

Behandlung. — Die Behandlung hat naturgemäß zweierlei Aufgaben zu erfüllen, nämlich, Besserung des Zustandes des Herzens und Erleichterung der Beschwerden während des Anfalles.

Besserung des Zustandes des Herzens. — Vor allen Dingen darf nicht vergessen werden, daß der Anfall der Ausdruck einer Erschöpfung des Muskels ist, und daß die Behandlung eine genaue Nachforschung über die Zustände erfordert, welche diese Erschöpfung veranlassen. Vor allen Dingen muß diejenige Art der Anstrengung, die den Anfall veranlaßt hat, aufhören und jeder andere Umstand, der zu einem Anfalle führen könnte, vermieden werden, wie Arbeit, Sorgen, Schlaflosigkeit, Exzesse im Essen, im Alkoholgenuß und im Rauchen usw. Das nächste ist, Bedingungen zu schaffen, unter denen das Herz seine Reservekraft wiedergewinnen kann, d. h. man muß das Herz weniger Arbeit leisten lassen. Damit soll nicht gesagt werden, daß der Kranke unbedingt das Bett hüten muß, aber er sollte sich so wenig wie möglich bewegen. Hierbei muß man die Gewohnheiten und den Zustand des Kranken berücksichtigen, und jeder muß individuell behandelt werden. Einen Menschen vollständig aus seiner Arbeit herausreißen und seinen Verpflichtungen entziehen, kann seinen Beruf ernstlich gefährden und seinen Zustand durch Sorgen verschlechtern. In der Regel ist es am besten, ihm zu erlauben, einer besonderen Art von Arbeit nachzugehen, die keine Kraftanstrengung von seinem Herzen verlangt. Wenn tunlich, wirkt eine vollständige Änderung der Gewohnheiten und die möglichste Befreiung des Lebens von Überanstrengung äußerst wohltätig, wie z. B. Ferien, die in der Weise zugebracht werden, daß sie ein Maximum von Annehmlichkeit bieten und nur ein Minimum von Anstrengung verlangen. In den Fällen, in denen auf solche mäßige Einschränkung keine Besserung erfolgt und wo die Anfälle erwiesenermaßen die Folge einer vorgeschrittenen Erschöpfung des Herzens sind, ist absolute Bettruhe nötig. Bei anderen Zuständen sollte die Behandlung den Grundzügen folgen, die ich in den Kapiteln über die Therapie festgelegt habe. Von Heilmitteln und Methoden, die angeblich wirksam sind, besitzen wir eine Legion. Glücklicherweise werden bei ihrer Verordnung auch die oben angeführten Vorschläge beachtet, und die resultierende Besserung wird nur zu oft dem Heilmittel oder der Methode zugeschrieben. Ich habe bei mehreren Kranken verschiedene dieser sog. Heilmittel versucht und finde im allgemeinen, daß der Kranke, wenn er keine Sorgen und genügend Schlaf hat und ein ziemlich ruhiges Leben führt, ohne Behandlung mit speziellen Arzneimitteln sich ebenso wohl befindet, als mit ihnen. In einzelnen Fällen, besonders bei nervösen Menschen und bei solchen mit Aortenerkrankungen werden die Anfälle schon durch leichte Reize, wie Anstrengung oder Aufregung, hervorgerufen, oft sogar bei Bettruhe. Solchen Kranken gebe ich Bromammonium, und zwar solange, bis sie schläfrig und apathisch werden. In den meisten Fällen ist die Neigung zu Anfällen stark herabgesetzt, wenn dieses Stadium erreicht ist. Der Kranke soll durch eine Woche so behandelt werden, dann kann man langsam mit der Dosis heruntergehen. Wenn das Bromammonium versagte, mußte ich zum Chloral greifen. Die Menge, die man davon verschreibt, muß sich nach der Wirkung richten, man muß also vorsichtig mit der Dosis steigen, bis eine zweifellose Wirkung eintritt, d. h. bis der Kranke schläfrig und apathisch wird.

In den Fällen von Angina pectoris, wo die Anfälle eintreten, wenn der Kranke nach einer Mahlzeit geht, soll immer nur wenig Nahrung auf einmal genossen werden, und zwar so trocken, daß sie gerade noch gründlich gekaut werden kann. Die Nahrung soll in regelmäßigen und kurzen Zwischenräumen eingenommen werden, so daß jedes Gefühl von Erschöpfung vermieden wird, und der Kranke soll nach jeder Mahlzeit eine halbe Stunde ruhen.

Da viele Kranke mit nervöser Disposition an Angina pectoris leiden, sollte der psychische Zustand stets in Betracht gezogen werden. Der Ausdruck Angina pectoris hat für sie eine so schreckliche Bedeutung, daß sie leicht niedergedrückt und unglücklich werden. Ein genaues Studium eines jeden einzelnen Falles zeigt oft, daß in der Mehrzahl der Fälle der Anfall die Folge einer vorübergehenden Erschöpfung des Muskels ist, und man kann dem Kranken große Erleichterung verschaffen, wenn man ihm versichert, daß die Prognose gut ist. Bei der Nachbehandlung solcher Patienten muß man die größte Sorgfalt anwenden, damit sie nicht immer wieder an ihr Leiden erinnert werden. Daher sollten Diätkuren aufs strengste vermieden werden, da der Kranke bei jeder Mahlzeit darüber nachdenkt, ob die betreffenden Speisen nicht für sein Herz nachteilig sind. Die meisten sog. „Régimes“, wie z. B. der Ausschluß des Kochsalzes und der Kalksalze von den Mahlzeiten, sind die Frucht einer Liebhaberei und gründen sich auf eine unvollkommene Kenntnis der Verdauungs- und Stoffwechselvorgänge. Aus dem gleichen Grunde sollten auch Kurorte, wo die Leute zusammenströmen und einander ihre Leiden erzählen, vermieden werden.

Behandlung während eines Anfalles. — Die leichteren Anfälle erfordern keine Behandlung. Treten sie in schwerer Form auf, so müssen rasch wirkende gefäßerweiternde Mittel gegeben werden, wie heiße Getränke, heißes Wasser mit Whisky oder Brandy, ferner die Nitrite, von welchen Amylnitritinhalationen am besten und am schnellsten wirken. Dieses Mittel ist nicht in allen Fällen erfolgreich, aber sehr oft ist seine Wirkung eine prompte und die Erleichterung im allgemeinen eine vollständige. Aus seiner erfolgreichen Wirkung hat man den Schluß gezogen, daß der Kranke kontrahierte Arterien oder einen erhöhten arteriellen Druck habe, und daß durch die Erniedrigung des Druckes die Herzarbeit erleichtert werde. Das ist jedoch keine erschöpfende Erklärung. Ein Mann mit Herzsklerose hatte einen Anfall von Angina pectoris in meinem Sprechzimmer. Ich maß seinen Blutdruck, fand ihn 190 mm Hg. und gab ihm darauf Amylnitrit; es wirkte sofort und gewährte ihm vollständige Erleichterung. Nach 15 Minuten maß ich seinen Blutdruck wieder und fand, daß er bis auf 200 mm Hg. gestiegen war. Trotz des erhöhten Druckes hatte er keine Schmerzen. Ich nahm an, daß die Wirkung eine ähnliche war, wie in folgendem Bilde: Ein Mann setzt einen zu engen Hut auf; zuerst fühlt er keinen Schmerz, aber allmählich tritt durch Summation der Reize Unbehagen auf und nimmt an Intensität zu; er zieht den Hut vom Kopfe und fühlt Erleichterung. Er setzt den Hut wieder in gleicher Weise auf, und obwohl dieser so eng ist wie zuvor, ist der Schmerz dauernd verschwunden; so scheint die vorübergehende Ausschaltung der sich summierenden Reize für die Erleichterung in dem oben erwähnten speziellen Falle der Grund zu sein.

An Stelle des Amylnitrites kann auch Trinitrin in Tabletten von 0,5—1 mg oder Nitroglyzerin verwendet werden. Wenn die Nitrite keine Besserung bewirken, sind wir gezwungen, Chloral oder Morphium in genügender Dosis zu geben, um dem Kranken Erleichterung zu verschaffen. Ich habe gelegentlich gefunden, daß Chloral nicht nur durch Befreiung von den länger andauernden Anfällen wohltätig wirkt, sondern auch die Wiederkehr der Anfälle verhindert, wenn es in mehrmaligen kleinen Dosen von 0,2—0,3 gr und zur Nacht als Schlafmittel gegeben wird.

Bei vorgeschrittenen Fällen, wo die Schmerzen hauptsächlich nachts aufzutreten pflegen, ist es gelegentlich sehr schwer, dem Kranken Erleichterung zu verschaffen, außer durch subkutane Morphininjektion oder Chloroforminhalation. Große Dosen von Sauerstoff haben in einigen Fällen, z. B. bei kardialem Asthma, sehr günstig gewirkt und sollten versucht werden.

15. Kapitel.

Herzaffektionen bei überempfindlichem Nervensystem.

Einwirkung von Erkrankungen innerer Organe auf das Zentralnervensystem. — Pseudoangina pectoris, ein unnützer und irreleitender Ausdruck. — Übertriebene sensible Erscheinungen mit und ohne Klappenerkrankung. — Übertriebene sensible Erscheinungen mit pathologischen Veränderungen im Herzen. — Kennzeichen der sensiblen Erscheinungen. — Luftansaugung. — Prognose bei Fällen mit übertriebenen sensiblen Symptomen. — Behandlung.

Es kommt nicht selten vor, daß die gewöhnlichsten Krankheitsformen am schwersten zu beschreiben sind. Ich versuche hier die Analyse und Erklärung der Symptome bei gewissen Fällen, denen wir häufig in der Praxis begegnen. Da diese Symptome an Zahl und Intensität sehr verschieden sind, hat man vielfach versucht, sie in Gruppen einzuteilen, und wir finden sie unter verschiedenem Deckmantel: als neurotische Herzen, Herzneurosen, kardiale Neurasthenie und Pseudoangina pectoris. Ich habe mich bemüht, die diesen mannigfaltigen Symptomen gemeinsamen Grundursachen herauszufinden, da ihre gebührende Würdigung bei der Behandlung solcher Fälle von allergrößter Bedeutung ist.

Einwirkung von Erkrankungen innerer Organe auf das Zentralnervensystem. — Beim Beschreiben der Symptome von Angina pectoris war ich bestrebt zu zeigen, daß sie durch eine reflektorische Reizung des Zentralnervensystems entstehen. Aber Herz und Nervensystem können auch auf andere Weise als durch reflektorische Reizung aufeinander einwirken. Bei Herzaffektionen, wie bei Affektionen aller anderen inneren Organe, hat das Zentralnervensystem die Neigung, überempfindlich zu werden (ich gebrauche dieses Wort in Ermanglung eines bessern), wobei Symptome nervösen Ursprunges leicht hervorgerufen werden. Das gilt ganz besonders für die Entstehung der sensiblen Erscheinungen, bei denen eine verhältnismäßig kleine Läsion in einem inneren Organ einen Herd erhöhter Erregbarkeit im Rückenmark erzeugt, heftige Schmerzen und Hyperalgesie in weitverbreiteten Bezirken verursacht, oder die Psyche derart beeinflußt, daß die Kranken zuweilen „nervös“ und furchtsam werden. Die Folgen der Verbindung von Herzerkrankungen mit diesen letzteren Symptomen können dahin zusammengefaßt werden, daß der Kardiopath die Neigung hat, ein Neuropath zu werden.

Diesen psychischen Zustand sieht man sehr ausgesprochen sowohl bei Männern, wie bei Frauen. Wenn man ihnen sagt, daß sie ein Geräusch oder eine unregelmäßige Herztätigkeit haben, wenn sie sich einer Extrasystole bewußt werden oder wenn sie an wirklichen vom Herzen ausgehenden Schmerzen leiden, werden sie äußerst besorgt. Die Hyperalgesie, die so häufig bei Frauen, die an leichten Herzbeschwerden leiden, in den Brüsten auftritt, ist eine beständige Sorgenquelle und einige von ihnen stellen sich fortwährend vor, daß die abnorme Schmerzhaftigkeit ein Anzeichen schwerer Krankheit sei. Diese Besorgnis wird unglücklicherweise nur zu oft durch die Warnungen des Arztes erhöht, der die Bedeutung der Symptome zu ernst ansieht, oder die Schwere des Zustandes weder zugeben noch in Abrede stellen will.

Die Kombination von kardialer und nervöser Erschöpfung kann auch auf einem anderen Wege zustande kommen. Menschen, die zu „nervöser Schwäche" neigen oder solche, die sie infolge einer anderen Ursache erworben haben, können von einem funktionellen oder organischen Herzleiden befallen werden. Bei solchen Leuten sind die Reflexsymptome stark gesteigert. So empfand eine meiner Patientinnen mit Aorten- und Mitralerkrankung keine sensiblen Erscheinungen, bis sich bei ihr ein Magengeschwür ausbildete. Dieses verursachte große Schmerzen und war der Anlaß zur Ausbildung einer über ein weites Gebiet sich ausdehnenden Hyperalgesie der Haut und der Muskeln auf der linken Bauchseite. Bald danach begann sie an Schmerzen infolge der Herzkrankheit zu leiden, und die Hyperalgesie machte sich schließlich beinahe auf der ganzen linken Brustseite geltend. Die Kranke lebte noch viele Jahre nach dem Auftreten dieser Symptome, und bei der Sektion fand sich ein Geschwür am Pylorus neben einer Erkrankung der Aorten- und Mitralklappen.

In allen diesen Fällen müssen wir recht kritisch vorgehen. Es kommt oft vor, daß bei Kranken mit einem nachweisbaren Herzleiden die Symptome zu ernst genommen werden und der Fall als schwerer angesehen wird als nötig ist. Auf der anderen Seite wird die Krankheit, wenn kein Geräusch oder keine Arhythmie vorhanden ist, oft leichthin als „Pseudoangina pectoris" oder Neurasthenie behandelt.

Pseudoangina pectoris, ein unnützer und irreleitender Ausdruck. — Es ist Zeit, daß der Ausdruck „Pseudoangina pectoris" aus der medizinischen Literatur ausgemerzt wird. Wenn es auch angebracht sein mag, unter einem unklaren Begriff viele Zustände zu vereinigen, deren Natur wir nicht kennen, so sollten wir doch nicht vergessen, daß diese Gruppierung nur ein Notbehelf ist und ein Bekenntnis unserer Unwissenheit über die wahre Natur der Erkrankung. Mit dem Fortschreiten unseres Wissens sollte ein Symptom nach dem anderen in Gruppen untergebracht werden, deren Ursache bekannt und gut definiert ist. So sollten Ausdrücke wie Tachykardie, Embryokardie, Bradykardie, die ohne klare Vorstellung angewandt worden sind, jetzt niemals mehr gebraucht werden, wenn nicht genau angegeben wird, was damit gemeint ist.

Der Ausdruck „Angina pectoris" wird gebraucht, um eine Gruppe von Symptomen zu bezeichnen, die vom Herzen ausgelöst werden und von denen der Schmerz das ausgesprochenste ist. Da Angina pectoris manchmal mit schweren organischen Veränderungen verbunden ist, finden wir solche Fälle als „Angina pectoris vera" beschrieben. Der Ausdruck „Pseudoangina pectoris" wird auf Fälle angewendet, in denen der Schmerz dem bei Angina pectoris vera ähnlich ist, aber durch eine andere Ursache als Herzerkrankung bedingt ist, oder wo der Schmerz von einem Herzen ausgeht, das keine organische Veränderung zeigt. Was die erste Klasse anbelangt, wo der Schmerz durch ein anderes inneres Organ bedingt ist, z. B. den Magen, wie es manchmal vorkommt, warum dann von Pseudoangina pectoris sprechen? Wenn der Magen der Urheber ist, warum sagt man es nicht? Und was die zweite Klasse betrifft, so beruht die Anwendung dieses Ausdruckes auf einer ganz falschen Auffassung von der Natur und dem Mechanismus visceraler Schmerzen. Die Grundursache des Schmerzes ist bei einer Herzerkrankung dieselbe, wie bei der Erkrankung irgendeines anderen inneren Organes, und der Schmerz wird im Herzen ebenso leicht hervorgerufen, wie im Magen. Wie wir niemals daran denken, einen Magenschmerz „Pseudogastralgie" zu nennen, so haben wir es auch nicht nötig, einen Herzschmerz als „Pseudoangina" zu bezeichnen.

Ich bespreche diese Frage so eingehend, weil die Anwendung eines gut klingenden Ausdruckes zu oft für eine Diagnose gegolten und dazu geführt hat, daß man keine Nachforschung nach der wahren Natur dieser Symptome anstellte. Wenn jemand über Schmerzen in der Brust klagt, die in den Arm in das in Abb. 9 schattierte Gebiet ausstrahlen, so sind diese in der großen Mehrzahl der Fälle kardialen Ursprungs. Von anderen Krankheitszuständen habe ich nur bei Herpes zoster, der die oberen Dorsalnerven betraf, ferner bei gewissen seltenen Formen von Magenleiden, bei Pleuritis und Pleurodynie diese charakteristische Ausbreitung des Schmerzes gefunden. In einem Falle glaubte ich es mit Angina pectoris zu tun zu haben, bis der Herpes-Ausschlag die wahre Natur der Beschwerden offenbarte. Bei Pleuritis und Pleurodynie in der linken Brust wird der Schmerz immer durch die Atembewegungen gesteigert. Es ist ganz begreiflich, daß andere Zustände zu Schmerzen mit dieser Lokalisation Veranlassung geben, aber das ist kein Grund, um sie Pseudoangina pectoris zu nennen. *Der zuerst von* HUCHARD *gebrauchte Ausdruck Pseudoangina wird auch von* ROMBERG *abgelehnt. Die Anfälle von Angina pectoris verschiedener Ätiologie haben eine sehr weitgehende Ähnlichkeit und müssen womöglich nach ihrer Genese benannt werden. Neben den vom Magendarmkanal ausgelösten (s. „Luftansauguug") Anfällen hätte man eine nervöse Angina pectoris* (ROMBERG) *zu unterscheiden, die einen Spezialfall der allgemeinen Herz- und Gefäßneurosen darstellt.*

Die charakteristische Verteilung der Schmerzen und anderer sensibler Erscheinungen schließt sofort Hysterie aus, denn bei dieser folgen die Symptome nicht der anatomischen Ausbreitung der Nerven. Wenn ein hysterischer Mensch in dieser Gegend einen Schmerz fühlt, so darf man annehmen, daß wahrscheinlich neben der Hysterie eine Störung der Herztätigkeit vorliegt.

Übertriebene sensible Erscheinungen mit oder ohne Klappenerkrankung. — Eine große Zahl von Leuten mit nachweisbarem Herzleiden, wie z. B. Läsion der Mitralklappen, zeigen sensible Erscheinungen in übertriebener Form. Das sieht man besonders bei Frauen, bei welchen die Reservekraft erschöpft ist. Solche Menschen können sich lange Zeit abmühen, indem sie schwer arbeiten und die ersten Symptome einer beschränkten Leistungsfähigkeit des Herzens nicht beachten, entschlossen, nicht nachzugeben. Schließlich wird das Nervensystem von der Erschöpfung mit ergriffen und der Zusammenbruch erfolgt mit besonders starker Entwicklung von sensiblen Erscheinungen; so können Anfälle von Schmerzen entstehen, die quer durch die Brust hindurch -gefühlt, oft sehr stark sind und sich bis in den linken Arm ausdehnen; öfter allerdings wird über einen dumpfen, peinvollen Schmerz von wechselnder Stärke geklagt, der aber am Ende des Tagewerkes deutlich schlimmer wird. Die Hyperalgesie kann sich über ein sehr weites Gebiet ausbreiten und tritt manchmal äußerst heftig auf.

Des nachweisbaren Herzleidens wegen werden diese Fälle nicht selten als eine ernste und gefährliche Form von Angina pectoris diagnostiziert, und ich habe Kranke unter dieser falschen Diagnose während vieler Jahre ein sehr zurückgezogenes Leben führen sehen. Die Anfälle sind in der Tat solche von Angina pectoris, sie sind aber nicht gefährlich und nur ein Zeichen eines erschöpften Herzmuskels; sie verschwinden mit der Wiederherstellung der Reservekraft.

Andererseits gibt es Familienmütter, bei denen sich kein Herzgeräusch findet und die viele Jahre lang vom Morgen bis zum Abend hart gearbeitet haben; ihr Schlaf wurde durch kränkliche oder aufgeregte Kinder gestört, und schließlich brechen sie mit erschöpftem Herzen und verbrauchtem Nervensystem zusammen (Fall 6 und 7). Einige der typischesten Fälle fand ich bei jungen Frauen, deren Schlaf jede Nacht während vieler Jahre durch die Wartung eines kränklichen Familienmitgliedes gestört worden war. Diese beständige Tag und Nacht dauernde Anstrengung erschöpft die Kraft. Solche Frauen leiden an Herzschmerzen, manchmal mit den klassischen Symptomen der Angina pectoris.

Bei entsprechender Behandlung erholen sie sich unter Umständen wieder, obwohl die Genesung gewöhnlich nur sehr langsam eintritt, und die Kranken für Monate, ja selbst Jahre ein sehr ruhiges Leben führen müssen. Ähnliche Symptome können bei anderen durch Sorgen und Angst oder durch Schlaflosigkeit entstehen; andere wiederum leiden ohne ersichtlichen Grund für ihre Erschöpfung.

Übertriebene sensible Erscheinungen bei pathologischen Veränderungen im Herzen. — Die Möglichkeit, daß in allen diesen Fällen langsam fortschreitende Erkrankungen des Herzmuskels oder der Klappen vorhanden sein können, muß im Auge behalten werden, besonders bei Kranken über 40 Jahren. Es gibt nichts, was uns sagen könnte, ob es so ist oder nicht, denn die oberflächlichen Arterien können ganz normal erscheinen, und auch der Blutdruck gibt keinen sicheren Aufschluß. Das muß besonders betont werden, wenn diese übertriebenen Erscheinungen bei Frauen zwischen 50 und 60 Jahren auftreten. Ich habe eine Anzahl von Kranken diese sensiblen Symptome in stark übertriebener Form entwickeln sehen, sie wurden immer schwächer, bis es ihnen unmöglich war, das Bett zu verlassen; einige wurden bewußtlos und starben; andere kamen wieder zu sich und gewannen nach einiger Zeit genügend Kraft, um jahrelang zu leben. Nach ihrer Genesung war ich erstaunt, ein systolisches Aortengeräusch zu finden, das vor ihrem Zusammenbruche nicht vorhanden gewesen war. Einige von ihnen blieben zu Anfällen von Angina pectoris disponiert; einer fiel tot um und bei einem andern, der dann an Herzschwäche starb, war deutliche Sklerose des Herzmuskels, der Koronararterien, der Aortenklappen und der Aorta vorhanden. Bei syphilitischen Herzkrankheiten, besonders dann, wenn die Aortenklappen ergriffen sind, ist das erste Zeichen, das sich dem Kranken aufdrängt, der Eintritt von ungewöhnlich heftigen Schmerzen. Dies kann sogar der Fall sein, noch ehe die physikalische Untersuchung irgend etwas Abnormes an der Aorta aufdeckt (Fall 40).

Kennzeichen der sensiblen Erscheinungen. — Es finden sich bei diesen Kranken einige Besonderheiten, die sie von andern unterscheiden, die nicht ein ebenso empfindliches Nervensystem haben. Das Leiden mag nicht so ausgesprochen sein wie in den schwereren Fällen von Angina pectoris, aber es dauert länger an und tritt nach einer Periode beständiger Anstrengung auf. Manchmal ist es auf den linken Arm beschränkt, wenn dieser bei der Arbeit viel gebraucht worden ist, z. B. beim Waschen oder Backen. Es ist häufig mit äußerster Druckempfindlichkeit der Gewebe der linken Thoraxseite und des Nackens verbunden, besonders der linken Brust, des Pectoralis major und des Sternocleidomastoideus. Nach Prüfung der empfindlichen Haut und der Muskeln durch leichtes Kneifen zwischen Finger und Daumen werden diese Teile äußerst schmerzhaft und der Schmerz dauert nachher stundenlang an. Wenn der Patient an sehr starken Schmerzen leidet, wird der Mund oft trocken und ausgedörrt, und es können große Mengen hellen Harnes ausgeschieden werden, ganz so wie in den Fällen, in denen die Angina pectoris eine sehr ernste Bedeutung hat.

Luftansaugung. — Ein anderes Symptom ist in diesen Fällen sehr häufig — das Aufstoßen von Luft. Man wird vergebens in Lehrbüchern nach irgendeinem Wink über die Natur dieses Symptoms suchen, und obwohl es sehr oft bei nervösen Leuten vorkommt, wird seine Bedeutung fast immer verkannt. Ein ausführlicher und befriedigender Bericht ist von Wyllie veröffentlicht worden, und seiner Arbeit verdanke ich die Aufklärung über die Bedeutung dieses Symptoms.

Das Auffallendste ist das laute Ausstoßen von Luft aus dem Magen. Die Kranken klagen über Anfälle von Blähung, und während dieser Anfälle treiben sie scheinbar große Mengen Luft aus; beobachtet man sie aber genauer, so wird man finden, daß sie vorher Luft in den Magen saugen. Bevor sie die Luft ausstoßen, schließen sie unbewußt die Glottis, fixieren die Muskeln der Bauchwand, und dann erweitern sie den Thorax. Da keine Luft in die Lungen gelangt und das Zwerchfell hoch steht, wird der Druck im Magen negativ. Durch diesen Vorgang saugen sie Luft in den Magen. Nachdem sie eine gewisse Menge eingesogen haben, treiben sie sie mit beträchtlicher Kraft und oft unter großem Geräusche wieder aus. Manche können das absichtlich tun, andere nur in gewissen Erregungszuständen; einige haben „Anfälle von Flatulenz" mitten in der Nacht, und solche Anfälle sind durch Luftschlucken oder richtiger gesagt Luftansaugung bedingt. Wie Wyllie nachweist, können diese Anfälle dadurch verhindert werden, daß man den Kranken den Mund weit öffnen läßt und die Kiefer durch einen großen, zwischen die Zähne gelegten Kork offen hält, was die Luftansaugung verhindert.

*Die Beziehungen zwischen Magen und Herz gehören zu den normalen Herzreflexen. Bei Reizung der Baucheingeweide, besonders bei raschem, leichten Klopfen auf den Bauch (*Goltz*scher Klopfversuch) tritt ein vorübergehender Herzstillstand oder wenigstens Pulsverlangsamung ein. Auch durch Aufblasen des Magens können beim Tiere Reflexe auf das Herz erzielt werden (*Mayer *und* Pribram*), und es ist bekannt, daß beim Menschen die Aufblähung des Magens mit Kohlensäure das Auftreten von Extrasystolen begünstigt. Aber abgesehen von den erwähnten Reflexen gibt beim Menschen die Herzverlagerung durch den Zwerchfellhochstand Anlaß zu verschiedenen Beschwerden (*Wenckebach*). So entsteht der gastro-kardiale Symptomenkomplex, der besonders von *Roemheld *und* Jürgensen *studiert worden ist. Die Beschwerden nehmen meist bei Füllung des Magens zu, so daß insbesondere das Gehen nach dem Essen kaum möglich ist oder sie treten besonders beim Liegen mit vollem Magen auf; dabei sind die*

Kranken sonst auch größeren Anstrengungen gewachsen. Die Stärke der Beschwerden hängt sehr vom seelischen Zustande ab, man findet sie daher besonders bei Nervösen, und es können da ganz gefährlich aussehende, der Angina pectoris ähnliche Zustände entstehen (ROMBERG). *Es ist wohl verständlich, daß in den Fällen, wo der Zwerchfellhochstand durch Ausstoßen von Luft aus dem Magen rasch behoben werden kann, auch die Beschwerden von seiten des Herzens aufhören.*

Ich habe mehrere Kranke während eines Anfalles von Angina pectoris beobachtet; sie standen scheinbar unbeweglich da, saugten aber doch unbewußt Luft in ihren Magen. Unmittelbar nach dem Anfalle wird die Luft ausgestoßen und der Kranke neigt dazu, die Erleichterung, die er fühlt, dem gleichzeitigen und augenfälligen Vorgange zuzuschreiben. Diese sehr auffällige Erscheinung hat manche Beobachter zu der Annahme geführt, daß der Anfall gastrischen Ursprungs sei — das ist die Gruppe der gastrischen „Pseudoangina".

Diese Verbindung von Luftschlucken mit Angina pectoris, die manchmal auch bei Männern vorkommt. ist außerordentlich häufig bei Frauen. Da das Luftschlucken bei Frauen oft vorkommt, wird es manchmal fälschlicherweise für ein hysterisches Symptom gehalten, und seine Beziehung zu einem echten Herzanfalle kann leicht übersehen werden. In Wirklichkeit können Anfälle von Luftschlucken infolge irgendeiner Aufregung entstehen; auch Anfälle von Angina pectoris veranlassen sie mit Leichtigkeit. Manchmal entstehen Anfälle von Luftschlucken so leicht, daß sie sich vor dem wirklichen Leiden einstellen. So hatte eine Dame, die an starker Arteriendegeneration litt, schwere Anfälle von Angina pectoris, die nach lang andauernder Bettruhe verschwanden. Nachdem sie wieder außer Bett war, konnte sie in der Ebene ohne Beschwerden gehen, aber der geringste Hügel verursachte ihr Unbehagen, das, wenn es nicht beachtet wurde, sich zu großen Schmerzen in der Brust steigerte. Gewöhnlich aber pflegte sie, bevor der Schmerz heftig wurde, Luft einzusaugen und wieder auszustoßen. Sie blieb eine Minute stehen, ging weiter, mußte aber bald anhalten und „mehr Wind" ausstoßen, wie sie zu sagen pflegte.

Prognose in Fällen mit übertriebenen sensiblen Symptomen. — Wenn man sich bemüht, die Kranken, deren übertriebene Empfindungen durch ein progressives organisches Leiden, besonders Syphilis, bedingt sind von denjenigen zu unterscheiden, bei welchen diese Erscheinungen durch eine Erschöpfung ohne progressive Erkrankung hervorgerufen werden, so ist die Prognose mit ziemlicher Sicherheit zu stellen. Bei den letzteren kommt es fast immer zur Genesung, wenn sie sich auch über eine lange Zeit hinziehen kann. Natürlich muß die Komplikation, welche die nervöse Erschöpfung erzeugte, in Betracht gezogen werden, und wenn sie durch Erkrankung eines anderen inneren Organes bedingt ist, hängt die Prognose auch von deren Natur ab.

Wenn eine organische Läsion, wie Myokarddegeneration oder Klappenerkrankung vorliegt, so verschlechtern im allgemeinen die übertriebenen nervösen Symptome die Prognose nicht, sondern haben, wie es mir schien, in vielen Fällen sogar einen günstigen Einfluß, denn schon die ersten Zeichen der Erschöpfung sind von so starken Beschwerden begleitet, daß das Herz vor weiterer Erschöpfung seiner Reservekraft geschützt wird.

Behandlung. — Es ist von höchster Wichtigkeit, daß wir die Natur der Störung in diesen Fällen verstehen und die Rolle berücksichtigen, die das

Nervensystem dabei spielt. In den Fällen, wo wir mit Genugtuung feststellen können, daß kein progressives Leiden besteht, ist das nervöse Moment die Hauptsache, und die Leiden vieler dieser Kranken werden durch das Bewußtsein oder die Furcht vor einem schweren Herzleiden gesteigert. Sind wir über die wahre Natur der Störung im klaren, so sollten wir vor allem den Kranken beruhigen. In sehr vielen Fällen hängt davon der Erfolg der Behandlung ab, und wir können oft sehen, daß es den Kranken auf einmal ganz gut oder viel besser geht, wenn sie völlig beruhigt sind. Das ist besonders der Fall, wenn der Kranke vorher durch die Mitteilung, daß sein Zustand ernst sei, erregt worden ist. Man sollte immer des besonderen psychischen Zustandes eingedenk sein, der diese Klasse von Patienten zum Stab und zur Stütze vieler Arten empirischer oder halbempirischer Behandlungsmethoden macht. Da die Suggestion bei den vielen besonderen Heilmethoden eine wichtige Rolle spielt, sollte sie in vernünftiger Weise durch die Ärzte angewandt werden und in berechtigter Weise, d. h. der Kranke sollte auf Grund einer vollständigen Kenntnis der Sachlage beruhigt werden.

Der Arzt ist leicht geneigt, einem Falle, bei dem neben übertriebenen nervösen Symptomen auch ein organischer Klappenfehler vorliegt, eine zu große Wichtigkeit beizumessen. Ich habe viele Kranke auf die Vermutung hin, daß sie ein schweres Herzleiden haben, ihr Leben in großer Zurückgezogenheit und selbst in einer gewissen Furcht verbringen sehen. Frauen hatten Anfälle von Angina pectoris und es wurde ihnen untersagt, ihre Haushaltungspflichten zu erfüllen. Eine große Zahl von diesen Kranken haben sich mit vielen Kosten und Unbequemlichkeiten Jahr für Jahr an Kurorte begeben, um ihre „Kur" zu machen, weil sie in den Tagen der Krankheit eine wohltätige Wirkung davon verspürt hatten. Wenn ein Klappengeräusch vorhanden ist, müssen wir uns sorgfältig nach den Bedingungen erkundigen, welche die Erschöpfung des Herzens und das begleitende Leiden veranlaßt haben, und wenn wir die gesamten Tatsachen in Betracht ziehen, werden wir mit Sicherheit die wahre Natur der Erscheinungen erkennen können. Wir können oft mit Sicherheit den Kranken beruhigen und ihm sagen, daß bei entsprechender Behandlung das Leiden zum größten Teile verschwinden wird und daß auch beim Fortdauern der organischen Erkrankung bei einsichtiger Behandlung aller Grund vorhanden ist, auf eine Wiederherstellung zu hoffen. In vielen Fällen kann man noch mehr tun; man kann zeigen, daß das Leiden ein Schutz ist, indem sein erstes Auftreten ein Zeichen gibt, daß der Kranke im Begriffe ist, die Reservekraft seines Herzens zu erschöpfen, und daß solche Einschränkungen notwendig sind, um sie vor weiterer Erschöpfung zu schützen.

Diese verständnisvolle Würdigung der Symptome ist auch auf andere Weise von Nutzen. So werden oft Leute, wenn sie sich einer Extrasystole bewußt werden, durch ihren Hausarzt oder auf Grund einer besonderen Methode gewöhnlich ohne Erfolg einer lange dauernden Behandlung unterworfen. Die bloße Versicherung der Harmlosigkeit der Symptome hätte mehr Gutes geleistet als alle Behandlung. Zur Illustration führe ich folgendes Beispiel an. Ein professioneller Fußballspieler kam zu mir, weil sein Herz zuzeiten „stoppte". Er war von zwei Ärzten untersucht worden, welche ihm zu spielen verboten und ihm Digitalis und Strychnin verordneten. Dieses Aufgeben des Berufes war für ihn eine ernste Sache, weil er damit, daß er seiner Verpflichtung für die Spielzeit nicht nachkam, die Aussicht auf ein Benefizmatch verlor, auf das er als eine Belohnung am Ende seiner Dienste als Fußballspieler rechnete. Abgesehen davon, daß er erschreckt und nervös war, stellte er sich als in jeder Beziehung gesund heraus, und ich konnte nur eine etwas häufig auftretende Extrasystole nachweisen. Ich sagte ihm, daß er sofort wieder zu spielen beginnen könne und daß er nicht darauf achten solle, wenn er merken sollte, daß das Herz aussetze. Er nahm sofort seine Verpflichtungen wieder auf und kam ihnen ohne Beschwerden bis zu Ende nach. Er sagte mir dann, daß er einmal beim Beginne eines Spieles die Unregelmäßigkeit des Herzschlages peinlich bemerkt habe und das Gefühl hatte, als müsse er sich zurückziehen, daß er sich aber meine Worte in Erinnerung rief, sich mit Eifer dem Spiel widmete und in wenigen Minuten alle seine Beschwerden vergaß; er sagte mir, er habe niemals in seinem Leben besser gespielt.

Ich benütze diese Erzählung, um die Tatsache zu betonen, daß man sich, weder durch die übertriebenen sensiblen und psychischen Empfindungen, noch durch die Symptome, die sie verursachen, leiten lassen sollte, sondern nur durch das Maß von Anstrengung, die das Herz ohne Beschwerden leisten kann.

Abgesehen von der Beruhigung des Kranken sollte man auch Schritte tun, um die Bedingungen zu beseitigen, die zur Erschöpfung geführt haben, wie Überarbeitung, Sorgen, Wartung eines kranken Verwandten. Man muß dabei diskret sein und die Verhältnisse des Kranken berücksichtigen. Wenn es sich um Wohlhabende handelt, ist eine vollständige Veränderung in der Lebensweise oft sehr wirksam und man kann solche Kranke fortschicken, indem man sich in der Wahl des Ortes ihrem Geschmack anpaßt. Wenn sie physischer Anstrengung fähig sind, kann man ihnen einen Ferienaufenthalt empfehlen, der mit irgendeiner Anstrengung verknüpft ist, wie z. B. Bergsteigen, Radfahren, Golfspielen oder Besuch von Sehenswürdigkeiten — in Stadt oder Land —, vorausgesetzt, daß die Beschäftigung dem Kranken zusagt. Man kann ihn auch an einen Badeort schicken und ihn der dort üblichen speziellen Behandlung sich unterziehen lassen, nur um irgend etwas zu tun und so viel Nutzen daraus zu ziehen, als die Hydrotherapie gewähren kann. Meine Patienten sind an allen möglichen Orten gewesen; diejenigen, die an das Meer gingen und Seebäder nahmen, hatten mehr Gewinn davon als diejenigen, welche die mehr gerühmten Binnenplätze in England oder auf dem Kontinent besuchten. Das Leben ist dort anregender und man findet weniger Gelegenheit, alle möglichen Nervenkranken zu treffen, und der verderblichen Gewohnheit, seine Erfahrungen auszutauschen, kann so nicht so leicht nachgegeben werden.

Weitaus die meisten Kranken können nicht fortreisen und ihre Posten verlassen, und diese sind es, mit welchen der praktische Arzt oft recht viele Mühe hat. Mit Geduld und Ausdauer kann man jedoch viel für sie tun, und in vielen Fällen kann der Arzt denjenigen unter seinen Kranken, die es am meisten notwendig haben, viel helfen. Nehmen wir an, eine Familienmutter muß ihren Pflichten weiter nachkommen oder eine Tochter muß trotz ihrer Müdigkeit die kränkliche Mutter pflegen; in allen diesen Fällen wird man fast immer ungenügenden oder häufig gestörten Schlaf finden, und dies ist oft die wirkliche Ursache des Leidens und macht den Patienten verdrießlich und reizbar. Man kann viel helfen, indem man Mittel und Wege vorschlägt, den Schlaf des Kranken zu fördern. In vielen Fällen müssen wir zu Arzneimitteln greifen, und glücklicherweise ist das hier am meisten wirksame Hypnotikum auch das unschädlichste, nämlich die Bromsalze (besonders Ammon. bromat.), die so lange verabreicht werden sollten, bis der Kranke gut schläft. Oft erzeugen sie Schläfrigkeit und Schlaffheit während des Tages und der Patient beklagt sich unter Umständen, schwächer als je zu sein. Das bildet keine Kontraindikation, im Gegenteil, die Schlaffheit bewirkt Trägheit und Bedürfnis nach Ruhe. Der Kranke verrichtet weniger Arbeit, ist weniger reizbar, und das Herz wird nicht so leicht erregt. Nach wenigen Wochen, wenn man die Dosis allmählich vermindert, wird man den Zustand des Patienten oft wundervoll gebessert finden. Die Notwendigkeit, in seinen Pflichten fortzufahren, schließt die Möglichkeit einer schnellen Wiederherstellung aus, aber durch die verständige Darreichung von Brom können die Patienten über mühsame Perioden von Monaten oder Jahren hinwegkommen.

„Herztonika“ sind in diesen Fällen von geringem Nutzen. Selbst wenn sie die ihnen zuerkannte Wirkung hätten, ist es zweifelhaft, ob ihre Darreichung am Platze wäre. Nicht der Peitsche bedarf das überarbeitete Pferd, sondern der Ruhe.

Die Ernährung des Kranken läßt oft viel zu wünschen übrig. Bei Frauen rauben die Pflichten des Haushaltes und das Kochen den Appetit und sie begnügen sich mit leicht zu schluckenden und anregenden Sachen — heißen Getränken, Tee, Kaffee und geistigen Getränken. Die Nahrung sollte in kleinen Mengen und oft genossen werden und ziemlich trocken sein, damit langsam gekaut werden muß. Oft ist es sehr angezeigt, eine ganz einfache Diät vorzuschlagen. Man sucht herauszufinden, welche Nahrung der Kranke vorzieht, und wenn sie vernünftig ist, ordnet man die Kost so, daß alle paar Stunden damit abgewechselt wird, auch wenn es einmal nur ein Ei, das andere Mal ein englisches Biskuit mit einigen Löffeln Milch ist. In allen Fällen sollten Reizmittel verboten sein. Die große Erschöpfung, die durch die langen, ermüdenden Stunden der Arbeit hervorgerufen wird, sowie die Schmerzen werden zwar oft schnell durch geistige Getränke zeitweise gehoben, aber gerade diese Leute sind es, die sich mit immer größeren Mengen Trost zusprechen, bis die Gewohnheit allzumächtig wird.

16. Kapitel.

Vasomotorische Symptome.

Die vasomotorischen Nerven. Ursprung und Verteilung. — Funktion der vasomotorischen Nerven. — Substanzen, die das vasomotorische Nervensystem beeinflussen. — Das Gefühl von Erschöpfung und Ohnmacht. — Vasomotorische Angina pectoris. — Die Kreislaufssymptome bei der X-Krankheit. — Die Ursache der X-Beschwerden. — Behandlung.

Die vasomotorischen Nerven. Ursprung und Verteilung. — Es gibt ein System von Nerven, welche die Blutgefäße versorgen und ihre Funktion in unverkennbarer Weise regeln. Diese Nerven gehören zum vasomotorischen Nervensystem und haben innige Beziehungen zu den besonderen Funktionen

der Organe und Gewebe, in denen sie sich verteilen. Das Hauptvasomotorenzentrum liegt auf dem Boden des 4. Ventrikels; es gibt aber noch andere Zentren
in verschiedenen Höhen des Zentralnervensystems und die von diesen stammenden Nerven bilden in ihrem weiteren Verlaufe einen Teil des sympathischen
Nervensystems und viele erreichen ihr Bestimmungsgebiet zusammen mit den
Spinalnerven.

Funktion der vasomotorischen Nerven. — *Es gibt zwei Arten von Gefäßnerven, und zwar Vasokonstriktoren (oder Vasomotoren) und Vasodilatatoren,
d. h. gefäßverengernde und gefäßerweiternde Nerven. Beide gehören zum sympathischen oder autonomen System* (LANGLEY). *Die Vasokonstriktoren verengern
die Gefäße, und zwar vorwiegend die kleinen Arterien, die ja auch eine relativ sehr
starke Muskulatur haben. Die Drosselung an dieser Stelle hat zur Folge, daß der
Druck in den stromaufwärts gelegenen Gebieten steigt, in den Venen dagegen sinkt.
Es nimmt also die in der Zeiteinheit durch das betreffende Organ fließende Blutmenge ab, das Organ wird kleiner, kühler, blasser und sein Blut wird stärker venös.
Die Vasodilatatoren dagegen erweitern die Gefäße, wobei die tonisch kontrahierte
Ringmuskulatur erschlafft. Wenn man aber die Vasokonstriktoren eines Organs
durchschneidet und es dann durch das Überwiegen der Dilatatoren zur Gefäßerweiterung kommt, dann nimmt diese noch zu, wenn man die Dilatatoren reizt:
die Funktion dieser Nerven kann also nicht einfach als eine Hemmung der vasokonstriktorischen Innervation aufgefaßt werden. Dabei sinkt der Druck in den
stromaufwärts gelegenen Gebieten und steigt in den Venen, das Organ wird stärker
durchblutet, es wird größer, heller rot, wärmer und sein Blut fließt fast arteriell
in die Venen. Die vasokonstriktorischen und die vasodilatatorischen Nerven
verlaufen gewöhnlich in einem gemeinsamen Nervenstamme.* Ihre Hauptfunktion
besteht darin, den Blutzulauf zu den verschiedenen Organen und Geweben zu
regeln. Da im Leben die einzelnen Organe in der Weise in Tätigkeit treten, daß
jetzt das eine, dann ein anderes zu besonders gesteigerter Tätigkeit angespornt
wird, und da die Blutzufuhr zum Organ nach dem Grade seiner Tätigkeit
wechselt, regeln die Vasomotoren die Blutzufuhr, indem sie das Lumen der
kleinen Gefäße (Arterien, Kapillaren und Venen) verändern. Bei dieser Arbeit
werden sie durch eine verwickelte Reihe von Reflexen in geeigneter Weise in
Erregung versetzt. Das harmonische Zusammenarbeiten der verschiedenen
Organe ist das, was wir Gesundheit nennen und der Mensch wird sich der Tätigkeit der verschiedenen Organe höchstens in der undeutlichen Empfindung bewußt, daß er sich wohl fühlt; eine unökonomische Funktion der vasomotorischen
Nerven kann dieses Gefühl stören und Unwohlsein und Leiden hervorrufen.

Das Vorhandensein dieser vasomotorischen Nerven kann beim Menschen
auf vielerlei Weise gezeigt werden, und zwar sowohl durch zentrale wie durch
periphere Reizung; dahin gehört z. B. das Erröten und Erblassen des Gesichtes
bei Erregung und die verschiedenen Änderungen in der Farbe der Haut, wenn
man diese mit einem Stecknadelkopf streicht oder Hitze oder Kälte einwirken
läßt.

Eine ungewöhnliche Empfindlichkeit der Vasomotoren kann ererbt oder
erworben sein und so gibt es eine Reihe von Erscheinungen, die oft das Wohlbefinden so sehr stören, daß der Arzt um Rat gefragt wird. Den höchsten Grad
von gesteigerter Vasomotorentätigkeit sieht man in solchen Fällen, wo die Fin

ger infolge der Gefäßkontraktion kalt und empfindungslos werden, was oft beträchtliche Schmerzen und in einzelnen Fällen Gangrän eines Teiles der Gewebe zur Folge hat. Einen solchen höchsten Grad stellt die RAYNAUDsche Krankheit dar, wo eine lokalisierte Kontraktion der kleinen Arterien die Blutzufuhr zu den Geweben absperrt. Eine andauernde übermäßige Erweiterung der Blutgefäße der Haut sieht man manchmal bei gewissen Vergiftungen, z. B. beim Morbus BASEDOWI, wo die Erweiterung der kleinen Arterien zu einem dauernden Wärmegefühle Veranlassung gibt. Nicht selten treten bei nervösen Leuten im mittleren oder vorgeschrittenen Alter intensiv hellrote Flecken auf der Haut der Wangen, des Halses oder der Brust auf. Da solche Leute nicht selten über Herzbeschwerden und sogar über Angina pectoris klagen, kann die Anwesenheit solcher Symptome als ein Zeichen von neurotischer Konstitution angesehen werden, und so können wir erkennen, daß die Beschwerden zum Teil auf einer Überempfindlichkeit des Nervensystems beruhen. Außer diesen bekannten Beispielen gibt es viele Leute, die an verschiedenen krankhaften Empfindungen unbekannter Herkunft leiden, wobei aber doch das Vasomotorensystem eine wichtige Rolle spielt. Da oft angenommen wird, daß diese Empfindungen mit Herzkrankheiten einhergehen, ist es notwendig, sie näher zu betrachten.

Substanzen, die das vasomotorische Nervensystem beeinflussen. — Die gefäßverengernden Nerven ziehen zu den Muskelzellen in der Mittelschichte der kleinen Arterien. Ihre Endigungen können durch gewisse Stoffe, die in den Kreislauf gelangen, beeinflußt werden. So erzeugt Nebennierenextrakt nach der Injektion in die vena jugularis einen Blutdruckanstieg, der allerdings nur sehr kurze Zeit andauert. Eine ähnliche Wirkung haben Extrakte aus der Hypophyse.

Es ist wahrscheinlich, daß der hohe Blutdruck, wie er z. B. bei der BRIGHTschen Krankheit angetroffen wird, durch Stoffe erzeugt wird, die im Blute zurückgehalten werden und die gefäßverengernden Nerven reizen.

Gewisse Stoffe haben die entgegengesetzte Wirkung. So erzeugt das Pepton des Handels nach intravenöser Injektion bei Tieren eine Erweiterung der peripheren Gefäße und ein Absinken des Blutdruckes. Die Nitrite wirken ähnlich, aber nur ganz vorübergehend.

Das Gefühl von Erschöpfung und Ohnmacht. — *Das Gefäßsystem kann viel mehr Blut in sich fassen als tatsächlich vorhanden ist, der normale Tonus der Vasomotorenzentren sorgt aber dafür, daß die Gefäße sich auf einen kleineren Fassungsraum einstellen; es ist besonders das Gefäßgebiet der Baucheingeweide, dessen Kontraktionszustand für die Höhe des Blutdruckes und für die Blutverteilung von ausschlaggebender Bedeutung ist. Wenn sich diese Gefäße stark erweitern, nehmen sie so viel Blut in sich auf, daß die anderen Körperteile, insbesondere der Kopf und die Haut anämisch werden (kollaterale Anämie). Das ist der Zustand, den man treffend als Verblutung in die Gefäße der eigenen Baucheingeweide bezeichnet, also eine Verblutung, ohne daß das Blut die Gefäße verläßt. Dieser Zustand wird gewöhnlich durch eine plötzliche Hemmung des Gefäßnerventonus herbeigeführt; es entsteht dann eine mit Bewußtlosigkeit verbundene Hirnanämie, sowie Kälte und leichte Zyanose der Haut (Ohnmacht, Schock). Daß dabei wirklich eine Hemmung des Gefäßnerventonus vorliegt, geht daraus hervor, daß in leichteren Fällen periphere Reize, die den Druck steigern — Kältereize auf die Haut, Reiben*

*der Fußsohlen, Einatmen von Ammoniak oder Salmiakdämpfen — wirksam
sind. Es ist auch leicht verständlich, daß Maßnahmen, die das in den Unterleibsorganen angesammelte Blut mechanisch auspressen oder eine allzu große Ansammlung verhindern (Bauchbinde), die Störungen der abnormen Blutverteilung beheben
oder ihnen vorbeugen können. Beim Tiere, besonders bei dem in Rückenlage
aufgebundenen Kaninchen kann man durch leichten Druck auf den Bauch, namentlich auf die Lebergegend, den Blutzufluß zum Herzen so steigern, daß sich die
Venen stärker füllen und der Karotisdruck steigt. Dasselbe läßt sich erzielen,
wenn man ein aufgebundenes, senkrecht gehaltenes Tier bis an den unteren Rippenbogen in warmes Wasser eintaucht.*

Manche Leute klagen zeitweise über ein Gefühl von Ermüdung, das
unter gewissen Umständen leicht hervorgerufen wird. Wenn dann zufällig
auch eine ungewöhnliche Erscheinung am Herzen besteht, wie ein Geräusch
oder eine Arhythmie, wird meist angenommen, daß die Ermüdung auf dem
Zustande des Herzens beruht. Ich habe schon ausgeführt, daß die Zeichen
einer Erschöpfung des Herzmuskels ziemlich charakteristisch sind und daß
das Gefühl von Erschöpfung selten unmittelbar kardialen Ursprungs ist.
Gewöhnlich beruht es auf einer Gefäßerweiterung in bestimmten Gebieten,
wobei andere Organe, wie Herz und Gehirn, zu wenig Blut bekommen.
So haben manche Leute, wenn sie an einem trüben, schwülen Tage mit
schweren Kleidern gehen, bald ein Gefühl großer Erschöpfung; dieses
geht bald vorüber, wenn sie sich setzen oder niederlegen. PEMBREY hat
gezeigt, daß der Grund, warum Soldaten beim Marschieren an einem heißen
Tage ohnmächtig werden, darin liegt, daß die durch die schwere Kleidung erzeugte Wärme und die Anstrengung eine derartige Erweiterung der Hautgefäße
zur Folge haben, daß Hirnanämie und Ohnmacht eintreten. Aus demselben
Grunde werden junge Burschen ohnmächtig, wenn sie lange stehen und Frauen,
wenn ihnen ein Kleid angemessen wird. In solchen Fällen entsteht die Ohnmacht
infolge einer vorübergehenden Erweiterung der großen Bauchvenen. Wenn
man ein Stallkaninchen bei den Ohren aufhängt, sammelt sich das Blut in den
Bauchvenen an und das Tier wird bewußtlos und stirbt. *Dem wird aber vorgebeugt
und die schweren Erscheinungen werden sofort behoben, wenn man auf den Bauch
drückt oder das Tier bis etwa zur Körpermitte in Wasser eintaucht; dann ist es
der Wasserdruck, der das Abdomen komprimiert und das Blut dem Herzen zuführt.
Der Kreislauf bleibt dann normal, solange das Tier im Wasser ist. Dieser von
HILL stammende Versuch zeigt, daß nicht nur der Tonus der Gefäßmuskeln, sondern
auch der der Skelettmuskeln, besonders der Bauchwand, bei der Regulierung des
Kreislaufes eine wichtige Rolle spielt.* Einige Menschen haben eine besondere
Neigung zu einer solchen Anhäufung von Blut in den großen Bauchvenen.
Dies habe ich auf folgende Weise zeigen können. Wenn man einen dazu
geeigneten Menschen sich niederlegen läßt und mit der flachen Hand fest
auf den Bauch drückt, sieht man die Halsvenen anschwellen. Die in Abb. 15
wiedergegebene Kurve ist auf diese Weise gewonnen worden. Die Aufnahmekapsel lag am Halse auf der Jugularis interna, dann wurde auf den Bauch
gedrückt und die dabei eintretende Änderung im Venenpulse registriert; der
bedeutende Anstieg der Kurve beruht auf der Schwellung der Jugularvene.
Ich habe gesehen, daß es solchen Leuten sehr wohl tat, wenn sie eine feste

Bauchbinde trugen. So mußte eine große Dame beim Radfahren an einem heißen Tage oft absteigen und sich am Straßenrande niederlegen, um sich von den immer wieder drohenden Ohnmachtsanfällen zu erholen. Auf meinen Rat trug sie dann einen festen Bauchgürtel, worauf die Neigung zu Ohnmachtsanfällen verschwand, aber gleich wiederkam, wenn sie es ohne den Gürtel versuchte. Das beste Beispiel für eine solche Anhäufung von Blut in den großen Bauchvenen sah ich bei einem Manne, der darüber klagte, daß er wegen eines Gefühls von großer Erschöpfung und von Schwindel weder arbeiten noch herumgehen könne. Wenn er lag, konnte nichts Abnormes gefunden werden, aber wenn er aufstand, wurde ihm allmählig immer mehr schwindlig, bis er sich schließlich wieder niedersetzen mußte. Ich fand, daß sich beim Stehen die Herztätigkeit sehr stark beschleunigte. Nun wurde ein fester Bauchgürtel angelegt und der Mann war sofort imstande herumzugehen und seinen Beruf auszuüben. Ich nahm zu verschiedenen Malen Pulskurven bei ihm auf, während er stand; wenn er den Gürtel anhatte, war der Puls ruhig und regelmäßig, aber wenige Minuten,

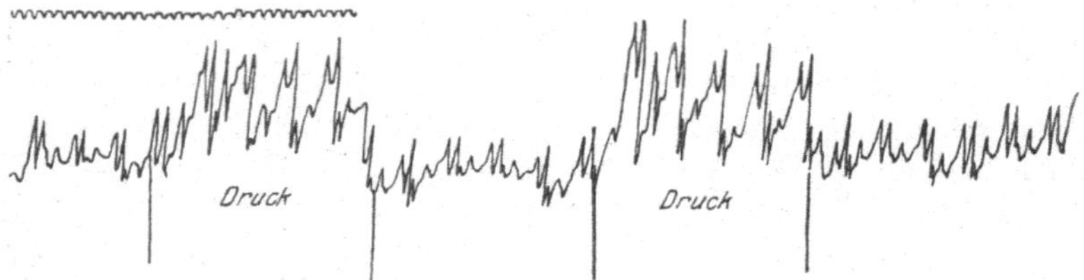

Abb. 15. Kurve des Jugularispulses, während auf den Bauch gedrückt wurde („Druck“). Die Vena jugularis schwillt dabei an und bei Nachlassen des Druckes wieder ab.

nachdem er den Gürtel abgelegt hatte, wurde die Herztätigkeit rasch und unregelmäßig. Das Wesen dieser abnormen Tätigkeit wurde von LEWIS und MARRIS elektrographisch und mit dem Polygraphen untersucht und sie fanden, daß während der Pulsbeschleunigung der Reizursprung in der Nähe des Atrioventrikularknotens lag (wahrscheinlich bestand atrioventrikuläre Automatie).

Bei manchen Menschen, die an Anfällen von Angina pectoris leiden, treten diese besonders dann auf, wenn sie nach einer Mahlzeit gehen. Es ist möglich, daß die mit der Verdauung einhergehende Gefäßerweiterung im Splanchnikusgebiete zusammen mit der Erweiterung der Gefäße in den beim Gehen tätigen Muskeln die Blutzufuhr zum Herzmuskel selbst so sehr beeinträchtigen, daß die Reservekraft rascher erschöpft wird und so der Schmerz entsteht. Da diese Anfälle leichter morgens nach dem Frühstück eintreten, kann es wohl sein, daß die Koronararterien nach der Nachtruhe nicht so reagieren, daß sie dem Herzmuskel, wenn er mehr arbeiten will, genug Blut zuführen, während das Herz später besser gespeist wird.

Vasomotorische Angina pectoris. — NOTHNAGEL hat darauf aufmerksam gemacht, daß bei einer Reihe von Kranken die Anfälle von Angina pectoris mit deutlicher Gefäßverengerung einhergehen. Die Vorstellung, daß diese Gefäßverengerung eine gewöhnliche Ursache der Angina pectoris sei, hat viel Anklang gefunden, in Wirklichkeit kommt dies aber nur selten vor und ist sicher in der Mehrzahl der Fälle nicht die Ursache. Einzelne Leute mit Angina pectoris bekommen einen Anfall, wenn sie sich der kalten Luft aussetzen. Aber

da bestehen irgendwelche organischen Veränderungen im Herzen, und die durch
die Kälteeinwirkung bedingte Steigerung des peripheren Widerstandes behindert
und erschöpft das Herz. Es gibt aber auch seltene Fälle, wo die Kälte zu einer
so starken Gefäßverengerung führt, daß Angina pectoris eintritt, auch wenn das
Herz anscheinend gesund ist. So klagte eine 30jährige Kranke, die ich durch
eine Reihe von Jahren beobachtete, über ein jämmerliches Gefühl von Erschöpfung und Frösteln, das sich bei kaltem Wetter einstellte. Einige Male hatte
sie auch Anfälle von Schmerzen in der Brust, wie aus folgendem Beispiele hervorgeht. An einem rauhen Sonntagmorgen im November ging sie zum Unterrichte
in die Sonntagschule. Das Schulzimmer war kalt und es fröstelte sie; mit diesem
Gefühle ging sie dann in die Kirche, ein kaltes, feuchtes Gebäude. Das Kältegefühl steigerte sich und gegen das Ende des Gottesdienstes begann sie einen
Schmerz in der linken Brust zu spüren. Es wurde ihr allmählich schlechter,
und als sie nach Hause kam, war der Schmerz sehr heftig, reichte über die
linke Brust hinaus und erstreckte sich am linken Arm herunter. Man legte sie
mit Wärmflaschen ins Bett und gab ihr heiße Getränke, und sowie ihr warm
wurde, hörte der Schmerz auf. Es kommt nur selten vor, daß Anfälle von
Angina pectoris ausschließlich bei kaltem Wetter ausgelöst werden, während die
Kranken im Sommer oder in einem warmen Klima sich ganz wohl fühlen und
beträchtlichen Anstrengungen gewachsen sind. In solchen Fällen ist schwer zu
sagen, auf welche Tatsachen man eigentlich eine verläßliche Meinung gründen
soll. Ich habe eine ganze Reihe von Leuten beobachtet, die bei kaltem Wetter
sehr vorsichtig waren, oder es ganz vermieden auszugehen und durch viele
Jahre ein tätiges Leben führten. Dagegen habe ich auch einen Kranken gesehen,
der 3 Jahre nach dem Auftreten des ersten Krankheitszeichens plötzlich starb.
Er war 42 Jahre alt, als er starb und mit Ausnahme einer Ptomainvergiftung,
die um 6 Jahre zurücklag, konnte keine Ursache für sein Leiden gefunden werden.
Im Sommer fühlte er sich ganz wohl, aber bei kaltem Wetter waren die Schmerzanfälle so andauernd, daß er 2 Winter in Australien verbrachte und auf der
Heimreise starb er auf dem Schiffe. Während der letzten 2 Jahre, wo ich ihn
noch sah, konnte die physikalische Untersuchung nichts Abnormes feststellen.
Das Herz war von normaler Größe, die Töne waren rein, der Blutdruck betrug
130 mm Hg und bei warmem Wetter konnte er beträchtliche Anstrengungen
aushalten, z. B. 10—15 km ohne Unbehagen gehen.

Bei Erkrankungen der Aortenklappen, besonders bei stärkerer Insuffizienz,
wird das Vasomotorensystem ungewöhnlich empfindlich. Es ist mir ganz unklar,
auf welche Weise dies geschieht, aber es kann auf verschiedene Art gezeigt
werden, wie z. B. in einem Unterschied im Arteriendruck in den Beinen und im
Arme (s. S. 141). Bei einzelnen dieser Kranken besteht eine Neigung zu Anfällen
von Angina pectoris und gleichzeitig mit diesen Anfällen oder als ihre Ursache
besteht eine deutliche Verengerung der Blutgefäße. Es sind mehrere Fälle beschrieben worden, wo die Kontraktion der Arterien festgestellt wurde und der
heftige Herzschlag das Bett, in dem der Kranke lag, erschütterte. Der Fall 42
ist ein Beispiel für die eigentümliche Empfindlichkeit des Vasomotorensystems
auf psychische Erregung und für die Neigung zu Anfällen von Angina pectoris.
*Der Begriff der Angina pectoris vasomotorica, d. h. die Vorstellung, daß ein
Krampf der Koronargefäße den Anfällen zugrunde liegt, gründet sich auf andere*

Beispiele von vasokonstriktorischer Gefäßneurose (HANS CURSCHMANN). *Hierher gehört die oben erwähnte Erscheinung des „toten Fingers", wo der Gefäßkrampf durch äußere Einwirkungen, wie Kälte, Wärme oder mechanische Reize, aber auch durch psychische Erregungen ausgelöst werden kann. Daß auch an inneren Organen ähnliche Zustände vorkommen, zeigen die nervösen Krämpfe der Netzhautarterien, die mit dem Augenspiegel festgestellt werden können; es ist sehr wohl möglich, daß auch einzelne Gehirnerscheinungen, wie Schwindel und Ohnmacht, auf vorübergehenden Krämpfen der Hirnarterien beruhen. Bei der Angina pectoris vasomotorica stellt sich ein intensives Kälte- und Vertaubungsgefühl in einem oder beiden Armen ein, die Kranken sehen kollabiert aus und haben ein heftiges Angstgefühl. Der Puls ist klein, weich, manchmal durch Extrasystolen stark unregelmäßig und bleibt so einige Zeit auch nach dem Schwinden der subjektiven Empfindungen. Das Herz zeigt außer der Frequenzänderung nichts Abnormes. In der Zwischenzeit zwischen den Anfällen, deren Verlauf stets günstig zu sein scheint, fühlen sich die Kranken ganz wohl oder klagen höchstens über unbedeutende Empfindungen. Solche Anfälle können auch nach plötzlicher starker Abkühluug auftreten und* ROMBERG, *von dem die vorstehenden Angaben stammen, hat sie bei zwei sehr kräftigen, gar nicht nervösen Fleischern gesehen, als sie, von körperlicher Arbeit erhitzt, aus einem warmen Raume in das Kühlhaus des Schlachthofes getreten waren. Die Vorstellung, daß derartige Anfälle durch einen reflektorisch ausgelösten Krampf der Koronargefäße erzeugt werden, hat mehr Wahrscheinlichkeit für sich als die Annahme, daß die Kälte zu einer Steigerung des peripheren Widerstandes, diese zu einer Erschöpfung des Herzmuskels und diese zu den Schmerzen führe.*

Die Kreislaufssymptome bei der X-Krankheit[1]). — Eine andere Klasse von Fällen von etwas unbestimmtem Charakter muß man kennen, wenn man andere Formen von Herzstörungen verstehen will. Die Klasse von Patienten, die ich meine, wird wohl jeder Arzt kennen, da sie eine beträchtliche Zahl der allergewöhnlichsten Krankheitsfälle in sich schließt. Das betreffende Individuum ist mager und dünn, das Gesicht hat oft schlaffe Züge und ist manchmal schon bei jungen Leuten faltig. Es ist gewöhnlich blaß, bei einigen auch von frischer Farbe, die Nase ist bei kaltem Wetter rot. Die Hände sind gewöhnlich kalt und sie zeigen, wie schlecht die Blutzirkulation in ihnen ist. Diese Kranken befinden sich stets an rauhen, kalten Tagen schlechter, frösteln und fühlen sich krank nach einem kalten Bade.

Die Hände sind manchmal nicht nur kalt, sondern haben auch eine rauhe und dicke Haut. Die Finger können weiß und empfindungslos sein, „tot" ist der oft angewandte Ausdruck. Wenn sie an einem sehr kalten Tage der Kälte ausgesetzt werden, kann der Zustand so arg werden, daß heftiger Schmerz in den Fingerspitzen entsteht, und in einem Falle habe ich eine leichte Gangrän

---

[1]) Ich gebrauche den Ausdruck „X-Krankheit" aus dem Grunde, weil ich die Natur dieser Erkrankung nicht kenne. Viele Ärzte nennen Leute dieser Klasse „Neurastheniker" und begnügen sich damit. Damit hat man aber nur der Krankheit einen Namen gegeben, was solche Befriedigung gewährt, daß man oft die Tatsache aus den Augen verliert, daß der Name noch kein Licht auf die Erkrankung wirft und nichts anderes ist als ein Deckmantel für Unwissenheit. Wenn der Ausdruck „X-Krankheit" angewandt wird, so erkennen wir damit offenkundig unsere Unwissenheit an und das wird zu dem konstanten Bestreben führen, das Geheimnis, das diese Fälle umgibt, aufzuklären.

folgen sehen. Die Nase ist oft rot und gemeinsames Vorkommen von roter Nase und Dyspepsie ist bei diesen Leuten ungemein häufig. Sehr oft finden wir Magenerweiterung und Blutansammlung in den Bauchvenen. Letzteres kann auf die S. 102 (Abb. 15) beschriebene Weise demonstriert werden. In einzelnen Fällen kann man die Anschwellung und verstärkte Pulsation der Jugularvenen bei ruhiger Atmung entstehen sehen, indem die Vene während der Inspiration anschwillt. Die Ursache der Anschwellung besteht darin, daß bei Druck auf das Abdomen die Bauchvenen sich in das rechte Herz entleeren, so daß dort weniger Platz ist für das durch die Vena cava sup. zurückkehrende Blut, daher schwellen die Jugularvenen an. Die Inspiration verursachte ein Niedersteigen des Zwerchfells, das den Bauchinhalt mit Einschluß der großen Venen gegen die unnachgiebige Wand drückt, und so kommt dieselbe Erscheinung zustande.

Das Herz selbst ist in diesen Fällen manchmal leicht erweitert und es können Mitral- und Trikuspidalgeräusche vorhanden sein. Sie sind sehr flüchtig, eine Minute da, in der nächsten wieder fort. Manchmal können wir sie im Beginn einer Untersuchung nachweisen, und in einigen Minuten sind sie wieder verschwunden. Die Frequenz und der Rhythmus des Herzens wechseln oft. Manchmal schlägt das Herz ziemlich langsam, manchmal unregelmäßig. Die Irregularität ist gewöhnlich durch die Atmung bedingt, doch kommen gelegentlich auch Extrasystolen vor; der Patient ist, wenn er sie spürt, oft sehr erschreckt darüber, besonders wenn der Arzt ihn nicht in überzeugender Weise beruhigt. Zögern oder Zweifel von seiten des Arztes hängen wie eine Wolke über dem Kranken. Auf Grund dieser Symptome wird in solchen Fällen oft fälschlich eine Herzkrankheit angenommen und viele werden deshalb einer langen Behandlung unterzogen, die nicht hilft, den Kranken noch mehr niederdrükt, seinen Beruf stört und ihn vielleicht über die ganze Welt schickt, auf der Suche nach einer „Kur“. Ich habe in solchen Fällen niemals Herzschwäche eintreten sehen, und wenn man das dem Kranken sagt, erzielt man oft eine größere Wirkung als durch irgend ein besonderes Behandlungsverfahren.

Ich war in einer Anzahl der Fälle besonders überrascht durch die langsame Atmung. Sie kann bis auf 7 Atemzüge in der Minute fallen und der Kranke dabei vollkommen frei von irgendwelchen Beschwerden sein, ja er merkt gar nicht, daß etwas nicht richtig ist. Unter diesen Umständen ist auch der Rhythmus des Herzens am meisten beeinflußt und das Anschwellen der Venen während der Inspiration und infolge des Druckes auf das Abdomen stellt sich in sehr charakteristischer Weise ein. Die Natur dieser Arhythmie ist eingehend im 26. Kapitel beschrieben. Ein gesunder Mensch kann manchmal einfach durch langsames und tiefes Atmen, etwa 7—8 Atemzüge in der Minute, diese Arhythmie hervorrufen.

Die Klagen wechseln außerordentlich; viele haben die fixe Idee, daß gewisse Organe nicht richtig funktionieren; und man findet tatsächlich irgendwelche Störungen, gewöhnlich leichten Grades, an einem der Organe. So begegnen uns außerordentlich häufig Klagen über Magen- und Darmstörungen, aber auch andere innere Organe können mangelhaft funktionieren und Anlaß zu Klagen geben. Der geistige Zustand des Patienten ist sonderbar und interessant. Einige unter ihnen sind geistig ganz gesund, verständig und äußerst intelligent. Diesen ist das körperliche Leiden nicht mehr als ein bedrückendes und störendes Übel. Bei anderen führt es zu reizbarer und verdrießlicher Stimmung. Einige werden Grübler und interessieren sich in höchstem Maße für ihre körperlichen oder geistigen Angelegenheiten. Das Leiden beeinflußt ihre Ansichten in wesentlichen Dingen; verschrobene Köpfe, Phantasten auf politischem, religiösem und diätetischem Gebiete sind häufig unter ihnen und oft zeigen sie feurige Begeisterung für ihre absonderlichen Ideen. Eine andere erstaunliche Eigentümlichkeit dieser Fälle ist die bemerkenswerte Art und Weise, wie eine vorübergehende Besserung zustandekommen kann. Einige dieser Leute gehen oft wochenlang elend und krank herum, nehmen wenig Nahrung zu sich und finden, daß selbst dies noch zuviel für ihre Verdauung ist; sie suchen nach etwas, das ihnen zusagt — da plötzlich fühlen sie sich besser. Die Besserung kann Wochen, ja selbst Monate andauern, aber im allgemeinen treten Rückfälle ein.

Diese Besonderheit nun führt zu einer anderen Eigentümlichkeit dieser Krankheit — dem unbegrenzten und unvernünftigen Glauben, daß das, womit sie behandelt werden, die Ursache ihrer Genesung sei, seien es Diät, Arzneimittel, Übungsmethoden oder eine Operation. Dieses „Gesundseinwollen" ist der Grund, warum es so viele Kuren gibt. Wenn man zwischen den Zeilen der Gutachten liest, die zugunsten gewisser empirischer oder von Autoritäten anerkannter Heilmittel geschrieben werden, so wird man sehen, daß gerade diese Klasse von Fällen behandelt worden ist. Gerade unter ihnen kommen Glaubenskuren in großer Zahl vor und es sind diese Leute, welche die Reihen der „Christian Science" füllen. Seelische Erregung, verursacht durch Liebe oder Religion, bringt dieser Art von Menschen immer Erleichterung und so erhalten wir, wenn die Religion im Spiele ist, die mannigfachen Formen der Gebetheilung. Viele Frauen fühlen sich während der Schwangerschaft äußerst wohl.

Die Diagnosen der Ärzte sind so zahlreich und mannigfaltig wie die Klagen der Patienten. Der Gynäkologe diagnostiziert eine Erkrankung im kleinen Becken, der Chirurg sieht die Quelle alles Übels in einem Wurmfortsatz, einem dilatierten Magen oder einer Wanderniere, während der Internist, je nach der Richtung seiner Ausbildung, in der Erkrankung eine Herzaffektion, eine Stauung in den Unterleibsorganen, eine Gastroptose, Neurasthenie, atonische Dyspepsie usw. erkennt. So minutiös sind einige dieser Diagnosen, daß wir sie ferner als kardiale, gastrische, psychische oder renale Neurasthenie klassifiziert finden.

Die Ursache der X-Beschwerden. — Obwohl ich lange und ernstlich nach einer Erklärung für diese Beschwerden gesucht habe, muß ich doch gestehen, daß ich nur eine unvollständige Vorstellung davon habe, wie sie entstehen. Sie führen, wie gesagt, nie zu Herzschwäche oder zum Tode, so daß man ihre Ursache nur erraten kann. Da ich diese Beschwerden so oft zusammen mit Verdauungsstörungen fand, drängt sich mir der Gedanke auf, daß sie auf der Resorption eines Giftes durch den Darm beruhen könnten. Diese Ansicht wird durch die Tatsache gestützt, daß man die Beschwerden oft bei Obstipation und bei Magenerweiterung findet. Sehr typisch sieht man sie ferner beim Ulcus ventriculi, besonders wenn es am Pylorus sitzt, ihn stenosiert und dadurch zu Magenerweiterung führt. Das kommt so oft vor, daß ich meine Kranken immer sorgfältig auf ein Magengeschwür untersuche. Ich habe in mehreren Fällen bedeutende Besserung nach Gastroenterostomie gesehen und nach meiner Erfahrung ist die Behandlung des Darmtraktes eine der wirksamsten. Immerhin gibt es Fälle, wo man keine Verdauungsstörungen findet, und bei anderen bestehen Erkrankungen anderer Organe. So habe ich den besprochenen Zustand bei Leuten gesehen, die durch Jahre hindurch andere Beschwerden, z. B. von einem Nierenstein hatten. Es kann nicht zweifelhaft sein, daß in meiner Beschreibung des Krankheitsbildes verschiedene Zustände enthalten sind, aber vorläufig ist es nicht klar, nach welchen Gesichtspunkten man sie trennen soll.

Behandlung. — Wenn man bei der Untersuchung findet, daß nichts anderes vorliegt als ein Magengeschwür und man den Kranken darüber beruhigt, kann man schon viel helfen, besonders wenn ihm vorher gesagt worden ist, daß er herzkrank sei und er danach behandelt worden ist. Dann sollen alle Verdauungsstörungen, wie Obstipation behoben werden und man soll dem Kranken Mut zusprechen und ihm sagen, er solle sich für seinen Beruf und seine Verpflichtungen interessieren und sich so viel wie möglich in freier Luft bewegen. Zuzeiten der Depression, der Schlaflosigkeit oder bei Sorgen kann eine Behandlung mit Bromammonium durch eine Woche oder 10 Tage oft über die schlimme Zeit hinweghelfen.

17. Kapitel.
Instrumentelle Untersuchungsmethoden.

Der Sphygmograph. — Der Polygraph. — Der klinische Polygraph. — Der Tintenpolygraph. — Der Elektrokardiograph.

Bei der Untersuchung der weitaus größten Zahl von Kranken kann die Diagnose auch ohne graphische Aufzeichnungen gestellt werden. Daraus darf man aber nicht folgern, daß man sie gar nicht braucht, denn die Möglichkeit einer Diagnose ergibt sich für eine große Zahl der Fälle erst aus den mit diesen Methoden gewonnenen Aufschlüssen. Wenn es auch nicht notwendig ist, daß der Arzt selbst Kurven aufnimmt, so muß er doch mit ihrer Deutung vertraut sein, um die Ergebnisse würdigen und benützen zu können.

Es sind viele Methoden der Aufzeichnung von Zirkulationsbewegungen ersonnen worden, doch will ich hier nur diejenigen mitteilen, die in meinen Händen sehr zufriedenstellende Resultate ergeben haben. Die Hauptsache bei einer Methode sollte ihre Einfachheit sein, denn je komplizierter ihre Handhabung ist, um so weniger anwendbar wird sie für den praktisch klinischen Zweck. In Spitälern mit einem großen Stabe von Assistenten können die komplizierteren Methoden mit Nutzen angewandt werden, aber für den Praktiker der seine Kranken allein untersucht, ist die einfachste Methode die beste.

Der Sphygmograph. — Es ist kaum nötig, eine vollständige Beschreibung der Konstruktion der verschiedenen Sphygmographen zu geben. Sie sind so häufig in Lehrbüchern beschrieben worden, daß ihre Konstruktion jedem Mediziner bekannt ist; fast alle sind nach demselben Prinzip gebaut. Eine Stahlfeder wird am Handgelenke so auf die Radialarterie gelegt, daß sie die Arterie zwar zusammendrückt, aber nicht verschließt. An der Feder ist unmittelbar ein langer oder eine Reihe von kleinen Hebeln befestigt, welche die Bewegung der Feder vergrößern. Das freie Ende des Hebels drückt leicht gegen einen Papierstreifen, dessen Oberfläche durch den Ruß von brennendem Kampfer oder Terpentin geschwärzt worden ist; der Papierstreifen wird mit gleichmäßiger Geschwindigkeit mittels eines Uhrwerks vorbeibewegt. Ich habe mit mehreren Instrumenten gearbeitet, halte aber dasjenige von DUDGEON für das handlichste und brauchbarste. In jede sphygmographische Kurve schleichen sich gewisse durch mangelhafte Konstruktion des Instruments bedingte Fehler ein. Einige der vervollkommneten Instrumente mögen fehlerfreier arbeiten als der DUDGEONsche Apparat, aber wenn man darauf achtet, aus den Kurven keine Bewegungen abzulesen, die offensichtlich durch die Unvollkommenheit des Instruments bedingt sind, ist der DUDGEON-Sphygmograph für eine ganze Menge praktischer Zwecke sehr brauchbar, besonders wenn es sich um die wahre und genaue Aufzeichnung der Pulsfolge handelt.

Der Polygraph. — Es gibt viele wahrnehmbare, durch die Zirkulation verursachte Bewegungen, die der Sphygmograph nicht registrieren kann; für die Aufzeichnung dieser Bewegungen müssen andere Instrumente benützt werden. Bei der am allermeisten angewandten Methode werden mittelst eines Luftschlauches die zu registrierenden Bewegungen auf eine Trommel übertragen, auf der ein Hebel ruht. Der Ausschlag des Hebels wird auf einer sich drehenden Trommel, die mit berußtem Papier bedeckt ist, aufgezeichnet. Durch Gebrauch von zwei oder mehreren Trommeln und Übereinanderstellung ihrer Hebel kann man sich mit Leichtigkeit gleichzeitige Aufzeichnungen verschiedener Bewegungen verschaffen.

Der ausgedehnte und schwerfällige Apparat, der dazu nötig ist, hat der Anwendung dieser Methode so enge Grenzen gezogen, daß zahlreiche interessante Punkte der klinischen Medizin entweder übersehen oder falsch verstanden worden sind. Bei meinen Untersuchungen über die Natur des Venenpulses mußte ich zuerst dieses schwerfällige Instrument benützen, doch zwang mich seine beschwerliche Handhabung dazu, ein viel einfacheres und nützlicheres Instrument zu erfinden.

Der klinische Polygraph. — Im Beginne meiner Studien über die Herztätigkeit befestigte ich an dem aufrecht stehenden Stabe des Sphygmographen von DUDGEON eine MAREYsche Trommel, so daß ich gleichzeitig mit dem Radialpulse eine andere Bewegung, z. B. den Venenpuls, den Herzstoß oder den Karotispuls verzeichnen konnte. Da aber das Berußen und Fixieren des Papieres recht unbequem war, und man lange Kurven des Herzrhythmus nicht aufnehmen konnte, konstruierte ich an Stelle dieses Apparates den Tintenpolygraph.

Der Tintenpolygraph (Abb. 16). — Die wichtigsten Teile dieses Instrumentes sind eine kleine Schale (E in Abb. 16) zur Aufnahme der Pulsstöße, ein Schlauch, der diese Stöße auf eine Trommel überträgt (B in Abb. 16) und ein Hebel mit einer Feder (F in Abb. 16).

Die kleine Schale, welche die Luftschwankungen aufnimmt (ich werde sie im folgenden als „Empfänger" bezeichnen), ist einfach ein kleines Gefäß von kreisrunder Form, 3,8 cm Durchmesser und $1^{1}/_{4}$ cm Tiefe. Die Öffnung wird so auf den pulsierenden Teil gelegt, daß der Rand überall der Haut anliegt und jede Verbindung des Hohlraumes mit der Außenluft ausgeschlossen ist.

Auf dem Dache dieser Kapsel erhebt sich ein enges Röhrchen von $1^1/_4$ cm Länge; an diesem wird ein 1 m langer Gummischlauch angesteckt, dessen anderes Ende mit einer MAREY-Trommel verbunden ist. Der Empfänger hat eine etwas andere Form, wenn man Kurven vom Leberpuls aufnehmen will. Diese Leberkapsel (Abb. 17) ist größer, $12^1/_2$ cm lang, 5 cm breit und $2^1/_2$ cm tief, und der Rand ist entsprechend der Längsachse etwas gebogen. An einem Ende ist nahe dem Dach ein kleines Luftloch angebracht. Bei der Anwendung dieser Leberkapsel untersucht man zuerst die Lage des unteren Leberrandes, nimmt die Kapsel dann in die rechte Hand und legt sie der Länge nach quer über das Abdomen, so daß ihr unterer Rand um 5 cm unter den Leberrand zu liegen

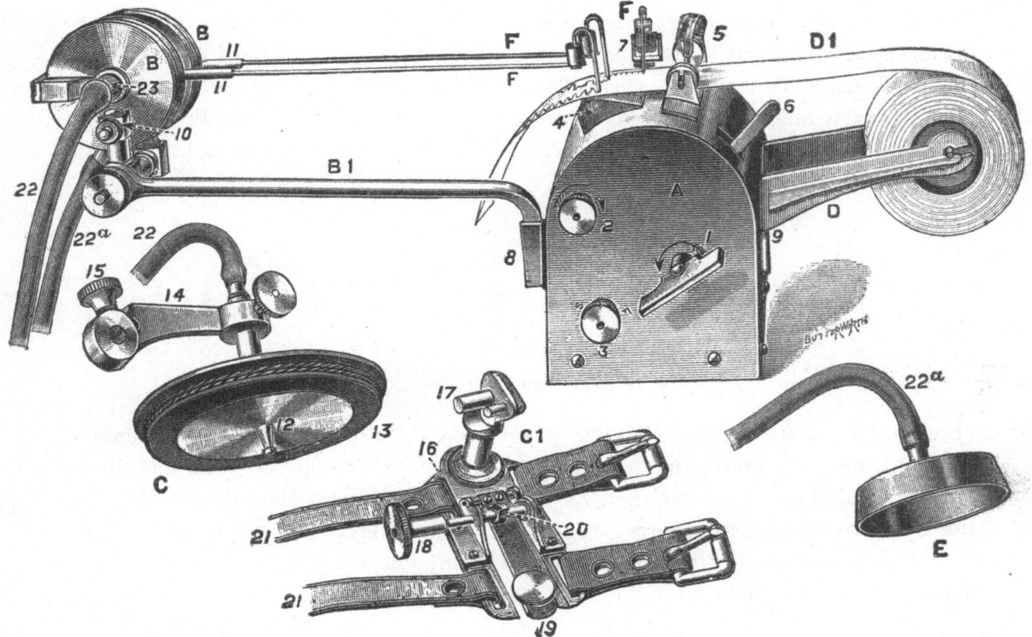

Abb. 16. Der Tintenpolygraph.

kommt und das mit dem Luftloch versehene Ende der Mittellinie zugewendet ist. Dann wird auf den unteren Rand der Kapsel ein ständiger, gleichmäßiger Druck ausgeübt, bis er sich tief in das Abdomen eindrückt, und dann wird der obere Rand dicht an die Haut angelegt. So wird ein beträchtlicher Teil des unteren Leberrandes in den Empfänger eingeschlossen. Wenn nun der Zeigefinger der rechten Hand das Luftloch verschließt, werden die Bewegungen der Atmung und des Leberpulses auf den Hebel übertragen und wenn der Kranke zu atmen aufhört, werden die Leberbewegungen allein verzeichnet.

Das Gehäuse A (Abb. 16) enthält das Uhrwerk für die Rollen, die den Papierstreifen D abwickeln, und auch das andere Uhrwerk, das die Schreibfeder F der Zeitschreibung in Bewegung setzt, BB sind die zwei Trommeln und FF ihre Hebel. Die Schreibfedern in Abb. 16 bestehen aus Drähten mit schmalen Rinnen, deren eines Ende am Boden eines kleinen Behälters am freien Hebelende fixiert ist. Das andere Ende des Drahtes ist so gerichtet, daß es gerade das Papier berührt. Die Tinte wird in den winzigen Behälter gegossen und fließt infolge von Kapillarattraktion der Rinne entlang zur Federspitze. Neuerdings sind diese Federn bedeutend verbessert worden, indem man an Stelle des Behälters am Hebel eine flache Grube anbrachte. Wenn die Tinte frei von Staub ist und die Schreibfedern rein gehalten werden, so erfüllen sie ihren Zweck in ausgezeichneter Weise und sind immer zum Gebrauche fertig. Die rote Tinte ist besser als die schwarze, weil sie die Federn nicht angreift. Da der Radialpuls sich zur Orientierung am besten eignet, wurde eine spezielle Methode zu seiner Aufzeichnung angewandt. Die Schiene (C 1) wird am Handgelenke so befestigt, daß der Knopf der Stahlfeder auf die Radialis zu liegen kommt; sie wird durch ein exzentrisches Rad (18) heruntergedrückt, bis von der Arterie aus eine entsprechende Bewegung auf die Feder übertragen wird, dann wird die breite Trommel (C) auf der Schiene fixiert, so daß der Knopf (12) auf die sich bewegende Feder fällt. Diese Trommel am Handgelenk ist mit der Trommel B durch einen Gummischlauch verbunden (22, 22) und die Bewegungen des Radialpulses werden durch den Hebel F aufgezeichnet. Die hohle Kapsel

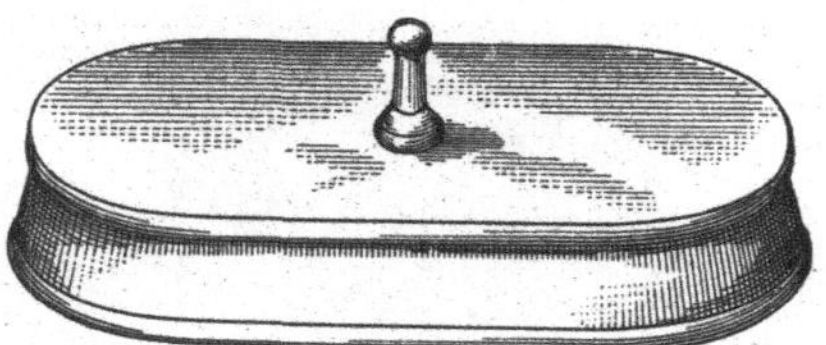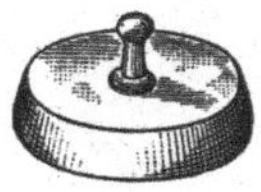

Abb. 17. Die Leberkapsel.

(Empfänger) E wird auf die Stelle gelegt, deren Pulsation man aufzuzeichnen wünscht, und die Bewegung wird auf den Hebel F der anderen Trommel übertragen. Auf diese Weise können zu gleicher Zeit mit dem Radialpulse Kurven des Spitzenstoßes, des Karotis-, Jugular- oder anderer Pulse gewonnen werden.

Zur Aufnahme der Atembewegungen kann der Empfänger E durch einen Ballon ersetzt werden.

Durch Drehung der Schraube (3) kann die Geschwindigkeit, mit der das Papier durchläuft, nach Belieben vermehrt oder vermindert werden. Das ist vom größten Nutzen, denn es kommt oft vor, daß bei schnell aufeinander folgenden Erscheinungen eine schnellere Abwicklung erforderlich ist, während bei der Aufzeichnung der Atembewegungen eine langsame Abwicklung vorzuziehen ist. Da der Zeitmesser $^1/_5$ Sekunde registriert und durch ein eigenes Uhrwerk getrieben wird, kann die Geschwindigkeit der aufgezeichneten Bewegungen stets mit absoluter Genauigkeit festgestellt werden.

Man hat vorgeschlagen, eine dritte Trommel zum Aufzeichnen einer dritten Bewegung hinzuzufügen, und ich habe das versucht, habe es aber wieder aufgegeben; wenn eine dritte Trommel auch gelegentlich von Nutzen sein mag, so kompliziert sie doch unnötigerweise den Apparat. Wenn man die Beobachtungen allein macht, so nehmen die beiden Trommeln die Aufmerksamkeit genügend in Anspruch. Mit einiger Übung kann dieser Apparat mit großer Leichtigkeit benützt werden. Im Laufe weniger Minuten können die verschiedenen Bewegungen am sitzenden oder liegenden Kranken aufgezeichnet werden.

Wenn die Trommel zur Aufnahme des Radialpulses am Handgelenke befestigt wird, bleibt die eine Hand stets frei, um das Laufwerk in Bewegung zu setzen, die Tinte nachzufüllen oder die Geschwindigkeit zu regeln, während die andere Hand den Empfänger über der aufzunehmenden Pulsationsbewegung festhält.

Der Elektrokardiograph. — *Die sphygmographischen Aufnahmen, d. h. die Verzeichnung des Arterienpulses gleichzeitig mit dem Venenpulse oder dem Spitzenstoße ist für das Verständnis der Mechanik der Herzkontraktion unentbehrlich gewesen und hat den Grund für unsere Kenntnisse über die unregelmäßige Herztätigkeit gelegt; fast alles, was wir über diese wissen, verdanken wir den sphygmographischen Aufnahmen. Es muß besonders betont werden, daß auch nach der Einführung der Elektrokardiographie die älteren Methoden durchaus nicht überflüssig geworden sind; das Elektrokardiogramm — wir kürzen es einem Vorschlage von* KAHN *mit Ekg — sagt uns nichts über die Mechanik der Herzkontraktion und man kommt noch oft in die Lage, außer dem Ekg die sphygmographischen Aufnahmen zu Rate ziehen zu müssen. Der Grund, warum die Elektrokardiographie immer mehr Eingang findet, liegt darin, daß sie uns Aufschluß über den Erregungsablauf im Herzen gibt und dadurch so geringe Veränderungen aufdecken kann, wie dies keiner anderen Methode möglich ist. Sie ist aber auch*

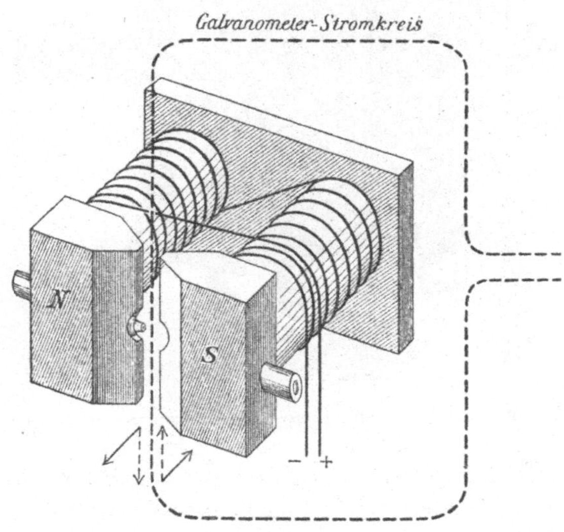

Abb. 18. Schema des Saitengalvanometers. Das Schema zeigt die Wickelung des (Akkumulatoren-) Stromes, der den Elektromagneten in der Art erregt, daß bei S ein Südpol und bei N ein Nordpol sich entwickelt. Unter diesen Bedingungen wird der in der Richtung des punktierten Pfeiles fließende Galvanometerstrom in der Richtung des ausgezogenen Pfeiles abgelenkt, d. h. bei aufsteigendem Strom wird der Faden nach hinten, bei absteigendem Strom nach vorn abgelenkt (nach KRAUS *und* NICOLAI*).*

auf anderen Gebieten, wie z. B. der Analyse der unregelmäßigen Herztätigkeit, der sphygmographischen Methode vielfach überlegen. Es gehört eine große Übung dazu, gute Pulskurven aufzunehmen, bei vielen Kranken ist es trotz aller Übung nicht möglich; jedenfalls erfordert eine solche Aufnahme viel Zeit und Geduld, und zwar nicht nur von seiten des Arztes sondern auch des Kranken. Da ist es nun sehr wertvoll, daß das Ekg, selbst wenn es nichts Neues zeigt, bei jedem Kranken leicht, rasch und ohne Belästigung aufgenommen werden kann. Außerdem sind die Kurven übersichtlicher als die Venenpulskurven, zu deren Deutung immer auch eine andere Kurve — Radialpuls oder Spitzenstoß — aufgenommen werden muß; beim Ekg ist dies nicht notwendig, weil der Vorhof- und der Kammerteil sich schon durch ihre Form deutlich unterscheiden, was beim Venenpulse nicht der Fall ist. Bei den elektrokardiographischen Aufnahmen ist zudem die Registriergeschwindigkeit größer, es kann eine feinere Zeitschreibung angewendet werden und es wird dadurch die Genauigkeit der Ergebnisse wesentlich erhöht.

Es ist lange bekannt, daß die Muskelkontraktion zu einer Änderung des elektrischen Potentiales führt. WALLER hat gezeigt, daß bei der Ableitung von den Beinen oder den Armen und deren Verbindung mit dem Galvanometer die mit der Herztätigkeit einhergehenden elektrischen Schwankungen den Magnet beeinflussen.

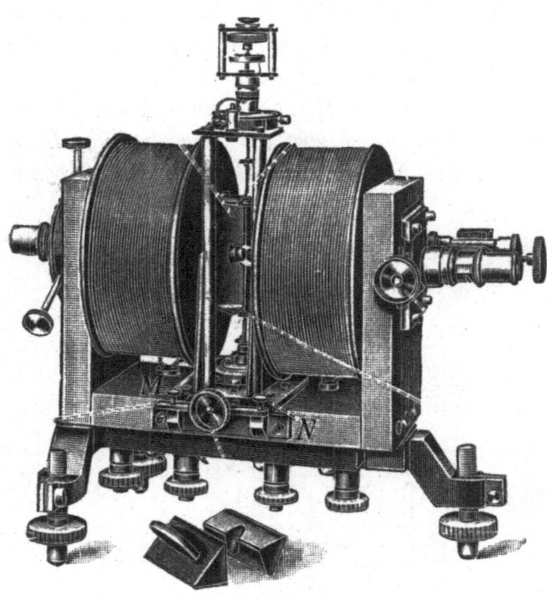

Abb. 19. *Großes Saitengalvanometer, Modell* EDELMANN, *München.*

EINTHOVEN erfand das Saitengalvanometer, mit dem die Bewegungen des Herzens leicht verzeichnet werden können. In diesem Apparate ist ein Faden aus Platin oder einem anderen geeigneten Stoffe (*versilberter Quarz oder Aluminium*) zwischen den Polen eines Magneten ausgespannt und dadurch, daß der Faden im Magnetfelde liegt, wird er sehr empfindlich für die leichtesten elektrischen Schwankungen. Der rechte Arm und das linke Bein oder beide Arme werden in entsprechende, mit Salzwasser gefüllte Wannen gelegt, in denen sich auch je ein Kupferblech befindet; dieses ist durch einen Draht mit dem zwischen den Magnetpolen ausgespannten Faden verbunden. Die durch die Herztätigkeit erzeugten Potentialschwankungen werden auf den Faden übertragen und setzen ihn in sehr geringe Bewegung. Eine Reihe von Linsen ist so angeordnet, daß mit Hilfe einer Bogenlampe der Schatten des Fadens auf eine bewegliche photographische Platte geworfen wird, so daß die durch die Potentialschwankungen des Herzens hervorgerufenen Bewegungen des Fadens photographiert werden können.

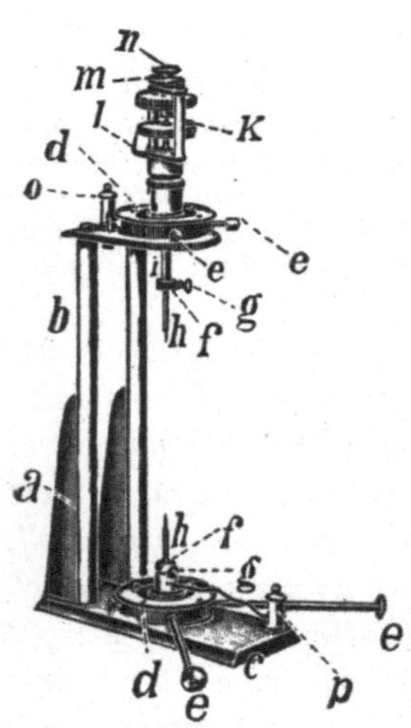

Fadenträger des EDELMANN *schen Modells.*

Abb. 18 *zeigt das Schema des Saitengalvanometers, Abb.* 19 *die Ausführung des in Deutschland am meisten verwendeten Modells von* EDELMANN *in München. Die großen Trommeln sind die zylinderförmigen, mit Kupferdraht umwickelten Kerne des Elektromagneten. Sie sind zentral durchbohrt und tragen so das Beleuchtungsmikroskop C, durch welches die Lichtstrahlen der Bogenlampe eintreten, und das mit Mikrometerschrauben zur seitlichen Verschiebung und Scharfeinstellung versehene Projektionsmikroskop Q, R, S. Die Frontlinsen der beiden Mikroskope sind in der Mitte zu sehen; sie liegen in Bohrungen der Pohlschuhe P des Elektro-*

magneten, dem durch die unteren Klemmen H der Akkumulatorenstrom von etwa 12 Volt zugeführt wird. Zwischen die beiden Trommeln wird der Fadenträger eingeschoben, der in Abb. 20 dargestellt ist; in dieser ist die Saite nicht zu sehen,

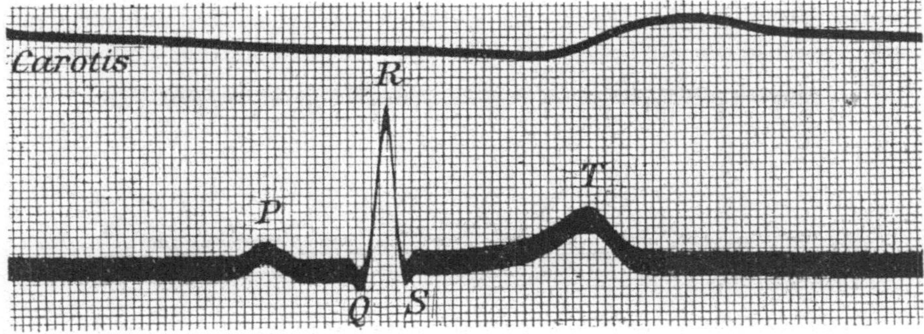

Abb. 21, welche wir der Güte von Herrn Professor EINTHOVEN verdanken, zeigt einen Teil einer Karotiskurve und einen einzigen Herzschlag einer elektrischen Kurve. Die Abszisse ist in 0,01 Sek. eingeteilt. die Ordinate in 10^{-4} Volt. Die Ableitung geschah hier, wie in allen anderen Abbildungen, von der rechten Hand und dem linken Bein. In dieser, wie in den andern Abbildungen, stehen der Zeit nach sich entsprechende Punkte direkt vertikal untereinander. *P* stellt die Vorhofskontraktion, *R, S* und *T* die Kammerkontraktion dar.

sie wäre an die Stifte h, h angelötet und kann durch die oben sichtbare Mikrometerschraube mehr oder weniger gespannt werden, was für die Form der verzeichneten Kurve von Bedeutung ist. Die Abbildung zeigt weiter eine obere und eine untere Zentrierdose, die aber hier nicht näher beschrieben zu werden brauchen.

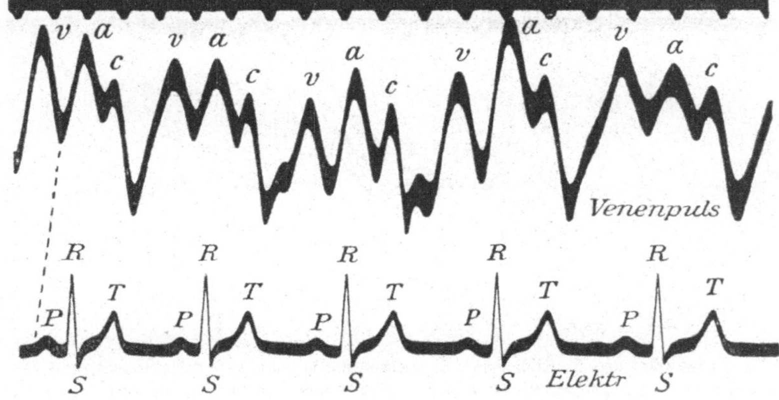

Abb. 22. Gleichzeitige Aufnahme einer Venenpulskurve und einer elektrokardiographischen Kurve, Zeitmarkierung $^1\!/_5$ Sek. Die Verzögerung in der Venenpulskurve ist bedingt durch die Anwendung der Luftübertragung, ferner durch die Verzögerung infolge der Übertragung vom Vorhof zum Hals, sowie durch die Tatsache, daß die elektrische Veränderung der Kontraktion etwas vorausgeht. Von einem Kranken, bei welchem die *P-R-* und *a-c*-Intervalle eine kleine Verlängerung zeigen, dessen Kurve aber sonst normal ist.

Das von einem normal schlagenden Herzen stammende Elektrokardiogramm zeigt eine Reihe von Zacken, die auf der Kontraktion der Vorhöfe und der Kammern beruhen (Abb. 21 und 22). In einer Herzperiode ist die erste Welle P auf die Kontraktion der Vorhöfe zurückzuführen; auf diese folgt eine Reihe von Zacken, die auf der Kammerkontraktion beruhen. Die erste ist die steile, scharfe Zacke R, die ebenso rasch wieder abfällt und von einer negativen Zacke S gefolgt ist. Auf diese folgt dann die langsamer ansteigende Welle T, die nicht so hoch ist wie R.

Die Zacken, die man in Abb. 21 sieht, sind bei allen normal schlagenden Herzen vorhanden, sie können aber geringe Verschiedenheiten aufweisen und diese Verschiedenheiten werden bei bestimmten Krankheiten auffällig. So

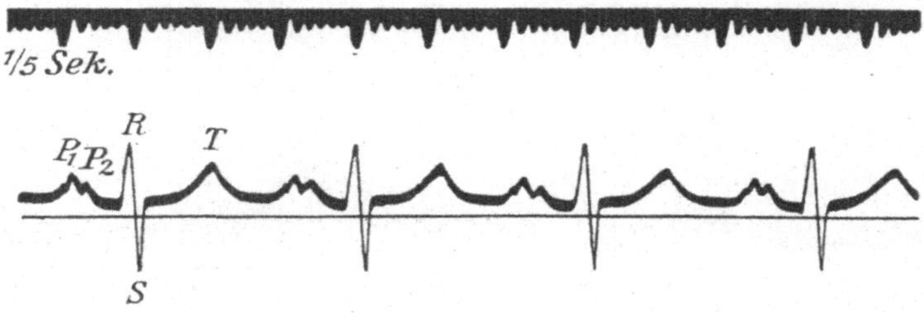

Abb. 23. Von einem Falle von Mitralstenose und Aorteninsuffizienz. Zeigt die Verlängerung des P-R-Intervalles, eine Spaltung von P und eine Vergrößerung von S.

führt die überwiegende Hypertrophie einer Kammer zu einer besonderen Form des Kammerkomplexes und die Hypertrophie des linken Vorhofes verändert die Form der P-Zacke (Abb. 23).

Der Hauptwert des Galvanometers liegt aber darin, daß es abnorme Rhythmen deutlich erkennen läßt. Wir wissen, daß die Herzkontraktion in irgend einem Teile des Herzmuskels entstehen kann, wenn dieser unabhängig ist vom normalen Schrittmacher oder wenn er erregbarer ist als dieser. Wenn das geschieht, gibt eine Änderung in der Form des Elektrokardiogramms einen Hin-

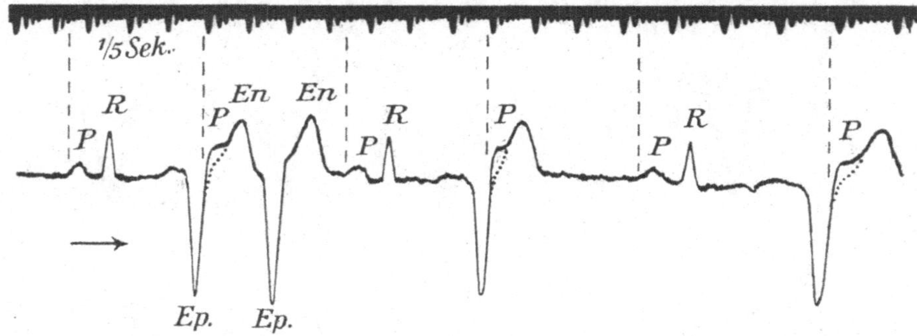

Abb. 24. Die Kurve zeigt drei Kontraktionen, in welchen die normale P-R-Folge besteht, und vier Extrasystolen der Kammer. Die Zacken P, die regelmäßig auftreten, setzen sich an drei Stellen den extrasystolischen Ausschlägen auf (punktierte Linien).

weis auf den Ursprungsort der Herzbewegung. LEWIS hat experimentell gezeigt, daß das Elektrokardiogramm eigentümliche Formen aufweist, wenn die Vorhofkontraktionen von abnormen Punkten ausgehen und er konnte dann auch bei klinischen Elektrokardiogrammen abnorme Rhythmen erkennen, die von verschiedenen Teilen der Vorhöfe ausgingen. Wenn die Kammerkontraktionen auf normalem Wege zustandekommen, folgen die Zacken R, S und T in charakteristischer Form und Folge aufeinander und man nimmt an, daß diese besondere Form darauf beruht, daß der Kontraktionsreiz auf einem bestimmten Wege (dem Atrioventrikularbündel) herunterkommt und so zuerst die Basis, dann die Spitze und dann wieder die Basis erregt. Wenn ein Reiz im Ventrikel selbst entsteht, wie bei ventrikulären Extrasystolen, kommt eine abnorme Kurve zustande, die ganz anders aussieht als die normale (Abb. 24) und dies legt den Gedanken nahe, daß die Kontraktion in einem Teile der Kammer selbst entstanden ist; diese Ansicht wird durch das Experiment gestützt, wo dieselbe

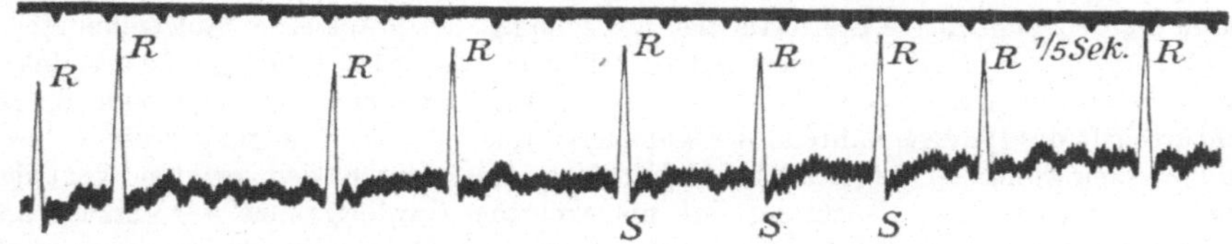

Abb. 25. Von einem Falle von Vorhofflimmern. Zeigt die Abwesenheit der normalen Zacke P und das Vorhandensein von unregelmäßigen Ausschlägen, die eine fixe Beziehung zu anderen Vorgängen haben.

Kurve durch künstliche Erzeugung einer ventrikulären Extrasystole erzielt werden kann.

Dies ist deshalb wichtig, weil es zeigt, daß beim Vorhofflimmern die Vorhöfe zwar außer Tätigkeit sind und in ganz abnormer Weise arbeiten, wobei sie ein eigentümliches und charakteristisches Elektrokardiogramm geben: sie sind aber trotzdem noch die Quelle der Kammerkontraktionen, denn der Kammerteil des Elektrokardiogramms behält seine charakteristische Normalform und das zeigt, daß der Reiz auf dem normalen Wege zu den Kammern gelangt (Abb. 25). Das ist auch beim kompletten Herzblock von Interesse. Da ist die Trennung der Vorhöfe von den Kammern vollständig, so daß diese sich ganz unabhängig von den Vorhöfen zusammenziehen und trotzdem behält das Kammerelektrokardiogramm seine vollständig normale Form und zeigt

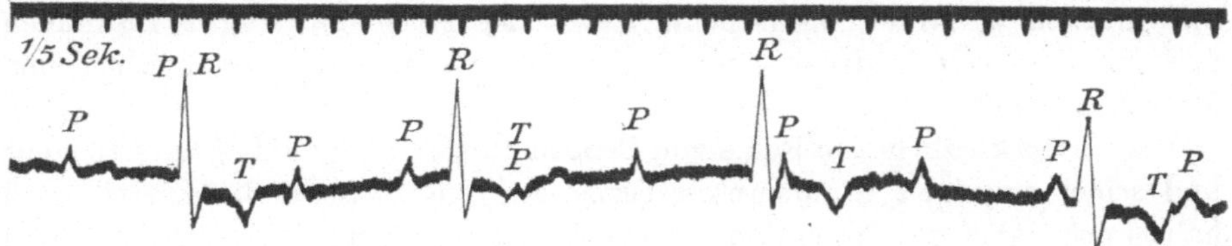

Abb. 26. Von einem Falle von vollständigem Herzblock. Die Kurve zeigt die Dissoziation von Vorhof und Kammer.

dadurch, daß der Reiz auf dem normalen Wege, nämlich durch das Atrioventrikularbündel in die Kammern eingetreten ist (Abb. 26). Da in diesen Fällen der Knotenteil des Bündels zerstört ist, müssen wir annehmen, daß der übrige Teil des Bündels imstande ist, den Reiz für die Kammerkontraktion zu bilden und weiter zu leiten (*siehe die Bemerkung auf Seite* 39).

Einzelne von den durch abnorme Rhythmen und durch Erkrankungen des Herzmuskels bedingten Besonderheiten werde ich in den folgenden Ausführungen erwähnen; ich werde mich aber nicht lange dabei aufhalten, sondern möchte den Leser auf die Arbeiten von Lewis verweisen, wo diese Dinge ausführlich behandelt werden. Ihm verdanke ich die Aufnahme und die Deutung der Kurven in der überwiegenden Mehrzahl meiner Fälle.

18. Kapitel.

Die Lage und die Bewegungen des Herzens.

Die Lage des Herzens. — Die Orientierungspunkte zur Erkennung der Vorgänge bei einer Herzrevolution. — Zustände der Brustwand, bei welchen gewisse Bewegungen des Herzens erkannt werden können. — Die Natur der Bewegungen bei graphischer Aufzeichnung. — Der Spitzenstoß. — Deutung einer Spitzenstoßkurve, die durch die Systole des linken Ventrikels bedingt ist. — Die Vorhofswelle. — Retraktion nachgiebiger Gebilde in der Nachbarschaft des Herzens während der Kammersystole. — Leberbewegung bedingt durch kardiale Aspiration. — Epigastrische Pulsation. — Der durch den rechten Ventrikel bewirkte Spitzenstoß. — Bedeutung des umgekehrten Kardiogramms. — Veränderung des Spitzenstoßes durch die Retraktion der Lungen. — Die durch die Kammersystole bewirkte Erschütterung.

Die Lage des Herzens. — Professor WATERSTON hat kürzlich die Lage der Organe im menschlichen Körper von neuem untersucht und hat mir die folgenden, auf das Herz bezüglichen Ergebnisse zur Verfügung gestellt:

„Die Lage und die Form des Herzens zeigen bei verschiedenen Menschen desselben Alters und Geschlechtes beträchtliche Unterschiede, und man kann daher nur in ziemlich weiten Grenzen angeben, was in Lage und Form als Norm anzusehen ist.

Zunächst kann man sagen, daß das Herz bei der Frau etwas kleiner ist als beim Manne und daß es im Greisenalter kleiner wird, was als normaler Vorgang angesehen werden kann. Beim Kinde liegt das Herz etwas höher als beim Erwachsenen, und das hängt vielleicht damit zusammen, daß die Leber des Kindes größer ist.

Abgesehen von diesen Alters- und Geschlechtsunterschieden hängen die individuellen Varianten wahrscheinlich mit der Form des Thorax zusammen und mit dem verschiedenen Zwerchfellstande, wie man ihn bei verschiedenen Menschen findet.

Ich habe kürzlich eine Reihe von Beobachtungen über die Lage des Herzens und seiner einzelnen Kammern in bezug auf die Brustwand angestellt und habe mich dabei der Projektion der Umrisse der Rippen, des Brustbeines und des Herzens bedient.

Abb. 27 zeigt das Ergebnis, wie man es etwa beim erwachsenen Manne auf diese Weise bekommen kann. Man sieht aus der Abbildung, daß die Vorderfläche des Herzens eine viereckige Form hat. Der ganze rechte Rand wird vom rechten Vorhofe gebildet, und diesem gehört auch der ganze, rechts vom Sternum gelegene Herzteil an. Der rechte Ventrikel bildet den größten Teil der Vorderfläche und liegt hinter dem Sternum und links von ihm, während der linke Rand und die Herzspitze vom linken Ventrikel gebildet werden. Vom linken Herzohr ist nur ein sehr kleiner Teil von vorne sichtbar; er liegt an der Wurzel der Pulmonalarterie und ist ganz unbedeutend.

Man findet ganz gewöhnlich die Herzspitze hinter dem 6. Rippenknorpel, und der untere Herzrand liegt oft tiefer als gewöhnlich angegeben wird, nämlich am unteren Rande des Brustbeinkörpers und von dort senkt er sich noch hinter den Schwertfortsatz hinunter.

Die größten vertikalen und transversalen Durchmesser des projizierten Herzbildes messen beim erwachsenen Mann 11,3—12,5 cm; häufig ist jedoch einer dieser Durchmesser, gewöhnlich der vertikale, größer, wobei der transversale etwas kleiner wird. Diese Herzform findet man meist bei langem und schmalem Brustkorbe.

Diese Beobachtungen sind an der liegenden Leiche gemacht worden und man kann annehmen, daß sie der Lage und der Form des Herzens in dieser Stellung genau entsprechen.

Wenn man diese Umrisse mit denen vergleicht, die das Orthodiagramm beim aufrecht stehenden Lebenden zeigt (Abb. 28), bekommt man ein anderes Bild,

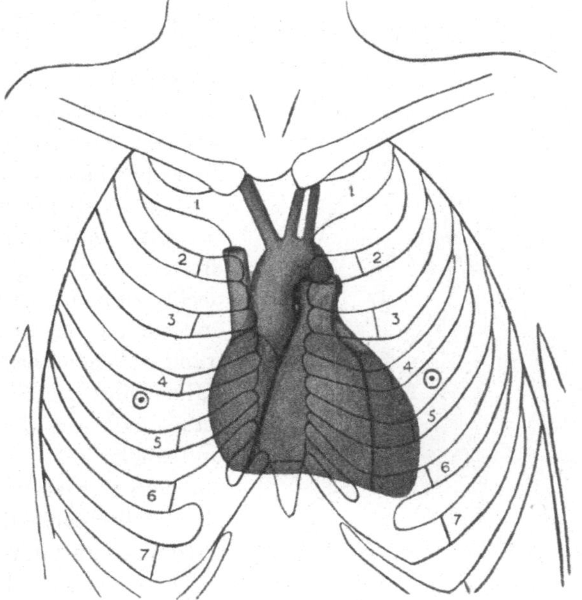

Abb. 27. Genaue Darstellung der Beziehungen des Herzens zur vorderen Brustwand nach dem Orthodiagramm (WATERSTON).

und daraus folgt, daß die Stellung des Herzens eine andere ist. Beim aufrecht stehenden Lebenden liegt das Herz tiefer, der untere Herzrand steigt verschieden tief hinter den Schwertfortsatz hinunter und der rechte Ventrikel kommt hinter den oberen Teil der Bauchwand in den Zwischenrippenwinkel zu liegen. Diese tiefere Lage hängt mit dem Abstiege des Zwerchfells zusammen, der beim Übergang von der horizontalen in die vertikale Stellung eintritt.

Man findet ferner, daß die Atembewegungen von großem Einfluß auf die Stellung des Herzens sind und daß insbesondere die Lage des unteren Randes bei der Exspiration ansteigt und bei der Inspiration absinkt. Dagegen ändert sich die Lage des oberen Randes nicht so sehr, aber der rechte und besonders der linke Rand werden namentlich in ihren unteren Anteilen beeinflußt. Der linke Rand bewegt sich, wie Abb. 28 zeigt, bei der Exspiration um ungefähr 2,5 cm nach links.“

Die Orientierungspunkte zur Erkennung der Vorgänge bei einer Herzrevolution. — Dank ihrer leichten Zugänglichkeit und ihrem festen zeitlichen Verhältnis zum Ablaufe der Herzbewegung bilden der Karotis- und Radialpuls die sichersten Orientierungspunkte, um herauszufinden, wohin andere Bewegungen in einer Herzperiode fallen. Wenn wir die Kurven beschreiben, werden wir uns häufig auf diese Punkte beziehen müssen und besonders auf die Periode, in der die Semilunarklappen geöffnet sind und die in manchen Kurven durch die Strecke E bezeichnet ist. Wenn diese in der Radialkurve erscheint, entspricht sie der Wirkung der Ventrikelsystole auf den Radialpuls — d. h. der tatsächlichen Pulswelle — und nicht der wahren Zeit der Ventrikelsystole, denn da die Pulswelle einen längeren Weg zurückzulegen hat, wird die Periode E in der Radialkurve später auftreten als in den Kurven der Herzspitze oder der Karotiden.

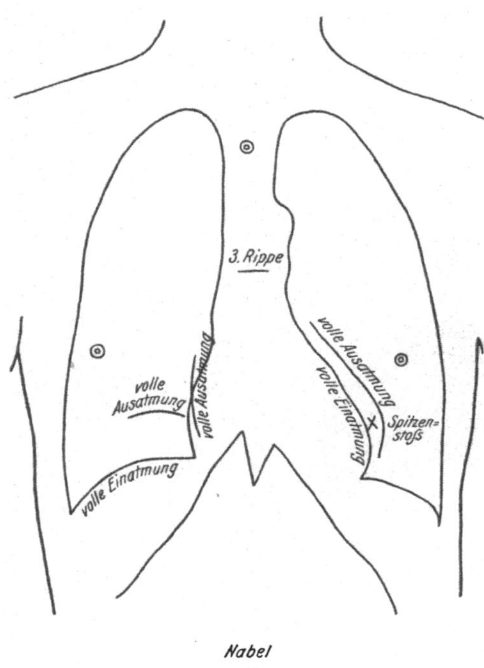

Abb. 28. Die Lage des Herzens und der großen Gefäße im Thorax, nach dem Orthodiagramm. (RITCHIE.)

Zustände der Brustwand, bei welchen gewisse Bewegungen des Herzens erkannt werden können. — Die Bewegungen des Herzens bei einem gesunden Menschen sind oft so durch die Lungen verdeckt, daß nur ganz geringe Veränderungen an der äußeren Brustwand wahrnehmbar sind. In vielen Fällen sind die Lungen so voluminös, oder die Brustwand so fett und dick, daß keine Bewegung entdeckt werden kann. Wenn aber eine große Fläche des Herzens unmittelbar einer dünnen Brustwand anliegt, ob das Herz nun von normaler Größe oder vergrößert ist und die Lungen zurückgeschoben sind, kann eine Reihe von Bewegungen der Brustwand erkannt werden, die durch die Kontraktion und die Wiederausdehnung des Herzens bedingt sind. Die so wahrnehmbaren Bewegungen sind nicht in allen Fällen dieselben, sondern hängen davon ab, welcher Teil der Herzfläche mit der Brustwand und anderen nachgiebigen Gebilden in Berührung kommt. Diese Bewegungen finden so rasch statt, daß es schwer ist, ihr Wesen mit unseren Sinnen ohne weitere Unterstützung zu deuten. Viele diesen Gegenstand behandelnde Autoren haben aus solchen ohne Beihilfe gemachten Beobachtungen sorgfältig begründete, aber nichtsdestoweniger irrtümliche Schlüsse gezogen, und es scheint mir, daß nur genaue Beobachtungen mittels der graphischen Methode eine klare und bestimmte Erklärung geben können.

Die Natur der Bewegungen bei graphischer Aufzeichnung. — Die mit der Systole und Diastole der Ventrikel verknüpften Bewegungen werden am ehesten erkannt. Bewegungen, die durch die Vorhöfe bedingt sind, werden durch die größeren und kräftigeren Bewegungen der Kammern so verdeckt, daß es zweifelhaft ist, ob sie je nachgewiesen werden können. Die am leichtesten erkennbaren Bewegungen sind: 1. der Spitzenstoß, 2. die Füllung der Ventrikel, 3. die Entleerung der Ventrikel und 4. die Erschütterung bei der plötzlichen Erhärtung der Ventrikel, wenn sie in die Systole übergehen.

Der Spitzenstoß. — Die hauptsächlichste und gewöhnlich auch am besten sichtbare Bewegung ist der Spitzenstoß, d. i. diejenige Bewegung, die durch das kräftige Vordrängen der Herzspitze nach außen während der Ventrikelsystole zustandekommt. Er wird gewöhnlich beschrieben als „der tiefste und am meisten nach außen liegende Punkt des Herzens, der gegen die Brustwand anschlägt". Bei gesunden Erwachsenen fühlt man ihn gewöhnlich im linken fünften Interkostalraum unmittelbar innerhalb der Mammillarlinie. Bei Kindern und bei einigen Erwachsenen kann er jedoch im vierten Interkostalraum und außerhalb der Mammillarlinie liegen. Bei Herzkrankheiten ändert er seine Lage mit der zunehmenden Größe des Herzens. Dieses Vorwärtsstoßen des Herzens ereignet sich dann, wenn der linke Ventrikel mit der Brustwand in Berührung steht; wie wir später sehen werden, entsteht eine Bewegung anderer Art, wenn der rechte Ventrikel den sog. Spitzenstoß erzeugt. Daß der durch den linken Ventrikel bedingte Spitzenstoß in einer deutlichen Verschiebung des Herzens nach vorwärts besteht, kann durch das Gefühl und mit dem Auge wahrgenommen werden.

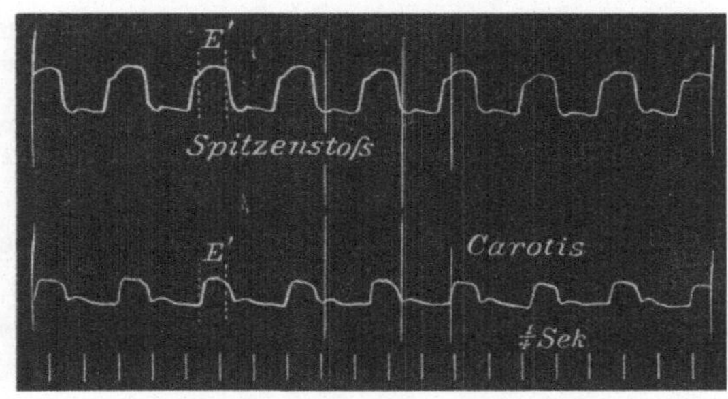

Abb. 29. Gleichzeitige Kurven des Spitzenstoßes und des Karotispulses, „systolisches Plateau" im Kardiogramm während der Austreibung aus der Kammer (E').

Während der ganzen durch die Systole des Ventrikels eingenommenen Zeit dauert gewöhnlich das Vordringen der Spitze in den Zwischenrippenraum an, so daß die palpierende Hand den Stoß nach vorwärts fühlt, und in einer Kurve, wie in Abb. 29 wird der die Kurve aufnehmende Hebel während der ganzen Ausflußzeit des Ventrikels in erhöhter Stellung festgehalten (Strecke E'). Wenn der linke Ventrikel stark hypertrophisch ist, kann manchmal dieselbe Bewegung in zwei oder drei Interkostalräumen nachgewiesen werden. Wenn die Rippenzwischenräume ziemlich weit sind und die Brustwand dünn, und man die Fingerspitze in den dritten oder vierten Interkostalraum gegen das Sternum zu legt, kann man fühlen, wie der rechte Ventrikel hart wird und während der ganzen Periode der Ventrikelsystole in diesem Zustande in Kontakt mit dem Finger bleibt. Man kann jedoch nicht bestätigen, daß in diesem Falle ein Vorwärtsstoßen stattfindet. Das Herz ist hier stets in Kontakt mit der Brustwand, und der während der Diastole in den Zwischenraum gelegte Finger stößt aller Wahrscheinlichkeit nach gegen die erschlaffte Ventrikelwand. Sobald der Ventrikel hart zu werden beginnt, erkennt der Finger das Hartwerden, als ob etwas anstieße. Dieses Gefühl eines Stoßes ist manchmal tatsächlich synchron mit einem Einziehen der nachgiebigen Gewebe, die den Interkostalraum ausfüllen (Abb. 35).

Deutung einer durch die Systole des linken Ventrikels bedingten Spitzenstoßkurve. — Eine Kurve des Spitzenstoßes oder ein Kardiogramm stellt graphisch folgende Vorgänge dar: a) die Vorwärtsbewegung der Herzspitze, während der Ventrikelmuskel sich zu kontrahieren beginnt (Strecke D, Abb. 30);

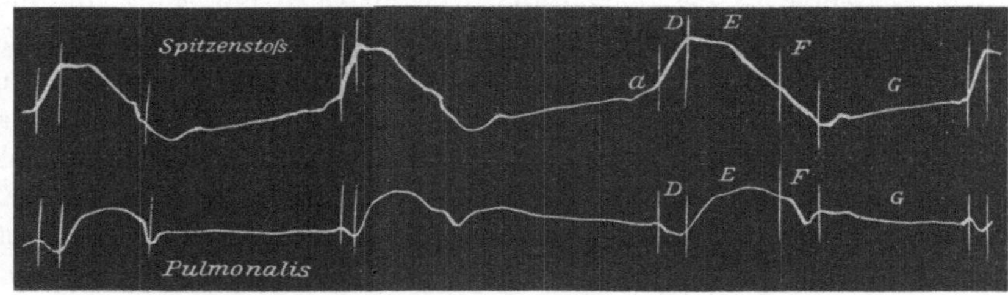

Abb. 30. Gleichzeitige Kurven des Spitzenstoßes und der Pulsation in der Pulmonalarterie. a stellt die kleine Welle dar, welche durch die Vorhofssystole bedingt ist. Die Zeit, während welcher die Kammer in Systole übergeht, ist durch die Strecke D markiert, bei E entleert sich die Kammer, bei F erschlafft sie und bei G füllt sie sich wieder. Während diese Kurve aufgenommen wurde, wurde der Zylinder rasch gedreht. Die Buchstaben D, E und F beziehen sich auf die gleichen Perioden der Herzrevolution, wie in Abb. 54.

b) das dauernde Andrängen der Herzspitze gegen die Brustwand, während die Kammern sich entleeren (Strecke E, Abb. 30); c) die Rückwärtsbewegung der Herzspitze, während der Ventrikelmuskel erschlafft (Strecke F, Abb. 30); d) die allmähliche Anschwellung des Ventrikels während der Diastole (Strecke G, Abb. 30).

a) Die Periode der beginnenden Kontraktion der Ventrikelmuskulatur. — das präsphygmische Intervall (Strecke D, Abb. 30). —

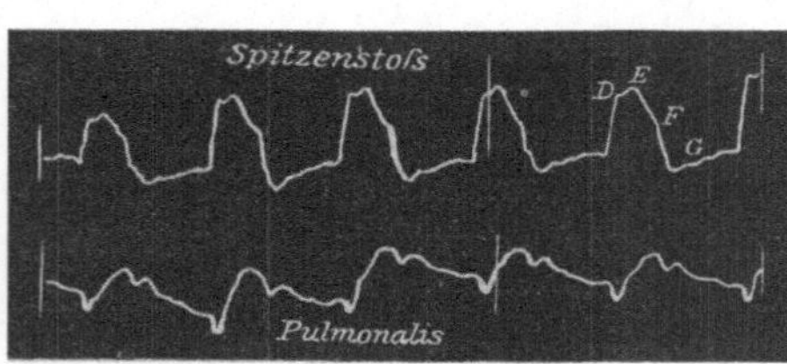

Abb. 31. Gleichzeitige Kurven des Spitzenstoßes und der Pulsation in der Pulmonalarterie. Die Buchstaben haben dieselbe Bedeutung wie in Abb. 30.

Während dieser Periode nimmt der Druck innerhalb des Ventrikels rasch zu. Die Atrioventrikularklappen schließen sich, sobald der Druck denjenigen im Vorhof übersteigt, und die Semilunarklappen öffnen sich, sobald der Druck in der Kammer höher wird als der in der Aorta. Dies geschieht am Ende der Periode D, Abb. 30, und wird gewöhnlich durch das plötzliche Aufhören des Kurvenanstieges angezeigt.

In Abb. 30 wurden gleichzeitig Kurven von der Pulsation der Pulmonalarterie und vom Spitzenstoß aufgenommen. Da der Anfang des Pulses in der Pulmonalis das Öffnen der Semilunarklappen anzeigt, so findet man, daß das Ende der Periode D genau mit dem Beginne der Pulsation in der Pulmonalis übereinstimmt. Als diese Kurve aufgenommen wurde, war die Trommel in schneller Rotation, um die Vorgänge soweit als möglich zu trennen. Wenn die Trommel sich mit geringerer Geschwindigkeit dreht, wird diese Periode durch eine fast senkrechte Linie dargestellt (Abb. 31).

Man wird bemerken, daß die Beendigung des Anstieges der Kurve genau mit dem Anfang des Ausströmens aus dem Ventrikel in die Arterie zusammenfällt. Diese Kurven wurden bei einem an Phthise der linken Lunge leidenden Jungen aufgenommen. Die linke Lunge hatte sich vom Herzen zurückgezogen und durch die dünne Brustwand konnten die verschiedenen Bewegungen leicht beobachtet werden. Im zweiten linken Interkostalraum war eine deutliche Pulsation vorhanden, und die zu gleicher Zeit mit dem Karotispuls aufgenomme-

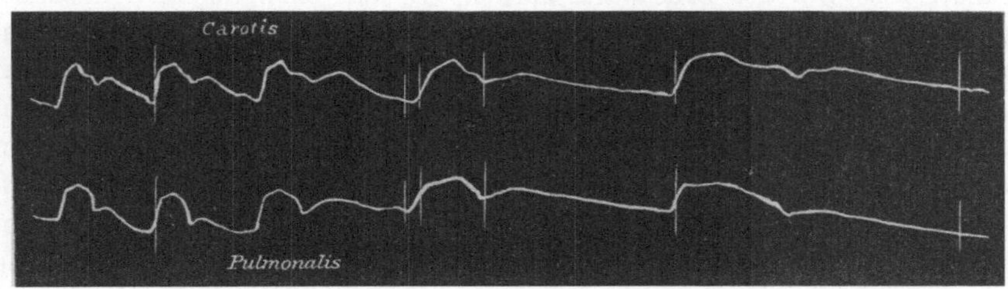

Abb. 32. Gleichzeitige Kurven der Karotis und der Pulmonalarterie, nach dem dritten Pulse wurde der Zylinder rasch gedreht.

nen Kurven ließen keinen Zweifel, daß sie durch die Pulmonalis verursacht war (Abb. 32). Man sieht dabei, daß der Karotispuls ein klein wenig später auftritt als der Pulmonalispuls. Auch hier wurde nach einigen Pulsschlägen die Trommel sehr rasch mit der Hand gedreht, um die verschiedenen Vorgänge weiter auseinander zu halten.

b) Die Austreibungszeit (Strecke E, Abb. 30). — Wenn der Druck in den Ventrikeln denjenigen in der Aorta und der Pulmonalis übersteigt, öffnen sich die Semilunarklappen und das Blut strömt aus den Ventrikeln heraus. Während dieser Periode bleibt gewöhnlich die Spitze an derselben Stelle, indem sie sich gegen die Brustwand andrängt, und in vielen Kurven (wie in Abb. 33) kommt dieses in einer ziemlich wagrechten Linie — dem „systolischen Plateau", zum Ausdruck. Anstatt sich entsprechend der Austreibungsperiode am Gipfel abzuflachen, kann die Kurve auch weiter ansteigen (wie in Abb. 29) und damit anzeigen, daß der Ventrikel sich immer noch leicht verschiebt. Andererseits fällt

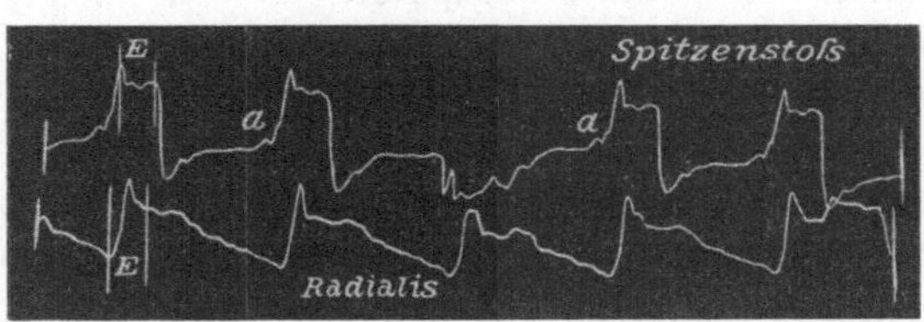

Abb. 33. Gleichzeitige Kurven des Spitzenstoßes und des Radialpulses, welche das „systolische Plateau" und die kleine Welle a der Vorhofssystole zeigen. Der dritte Puls in der Spitzenstoßkurve ist durch die Inspirationsbewegung verwischt.

die Kurve manchmal ziemlich rasch ab (Abb. 30 und 31). Ich kann mir nur denken, daß dies dadurch bedingt ist, daß der Ventrikel während der Systole vom Interkostalraum abrückt, wobei vielleicht der Empfänger sich nicht genau über der Spitze befand. Ich werde später zeigen, daß dieses Zurückweichen an verschiedenen Stellen nachgewiesen werden kann; ich habe es unmittelbar unterhalb eines diffusen Spitzenstoßes auftreten sehen. Die Bewegung, die den Spitzenstoß erzeugt, ist tatsächlich ein Verschieben des Herzens nach vorn, und während das Herz so verschoben ist, werden die Ventrikel in dem Maße, als sie sich entleeren, kleiner. Das Ausströmen aus dem Ventrikel hört auf, wenn der Druck in der Aorta den Druck im Ventrikel übersteigt. Infolgedessen schließen sich die Semilunarklappen und die Ventrikelmuskulatur erschlafft. Die Beendigung der systolischen Periode ist im Kardiogramm durch einen plötzlichen Abstieg gekennzeichnet.

c) Die Periode der Erschlaffung der Ventrikelmuskulatur (Strecke *F*, Abb. 30). — Mit der Erschlaffung der Ventrikelmuskulatur zieht sich die Spitze von der Brustwand zurück, wie das entweder in dem allmählichen Abstieg der Kurve oder in einem schnelleren Fallen zum Ausdruck kommt, wenn bereits während der Ausströmungszeit ein Absinken der Kurve stattfand (Abb. 30 und 31). Während dieser Periode fällt der Ventrikeldruck rasch bis zum Stadium der vollständigen Erschlaffung, in welchem der Druck in den Ventrikeln niedriger wird als in den Vorhöfen. Wenn dieses eintritt, öffnen sich die Atrioventrikularklappen. Die Spitze hat dann ihre größte Entfernung von der Brustwand erreicht und die Kurve ist auf dem tiefsten Punkte angelangt.

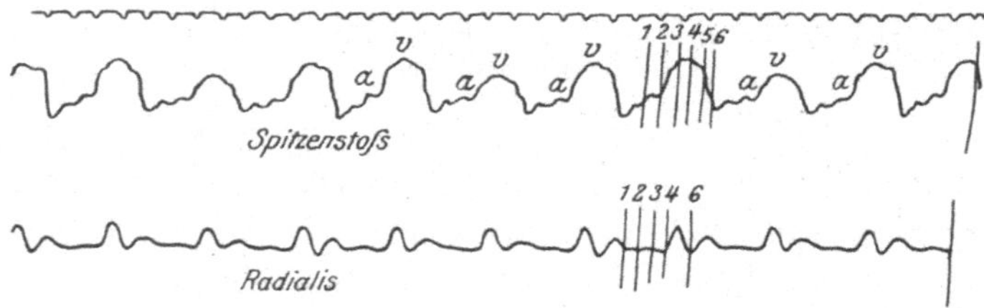

Abb. 34. Die Kurve des Spitzenstoßes zeigt eine kleine Welle, *a*; diese beruht auf der Vorhofsystole, welche die Kammern ausdehnt und $^1/_{10}''$ vor der Kammersystole anfängt. Bezüglich der Erklärung der numerierten senkrechten Linien vergleiche man die Abb. 57.

Die Öffnung der Atrioventrikularklappen gibt gewöhnlich eine sehr deutliche Marke in Spitzenstoß- und Jugulariskurven und infolgedessen einen nützlichen Orientierungspunkt, um bei unregelmäßiger Herztätigkeit die Aufeinanderfolge von Vorgängen in den Kurven zu messen. Man erkennt ihn als den niedrigsten Punkt in Kurven von der linken Ventrikelspitze und er liegt gerade vor dem Absinken der Welle *v* in Kurven des Jugularispulses. Zeitlich stimmt er beinahe mit der Tiefe des Aorteneinschnittes in Kurven des Radialpulses überein. Er ist in vielen der weiter unten mitgeteilten Kurven durch die senkrechte Linie 6 dargestellt.

d) Die Füllungsperiode der Ventrikel (Strecke *G*, Abb. 30). — Nach der Öffnung der Atrioventrikularklappen fließt das Blut aus den Vorhöfen in die Kammern, und da diese sich erweitern, stößt das Herz gegen den Interkostalraum und hebt den Hebel etwas. Diese Periode kommt in den Kurven in einem allmählichen Anstieg zum Ausdruck. Häufig jedoch beeinflußt das Herz in dieser Periode die Gewebe des Interkostalraumes nicht, so daß man kein Anzeichen von der Füllung der Ventrikel erhält. In einer Kurve, wie Abb. 29 sie darstellt, und in vielen anderen im Text mitgeteilten ist diese Periode wertlos, insofern sie uns keinen Aufschluß über Vorgänge im Herzzyklus gibt.

Die Vorhofswelle. — In einigen Spitzenstoßkurven findet sich gelegentlich ein plötzlicher, wenn auch geringer Anstieg unmittelbar vor dem Beginne der Ventrikelsystole (*a*, Abb. 33 und 34). Er ist bedingt durch eine plötzliche Zunahme des Ventrikelinhaltes infolge der Kontraktion des Vorhofes und mag als Vorhofswelle bezeichnet werden.

Die Vorhofswelle ist nicht immer in Spitzenstoßkurven zu sehen, wenn sie aber vorhanden ist, gibt sie oft wertvollen Aufschluß. Normalerweise geht sie dem Anfangspunkte der durch die Ventrikelsystole bedingten Welle um ungefähr $^{1}/_{10}$ Sekunde voraus (Strecke zwischen *1* und *2*, Abb. 34). Manchmal ist dieses Intervall größer und kann dann eine Verzögerung beim Übergange des Reizes vom Vorhof zum Ventrikel anzeigen. In Fällen von Herzblock kann die Welle während der Ventrikelpausen erkannt werden. Ihre Abwesenheit ist oft ohne Bedeutung, aber es ist zu bemerken, daß man sie in Fällen von Vorhofflimmern niemals zu sehen bekommt, auch wenn sie unmittelbar vor dem Beginn dieses abnormen Rhythmus ganz deutlich vorhanden war.

Retraktion nachgiebiger Gebilde in der Nachbarschaft des Herzens während der Ventrikelsystole. — Wenn die Ventrikel ihren Inhalt austreiben, müssen sie notwendigerweise kleiner werden. Dies geschieht plötzlich und mit beträcht-

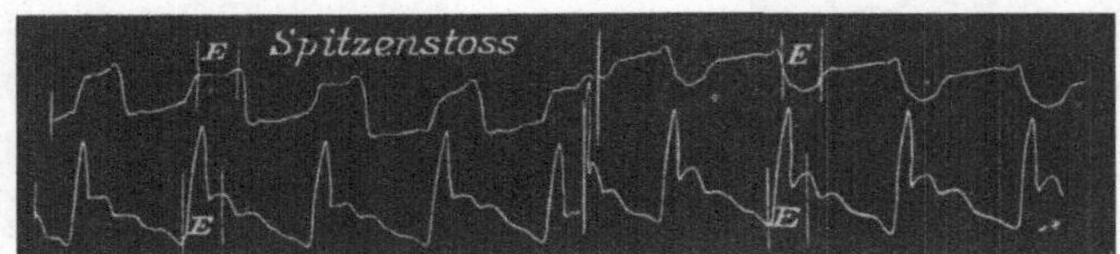

Abb. 35. Gleichzeitige Kurven der Herzbewegungen (obere Kurve) und des Radialpulses. Der erste Teil der oberen Kurve wurde vom Spitzenstoß im 4. Interkostalraum unmittelbar außerhalb der Mammillarlinie aufgenommen, während der letzte Teil von demselben Interkostalraum nahe dem linken Sternalrande stammt. Im ersten Teil zeigt das Kardiogramm ein „systolisches Plateau" während der Austreibungszeit (*E*), im anderen Teil ist das Kardiogramm umgekehrt, d. h. es findet sich eine Senkung während dieser Periode (*E*).

licher Kraft. Die nachgiebigen Gewebe in der Nachbarschaft des Herzens werden nachgezogen und den Beweis für dieses Nachziehen kann man aus verschiedenen Quellen erbringen. JOHN HUNTER hatte als erster die Vorstellung, daß die Systole der Ventrikel das Bestreben habe, ein Vakuum zu erzeugen und daß sie dadurch den Zufluß des venösen Blutes zum Brustraum beschleunige. Der Beweis dieser „kardialen Aspiration", die einen Einfluß auf die Lungen hat, ist dann von einer Reihe von Beobachtern erbracht worden. Die Kurven von MOSSO und DELEPINE von den durch kardiale Aspiration bedingten Bewegungen der Luftsäule in den Atemwegen stimmen genau mit denjenigen überein, die man vom Präkordium (Abb. 35), von unterhalb der Leber (Abb. 36 und 37) und vom Epigastrium (Abb. 38 und 39) bekommen kann.

Abb. 35 zeigt, wie die Gewebe in den Interkostalräumen über dem Herzen eingezogen werden. Die Kurve stammt von einem 14 jährigen Knaben. Der Spitzenstoß war deutlich im vierten Interkostalraum außerhalb der Mammillarlinie nachzuweisen. Zu derselben Zeit, da die Spitze nach außen gestoßen wurde, wurden die Haut und das subkutane Gewebe über demselben Interkostalraum innerhalb der Mammillarlinie einwärts gezogen. In Abb. 35 wurde die Kurve des Spitzenstoßes während der Dauer von vier Schlägen gleichzeitig mit dem Radialpuls aufgenommen. Dann wurde das Uhrwerk angehalten und der Empfänger, der dem Spitzenstoß aufgesetzt war, wurde auf das Präkordium innerhalb der Mammillarlinie aufgelegt, so wurde das „umgekehrte

Kardiogramm" im letzten Teile der Kurve erhalten. Die Strecke E stellt die Dauer des Ausströmens aus dem Ventrikel dar und diese Periode, die in den Spitzenstoßkurven eine abgeflachte Erhebung zeigt, weist eine große Einsenkung in der von der Vorderfläche des Herzens aufgenommenen Kurve auf. Der ansteigende Teil der Spitzenstoßkurve entspricht der Periode, in der der Ventrikel sich zusammenzieht (Strecke D, Abb. 30). Diese Periode ist im umgekehrten Kardiogramm durch eine leichte Erhebung dargestellt, die durch die Erschütterung des sich kontrahierenden Ventrikels bedingt ist. Bis jetzt ist noch kein Blut aus dem Ventrikel entwichen. Sobald aber die Semilunarklappen sich öffnen, stürzt das Blut aus ihm heraus, die Ventrikel nehmen an Größe ab, die nachgiebigen Gewebe des Zwischenrippenraums sinken ein und verursachen das starke Fallen, wie es in dem umgekehrten Kardiogramme zum Ausdruck kommt (Strecke E in der letzten Hälfte von Abb. 35).

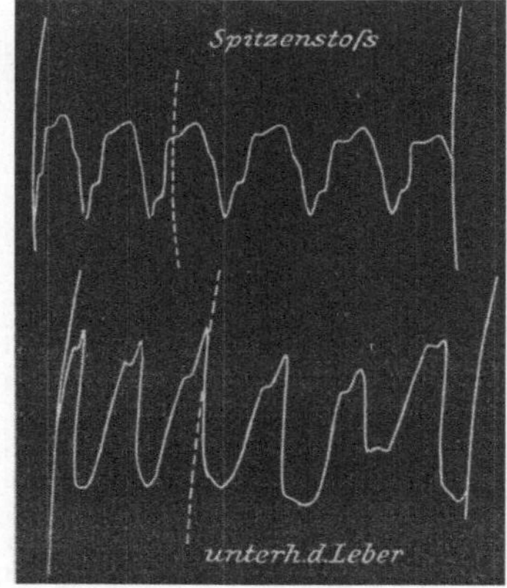

Abb. 36. Gleichzeitige Kurven des Spitzenstoßes und der Leberbewegungen. Wenn der Ventrikel sich entleert, wird die Leber heraufgezogen und dieses verursacht das Absinken in der Kurve.

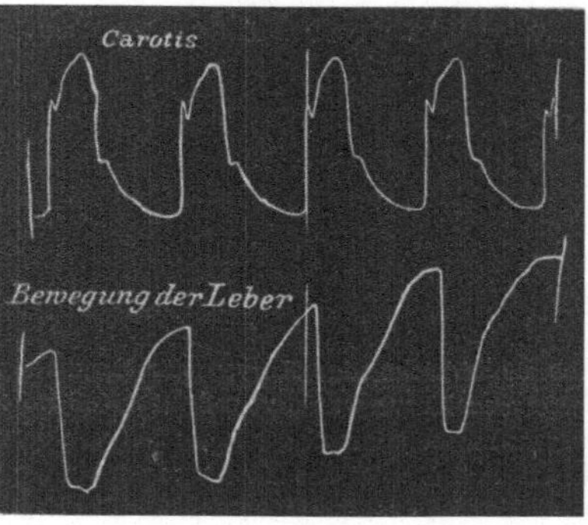

Abb. 37. Gleichzeitige Kurven des Karotispulses und der Leberbewegung. Mit dem Erscheinen des Karotispulses tritt in der unteren Kurve ein plötzlicher Abfall auf, der dadurch bedingt ist, daß die Leber durch die sich entleerenden Ventrikel heraufgezogen wird.

Bewegungen der Leber, bedingt durch kardiale Aspiration. — Diese Aspiration kann sich nicht nur in der Einwirkung auf die unmittelbar mit dem Herzen in Berührung stehenden schmiegsamen Gewebe äußern, sondern in geeigneten Fällen kann sie nachgewiesenermaßen eine deutliche Exkursion der Leber erzeugen. Alle Autoren, die sich auf diese Bewegung der Leber beziehen, sprechen von einem Abwärtssteigen der Leber während der Ventrikelsystole. Sorgfältig aufgenommene Kurven zeigen aber, daß diese Bewegung gerade entgegengesetzter Natur ist — es handelt sich um ein Hinaufrücken der Leber während der Ventrikelsystole. In Abb. 36 ist der Spitzenstoß zu gleicher Zeit mit der Bewegung der Leber aufgenommen.

Wenn der die Leberbewegung übertragende Empfänger der Unterfläche des Organes angelegt wird, so entspricht ein Zurückweichen der Leber nach aufwärts einem Sinken der Kurve und umgekehrt. Man kann sich davon überzeugen, daß die Bewegung der Leber nach aufwärts während der Ventrikelsystole zustandekommt, während die Abwärtsbewegung durch die diastolische Füllung des

Ventrikels bedingt ist. In Abb. 37 ist die Bewegung der Leber zugleich mit
dem Karotispulse aufgenommen. Es zeigt sich, daß, sobald der Karotispuls
auftritt, die Leber heraufgezogen wird und in dieser Stellung bis zum Ende
der Kammersystole verharrt, worauf sie allmählich wieder heruntersinkt. Ich
meine damit nicht, daß die Exkursion der Leber von beträchtlicher Ausdehnung sei, aber die Bewegung ist doch so groß, daß sie der palpierenden Hand

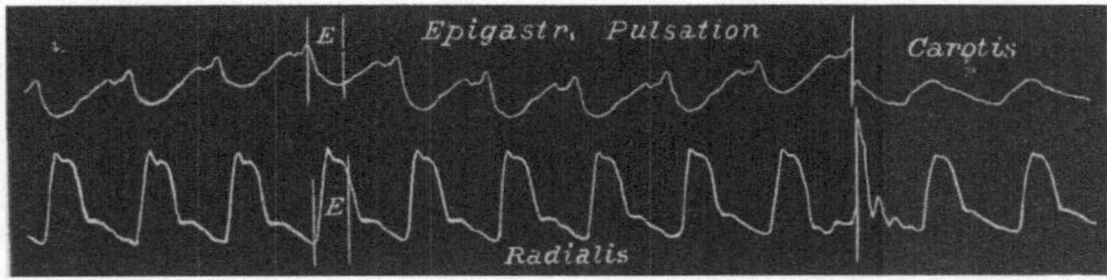

Abb. 38. Gleichzeitige Kurven des epigastrischen Pulses, verursacht durch ein erweitertes rechtes Herz, und
des Radialpulses. Der epigastrische Puls zeigt während der Kammersystole (*E*) ein Absinken und während
der Füllung der Ventrikel einen Vorstoß.

bemerkbar wird. Sie unterscheidet sich von einer Pulsation der Leber dadurch,
daß sie in einer Verschiebung des ganzen Organes besteht, während bei der
Pulsation ein periodisches Anschwellen der Leber stattfindet.

Epigastrische Pulsation. — Die Ursachen, die eine epigastrische Pulsation
bewirken können, sind folgende: a) ein erweitertes rechtes Herz, b) ein hypertro-
phischer linker Ventrikel, c) die Aorta abdominalis, und d) ein Aneurysma der
Bauchaorta.

In den späteren Stadien von Typhus und anderen erschöpfenden Krankheiten ist die epigastrische Pulsation ein bedenkliches Zeichen von Herzschwäche.
Die Bewegung besteht aus einem abwechselnden Erheben und Zurücksinken
des Epigastriums. Man hat stets angenommen, daß dieses Anschwellen oder
diese Pulsation durch die Systole des rechten Ventrikels bedingt sei, und daß es
von derselben Art sei, wie
das Auswärtsdrängen beim
Spitzenstoß. Wenn diese
Form der epigastrischen
Pulsation der Zeit nach
sorgfältig mit dem Karotispulse verglichen wird, so
findet man, daß der epi-
gastrische Puls, bzw. der
Vorstoß oder sein An-
schwellen dem Karotispulse

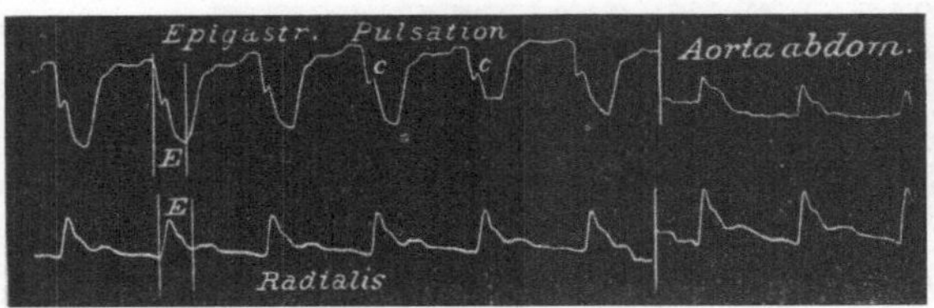

Abb. 39. Zeigt dieselben Merkmale wie Abb. 38, nur daß hier eine
kleine Welle (*c*), verursacht durch den dem Epigastrium mitgeteilten
Stoß des abdominalen Aortenpulses, vorhanden ist. Einige Pulse
der Aorta abdominalis sind ebenfalls aufgezeichnet.

vorangeht, daß dagegen das Einsinken des Epigastriums der Zeit nach mit der
Pulsation der Karotiden übereinstimmt. Der Spitzenstoß ist in diesen Fällen
selten zuverlässig, weil das rechte Herz die linke Kammer nach rückwärts
drängt. In den Kurven der epigastrischen Pulsation (Abb. 38) ist daher der
Radialpuls als Orientierung für die Zeit angenommen. Wenn man die Zeit in
Betracht zieht, die man für das Wandern des Pulses vom Herzen zum Hand-
gelenk annehmen muß, so findet man, daß das starke Sinken der epigastrischen
Pulskurve genau mit der Ventrikelsystole übereinstimmt (*E*).

Der Kranke, von dem diese Kurve stammt, litt an perniziöser Anämie und lag im Sterben. Bei der Sektion fand sich, daß eine Nadel, die an der Stelle, von der die Kurve stammte, durch das Epigastrium gestoßen worden war, den rechten Ventrikel durchbohrt hatte.

In Abb. 39 ist eine ähnliche Kurve wiedergegeben, nur daß sich hier bei c eine leichte Unterbrechung auf der absteigenden Linie vorfindet. Diese stimmt, wie ersichtlich, genau mit der Zeit des abdominalen Aortenpulses überein, der in der Mitte des Bauches aufgenommen wurde und von dem ebenfalls einige Ausschläge wiedergegeben sind. Diese kleine Welle (c) ist durch die Bewegung bedingt, die den Geweben durch die darunter liegende Aorta mitgeteilt wird. Die

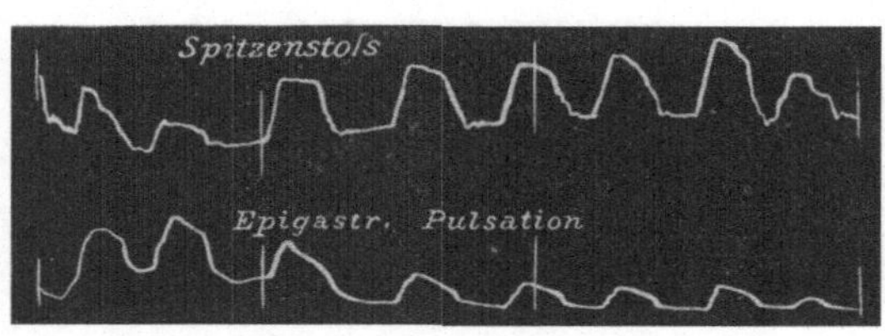

Abb. 40. Gleichzeitige Kurven des Spitzenstoßes und der epigastrischen Pulsation, bedingt durch einen hypertrophischen linken Ventrikel.

epigastrische Pulsation, die durch einen hypertrophischen linken Ventrikel bedingt ist, hat denselben Charakter wie ein Spitzenstoß (Abb. 40). Die durch die Bauchaorta verursachte epigastrische Pulsation zeigt einen ganz anderen Charakter als die durch Dilatation des rechten Ventrikels bedingte Pulsation, wie aus Abb. 41 zu ersehen ist, wo der Puls in Charakter und Zeit mit dem Radialpulse übereinstimmt. Die durch ein Aneurysma der Aorta abdominalis bewirkte epigastrische Pulsation wird den Charakter des abdominalen Aortenpulses annehmen und auch in der Zeit mit ihm übereinstimmen (Abb. 41).

Der durch den rechten Ventrikel bedingte Spitzenstoß. — Wenn wir die gewöhnliche klinische Definition des Spitzenstoßes annehmen, „daß er der tiefste und am meisten nach außen liegende Teil der Herzbewegung sei“, so werden wir eine ganz andere Form finden, wenn der rechte Ventrikel diese Bewegung verursacht. In gewissen Fällen von Dilatation des rechten Herzens wird beinahe die ganze Vorderfläche des Herzens vom rechten Vorhof und Ventrikel gebildet, während der

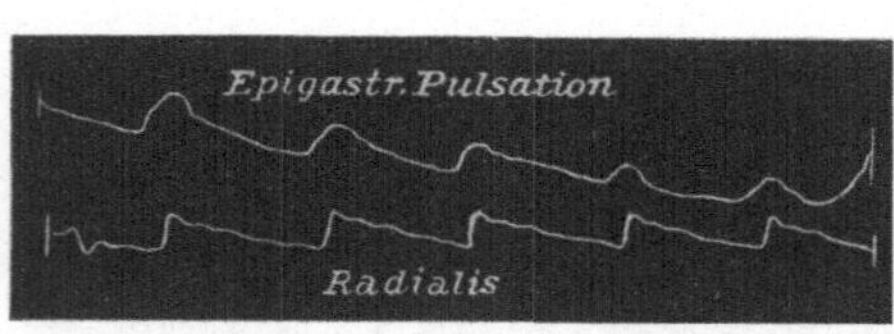

Abb. 41. Gleichzeitige Kurven des epigastrischen Pulses, bedingt durch die Aorta abdominalis, und des Radialpulses.

linke Ventrikel bloß einen Randstreifen bildet (siehe Abb. 230 und 231). Dieser Teil des linken Ventrikels liegt so weit hinten, daß er durch die Lungen bedeckt ist und die Brustwand nicht erreicht. Daher kommt es, daß „der tiefste und am meisten nach außen liegende Teil des Herzens“, der die Brustwand berührt, der rechte Ventrikel ist. Der Charakter des Spitzenstoßes stimmt daher genau überein mit dem Charakter der Leberbewegungen, des epigastrischen Pulses, der durch ein vergrößertes rechtes Herz bedingt ist, und demjenigen des umgekehrten Kardiogramms in Abb. 35. Anstatt daß während der Systole wie bei dem durch den linken Ventrikel verursachten Spitzenstoß ein Stoß nach außen erfolgt, werden die Gewebe eingezogen.

Abb. 42 wurde von einem 18 Jahre alten Jüngling aufgenommen, der eine einfache Herzerweiterung ohne Erkrankung der Klappen zeigte. Es fand sich bei ihm eine ausgeprägte Pulsation der Jugularvenen, von der einige Ausschläge reproduziert sind. Die Spitzenstoßkurve zeigt eine tiefe Einsenkung während der Austreibungsperiode des Ventrikels (*E*). Dieser Periode geht unmittelbar eine plötzliche Erhebung voraus, bedingt durch die der Brustwand mitgeteilte Erschütterung infolge der plötzlichen Erhärtung der Ventrikelwand. Obwohl diese Erhebung mit der Periode *D* (Abb. 30) in den Spitzenstoßkurven des linken Ventrikels übereinstimmt, neige ich doch der Ansicht zu, daß sie hier durch mangelhaftes Funktionieren des Instrumentes bedingt ist, und daß dieser Fehler bewirkt wird durch den heftigen Stoß infolge der plötzlichen und gewaltsamen Ventrikelkontraktion. Vor dieser Periode findet sich in der Kurve eine kleine Welle (*a*), die mit der ähnlichen Erhebung in den Abb. 33 und 34 vom Spitzenstoß des linken Ventrikels identisch ist. In beiden

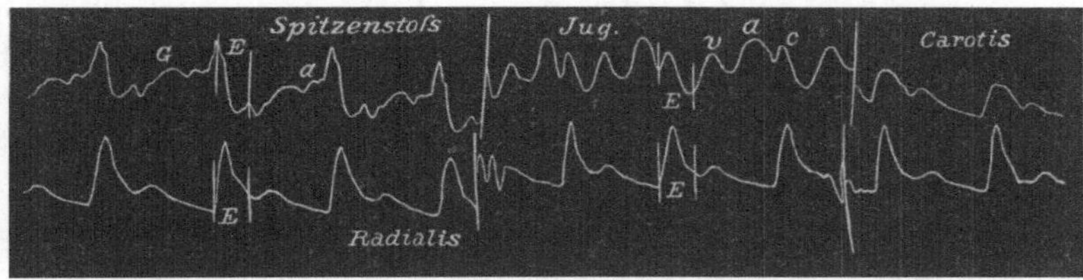

Abb. 42. Kurven des Spitzenstoßes, des Jugularis- und Karotispulses (obere Kurve), zu gleicher Zeit mit dem Radialpuls aufgenommen. Die Spitzenstoßkurve ist durch den rechten Ventrikel verursacht und zeigt eine Depression (*E*) während der Austreibungszeit. Der *E* vorausgehende steile Anstieg ist durch den Stoß der sich kontrahierenden Kammern bedingt. Ihm geht eine kleine Welle *a* voraus, welche durch den sich kontrahierenden Vorhof verursacht ist, der die Kammer ausdehnt. Sie stimmt der Zeit nach genau überein mit der Welle *a* im Jugularispulse, welche durch den sich kontrahierenden Vorhof bedingt ist, der eine Blutwelle in die Venen zurücksendet.

Fällen ist sie durch die Ausdehnung des Ventrikels infolge der Vorhofssystole bewirkt. Sie nimmt in der Herzrevolution genau denselben Platz ein, wie im Venenpulse die Welle *a*, die durch die Systole des rechten Vorhofes erzeugt wird. Die Strecke *E* entspricht in allen Kurven der Austreibungsperiode des Ventrikels in ihrer Wirkung auf die verschiedenen Pulse. Man kann daher schnell und sicher die verschiedenen Vorgänge auf ihre Ursachen zurückführen. So wissen wir, daß die Kontraktionswelle im Vorhof entspringt und auf den Ventrikel übergeht, daß ferner zwischen dem Ausströmen aus dem Vorhofe und demjenigen aus dem Ventrikel eine Periode, die präsphygmische Periode (*D*, Abb. 30), liegt, während welcher der Ventrikel sich kontrahiert und den Druck erhöht, bis sich die Semilunarklappen öffnen. So stimmt die präsphygmische Periode in der Spitzenstoßkurve genau überein mit der Zeit zwischen dem Höhepunkt der Welle *a* im Venenpulse, die durch die Vorhofssystole bedingt ist und dem Gipfel der Welle c, die der Karotispuls erzeugt. Einige Pulse der Karotis sind wiedergegeben, um als Zeitmaß zur Bestimmung aller dieser Punkte zu dienen. Die Periode *G* ist bedingt durch die Füllung des Ventrikels.

Bedeutung des umgekehrten Kardiogramms. — Es wird in Lehrbüchern behauptet, daß ein Einziehen der Herzspitze während der Systole der Ventrikel ein diagnostisches Zeichen einer Perikardverwachsung sei. Ich habe mehrere Fälle untersucht, wo ich das eine Mal Spitzenstoßkurven erhielt, die vom linken Ventrikel ausgingen, und andere Male solche vom rechten Ventrikel mit Einziehung der Brustwand. Bei der Sektion fand sich niemals irgendein Zeichen einer Perikardverwachsung.

Die Tatsache, daß „der tiefste und am meisten nach außen liegende Punkt des Herzens, der an die Brustwand anschlägt", vom rechten Ventrikel gebildet werden kann, sollte man sich stets vergegenwärtigen. In solchen Fällen ist das Kardiogramm immer ein umgekehrtes, — d. h. das Herz zieht sich während der Systole von der Brustwand zurück und drängt sich während der Diastole der Ventrikel vor. Das ist nicht immer auf den ersten Blick erkennbar. Da ich mit der Form der verschiedenen Spitzenstoßkurven einigermaßen vertraut bin, habe ich im allgemeinen keine Schwierigkeiten, die durch den linken Ventrikel verursachten Kardiogramme zu erkennen. Doch als ich von einem Kranken die in Abb. 43 wiedergegebene Kurve aufnahm, wurde ich im ersten Augenblick irregeleitet. Das plötzliche Ansteigen und Abfallen zeigt große Ähnlichkeit mit einer durch die linken Ventrikel bedingten Spitzenstoßkurve. Sorgfältige Messungen der Radialis- und Spitzenstoßkurven lassen aber erkennen, daß die Erhebung in Abb. 43 nicht während der Ventrikelsystole, sondern während der Ventrikeldiastole stattfand, während die systolische Periode (*E*) mit dem

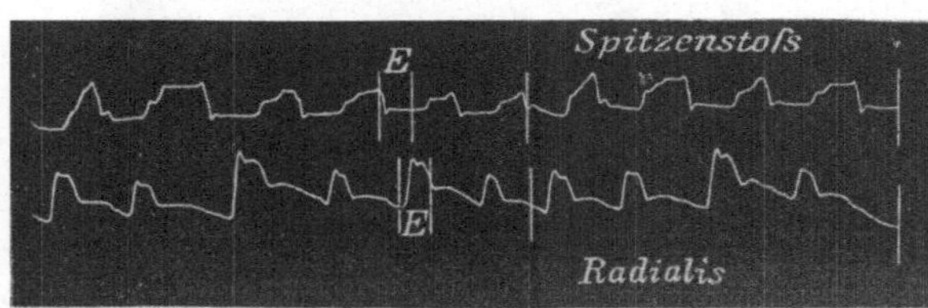

Abb. 43. Gleichzeitige Kurven des Spitzenstoßes und des Radialpulses. Der Ausschlag in der Spitzenstoßkurve scheint die gewöhnlichen Merkmale eines durch den linken Ventrikel bedingten Spitzenstoßes darzubieten, bei der Analyse zeigt sich jedoch, daß die Erhebung während der Diastole und die Senkung (*E*) während der Systole der Kammern stattfindet.

Sinken der Kurve übereinstimmte. Es ist nötig, auf dieser Prüfung zu bestehen, denn Folgerungen aus dem Spitzenstoß allein dürften oft zu Irrtümern führen. Selbst ein so sorgfältiger Beobachter wie KEYT hat die Natur einer solchen Spitzenkurve verkannt und glaubte, daß er eine außerordentliche Verzögerung im Erscheinen des Arterienpulses entdeckt habe. Ich habe ähnliche Irrtümer in der Deutung der Kurven bei anderen Autoren gefunden. Es ergibt sich daraus, daß zur Orientierung für irgendeinen während einer Herzrevolution sich abspielenden Vorgang nur der Arterienpuls sicher und zuverlässig ist. Wenn man sich nach dem Spitzenstoße richtet, sollten sorgfältige Untersuchungen über seine wahre Natur gemacht werden. Wenn es sich auch in der Mehrzahl der Fälle bestätigt, daß das Kardiogramm vom rechten Ventrikel ein „invertiertes" ist, so habe ich doch vom dritten und vierten Interkostalraum neben dem Sternum Kurven mit einem systolischen Plateau erhalten; allein da ich von diesen Fällen keinen Sektionsbefund besitze, bin ich nicht sicher, welcher Herzteil diese Kurven hervorgerufen hat. Dieser Teil der Kardiographie bedarf dringend einer sehr genauen Untersuchung.

Veränderung des Spitzenstoßes bedingt durch Retraktion der Lungen. — Wenn man die Fortschritte eines Falles von vorgeschrittener Herzschwäche über Jahre hinaus verfolgt, wird man manchmal deutliche Veränderungen nicht nur im Charakter, sondern auch in der Lage des Spitzenstoßes finden. In den früheren Stadien von Herzschwäche, z. B. infolge einer Mitralerkrankung, kann der linke Ventrikel durch den erweiterten rechten Ventrikel nach hinten gedrängt werden, so daß er vollständig von der Lunge bedeckt ist, und der Spitzenstoß kann dann vom rechten Ventrikel hervorgebracht werden. Im Laufe der Zeit wird die Lunge infolge des Druckes durch das vergrößerte Herz zusammengedrückt und weicht zurück, so daß das Herz in großer Ausdehnung frei der Brustwand anliegt. In solchen Fällen kann man den Spitzenstoß in der hinteren Axillarlinie und im achten Interkostalraum fühlen. Die davon erhaltene Kurve ist dann eine solche vom linken Ventrikel.

Die durch die Ventrikelsystole bewirkte Erschütterung. — Ich bin der Ansicht, daß in bezug auf die richtige Deutung der Herzbewegungen viel Verwirrung dadurch entstanden ist, daß man die Erschütterung, die der Brustwand mitgeteilt wird, wenn die Ventrikel in die Systole übergehen, mit dem Spitzenstoß in Verbindung gebracht hat. Der Spitzenstoß und dieser Bewegungsvorgang sind so eng miteinander verknüpft worden, daß man glaubt, sie wären ein und dasselbe. Der vom linken Ventrikel ausgehende Spitzenstoß ist eine Bewegung, die während der ganzen Dauer der Ventrikelsystole anhält; die durch die Ventrikelkontraktion bewirkte Erschütterung dauert aber nur kurze Zeit und stellt sich ein, wenn der Ventrikelmuskel plötzlich hart wird, sie stimmt nur mit dem Ansteigen des Spitzenstoßes überein (D, Abb. 30 und 31). Es ist diese Erschütterung, die zu Beginn der Ventrikelkontraktion in Abb. 33 und 42 den Hebel so hoch hinauf schleudert. In den Kurven der epigastrischen Pulsation (Abb. 38 und 39) und der von der Vorderfläche des Herzens ausgehenden Bewegung (Abb. 35) verursacht dieser Stoß die jähe Erhebung gerade vor dem Abfallen (E) der Kurve, die durch die Entleerung des Ventrikels zustande kommt. So kann man durch die Markierung der Erschütterung und durch die Beobachtung des epigastrischen Pulses, wie in Abb. 38 und 39, sehen, daß das Einsinken des Epigastriums später erfolgt als die Erschütterung. Wenn man daher die Erschütterung mit dem Spitzenstoß in Verbindung bringt, so nimmt man damit an, daß die Vordrängung mit der Systole, das Zurückweichen mit der Diastole übereinstimmt. Es kommt häufig vor, daß diese Erschütterung die einzige erkennbare Bewegung des Herzens bei der Untersuchung der Brust darstellt. Sie ist oft deutlich bei Dilatation des Herzens vorhanden, wenn die die Brustwand berührende Oberfläche des Herzens ganz vom rechten Ventrikel und Vorhof gebildet wird. In solchen Fällen darf man nicht annehmen, daß die Erschütterung der Beweis für die alleinige Kontraktion des rechten Ventrikels sei. Es ist unmöglich, die vom rechten Ventrikel ausgehende Erschütterung von der des linken Ventrikels zu unterscheiden. Ich betone das, weil die Wahrnehmung dieser Erschütterung als Beweis für die Kontraktion des rechten Herzens angesehen wurde, wenn aus der Abwesenheit eines Pulses an der Radialis das Fehlen einer Kontraktion des linken Ventrikels erschlossen wurde. Wie wir später sehen werden, ist diese Art von Beweis nicht nur unzuverlässig, sondern auch tatsächlich irreleitend.

19. Kapitel.

Untersuchung des Arterienpulses.

Überlegenheit der Palpation. — Was ist der Puls? — Inspektion der Arterien. — Palpation der Arterien. — Der Zustand der Wand. — Der Umfang der Arterie. — Der Charakter des Pulses. — Die Pulsfrequenz. — Die Größe der Pulswelle. — Der Anstoß der Puls- welle an den Finger. — Der Rhythmus des Pulses. — Vergleich der beiden Radialpulse. — Der Wert eines Sphygmogrammes. — Definition eines Sphygmogrammes. — Vorgänge, die sich während der Dauer einer Herzrevolution ereignen und im Sphygmogramm zum Ausdruck kommen. — Verunstaltungen des Sphygmogrammes durch Unvollkommenheit der Instrumente.

Überlegenheit der Palpation. — Zur Untersuchung des Arterienpulses kön- nen mehrere Methoden angewandt werden: die Palpation mit dem Finger, die graphische Aufzeichnung und die Messung des arteriellen Druckes mittels eines Instrumentes. Weitaus die wichtigste dieser Methoden ist die erste. Es herrscht die Neigung, die anderen Methoden auf Kosten der Fingerunter- suchung zu überschätzen, aber kein Apparat kann jemals den geübten Finger ersetzen. Ohne Zweifel können die übrigen Methoden sehr bestimmte Aus- kunft auf einem begrenzten Gebiete geben, aber bei der Beurteilung des Zustan- des eines Kranken sollten sie die Untersuchung mit dem Finger bloß ergänzen.

Die mechanischen Methoden können jedoch von Nutzen sein, indem sie uns befähigen, die Bedeutung der vom Finger gefühlten Empfindungen zu ver- stehen, und man sollte stets den Versuch machen, diese Empfindungen mit den Ergebnissen zu vergleichen, die wir auf komplizierterem Wege erhalten.

Ich muß hier davor warnen, den Zustand des Kranken nur nach der Untersuchung des Pulses zu beurteilen; jedes sichere Ergebnis muß bloß als zu einer Gruppe von Symptomen gehörig betrachtet werden, und auf diese soll sich das Endurteil aufbauen.

Was ist der Puls? — Um die Untersuchung des Arterienpulses richtig zu bewerten, ist es wesentlich, eine genaue Vorstellung von der wahren Natur dessen zu haben, was wir wahrnehmen, wenn wir den Puls mit dem Finger untersuchen. BROADBENT lenkt in sehr passender Weise die Aufmerksamkeit auf eine allgemein herrschende falsche Vorstellung über das Wesen des Pulses und zeigt, daß es sich nicht um eine Ausdehnung der Arterie durch das in die Aorta geworfene Blut handelt. MAREY sagt, daß die Ausdehnung so gering sei, daß viele Physiologen sie gar nicht gelten lassen wollen, und er stellt fest, daß, wie POI- SEUILLE gezeigt hat, in den größeren Arterien mit jeder Systole eine leichte Aus- dehnung stattfindet. Ohne Zweifel werden die Aorta und ihre nächsten Abzwei- gungen durch das in sie geworfene Blut etwas erweitert, aber wie groß auch diese Erweiterung in diesen Gefäßen sein mag, in der Karotis und Radialis muß sie minimal sein. Um den Puls zu fühlen oder eine Kurve aufzunehmen, muß man die Arterie gegen den Knochen plattdrücken. LISTER sagt, daß aus diesem Grunde Chirurgen, die in nächster Nähe einer großen Arterie operieren, ihre Nähe manchmal gar nicht merken, bis sie aus Unachtsamkeit die Arterie verletzen oder ihre Pulsation dadurch erkennen, daß sie sie gegen irgend- ein festeres Gewebe andrücken. Die sichtbaren Bewegungen der Arterien sind äußerst täuschend. Sie erwecken oft den Anschein, einer Kontraktion und Wiederausdehnung, wenn man aber die Bewegung kritisch untersucht, findet man, daß es sich in Wirklichkeit um eine Verschiebung der Arterie handelt. Eine gerade Arterie, wie die Karotis, gleicht einigermaßen einem Seil, das periodisch angezogen und wieder etwas nachgelassen wird. Während der Systole des Ventrikels wird die Arterie gestreckt und angezogen, während der Ventrikeldiastole wieder etwas nachgelassen. Bei Leuten mit dünnem Halse kann man diese Bewegung sehen. Wenn man einen Empfänger über der Karotis, den anderen daneben aufsetzt und die Bewegungen genau aufschreibt, so zeigt es sich, daß die eine Kurve das genaue Gegenstück der anderen ist (Abb. 44). Würde die Arterie sich während der Systole des Ventrikels ausdehnen, so müßte sie natürlich alle sie umgebenden Gewebe nach außen stoßen, und die von der Seite aufgenommene Kurve würde dann genau ebenso aussehen, wie die Kurve, die von der Vorderseite der Arterie aus geschrieben wurde. Demnach ist die Bewegung der pulsierenden Karotis eine Verschiebung des ganzen Gefäßes und nicht eine Erweiterung und Kontraktion.

Eine ähnliche Verwirrung entsteht beim Studium einer geschlängelten Arterie. Wenn man eine geschlängelte Art. radialis betrachtet, so kann sich leicht die Vorstellung bilden, daß das Erheben und Fallen der Arterie wirklich einer Ausdehnung und Kontraktion entspricht. Wenn

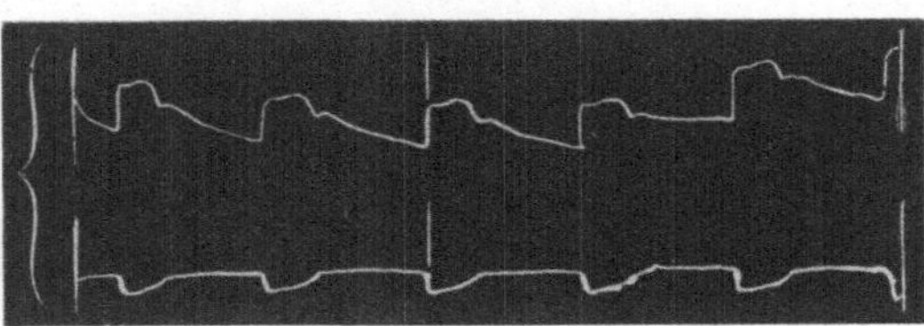

Abb. 44. Die obere Kurve wurde mit einer über der Karotis liegenden Kapsel aufgenommen, gleichzeitig wurde die untere Kurve mit einer seitwärts von der Karotis liegenden Kapsel geschrieben. Die untere Kurve ist das Gegenstück zur oberen.

man aber einen geeigneten Fall nimmt, wo im Laufe der geschlängelten Arterie eine kurze seitliche Krümmung vorhanden ist, kann man nachweisen, daß die Bewegung durch eine Verschiebung der Arterie und nicht durch eine Ausdehnung und Kontraktion bedingt ist. Wenn man den Knopf der Feder des Sphygmographen an der konkaven Seite der Krümmung nahe an die Arterie legt und eine Kurve aufnimmt, so wird man finden, daß während der Systole des Ventrikels die Krümmung sich vergrößert hat, indem die Arterie aus ihrem geraden Verlaufe „weggestoßen" wird, und daß während der Diastole die Krümmung geringer wird. Wenn man von einer solchen Radialis zu gleicher Zeit mit dem Karotispulse Kurven aufnimmt (Abb. 45), so findet man, daß die Radialis ein umgekehrtes Sphygmogramm gibt, das dem in der vorhergehenden Abbildung dargestellten ähnlich ist. Wenn die sichtbare Bewegung durch eine Ausdehnung und Kontraktion der Arterie bewirkt wäre, so würde der Hebel im Gegenteil während der Systole sich erheben und während der Diastole fallen, wie bei einem gewöhnlichen Sphygmogramm.

Was wir also als Puls erkennen, ist die plötzliche Zunahme des Druckes innerhalb der Arterie, die gegen unseren Finger andrückt, wenn wir die Arterie zusammendrücken. Mit dem Aufhören der Ventrikelsystole nimmt die Resistenz unter unserem Finger ständig ab, um bei der nächsten Ventrikelsystole plötzlich wieder anzuwachsen. BROADBENT gebraucht folgenden passenden Vergleich: „Solch eine Pulsation kann in hohem Grade nachgefühlt werden, wenn man den Fuß auf den unelastischen Lederschlauch einer arbeitenden Feuerspritze setzt, wo auch keine Ausdehnung stattfinden kann."

Vom Puls als einer Ausdehnung und Kontraktion der Arterienwände oder einem „Rückwärts- und Vorwärtsschwingen der Wandungen" sprechen, heißt nicht nur stark übertreiben, sondern man verbindet damit auch eine vollständig irrtümliche Auffassung von dem wirklichen Wesen des Pulses. *Man muß da zwischen Druck- und Volumpulsen unterscheiden* (v. KRIES). *Nach* MAREY *macht theoretisch die Gefäßwand bei jeder Pulswelle dann die größten Exkusionen, wenn sie möglichst entspannt ist. Dies ist z. B. bei den Venen der Fall; ihre Wand ist zart und der Fassungsraum ist nicht voll ausgenützt, so daß die flottierende Wand bei jeder Pulswelle deutlich disloziert wird. Die Arterienwand aber wird normalerweise durch den Innendruck in Spannung gehalten und wird daher kaum merkbar gedehnt. Zu einem Flottieren der Wand kommt es nur dann, wenn von außen ein ebenso großer Druck ausgeübt wird, so daß die Arterienwand entspannt wird. So kommt es, daß man kaum einen Puls fühlt, wenn man die bloßgelegte Aorta ganz*

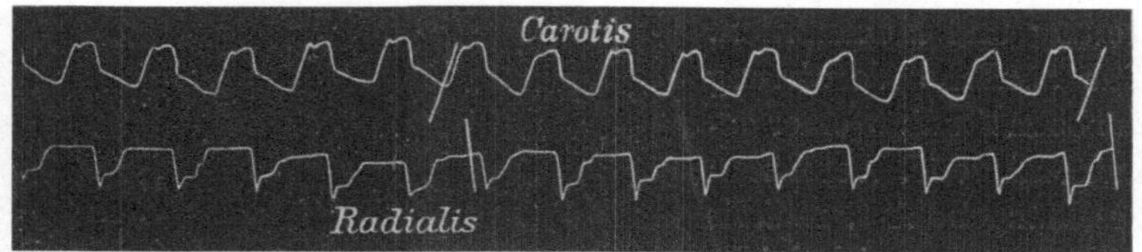

Abb. 45. Gleichzeitige Kurven des Karotis- und Radialpulses. Die Radialkurve wurde in der Weise aufgenommen, daß man den Knopf des Sphygmographen an die konkave Seite einer Krümmung der geschlängelten Radialis anlegte. Während der Systole wich die Arterie vom Sphygmographen zurück und kehrte während der Diastole wieder, daher ist die erlangte Kurve ein „umgekehrtes Sphygmogramm".

leise berührt; erst wenn man fester zufaßt und einen Teil der großen Spannung aufhebt, wird der Puls deutlicher, wobei der Finger allerdings nicht nur den senkrecht zur Wand wirkenden Stoß, sondern auch den viel stärkeren in der Richtung des Stromes fühlt. Der Gegendruck ist also wesentlich (NICOLAI). *Auch bei der Pulsschreibung muß man ja durch die Feder einen gewissen Druck ausüben, bevor man deutliche Pulse bekommt.*

Inspektion der Arterien. — Die Besichtigung der Arterien verrät bei Gesunden nur geringe Bewegungen. Zustände, die zu einer gesteigerten Tätigkeit des linken Ventrikels Veranlassung geben, mögen den Puls in einigen der oberflächlichen Arterien sichtbar machen. Anstrengung, Aufregung oder fieberhafte Zustände können sichtbares Pulsieren der Karotiden herbeiführen, was bei geschlängelten und atheromatösen Arterien und bei der BASEDOWschen Krankheit zu den ausgeprägten Merkmalen gehört. Bei reiner Aorteninsuffizienz finden wir nicht nur deutliche Pulsation der Karotiden, sondern die Pulsation ist auch in zahlreichen oberflächlichen Arterien an verschiedenen Stellen sichtbar. Das geschlängelte Aussehen der oberflächlichen Arterien zeigt sich bei Arteriendegeneration.

Die Palpation der Arterien. — Bei der gewöhnlichen Pulsuntersuchung ist es gebräuchlich, zwei oder drei Fingerspitzen auf die Radialis nahe dem Handgelenke zu legen. Die Finger liegen auf der Arterie und werden auf- und abwärts und quer über die Arterie bewegt, zuerst sanft, dann mit stärkerem Druck.

Durch dieses Verfahren erwirbt man sich Kenntnis über den Umfang der Arterie und die Beschaffenheit ihrer Wand. Wendet man anhaltenden Druck an, um den Puls zum Verschwinden zu bringen, so gibt die dabei nötige Kraft eine Vorstellung von dem arteriellen Druck und von dem Charakter jeder einzelnen Pulswelle. Es empfiehlt sich, die Untersuchung des Pulses mit dem Finger mit der gleichzeitigen Aufnahme von sphygmographischen Kurven zu vereinigen. Man wird mit Hilfe dieses Mittels den Charakter des Pulses besser kennen lernen.

Der Zustand der Wand. — Wir kennen die nachgiebige Beschaffenheit der gesunden Arterienwand. Bei Degeneration der Arterien können ihre Wandungen im allgemeinen verdickt sein, oder sie erhalten rosenkranzperlenähnliche, harte Stellen, wie bei Atherom, oder die Arterie ist zu einem starren Rohr geworden, wie bei der Verkalkung.

Der Umfang der Arterie. — Die Unterschiede im Umfange hängen ganz von dem Grade der Erschlaffung der Ringmuskeln der Arterie ab. Eine weite Arterie ist nicht notwendigerweise gleichbedeutend mit einem starken Puls, noch eine kleine Arterie mit einem schwachen Puls. Eine Zunahme des Umfanges der Arterie bedeutet oft verminderten Widerstand gegenüber der Arbeit des Herzens. Der Umfang der Arterie kann manchmal leicht dadurch bestimmt werden, daß man sie sanft unter dem Finger rollt. Ein anderes Mal kann er nur erkannt werden, wenn der Puls an der Stelle, wo wir ihn zu finden erwarten, durch festen Druck wahrnehmbar gemacht wird. Diese Schwierigkeit kann da eintreten, wo eine Arterie von normaler Größe in ein fettes, gut gepolstertes Handgelenk eingebettet ist, oder wo die Arterie klein und kontrahiert ist. Nach überstandenem Fieber kann oft eine merkliche Verminderung des Umfanges der Arterie leicht erkannt werden.

Der Charakter des Pulses. — Der geübte Finger ist noch immer der beste Führer, den wir haben, um den Druck innerhalb einer Arterie zu beurteilen. Die zur Bestimmung dessen, was normal und was abnorm ist, notwendige Kenntnis kann nur durch das andauernde Studium des Pulses erworben werden. Die Fingerspitzen werden im Laufe der Zeit so geschult, daß wir mit Leichtigkeit die Empfindung erfassen, die uns durch Kompression einer Arterie übermittelt wird.

Die Pulsfrequenz. — Die Zählung der Pulszahl sollte nicht gleich im Beginne der Krankenuntersuchung gemacht werden. Wenn der Puls abnorm schnell ist, sollte er wieder gezählt werden, wenn der Kranke ruhiger geworden ist. Man zählt ihn am besten zweimal getrennt je eine halbe Minute, um sich davon zu überzeugen, ob das Herz ganz regelmäßig arbeitet. Bei Kindern ist, wenn sie nicht schlafen, eine abnorme Frequenz ein recht unzuverlässiger Anhaltspunkt, da die Anwesenheit des Arztes oft eine andauernde Erregung des Herzens unterhält. Wenn auch die Pulszahl normalerweise die Zahl der Kontraktionen des linken Ventrikels anzeigt, so kann es doch manchmal geschehen, daß diese so schwach sind, daß einige der Pulswellen dem Finger nicht fühlbar werden. In solchen Fällen ist der Puls gewöhnlich langsam oder unregelmäßig. Um die Bedeutung der Pulsfrequenz zu verstehen, sollte man gebührende Rücksicht auf das Alter und die Idiosynkrasien des Kranken, sowie auf sein Leiden nehmen.

Die Größe der Pulswelle. — Der geübte Finger kann große Verschiedenheiten in der scheinbaren Größe der Welle selbst wahrnehmen. Einige Wellen scheinen unter dem Finger wegzurollen, indem sie langsam vorbeigehen, während andere schnell vorbeilaufen, indem sie dem Finger nur einen kurzen Schlag versetzen.

Der Anstoß der Pulswelle an den Finger. — Dieser kann schnell und plötzlich sein, und die Pulswelle verschwindet rasch wieder (pulsus celer), oder der Stoß kann unter dem Finger allmählich anwachsen und allmählich aufhören (pulsus tardus). Wenn auch die Pulswelle nur eine so kurze Zeitspanne einnimmt, so kann doch der empfindliche Finger diese verschiedenen Formen erkennen.

Der Rhythmus des Pulses. — Die Pulsschläge folgen einander gewöhnlich in regelmäßigen Zwischenräumen und sollen normalerweise von gleicher Stärke sein. Die Abweichungen vom normalen Rhythmus sind zahlreich, und die gebräuchlichen Ausdrücke, die zu ihrer Unterscheidung angewandt werden, sind nach meiner Meinung sowohl unbefriedigend als auch irreleitend, doch auf diesen Gegenstand werden wir später näher eingehen. Wenn man den Rhythmus des Pulses beurteilt, soll man seine volle Aufmerksamkeit auf die Beobachtung konzentrieren. Wenn man nicht andere Gedanken ausschaltet, so kann man scheinbar eine Verschiedenheit in der Frequenz und in der Stärke des Pulses fühlen. Das ist dadurch bedingt, daß man während des Nachlassens der Aufmerksamkeit die Wahrnehmung des Pulses vernachlässigt. Ich habe dies nicht nur an mir selbst beobachtet, sondern fand auch, daß Kollegen eine Irregularität konstatierten, wo eine sorgfältige Untersuchung einen vollkommen regelmäßigen Puls ergab, und dies in Fällen, wo es wichtig war, diese Tatsache zu konstatieren, wie bei Pneumonie.

Vergleichung der beiden Radialpulse. — Zuletzt sollten die beiden Radialpulse verglichen und jeder Unterschied im Charakter der Pulsschläge beachtet werden. Eine Verschiedenheit in der Größe der beiden Pulse kann bedingt sein entweder durch abnorme Verteilung der Arterien auf der einen Seite oder durch Erkrankungen, die das Lumen eines Gefäßes auf einer Seite verändern. Ein Unterschied im Charakter des Pulses kommt gewöhnlich nur im letzteren Falle vor. Die beiden häufigsten Zustände, die den Charakter des Pulses auf der einen Seite ändern, sind das Vorhandensein eines Aneurysmas oder einer atheromatösen Platte, die das Gefäßlumen einschränkt und proximal von der Stelle liegt, wo der Puls untersucht wird.

Der Wert eines Sphygmogramms. — Obwohl das Sphygmogramm die Veränderungen im arteriellen Druck darstellt, und in dieser Hinsicht Auskunft geben kann, so gibt es da doch so viel Fehlerquellen, daß man ihm nicht unbedingt trauen kann. Seinen größten Dienst leistet es uns, indem es genaue Auskunft über die Bewegungen des linken Ventrikels gibt. Wie beredt auch die Worte eines Autors sein mögen, er kann uns doch auf einer ganzen Seite nicht eine so klare Vorstellung vom Rhythmus des Herzens geben, wie eine einfache Pulskurve, und wenn die Autoren uns mehr Pulskurven überliefert hätten, so wären ihre Arbeiten bedeutend wertvoller. Gerade die genaue und bleibende Aufzeichnung macht eine Kurve des Arterienpulses so wertvoll. Wenn wir die Natur irgendeiner Zirkulationsbewegung durch graphische Aufzeichnung

herauszufinden suchen, gibt der Arterienpuls den besten und brauchbarsten
Anhaltspunkt, mittels dessen wir, wie ich später zeigen werde, die Stellung
der untersuchten Bewegung innerhalb einer Herzperiode bestimmen können.

Definition eines Sphygmogrammes. — Wenn die Feder eines Sphygmographen
so genau der Arterie aufliegt, daß sie sie, wenn der arterielle Druck am niedrigsten ist, nicht verschließt, und doch die Arterie immer noch leicht komprimiert, wenn der arterielle Druck am höchsten ist, so wird sie mit jeder Druck-
veränderung innerhalb des Gefäßes mitschwingen. Diese Bewegung wird dem
Hebel mitgeteilt, durch diesen auf das Kurvenpapier aufgezeichnet, und wir
erhalten so eine Reihe von Wellenlinien, welche die Veränderungen des Druckes
innerhalb der Arterie darstellen. Man kann daher das Sphygmogramm als die
bildliche Darstellung der Druckveränderungen innerhalb der Arterie bezeichnen.
Wenn wir die Größe des durch die Feder ausgeübten Druckes genau kennten,
so könnten wir den Wert jeder Bewegung berechnen. Aber die Fehlerquellen
sind so zahlreich, daß es nutzlos ist, Schlüsse aus der Größe des vermutlich ausgeübten Druckes zu ziehen. Die Untersuchung einer Kurve gibt uns
Aufschluß über drei verschiedene Punkte: 1. über die Frequenz und den
Rhythmus der Herztätigkeit, 2. über die Aufeinanderfolge gewisser, während der
Dauer einer Herzrevolution, sich abspielender Vorgänge, 3. über den Charakter
des Blutdruckes innerhalb der Arterie.

**Vorgänge, welche sich während der Dauer einer Herzrevolution ereignen
und im Sphygmogramm zum Ausdruck kommen** (siehe Abb. 54 und 57).

a) Die systolische Periode. — Wenn wir ein Sphygmogramm aufnehmen, so können wir den Herzzyklus in zwei Perioden teilen: während
der einen (*E*, Abb. 46) stehen die
Aortenklappen offen und der Ventrikel ergießt seinen Inhalt in die
Aorta, während der anderen (*G*,
Abb. 46) sind die Aortenklappen
geschlossen, und der Ventrikel befindet sich in Diastole. Der Be-
quemlichkeit halber bezeichnen wir
bei der Beschreibung von Sphygmo-
grammen diese beiden Perioden
als die systolische und die diastolische, obwohl in der Strecke *G*

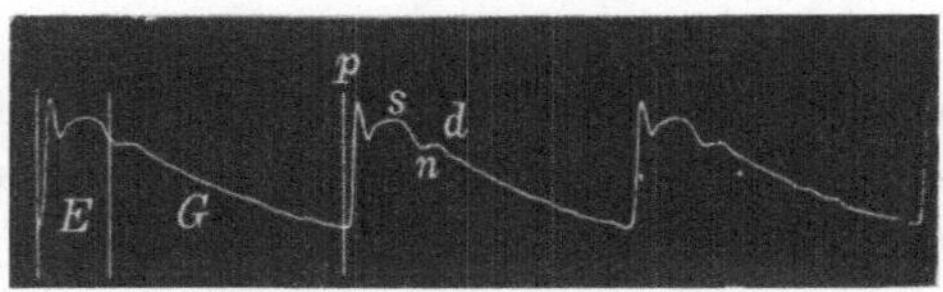

Abb. 46. Sphygmogramm des Radialpulses. Die Strecke *E*
ist die Periode der Kammersystole zur Zeit, da die Aortenklappen offen sind; die Strecke *G* die Periode der Kammerdiastole; *s* ist die Pulswelle, die durch die Kammersystole hervorgerufen wird; *n* der Aorteneinschnitt;
d die dikrotische Welle und *p* eine Welle infolge eines
Fehlers des Instrumentes.

die präsphygmische und die postsphygmische Periode der Kammersystole eingeschlossen sind (Abb. 54). Der Charakter des systolischen Teiles schwankt bedeutend bei verschiedenen Menschen. Diese Unterschiede hängen hauptsächlich
von der Größe des Widerstandes ab, der von den Arterien der Ventrikelsystole
entgegengesetzt wird. In der in Abb. 46 dargestellten Kurve findet sich zuerst
ein plötzliches Ansteigen (*p*), dann ein Fallen der Kurve, worauf in ungefähr
gleicher Höhe eine Fortsetzung der Welle (*s*) folgt. Diese Periode wird gewöhnlich in zwei Teile zerlegt; man spricht von dem plötzlichen Anstieg als
von der primären oder Perkussionswelle, und von dem zweiten Teil als von der
Flutwelle oder prädikrotischen Welle (Papillarwelle und Ausflußrestwelle von
ROY und ADAMI). Diese Einteilung hat zu der Vorstellung geführt, daß diese

Teile zwei verschiedene Vorgänge im Pulse selbst darstellen. In Wirklichkeit ist aber die plötzliche Erhebung p über die Welle s hinaus durch einen Fehler des Instrumentes bedingt und die ganze Periode E wird durch den Kammerdruck beherrscht, der das Blut in das Arteriensystem hineinpreßt und entspricht der Periode E in Abb. 54. In Fällen, wo der arterielle Druck im Verhältnis zur Kraft der Kammersystole niedrig ist, gehen diese zwei Wellen so ineinander über, das die sog. Perkussions- und die Flutwelle nicht mehr auseinandergehalten werden können (Abb. 47). Die ganze Periode E in der Kurve wird im folgenden als die systolische Periode bezeichnet und die Welle s als die systolische Welle, da sie, wenn Ventrikel und Arteriensystem in freier Kommunikation sind, die Periode der Kammersystole darstellt.

b) **Die diastolische Periode.** — Mit dem Schlusse der Aortenklappen fällt der arterielle Druck rasch bis zum tiefsten Punkte der Aorteninzisur n (Abb. 46 und 47). Aus den Kurven ersieht man, daß dies im Beginne der diastolischen Periode geschieht. Dieses Fallen wird durch eine deutliche Druckzunahme unterbrochen, die in der dikroten Welle d zum Ausdruck kommt.

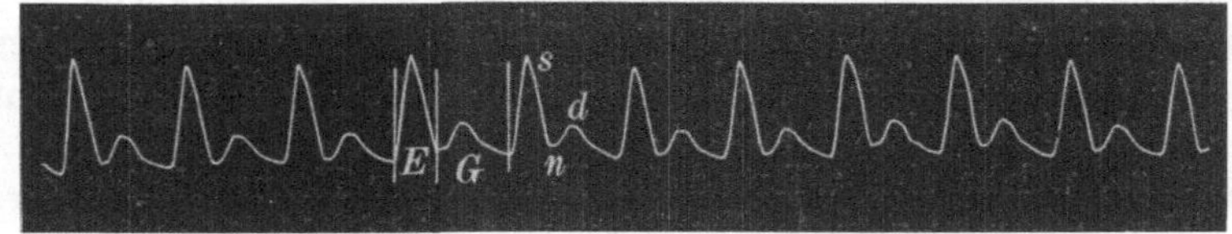

Abb. 47. Die Buchstaben haben dieselbe Bedeutung wie in Abb. 46.

Über die Ursache dieser dikroten Welle ist viel diskutiert worden. Die folgende Erklärung scheint mir die wahrscheinlichste zu sein. Die Semilunarklappen sind so zart gebaut, daß sie sofort darauf antworten, wenn der Druck auf der einen Seite den auf der andern Seite übersteigt. Sobald der Aortendruck über den Kammerdruck ansteigt, schließen sich die Klappen. In dem Augenblick, wo das geschieht, werden die Klappen durch die harten, kontrahierten Kammerwandungen unterstützt. Der Wegfall dieser Unterstützung infolge der plötzlichen Erschlaffung dieser Wandungen bewirkt die Entstehung einer negativen Druckwelle im Arteriensystem. Aber diese negative Welle wird durch die plötzliche Anspannung der Aortenklappen aufgehalten, die nun nach dem Verluste der festen Unterstützung den Widerstand des arteriellen Druckes selbst zu tragen haben. Diese plötzliche Hemmung der negativen Welle setzt eine zweite positive Welle in Bewegung, welche als die dikrote Welle durch das Arteriensystem sich ausbreitet. Nach der dikroten Welle fällt die arterielle Druckkurve allmählich. Gelegentlich sind kleine Wellen beim Absinken vorhanden, doch sind sie von zweifelhafter Bedeutung.

Die Dikrotie läßt sich durch zentrale, am Anfangsteile der Aorta vor sich gehende Vorgänge nicht befriedigend erklären. Schon O. FRANK hat darauf hingewiesen, daß die Dikrotie nicht eine einfache Fortleitung der Inzisur des zentralen Pulses sein kann; sie müßte sonst nach der Peripherie zu immer flacher werden, während doch tatsächlich die Dikrotie des peripheren Pulses viel größere Druckunterschiede aufweist als die Inzisur. Schon O. FRANK ist daher zu dem Schlusse gekommen, daß die Dikrotie wesentlich durch Reflexion der Wellen in der Peri-

pherie der Arterien und Interferenz mit den zentrifugalen Wellen bedingt sei. WEBER hat experimentell zu entscheiden gesucht, welchen Anteil die Reflexion an der Peripherie für die an der Dikrotie hat. Er nahm beim Hunde mit einem nicht schleudernden Apparate den Karotispuls auf und fand eine gut ausgebildete Dikrotie; dann band er alle anderen Arterien dicht am Herzen ab, um jede Wellenreflexion an der Peripherie auszuschalten; da sah der Karotispuls ganz so aus wie der zentrale Puls, die Dikrotie war verschwunden. Nun hat die Unterbindung eine starke Drucksteigerung zur Folge; wenn man diese bei weiter fortbestehender Unterbindung beseitigt, tritt die Dikrotie wieder auf; ihre Entstehung hängt also mit dem Blutdruck zusammen. WEBER kommt nun, dem Gedankengange FRANKS

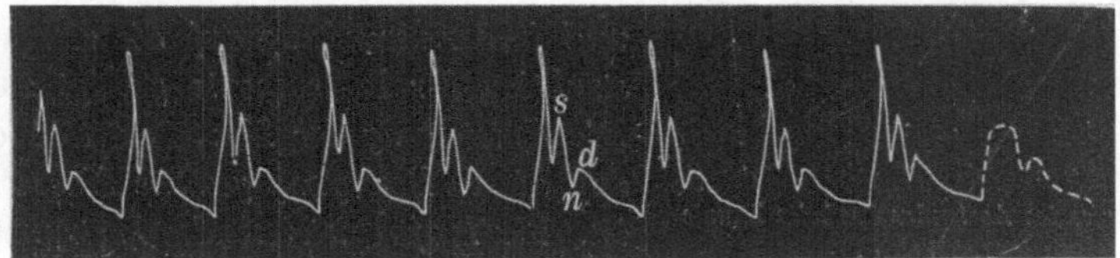

Abb. 48. Ein stark schlagender Ventrikel hat den Hebel weit über die wahre systolische Welle emporgeschleudert und der zurückfallende Hebel hat einen künstlichen Einschnitt an der systolischen Welle *s* bewirkt. Die wahre Pulskurve entspricht ungefähr der punktierten Kurve.

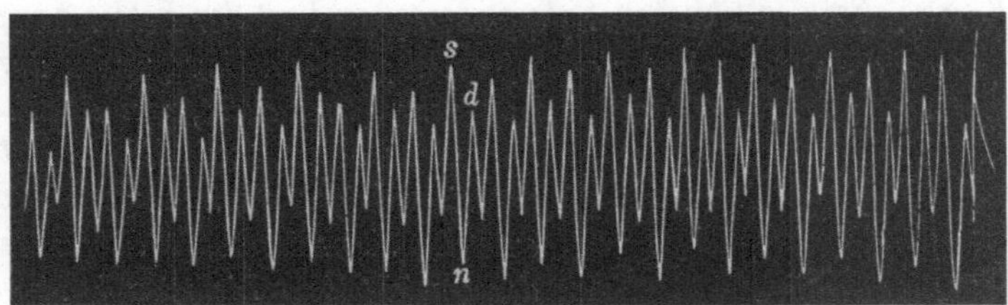

Abb. 49. Die gewaltigen Änderungen im Druck haben die Höhe und die Tiefe aller Wellen übertrieben.

folgend, zu dem Schlusse, daß das ganze peripher von der Aortenwurzel gelegene Arteriensystem die Eigenschaften eines trägen Manometers hat, dessen langsame Eigenschwingungen den fortgeleiteten zentralen Puls entstellen. Diese Eigenschwingungen sind bei mittlerem und hohem Blutdruck die wesentlichste Ursache für die Entstehung der Dikrotie; bei niedrigerem Blutdruck, wo die Eigenschwingungen keine große Rolle spielen, haben auch die Fortleitung der zentralen Inzisur und die Reflexion der Wellen in der Peripherie ihren Anteil an der Entstehung der Dikrotie. Diese setzt also eine bestimmte Dehnbarkeit der Gefäße voraus und sie verschwindet daher, wenn durch exzessive Drucksteigerung die Arterienwand maximal gespannt und nahezu starr wird.

Verunstaltung des Sphygmogramms durch Unvollkommenheit der Instrumente. — Beim Studium von sphygmographischen Kurven muß man immer daran denken, daß gewisse Eigentümlichkeiten in der Form der Kurve durch das Instrument selbst bedingt sind. Allgemein gesprochen treten diese Kunstprodukte da auf, wo plötzliche und gewaltsame Änderungen im arteriellen Drucke stattfinden. Am häufigsten findet sich das Emporschnellen der Feder, das durch die systolische Welle erzeugt wird. An Häufigkeit am nächsten steht die Bildung eines Einschnittes in der Kurve der systolischen Welle, bedingt durch plötzliches Sinken der Feder, nachdem sie hoch emporgeschleudert worden war, wie in Abb. 48. Gelegentlich findet man den Aorteneinschnitt künstlich vertieft infolge des plötzlichen Sinkens des Druckes, wie in Abb. 49.

Die mit den üblichen Sphygmographen verzeichneten Pulskurven sind immer mehr oder weniger entstellt. Das kommt daher, weil das registrierende Instrument träge Eigenschwingungen macht, die dann wieder auf das „beobachtete System",

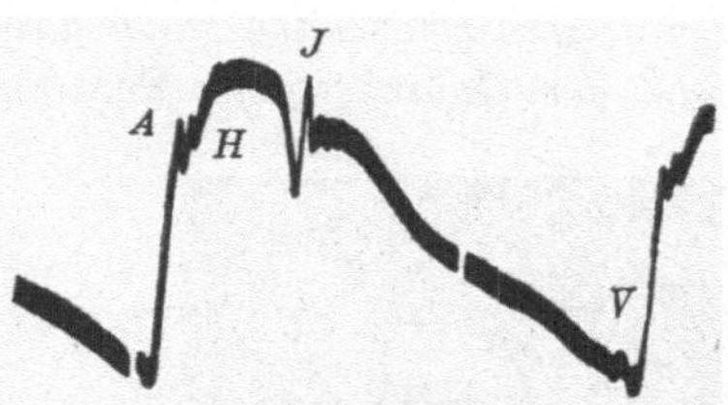

Abb. 50. *Kurve des Aortendruckes beim Hunde* (nach O. FRANK).

in unserem Falle also auf die Arterie zurückwirken. Es ist das Verdienst von O. FRANK, die Theorie der Registrierapparate entwickelt und ihre Anwendung auf die richtige Konstruktion der Instrumente gezeigt zu haben. Die Entstellung der Kurve entsteht dadurch, daß die in Bewegung gesetzte Masse zu groß ist. Ein kraftregistrierendes Instrument muß möglichst isometrisch funktionieren, d. h. die durch die einwirkende Kraft erzeugte Deformation muß möglichst gering sein, die Dauer der Eigenschwingungen des registrierenden Systems muß wesentlich kürzer sein als die des beobachteten Systems, in unserem Falle also der Arterie, oder mit anderen Worten, es muß die Schwingungszahl des registrierenden Systems möglichst groß sein. Bei den üblichen Sphygmographen liegt der Fehler hauptsächlich darin, daß man die von der Feder ausgeführten geringen Bewegungen durch Übertragung auf einen langen Metallhebel zu vergrößern sucht, um deutliche Pulskurven zu bekommen. Dieser Hebel macht die trägen Eigenschwingungen, die die Kurve entstellen. FRANK ersetzte diesen Hebel durch den gewichtslosen Lichtstrahl, der von einem kleinen in Bewegung gesetzten Spiegelchen reflektiert wird. Auf diese Art konnte er auch dann richtige Kurven bekommen, wenn die wiederzugebenden Druckschwankungen sehr bedeutend waren. Wenn man die in Abb. 50 und 82 wiedergegebenen Kurven des Aortendruckes beim Hunde ansieht, fällt insbesondere der glatte Verlauf des absteigenden Schenkels auf, wenn man sich daran erinnert,

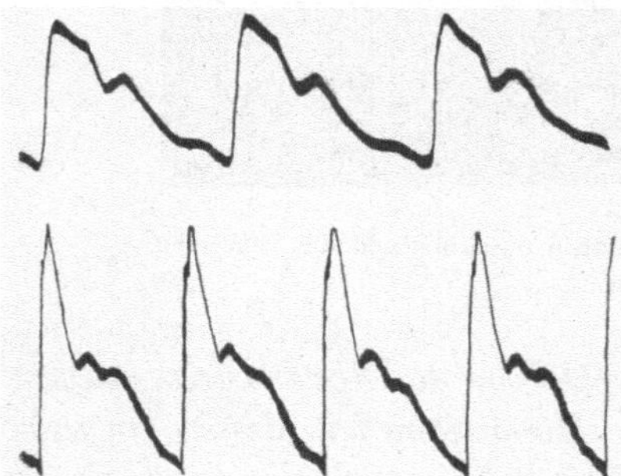

Abb. 51. *Oben normaler Radialpuls, unten Radialpuls bei Aorteninsuffizienz* (nach HESS).

wie die Sphygmographen da mehrfache, sog. sekundäre Schwankungen zeigen, deren Ursprung so viel Kopfzerbrechen gemacht hat, bis man sie als Artefakte erkannte. Im Aortenpulse (Abb. 50) beruht die mit V bezeichnete Vorschwingung auf der Kontraktion des Vorhofes, die Anfangsschwingung A ist eine im Gefäßsystem infolge der brüsken Druckänderung zustande kommende Eigenschwingung, und die Inzisur J zeigt den Schluß der Semilunarklappen, also das Ende der Systole an. Der normale periphere Puls (Abb. 51) zeigt abgerundete Umrisse, die der richtigen Kurvenform entsprechen. Es ist merkwürdig, wie auch bei der Verzeichnung der im linken Ventrikel ablaufenden Druckschwankungen (im Tierversuch) die Kurve um so glatter wird, je richtiger das registrierende Instrument konstruiert ist.

20. Kapitel.

Der arterielle Druck.

Die Ursache des arteriellen Druckes. — Methoden zur Messung des Blutdruckes. — Erhöhter Blutdruck. — Hyperpiesis. — Einfluß des erhöhten peripheren Widerstandes auf das Herz. — Erhöhter arterieller Druck und Herzinsuffizienz. — Prognose bei hohem Blutdruck. — Behandlung des hohen arteriellen Druckes.

Die Ursache des arteriellen Druckes. — Wenn der linke Ventrikel sich kontrahiert, treibt er das Blut in das arterielle System. Der Blutstrom wird in den kleinen Arterien und Kapillaren aufgehalten, so daß das Blut zu fließen fortfährt, nachdem der Ventrikel die Kontraktion beendet hat. Infolgedessen werden die Arterien während der Kammersystole etwas ausgedehnt und ihre elastischen Wandungen komprimieren die in ihnen enthaltene Blutsäule, nachdem die Kammersystole vorüber ist, und so unterhalten sie während der Zeit, in der der Ventrikel nicht arbeitet, den arteriellen Druck. Die Kraft des Ventrikels wird so durch die Ausdehnung der elastischen Arterienwände aufgespeichert und während der Kammerdiastole wieder freigemacht.

Die hauptsächlichsten Faktoren für die Erhaltung des arteriellen Druckes sind daher: die Kammersystole, der periphere Widerstand und der elastische Rückstoß der Arterien. Die Viskosität des Blutes ist ebenfalls ein Faktor, der bei der Erhöhung des arteriellen Druckes beteiligt ist.

Der Blutdruck ist der von der Gefäßwand auf den Inhalt ausgeübte Druck. Er hängt vom Zuflusse, also von der vom Herzen geförderten Blutmenge, und vom Abflusse ab, also von der Weite der Präkapillaren, ferner von der Blutmenge und der Blutviskosität, die aber für unsere Betrachtungen von geringerer Bedeutung sind. Wenn man das Herz durch eine starke Vagusreizung zum Stillstande bringt, sinkt der Druck sehr tief ab und wenn das Herz dann wieder zu schlagen anfängt, steigt er allmählich mit jedem Pulse höher an, bis der mittlere Druck erreicht ist. Dieses Stadium des Wiederanstieges zeigt, daß der Blutdruck während dieser Zeit dadurch entsteht, daß vom Herzen mehr Blut in das Gefäßsystem geworfen wird, als durch die Kapillaren abfließen kann. Erst wenn ein gewisser Druck erreicht ist, wird dies ausgeglichen, indem der höhere Druck dann den Abfluß fördert, während gleichzeitig das Herz sein Schlagvolumen verkleinert; es fließt dann ebensoviel zu wie ab und die Pulsschwankungen entstehen nur dadurch, daß der Zufluß stoßweise, der Abfluß dagegen kontinuierlich erfolgt. NICOLAI gebraucht hiefür ein anschauliches Bild: Wenn man bei einer mit Wasser gefüllten Spritze den Stempel rasch einstößt, kann das Wasser nicht so rasch durch die Kanüle entweichen; infolge der dadurch entstehenden Stauung steigt der Druck in der Spritze, es strömt nun mehr durch die Kanüle und es tritt ein Gleichgewichtszustand ein. So ist es beim Kreislauf: der Stempel ist das Herz, die enge Kanüle sind die Kapillaren bzw. die Präkapillaren. Voraussetzung für die Aufrechterhaltung des normalen Mitteldruckes ist also außer der Leistungsfähigkeit des Herzens vor allem eine vom Vasomotorenzentrum her ausgelöste mittlere tonische Kontraktion der arteriellen Abflußbahnen.

Methoden zur Messung des Blutdruckes[1]). — In den letzten Jahren sind
zahlreiche Instrumente ausgedacht worden, um den arteriellen Druck zu messen.
Die Mehrzahl beruht darauf, daß man die Armarterie mittels eines Luft-
polsters komprimiert, welches den Oberarm umfaßt. Es wird Luft in das
Polster gepumpt, und der dadurch ausgeübte Druck mittels eines damit in Verbindung stehenden Quecksilbermanometers gemessen. Wenn der Druck genügend
hochgetrieben wird, um den Radialpuls zum Verschwinden zu bringen, so erhalten
wir den einzigen, wirklich zuverlässigen Wert, den ich im folgenden als „den
arteriellen Druck oder Blutdruck" bezeichne. Es wurden Versuche gemacht,
um den systolischen, den mittleren und den diastolischen Druck zu bestimmen, indem man die der Quecksilbersäule durch die komprimierte Arterie
mitgeteilten Bewegungen beobachtete oder aufzeichnete. Man fand, daß

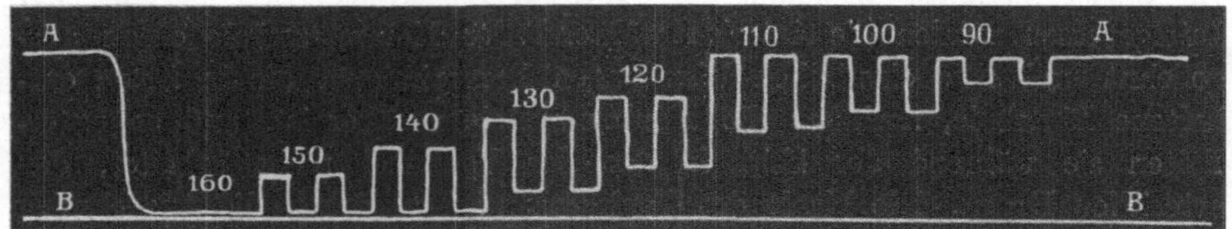

Abb. 52. Schema zur Demonstration der Schwankungen der Quecksilbersäule bei der Messung des Blutdruckes. *A* und *B* stellen die Wände der Oberarmarterie dar. Bei 160 ist das Lumen der Arterie infolge des
Druckes einer den Oberarm umfassenden, lufthaltigen Manschette verschlossen. Wenn der Druck in der Manschette allmählich vermindert wird, so ruft jeder Pulsschlag eine Bewegung des Quecksilbers im Manometer
hervor, die Bewegung wird durch die Ausschläge im Schema dargestellt. Mit der Abnahme des Druckes geht
zuerst eine allmähliche Zunahme in der Größe der Bewegung einher, dann folgt eine allmähliche Abnahme,
bis der Druck in der Manschette die Arterie nicht mehr komprimiert. Daraus ergibt sich, daß es keine bestimmte Periode gibt, von der man behaupten könnte, daß sie mit dem systolischen, diastolischen oder dem
mittleren Blutdruck übereinstimmt.

während der allmählichen Kompression der Arterie Schwankungen des Quecksilbers stattfinden, die durch den Puls bedingt sind. Diese Schwankungen
setzen ein, erreichen allmählich ein Maximum und nehmen allmählich ab in
dem Maße, wie der Druck erhöht oder herabgesetzt wird. Weitgehende Schlüsse
sind aus den Veränderungen dieser Schwankungen abgeleitet worden. Da man aber
die Ursache dieser Schwankungen nicht versteht, sind die Versuche, aus ihnen
den mittleren oder diastolischen Druck zu bestimmen, kaum mehr als eine
Vermutung, und sie werden in der Praxis eher irreleiten, als einen verläßlichen
Aufschluß gewähren (siehe das Schema in Abb. 52).

*Der durch Kompression der Arterie ermittelte Druck entspricht nicht genau
dem in der Arterie herrschenden Maximaldruck, sondern er ist höher, weil auf
diese Weise nicht nur der statische Druck bestimmt wird, sondern auch dynamische
oder energetische Werte eine bedeutende, in ihrem Ausmaße aber unbekannte Rolle
spielen. Das, was man findet, ist also ein künstlicher Druckwert, der sich zwar
im allgemeinen mit dem wirklichen Maximaldruck gleichsinnig bewegen wird,*

---

[1]) Der Versuch, in Fällen von vollständig unregelmäßiger Herztätigkeit, wie beim
Vorhofflimmern, einen genauen Wert für den Blutdruck festzustellen, hat keinen Zweck.
Die Größe der einzelnen Schläge wechselt fortwährend, und der Versuch, einen auch nur
angenäherten Wert für den Blutdruck zu bekommen, ist kaum mehr als ein Schätzen, so daß
Beobachtungen, die auf solche Ergebnisse gegründet sind, nicht nur unverläßlich, sondern
auch ganz irreführend sind.

zu ihm aber in einem inkonstanten Verhältnisse steht, wobei auch die Beschaffenheit des Instrumentes sehr in Betracht kommt (SAHLI). *Die Bestimmung des Minimal- oder diastolischen Druckes durch die Palpation ist noch viel unzuverlässiger; der gefundene Wert ist meist viel zu hoch, denn wenn die Kompression einen gewissen Grad erreicht, verschwindet der Puls peripher von der Stenose, während noch sehr viel Blut in gleichmäßigem Strome durchfließen kann. Bei Kompression eines Gefäßes kann der Puls in der Femoralis schon bei einem Drucke von 50 mm ganz verschwinden* (KATZENSTEIN, NICOLAI). *Dagegen ist die Bestimmung des sog. Maximaldruckes trotz ihrer Unvollkommenheit doch für praktische Zwecke von großer Bedeutung; es kommt ja nicht so sehr darauf an, ob der gefundene Wert wirklich ganz genau dem in der Arterie herrschenden Maximaldrucke entspricht, weil die pathologischen Abweichungen sehr viel größer sind.* ROMBERG *empfiehlt, den Druck zunächst bis zur völligen Unterdrückung des Pulses zu steigern, dann bei allmählichem Drucknachlaß den Maximaldruck palpatorisch nach dem Wieder- erscheinen der Pulswelle, den Minimaldruck auskultatorisch nach dem Aufhören der lauten Arterientöne zu bestimmen. Die Differenz zwischen Maximal- und Minimaldruck bezeichnet man nach* STRASSBURGER *als Pulsdruck, nach* RECK- LINGHAUSEN *als Amplitude.*

Die Kraft, die erforderlich ist, um die Pulsation in der Radialis zum Ver- schwinden zu bringen, kann ziemlich leicht festgestellt werden, und daraus können gewisse beschränkte Folgerungen gezogen werden. Es ist zweifelhaft, ob der gefundene Wert den wirklichen arteriellen Druck innerhalb des Gefäßes darstellt, denn es kann ein durch den Finger nicht wahrgenommenes Entweichen von Blut stattfinden, und gewisse äußere Bedingungen können den Druck beeinflussen. So wird z. B. gewöhnlich angenommen, daß die Arterienwand und ihre Umkleidung einen so geringen Widerstand darbieten, daß man ihn vernachlässigen kann. Auf der anderen Seite aber behauptet RUSSELL, daß eine Verdickung oder eine Kontraktion der Arterie einen sehr bedeutenden Einfluß haben kann, und daß verdickte, sklerosierte und kontrahierte Arterien einen solchen Widerstand leisten können, daß ein beträchtlicher Teil des Druckes darauf verwendet wird, ihn zu überwinden. OLIVER hat gezeigt, daß der mit einem Instrumente gemessene Druck in verschiedenen Arterien desselben Individu- ums wechseln kann. HILL, ROWLANDS und andere haben gezeigt, daß bei Aorteninsuffizienz der Druck in der Art. femoralis den in der Brachialis um 100 mm Hg übersteigen kann. Diese Unterschiede verschwinden, wenn man den Stamm in heißes Wasser taucht. Dieser bemerkenswerte Unterschied beruht wahrscheinlich auf einer Änderung im Zustande der Arterienwand, aber ihr Wesen ist noch unbekannt. *Für den normalen Puls hatten schon* LUDWIG *und* SPENGLER, *später* VOLKMANN (*1846*) *angegeben, daß der mittlere Druck in der Femoralis höher sein könne als der in der Karotis.* v. KRIES *hatte dies* (*1892*) *durch Reflexion erklärt. Dann hat aber O.* FRANK *darauf hingewiesen, daß der Unterschied zwischen Maximal- und Minimaldruck in den peripheren Gefäßen immer größer ist als in den zentralen* (*63 gegen 38 mm Hg*). *Der periphere Puls ist nicht nur steiler und spitziger, sondern sein Gipfel kann sogar einen höheren absoluten Druckwert erreichen als der zentrale Puls. Auch* FRANK *erklärt dies durch Reflexion und durch Eigenschwingungen des arteriellen Systems. Daß bei Aorteninsuffizienz die Zelerität des Pulses in den peripheren Gefäßen deutlicher ist, erwähnt auch* GERHARDT; *nach* HILL *ist dieser Unterschied für diesen Klappenfehler charakteristisch, wenn der Kranke ruhig im Bett liegt, sich vorher nicht angestrengt oder geistig erregt und weder heiße Getränke noch Tee, Kaffee oder Alkohol zu sich genommen hat. Dabei muß der Puls am Arme und am Beine gleichzeitig und mit ganz gleichen Instrumenten untersucht werden. Der Unterschied verschwindet nicht, wenn man den Stamm und die Hinterbacken, wohl aber, wenn man diese und die Beine in warmes Wasser eintaucht. Dann hängt die Abnahme der Zelerität offenbar mit der lokalen Gefäßerweiterung zusammen und das spricht dafür, daß der beobachtete Unterschied in einem verschiedenen Kontraktionszustande der zentralen und der peripheren Gefäße gelegen ist. Besonders bei den Arterien der unteren Extremitäten ist eine größere Wanddicke und ein stärkerer Kontraktionszustand schon für die Kompensation des Einflusses der Schwere von Bedeutung, die ja beim aufrechtgehenden Menschen eine gewisse Rolle spielt. Nach der Annahme von* HILL *und* ROWLANDS *werden bei der Aorteninsuffizienz die Beinarterien in einem stärkeren Kontraktionszustande gehalten als bei Gesunden, um dadurch einen ausreichenden Blutzufluß zum Gehirne sicherzustellen.*

Es ist eine große Zahl von Instrumenten zur Bestimmung des arteriellen Druckes angegeben worden. Die meisten von ihnen sind etwas schwerfällig, und einige Kranke haben ein unangenehmes Gefühl, wenn ihnen der Oberarm komprimiert wird. Es werden daher diese Methoden nicht so leicht die allgemeine Anwendung finden, wie sie das Bedürfnis nach Feststellung des Blutdruckes erfordert. HILL hat kürzlich eine äußerst einfache und praktische Methode erfunden. Anstatt einer den Oberarm umschließenden Manschette gebraucht er eine kleine Pelotte, die auf der Radialis aufgepumpt wird, bis der Puls darunter verschwindet. Die Pelotte ist mit einem ganz einfachen Manometer verbunden, das in der Westentasche getragen werden kann. *Ein solcher Apparat, das Sphygmomanometer, ist schon 1887 von* BASCH *erfunden worden; er war der erste, der am unverletzten menschlichen Körper den Blutdruck wenigstens annähernd bestimmt hat. Das Instrument von* BASCH *ist dann 1889 von* POTAIN *und neuerdings von* SAHLI *modifiziert worden, der das unverläßliche Metallmanometer durch ein Quecksilbermanometer ersetzte. Auch* SAHLI *gibt dieser „Pelottenmethode" den Vorzug vor der „Manschettenmethode", bei der der ganze Oberarm komprimiert wird. Schon die Einfachheit der Pelottenmethode macht sie besonders für den praktischen Arzt brauchbarer.*

ERLANGER und GIBSON haben Methoden zur graphischen Aufzeichnung des Blutdruckes angegeben. Die Kurven von GIBSONS Apparat scheinen sehr lehrreich zu sein, aber ich habe keine Erfahrung im Gebrauche des Apparates.

Es wurde viel über den Blutdruck und seine Beurteilung in der praktischen Medizin geschrieben, aber wir müssen zugeben, daß vieles davon von sehr geringem praktischen Werte ist, und ausgedehnte, sich über mehrere Jahre erstreckende, sorgfältige Beobachtungen an einzelnen Kranken werden nötig sein, bevor man ein sicheres und verläßliches Ergebnis erhalten wird. Die von mir über diesen Gegenstand gemachten Bemerkungen beruhen auf der Untersuchung zahlreicher Kranken, und ich habe sie in dem Bestreben ausgeführt, eine sichere Basis herzustellen, auf Grund deren die Methode bei der klinischen Untersuchung der Herzkrankheiten angewandt werden kann.

Erhöhter Blutdruck. — In vielen Fällen kann man mittels des Instrumentes die durch Palpation vorher gewonnene Erkenntnis bestätigen, daß der Druck in den Arterien bei gewissen Krankheitszuständen, wie beim Morbus Brighti, und bei zunehmendem Alter zunimmt. Da die Erhöhung des Blutdruckes im höheren Alter mit Arterienveränderungen einhergeht, ist die Frage nach Ursache und Wirkung sehr schwer zu beantworten. Auf der einen Seite tragen die Veränderungen in den Blutgefäßen ohne Zweifel dazu bei, den Blutdruck zu erhöhen, während auf der anderen Seite behauptet wird, daß diese Veränderungen dadurch herbeigeführt werden, daß das Blut selbst Substanzen enthält, die eine Kontraktion der kleinen Arterien hervorrufen, infolge deren die Muskelhülle hypertrophiert. Eine Erhöhung des Druckes scheint die atheromatöse Degeneration herbeizuführen, und diese wiederum verursacht eine Erhöhung des Druckes. Die Tatsache steht ohne Zweifel fest, daß Veränderungen in den Arterien und hoher Blutdruck sehr häufige Erscheinungen des höheren Alters sind. Die Veränderungen treten so schleichend auf, daß sie selten zur Beobachtung kommen, bis sie wohl ausgebildet sind. Man darf in der Tat auf das Vorhandensein solcher Veränderungen im mittleren Alter schließen, wenn man eine geschlängelte Radialarterie bemerkt, aber es ist selten, daß der Zustand irgendeinen Grund zur Besorgnis gibt, bevor er voll ausgebildet ist.

Es ist ein Fehler, der nicht selten begangen wird, daß man den hohen Blutdruck so ansieht, als ob er eine Krankheit wäre. Glücklicherweise sind die Anstrengungen, die zur Herabsetzung des Blutdruckes gemacht werden, gewöhnlich von geringem Nutzen. Um die Bedeutung des hohen Blutdruckes richtig zu würdigen, muß man die mit seiner Erzeugung in Zusammenhang stehenden Verhältnisse in Betracht ziehen, denn ich glaube, daß er nicht nur als Äußerung einer Krankheit Bedeutung hat.

Ich habe schon darauf hingewiesen, daß der arterielle Druck hauptsächlich durch die Kraft der linken Kammer, den peripheren Widerstand und den elastischen Rückstoß der Arterien aufrecht erhalten wird. Der Druck ist für die regelmäßige und gleichmäßige Blutzufuhr zu den Organen und Geweben notwendig. Zwischen dem Herzen und den Geweben besteht eine innige Verbindung, wodurch die Zufuhr zu den Organen und Geweben nach Erfordernis geregelt wird — indem das Herz schneller und stärker schlägt und der periphere Widerstand sich vermindert, wenn infolge der Ausübung der Organfunktionen irgendwo ein dringendes Bedürfnis entsteht. Mit vorgeschrittenem Alter treten drei große Veränderungen in den Blutgefäßen auf. Die Elastizität der Arterien nimmt ab. Die Folge davon ist, daß die gleichmäßige Aufrechterhaltung des Druckes während der Diastole nicht mehr besteht. Die Arterien nähern sich in ihrer Beschaffenheit starren Röhren, in denen die durch den linken Ventrikel ausgeübte Kraft nicht in genügender Weise in der elastischen Umkleidung aufgespeichert wird, um während der Diastole frei gemacht zu werden. Der Verlust dieser Beihilfe macht eine größere Kraft der Kammerkontraktion und damit die Erhöhung des Druckes während der Kammersystole notwendig. In den kleinen Arterien kann eine Vermehrung des Muskelgewebes vorhanden sein, und diese bedingt eine Vermehrung der funktionellen Tätigkeit mit einer Zunahme des peripheren Widerstandes. Diese beiden Vorgänge werden im allgemeinen als Ursache des erhöhten Blutdruckes angenommen, doch gibt es noch einen dritten, der nicht die Beachtung gefunden hat, die er verdient, nämlich die Verkleinerung des Kapillargebietes. Diese kann in mannigfaltiger Weise ihren Ausdruck finden, so z. B. im Dünnerwerden und Atrophieren der Haut und subkutanen Gewebe, und im Ausbleiben einer parenchymatösen Blutung bei chirurgischen Eingriffen. Sie erhöht den Blutdruck einfach dadurch, daß sie das Stromgebiet einschränkt. *Diese Vorstellung wäre höchstens dann möglich, wenn die Füllung des Gefäßsystems gleich bliebe; da aber im höheren Alter auch die Blutmenge abnimmt, muß die Verkleinerung des Kapillargebietes keineswegs zu einer Drucksteigerung führen. Wir kommen darauf noch zurück (40. Kapitel).*

Hyperpiesis. — Bei der alltäglichen Untersuchung von Kranken treffen wir gelegentlich Leute, gewöhnlich mittleren Alters, manchmal auch junge, welche beträchtliche Schwankungen im Blutdruck zeigen. Perioden von hohem arteriellen Druck (Hyperpiesis von CLIFFORD ALLBUTT) können mit einigem Unbehagen, wie geistiger Trägheit, Kopfweh usw., verbunden sein. Diese Perioden können durch ein tüchtiges Abführmittel, durch körperliche Übung usw. mit einem Schlage unterbrochen werden, oder sie verschwinden aus einem nicht festzustellenden Grunde. Es ist möglich, daß diese Perioden von hohem arteriellen Druck durch Störungen im Stoffwechsel bedingt sind, aber man sieht sie trotz größter Sorgfalt in der Diät wieder auftreten. Einige behaupten, daß diese Perioden von hohem Blutdruck die Ursache von Arteriendegeneration seien, doch sind wir mit unserer unvollkommenen Kenntnis aller in Betracht kommenden Umstände nicht imstande, dies zu entscheiden.

Einfluß erhöhten peripheren Widerstandes auf das Herz. — Ich habe erwähnt, daß die Beziehung zwischen dem Herzen und den Geweben so innig ist, daß dem Verlangen der Gewebe durch stärkere Kontraktion des Herzens entsprochen wird. Wenn daher eine oder alle den peripheren Widerstand erhöhenden Ursachen in Aktion treten, so muß das Herz zu seiner Kontraktion mehr Kraft aufwenden, um die Gewebe mit Blut zu versorgen. Es paßt sich an die immer mehr zunehmende Last dadurch an, daß es seine Reserve in Anspruch nimmt, und das einzige Zeichen, daß es mehr zu leisten hat, liegt in der Einschränkung seiner Akkomodationsbreite. Man kann beinahe sagen: Wenn es jemandem auffällt, daß er einen Hügel nicht mehr mit der gewohnten Leichtigkeit und Behaglichkeit ersteigen kann, so stößt sein Herz bereits auf vermehrten peripheren Widerstand, und es ist schon eine leichte Erschöpfung seiner Reservekraft vorhanden. Dies ist, wie wir wissen, ein sehr allmählicher und ein sich lang hinziehender Vorgang; er beginnt schleichend im vierten Jahrzehnt des Lebens und stimmt mit der Zeit überein, in der die Athleten Körperübungen aufgeben, die eine lange und starke Anstrengung erfordern.

Da die Veränderungen, die den peripheren Widerstand erhöhen, zum langsamen, aber sicheren Fortschreiten neigen, wird die Arbeit des Herzens immer größer und die Akkomodationsbreite immer mehr eingeschränkt, bis schließlich die Aufmerksamkeit des Kranken durch eine unangenehme Empfindung auf die Tatsache der großen Einschränkung gelenkt wird und wir die Zeichen der Herzschwäche vor uns haben.

Aber das ist nicht alles. Die Veränderungen, die in den Arterienwandungen der Peripherie Platz gegriffen haben, haben auch gleichzeitig die Arterien des Herzens ergriffen, so daß die Muskelfasern unvollkommen ernährt werden und entarten. In diesen Fällen von langdauerndem, hohem Blutdruck finden wir die auffallendsten Zeichen degenerativer Veränderungen des Herzmuskels, verbunden mit Degeneration der Arterien, und es ist wunderbar, wie lange ein äußerst entarteter Herzmuskel den hohen Blutdruck unterhalten kann.

Solche Fälle mit degenerierten Arterien und lang dauerndem hohen Blutdruck enden dadurch, daß eine solche Arterie platzt und eine Hirnblutung verursacht, oder durch Herzschwäche. Diese kann in verschiedener Weise eintreten: einmal durch eine plötzliche Änderung im Ursprung der Herzkontraktion — denn gerade in diesen Fällen treffen wir häufig Extrasystolen und Vorhofflimmern —, dann durch allmähliche Erschöpfung der Herzkraft, oft mit Angina pectoris, und in seltenen Fällen durch Ruptur des Herzens. Es kann ein ziemlich plötzliches Fallen des arteriellen Druckes infolge Dilatation des Herzens eintreten. Wenn dies geschieht, findet ein plötzlicher Wechsel im Charakter der Symptome statt, wie ich das ziemlich ausführlich im Kapitel über Herzdilatation angegeben habe (39. Kapitel).

Erhöhter arterieller Druck und Herzschwäche. — Von solchen Betrachtungen ausgehend wird man sich vergegenwärtigen, daß Herzschwäche ohne Sinken des Blutdruckes bestehen kann, und diese Erwägung rückt die Tatsache ins volle Licht, daß Herzinsuffizienz in diesen Fällen vor allem durch die Erschöpfung der Reservekraft verursacht wird. In Fällen von Klappenerkrankung kann deutliche Herzschwäche mit geringem oder gar keinem Sinken des Blutdruckes vorhanden sein, und Wiederherstellung kann mit geringer oder ganz ohne Erhöhung des Blutdrucks folgen.

Prognose bei hohem Blutdruck. — Über den hohen Blutdruck ist so viel Unsinn geredet und geschrieben worden, daß ich gezwungen bin, darauf hinzuweisen, daß wir über die Ursachen und die Folgen der Drucksteigerung gar nichts wissen. Daß wir über die Ursache nichts wissen, ist für viele kein Hindernis, heroische Maßnahmen zu ergreifen, um den Druck herabzusetzen, ohne daß sie sich überlegten, ob das einen Sinn hat oder notwendig ist. Man zieht selten in Betracht, daß es sich ja auch um einen physiologischen Vorgang handeln kann, der zum Vorteile des Organismus dient. Es ist nicht übertrieben, wenn man sagt, daß unsere gegenwärtigen Kenntnisse in diesem Punkte der verläßlichen Grundlagen so sehr entbehren, daß weder eine begründete Prognose, noch eine rationelle Therapie zu erwarten ist. In manchen Fällen geht die Drucksteigerung mit einer deutlichen Erkrankung der Arterien oder der Nieren einher, und da kann man eine ernste Prognose stellen; aber der hohe Blutdruck ist nur e i n e Tatsache und die älteren Ärzte hätten auch vor der Erfindung der Apparate zur Messung des Blutdrucks eine ebenso verläßliche Prognose stellen können.

Man darf nicht vergessen, daß diese einigermaßen genauen Methoden erst seit einigen Jahren im Gebrauch sind, und daß noch niemand den Einzelfall lange genug beobachtet hat, um die beim Gesunden vorkommenden Druckschwankungen zu kennen. Wenn man das, was man für eine Drucksteigerung hielt, bei einem Menschen entdeckte, wurde er sofort einer Behandlung unterzogen, und wenn er dann weiter lebte, wie ein Gesunder, hat man das der gegen die Drucksteigerung gerichteten Behandlung zugeschrieben. Wir sehen immer wieder Leute, die in einen Badeort reisen, um ihren hohen Druck behandeln zu lassen; der Badearzt ordnet eine strenge Kur an, und wenn er dann sieht, daß der Druck fällt, glaubt er, daß seine Behandlung den Kranken vor der Arteriosklerose bewahrt hat. Ich habe solche Fälle zu wiederholtenmalen gesehen, habe ihren Druck vor und nach dem Badeaufenthalte gemessen und konnte keinen Unterschied finden, obwohl sie einen Brief vom Badearzt mitbrachten, in dem er schrieb, wie wunderbar der Druck herabgesetzt worden sei. Man trifft immer wieder Leute, die durch Jahre hindurch fortwährend behandelt worden sind, weil man glaubte, sie hätten einen hohen Blutdruck. Die Tatsache, daß die Behandlung den Druck nicht herabsetzen konnte, hat sie in einen Zustand von Depression versetzt, der manchmal geradezu zur Verzweiflung wird.

Ich gebe nun die Grundlagen an, auf denen ich in solchen Fällen die Prognose aufbaue; diese Grundlagen sind ohne Zweifel ungenügend, aber so weit meine Erfahrung reicht, doch von ganz bestimmtem Wert.

Obwohl ich den Blutdruck durch Jahre hindurch studierte und verschiedene Instrumente verwendete, habe ich doch erst im Jahre 1905 eine einigermaßen verläßliche Methode kennen gelernt, nämlich die MARTINsche Modifikation der Methode von RIVA-ROCCI. Ich habe nur das Verfahren angewendet, bei dem der Radialpuls verschwindet, wenn der Druck in der Manschette die Arterie verschließt; man nennt dies den systolischen Druck; ich bin nicht davon überzeugt, daß das richtig ist, es ist aber doch ein guter Ausgangspunkt, um Druckschwankungen feststellen zu können. Ich maß den Druck bei ziemlich vielen Leuten, die ich fortdauernd beobachten konnte. Bei einigen fand ich auffallende Schwankungen. Bei einer Untersuchung konnte der Druck 180 mm betragen und einige Tage später 120, ohne daß eine Ursache für diese Schwankungen zu finden gewesen wäre. Bei einigen, die zu Anfällen von Angina pectoris neigten, war die Neigung bei niedrigem Druck ebenso ausgesprochen wie bei hohem. Einige mit hohem Druck bekamen Herzschwäche oder Apoplexie und starben; andere blieben am Leben und gingen ihrem Berufe weiter nach, und zwar ohne Einschränkung, während aller der Jahre, die ich sie beobachten konnte. Als ich die Ursache dieser Verschiedenheiten zu ergründen suchte, fand ich, daß bei den ersteren immer Zeichen einer so schweren Erkrankung des Herzens, der Nieren oder der Blutgefäße vorhanden waren, daß eine sichere Prognose auch ohne Blutdruckmessung möglich gewesen wäre. Diejenigen hingegen, die in normaler Weise weiter lebten, hatten keine Veränderungen an den anderen Organen, außer jenen, die ihrem Alter entsprachen. Vor der Stellung der Prognose untersuche ich daher zunächst den Zustand der Nieren und der Arterien, frage ob eine Blutung stattgefunden hat und untersuche das Herz, besonders in bezug auf seine Größe und Leistungsfähigkeit. Erst auf Grund einer solchen Untersuchung und der Blutdruckmessung stelle ich eine Prognose; das heißt: wenn das Herz von normaler Größe und Leistungsfähigkeit ist, ist die Prognose gut; dagegen ist sie weniger gut, wenn die Leistungsfähigkeit herabgesetzt ist, wobei gewöhnlich auch eine Vergrößerung des Herzens besteht.

Behandlung des hohen arteriellen Druckes. — In einer langen Reihe von Beobachtungen, die ich mit meinen Kollegen am London- und am Mount Vernon-Hospital über die Wirkung von Arzneimitteln und diätetischen Kuren ausführte, ist uns immer wieder aufgefallen, wie flüchtig die Methoden und Mittel wirken, die man gewöhnlich zur Herabsetzung des Blutdruckes empfiehlt. Solche Mittel, wie die Nitrite, haben nur eine ganz vorübergehende Wirkung, wenn sie den Druck überhaupt beeinflussen. Viele von den Beobachtungen über die Nitrite sind an jungen Leuten mit gesunden Arterien gemacht worden, und daraus hat man dann Schlüsse gezogen für die Behandlung der Greise mit degenerierten Arterien. Tatsächlich konnten wir feststellen, daß bei älteren Leuten der Druck selbst durch große Dosen von Nitriten oft gar nicht beeinflußt wird.

Wenn eine Herzschwäche durch hohen Druck noch verschlimmert wird, ist die beste Behandlungsweise die, die Last zu erleichtern und dem Herzen Ruhe zu gönnen, damit es wieder einen Vorrat von Reservekraft gewinnen kann. Es hat keinen Zweck, eine Herabsetzung des Blutdruckes anzustreben, indem man gefäßerweiternde Mittel verabreicht. Zum Glück hat dies nur eine geringe Wirkung, und durch ihren Gebrauch kann nur eine geringe oder keine andauernde Drucksenkung erreicht werden. Es ist klar, daß bei veränderten Arterien und bei Einengung des kapillaren Stromgebietes infolge Obliteration der Kapillargefäße ein hoher Blutdruck notwendig ist, um den Organismus mit Blut zu versorgen. Wenn es möglich wäre, bei einem Menschen den Blutdruck dauernd zu erniedrigen, der jahrelang einen solchen von 180—200 mm hatte, so wäre eine schlechtere Ernährung des Organismus die Folge. Wenn man den Zusammenbruch dieser Leute beobachtet, so wird man nicht selten finden, daß der Blutdruck auf 150—140 mm Hg herabsinkt, und die Folge ist, daß sofort Symptome von äußerster Herzschwäche auftreten — Wassersucht, Leberschwellung, Lungenödem usw. (Siehe Fall 35). So ernst ist die Bedeutung einer Blutdruckerniedrigung bei Kranken mit Myokarddegeneration, selbst in Verbindung mit Anfällen von Angina pectoris, daß das andauernde Sinken des Druckes ein Beweis für die endgiltige Erschöpfung des Herzens ist, wenn auch die Anginaanfälle aufhören.

Der Grundsatz, den ich mit größtem Vorteil befolge, ist der, daß ich den Kranken unter Bedingungen bringe, die dem Herzen weniger Arbeit zu tun geben, „Herztonika" und „gefäßerweiternde Mittel" sorgfältig vermeide, die Kost einschränke, für regelmäßige Entleerung des Darmes sorge und so viel Bewegung erlaube, als der Kranke ohne Beschwerde ausführen kann, gemäß den im Kapitel über die Behandlung niedergelegten Richtlinien (Kapitel 47.)

21. Kapitel.

Der Venenpuls.

Was der Venenpuls zeigt. — Inspektion des Jugularpulses. — Methoden der graphischen Registrierung. — Erkennung der Vorgänge in einem Jugularpulse. — Beschreibung der Vorgänge in einem Herzzyklus. — Die Ursachen der Druckschwankungen im Vorhof und in der Jugularis. — Orientierungspunkte bei der Deutung einer Jugulariskurve. — Die Karotiswelle. — Der Einschnitt an der Ventrikelwelle. — Die diastolische Welle. — Veränderungen, die durch verschiedene Frequenz der Herztätigkeit bedingt sind. — Methode, eine Kurve zu analysieren. — Die ventrikuläre Form des Venenpulses. — Abnorme Formen des Venenpulses. — Die Bedingungen für das Zustandekommen des Venenpulses.

Was der Venenpuls zeigt. — Unsere Betrachtung des Blutkreislaufes hat sich bis jetzt hauptsächlich auf die Wirkung der Kontraktion des linken Ventrikels beschränkt. Wenn wir den Spitzenstoß untersuchen oder den Charakter des Arterienpulses analysieren, so ist unser Beobachtungsgebiet beinahe vollständig auf die Tätigkeit des linken Ventrikels beschränkt. Der Arterienpuls gibt uns tatsächlich einen unmittelbaren Aufschluß über die Tätigkeit der linken Kammer nur während eines Teiles des Herzzyklus, nämlich in der Periode, wo die Aortenklappen offen stehen; wenn sie geschlossen sind, können wir die Vorgänge in der linken Kammer nicht mehr unmittelbar erkennen. Wir kommen nun zum Studium einer Erscheinung, die uns weit mehr Aufschluß über die tatsächlichen Vorgänge innerhalb der Herzkammern gibt. Es ist der Venenpuls, der es uns oft ermöglicht, die Wirkung der Systole und Diastole des rechten Vorhofes und der rechten Kammer zu beobachten. Der Venenpuls zeigt daher größere Abwechslung in seiner Form und er kann durch Krankheit bedingte Veränderungen zutage treten lassen, die das Studium des Arterienpulses nicht enthüllt.

Inspektion des Jugularpulses. — Für die Untersuchung des Jugularpulses ist es im allgemeinen am besten, wenn der Kranke liegt, wenn auch in einigen seltenen Fällen, wo die Venen stark erweitert sind, die Pulsation nur erkannt werden kann, wenn der Kranke aufrecht sitzt. Die Pulsation beschränkt sich meist auf die Venae jugulares internae, und diese Venen, die seitlich von den Karotiden liegen, sind niemals sichtbar, da sie an der Halswurzel nicht nur von der Haut und dem M. sternocleidomastoideus bedeckt sind, sondern auch von einer wechselnden Menge von Fettgewebe; man erkennt daher den Venenpuls nur an der Art der Bewegungen, die den die Vene bedeckenden Weichteilen mitgeteilt werden. Bei derjenigen Form des Venenpulses, bei der die Hauptwelle durch die Vorhofssystole bedingt ist, ist das plötzliche Zurückweichen der die Vene bedeckenden Gewebe auffallender, als ihr Vordrängen. Wenn man dann den Augenblick dieses Zurückweichens sorgfältig feststellt, so findet man, daß er mit dem Arterienpulse zusammenfällt. Der Puls der Venae jugulares internae wird bei Krankheiten manchmal selbst von erfahrenen Beobachtern fälschlicherweise als „Schlagen der Karotiden" angesehen. Aber der Karotispuls äußert sich stets durch eine jähe und plötzliche Vorwölbung der bedeckenden Gewebe und durch ein allmähliches Zurücksinken. Wenn man weiterhin einen kleinen Radialpuls und eine starke Pulsation am Halse findet, so kann man mit Sicherheit annehmen, daß diese, außer unter ganz seltenen Umständen (Aneurysma), nicht durch die Karotiden verursacht sein kann. Wenn die Pulsation sich mehr in den oberflächlichen Venen findet, wie in den Venae jugulares externae, der Vena facialis oder den oberflächlichen Thoraxvenen, so ist der mit dem Karotispulse synchrone Kollaps gewöhnlich leicht zu erkennen. Bei einer anderen Form des Venenpulses, bei der die Pulsation durch die Kammersystole bedingt ist, ist die Füllung der Venen gewöhnlich so groß, der Arterienpuls so klein und das Herzleiden so ausgesprochen, daß die Erkennung des Venenpulses verhältnismäßig leicht ist.

Methoden der graphischen Registrierung des Jugularpulses. — Gewöhnlich werden die Bewegungen der Vene am besten registriert, wenn der Kranke sich niederlegt, die Schultern leicht hebt, den Kopf bequem durch ein Kissen gestützt hat und ihn etwas nach rechts dreht, um den rechten Sternocleidomastoideus zu erschlaffen. Der Empfänger (*E*, Abb. 16) wird auf den Bulbus der Jugularvene unmittelbar oberhalb des inneren Endes des rechten Schlüsselbeines genau mit dem Druck aufgesetzt, der eben nötig ist, um das Innere des Empfängers von der Außenluft abzuschließen. Man muß mit dem Empfänger oft die Stelle suchen, von der man die besten Ausschläge erhält. Die Beziehungen des Bulbus venae jugularis zu den umgebenden Geweben sind in Abb. 53 dargestellt, in welcher der Kreis oberhalb des Schlüsselbeines die Lage des Empfängers anzeigt.

Manchmal erhält man höher oben am Halse oder auf der linken Seite bessere Kurven. Bei starker Stauung in den Venen kann es vorkommen, daß

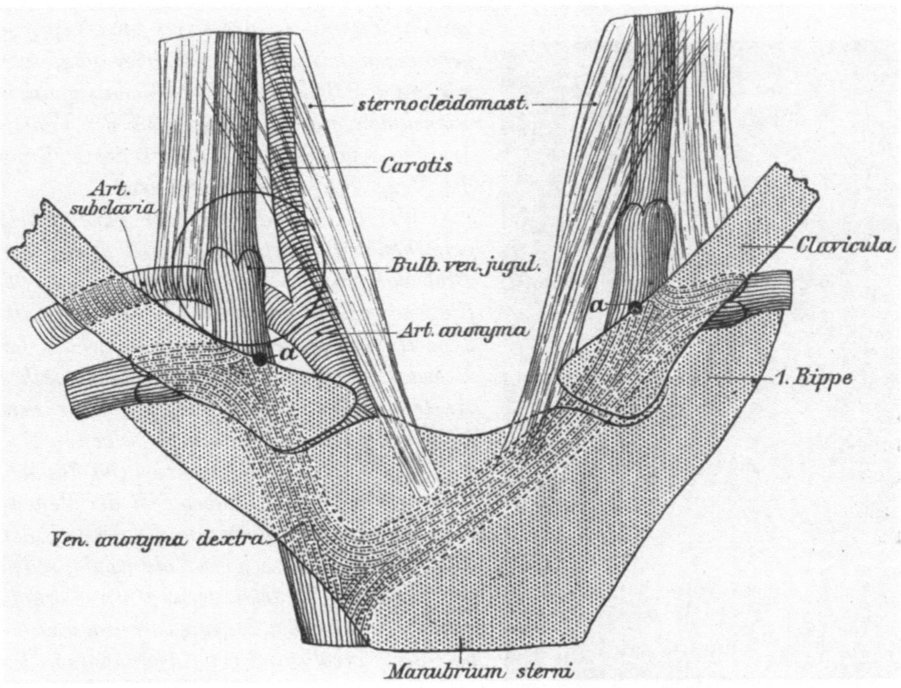

Abb. 53. Zeigt die Beziehungen der Vena jugularis int. zu der Karotis und Art. subclavia, sowie zum Sternocleidomastoideus. Der Kreis stellt die Lage des Empfängers bei der Aufnahme einer Kurve dar und man sieht, daß er nicht nur die Vena jugularis, sondern auch Teile der Art. carotis und subclavia bedeckt. Die Stelle a ist $2^{1}/_{2}$ cm vom inneren Ende der Clavicula entfernt. (Keith.)

man nur beim sitzenden Kranken eine Kurve erhält. Die fortwährende Tätigkeit des Sternocleidomastoideus bei mühsamer Atmung kann die Aufnahme einer Kurve des Jugularpulses verhindern.

Erkennung der Vorgänge in einem Jugularpulse. — Viele Einzelheiten des Venenpulses sind immer noch dunkel, andere sind Gegenstand lebhafter Erörterung. Die hier folgende Deutung berücksichtigt die hauptsächlichsten Punkte, die am meisten Licht in die dunklen Vorgänge der Herztätigkeit gebracht haben. Die Bewegungen des Venenpulses sind gewöhnlich zahlreicher als die des Arterienpulses und in den Kurven finden wir eine Anzahl von Wellen. Da jede von ihnen eine Erhöhung des Druckes in den Venen anzeigt, kann die Kurve nur dann richtig gedeutet werden, wenn die jede Druckerhöhung hervorrufende Kraft bekannt ist; zu diesem Zwecke muß die Zeit des Erscheinens jeder Welle im Herzzyklus festgestellt werden. Das geschieht dadurch, daß man Kurven des Venenpulses zu gleicher Zeit mit einer Bewegung aufschreibt, deren Stellung im Herzzyklus bestimmt ist; dazu ist der Arterienpuls der Karotis oder der Radialis am besten geeignet. Die Spitzenstoßkurve kann oft bequem und mit Vorteil benützt werden, doch muß man, wie bereits auseinandergesetzt wurde, dabei vorsichtig sein (S. 125).

WENCKEBACH sagt: ,,Schuld an den verschiedenen Auffassungen des Venenpulses ist wohl zum Teil der Umstand, daß von experimenteller Seite (L. FRÉDÉRICQ u. a.) als Grundlage für die Beurteilung des Venenpulses die Druckkurve im Vorhof und in der Vena cava superior genommen wird. Nun ist aber das, was wir mit dem Trichter auf der Vena jugularis aufnehmen, nicht der Ausdruck des Venendrucks, sondern der Ausdruck der Füllung der Vene, also eine Volumkurve.

Wer die Vorgänge in der Vene richtig verstehen will, muß sich vorstellen, daß der Blutstrom in den Halsvenen einen schnellfließenden Bach in engem Flußbett darstellt. Jede Hemmung des Abflusses unterhalb der Beobachtungsstelle verursacht ein rasches Ansteigen des Wasserspiegels, jeder vermehrte Abfluß ein Sinken desselben.''

Wie wir bei der Besprechung des Arterienpulses bemerkt haben, ist der Venenpuls infolge der geringen Spannung der Venenwand im Wesen ein Volumpuls; selbst die geringste Druckänderung im Vorhofe muß — konstanten Zufluß vorausgesetzt — bei der unvollständigen Ausnützung des Fassungsraumes der Vene zu einer Änderung der Füllung, also zu einer Änderung des Venenvolumens führen, wobei Druckänderungen in der Vene infolge der Nachgiebigkeit der Wand so gut wie gar nicht zustande kommen.

Beschreibung der Vorgänge in einem Herzzyklus. — In dem Schema (Abb. 54) ist eine Reihe von Druckschwankungen

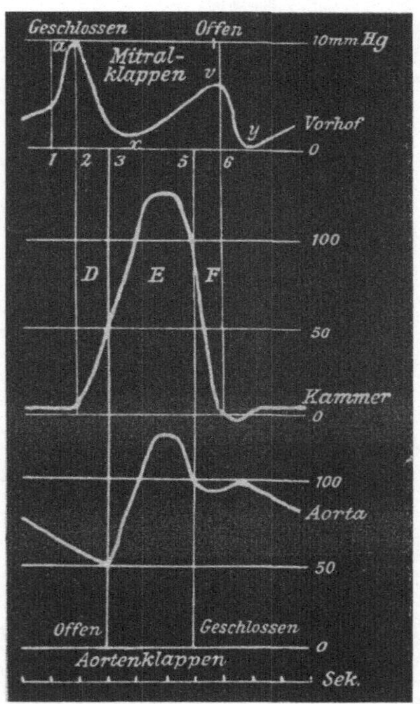

Abb. 54. Halbschematische Darstellung des Vorhof-, des Kammer- und des Aortendruckes während einer Herzrevolution. *D*, die präsphygmische Periode der Kammersystole; *E*, die sphygmische oder Pulsperiode; *F*, die postsphygmische Periode. Die Zahlen *1*, *2*, *3*, *5* und *6* haben dieselbe Bedeutung wie in Abb. 57. Die Zeiteinteilung auf der Grundlinie stellt ¹/₁₀ Sek. dar (nach FREY).

dargestellt, die durch verschiedene während eines Herzzyklus hervortretende Kräfte bedingt sind. Ist der Zeitpunkt des Auftretens einer Welle in der Vene durch Eintragung an den Platz, den sie in diesem Schema einnehmen würde, sichergestellt, so können wir gewöhnlich ihre Ursache dadurch bestimmen, daß wir feststellen, welche Kraft in dieser Periode wirksam ist. Ich muß hinzufügen, daß dieses Schema zwar mit ziemlicher Genauigkeit die hauptsächlichsten Vorgänge während einer Herzrevolution darstellt, daß ich aber doch nicht behaupten kann, daß es in jeder Einzelheit richtig ist.

Autoritäten stimmen da in mehreren unbedeutenden Punkten nicht überein, aber es ist für den Zweck, den ich im Auge habe, ausreichend.

Was wir darin dargestellt finden, sind Kurven, die den Veränderungen 1. des Druckes im Vorhof, 2. in der Kammer und 3. in der Aorta entsprechen. Die durch die senkrechten Linien eingefaßten Strecken stellen die Zeit dar, während der die Semilunarklappen offen stehen (*E*) und die Atrioventrikularklappen geschlossen sind (*D, E, F*). Ich möchte die Aufmerksamkeit auf die präsphygmische Periode *D* lenken, in der der Kammerdruck steigt, aber die Aortenklappen noch nicht geöffnet sind, und auf die postsphygmische Periode *F*, in der der Kammerdruck nach dem Schlusse der Aortenklappen fällt. Die Kurven, die den Druck anzeigen, sind annähernd richtig, dienen aber hier dazu, die Perioden zu markieren, in denen Veränderungen im Druck eintreten. Wenn auch das Schema die Vorgänge im linken Herzen darstellt, so kann doch kein Zweifel sein, daß die Veränderungen auf der rechten Seite im wesentlichen dieselben sind.

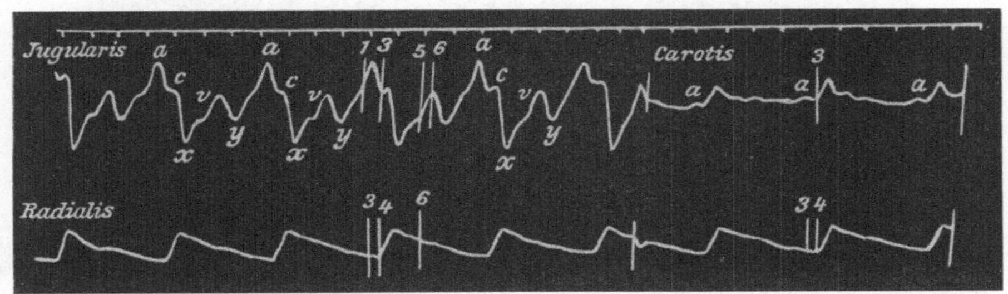

Abb. 55. Gleichzeitige Kurven des Jugularis- und des Radialpulses und der Karotis und Radialis. Die Erhebungen *a* und *v* und die Senkungen *x* und *y* in der Jugulariskurve entsprechen denjenigen in der Vorhofsdruckkurve in Abb. 54.

Die Ursachen der Druckschwankungen im Vorhof und in der Jugularis. — Der Vorhofsdruck zeigt in der Abb. 54 eine Reihe von Erhebungen und Senkungen, und diese stimmen mit jenen des Venenpulses überein (Abb. 55). Die Kräfte, die die Schwankungen des Vorhofdruckes erzeugen, sind auch bei der Erzeugung des Jugularispulses tätig. (Die von verschiedenen Physiologen veröffentlichten Kurven des Druckes im Vorhof sind sehr verwirrend, indem einige während der Kammersystole eine Erhebung von wechselnder Dauer zeigen. Ich wähle die Kurven von FREY als die einfachsten und wahrscheinlich auch getreuesten.)

Die Vorhofzacke *a* und das Tal *x*. — Die Erhebung a im Jugularispuls (Abb. 55) entspricht der ersten plötzlichen Erhebung *a* in der Vorhofdruckkurve (Abb. 54), und beide sind durch die Systole des Vorhofes bedingt. Indem wir die Welle *c* einer späteren Besprechung vorbehalten, gehen wir zur Besprechung des Abfalles *x* im Jugularispuls über, der mit dem Tiefpunkt *x* der Vorhofdruckkurve übereinstimmt und gleichzeitig mit der Systole der Ventrikel auftritt. Die Senkung ist durch drei Umstände bedingt: 1. durch die Erschlaffung des Vorhofes nach seiner Systole; 2. dadurch, daß der Kammermuskel das *a-v*-Septum herunterzieht, so daß der Vorhofsraum vergrößert wird, wie auf S. 41 und Abb. 5 beschrieben wurde; 3. durch die Erniedrigung des intrathorakalen Druckes, die darauf beruht, daß der Inhalt der linken Kammer den

Brustraum verläßt. Wenn eine Verzögerung der Kammerkontraktion stattfindet, können diese Vorgänge einzeln zum Ausdruck kommen, wie in Abb. 201, wo x durch den ersten, x' durch den zweiten und dritten Vorgang bedingt ist.

Die Kammerzacke v. — Die Erhebung v nach dem Absinken x (Abb. 55) ist dadurch verursacht, daß sich im Vorhofe während der Zeit der Kammersystole Blut ansammelt; sie entspricht dem zweiten Anstieg v in der Vorhofdruckkurve in Abb. 54. Diese Erhebung endet in beiden Abbildungen plötzlich in dem Augenblicke, wo die Atrioventrikularklappen sich öffnen. Während der Beginn des Anstieges sehr verschieden sein kann, ist sein Ende eine der am besten bestimmten Perioden im Herzzyklus, da es die Öffnungszeit der Trikuspidalklappen anzeigt. Die Verschiedenheit des

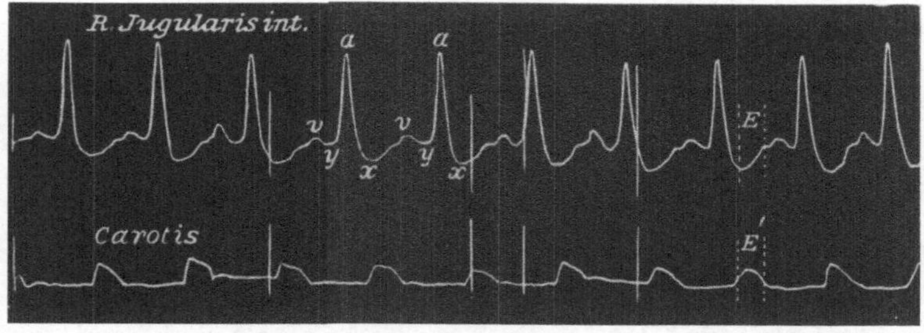

Abb. 56. Gleichzeitige Kurven des Jugularis- und des Karotispulses, die zeigen, daß die Wellen in der Jugularis der Zeit nach den Wellen erhöhten Vorhofsdruckes in Abb. 54 entsprechen. Bei diesem Kranken waren die Trikuspidalklappen teilweise zerstört und das Ostium infolgedessen deutlich insuffizient, so daß Regurgitation durch die Trikuspidalklappen stattfand. Die Welle v ist daher teilweise bedingt durch das vom rechten Ventrikel zurückströmende Blut.

Anfanges der Erhebung ist der Tatsache zuzuschreiben, daß sie durch die Blutmenge bedingt ist, die sich im Vorhofe während der Kammersystole ansammelt; diese wechselt in den einzelnen Fällen und auch bei demselben Individuum bei Anstrengung und mit der Atmung. Das Blut kommt hauptsächlich von der Peripherie her und ergießt sich durch die Venen in die Vorhöfe. Wenn der Vorhof gefüllt ist, erweitert der Überschuß die obere Hohlvene und die Jugularis, und erscheint in der Kurve als Anstieg. Eine andere Ursache ist manchmal das Zurückströmen von Blut durch das Trikuspidalostium. Es ist notwendig, dessen eingedenk zu sein, da das mangelnde Verständnis der Art und Weise, wie eine Trikuspidalinsuffizienz in der Venenkurve zum Ausdruck kommt, zu einer vollständig falschen Auffassung der Bedeutung und der Natur der ventrikulären Form des Venenpulses geführt hat. Man hat angenommen, daß bei Trikuspidalinsuffizienz das in die Venen zurückgeworfene Blut zu gleicher Zeit in der Jugularis und der Karotis erscheinen müsse. Diese Annahme übersah die Wirkung eines sich ausdehnenden und zwischen Ventrikel und Venen gelegenen Vorhofes; in Wirklichkeit haben wir nur eine Vermehrung der sich im Vorhof während der Kammersystole ansammelnden Blutmenge, und diese verursacht das etwas vorzeitige Auftreten der Welle v. So z. B. stammt Abb. 56 von einem Falle mit Läsion der Trikuspidalklappe, so daß Insuffizienz eintrat; die Zacke v ist klein und beginnt frühzeitig in der Periode der Kammersystole (Periode E).

Ich nenne diese Zacke *v* die Ventrikelzacke wegen ihrer Abhängigkeit von der Systole der rechten Kammer. Denn die Beendigung dieser Zacke ist durch die Erschlaffung des rechten Ventrikels und durch die Öffnung der Trikuspidalklappe bedingt; sie wird oft dadurch hervorgebracht, daß die Systole der rechten Kammer Blut durch das insuffiziente Trikuspidalostium zurückwirft. Diese Zacke kann bei der Vorhofsform des Venenpulses von kurzer Dauer und klein sein; bei der ventrikulären Form des Venenpulses nimmt sie aber an Größe zu und wird zur Hauptwelle oder einzigen Welle.

Der Abfall *y* in den Abb. 54 und 55 ist dadurch bedingt, daß während der Kammersystole Blut im Vorhof aufgespeichert wurde und nach der Öffnung

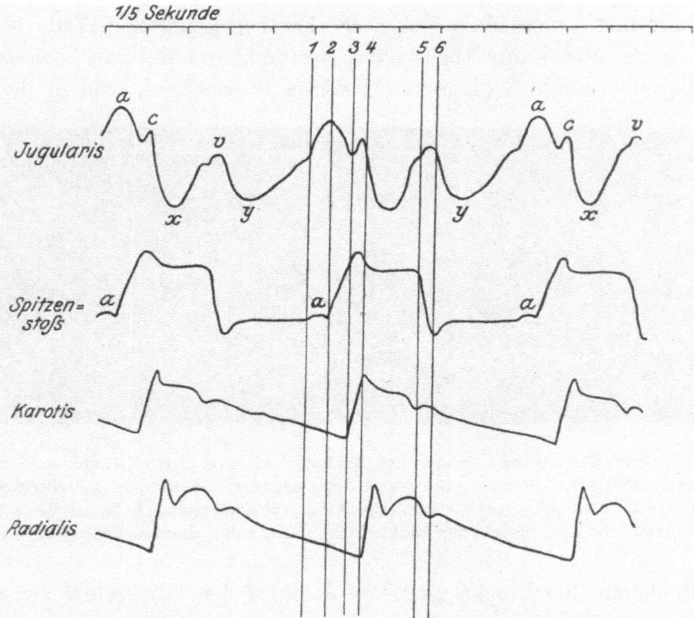

Abb. 57. Kurven des Jugularpulses, des Spitzenstoßes, des Karotis- und des Radialpulses. Die senkrechten Linien bezeichnen den Eintritt folgender Vorgänge: 1 Beginn der Vorhofsystole, 2 Beginn der Kammersystole, 3 Erscheinen des Pulses in der Karotis, 4 Erscheinen des Pulses in der Radialis, 5 Schluß der Semilunarklappen, 6 Öffnen der Trikuspidalklappe (vergleiche mit Abb. 54).

der Trikuspidalklappe in den Ventrikel einströmt. Sobald dieser gefüllt ist, kommt es im Vorhof und in den Venen zu einer Stauung, die die Erhebung zwischen *y* und *a* verursacht (Abb. 54 und 55), bis der Vorhof sich wieder kontrahiert.

Orientierungspunkte bei der Deutung einer Jugulariskurve. — Dies sind kurz gefaßt die Hauptumstände, die bei der Erzeugung der Vorhofsform des Venenpulses beteiligt sind. Es ist in einzelnen Fällen nicht leicht, die Kurven zu deuten, so daß es nötig ist, bestimmte Orientierungspunkte zu haben, die bei der Erklärung gewisser unklarer Stellen helfen.

In Abb. 57 habe ich unterhalb des Jugularispulses Kurven des Spitzenstoßes, des Karotis- und Radialpulses angebracht, um die zeitlichen Beziehungen gewisser Bewegungsvorgänge zu zeigen. Die numerierten senkrechten Linien zeigen die gleichzeitigen Vorgänge im Jugularispuls, im Spitzenstoß und im Karotis- und Radialpuls. Sie erleichtern die Vergleichung der Kurven an bestimmten Punkten des Zyklus und haben in den späteren Kurven dieselbe Bedeutung, nämlich: 1. Beginn der Vorhofssystole, 2. Beginn der Kammersystole, 3. Öffnung der Semilunarklappen und Erscheinen des Karotispulses, 4. Beginn des Radialpulses, 5. Schluß der Semilunarklappen und 6. Öffnung der Trikuspidalklappe. Die Zeit ist in diesen und den anderen Kurven in $^1/_5$ Sekunden markiert.

Obwohl der Karotispuls und der Spitzenstoß manchmal in vorteilhafter Weise zur Orientierung benutzt werden können, so wird man doch finden, daß der Radialpuls im allgemeinen in der Praxis der bequemste ist. Ein gewisser Zeitverlust kommt als Folge der Fortbewegung der Welle bis zur Radialis zustande und kann abgeschätzt werden, indem man gleichzeitig mit dem Radialpuls einige Schläge der Karotis aufzeichnet, wie in den Abb. 55

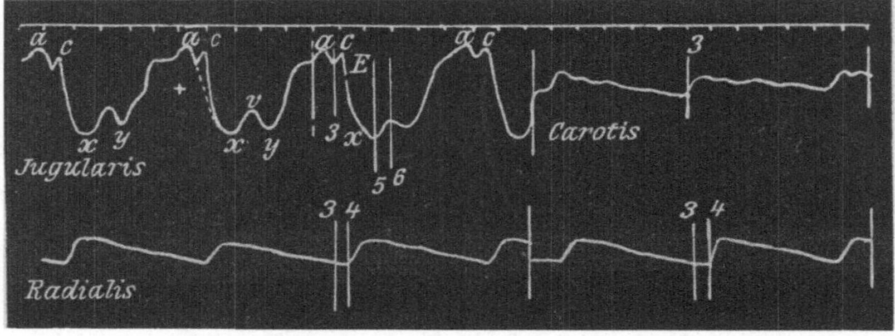

Abb. 58. Gleichzeitige Kurven des Jugularis- und des Radialpulses im ersten Teil und der Karotis und der Radialis im zweiten Teile der Abbildung. Der Jugularispuls zeigt den Vorhofstypus. *a* Vorhofswelle, *c* Karotiswelle, *v* Kammerwelle, *x* Vorhofssenkung, *y* Kammersenkung. Diese Buchstaben haben in allen anderen Kurven dieselbe Bedeutung und die numerierten senkrechten Linien haben dieselbe Bedeutung wie in Abb. 57.

und 58, in denen die Strecke zwischen *3* und *4* den Zeitverlust zwischen dem Erscheinen des Karotis- und Radialpulses anzeigt. Wenn man diesen Verlust berücksichtigt, kann man in einer Jugulariskurve immer eine bestimmte Periode finden, die irgendeinem am Halse sich abspielenden Vorgang entspricht und durch die Kammersystole bedingt ist. Ich verwende ferner mit vielem Vorteil denjenigen Teil der Kammersystole, während dessen die Semilunarklappen offen stehen (in einigen Kurven mit *E* bezeichnet). Die Dauer dieser Periode ist aus der Radialkurve zu ersehen und erstreckt sich vom Beginne des Anstieges bis nahe zum Boden des dikrotischen Einschnittes. Sie entspricht der Zeitdauer zwischen den Senkrechten *3* und *5* in allen hier wiedergegebenen Kurven der Karotis- und Jugularispulses und des Spitzenstoßes. Am Halse beginnt die Periode E mit dem Karotispulse. Zwischen der Öffnung der Aortenklappen und dem Beginne des Karotispulses liegt eine kurze Verzögerung, aber sie ist so kurz ($^1/_{50}$ Sekunde), daß man sie vernachlässigen kann. Die Strecke *E* in der Radialkurve beginnt ungefähr $^1/_{10}$ Sekunde nach derselben Periode am Halse.

Ein anderer wichtiger Orientierungspunkt ist die Öffnung der Trikuspidalklappe (Senkrechte 6 in allen Kurven), die sich in Jugulariskurven stets durch den Beginn des Abfalles der Welle *v* anzeigt. In der Spitzenstoßkurve tritt dieser Vorgang am Ende des Abstieges nach dem systolischen Plateau auf, wie in Abb. 34 und 57, und in der Radialkurve auf dem tiefsten Punkte der Inzisur.

Die Karotiszacke. — In der Kurve in Abb. 57, 58 und 59 finden wir außer den Zacken *a* und *v*, die wir schon beschrieben haben, noch eine mit *c* bezeichnete Zacke. Aus Abb. 53 kann man ersehen, daß die Arteria subclavia und die Karotis so nahe bei der Jugularvene liegen, daß der Empfänger einen Teil dieser Arterien bedeckt. Die Folge davon ist, daß der arterielle Pulsschlag die Kurve des Jugularispulses beeinflußt und die Zacke *c* erzeugt, die ich die Karotiszacke genannt habe. Über die Ursache der Zacke *c* ist viel gestritten worden; doch ist es für den Beobachter leicht, sich von ihrer wahren Natur zu überzeugen, wenn er von immer höher am Halse liegenden Stellen Kurven aufnimmt; denn diese nehmen allmählich den Charakter einer Karotispulskurve an. Die Erkenntnis, daß die Zacke *c* durch die Karotis (oder durch Karotis und Subclavia) bedingt ist, erleichtert die Analyse der vom Halse

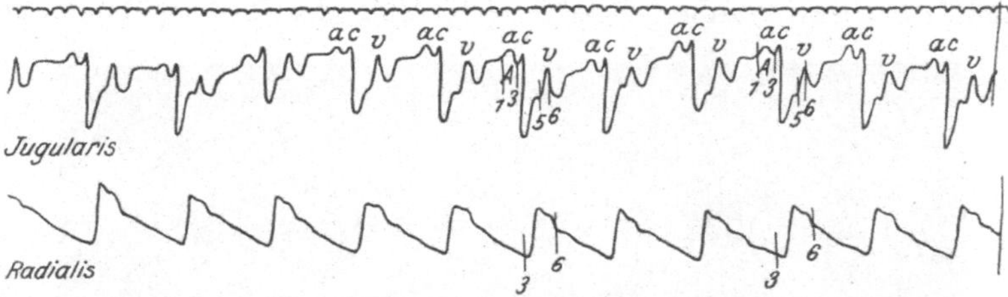

Abb. 59. Kurven des Jugular- und des Radialpulses von einem gesunden Manne. Die Buchstaben und Ziffern haben dieselbe Bedeutung wie in Abb. 58.

aufgenommenen Kurven sehr, besonders wenn eine Verzögerung zwischen Vorhofs- und Kammersystole vorhanden ist, da dann die Dauer des *a-c*-Intervalles das beste Maß für die Verzögerung bietet. (Experimentelle Beobachtungen haben gezeigt, daß in den Venen gelegentlich zur Zeit der Karotiszacke kleine Zacken vorkommen können, die auf unerklärliche Weise durch die Kammersystole hervorgebracht werden, aber der Karotis- und Subclaviapuls sind die hauptsächlichen und für praktische Zwecke allein in Betracht kommenden Ursachen.)

Die wahre Venenpulskurve würde der punktierten Linie in Abb. 58 entsprechen.

Der Einschnitt an der Kammerwelle. — In sehr vielen Fällen hat die Welle *v* kurz vor dem Ende ihres Ablaufes einen Einschnitt (senkrechte Linie *5* in Abb. 57), auf den manchmal ein beträchtlicher Anstieg folgt. Dieser Einschnitt entspricht der Zeit nach dem Schlusse der Semilunarklappen und die darauffolgende Erhebung in *v* erfolgt zwischen dem Schlusse der Semilunarklappen und der Öffnung der Trikuspidalklappe [postsphygmisches Intervall (*F*, Abb. 54)]. Die eigentliche Ursache dieses Einschnittes ist immer noch eine Streitfrage, bis jetzt ist keine befriedigende Erklärung gefunden. Ich habe diese Inzisur oft als nützlichen Anhaltspunkt gebraucht, um die Schließungszeit der Semilunarklappen zu bestimmen, und sie ist in allen Kurven durch die senkrechte Linie *5* dargestellt.

Die diastolische Welle. — Gelegentlich kann man bei langsam schlagenden Herzen kurz nach der Öffnung der Trikuspidalklappe eine Zacke be-

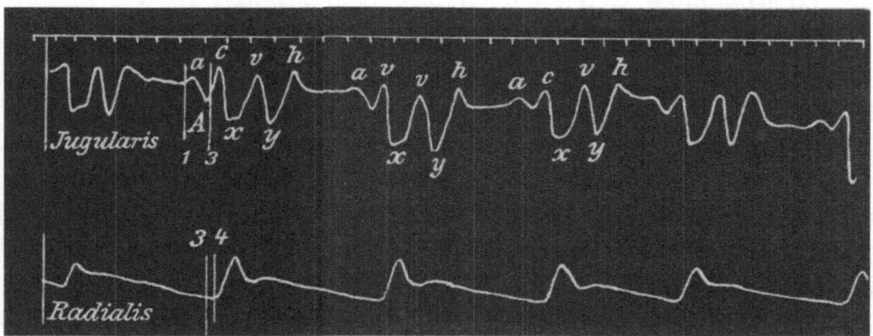

Abb. 60. Zeigt eine diastolische Welle *h* in der Jugulariskurve. Frequenz 48.

merken (*h*, Abb. 60). A. G. GIBSON und HIRSCHFELDER erklären sie durch
das Hereinströmen des Blutes in den Ventrikel, wodurch die Klappenzipfel
vorgewölbt und ein vorübergehender Verschluß der Trikuspidalklappe ver-

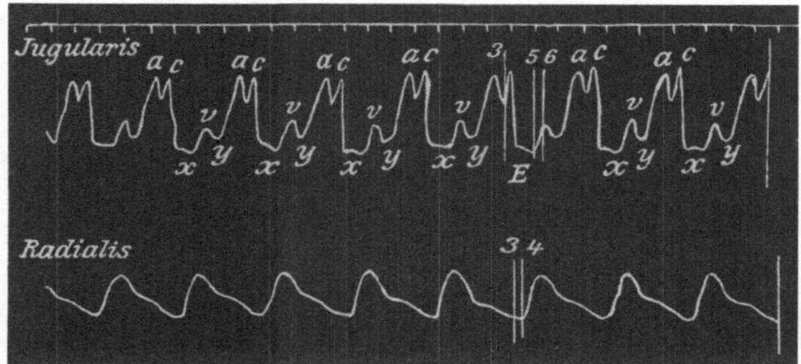

Abb. 61. Bei Zunahme der Herzfrequenz wird die Periode zwischen *y* und *a* kürzer, so
daß die Vorhofswelle *a* unmittelbar nach *v* auftritt (vergleiche mit Abb. 59 und 60).

ursacht wird. THAYER und GIBSON beschreiben auch einen Ton, den man
gelegentlich zu dieser Zeit hört.

**Veränderungen, die durch verschiedene Frequenz der Herztätigkeit bedingt
sind.** — Wenn die Frequenz der Herztätigkeit zunimmt, tritt die Verkürzung
des Herzzyklus hauptsächlich auf Kosten der Diastole ein. In der Venenkurve zeigt sich dies zunächst durch
das Verschwinden der Stauungsperiode,
so daß die Welle *a* unmittelbar auf
die Kammerwelle *v* folgt (Abb. 61), bei
weiterer Steigerung der Frequenz gehen
v und *a* ineinander über (Abb. 62). In
Abb. 63 ist die infolge des Frequenz-
wechsels eintretende Änderung in der
Form des Jugularispulses zu sehen. Da
ist der Rhythmus unregelmäßig mit

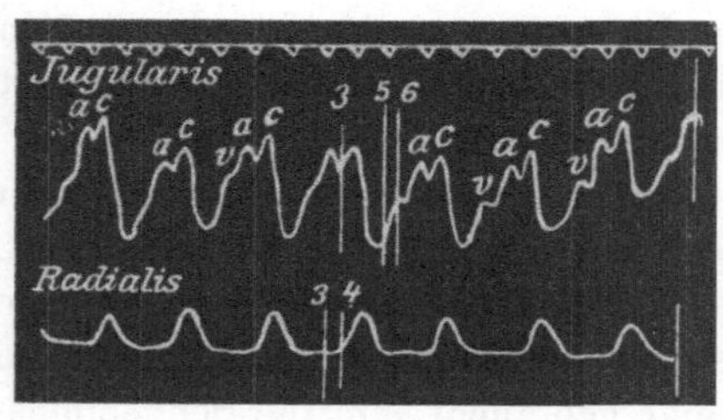

Abb. 62. Bei starker Beschleunigung der Frequenz
verschmelzen die Wellen *v* und *a*.

Perioden langsamer und solchen rascherer Herztätigkeit. Man sieht, daß das Tal *y* während der Beschleunigung verschwindet und daß die Wellen *a* und *v* miteinander verschmelzen.

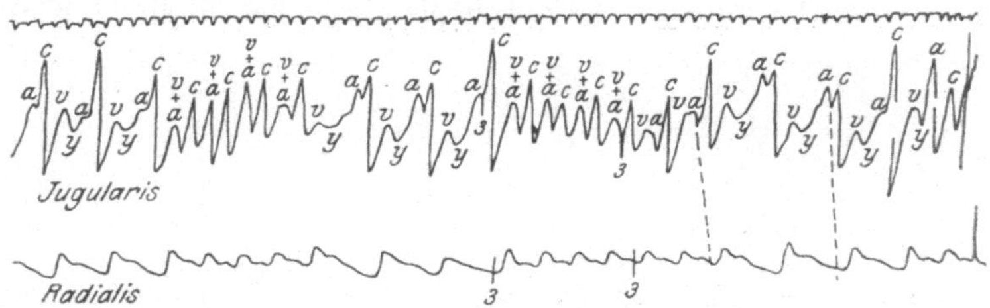

Abb. 63. Zeigt eine Arhythmie vom juvenilen Typus. Während der Verlangsamung sind die *a*-Wellen des Venenpulses isoliert; während der Beschleunigung fallen die *a*- und die *v*-Wellen infolge der Verkürzung der Diastole zusammen.

Methode, eine Kurve zu analysieren. — In den bis jetzt wiedergegebenen Kurven waren die Wellen deutlich und gut ausgeprägt. Es kommt aber oft vor, daß der Jugularispuls ganz klein ist, so daß wir nur einen geringen, durch den Vorhof bedingten Ausschlag erhalten, und der Hauptteil der Kurve durch die Karotis bewirkt wird, wie in Abb. 64. In anderen Fällen scheinen die Pulsbewegungen am Halse nur Schwingungen zu sein,

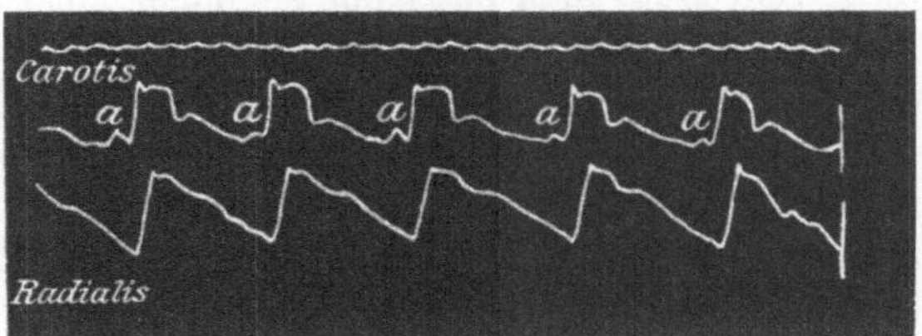

Abb. 64. In Kurven vom Halse kann die kleine Welle *a*, die durch die Vorhofssystole verursacht ist, das einzige Zeichen des Jugularispulses sein.

und die erhaltene Aufzeichnung zeigt eine Reihe von kleinen Wellen. Aber mit dem Radialpuls als Orientierung kann man jede von ihnen mit Sicherheit auf die Kraft zurückführen, die sie

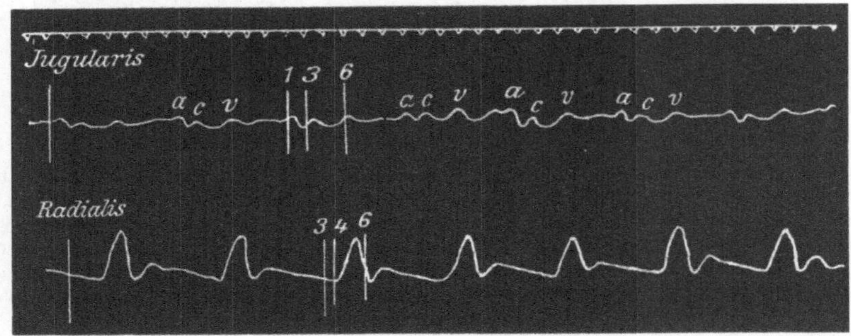

Abb. 65. Die Bewegungen am Halse schienen tanzende Schwingungen zu sein, aber eine Analyse der Kurve weist für jeden Ausschlag eine bestimmte Ursache nach.

erzeugt. So können wir in Abb. 65 die Kurve mittels des folgenden Verfahrens analysieren: Man ziehe parallel zur Senkrechten am Beginne der Kurve einen Strich (*4*) am Anfang eines Radialpulses. Da der Karotispuls beinahe $^1/_{10}$ Sekunde vor dem Radialpuls auftritt, ziehe man die senkrechte Linie *3*

$^1/_{10}$ Sekunde vor *4*. Man messe die Entfernung von der senkrechten Linie am Beginne der Kurve bis zur Linie *3* und ziehe in der Jugulariskurve einen Strich in der gleichen Entfernung von der Senkrechten am Anfang. Dieser fällt, wie man sieht, an den Beginn einer kleinen Welle, die daher durch die Karotis be-

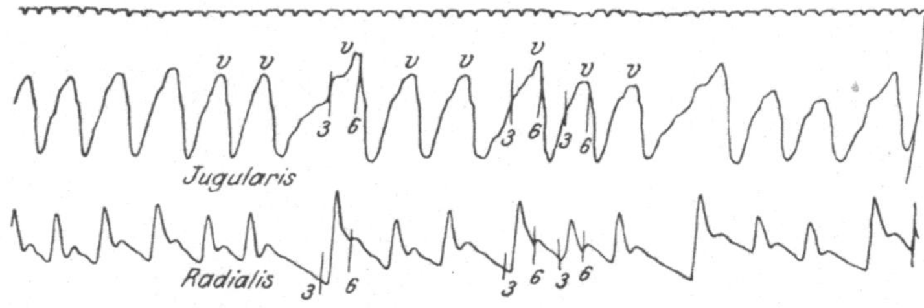

Abb. 66. Diese Kurven des Jugularis- und des Karotispulses zeigen eine große *v*-Welle, die mit der Kammersystole zusammenfällt und durch sie erzeugt wird, ferner ein tiefes Tal *y*, welches mit der Kammerdiastole zusammenfällt und auf ihr beruht. Es ist keine Vorhofwelle zu sehen, der Venenpuls hat daher den ventrikulären Typus, und der Rhythmus des Herzschlages ist dauernd unregelmäßig.

dingt sein muß, man bezeichne sie daher mit *c*. Die Vorhofswelle tritt $^1/_5$ Sekunde vor *c* auf, und so kann die Welle *a* nur durch die Vorhofssystole bedingt sein. In Abb. 57 (S. 153) zeigte ich, daß die Öffnung der Trikuspidalklappe (senkrechte Linie *6*) oft mit dem tiefsten Punkte des dikrotischen Einschnittes in der Radialkurve zusammenfällt. Wenn man nun eine senkrechte Linie (*6*) in dieser Periode in der Jugulariskurve zieht, so findet man, daß sie auf das Ende einer Zacke (*v*) fällt, die daher die Ventrikelzacke sein muß.

Durch genaue Befolgung der beschriebenen Methode wird man bei der Analyse der großen Mehrzahl der Kurven geringe Schwierigkeiten haben.

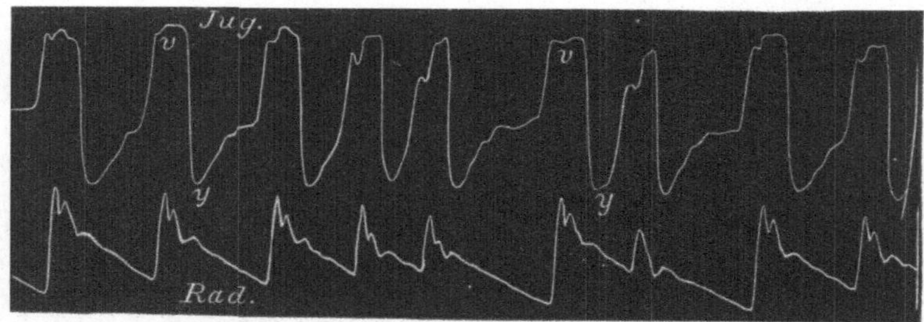

Abb. 67. Gleichzeitige Kurven des Jugularis- und des Radialpulses. Ventrikulärer Jugularispuls, d. h. eine große Welle *v*, synchron mit der Kammersystole und durch sie bedingt und eine tiefe Senkung *y* bedingt durch die Kammerdiastole und synchron mit ihr. Der Herzrhythmus ist immer unregelmäßig. Sind lange Pausen vorhanden, so steigt die Jugulariskurve infolge der Stauung in der Vene bis zur nächsten großen Welle an. Ist die Pause kurz, so ist kein Zeichen von Stauung vorhanden oder nur eine kleine Welle wie beim zweiten Pulse, wo sie eine Vorhofswelle vortäuschen könnte, aber es zeigt sich, wenn die Pause länger ist, daß die wahre Ursache die Stauung in der Vene ist.

Die ventrikuläre Form des Venenpulses. — In Abb. 66 und 67 sind Kurven vom Jugularispuls dargestellt. Auf den ersten Blick wird man erkennen, daß sie verschieden sind von der eben beschriebenen Form des Venenpulses. Die Wellen *v* in den Abb. 66 und 67 sind dadurch bedingt, daß das Blut infolge der Kontraktion des rechten Ventrikels durch das Trikuspidalostium in die Venen zurückgeworfen wird. Einesteils ist ihr Ursprung derselbe wie der der Welle *v* im Vorhofsvenenpuls in Abb. 55 und 56, aber sie erscheint früher im Herzzyklus (synchron mit dem Karotispuls), weil nun kein sich erweiternder Vorhof zwischen Ventrikel und Vene eingeschaltet ist. Wenn wir die Kurven des Kammervenenpulses durch Vergleich mit einer der als Norm geltenden Bewegungen, wie in Abb. 66, analysieren wollen, so entdecken wir kein Zeichen der Vorhofswelle und eines dem Absinken x im Vorhofsvenenpuls entsprechenden Abfalles — mit anderen Worten, wir finden eine große Welle (v), die synchron mit der Kammersystole ist, und

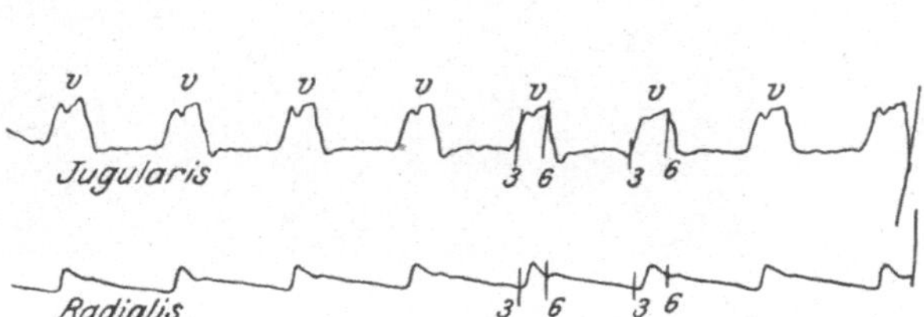

Abb. 68. Jugular- und Radialpulskurven von einem Falle von Vorhofflimmern. Der Venenpuls hat den Kammertypus und der Herzschlag ist ganz regelmäßig.

ein tiefes Tal (y), das synchron mit der Kammerdiastole ist. Ferner ist zu bemerken, daß die Schlagfolge häufig unregelmäßig ist und daß in der Kurve, wenn eine lange diastolische Periode vorliegt, eine durch die Füllung der Venen bedingte Erhebung auftritt, wie nach den langen Pausen in Abb. 67.

Es gibt drei Bedingungen, welche die ventrikuläre Form des Venenpulses hervorrufen:

1. Der Eintritt von Vorhofflimmern. Dies ist bei weitem die häufigste Ursache der Umwandlung des Vorhof- in den Kammervenenpuls. In der überwiegenden Mehrzahl der Fälle besteht gleichzeitig eine vollständige und regel-

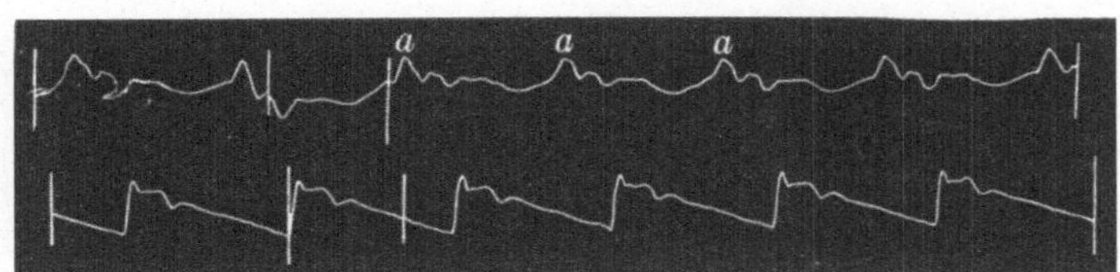

Abb. 69. Kurve der geringen Bewegungen in der Jugularis, gleichzeitig mit dem Radialpuls aufgenommen. Die Welle a wird durch die Systole des rechten Vorhofes erzeugt (Fall 11).

lose Arhythmie der Herztätigkeit, wie aus den Abb. 66 und 67 zu ersehen ist. Das Auftreten der ventrikulären Form des Venenpulses bei Vorhofflimmern wird immer von einer Reihe anderer Erscheinungen begleitet, die in dem Kapitel über Vorhofflimmern (Kap. 31) ausführlich beschrieben werden. Gelegentlich ist der Rhythmus ganz regelmäßig, dann schlägt das Herz aber immer langsam, wie in Abb. 68.

2. Starke Erweiterung des rechten Vorhofes. In diesem Falle entsteht eine starke Stauung im rechten Herzen, so daß der Vorhof in seiner Tätigkeit gehemmt wird, und die Welle a im Jugularispuls an Größe abnimmt und verschwindet, während die Welle v an Größe zunimmt und die ganze Dauer der Kammersystole ausfüllt. Wenn Besserung eintritt und die Stauung abnimmt,

erscheint die Vorhofswelle wieder. Es ist dabei zu bemerken, daß in diesen Fällen der Rhythmus immer regelmäßig ist. Diese Art der Entstehung des ventrikulären Venenpulses ist jedoch sehr selten, weit weniger häufig als ich auf Grund meiner früheren Untersuchungen annahm, denn die weit-

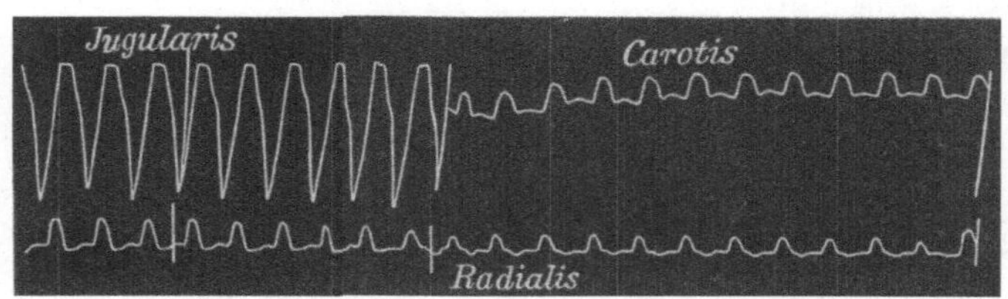

Abb. 70. Links Kurven vom Bulbus der Vena jugul. und von der Radialis, rechts von der Karotis und der Radialis während eines Anfalles von paroxysmaler Tachykardie, 18 Stunden nach dem Beginne des Anfalles (Fall 11).

aus überwiegende Mehrzahl der Fälle von Kammervenenpuls beruht auf Vorhofflimmern.

3. Bei gewissen Arten von regelmäßiger Tachykardie, wo die Herzkontraktionen von einem abnormen Ursprungsort ausgehen. In diesen Fällen ist die Füllung des Herzens so groß, daß jede Kammersystole mächtige Blutwellen durch den Vorhof in die Vene zurückwirft; dies kann mit solcher Gewalt geschehen, daß man diese Wellen manchmal mit dem Karotispulse verwechselt (vgl. Abb. 69 und 70).

Abnorme Formen des Venenpulses. — Es ist nicht immer leicht, bei abnormer Herztätigkeit die verschiedenen Vorgänge zu erkennen, die im Venenpulse zum Ausdruck kommen. Bei gewissen Fällen von Vorhofflimmern macht sich diese Schwierigkeit nicht selten geltend. Die in solcher Fällen,

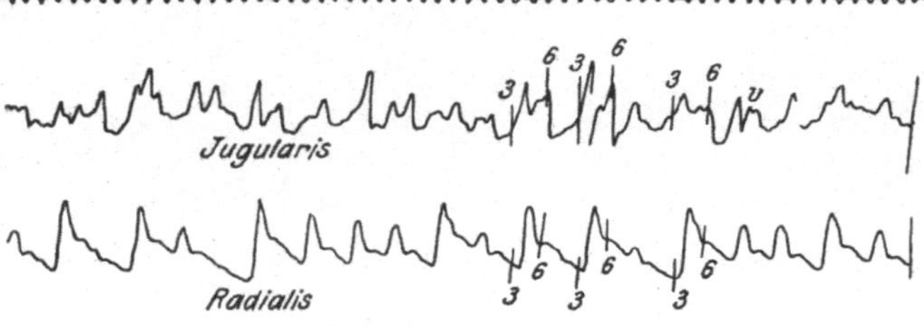

Abb. 71 zeigt die mit der Atmung und dem Frequenzwechsel einhergehenden Formänderungen des Kammervenenpulses, die Kurve stammt von einem Kranken mit Vorhofflimmern.

wie Abb. 71 am Halse aufgenommene Kurve zeigt einen bemerkenswerten Wechsel in der Form der Wellen. Dieser Wechsel beruht manchmal auf Unterschieden in der Füllung der Venen, die durch die verschiedenen Atemphasen oder durch Schwankungen in der Atemfrequenz bedingt sind. Eine andere Art macht manchmal so große Schwierigkeiten, daß ich die Wellen nicht deuten konnte. Bei Vorhofflattern und paroxysmaler Tachykardie verursacht das wechselnde Zusammentreffen der Vorhof- und der Kammerkontraktionen einen solchen Durcheinander von Wellen, daß ich oft die am Halse aufgenommene Kurve nicht befriedigend deuten konnte. *Wie wir sehen werden, ist für die Analyse solcher Fälle das Elektrokardiogramm dem Sphygmogramme deutlich überlegen* (s. 32. Kapitel).

Die Bedingungen für das Zustandekommen des Venenpulses. — Wir sind auch heute noch vielfach nicht imstande, alle Bedingungen zu erklären, die bei der Entstehung des Venenpulses beteiligt sind. Die meisten gesunden Menschen zeigen ihn, während er in Fällen von ausgesprochener Herzschwäche vollständig fehlen kann. Einige Menschen haben, solange sie kräftig und gesund sind, kein Anzeichen eines Venenpulses, sind sie aber etwas geschwächt, so kann er am Halse auftreten. Er fehlt oft bei alten Leuten, auch wenn sie sich sonst wohl fühlen. In einigen Fällen von periziöser Anämie kann der Venenpuls ein sehr auffallendes Symptom sein, in anderen Fällen tritt er niemals auf. Einzelne Frauen bekommen während der Schwangerschaft einen großen Venenpuls, andere erst während des Wochenbettes, während wieder andere auch nicht das geringste Zeichen davon aufweisen. Bei unregelmäßiger Herztätigkeit kann er in gewissen Fällen außerordentlich groß sein, in anderen Fällen findet sich nicht eine Spur davon. Wir finden ihn bei einem Kranken während eines Anfalles von Herzschwäche, und bei einem anderen und schwereren Anfall kann er fehlen.

Ich war bestrebt, den Grund für dieses verschiedene Auftreten des Venenpulses festzustellen, aber wenn es mir auch in einigen Fällen möglich war, sein Auftreten und Wiederverschwinden mit bestimmten Änderungen am Herzen in Verbindung zu bringen, so ist mir doch im allgemeinen die Sache noch ein Rätsel.

22. Kapitel.

Vergrößerung und Pulsation der Leber.

Die Bedeutung der Leber für den Kreislauf. — Reflex- oder Schutzsymptome. — Zeichen der Lebervergrößerung. — Pulsation der Leber. — Zustände, die zu Vergrößerung und Pulsation der Leber führen. — Ikterus. — Verschiedene Arten von Leberbewegung. — Differentialdiagnose der Lebervergrößerung. — Prognose. — Behandlung.

Die Bedeutung der Leber für den Kreislauf. — *Es ist von verschiedenen Autoren darauf hingewiesen worden, daß die Leber im Blutkreislauf eine wichtige Rolle spielt. Es ist ja schon von vornherein auffallend, daß ein so großes, blutreiches und schwellungsfähiges Organ dem rechten Herzen dicht vorgelagert und von ihm nur durch eine kurze, gerade und klappenlose Strombahn getrennt ist. Nach Leichenversuchen von* MONNERET *kann die Leber* $1/4$ *der gesamten Blutmenge in sich aufnehmen, und beim Tier kann man durch sanften Druck auf die Lebergegend eine deutliche Steigerung des Arteriendruckes hervorrufen, weil die aus der Leber ausgedrückte Blutmenge dem rechten Herzen zugeführt wird und infolgedessen das Schlagvolumen vergrößert wird. Es ist ferner beim Menschen schon oft beobachtet worden, daß eine enorme Leberschwellung in kürzester Zeit zustande kommen und wieder verschwinden kann. Dies geht ja auch aus den hier wiedergegebenen Erfahrungen von* MACKENZIE *hervor. Man gewinnt so den Eindruck, daß dieses große, wie ein Schwamm aufnahmefähige Organ wohl imstande ist, das Herz vor Überfüllung zu bewahren, und daß die Leberschwellung vielleicht*

*nicht nur als Folge der Rückstauung, sondern auch als schützender Vorgang auf-
zufassen ist. Es liegt nun nahe, dem Experiment die Frage vorzulegen, was geschieht, wenn die Leber nicht da ist. Aufschluß gibt da eigentlich nur ein Versuch
von* Stolnikow, *der bei Hunden nach Herstellung einer Verbindung zwischen
der Vena portae und der unteren Hohlvene die ganze Leber herausnahm. Er fand
bei der 5—6 Stunden nach der Operation vorgenommenen Sektion ein außerordentlich erweitertes, prall mit Blut gefülltes Herz (Cor bovinum); auch die Venen waren
sehr stark gefüllt, die Blase aber leer.* Stolnikow *zieht aus dieser Beobachtung
den Schluß, daß die Leber die Aufgabe hat, das rechte Herz vor Überfüllung zu
schützen. Wie die Leber das macht, ist noch nicht festgestellt. Sicher ist, daß die
Lebervenen sich stark kontrahieren können und daß durch diese Sperrvorrichtung
die dem rechten Herzen zufließende Blutmenge so stark herabgesetzt werden kann,
daß der Blutdruck absinkt, wobei die Leber stark anschwillt und sich die Stauung
auch auf den Darm zurückerstreckt. Nach* Mautner *und* Pick *beobachtet man
einen solchen Krampf der Lebervenen und -kapillaren beim anaphylaktischen
Schock. Auch manche klinische Erscheinungen, wie die perakute Leberschwellung
nach besonders starken körperlichen Anstrengungen (*Ortner*) sprechen für diese
Schutzfunktion der Leber. (Näheres enthält ein kürzlich erschienenes Übersichts-
referat von* Hess, *dem die vorstehenden Angaben entnommen sind.)*

*Auf der anderen Seite wird von namhaften Autoren die Leberschwellung
nur auf die Stauung zurückgeführt. So sagt* Romberg: *„An der Leber sind
nur die mechanischen Folgen der venösen Stauung bekannt . . . Die Anschwellung
der Leber durch venöse Stauung, die Stauungsleber, ist eines der ersten Symptome
des ungenügenden venösen Rückflusses. Sie geht seinen anderen Erscheinungen,
wie der deutlichen Zyanose, den Ödemen, oft lange Zeit voraus. Der Grad der
Anschwellung ist ein vortreffliches Maß für die Stärke der venösen Stauung."
Merkwürdig ist es ja, daß die Leberschwellung immer mit Zeichen von Herzschwäche einhergeht, auch wenn diese nur vorübergehend auftritt, oder in Fällen
von paroxysmaler Tachykardie, wo infolge der starken Verkürzung der Füllungs-
zeit die Weiterbeförderung des zuströmenden Venenblutes verzögert wird. Aber
man darf nicht vergessen, daß die Schwellung der Leber eine gewisse Kraft erfordert, daß diese, wie ja auch* Mackenzie *sagt, dem rechten Vorhofe nicht zugemutet werden kann, und daß man eine viel stärkere Stauung in den Venen sehen
müßte, wenn es nur auf den mechanischen Effekt der Rückstauung ankäme. Es
ist deshalb wohl möglich, daß immer dann, wenn die Weiterbeförderung des venösen
Blutes auf Hindernisse stößt, ein Mechanismus wirksam wird, der den Zustrom
von der Leber her drosselt, und daß erst dadurch die Leberschwellung zustande
kommt.*

Die Symptome, die infolge der durch Herzschwäche bedingten Vergrößerung
der Leber entstehen, werden von Klinikern wenig beachtet, sehr häufig übersehen oder falsch gedeutet. Bis zu einem gewissen Grade ist das durch die Tatsache zu erklären, daß diese Vergrößerung gewöhnlich in einem so vorgeschrittenen Stadium der Herzschwäche auftritt, daß Diagnose und Behandlung bestimmt werden können, ohne daß man den Lebersymptomen besondere Aufmerksamkeit schenkt. Graham Steell betrachtet die Vergrößerung der
Leber als eines der Hauptsymptome von Herzinsuffizienz, und Salaman hat
eine sehr anregende Analyse der pathologischen Veränderungen und der sie

veranlassenden Zustände veröffentlicht; im allgemeinen aber haben die Kliniker diesen Gegenstand sehr vernachläßigt. Wenn auch zugegeben werden muß, daß die diese Leberstörungen hervorrufenden Zustände ein vorgeschrittenes Stadium der Herzschwäche voraussetzen, so hat doch die Erkennung der Symptome in vielen Fällen eine große Bedeutung für die Diagnose und Behandlung. Die Symptome, die durch die Veränderungen dieses Organes entstehen, sind nicht immer leicht zu erklären, aber das ist kein Grund, sie zu vernachlässigen.

Reflex- oder Schutzsymptome. — Gewöhnlich findet man in den frühen Stadien der Lebervergrößerung Anzeichen dafür, daß der Schutzmechanismus in Funktion tritt (siehe 11. Kapitel, S. 62). Während die Leber den Rippenbogen vielleicht nur um $2^1/_2$—5 cm überragt, wird die Muskulatur des oberen Teiles der rechten Bauchhälfte hart und empfindlich. Diese Empfindlichkeit wird stets der Leber selbst zugeschrieben und die Empfindlichkeit wird gewöhnlich dadurch demonstriert, daß man Schmerz erzeugt, indem man die Finger in das Abdomen des Kranken hineindrückt. Zeichnet man aber die hyperalgetische Zone und die Größe der Leber auf, so findet man, daß die Hyperalgesie viel weiter ausgedehnt ist als die Leberdämpfung, daß sie diese manchmal von allen Seiten umgibt und die Muskeln des Erector trunci mitergreift. In einigen Fällen werden auch die Haut und das subkutane Gewebe schmerzhaft, doch werden sie selten so empfindlich wie die Muskeln. Manchmal hat es den Anschein, als ob die Schmerzhaftigkeit über der Leber selbst zunähme, aber das erklärt sich daraus, daß der Druck auf die zwischen der palpierenden Hand und der Leber befindliche Muskulatur wirksamer ist. Es gibt viele andere Methoden, durch die ein geübter Beobachter nachweisen kann, in welchem Gewebe die Überempfindlichkeit sitzt.

Die Folge dieser muskulären Hyperalgesie tritt auf verschiedene Weise zutage. Beim Gehen kann der Kranke heftige Schmerzen quer über dem oberen Teile des Bauches oder im Rücken empfinden, was wahrscheinlich entweder durch Vermehrung der Anschoppung der Leber oder durch die Tätigkeit der hyperalgetischen Muskeln bedingt ist. Diese Schmerzhaftigkeit und Starrheit der Bauchmuskeln beeinträchtigt die Atmung des Kranken. Er kann nicht tief Atem holen und jeder Versuch, es zu tun, ist schmerzhaft; daraus ergibt sich eine frequente und oberflächliche Atmung, eine weitere Erschwerung der Tätigkeit des rechten Herzens und eine Neigung zu Stauung in den Lungen.

Bei langanhaltender Dauer der Vergrößerung verschwinden alle sensiblen Erscheinungen, die Bauchwand wird schlaff und manchmal kann man den Leberrand umgreifen.

Zeichen der Lebervergrößerung. — Es ist nicht immer leicht, eine Vergrößerung dieses Organes festzustellen. Die kontrahierten Muskeln verhindern oft die Palpation und selbst die Perkussion hilft nur wenig. Auch die durch Aszites oder Meteorismus bedingte Auftreibung des Abdomens erschwert die Untersuchung, doch kann man durch vorsichtige und sanfte Palpation den Widerstand der Muskeln überwinden. Selbst wenn der Leberrand nicht tastbar ist, kann das eigentümliche Widerstandsgefühl, das sich der untersuchenden Hand bemerkbar macht, die Vergrößerung der Leber anzeigen. Andere Methoden können angewandt werden, wie das Vorwärtsdrängen der Leber mit der einen Hand, während die andere die Vorderseite untersucht. Wenn die Muskeln erschlaffen und die Hyperalgesie verschwindet, ist es nicht schwer, die Vergrößerung der Leber festzustellen, mit Ausnahme derjenigen Fälle, wo das Abdomen stark aufgetrieben ist.

Pulsation der Leber. — Wenn die Leber infolge von Herzinsuffizienz vergrößert ist, so pulsiert sie nicht selten. Bei schlaffen Bauchmuskeln ist dies nicht schwer zu erkennen. Wenn die eine Hand von hinten gegen die Leber drückt und die andere auf ihre Vorderseite gelegt wird, so wird die obere Hand mit dem Pulse gehoben und gesenkt. Selbst

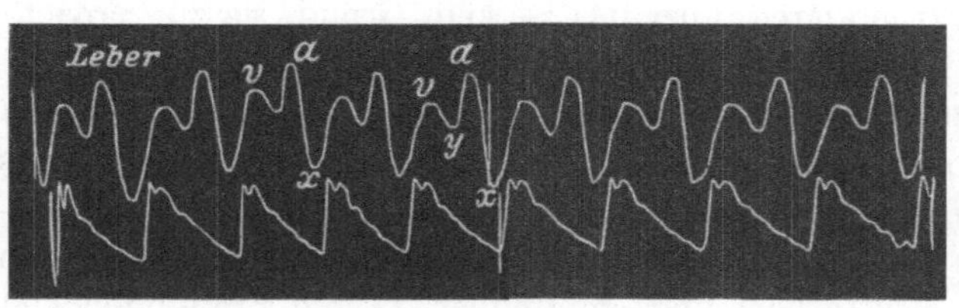

Abb. 72. Der Leberpuls hat die aurikuläre Form und zeigt eine deutliche Vorhofswelle *a*.

in Fällen mit ausgesprochener Muskelspannung wird die Untersuchung des Leberrandes mit dem Leberrezeptor oft die Pulsation wahrnehmbar machen (S. 109).

WENCKEBACH *sagt: „Der Leberpuls ist in seinem Wesen ein Venenpuls. Er kommt etwas später als der Venenpuls am Halse, erscheint meistens etwas abgerundet und enthält häufig keine arterielle c-Welle, weil eine Arterie im allgemeinen nicht mitregistriert wird. Dabei ist aber zu bedenken, daß ein eventuell vorhandener arterieller Stoß von der unterliegenden Bauchaorta fortgepflanzt werden kann, und auch die Herztätigkeit im Epigastrum die Kurve durch negative Wellen komplizieren kann.“*

Es gibt zwei Formen von Leberpuls, entsprechend den zwei Formen des Venenpulses — eine aurikuläre (Abb. 72) und eine ventrikuläre (Abb. 73).

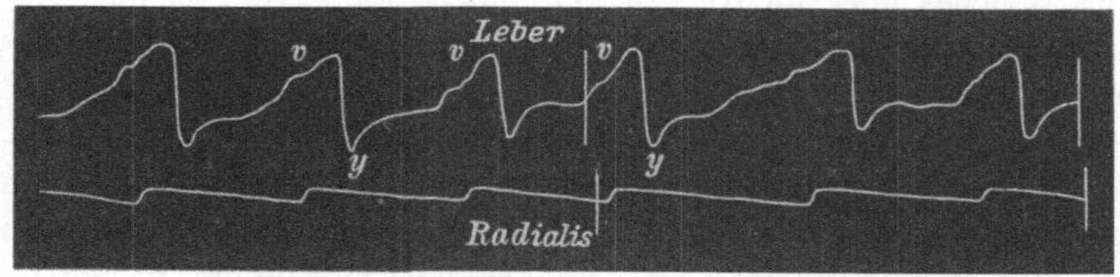

Abb. 73. Der Leberpuls hat die ventrikuläre Form und zeigt keine Vorhofswelle.

Wenn ein Leberpuls und ein Jugularispuls bei demselben Kranken vorhanden sind, so sind sie stets von der gleichen Form. In Abb. 74 ist eine Kurve des Vorhofsvenenpulses gleichzeitig mit einer Kurve des Vorhofsleberpulses aufgenommen. Aus Abb. 75 ersieht man, daß der ventrikuläre Jugularispuls mit dem Leberpuls in Abb. 73 identisch ist, beide Kurven stammen von demselben Kranken.

Zustände, die zu Vergrößerung und Pulsation der Leber führen. — Ich habe bereits die mannigfaltigen Zustände, die den Jugularispuls hervorrufen, besprochen; ebenso schwer ist es, die Zustände zu verstehen, die eine Lebervergrößerung herbeiführen. Ihren Symptomen nach identische Fälle, bei denen die Herzschwäche durch dieselbe Ursache bedingt ist, können in dieser Besonderheit sich unterscheiden: die einen weisen eine Lebervergrößerung auf, während sie bei anderen fehlt. Ebenso ist es nicht immer klar, warum bei den einen die Leber pulsiert und bei den anderen nicht. Bis zu einem gewissen Grade ist dies meiner Meinung nach durch den Zustand des rechten Vorhofes bedingt. Um die Leber auszudehnen, ist eine gewisse Kraft erforderlich, die der rechte Vorhof normalerweise nicht besitzt, so daß, solange Kontraktion und Dilatation des Vorhofes zur normalen Zeit im Herzzyklus erfolgen, der Ventrikel verhindert wird, seine Kraft auf die Leber einwirken

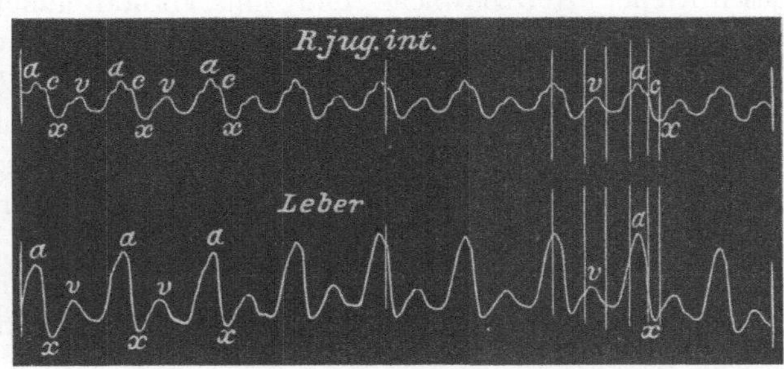

Abb. 74. Gleichzeitige Kurven des Jugularis- und des Leberpulses, welche die Übereinstimmung zwischen den Wellen *a* und *v* und die Abwesenheit der Karotiswelle *c* im Leberpulse zeigen.

zu lassen. Wenn aber der Vorhof sich nicht normal kontrahiert, treibt der Ventrikel das Blut mit solcher Kraft durch das insuffiziente Trikuspidalostium, daß die Leber pulsiert. Gerade in den Fällen von Vorhofflimmern finden wir am häufigsten eine Pulsation der Leber. Wenn das Vorhofflimmern und gewisse Formen von Tachykardie vorübergehend auftreten, kann die Leber sich schnell vergrößern und pulsieren; mit dem Aufhören des Anfalles geht die Leberschwellung ebenso schnell zurück und die Pulsation hört auf. Dabei hat der Leberpuls die ventrikuläre Form (Abb. 76).

Von der Überlegung ausgehend, daß mehr Kraft erforderlich ist, als der normalen Stärke des rechten Vorhofes entspricht, um die Pulsation der Leber

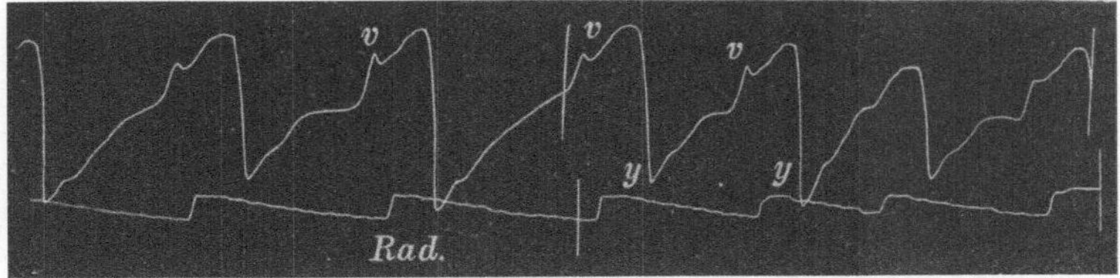

Abb. 75. Gleichzeitige Kurven des Jugularis- und des Radialpulses. Der Jugularispuls hat die ventrikuläre Form und ist identisch mit dem Leberpuls in Abb. 73, beide stammen von demselben Kranken.

hervorzurufen, zog ich zuerst den Schluß, daß ein Vorhofsleberpuls eine Hypertrophie des rechten Vorhofes anzeige, und da das in sehr charakteristischer Weise in Fällen von Trikuspidalstenose auftritt, so betrachtete ich den Vorhofsleberpuls als ein Zeichen von Trikuspidalstenose. Alle die Fälle, die diesen Vorhofsleberpuls zu Lebzeiten gehabt hatten und deren Herzen ich bei der Sektion untersuchte, zeigten Trikuspidalstenose. Aber ich habe jetzt eine Anzahl von Fällen mit dieser Form des Leberpulses gesehen, bei denen ich im Zweifel bin, ob es gerechtfertigt ist, Trikuspidalstenose anzunehmen. TURNBULL und

WIEL haben einen Fall aus meiner Klinik beschrieben, wo ein aurikulärer Leberpuls ohne Trikuspidalstenose vorhanden war.

Ikterus. — Ikterus ist eine häufige Begleiterscheinung einer Lebervergrößerung; obgleich er an und für sich nicht viel bedeutet, sollte man daran denken, daß ein leichter Ikterus irreleiten kann. Viele Kranke mit vorgeschrittener Herzschwäche und mit Vorhofflimmern magern in kürzester Zeit ab. Sie haben manchmal eine starke Lebervergrößerung, so daß die Abmagerung des Kranken, die Vergrößerung der Leber und die ikterische Verfärbung das Bild einer bösartigen Lebererkrankung ergeben können; ich habe Fälle gesehen, bei denen die Kombination dieser Symptome zu einer falschen Diagnose geführt hat.

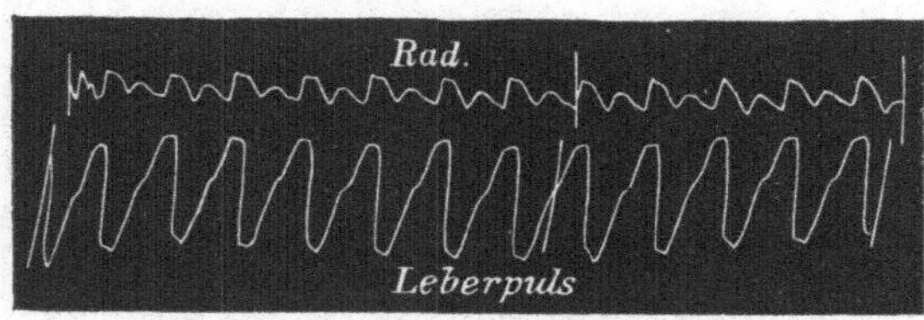

Abb. 76. Kurven von der Radialis und vom Leberpulse in einem Anfalle von paroxysmaler Tachykardie kurz vor dem Tode (Fall 72).

Verschiedene Formen von Leberbewegung. — Viele Autoren sprechen von einer „arteriellen Pulsation" der Leber; ich habe mich immer gefragt, was sie damit meinen, besonders da niemals Einzelheiten mitgeteilt werden. Nie sah ich einen Zustand, der diese Bezeichnung rechtfertigen könnte, und ich vermute, daß einige Beobachter die Bewegung der Leber, wenn diese mit der Systole und Diastole des Ventrikels auf und nieder geht, fälschlich als Pulsation aufgefaßt haben, besonders da die Bezeichnung „arterielle Pulsation" manchmal in Verbindung mit Aorteninsuffizienz erwähnt wird. Wo eine starke Herzvergrößerung vorhanden ist, wird immer eine Bewegung der Leber hervorgerufen. Auch bei Leuten mit normalem Herzen und schlaffen Bauchdecken ist dieses Auf- und Niedersteigen zu sehen. Ich habe es schon auf S. 124 erwähnt.

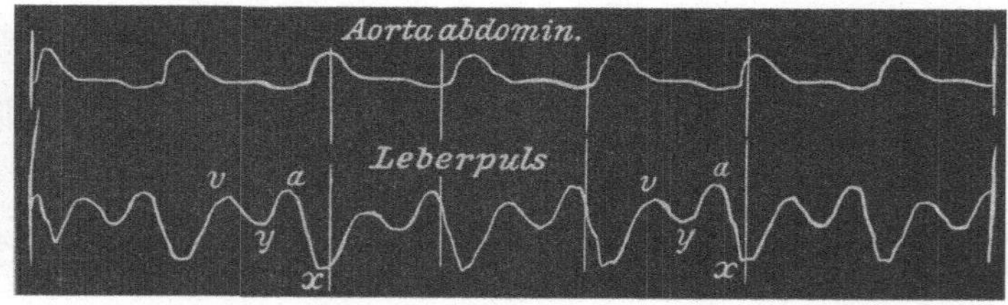

Abb. 77. Kurven von der Aorta abdominalis und der Leber. Der Leberpuls hat die Vorhofsform.

Hier möchte ich nur darauf hinweisen, daß die Zustände, bei denen es zu derartigen Bewegungen kommt, im allgemeinen sehr verschieden sind von dem Zustande von Herzinsuffizienz, bei dem die echte Leberpulsation auftritt. Die Aufzeichnung dieser Bewegung in einer Kurve entscheidet die Frage, da der durch die Kammersystole bedingte Abfall nicht eher beginnt, als bis die Aortenklappen sich öffnen und das Blut aus dem Brustraume herausgetrieben wird, was ziemlich gleichzeitig mit dem Karotispulse geschieht. Andererseits findet sich bei der ventrikulären Form des Leberpulses eine Erhebung während der Kammersystole. Eine Kurve der Leberbewegung kann dadurch vom Vorhofsleberpuls unterschieden werden, daß im letzteren Falle das Absinken dem Karotispulse vorangeht.

Im allgemeinen bietet es wenig Schwierigkeiten, die Pulsation der Aorta abdominalis von dem Leberpulse zu unterscheiden. In Fällen von ventrikulärem Leberpuls kommt es sehr selten vor, daß man die Bauchaorta fühlt, und der Charakter der Kurven kann nicht leicht verwechselt werden. Die Vorhofsform des Leberpulses unterscheidet sich noch mehr von dem Pulse der Bauchaorta, wie Abb. 77 zeigt.

Differentialdiagnose der Lebervergrößerung. — Man sieht gelegentlich Fälle mit Ödemen, Aszites und Lebervergrößerung, die einer Herzschwäche so ähnlich sind, daß sie nicht selten irrtümlich dafür gehalten werden. In einigen Fällen, die ich gesehen habe, wurden meine Zweifel dadurch geweckt, daß jedes Zeichen von Herzerweiterung fehlte und auch keine kardiale Dyspnoe bestand.

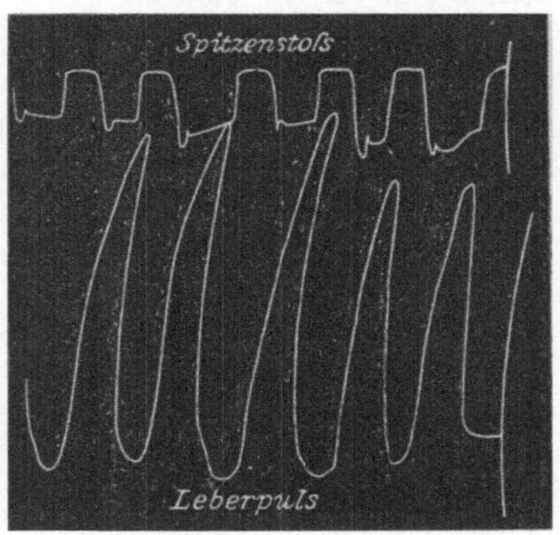

Abb. 78. Gleichzeitige Kurven des Spitzenstoßes und des Leberpulses. Der Leberrand stand unter dem Nabel und die Pulsation war großschlägig.

Eine sorgfältige Nachfrage nach den Lebensgewohnheiten des Kranken kann die Tatsache aufdecken, daß er lange Zeit viel Alkohol zu sich genommen hat; dann kann man annehmen, daß es sich um eine hypertrophische Leberzirrhose handelt. Dazu kommt, daß eine solche Leber niemals pulsiert. Über die mit Ikterus einhergehende Lebervergrößerung bei Vorhofflimmern, die einen Leberkrebs vortäuschen kann, spreche ich auf S. 262.

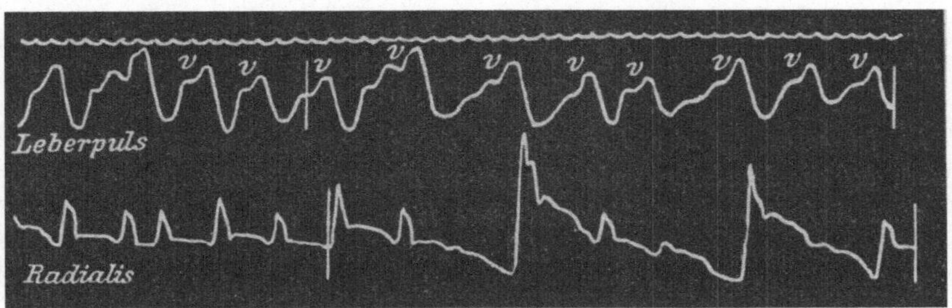

Abb. 79. Kurven des Leber- und des Radialpulses während einer Periode von äußerster Herzschwäche (Vorhofflimmern).

Prognose. — Lebervergrößerung und Pulsation sind Zeichen einer sehr weit vorgeschrittenen Herzschwäche. In Fällen, wo diese aus einer rheumatischen Affektion des Herzens mit Mitralerkrankung entstanden ist, treten diese Symptome manchmal nur während der Anfälle von Herzschwäche auf, zu denen diese Kranken neigen. Die Vergrößerung der Leber geht mit der allgemeinen Besserung zurück und wenn das Herz sich gut erholt, können viele Jahre hindurch Zeichen einer Lebervergrößerung fehlen. Einige Kranke mit

Vorhofflimmern nach einer rheumatischen Affektion des Herzens können jahrelang eine große, pulsierende Leber haben (Abb. 78), bei anderen tritt die Vergrößerung gelegentlich einer vorübergehenden Herzschwäche auf. Bei einigen von diesen Fällen kann man durch Digitalis das Zurückgehen der Leberschwellung in wenigen Tagen erreichen. Abb. 79 stammt von einem Manne, bei dem d:e Leber bis zum Nabel herab pulsierte. Nach einigen Tagen war die Leber unterhalb der Rippen nicht mehr nachzuweisen. Die Leberschwellung, die während der paroxysmalen Tachykardie auftritt, ist ein ernstes Symptom, da es eine Neigung zu Erweiterung und Schwäche des Herzens anzeigt. Ebenso ist sie bei der durch Herzsklerose bedingten Herzschwäche mit ständigem Vorhofflimmern ein sehr schweres Symptom, besonders wenn die Herzinsuffizienz durch ausgedehnte Degeneration des Herzmuskels bedingt und der Einwirkung von Ruhe und Digitalis nicht mehr zugänglich ist. Vergrößerung der Leber bei Muskelschwäche, bedingt durch chronischen Alkoholismus, ist ein schlechtes Zeichen.

Behandlung. — Die Vergrößerung der Leber erfordert keine besondere Behandlung. Man sollte aber doch berücksichtigen, daß die starre, schmerzhafte Muskulatur die Atmung erschwert und man sollte versuchen, dem Kranken durch eine bequeme Lage das Atmen zu erleichtern. Die durch die vergrößerte Leber verursachten Schmerzen sollten die Unterlassung jeder Anstrengung veranlassen, die sie herbeiführen könnte. Eine tüchtige Darmentleerung mit Kalomel kann manchmal beträchtliche Erleichterung schaffen.

23. Kapitel.

Das Elektrokardiogramm.

Was zeigt das Ekg? — Analyse des Ekg. — Beziehungen zwischen der Form des Ekg und der Kraft der Herzkontraktion. — Fehlerhafte Aufnahme des Ekg. — Das normale Ekg des Menschen. — Das Ekg bei Änderungen der Herzlage. — Veränderungen des Ekg bei Herzhypertrophie.

Es ist schon bei der Besprechung der instrumentellen Methoden erwähnt worden, daß die Muskelkontraktion zu einer Änderung des elektrischen Potentiales und zum Auftreten eines Aktionsstromes führt. Es ändert sich das elektrische Potential, wenn ein ruhender Muskel in Tätigkeit tritt: die erregte Muskelstelle wird elektronegativ im Verhältnis zur ruhenden, d. h. sie verhält sich wie das Zink im galvanischen Elemente zum Kupfer. Es fließt also im äußeren Schließungskreise ein Strom von der ruhenden zur tätigen Muskelstelle, im Muskel selbst umgekehrt. Diesen Strom bezeichnet man als Aktionsstrom, beim Herzen nennt man ihn nach EINTHOFEN *das Elektrokardiogramm, was wir einem Vorschlage von Kahn folgend mit Ekg abkürzen. Mit dem Ekg meint man aber nur die Kurve, die man bei Ableitung von der Körperoberfläche bekommt; die bei direkter Ableitung vom bloßgelegten Herzen gewonnene Kurve nennt man Elektrogramm (Eg), während* TIGERSTEDT *neuerdings dafür den Namen Aktionsstrom empfiehlt. Dadurch, daß man bei der Ableitung von der Körperoberfläche mit den Elektroden nicht unmittelbar an das Herz herankommt, ist das was man verzeichnet, die Resultierende aus allen zu einer bestimmten Zeit im Herzen bestehenden Potentialdifferenzen. Das Ekg ist also eine Summationskurve und es muß sich daher ändern, wenn auch nur einer von den zahllosen Summanden sich ändert. Es ist nicht notwendig, auf die Theorie des Ekg hier näher einzugehen, aber es muß betont werden, daß das Ekg, wie es von der Körperoberfläche gewonnen wird, nichts anderes ist als die algebraische Summe aller zu einer bestimmten Zeit bestehenden Potentialdifferenzen.*

Was zeigt das Ekg? — *Wenn man eine Stelle an der Oberfläche des bloßgelegten Herzens mit einem Schreibhebel verbindet, so wird dieser immer dann, wenn der betreffende Punkt seine Lage im Raume ändert, sich bewegen, und wir erhalten auf diese Weise die sog. Suspensionskurve, wie sie im Tierversuche gewöhnlich vom rechten Herzohr und von der rechten Kammer aufgenommen wird. Eine solche Kurve ist, wenn eine Bewegung des ganzen Herzens oder eine passive Mitbewegung ausgeschlossen werden kann, der Ausdruck der Kontraktion des betreffenden Herzteiles. Daß dieser Kontraktion eine Erregung vorhergegangen sein muß, ist selbstverständlich, aber die mechanische Kurve ist nicht der Ausdruck der Erregung, sondern der auf sie folgenden Kontraktion. Das Ekg dagegen ist der Ausdruck der Erregung; die elektrische Kurve geht der mechanischen immer voran. Man muß natürlich berücksichtigen, daß das Galvanometer, welches den Aktionsstrom anzeigt, viel empfindlicher ist und rascher anspricht als die zur Verzeichnung der Kontraktion verwendeten mechanischen Methoden, aber es ist sichergestellt, daß die Kontraktion immer etwas später kommt als der Aktionsstrom. Auf die Erregung folgt unter normalen Verhältnissen unmittelbar die Kontraktion, aber es muß besonders betont werden, daß das Ekg nicht der Ausdruck der Kontraktion ist; es kann daher auch, wie wir noch ausführen werden, die Stärke der Kontraktion nicht aus der Form des Ekg beurteilt werden.*

Analyse des Ekg. — *Das normale Ekg hat 5 Zacken bzw. Wellen, die man nach dem Vorschlage von* EINTHOVEN *mit den Buchstaben P, Q, R, S und T bezeichnet.* EINTHOVEN *hat dann später noch eine 6. Welle U beschrieben, die nach der T-Zacke in manchen Kurven zu sehen ist. Die Zacke P beruht auf der Tätigkeit der Vorhöfe und wird daher V o r h o f z a c k e genannt; man kann sie bei Leitungsstörungen, wo auf die Vorhofkontraktion keine Kammersystole folgt, isoliert auftreten sehen (siehe Abb. 26 und 215). Die übrigen Zacken bilden das Kammer-Ekg (abgekürzt K-Ekg). Es ist daher die Strecke P—R gleich dem Intervalle zwischen der Vorhof- und der Kammersystole, sie entspricht dem a—c-Intervalle im Venenpulse und wird als Überleitungszeit bezeichnet. Es ist ein besonderer Vorzug des Ekg, daß man infolge der verschiedenen Form der Vorhof- und der Kammerzacken die Dauer dieser Überleitungszeit ohne Zuhilfenahme anderer Aufnahmen ohne weiteres aus der Kurve sehr genau bestimmen kann.*

Das K-Ekg besteht im wesentlichen aus zwei Teilen, nämlich der Zackengruppe Q, R, S, die wir als A n f a n g s s c h w a n k u n g bezeichnen und der T-Welle oder N a c h s c h w a n k u n g. Die inkonstante und weniger wichtige U-Welle gehört nicht mehr zur Kammersystole. Die Anfangsschwankung ist von der Nachschwankung durch eine mehr oder weniger horizontale Strecke getrennt; während dieser Zeit besteht also keine wesentliche Potentialdifferenz.

Zur weiteren Analyse ist es am besten, das Ekg mit den mechanischen Äußerungen der Herztätigkeit zu vergleichen. Wenn man im Tierversuche über dem Ekg die S u s p e n s i o n s k u r v e n, also die Verkürzungskurven des rechten Vorhofes und der rechten Kammer verzeichnet (siehe Abb. 85), so sieht man, daß diese Kurven etwas nach dem Gipfel der P- und der R-Zacke anzusteigen beginnen. Die elektrische Kurve geht also um so viel voran, als der aufsteigende Schenkel dieser beiden Zacken dauert. Wenn man außer dem Ekg die Herztöne mit einem zweiten Galvanometer nach der Methode von EINTHOVEN *aufnimmt, hängt ihre Beziehung zum Ekg von der Empfindlichkeit der Methode und von dem Orte ab, von wo die Herztöne aufgenommen werden. Da haben nun die unter* EINTHOVENS *Leitung von* BATTAERD *ausgeführten Untersuchungen ergeben, daß die allerersten Schwingungen des 1. Herztones an der Herzspitze gleichzeitig oder fast gleichzeitig mit dem Beginne der R-Zacke einsetzen, daß also derjenige mechanische Vorgang, der das Muskelgeräusch des ersten Herztones erzeugt, höchstens um einige Tausendstel-Sekunden nach dem Beginne der Kammererregung anfängt (siehe Abb. 80). Der den Schluß der Semilunarklappen anzeigende 2. Herzton erscheint gleich nach dem Ende der T-Zacke. Da man gewöhnlich die Dauer der*

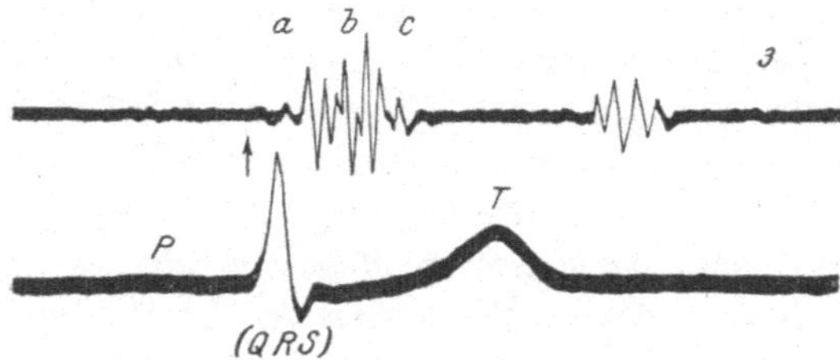

Abb. 80. Elektrokardiogramm und Herztöne vom Menschen. Über P sind die Schwingungen des Vorhoftones zu sehen. a, b, c erster Herzton, 3 dritter Herzton. (Nach BATTAERD.)

Kammersystole (Vs) an der Entfernung zwischen den beiden Herztönen mißt, kann man demnach sagen, daß im allgemeinen auch die Dauer des K-Ekg, also die Entfernung zwischen dem Beginne der R-Zacke und dem Ende der Nachschwankung, der Dauer der Vs gleichgesetzt werden kann. Das würde dann auch der Dauer der Refraktärphase der Kammern entsprechen, und es läßt sich auch im Tierversuche leicht zeigen, daß innerhalb dieser Zeit auch mit starken Strömen keine Extrasystole erzeugt werden kann; dies gelingt frühestens in den letzten Teilen der Nachschwankung, und ich habe nur ein einziges Mal gesehen, daß das absteigende Ende einer positiven Nachschwankung unmittelbar in den aufsteigenden Teil einer interpolierten Extrasystole (beim Menschen) überging.

*Die gleichzeitige Aufnahme des Ekg und des Spitzenstoßes zeigt, daß dieser auch schon im aufsteigenden Schenkel oder auf der Spitze der R-Zacke beginnt; Voraussetzung ist natürlich die Aufnahme des Kardiogrammes mit einem empfindlichen und nicht schleudernden Apparat, z. B. mit der Frankschen Herztonkapsel mit optischer Registrierung (*FRANK, HESS, WEITZ*). Die in solchen Kurven sich markierende Öffnung und der Schluß der Aortenklappen fallen dann an das Ende der R-Zacke und der Nachschwankung.*

Wenn man im Tierversuche außer dem Ekg auch den Druckablauf in der linken Kammer verzeichnet, hängt der Zeitpunkt, wo das Manometer den Druckanstieg anzeigt, wieder in erster Linie von der Empfindlichkeit der angewendeten Methode ab. GARTEN, *der zur Druckmessung ein sehr rasch reagierendes elektrisches Manometer verwendete, fand den Beginn des Druckanstieges in der linken Kammer schon im aufsteigenden Schenkel oder an der Spitze der R-Zacke (siehe Abb. 81.) Der Anstieg des Aortendruckes fällt an das Ende der R-Zacke (Abb. 82), und es entspricht also die Anfangsschwankung (Q, R, S) ungefähr der Anspannungszeit, der folgende Teil, nämlich die horizontale Strecke und die Nachschwankung der Austreibungs-*

:zeit. *Wenn man nun die Zacken des Ekg selbst zu erklären versucht, kann man wohl als sehr wahrscheinlich ansehen, daß die Anfangsschwankung der Reizausbreitung*

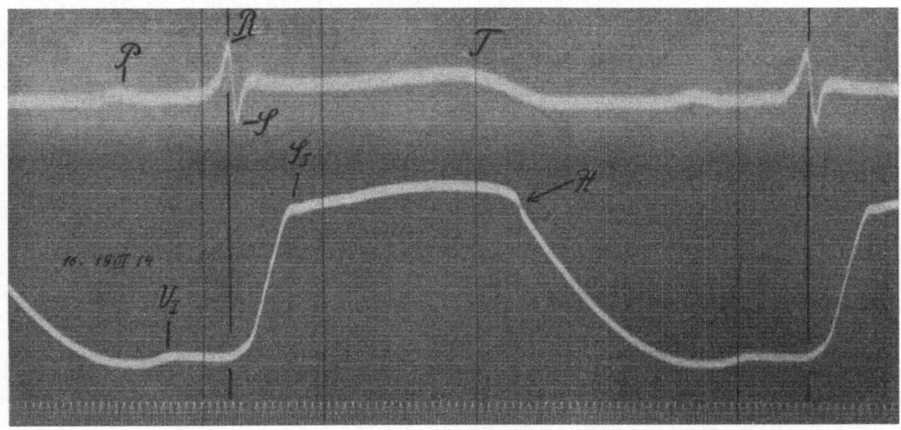

Abb. 81. *Ekg und Druck aus dem linken Ventrikel der Katze. In der unteren Kurve bezeichnet V die Vorhofschwankung, S₁ die Öffnung der Semilunarklappen und X deren Schluß (Inzisur). Die Drucksteigerung im Ventrikel setzt nahezu auf der Höhe der R-Zacke ein. Die Differenz zwischen dem Beginne der elektrischen und der mechanischen Wirkung beträgt 0,024″. Die Inzisur, also der Schluß der Aortenklappen, fällt etwa 0,025″ vor das Ende der Nachschwankung. Zeit in ¹/₁₄₅″. (Nach* Garten.)

in den Kammern entspricht und wir werden auch sehen, daß ihre Form durch die Art der Reizausbreitung bestimmt wird. Es hat sich auch gezeigt, daß die Kammern erst am Ende der Anfangsschwankung ganz refraktär sind. Die Form der Anfangs-

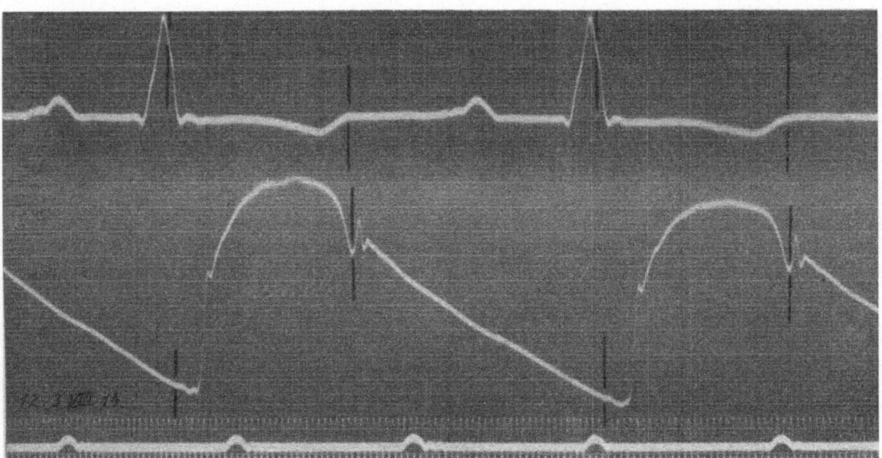

Abb. 82. *Ekg und Aortenpuls vom Hunde. Zeit in ¹/₁₄₅″. (Nach* Garten.)

schwankung wird also bestimmt durch die Reihenfolge, in der die einzelnen Teile der Kammern erregt werden. Die dann folgende horizontale Strecke entspricht der Erregung aller Kammerteile und es ist begreiflich, daß keine Potentialdifferenz besteht, wenn alles elektronegativ ist. Die Nachschwankung wäre dann so zu erklären, daß die Erregung nicht an allen Teilen der Kammern gleichzeitig aufhört.

Beziehungen zwischen der Form des Ekg und der Kraft der Herzkontraktion. — *Es ist für die praktische Verwendung der Elektrokardiographie von besonderer Bedeutung, auf die Beziehungen zwischen der Form des Ekg und der Kraft der Herzkontraktion hinzuweisen. Es kommt dabei nicht auf die theoretische Frage an, ob unter entsprechend gewählten Versuchsbedingungen die Vergrößerung und Verkleinerung der mechanischen Ausschläge mit ebensolchen Veränderungen der elektrischen einhergehen, wie dies neuerdings* EINTHOVEN *und* HUGENHOLTZ *für das herausgeschnittene, mit KCl vergiftete Froschherz gefunden haben; für uns handelt*

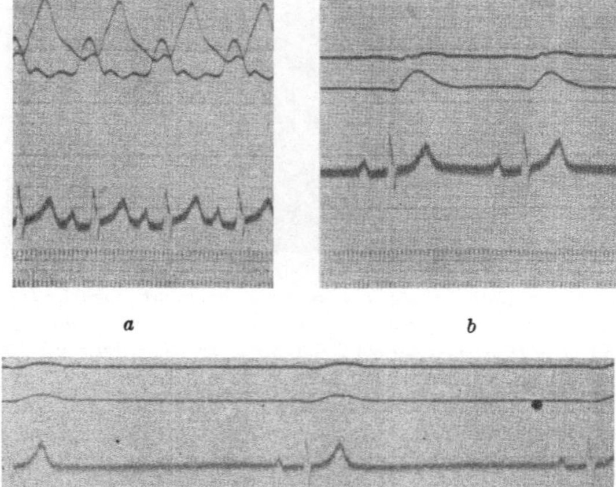
a   b

es sich vielmehr um die praktische Seite der Frage, ob man bei einer Abschwächung der Herztätigkeit charakteristische Änderungen des Ekg zu erwarten hat. Dies ist nun offenbar nicht der Fall, wie die folgenden Beispiele zeigen mögen.

In Abb. 83 sieht man die mechanischen Kurven und das Ekg von einem Hundeherzen, und zwar von oben nach unten die Suspensionskurve des rechten Ventrikels, aussieht wie das der starken, so daß aus dem Ekg niemand einen Alternans vermuten würde.

Im Tierversuch kann man nicht selten noch rhythmische Ekge sehen, wenn das bloßgelegte Herz auch bei aufmerksamster Beobachtung keine Bewegung mehr erkennen läßt, und auch beim Menschen sind nach dem Eintritt des Todes solche „postmortale Elektrokardiogramme" schon beobachtet worden (ROBINSON).

Man muß wohl annehmen, daß in diesen Fällen Veränderungen des Ekg deshalb ausbleiben, weil alle die Partialströme, die sich zum Ekg addieren, gleichmäßig abgeschwächt sind, so daß es zu keiner Störung des elektrischen Gleichgewichtes kommt. Bei der verstärkten Herztätigkeit, wie sie besonders unter dem Einflusse der fördernden Herznerven zustande kommt, läßt sich der Einfluß der Verstärkung auf die Formänderung des Ekg nicht so sicher feststellen, weil die Erregung der Accelerantes auch zu einer Änderung der Reizausbreitung führt, was besonders bei der Reizung des rechten und des linken Accelerans in ganz typischen Veränderungen des Ekg deutlich zum Ausdruck kommt. Wenn man die fördernden Herznerven bei der körperlichen Arbeit innerviert, wird der Herzschlag rascher und kräftiger; im Ekg sieht man gewöhnlich eine Vergrößerung der P-Zacke und der Nachschwankung und eine Verkleinerung der R-Zacke. Gerade diese mit der Verstärkung der Herztätigkeit einhergehende Verkleinerung von R ist lehrreich; sie kommt offenbar dadurch zustande, daß jetzt die Reizausbreitung in den Kammern rascher erfolgt. Bei einem unter hohem Vagustonus stehenden, stark gehemmten Herzen hat das Ekg eine hohe R-Zacke; die Vorhofzacke und die Nachschwankung sind dann klein.

Diese Bemerkungen mögen genügen, um zu zeigen, wie verwickelt die Verhältnisse auch dort sind, wo man wie im Tierversuche scheinbar einfache Bedingungen herstellen kann. In der Klinik ist besonders der Nachschwankung eine große Bedeutung für die Beurteilung der Leistungsfähigkeit zugesprochen worden (wir kommen darauf im Kapitel über die Prognose noch zurück); es läßt sich aber experimentell zeigen, daß die Größe der Nachschwankung auch von der Füllung des Herzens abhängt: sie wird bei verminderter Füllung größer (WEITZ). Man sieht also, daß die Größe der Zacken von verschiedenen Umständen abhängt; auch dort, wo sie sich bei der Verstärkung der Herztätigkeit ändert, verhalten sich die einzelnen Zacken verschieden, indem z. B. P und T größer werden, R aber kleiner; es ist also ganz falsch, wenn man die Kraft des Herzens aus der Größe der Zacken des Ekg beurteilen will und wenn man, wie dies in einem meiner Fälle von anderer Seite geschehen ist, eine ungünstige Prognose stellt, weil ein Ekg mit kleinen Ausschlägen erhalten worden war.

Fehlerhafte Aufnahme des Ekg. — *Dies führt uns zur Besprechung gewisser Umstände, welche die Form des Ekg beeinflussen, aber mit dem Herzen nichts zu tun haben. Es soll hier nicht die Technik der Aufnahme ausführlich besprochen werden, aber ich möchte doch auf gewisse Fehler hinweisen, die nicht selten vorkommen und zu falschen Schlüssen Veranlassung geben können. Vor allem kommt hier der Einfluß der Saitenspannung auf die Form des Ekg in Betracht. Die Empfindlichkeit des Galvanometers hängt ab von der Stärke des Magnetfeldes und von der Spannung (und der Dicke) der Saite. Die Stärke des Magnetfeldes wird vor allem von der Stärke des erregenden Akkumulatorenstromes bestimmt. Die Empfindlichkeit des Galvanometers wird daher abnehmen, wenn die Akkumulatoren* *nicht genügend geladen sind. Eine Saite von bestimmter Dicke ist empfindlicher, wenn sie schlaffer ist; sie spricht aber dann nicht so schnell an wie eine stärker gespannte Saite, die dafür weniger empfindlich ist. Nach dem Vorschlage von* EINTHOVEN *stellt man die Empfindlichkeit des Galvanometers gewöhnlich so ein, daß man für ein Millivolt einen Ausschlag von 10 mm bekommt. Wenn nun der Elektromagnet nicht genügend gespeist wird oder die Saite nicht richtig im Magnetfelde steht, wird man sie sehr schlaff machen müssen, um entsprechend große Ausschläge zu bekommen, dann wird aber das Ekg entstellt. Abb. 84 zeigt das mit einer zu schlaffen Saite aufgenommene Ekg eines gesunden Hundes; Abb. 85 ein solches mit richtiger*

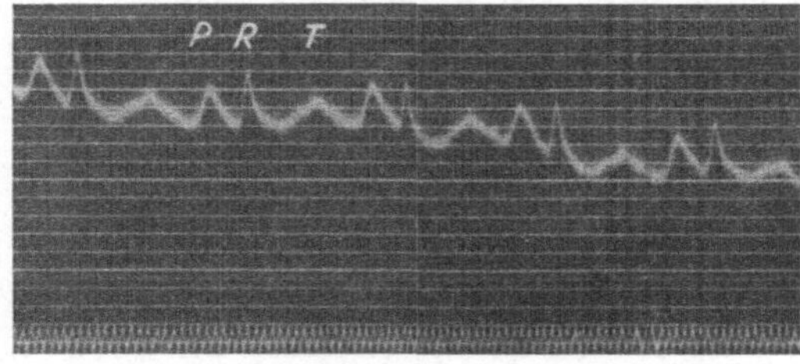

Abb. 84.   *Normal-Ekg vom Hund, fehlerhafte Aufnahme bei zu schlaffer Saite. Zeit in* ¹/₅₀″.

Saitenspannung. Die fehlerhafte Abb. 84 zeigt träge Schwankungen und einen eigentümlich glatten Verlauf. Die langsam verlaufenden Schwankungen P und T sind verhältnismäßig groß, die R-Zacke aber klein und breit. Das kommt daher, daß die schlaffe Saite nicht imstande ist, die raschen, während der Anfangsschwankung entstehenden Potentialdifferenzen richtig wieder zu geben, sie kommt wegen ihrer geringen Einstellungsgeschwindigkeit nicht nach und die Kurve erinnert sehr an die, die man mit dem Kapillarelektrometer bekommt, wo die Trägheit des Quecksilbers eine richtige Wiedergabe der Spannungsänderungen ausschließt. Die Kurve in Abb. 85 zeigt die raschen Ausschläge der Anfangsschwankung in ihrer richtigen Größe, wobei die Zacken P und R entsprechend zurücktreten. Diese Kurve ist auch etwas verzittert, und gerade dieser Umstand, der zwar als ein manchmal störender Schönheitsfehler betrachtet wer-

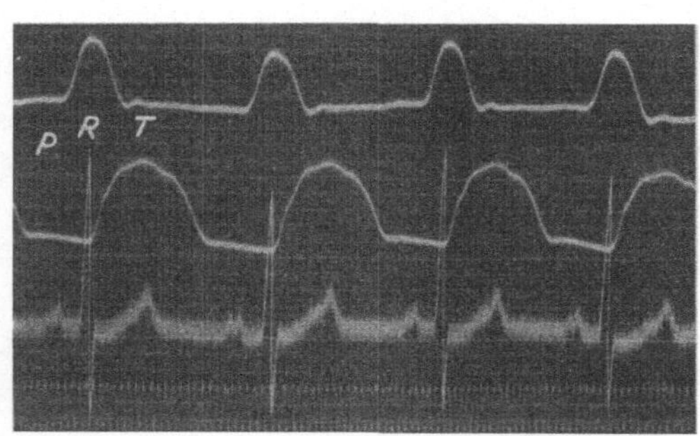

Abb. 85.   *Normal-Ekg vom Hund bei richtig gespannter Saite. Darüber Suspensionskurven vom rechten Vorhof (ganz oben) und rechten Ventrikel. Zeit in* ¹/₅₀″.

den kann, ist doch ein Zeichen dafür, daß mit genügend gespannter und empfindlicher Saite gearbeitet worden ist. Fast alle vom Menschen gewonnenen Ekge sind etwas erzittert, wahrscheinlich infolge der tonischen Innervation der quergestreiften Muskeln, deren Aktionsströme in den Galvanometerkreis einbrechen. Der glatte Verlauf der Kurve in Abb. 84 ist also kein Verdienst, sondern ein Fehler und darauf zurückzuführen, daß die langsam reagierende Saite die raschen Schwingungen nicht wiedergeben kann. Dies ist nun allerdings ein krasses Beispiel. Bei weniger fehlerhafter Einstellung werden aber jedesfalls zunächst die rasch ablaufenden Zacken kleiner; die Zacke S kann auf diese Art leicht ganz verschwinden, R wird kleiner. Ein glatter bogenförmiger Übergang der R-Zacke in die Nachschwankung ist immer verdächtig auf eine zu geringe Saitenspannung. Ich habe diesen Fehler

*etwas ausführlicher besprochen, weil bei kranken Menschen ein träger Erregungs-
ablauf im Herzen vorkommt und prognostisch von Bedeutung ist. Wenn man also
ein Ekg mit breiten, trägen Schwankungen bekommt, muß man sicher sein, daß
kein Fehler in der Aufnahme vorliegt.*

*Eine geringere Rolle spielt der Einfluß der Polarisation. Diese hat
die Neigung, alle Zacken zweiphasisch zu machen und die Ausschläge dabei zu ver-
kleinern. So kann also z. B. eine künstliche S-Zacke entstehen, eine zweiphasische
Nachschwankung usw. Es ist aber nicht notwendig beim Menschen unpolarisierbare
Elektroden (z. B. Zink-Zinksulfat) anzuwenden;
man umwickelt die Extremität mit nassen Binden
und verwendet zur Ableitung ein Metall-(Blei-)
blech; dieses muß allerdings mindestens 80 qcm groß
sein (GILDEMEISTER); dann ist die Polarisations-
kapazität groß genug. Bei Einschaltung eines Kon-
densators in den Saitenkreis können grundsätzlich
auch ungleichartige oder polarisierbare Elektroden,
also gewöhnliche Metallbleche, verwendet werden
(CREMER).*

Das normale Ekg des Menschen. — *Zunächst
muß betont werden, daß es keine bestimmte Normalform des menschlichen Ekg gibt; man kann
also nicht eine bestimmte Kurve aufzeichnen und
jede andere, die davon abweicht, als abnorm ansehen.
Es gibt, besonders wenn man die verschiedenen
Ableitungen berücksichtigt, vielfache individuelle
Unterschiede, die manchmal fließende Übergänge
zu pathologischen Formen darstellen. Das gilt
nicht nur für die Richtung und Größe der Zacken,
sondern auch für Spaltungen in ihnen.*

*Die Form des von der Körperoberfläche abge-
leiteten Ekg und die Größe seiner Zacken hängt von
den Stellen ab, die zur Ableitung gewählt werden.*

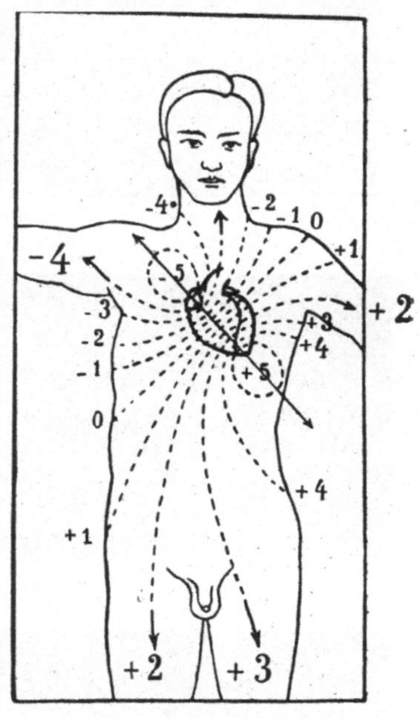

Abb. 86. Schema der Spannungsverteilung im menschlichen Körper bei Erregungsablauf in der Richtung des geraden Pfeiles. (Nach NICOLAI.)

*Das beruht auf der Spannungsverteilung im menschlichen Körper: Bei gleichbleiben-
der Herzlage nehmen bestimmte Körperteile vorzugsweise das Potential der Herzbasis an, andere das der Herzspitze. Dies zeigt die Abb. 86, die ein Schema der
Spannungsverteilung im menschlichen Körper bei einer bestimmten Neigung der
elektrischen Achse darstellt. Das Potential der Herzbasis teilt sich vorzugsweise dem
Kopf, der rechten Brust und dem rechten Arm mit, das der Herzspitze dem linken Arm
und der linken Brust. Die bei den einzelnen Linien stehenden, mit +-oder—-Vor-
zeichen versehenen Ziffern sollen ungefähr eine Vorstellung von der Größe des
Potentials geben. Man wird dann die größten Ausschläge bekommen, wenn man
diejenigen Körperteile mit dem Galvanometer verbindet, die den größten Potential-
unterschied ergeben. Man bekommt also kleine Ausschläge, wenn man Kopf und
rechten Arm (beide —4) oder beide Beine (+2 und +3) miteinander verbindet, dagegen große Zacken, wenn man vom rechten Arm und linken Bein oder von beiden
Armen ableitet. Nach dem Vorschlage von EINTHOVEN macht man bei jedem Menschen drei Ableitungen, und zwar:*

Abl. I in querer Richtung von beiden Vorderarmen,

Abl. II in schräger Richtung vom rechten Arm und linken Bein und

Abl. III in der Längsrichtung vom linken Arm und linken Bein.

Durch die allgemeine Annahme dieser Ableitungsarten wird erreicht, daß die von verschiedenen Untersuchern gewonnenen Kurven ohne weiteres miteinander verglichen werden können. Zu bestimmten Zwecken, besonders wenn man Genaueres über die Vorhofstätigkeit erfahren will, empfiehlt sich die Ableitung von Brust und Rücken, wobei man kleine Kupferscheiben anwendet (LEWIS).

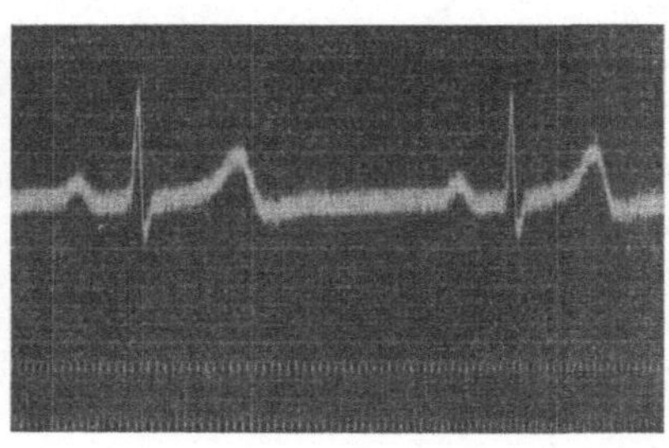

a

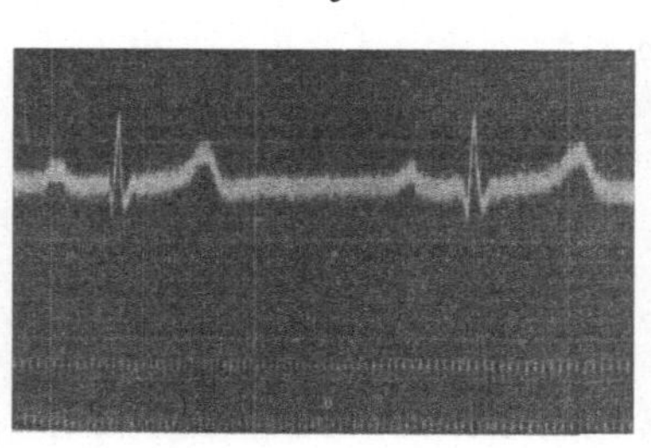

b

c

Abb. 87. *Normal-Ekg vom Menschen bei den drei Ableitungen. Zeit in ¹/₅₀".*

Solche von einem Gesunden bei den drei Ableitungen aufgenommene Kurven zeigt die Abb. 87. Die drei Kurven sind einander sehr ähnlich, nur daß bei Abl. III die kleine nach abwärts gerichtete Zacke Q deutlich ist, während sie bei den anderen Ableitungen fehlt. Sonst unterscheiden sich die drei Kurven nur durch die Größe der Zacken. Man sieht bei Abl. II die größten Ausschläge und das ist gewöhnlich so; besonders ist die Vorhofzacke bei Abl. II fast immer am größten. Die Größe der Zacken bei den drei Ableitungen steht nun in einem ganz bestimmten Verhältnis, welches man nach EINTHOVEN durch die Gleichung ausdrückt: II — I = III. Wenn man nun bei irgendeinem Normal-Ekg, wie z. B. bei dem in der Abb. 87 dargestellten, die Größe der Zacken untersucht, wird man selten finden, daß die Gleichung genau stimmt. Das kommt daher, daß die bei den einzelnen Ableitungen verzeichneten Zacken nicht genau in dieselbe Phase der Herzrevolution fallen. Wenn man alle drei Ableitungen gleichzeitig mit drei Galvanometern aufnimmt, und eine genügend große Registriergeschwindigkeit und genaue Zeitschreibung anwendet, wird dies deutlich. Man kann dann z. B. finden, daß die P- oder die R-Zacke bei Abl. III etwas früher auftritt oder den höchsten Punkt erreicht als bei Abl. I. Wenn man also die Höhepunkte der Zacken nimmt, stimmt die Gleichung nicht, wohl aber, wenn die genau isochronen Stellen der Messung unterzogen werden.

Es soll noch einmal besonders hervorgehoben werden, daß man das in Abb. 87 dargestellte Ekg nicht als die einzige Normalform ansehen darf. Es kommen auch bei ganz gesunden Herzen nicht unbeträchtliche Unterschiede vor. Dies geht aus den sehr genauen Untersuchungen von LEWIS und GILDER hervor, die 52 gesunde Mediziner im Alter von 18—35 Jahren untersucht haben. Von den Ergebnissen sei folgendes hervorgehoben: Eine gespaltene Vorhofzacke kommt auch bei Gesunden öfter vor (bei Abl. II fast in ¹/₈ der Fälle), ist also nicht, wie vielfach angenommen wurde, ein sicheres Zeichen für Hypertrophie. Eine vollständig negative Nachschwankung wurde nicht beobachtet und muß daher, besonders bei Abl. I und II als abnorm angesehen werden, während sie bei Abl. III nicht selten auch bei Gesunden vorkommt. Auf diesen wichtigen Befund kommen wir bei der Prognose noch zurück. Die Zacke U, die EINTHOVEN *für pathologisch gehalten hatte, kommt bei Gesunden oft vor, wenn der Puls langsam und die Nachschwankung hoch ist. Die Zacke U fällt in den Beginn der Kammerdiastole. Das Intervall P—R, also die Überleitungszeit schwankt zwischen 0,13 und 0,21″ (Pulsfrequenz 48—109) und beträgt meist 0,13—0,16″. Werte über 0,20 sind fast immer pathologisch (siehe Störungen der Reizleitung). Bezüglich der Größe der Zacken bei den einzelnen Ableitungen ist folgendes zu erwähnen: Die Zacke Q findet sich in der Mehrzahl der Kurven, und zwar fast immer in Abl. III. R ist in jeder Ableitung vorhanden und kann in Abl. I und III auch bei Gesunden gespalten sein. S ist bei Abl. I und II fast immer, bei Abl. III gewöhnlich vorhanden. Wenn diese Zacke fehlt, muß man immer daran denken, daß die Saite vielleicht zu schlaff war. Mit Ausnahme der Zacke Q sind alle Zacken bei Abl. II am größten. Es kommt auch bei Gesunden vor, daß bei Abl. III die S-Zacke tiefer ist als R, was für die Differentialdiagnose gegenüber der Hypertrophie des linken Ventrikels wichtig ist.* LEWIS *und* GILDER *finden weiter in Bestätigung einer Angabe von* EINTHOVEN, *daß wiederholte Aufnahmen desselben Menschen an verschiedenen Tagen*

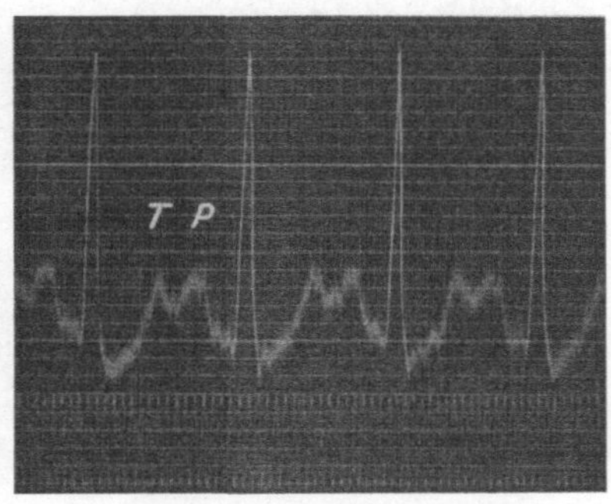

Abb. 88. *Superposition der Vorhofzacke auf die Nachschwankung bei gesteigerter Frequenz (175 in der Minute).*

auch in größeren Intervallen eine bis in die kleinsten Einzelheiten gehende Konstanz der individuellen Kurve ergeben.

Wenn Vorhof und Kammer mehr oder weniger gleichzeitig in Tätigkeit treten, dann addieren sich die Potentialdifferenzen und die ihnen entsprechenden Ausschläge. Es kommt z. B. zu einer solchen Superposition der P-Zacke und der Nachschwankung, wenn bei Pulsbeschleunigung die Diastole sich stark verkürzt (Abb. 88) oder bei komplettem Block, wo die von den Vorhöfen unabhängig schlagenden Kammern in immer wechselnde Beziehungen zu den regelmäßig schlagenden Vorhöfen treten (siehe Abb. 215). Dabei kann die Vorhofzacke auch mit der Anfangsschwankung zusammenfallen, und auch da ist die Superposition meist deutlich erkennbar.

Das Ekg bei Änderungen der Herzlage. — *Wir haben oben auseinandergesetzt, daß bei einer bestimmten Herzlage die Form des Ekg von den zur Ableitung gewählten Stellen abhängt. Es ist daher selbstverständlich, daß sich die Form des Ekg auch ändern muß, wenn bei gleichbleibender Ableitung sich die Lage des Herzens ändert. Das beste Beispiel hierfür ist der Situs inversus. Bei dieser angeborenen Anomalie ist die Herzlage ein Spiegelbild der normalen, soweit die Anordnung nach rechts und links in Betracht kommt. Es liegt also die Herzspitze rechts, die Herzbasis links. Dementsprechend ist auch das Ekg das Spiegelbild*

des normalen, aber nur bei Abl. I (Abb. 89a): die Zacken P, R und T sind nac
abwärts, S nach aufwärts gerichtet. Sehr anschaulich wird diese Veränderun
dadurch demonstriert, daß man eine verkehrte Ableitung anwendet, indem man d
Basiselektrode nicht mit dem rechten, sondern mit dem linken Arm verbindet, d
Spitzenelektrode mit dem rechten. Dann bekommt man bei Abl. I die gewöhnlich
Ekg-Form (Abb. 89b), weil man jetzt mit der Ableitung der verkehrten Herzlag
Rechnung getragen hat. Daß das Ekg bei den Abl. II und III nicht verkehrt is
ist selbstverständlich, weil die Herzlage ja in bezug auf die Längsachse nicht ve
kehrt ist, sonst müßte die Herzspitze gegen die obere Brustapertur gerichtet sei
und die Herzbasis über dem Zwerchfell liegen. Es ergibt sich aber doch ein Unte

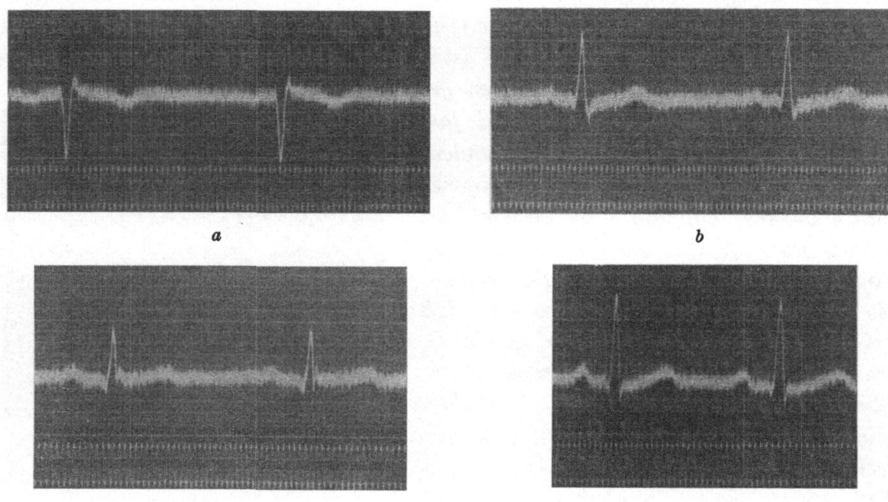

a   b

c   d

Abb. 89. *Situs inversus.* a) *Ableitung I bei normaler Verbindung;* b) *bei verkehrter Verbindung;*
c) *Ableitung II;* d) *Ableitung III.*

schied gegenüber der gewöhnlichen Ekg-Form, indem jetzt nicht bei Abl. II, sonder
bei III die größten Ausschläge erhalten werden (Abb. 89c und d). Dies erklä
sich daraus, daß bei normaler Herzlage die Abl. II der Längsachse des Herzen
entspricht, während sie beim Situs inversus ungefähr senkrecht darauf steht. De
Abl. II würde jetzt die vom linken Arm zum rechten Bein entsprechen; da abe
beide Beine ungefähr dasselbe Potential haben, entspricht die Abl. III beim Situ
inversus fast ganz der Abl. II bei normaler Herzlage.
Experimentelle Untersuchungen haben ergeben, daß sich das Ekg nur seh
wenig oder gar nicht ändert, wenn man das Herz im Thorax von links nach rech
verschiebt, daß dagegen bedeutende Änderungen der Anfangsschwankung zustande
kommen, wenn man das Herz um seine Längsachse dreht, so daß mehr vom rechte
*oder vom linken Ventrikel auf die ventrale Seite zu liegen kommt (*LOHMANN *un*
MÜLLER*). Diesen experimentellen Befunden entspricht auch die Tatsache, da*
die Verdrängung des Herzens durch ein Pleuraexsudat bzw. die Rückkehr in di
normale Lage bei Punktion eines solchen Exsudates keinen nennenswerten Ein
fluß auf die Form des Ekg hat. Dagegen kann man manchmal bei der gewöhn
lichen, noch besser bei der tiefen Atmung bedeutende Änderungen in der Forr

des Ekg feststellen, und diese beruhen auf einer Drehung des Herzens um die Sagittal-
achse (EINTHOVEN, FAHR *und* DE WAART). *In Abb. 90 sind solche Kurven dar-*
gestellt: man sieht bei Abl. I und II einen geringen periodischen Wechsel in der
Größe der R-Zacken, in Abl. III ist der mit der Atmung einhergehende Wechsel

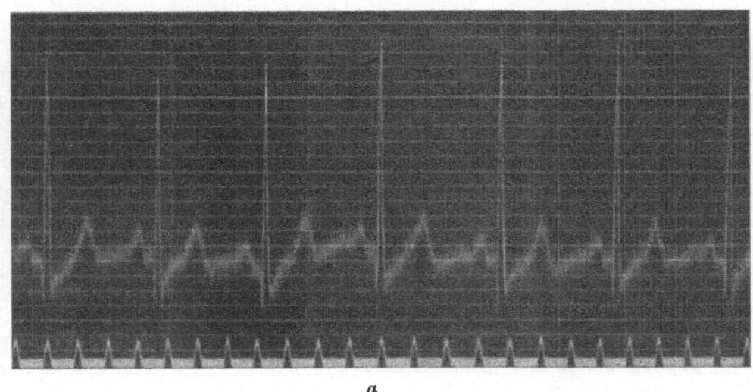

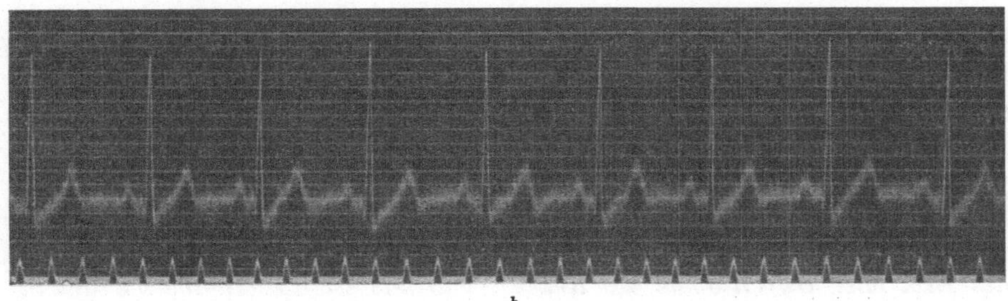

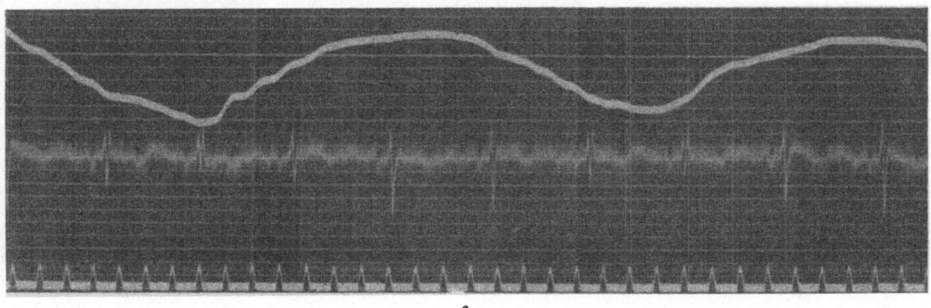

Abb. 90. Änderung der Form des Ekg bei normaler Atmung (Inspiration nach abwärts). Ableitung I (a),
II (b), III (c). Zeit in ¹/₅″.

in der Form der Anfangsschwankung viel deutlicher (bei der über dem Ekg abge-
bildeten Atmungskurve geht die Inspiration nach abwärts).

EINTHOVEN, FAHR *und* DE WAART *haben eine Methode angegeben, durch die*
man mit Hilfe der drei typischen Ableitungen die Richtung und die manifeste
Größe des Potentialunterschiedes für jede Phase der Herzrevolution bestimmen
kann; es würde aber zu weit führen, wenn wir diese wertvolle Methode hier ein-
gehender besprechen wollten.

Veränderungen des Ekg bei Herzhypertrophie. — *Es ist schon von* EINTHOVEN
darauf hingewiesen worden, daß das Ekg bei Hypertrophie der Vorhöfe, sowie

des rechten oder des linken Ventrikels in charakteristischer Weise verändert wird. Bei Hypertrophie der Vorhöfe findet man entweder eine Verbreiterung und Vergrößerung der Vorhofzacke oder eine mehr weniger tiefgehende Spaltung in ihr (siehe Abb. 23). Eine solche Spaltung ist aber mit Vorsicht zu beurteilen, weil doppelgipflige Vorhofzacken auch bei Gesunden vorkommen. Dagegen sieht man

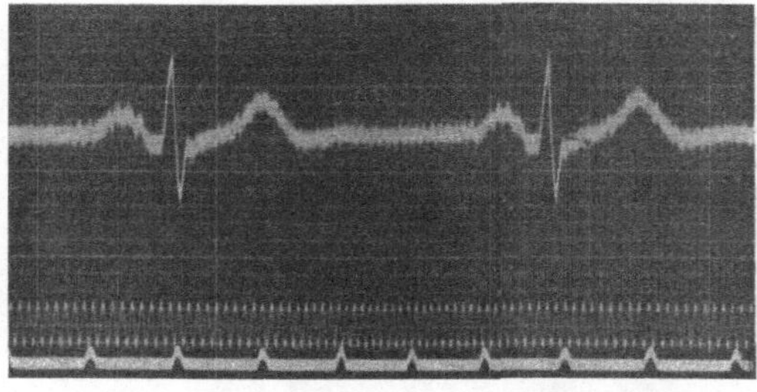

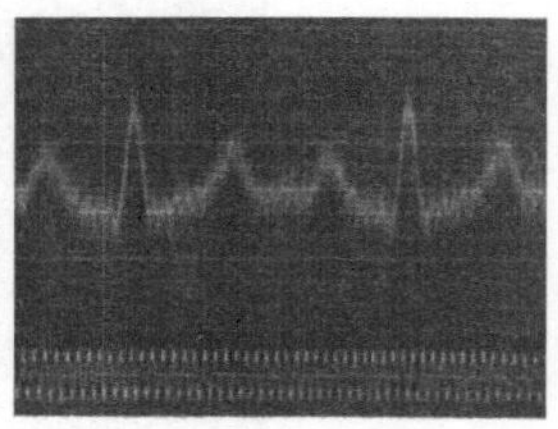

Abb. 91. *Vergrößerung der Vorhofzacke bei Mitralstenose.*
Ableitung II.

Abb. 92. *Vergrößerung der Vorhofzacke bei Pulmonalstenose.*
Ableitung II.

so große und breite Zacken, wie sie in Abb. 91 dargestellt sind, bei Gesunden niemals und auch bei Mitralstenose sind sie selten, weil die Vorhöfe bei so hochgradigen Veränderungen meist nicht mehr normal schlagen, sondern flimmern, wobei die P-Zacke überhaupt verschwindet. Die Abb. 91 zeigt die Verbreiterung von P bei Mitralstenose, also bei Hypertrophie beider Vorhöfe, die Abb. 92 eine solche bei Pulmonalstenose, also bei Hypertrophie des rechten Vorhofes.

Eine einseitige Kammerhypertrophie führt zu sehr markanten Veränderungen des Ekg. Bei Hypertrophie des linken Ventrikels ist die Anfangsschwankung

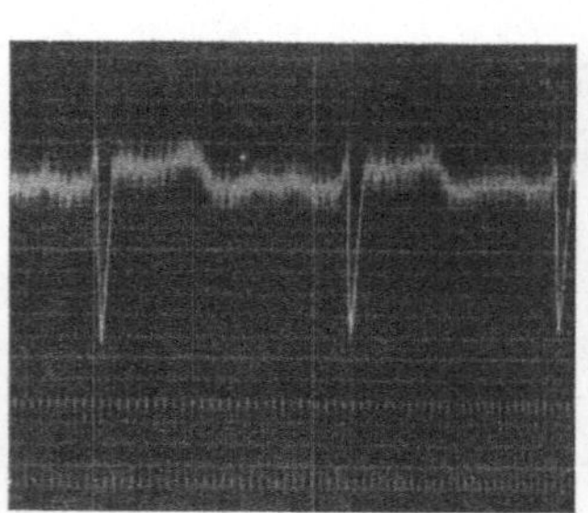

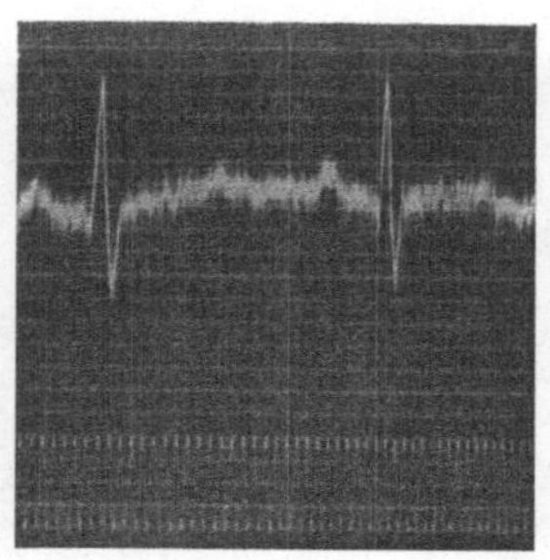

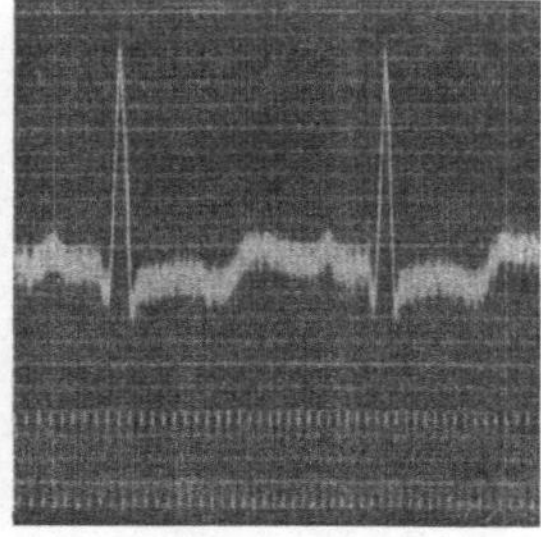

a   b   c

Abb. 93. *Hypertrophie des rechten Ventrikels bei Pulmonalstenose bei Ableitung I, II, III.*

bei Abl. I nach aufwärts, bei Abl. III nach abwärts gerichtet (Abb. 94), bei Hypertrophie des rechten Ventrikels ist es umgekehrt (Abb. 93). In beiden Fällen steht dann die Kurvenform bei Abl. II in der Mitte. Die Nachschwankung hat bei den Abl. I und III gewöhnlich die umgekehrte Richtung, so daß eine zweiphasische Kurve entsteht; diese kann dann der Kurve bei Schenkelblock, d. h. bei Leitungsstörung in einem Tawaraschen Schenkel sehr ähnlich sein, so daß die Unterscheidung in einem bestimmten Falle nicht immer leicht ist; wir kommen darauf bei der Besprechung der Leitungsstörungen noch zurück. Bei Hypertrophie des rechten Ventrikels gibt die Abl. I infolge der Umkehr der Anfangsschwankung ein eigenartiges Bild; dieses darf aber nicht mit dem beim Situs inversus verwechselt werden, denn bei diesem sind auch die anderen Zacken umgekehrt (Abb. 89a), während bei der Hypertrophie des rechten Ventrikels die Vorhofzacke und die Nachschwankung die gewöhnliche Richtung haben. In Abb. 94 ist bei Abl. II und III vor der Vorhofzacke eine sanfte Welle zu sehen; es ist nicht sicher zu entscheiden, ob sie zur Vorhofzacke gehört oder eine etwas spät auftretende U-Welle darstellt; ich glaube eher das letztere.

Wenn man sagt, daß die beschriebenen Veränderungen des Ekg eine Hypertrophie einer Kammer anzeigen, so ist das insoferne nicht genau, als diese Veränderungen nur das Überwiegen der einen Kammer über die andere erkennen lassen; wenn also beide Kammern gleichmäßig an Masse zunehmen, wird man diese Veränderungen vermissen. Die Hypertrophie des rechten Ventrikels findet man in so ausgesprochenem Maße fast nur bei angeborenen Herzfehlern, besonders bei Pulmonalstenose, weniger deutlich auch bei Mitralstenose. Die isolierte Hypertrophie des linken Ventrikels findet man vorzugsweise bei Aortenfehlern und bei Schrumpfniere. Es gibt zwar sowohl Mitralstenosen wie Aortenfehler, wo das Ekg die charakteristische Form nicht zeigt; im großen und ganzen aber stimmt, wie LEWIS *bei gesonderter Wägung der beiden Kammern in solchen Fällen*

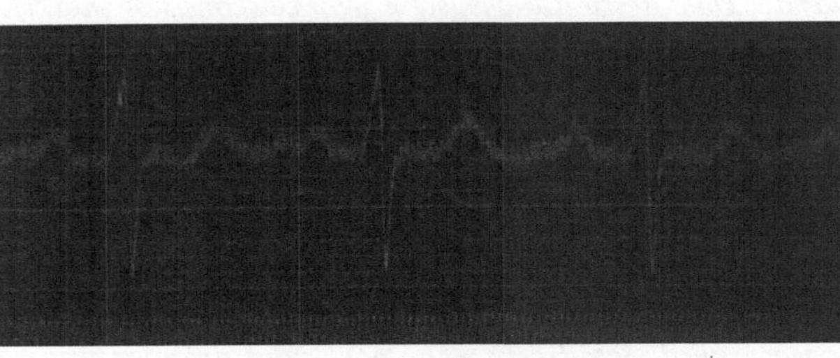

Abb. 94. *Hypertrophie des linken Ventrikels bei Aorteninsuffizienz (Lokomotivrhythmus, zweigipflige Radialwelle). Ableitung I, II, III.*

gefunden hat, die elektrokardiographische Diagnose mit dem Massenverhältnisse der beiden Kammern gut überein. Dazu kommt, daß das Kind in den ersten drei Monaten seines extrauterinen Lebens ein relativ schweres rechtes Herz hat und auch dementsprechend bei Abl. I eine negative Anfangsschwankung oder wenigstens eine tiefe S-Zacke aufweist. Auch dieser Befund zeigt, daß es sich nicht um eine Hypertrophie sondern nur um das Überwiegen des rechten Ventrikels über den linken handelt. Nach den neuen Untersuchungen von HERRMANN *und* WILSON *ist aber das relative Gewicht der beiden Kammern nur einer von den Faktoren, welche die Form des Ekg bestimmen, und er kommt nur dann zur Geltung, wenn eine starke Hypertrophie besteht, während bei einem Kammergewicht unter 250 g keine erkennbaren Beziehungen bestehen. Tatsächlich findet man nicht selten die typischen Veränderungen des Ekg, ohne daß die klinische Untersuchung eine*

Hypertrophie anzeigen würde, während andererseits klinisch und röntgenologisch eine deutliche Hypertrophie, besonders der linken Kammer, vorhanden sein kann, ohne daß das Ekg die charakteristischen Veränderungen zeigt. Man darf also niemals aus dem Ekg etwa einen Klappenfehler diagnostizieren wollen oder von einer „leichten" Hypertrophie des linken Ventrikels sprechen, wenn bei Abl. III eine mäßig tiefe S-Zacke zu sehen ist. Die Form des K-Ekg hängt jedenfalls nicht allein von dem Massenverhältnisder beiden Kammern ab, sondern, abgesehen von Leitungsstörungen in den Verzweigungen des Reizleitungssystems, vor allem von der Herzlage.

So erklärt es sich auch, daß die Hypertrophie einer Kammer zu den typischen Veränderungen des Ekg führt. GROEDEL und MOENCKEBERG haben 1913 einen Fall von angeborener Pulmonalstenose untersucht, der die typische Umkehr der Anfangsschwankung bei Abl. I aufwies. Bei der Obduktion lag der ganze rechte Ventrikel vorn, der linke ganz hinten, so daß das Kammerseptum genau in der Frontalebene stand. Das Reizleitungssystem war vollkommen intakt, so daß die besondere Form des Ekg nicht auf eine Störung der Reizleitung zurückgeführt werden konnte. GROEDEL und MOENCKEBERG weisen nun darauf hin, daß infolge der eigenartigen Fixierung des Herzens im Thorax dieses sich bei Hypertrophie des rechten Ventrikels um die beiden Hohlvenen so drehen muß, daß der linke Ventrikel mehr nach hinten zu liegen kommt; es wird dabei die Lage der beiden Kammern zu den Ableitungsstellen am rechten und am linken Arme so geändert, daß die Anfangsschwankung bei Abl. I sich umkehrt. Bei Hypertrophie des linken Ventrikels dagegen wird sich dieser mehr nach vorn drängen und so das Herz in der entgegengesetzten Richtung drehen. Man braucht ja nur den in Abb. 90 dargestellten Einfluß der Atmung anzusehen, um die Richtigkeit dieser Erklärung zu erkennen; es ist aber sehr wohl möglich, daß auch die Art der Reizausbreitung in der hypertrophischen Kammer eine andere ist und daß dies einen wesentlichen Anteil an der charakteristischen Form des Kammer-Ekg hat.

Was das Ekg bei der unregelmäßigen Herztätigkeit zeigt, wird bei den einzelnen Arten der Arhythmie besprochen werden; auf die für die Klinik wichtigen Veränderungen der Nachschwankung kommen wir im Kapitel über die Prognose zurück.

24. Kapitel.

Vermehrte Frequenz der Herztätigkeit.

Die normale Frequenz. — Einteilung der Fälle von gesteigerter Frequenz. — Fälle, wo das Herz durch psychische Erregung plötzlich zu beschleunigter Tätigkeit angeregt wird. — Fälle, die jede Anforderung an die Kraft des Herzens mit vermehrter Frequenz beantworten. — Fälle, in denen die Herztätigkeit ständig beschleunigt ist. — *Das Ekg bei Basedow.* — Fälle, bei denen die vermehrte Frequenz des Herzens in unregelmäßigen, paroxysmalen Anfällen auftritt. — Die Ursache der erhöhten Frequenz der Herztätigkeit. — Prognose.

Die normale Frequenz. — Die Frequenz der Herztätigkeit schwankt sehr beträchtlich je nach Alter, Geschlecht und individuellen Besonderheiten. Bei der Geburt beträgt sie gewöhnlich 130—140 Pulsschläge in der Minute.

Mit fortschreitendem Alter verlangsamt das Herz seine Tätigkeit allmählich: zwischen 9 und 10 Jahren beträgt der Durchschnitt ungefähr 90, bei 20 Jahren ungefähr 74, bei 30 Jahren von 66—76, dabei bleibt es bis über 50 Jahre, dann beginnt die Frequenz allmählich zuzunehmen. In allen Lebensaltern kann man sehr beträchtliche Unterschiede antreffen und die folgende Tabelle, die von W. A. Guy in Todds Enzyklopädie zusammengestellt ist, gibt eine gute Vorstellung von diesen Schwankungen.

„Die folgende Tabelle gibt die Pulszahl für je 5 Jahre des ganzen menschlichen Lebens. Die Durchschnittszahlen für die ersten 8 Perioden sind auf je 50 Beobachtungen gegründet, und zwar 25 männlichen und 25 weiblichen Geschlechtes. Ebenso ist die Durchschnittszahl für die Periode 76—80 aus ebensoviel Fällen in derselben Verteilung berechnet. Für die meisten anderen Perioden sind die Durchschnittszahlen aus 40 Beobachtungen gewonnen, 20 Männer und 20 Frauen, wo die Zahl der Fälle kleiner ist, ist dies in einer Anmerkung angegeben.“

Alter	Maximum	Minimum	Durchschnitt	Schwankungsbreite
2—5	128	80	105	48
5—10	124	72	93	52
10—15	120	68	88	52
15—20	108	56	77	52
20—25	124	56	78	68
25—30	100	53	74	47
30—35	94	58	73	36
35—40	100	56	73	44
40—45	104	50	75	54
45—50	100	49	71	51
50—55[1])	88	55	74	33
55—60	108	48	74	60
60—65	100	48	74	60
65—70	96	52	75	44
70—75	104	54	74	50
75—80	94	50	72	44
80 und mehr[2])	98	63	79	35

Die Frequenz des Herzens nimmt bei Anstrengung stark zu, selbst bei solchen Leuten, die gut trainiert sind. So fand Deane bei einer Berufstänzerin am Ende des Tanzes eine Pulsfrequenz von mehr als 200 in der Minute. Die Frequenz ging jedoch rasch wieder zur Norm zurück. Nach Pembrey und Todd ist die Erhöhung der Frequenz bei trainierten Leuten eher größer als bei untrainierten, aber die Rückkehr zur normalen Frequenz findet bei trainierten Personen rascher statt; es gibt aber so viele Ausnahmen von dieser Regel, daß sie für die Beurteilung der Herzkraft nur wenig Wert hat.

Einteilung der Fälle von erhöhter Frequenz. — Wenn wir die Zustände in Betracht ziehen, die zu erhöhter Frequenz der Herztätigkeit Veranlassung geben, so stehen wir einer so großen Zahl gegenüber, daß es unmöglich ist, sie alle zu berücksichtigen. Ich möchte hier nur von der abnormen Erhöhung der Pulszahl sprechen und von gewissen Bedingungen, die raschen Puls herbei-

---

[1]) 22 Beobachtungen.   [2]) 29 Beobachtungen.

führen können, abgesehen von fieberhaften Zuständen. Die Besprechung wird am besten in vier Gruppen geteilt: 1. Fälle, wo das Herz durch psychische Erregung plötzlich zu beschleunigter Tätigkeit angeregt wird; 2. Fälle, in denen das Herz auf jede Anforderung an seine Leistungsfähigkeit mit vermehrter Frequenz antwortet; 3. Fälle, wo die Herzfrequenz ständig erhöht ist; 4. Fälle, in denen die Beschleunigung in unregelmäßigen, paroxysmalen Anfällen auftritt.

Fälle, wo das Herz durch psychische Erregung plötzlich zu beschleunigter Tätigkeit angeregt wird. — Die Empfindlichkeit des Herzens für psychische Erregung ist sehr verschieden und in vielen Fällen ist sie so andauernd, daß es unmöglich ist, sich im Laufe der Untersuchung eine richtige Vorstellung von der wirklichen Frequenz zu bilden, weil die Anwesenheit des Arztes als erregende Ursache wirkt. Das macht oft Schwierigkeiten, wenn man Grund hat, eine Erkrankung des Herzens zu vermuten. Die rasche Herztätigkeit kann ein Geräusch oder eine Arhythmie zutage treten lassen und diese werden dann vielleicht als Zeichen einer Erkrankung aufgefaßt. Gerade in solchen Fällen können Herzen, die in jeder Beziehung gesund sind, solche Symptome zeigen, und man soll daher seine Meinung lieber auf die Kenntnis dessen gründen, was das Herz bei Anstrengung leisten kann. Bei der Mehrzahl der Leute, die sich für eine Lebensversicherung oder eine Anstellung untersuchen lassen, kann diese Kenntnis erworben werden, wenn man danach fragt, wie sie eine mit schwerer Körperarbeit verbundene Anstrengung ausgehalten haben. Bei jungen Leuten habe ich manchmal kurze Perioden von Verlangsamung erzielen können, wenn ich sie langsam und tief atmen ließ, und ich betrachte dies in Übereinstimmung mit den auf S. 202 angeführten Ansichten als ein Zeichen, daß das Herz wahrscheinlich gesund ist.

Fälle, die auf jede Anforderung an die Kraft des Herzens mit vermehrter Frequenz reagieren. — Die Fälle dieser Gruppe, wo das Herz eine gesteigerte Kraftanforderung mit erhöhter Frequenz beantwortet, zeigen eigentlich nur eine übertriebene Form des Normalzustandes. Wenn jemand über Herzklopfen oder rasche Herztätigkeit klagt, nachdem er einige Stufen gestiegen ist, so erkennen wir das als abnorm, was wir bei einem Menschen, der eine halbe Meile in höchster Eile gelaufen ist, für normal ansehen. Mit anderen Worten, diese vermehrte Frequenz ist ein Beweis, daß die Leistungsfähigkeit des Herzens in hohem Maße vermindert ist. Ein weiterer Schluß kann aus der Beobachtung dieser Kranken gezogen werden, nämlich, daß die Erschöpfung der Reservekraft die Erregbarkeit des ganzen Herzens erhöht, denn nicht nur ist die Frequenz erhöht, sondern die Kontraktion durchläuft auch das Herz mit größerer Schnelligkeit und die Kammersystolen sind von kürzerer Dauer. *Die Pulsbeschleunigung bei körperlicher Arbeit entsteht auf dem Wege der Accelerantes oder fördernden Herznerven, welche gleichzeitig mit den Skelettmuskeln innerviert werden. Diese Nerven wirken beschleunigend auf die Reizbildung im Sinusknoten, so daß das Herz rascher schlägt (positiv chronotrope Wirkung), sie beschleunigen die Reizleitung (dromotrope Wirkung), sie verstärken die Kontraktion (inotrope Wirkung) und erhöhen die Reizbarkeit des Herzens (bathmotrope Wirkung). Die Beschleunigung des Herzschlages hat zur Folge, daß die Dauer einer Herzperiode abnimmt, wobei hauptsächlich die Diastole kürzer wird; bei höheren Frequenzen ist aber auch die Verkürzung der Systole deutlich, so daß auch* *bei stärkerer Beschleunigung noch eine kurze Diastole, die ja für die Füllung der Kammern notwendig ist, übrig bleibt. Das ist die normale Acceleranswirkung, wie sie auch im Experiment beim gesunden Tier stets erzielt werden kann. Eine andere Frage ist, warum das geschwächte Herz, wenn stärkere Leistungen von ihm verlangt werden, rascher schlägt als das gesunde und später zur Normalfrequenz zurückkehrt.* Die erhöhte Frequenz sollte uns stets veranlassen, die Ursache, aus der sie entsteht, festzustellen. Die Zustände, die ihr zugrunde liegen, sind zu zahlreich, um alle aufgezählt zu werden, aber sie deuten schließlich alle auf Schwächung oder vermehrte Reizbarkeit des Herzmuskels hin. Bei allen erschöpfenden Krankheiten und während der Rekonvaleszenz nach einer zehrenden Krankheit, wie Typhus, kann die Frequenz der Herztätigkeit selbst durch sehr mäßige Anstrengung stark vermehrt werden. Bei den verschiedenen Anämien (Chlorose, perniziöse Anämie, maligne Kachexie) und besonders bei Vergiftung des Herzens ist die schnelle Herztätigkeit sehr oft das Symptom, das zuerst die Aufmerksamkeit des Kranken auf sich lenkt. Bei organischen Herzaffektionen, wie z. B. bei den verschiedenen Formen von Myokarditis, bei fettiger Degeneration des Myokards und bei solchen Klappenerkrankungen, wo nur ein kleiner Rest von Reservekraft vorhanden ist, ist vermehrte Pulsfrequenz nach Anstrengung ein ganz gewöhnliches Vorkommnis. Viele der Kranken, deren Leiden wir soeben aufgezählt haben, zeigen in der Ruhe eine Pulszahl, die ungefähr normal oder nur wenig über das Normale erhöht ist. Das Herz scheint dann fähig zu sein, den Anforderungen des Kreislaufes zu genügen, scheint aber mit dem letzten Aufgebote seiner Reservekraft zu arbeiten. Bei Anstrengung wird diese Reservekraft schnell erschöpft, und da das Herz unfähig ist, den Anforderungen der Gewebe nach größerer Blutzufuhr durch stärkere Kammerkontraktionen zu entsprechen, so hilft es sich in der Weise, daß es eine größere Zahl schwächerer und weniger vollständiger Kontraktionen ausführt.

Neben der Frequenzsteigerung stellt sich gewöhnlich beschleunigtes und mühsames Atmen ein, und zwar nicht nur dann, wenn ein kräftiges Herz durch eine große Kraftleistung überanstrengt wird, sondern auch, wenn ein schwaches Herz einer leichten Anstrengung nicht mehr gewachsen ist. Bei älteren Leuten kommt es nicht selten vor, daß eine Anstrengung, noch ehe es zur Beeinträchtigung der Atmung kommt, infolge eines Gefühls von Schwere oder Beklemmung in der Brust unterbrochen werden muß; selbst Schmerz in der Brust kann entstehen, manchmal heftig, manchmal schwach, aber doch so stark, daß er in allen Fällen gebieterisch das Aufhören der Anstrengung fordert.

Es ist unmöglich, mit annähernder Genauigkeit anzugeben, wann eine Pulszahl nach mäßiger Anstrengung abnorm ist und ebenso unmöglich ist es, zu sagen, wie groß die Pulszahl im gesunden Zustand unter ähnlichen Bedingungen sein soll. Die Erhöhung ist oft so deutlich, daß ihre Feststellung außer allem Zweifel ist. So ist eine Vermehrung um 5—10 Schläge in der Minute, wenn man den Kranken aufsitzen oder sich im Bett herumdrehen läßt, vielleicht nicht sehr beachtenswert, wenn sie aber 15—30 Schläge beträgt, dann haben wir einen deutlichen Beweis, daß es sich um einen Zustand handelt, in dem die Reservekraft des Herzens erschöpft ist. Diese nach einer mäßigen Anstrengung auftretende Zunahme der Pulszahl über das Normale gibt uns keinen

Anhaltspunkt über die Natur des Vorganges, der die Reservekraft des Herzens vermindert hat. Wie bereits bemerkt wurde, kommen da so viele in Betracht, daß eine Untersuchung auf andere Symptome unternommen werden muß, um sie ausfindig zu machen.

Da mäßige Anstrengung auch bei gesunden Herzen oft eine beträchtliche Pulsbeschleunigung hervorruft (bis zu 120—140 bei raschem Gehen), ist es nicht ratsam, eine Frequenzzunahme als ein Zeichen von Schädigung zu betrachten. Man wird finden, daß eine durch Herzschwäche bedingte Frequenzzunahme ·bei Anstrengung noch gesteigert wird und daß dabei immer Empfindungen von Unbehagen oder Schmerz entstehen, die einen besseren Maßstab für die Beurteilung des Herzzustandes abgeben.

Fälle, in denen die Herztätigkeit ständig beschleunigt ist.

a) **Klappenerkrankungen.** — Die zweite Abteilung, wo das Herz eine Frequenz beibehält, die nach unserer Ansicht über das Maß des Gesunden hinausgeht, umfaßt ebenfalls sehr verschiedene Zustände des Herzens. Unter ihnen befinden sich diejenigen Klappenerkrankungen, bei denen der Herzmuskel erschöpft ist, und zwar entweder infolge des Kampfes gegen das durch die Klappenläsion gesetzte Hindernis, oder infolge Degeneration des Muskels selbst. Nicht nur pflegt ein solches Herz auf Anstrengung mit deutlicher Zunahme der Frequenz zu antworten, sondern auch in der Ruhe kann das Herz regelmäßig oder unregelmäßig abnorm schnell schlagen. Das ist sehr wichtig, wenn man die Kraft und den Zustand des Organs, besonders bei Aortenklappenfehlern, beurteilen will. Die Anwesenheit anderer Symptome von Herzschwäche wird uns helfen, das Stadium zu erkennen, in dem sich der Kranke befindet.

b) **Erkrankungen des Myokards.** — Abgesehen von Kranken mit manifester Klappenerkrankung des Herzens gibt es viele, deren Puls schnell ist und bei denen durch die physikalische Untersuchung keine Herzkrankheit entdeckt werden kann. Die Brustwand kann dick und fett sein, oder die Lungen sind so voluminös, daß die wirkliche Größe des Herzens nicht gut bestimmt werden kann. Die Töne können frei von Geräuschen sein und nur so leichte Veränderungen zeigen, daß keine sicheren Schlüsse daraus gezogen werden können. Und doch liegt ein ernstes Leiden vor, was nur zu oft durch den weiteren Verlauf der Krankheit in diesen Fällen bewiesen wird. Wenn wir für den Augenblick die Betrachtung der nervösen und vergifteten Herzen ausschließen, so steht in allen Fällen die Ursache der Beschleunigung mit der mangelnden Kraft der Muskulatur im Zusammenhang. Bei Klappenerkrankungen spricht man in solchen Fällen gewöhnlich von einer Kompensationsstörung, wobei man sich vorstellt, daß der Herzmuskel durch die Rückstauung behindert wird. Bei fettiger oder fibröser Degeneration der Muskulatur ist ihre Schwäche gerade durch diese Degeneration bedingt. In den kranken, durch übermäßige Leistungen überanstrengten Herzen ist die Schwäche der Muskulatur die Hauptursache der ganzen Symptomenreihe, die mit der Herzschwäche verknüpft ist und es ist immer eine Muskelschädigung vorhanden, die es dem Herzen unmöglich macht, die mit der körperlichen Anstrengung verbundene Mehrarbeit zu leisten. Um daher zu einem Urteil über die Bedeutung der Pulsbeschleunigung zu gelangen, ist eine Betrachtung der anderen vorhandenen Symptome notwendig, um in jedem einzelnen Falle zu erkennen, was die Ursache der vermehrten Pulszahl ist. Die Berücksichtigung der näheren Umstände, des Alters und des Zustandes des Kranken ist von großem Nutzen, um zu erkennen, ob die Pulsbeschleunigung auf einer echten Degeneration der Herzwand beruht. Es gibt indessen eine Reihe von Fällen, bei denen es schwierig ist, den schnellen Puls zu erklären, besonders wenn er sich bei augenscheinlich kräftigen, in der Blüte der Jahre stehenden Leuten findet. In diesen Fällen erwähnt die Anamnese im allgemeinen harte Arbeit oder Zeiten äußerster Muskelanstrengung oder toxische Einflüsse. Manchmal gibt man diesem Zustand einen besonderen Namen und bezeichnet ihn als „Soldatenherz". Ärzten, die unter Arbeitern praktizieren, die solchen Muskelanstrengungen ausgesetzt sind, ist ein ähnlicher Zustand gut bekannt. Die Überanstrengung des Herzens ist am augenfälligsten bei Leuten, die eine Neigung zu Fettsucht haben und in ausgiebiger Weise dem Alkoholgenuß ergeben sind. Die Symptome sind hauptsächlich ein beschleunigter Puls und Atemnot nach Anstrengung. Die jüngsten Fortschritte in der Erkennung der abnormen Herztätigkeit haben gezeigt, daß ein großer Teil der als „Überanstrengung" beschriebenen Fälle darauf beruht, daß sich plötzlich Vorhofflimmern oder ein anderer abnormer Rhythmus einstellt. Da diese abnormen Rhythmen wahrscheinlich immer die Folge krankhafter Vorgänge in der Vorhofswand sind, war die besondere Anstrengung, die man für die Ursache der „Überanstrengung" hielt, in Wirklichkeit nur das, was in einem kranken Herzen einen abnormen Rhythmus hervorbrachte.

c) Schwangerschaft. — Es muß bemerkt werden, daß eine hohe Pulszahl oft bei schwangeren Frauen vorhanden ist, aber bei ihnen ist die Ursache nur eine vorübergehende und auf die Entbindung folgt bis zu einem gewissen Grade Wiederherstellung. Doch bleibt nach meiner Erfahrung oft eine gewisse Herzinsuffizienz zurück, die sich in einer deutlichen Beschränkung der Leistungsfähigkeit des Herzens äußert.

d) Toxische Einflüsse. — Es gibt eine große Zahl von Stoffen, die das Herz in Mitleidenschaft ziehen und neben anderen Veränderungen auch eine Pulsbeschleunigung herbeiführen; dahin gehören Alkohol, Arsen, Stoffwechselprodukte von Bakterien usw. Diese werden in dem Kapitel über Vergiftung des Herzens besprochen werden (37. Kapitel).

e) Nervöse Fälle. — Es gibt eine Gruppe von Leuten, die einen raschen Puls zeigen und bei denen kein Herzleiden entdeckt werden kann; auch ihr weiteres Leben zeigt, daß keine ernsthafte Herzstörung vorlag. Diese Leute zeigen andere Symptome, die in deutlicher Weise mit dem Nervensystem in Verbindung stehen und im 15. Kapitel beschrieben worden sind.

f) Erschöpfende Krankheiten. — Es ist immer gut, daran zu denken, daß ein andauernd schneller Puls das früheste Symptom einer erschöpfenden Krankheit sein kann (z. B. perniziöse Anämie) oder des Beginnes einer bösartigen Erkrankung (z. b. Karzinom).

g) Basedowsche Krankheit. — Die wesentlichen den Blutkreislauf betreffenden Erscheinungen bei der Basedowschen Erkrankung sind, wie mir scheint, in vielen Fällen die abnorme und dauernde Erweiterung der kleinen Arterien und ein im Verhältnis zum Widerstande mit relativ großer Kraft arbeitendes Herz. Sie geben sich dem palpierenden Finger durch die rasche und kräftige Pulswelle kund und werden durch die sichtbare Pulsation der oberflächlichen Arterien und der Karotiden gekennzeichnet. Die entsprechenden sphygmographischen Merkmale sind ein steiler Anstieg und ein rascher Abfall, so daß der dikrotische Einschnitt nahe an der Grundlinie liegt (Abb. 95 und 96). Die Frequenz des Pulses kann stark vermehrt sein, bis zu 140—160 in der Minute. Dieselben Umstände, die ungewöhnlich kräftige Austreibung des Blutes in die Arterien, in denen niedriger Druck herrscht, sind auch bei Aorteninsuffizienz vorhanden. Wenn aber auch das Pulsieren der Karotis in beiden Fällen durch ähnliche Ursachen bedingt ist, so muß doch der niedrige arterielle Druck am Ende der Diastole auf verschiedene Ursachen zurückgeführt werden. Bei der Basedowschen Krankheit ist die Erweiterung der Arteriolen und Kapillaren die einzige Ursache, während bei der Aorteninsuffizienz der Rückfluß in den Ventrikel durch die mangelhaft schließenden Klappen

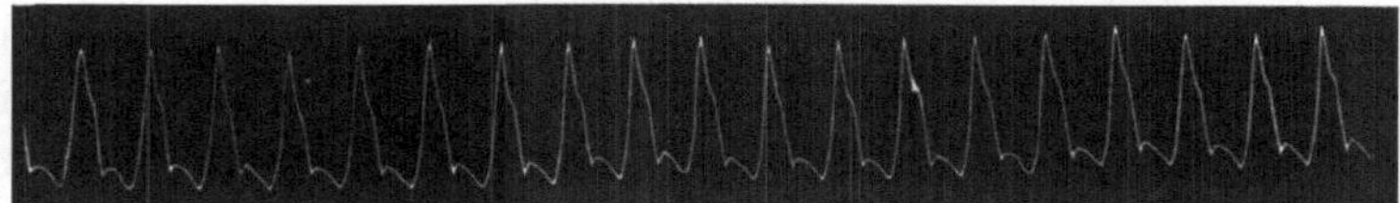

Abb. 95. Von einer 40 Jahre alten Frau, die an Morbus Basedow litt. Puls 120.

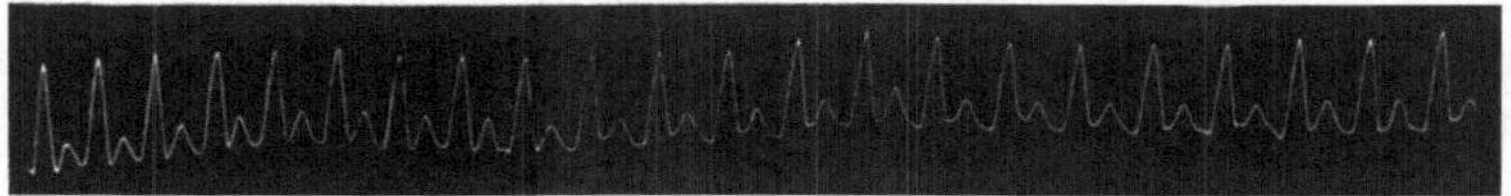

Abb. 96. Von einer 22jährigen Frau, die an Morbus Basedow litt. Puls 120.

dazutritt. Die Kreislaufsverhältnisse bei Morbus Basedow sind denen bei einigen Formen von akutem Fieber vergleichbar, wo das Herz kräftig schlägt und die Arterien erschlafft sind.

Die Erschlaffung der Arteriolen äußert sich ferner in dem subjektiven Wärmegefühl, das einige an Basedowscher Krankheit Leidende empfinden. Sie klagen im Winter selten über Kälte, wie leicht sie auch gekleidet sein mögen, und das ist nicht selten eine Ursache von ehelichen Zwistigkeiten; die kranke Frau kommt im Winter mit wenigen Decken im Bett aus, während der gesunde Mann unter der Kälte leidet. Dieses Wärmegefühl hat mir die Indikationen für die einzige Behandlung dieser Gruppe von Fällen geliefert, die sich sowohl dankbar, als dem Kranken wohltuend erwiesen hat, nämlich die periodische Anregung der Vasomotoren durch kalte Bäder. Immer wenn dieses Wärmegefühl vorhanden war, fand ich, daß diese Bäder eine wohltuende Wirkung ausübten, und wenn Nervosität und Muskeltremor bestand, leistete die Darreichung von Ammon. bromat. große Dienste.

Beim Basedow ist der elektrische Leitungswiderstand der Haut fast immer herabgesetzt. SAHLI bezweifelt, daß dies auf einer stärkeren Durchfeuchtung der Haut beruht, wie gewöhnlich angenommen wird, da man dann durch stärkere Durchfeuchtung der Haut beim Gesunden dasselbe erzielen müßte, was nicht der Fall ist. Man findet auch diese Erscheinung nicht bei Krankheiten, die zu starker Schweißbildung führen, wie z. B. bei Phthise. Nach SAHLI muß der verminderte Hautwiderstand auf dem erhöhten Gehalte der Haut an Elektrolyten beruhen, wofür die nächstliegende Erklärung die Annahme einer stärkeren Durchblutung der

Haut ist, wie sie ja beim Basedow wirklich besteht. Die Herabsetzung des elektrischen Leitungswiderstandes ist von diagnostischer Bedeutung für die Erkennung des Basedow.

Das Ekg bei Basedow. — A. HOFFMANN *hat 1909 angegeben, daß man beim Basedow neben der andauernd hohen Pulsfrequenz (90—140) eine auffallend hohe Nachschwankung besonders bei Abl. II finde, die man selten vermisse. In seinem 1914 erschienenen Buche sagt er, daß er 23 Fälle von thyreotoxischer Erkrankung untersucht und immer ein auffallend hohes T bei Abl. II gefunden habe. Allerdings scheine es, als ob da ein Zusammenhang mit der Verkürzung der Systole bestünde, denn wenn diese länger sei als 0,25″, sei T nicht mehr auffallend groß. Dann hat* LEIDNER *im Jahre 1919 über 21 Fälle berichtet und die Angaben* HOFFMANNS *bestätigt: ein hohes T bei niedrigem oder normalem Blutdruck sei charakteristisch für Basedow. Ich habe (1913) 24 Fälle von sicherem Basedow untersucht, aber die Befunde noch nicht veröffentlicht. Ich kann nun die Angaben* HOFFMANNS *nur insoferne bestätigen, als ich bei Basedowfällen mit hoher Frequenz (etwa 160) gewöhnlich eine hohe Nachschwankung gesehen habe; sie ist aber nicht auffallend hoch und entspricht ungefähr dem, was man auch bei Frequenzsteigerungen aus anderen Ursachen sehen kann. Bei jeder Acceleransreizung oder nach Injektion von Nebennierenextrakt sieht man gleichzeitig mit der Beschleunigung eine Vergrößerung der Vorhofzacke und der Nachschwankung und eine Verkleinerung der R-Zacke eintreten. Eine solche Kurve ist im Tierversuch als Ausdruck eines guten Acceleranstonus bekannt (*ROTHBERGER *und* WINTERBERG*). Da es aber andererseits Basedowfälle gibt, wo die Nachschwankung normal oder sogar klein ist, muß ich zu dem Schlusse kommen, daß es kein typisches Ekg für Basedow gibt.*

Fälle, in denen die erhöhte Frequenz des Herzens in unregelmäßigen paroxysmalen Anfällen auftritt. — Diese Gruppe umfaßt Fälle von „Herzklopfen" und von „paroxysmaler Tachykardie". Es gibt eine ganze Anzahl von verschiedenen Zuständen, die unter diesen Bezeichnungen vereinigt werden, doch fehlt gewöhnlich eine klare Begriffsbestimmung. Eine sehr nützliche und praktische Basis für die Einteilung ist die Art, wie die Kontraktion des Herzens einsetzt. In der weitaus größten Zahl der Fälle von vorübergehender schneller Herzaktion ist die Herztätigkeit vollständig normal; die beschleunigte Herztätigkeit dieser Gruppe fassen wir unter dem Ausdruck „Anfälle von Herzklopfen" zusammen. Bei einer anderen Gruppe von Kranken beginnt die Herzkontraktion nicht an der normalen Stelle; auf diese Klasse beschränken wir den Ausdruck „paroxysmale Tachykardie", und die Fälle sind in den Abschnitten über Vorhofflimmern (S. 239), Vorhofflattern (S. 273) und paroxysmale Tachykardie (S. 289) beschrieben.

Die Frequenz übersteigt in der ersten Klasse selten 170 Pulsschläge in der Minute und der Rhythmus ist regelmäßig, wenn auch gelegentlich Extrasystolen auftreten; bei der letzteren Klasse kann die Frequenz 300 Pulsschläge in der Minute erreichen und der Rhythmus ist häufig unregelmäßig. Die Art und Weise, wie Anfälle von Herzklopfen und paroxysmaler Tachykardie aufhören, ist in der Regel bezeichnend. Beim Herzklopfen nimmt die Frequenz allmählich ab, während die paroxysmale Tachykardie plötzlich aufhört, worauf oft noch ein oder mehrere langsame, starke Herzschläge folgen.

Ein anderer, praktisch wichtiger Unterschied ist von LEWIS entdeckt worden, der zeigen konnte, daß bei der Tachykardie mit normalem Reizursprung

die Frequenz bei Anstrengung und bei Ruhe verschieden ist, während dies bei
den regelmäßigen Tachykardien mit abnormem Reizursprung nicht der Fall ist.

In dem folgenden Abschnitte beschreibe ich unter dem Titel „Herzklopfen"
die gewöhnlicheren Formen von temporärer schneller Herzaktion.

Herzklopfen. — Es kann bei Leuten vorkommen, die an sehr mannigfaltigen Beschwerden leiden. Gewöhnlich ist der Patient sich der Änderung in der
Herztätigkeit bewußt, er fühlt die schnellen Schläge und bezeichnet sie manchmal als leise, manchmal als hart und hämmernd. Das letztere Gefühl kann unter
geringer oder gar keiner Zunahme der Frequenz auftreten. In Fällen von
Klappenerkrankung mit beschränkter Reservekraft kann leichte körperliche

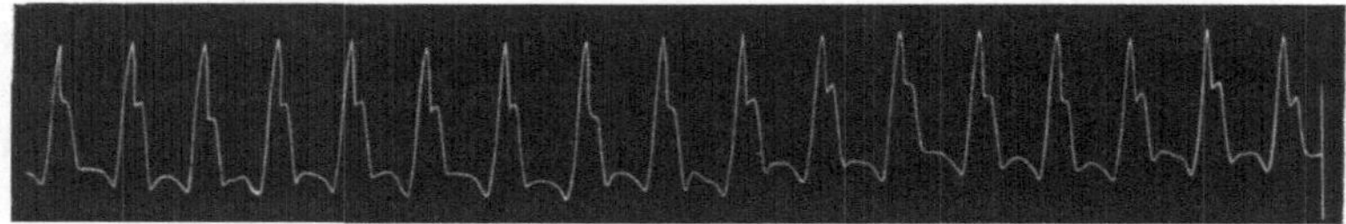

Abb. 97. Während eines Anfalles von Herzklopfen. Puls 105.

Anstrengung oder geistige Aufregung leicht einen Anfall herbeiführen. Selbst
beim Gesunden können gewisse psychische Zustände einen Anfall veranlassen,
während bei einem durch Krankheit geschwächten Kreislauf die Neigung
zu einem Anfall eine viel größere ist. Bei gewissen nervösen Menschen, besonders bei Frauen, findet man das Leiden am ausgesprochensten. Es brauchen
dabei keine organischen Herzaffektionen vorhanden zu sein, und obwohl häufige
Anfälle schließlich die Erschöpfung der Reservekraft herbeiführen können, so
verkürzen sie doch in der Regel das Leben nicht in nennenswerter Weise. Irgend

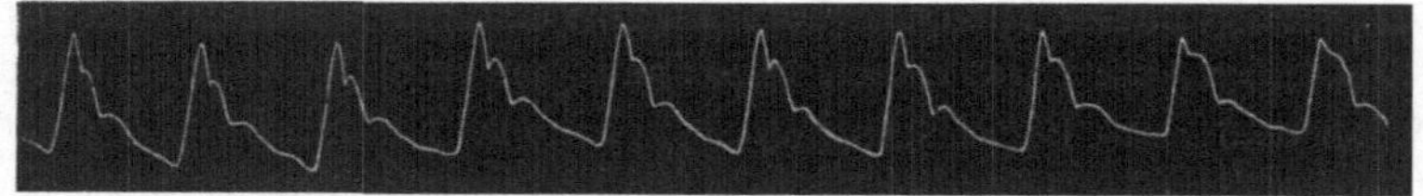

Abb. 98. Kurve des normalen Pulses der Patientin, von der Abb. 97 stammt. Puls 64.

etwas, das die Patientin erschreckt, entweder ein plötzliches Geräusch oder
geistige Aufregung im Wachen oder schwere Träume im Schlafe, führen mit
Leichtigkeit einen Anfall herbei. Dieser kann aber auch einer dunkleren Ursache seine Entstehung verdanken, offenbar im Zusammenhang mit Reflexen,
die von mehr oder weniger entfernten Organen stammen (Magen, Uterus),
oder seine Entstehung läßt sich nicht weiter verfolgen. Wenn ein heftiger Anfall
auftritt, so kann die gewaltsame Herzaktion der Kranken in schmerzhafter
Weise fühlbar werden. Sie zieht es dann vor, aufrecht zu sitzen, atmet tief ein,
rückt unbehaglich von einer Stelle auf die andere und preßt die Hand auf das
Herz. Der Anfall ist von Empfindungen peinlicher Art begleitet, wie z. B. Erstickungsgefühl und Angst vor dem drohenden Tode. Wenn er nachläßt, läßt
er die Kranke in ganz erschöpftem Zustande zurück.

Während des Anfalles ist die Pulsfrequenz gewöhnlich erhöht. Die Arterie
kann von normalem Umfang sein, manchmal jedoch ist sie sehr klein. Der An-
schlag der Pulswelle an den Finger ist plötzlich, scharf und von äußerst kurzer

Dauer. Die Kurve in Abb. 97, die während eines Anfalles von Herzklopfen aufgenommen wurde, zeigt einen hohen Anstieg mit einem tiefen Abfall, so daß der arterielle Druck am Ende des dikrotischen Einschnittes beinahe so niedrig ist, wie am Ende der diastolischen Periode — ein Beweis dafür, daß außer der Erregung des Herzens auch eine starke Erschlaffung der Arterienwand vorliegt. Abb. 98 stammt von derselben Kranken zu einer Zeit, wo das Herz ruhig arbeitete.

Wir treffen gelegentlich Leute, bei denen der Puls eine Zeitlang, manchmal während weniger Minuten, manchmal während einiger Stunden ausnehmend schnell ist und bei denen nur ein Gefühl der Erschöpfung besteht, wenn der Anfall sich wieder legt (Abb. 99). Die Ursachen dieses Zustandes sind so unklar, daß man ihn in der Mehrzahl der Fälle nur vermutungsweise irgendeiner Ursache zuschreiben kann.

Die Ursache der erhöhten Frequenz der Herztätigkeit. — Abgesehen von Fällen mit nervöser Erregung und solchen mit abnormen Rhythmen ist es

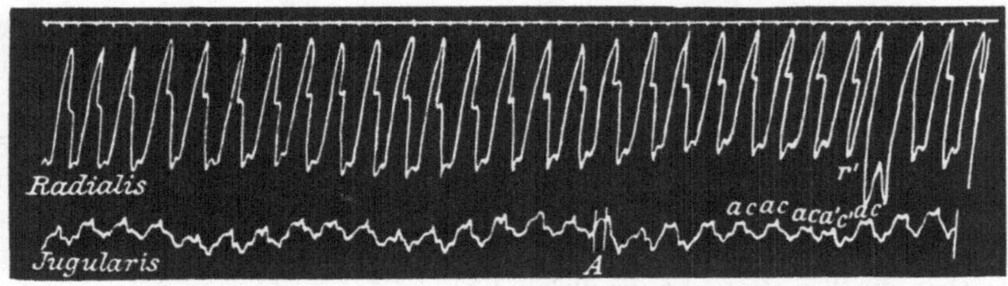

Abb. 99. Gleichzeitige Kurven des Radialis- und Jugularispulses. Der Rhythmus ist normal, die Frequenz 164 in der Minute. Es findet sich eine Vorhofs-Extrasystole (*a′* und *c′* in der Jugulariskurve und *r′* in der Radialiskurve).

äußerst schwierig, die abnorme Beschleunigung treffend zu erklären. Alle Teile des Herzens sind an der Erregbarkeit beteiligt. Sie ist nicht bloß durch die Erweiterung des Herzens bedingt, denn wir finden stark erweiterte Herzen, die keine deutliche Beschleunigung ihrer Tätigkeit zeigen, und andererseits gibt es Herzen von normaler Größe, die lange Zeit sehr rasch schlagen. Wenn man von den nervösen Fällen absieht, könnte man annehmen, daß eine Vergiftung des Herzens oder der Mangel eines bestimmten Nahrungsstoffes die Grundursache sei, die die Gewebe erregbarer macht. Daß sämtliche Gewebe des Herzens ergriffen sind, und nicht nur das motorische Zentrum, wird in vielen Fällen durch die raschere Kontraktion der Kammern und durch die beschleunigte Reizleitung vom Vorhof zur Kammer erwiesen. So zeigt die Kurve in Abb. 99 ein ganz kurzes *a-c*-Intervall, während trotz der abnorm hohen Frequenz der Herztätigkeit die Erregbarkeit des Vorhofsmuskels so groß war, daß tatsächlich eine vorzeitige Vorhofssystole zustande kam. *Wenn die erhöhte Frequenz des Herzschlages zentral ausgelöst und auf dem Wege des Sympathikus bzw. der fördernden Herznerven vermittelt wird, treten, wie wir auf S. 184 ausgeführt haben, neben der Zunahme der Frequenz auch die Beschleunigung der Reizleitung und die Verstärkung der Kontraktionen in Erscheinung, ohne daß deswegen die Ursache im Herzen gesucht werden dürfte. Es kann also unter diesen Umständen trotz der hohen Frequenz auch ein kurzes a-c-Intervall bestehen, obwohl ja sonst dieses länger wird, wenn die Reizleitung in kurzen Zwischenräumen beansprucht wird. Diese zentral ausgelöste Beschleunigung des Herzschlages unterscheidet sich durch diese gleichzeitig mit ihr ausgelöste Förderung der anderen Funktionen von dem Zustande, wo im Vorhofe an abnormer Stelle frequente Reize gebildet werden, die, ohne daß die anderen Funktionen des Herzmuskels entsprechend gesteigert sind, auf die Kammern übergehen wollen. Es hängt dann ganz vom Zustande der Reizleitung ab, ob ihnen das gelingt und eine Kammertachykardie entsteht oder ob durch gleichmäßige oder ungleichmäßige Blockierung an der a-v-Grenze eine langsamere, regelmäßige oder unregelmäßige Kammerschlagfolge zustande kommt.*

Prognose. — Eine Anzahl von Leuten, deren Herz zu schnell schlägt, zeigt keine Zeichen einer Herzstörung. Wir können dann ihren Zustand nach ihrer Reservekraft beurteilen. Abgesehen von Fällen mit vorausgegangenem Rheumatismus oder mit ernstem Herzleiden, habe ich gefunden, daß bei Leuten mit ständig schnell schlagendem Herzen sich dessen Zustand allmählich bessert, und selbst Fälle von Basedow können sich allmählich erholen, indem das Herz zur langsamen Tätigkeit zurückkehrt. Wenn ein Alkoholiker den Weg zur Besserung einschlägt, bevor Veränderungen in den anderen Organen sich eingestellt haben, so zeigt das Herz eine wunderbare Fähigkeit, sich zu erholen. Bei anderen Krankheiten, wie Tuberkulose und malignen Erkrankungen, ist die weitere Entwicklung der Erkrankung offenbar bis zu einem gewissen Grade von der Herzaffektion unabhängig. In Fällen mit Klappenerkrankungen, besonders der Aorta, sehe ich die anhaltend erhöhte Frequenz (über 90) nicht gerne, da sie gewöhnlich eine ernsthafte Schwächung des Myokards bedeutet, und wenn die Kranken auf die Behandlung nicht reagieren, gehen sie im allgemeinen rasch einem verhängnisvollen Ende entgegen.

25. Kapitel.

Herabgesetzte Frequenz der Herztätigkeit.

Definition des Ausdruckes „Bradykardie". — Normale Bradykardie.

Definition des Ausdruckes „Bradykardie". — Mit dem Ausdruck „Bradykardie" wurde eine Verlangsamung des Arterienpulses bezeichnet, und daraus wurde geschlossen, daß die Tätigkeit des ganzen Herzens verlangsamt sei. Die Folge war, daß der Ausdruck in vielen Fällen ganz unrichtig angewandt wurde. So wird er sehr häufig in Verbindung mit dem Zustande gebracht, der als „Herzblock" bekannt ist, ein Zustand, in dem, wie wir später sehen werden, nur der Ventrikel langsam schlägt, während der Vorhof eine normale oder sogar erhöhte Frequenz aufweist.

Um die verschiedenen Formen herabgesetzter Pulsfrequenz zu unterscheiden, ist es notwendig, die Tätigkeit der einzelnen Kammern des Herzens zu beobachten. Man wird dabei finden, daß die Fälle mit verminderter Pulsfrequenz in fünf Klassen eingeteilt werden können: 1. Fälle, in denen alle Kammern des Herzens an der langsamen Tätigkeit teilnehmen (normale Bradykardie); 2. Fälle, wo die verminderte Pulszahl durch das Aussetzen eines Pulses bedingt ist, indem der Ventrikel sich kontrahiert, die Pulswelle aber zu schwach ist, um das Handgelenk zu erreichen (Abb. 118 und 119); 3. gewisse Fälle von Vorhofflimmern; 4. Fälle, wo der Reiz zwischen Vorhof und Kammer blockiert ist, so daß der Vorhof in seinem normalen Rhythmus schlägt (34. Kapitel), oder wenn Vorhofflattern besteht, der Ventrikel aber nicht alle

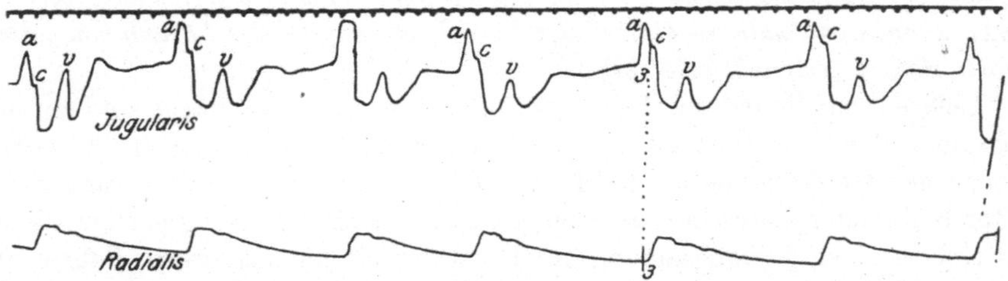

Abb. 100. Bradykardie bei einem gesunden Akrobaten. Frequenz 26—30 in der Minute. Der Jugularispuls zeigt, daß alle Herzabteilungen an der Bradykardie beteiligt sind.

Vorhofreize beantwortet (31. Kapitel); 5. Fälle, in denen der Vagus die Herztätigkeit verlangsamt und in verschieden langen Perioden einen Stillstand des ganzen Herzens bewirkt (26. Kapitel).

Normale Bradykardie. — Sie besteht nur dann, wenn alle Kammern des Herzens langsam arbeiten. Die Art dieser Verlangsamung wird am besten demonstriert durch den Vergleich von Kurven des Jugularispulses mit solchen der Radialis (Abb. 100) oder des Spitzenstoßes (Abb. 101), wobei der Vorhof, wie man sieht, ebenso oft schlägt wie die Kammer. *Im Ekg sieht man die Zacken P, R und T in normalem Abstande, nur sind die einzelnen Elektrogramme der Pulsverlangsamung entsprechend durch längere Strecken voneinander getrennt.* Bei

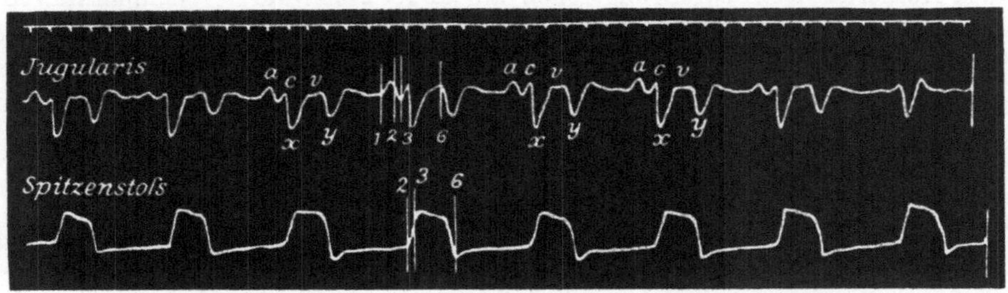

Abb. 101. Gleichzeitige Kurven des Jugularispulses und des Spitzenstoßes, die zeigen, wie sich bei echter Bradykardie Vorhof und Kammer beteiligen. Puls 50 in der Minute.

nicht wenigen Menschen, die sich vollkommener Gesundheit erfreuen, findet man einen Puls, der regelmäßig ungefähr 50 mal in der Minute schlägt. Diejenigen, von denen ich mir Notizen gemacht habe, waren meistens große Männer. Bei sehr vielen Menschen, die in kärglichen Verhältnissen leben und an der X-Krankheit (S. 105) leiden, kann die Pulszahl unter 50 in der Minute fallen. Bei einigen von ihnen kann eine Temperaturerhöhung von 0,5—1° C tatsächlich den Pulsschlag verlangsamen. Auch andere Zustände können eine Verlangsamung der Herzschläge herbeiführen, wie z. B. erhöhter arterieller Druck bei Brightscher Krankheit, bei Gicht und bei gewissen Fällen von Arteriendegeneration. Auch in der

Schwangerschaft kann der Puls gelegentlich langsam sein. Ikterus soll den Puls beträchtlich verlangsamen können, doch habe ich selbst das niemals gefunden. *Nach* WENCKEBACH *zeichnet sich der Ikteruspuls durch eine ungewöhnlich regelmäßige Bradykardie aus, während die Vagusbradykardie unregelmäßig ist.* WENCKEBACH *schließt daraus, daß die Ikterusbradykardie eine kardiale ist, keine vagale. Im Experiment habe ich oft gesehen, daß man den Herzschlag verlangsamen kann, wenn man die Gegend des Sinusknotens mit einer Lösung von gallensauren Salzen bestreicht* (NOBEL).

Gelegentlich finden wir Leute, bei denen Gedächtnisschwäche und ein sehr langsamer Puls (zwischen 40 und 50 Schlägen in der Minute) auftritt. Ferner können gewisse Atemphasen den Puls verlangsamen und auch die Einwirkung kalter Bäder oder kalter Luft auf den Körper. Meiner Erfahrung nach entstehen aus einer solchen Verlangsamung der Herztätigkeit niemals ernste Folgen und ich habe Patienten, deren Puls oft nur ungefähr 50 in der Minute betrug, durch 15—20 Jahre beobachtet.

Ich habe kürzlich zwei Fälle von Bradykardie gesehen; bei dem einen betrug die Frequenz 36, bei dem anderen zeitweise weniger als 30 in der Minute. Der letztere war ein 40 jähriger Akrobat, der sich seiner langsamen Herztätigkeit schon seit 20 Jahren bewußt war. Die Frequenz war gewöhnlich in der Nacht am niedrigsten und er war manchmal neugierig, ob das Herz nicht ganz zu schlagen aufhören werde, weil die Pausen gar so lang waren. Während des Tages wechselten die Perioden der Bradykardie mit solchen höherer Frequenz ab und bei diesen war die Herztätigkeit gewöhnlich unregelmäßig, wie in Abb. 103. Colonel DEAN hat diesen Mann bei Arbeit und bei Ruhe sorgfältig untersucht und fand, daß die Frequenz unmittelbar nach starker Anstrengung bis auf 140 steigen konnte, daß sie aber zwei Minuten nach dem Aufhören der Anstrengung schon auf 64 gesunken war. Venenpulskurven (Abb. 100) und das Elektrokardiogramm zeigten, daß alle Herzabteilungen in gleicher Weise an der langsamen Tätigkeit beteiligt waren. Der andere Fall betraf einen 54 jährigen Geistlichen, der nur darüber klagte, daß er nach anstrengender Tagesarbeit müde sei.

26. Kapitel.
Die unregelmäßige Tätigkeit des Herzens.

Bedeutung der unregelmäßigen Herztätigkeit. — Orte, von denen die Herzkontraktionen ausgehen können. — Einteilung der Arhythmien. — Vom Sinusknoten ausgehende Arhythmien (Sinus-Arhythmien). — Extrasystolen. — Die durch Vorhofflimmern bedingte Arhythmie. — Die durch Vorhofflattern bedingte Arhythmie. — Arhythmie durch Versagen des Leitungsvermögens im Atrioventrikularbündel. — Der Pulsus alternans.

Bedeutung der unregelmäßigen Herztätigkeit. — Die unregelmäßige Herztätigkeit ist wichtig, weil sie uns auf den Mechanismus vieler vom Herzen ausgeführter Bewegungen hinweist und die Kenntnis dieses Mechanismus ist für die richtige Diagnose pathologischer Veränderungen wesentlich. Da dieser Gegenstand etwas verwickelt ist, gebe ich in diesem Kapitel eine kurze Übersicht über die wichtigeren Punkte, die sich auf den unregelmäßigen Rhythmus beziehen, und eine Einteilung der gewöhnlicheren Formen.

Arhythmien kommen so oft vor und ihr Vorhandensein wird so leicht sowohl vom Kranken als auch vom Arzte bemerkt, daß es notwendig ist, die verschiedenen Arten auseinanderzuhalten und ihren Sinn und ihre Bedeutung klar zu erkennen. Bis vor wenigen Jahren war man über ihre Natur im unklaren, und das sie umgebende Geheimnis bedrückte in hohem Maße den Kranken und den Arzt. Die Tatsache, daß in einigen Fällen die Irregularität von ernster Bedeutung war, führte zu der Annahme, daß alle Arhythmien Zeichen eines schweren Leidens seien. Infolgedessen geraten viele Patienten in unnütze Furcht, unterwerfen sich komplizierten Behandlungsmethoden und laden sich lästige und unnötige Zurückhaltung auf.

Der Fortschritt, den unsere Kenntnis über diesen Gegenstand in den letzten Jahren erzielt hat, bedeutet tatsächlich eine Revolution. Durch die vereinten Bemühungen von Klinikern und Experimentalphysiologen ist das, was noch vor kurzem ein vollständiges Geheimnis war, jetzt einer der verständlichsten Abschnitte in der ganzen medizinischen Wissenschaft. Man hat nicht nur die wissenschaftliche Seite der Frage weiter verfolgt, so daß wir jetzt die verschiedenen Arten der Unregelmäßigkeit kennen, sondern ich habe auch jahrelang einzelne Fälle verfolgt, die Veränderungen studiert, die sich mit fortschreitendem Alter einstellen und beobachtet, wie Leute mit unregelmäßiger Herztätigkeit den Kampf ums Dasein ertragen; und so habe ich mich bemüht, eine klarere Auffassung über die prognostische Bedeutung der verschiedenen Arhythmien für den Patienten zu gewinnen.

Orte, von denen die Herzkontraktionen ausgehen können. — Der normale Ausgangspunkt der Herzkontraktion ist *der Sinusknoten*, das ist der an der Mündung der Vena cava sup. gelegene Gewebsknoten, der von KEITH und FLACK beschrieben wurde. Bei der Besprechung der Funktionen des Herzmuskels habe ich darauf hingewiesen, daß jeder Teil des Muskels die Kontraktion einzuleiten vermag und daß infolge der größeren Erregbarkeit der Venenmündung der normale Rhythmus dort seinen Anfang nimmt. Wenn ein anderer Teil des Herzmuskels aus irgendeiner Ursache leichter erregbar wird, als der Sinusknoten, so beginnt die Kontraktion an diesem leichter erregbaren Teile und es entsteht ein abnormer Rhythmus. Wenn in dem die Vorhöfe mit den Kammern verbindenden Bündel eine Unterbrechung eintritt, so schlagen die beiden Herzteile getrennt und unabhängig voneinander, wie nach der STANIUSschen Ligatur. Beim sog. „Herzblock" findet eine solche Trennung statt und Vorhof und Kammer schlagen in unabhängigem Rhythmus.

Einteilung der Irregularitäten.

1. Vom Sinusknoten ausgehende Arhythmien (Sinus-Arhythmien). — Die Kontraktion des Herzens, die normalerweise vom Sinusknoten ausgeht, vollzieht sich in regelmäßigem Rhythmus. Wird die Erregbarkeit des Sinusgewebes erhöht oder herabgesetzt, z. B. durch nervöse Einflüsse, so können Unregelmäßigkeiten entstehen. Diese Form der Unregelmäßigkeit ist gekennzeichnet durch die wechselnde Länge des Herzzyklus, und zwar hauptsächlich seines diastolischen Teiles; die Pulsschläge sind stets von gleicher oder

beinahe gleicher Größe, und es gibt da weder „unvollkommene Systolen" noch „ausfallende Pulsschläge". Der Wechsel entspricht gewöhnlich gewissen Atemphasen. Diese Arhythmie findet sich am häufigsten in der Jugend, ist indessen gelegentlich auch bei Erwachsenen vorhanden (siehe 27. Kapitel).

2. Extrasystolen. — Da können eine Vorhofs- oder eine Kammersystole, oder beide zusammen vorzeitig und unabhängig vom Sinus-Rhythmus beginnen. Sie treten bei einem sonst regelmäßig schlagenden Herzen gelegentlich auf; man fühlt an der Radialis einen vorzeitigen Pulsschlag, der von einer langen Pause gefolgt ist, oder es findet sich bloß eine lange Pause (Pulsus intermittens). Manchmal treten diese Extrasystolen mit größerer Häufigkeit auf, so daß sogar jeder zweite Puls so beschaffen ist (Pulsus bigeminus) oder es folgen einige rasch aufeinander (gehäufte Extrasystolen). Wenn die Pulse so klein sind, daß sie vom Finger nicht mehr wahrgenommen werden können, kann es scheinen, als ob das Herz sehr langsam schlüge. Bei der Auskultation hört man gleichzeitig mit dem vorzeitigen Pulse zwei kurze, scharfe Töne — den ersten und den zweiten Ton der vorzeitigen oder extrasystolischen Kontraktion. Diese Töne sind sehr charakteristisch für diesen Zustand (28. Kapitel).

3. Die durch Vorhofflimmern bedingte Arhythmie. — Bei dieser Arhythmie folgen Pulse von verschiedener Größe einander in verschieden großen Zwischenräumen; manchmal erreicht die Irregularität den äußersten Grad, manchmal ist sie kaum wahrnehmbar, aber eine sorgfältige Analyse zeigt gewöhnlich Änderungen in der Dauer des Herzzyklus. Diese Irregularität ist in der Regel mit deutlicher Verminderung der Herzkraft verbunden, die manchmal sehr hochgradig ist, manchmal aber nur bei Anstrengungen des Kranken in einer Beschränkung der Leistungsfähigkeit des Herzens zutage tritt. Sie kann nach den ersten Lebensjahren in jedem Alter auftreten. Die Herzaktion ist in der Regel beschleunigt und kann entweder zeitweise äußerst rasch sein (paroxysmale Tachykardie), oder ständig; in letzterem Falle kann sie wieder auf 70—90 Schläge in der Minute heruntergehen. In einigen Fällen geht die Frequenz des Herzens unter die Norm herunter (siehe 31. Kapitel).

4. Die durch Vorhofflattern bedingten Arhythmien. — Unter gewissen Umständen können die Vorhöfe sehr rasch schlagen (250—300 mal in der Minute) und die Kammern sind nicht imstande alle Vorhofsystolen zu beantworten, so daß sie unregelmäßig schlagen. Die Arhythmien dieser Art sind außerordentlich verschieden; manchmal schlagen die Kammern rasch und regelmäßig und dann kann pulsus alternans zum Vorschein kommen (32. Kapitel).

5. Irregularitäten durch Versagen der Leitfähigkeit im Atrioventrikularbündel. — Sie beruhen darauf, daß eine Kammersystole ausfällt, weil der Kontraktionsreiz die Kammer nicht erreicht. Dieser Zustand ist selten, kann aber gelegentlich bei Influenza oder anderen Infektionskrankheiten vorkommen, ebenso bei alten oder frischen rheumatischen Affektionen des Herzens, besonders nach Digitalis und bei Herzmuskelentartung. Eine ausgesprochenere Form dieses Zustandes ist als Herzblock bekannt. Man kann diesen Zustand vermuten, wenn man am Radialpuls eine vollständige Pause findet und Herztöne fehlen (35. Kapitel).

6. Des Pulsus alternans. — Diese Art beruht auf der wechselnden Stärke der Herzschläge; ein großer Puls wechselt mit einem kleinen ab, dabei ist der Rhythmus gewöhnlich regelmäßig oder nur wenig gestört (34. Kapitel).

7. Es gibt noch Formen von Arhythmie, die man selten findet; es ist bisher noch nicht eine genügende Zahl von Fällen beobachtet worden, um diese Formen erschöpfend beschreiben zu können. Einige von ihnen werden im 29. Kapitel erwähnt werden.

27. Kapitel.

Sinus-Arhythmie (die juvenile Form der Arhythmie).

Art der Arhythmie. — Ätiologie. — Symptome. — Begleitsymptome. — Diagnostische Bedeutung der juvenilen Form der Arhythmie. — Behandlung.

Art der Arhythmie. — Da. der Sinusknoten an der Einmündungsstelle der oberen Hohlvene in einem höheren Grade als irgendein anderer Abschnitt die Fähigkeit besitzt, den Kontraktionsreiz rhythmisch zu erzeugen, so folgt der Rhythmus des ganzen Herzens normalerweise dem Tempo, das von diesem Teile des primitiven Gewebes angegeben wird. Wenn auch normalerweise dieser Rhythmus ziemlich regelmäßig ist, so ergibt die Beobachtung doch, daß sehr viele Menschen einen manchmal geringen, manchmal sehr ausgesprochenen Wechsel in der Dauer des Herzzyklus zeigen. Es herrscht eine viel größere Beständigkeit in der Dauer der systolischen Periode des Herzzyklus als in der der diastolischen. Mit dem Schnellerwerden des Pulses erfolgt die Verkürzung des Herzzyklus beinahe ganz auf Kosten des diastolischen Abschnittes. Bei den Sinus-Arhythmien ist dieser Wechsel in der Ausdehnung der diastolischen Periode das Hauptkennzeichen. Beim beschleunigten Pulse finden wir die Dauer der diastolischen Periode

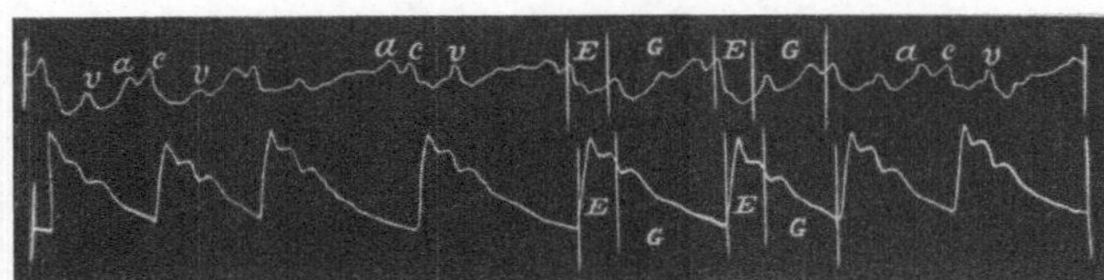

Abb. 102. Gleichzeitige Kurven des Jugularis- und Radialpulses, welche zeigen, wie bei der Sinus-Arhythmie der rechte Vorhof und die rechte Kammer (Wellen *a* und *v*) mit dem Radialpuls im Rhythmus übereinstimmen. Die Irregularität ist bedingt durch den Wechsel in der Länge der diastolischen Periode (Strecken *G*).

verkürzt, so daß mit der Zunahme der Frequenz die Unregelmäßigkeit verschwindet. Andererseits tritt diese Form der Irregularität leicht wieder auf, wenn das Herz seine Tätigkeit allmählich verlangsamt; wir finden sie daher am deutlichsten bei Jugendlichen und bei Erwachsenen nach einem Fieberanfall oder bei langsamer Atmung. Typische Beispiele von Sinus-Arhythmie sind in den Abb. 102 und 103 gegeben. In Abb. 102 sehen wir, daß die Unregelmäßigkeit durch verschiedene Dauer in der Diastole des Herzens (Periode *G*) bedingt ist, während die systolische Perode (*E*) konstant bleibt. Die Jugulariskurve zeigt, daß der rechte Vorhof (*a*) und Ventrikel (*v*) in gleicher Weise sich an der Irregularität beteiligen, wie der Radialpuls. *Im Ekg ist der Charakter der Arhythmie auf den ersten Blick zu erkennen (Abb. 105). Man sieht die Zacken P, R und T im normalen Abstande, dagegen sind die einzelnen Elektrogramme ungleich weit voneinander entfernt, die Diastolen also verschieden lang. Gewöhnlich besteht die Arhythmie darin, daß das Herz während der Inspiration rascher schlägt, während der Exspiration und der Atempause langsamer, so daß die Diastolen*

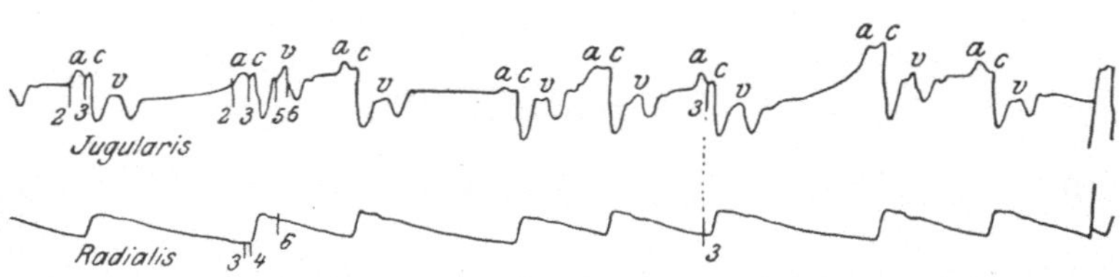

Abb. 103. Kurven des Jugular- und des Radialpulses, die zeigen, daß der Vorhof an der Arhythmie beteiligt ist und daß während der langen Pausen keine vorzeitigen Kontraktionen erfolgen (Sinus-Arhythmie).

während der Einatmung kürzer werden. Manchmal sind die Schwankungen im Rhythmus streng periodisch und fallen mit den betreffenden Atemphasen genau zusammen. In anderen Fällen, wie in Abb. 105, findet man, daß die größte Verlangsamung einmal gerade mit der Pause zusammenfällt, an anderen Stellen aber etwas früher oder später, so daß keine so strenge Gesetzmäßigkeit mehr besteht. Während ferner bei einzelnen Menschen sich die Dauer der Herzperiode rhythmisch und nur wenig ändert, findet man bei anderen sehr beträchtliche und brüske Schwankungen. Dies ist aus dem Schema in Abb. 107 zu ersehen, wo in der Ordinate die

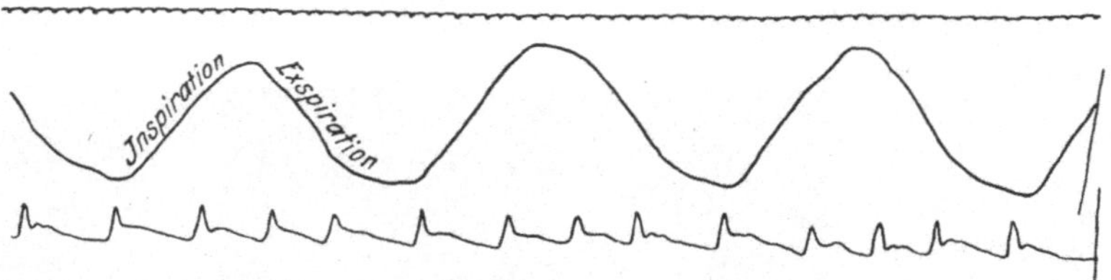

Abb. 104. Juvenile Arhythmie mit respiratorischen Schwankungen — Verlangsamung während der Exspiration, Beschleunigung während der Inspiration.

Dauer der Herzperioden aufgetragen ist, so daß die Kurve bei der Beschleunigung des Herzschlages heruntergeht. Unten ist die Atmungskurve aufgezeichnet (Inspiration nach abwärts). Bei den tiefen Atemzügen im Anfang (gleich nach dem Niederlegen) treten bedeutende Schwankungen der Herzfrequenz auf, wobei die Beschleunigung mit der Inspiration zusammenfällt. Dann beruhigt sich die Atmung und die Schwankungen werden geringer. Darauf folgt ein Atemstillstand in Inspiration, wobei die Schwankungen noch angedeutet sind, die Frequenz aber rasch abnimmt. Die nach dem Atemstillstande erfolgenden tiefen Atemzüge erzeugen wieder starke Schwankungen der Pulsfrequenz, wobei die Beschleunigung deutlich mit der Inspiration zusammenfällt. Diese Kurve stammt von einem 24jährigen Leutnant, der — nach der Krankengeschichte — einen „allerschwersten infektiösen Gelenkrheumatismus" durchgemacht hatte; die elektro-

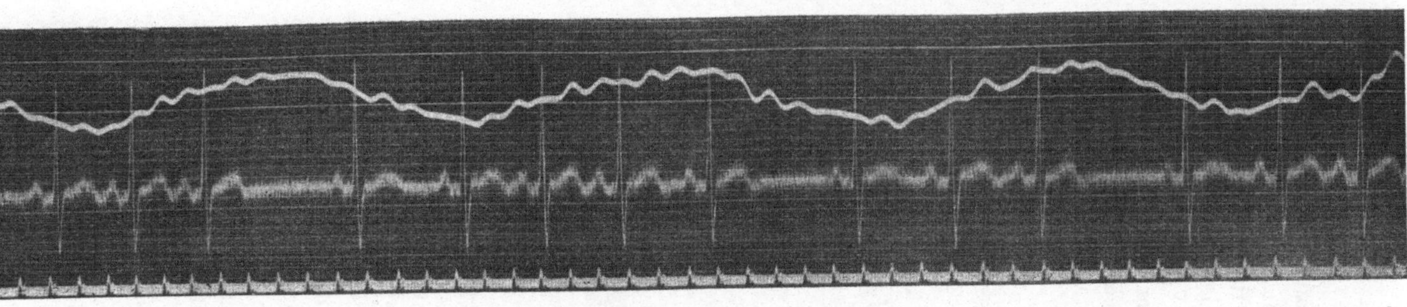

Abb. 105. *Respiratorische Arhythmie beim Menschen (1128). Über dem Ekg die Atmungskurve (Inspiration nach abwärts). Die Zacken P, R und T stehen in normaler Beziehung zueinander, die diastolischen Strecken sind dagegen von sehr verschiedener Länge. Die Inspiration löst eine Beschleunigung aus. Zeitschreibung in $^1/_5''$.*

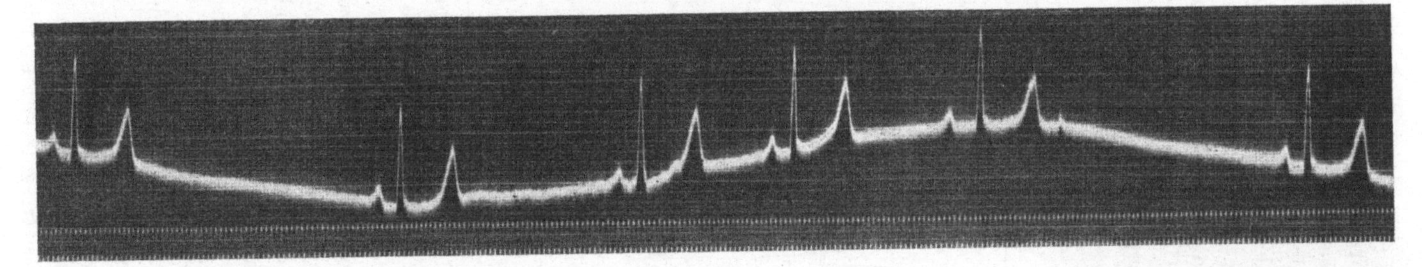

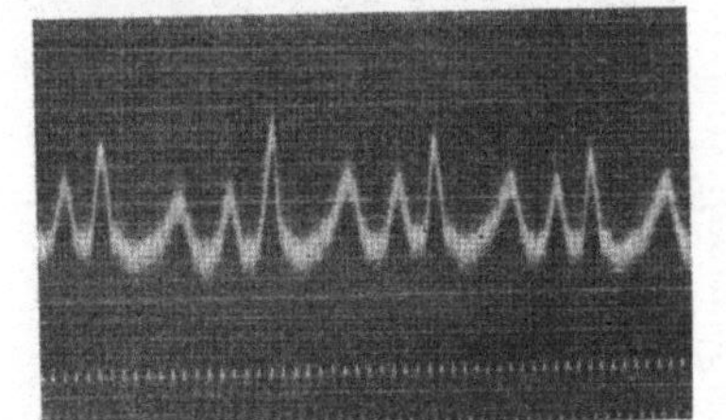

Abb. 106. *Ekg von einem morphinisierten Hund vor und nach Durchschneidung der Vagi. Die vorher sehr starke respiratorische Arhythmie verschwindet nach Vagotomie vollständig, wobei eine bedeutende Steigerung der Frequenz (auf 210) erfolgt. Man beachte die bedeutende Vergrößerung der Vorhofzacke und die Verkleinerung der R-Zacke nach der Vagusdurchschneidung (Überwiegen des Acceleranstonus).*

kardiographische Untersuchung sollte entscheiden, ob Anhaltspunkte für eine Myokardaffektion vorliegen.

Ätiologie. — Man stimmt im allgemeinen darin überein, daß diese Unregelmäßigkeit ihren Ursprung dem Vagus verdankt. Normalerweise wird ein gewisser Grad von Hemmung von diesem Nerven ausgeübt, aber sein Zentrum kann für Impulse von anderer Seite her ungewöhnlich empfänglich werden und diese werden auf dem Reflexwege dem Herzen übermittelt. Das tritt sehr schön zutage in Fällen, wo der Vagus leichter erregbar ist. In gewissen Fällen erzeugt die reflektorische Reizung des Vagus durch die Atmung eine Änderung im Herztempo. Noch auffallender ist die reflektorische Wirkung des Schluckens auf das Herz, wie sie in den Abb. 321 und 322 zu-

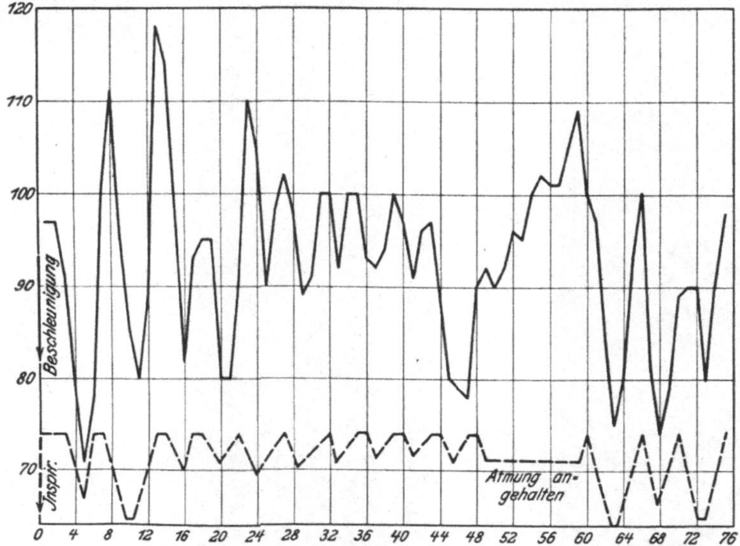

Abb. 107. Schema der respiratorischen Arhythmie beim Menschen nach einer 76 Herzschläge umfassenden elektrographischen Kurve. Oben Frequenz des Herzschlages (Beschleunigung nach abwärts), unten Atmung (Inspiration nach abwärts).

tage tritt; da wird nicht nur der Sinus-Rhythmus verlangsamt, sondern auch die Leitfähigkeit der *a-v*-Fasern herabgesetzt, so daß der Reiz auf dem Wege vom Vorhof zur Kammer gelegentlich blockiert wird. Aus diesen Kurven ersieht man ferner, daß die Vaguswirkung nicht sofort zutage tritt und daß sie nicht sogleich verschwindet, sondern geringe Zeit anhält. So zeigt sich in Abb. 322 eine Verlangsamung, die erst einige Sekunden nach dem Schlucken eintritt. Ich betone das deshalb, weil diese Sinus-Arhythmie oft deutlich respiratorischen Ursprunges ist, obwohl die Pulsschwankungen nicht immer denselben Atemphasen entsprechen (Abb. 104).

Beim Hunde ist diese Irregularität sehr gewöhnlich und verschwindet nach Durchschneidung des Vagus (*s. Abb. 106*) *oder nach dessen Lähmung durch Atropin.* Eine mit Abb. 109 identische Irregularität infolge Vagusreizung ist in Abb. 108 dargestellt.

Symptome. — Diese Irregularität ist leicht erkennbar. Der Finger empfindet eine beständig wechselnde Pulsfrequenz, gewöhnlich im Zusammenhang mit der Atmung; dabei sind die Schläge gleich stark. Bei der Auskultation sind die Töne klar und deutlich zu hören und die Pause zwischen dem ersten und zweiten Ton ist konstant. Durch das Gehör kann die wechselnde Länge der diastolischen Periode leichter festgestellt werden, als durch den Puls. In seltenen Fällen kann die Verlangsamung oft (Abb. 103) oder in großen Zwischenräumen auftreten und nur ein oder zwei Pulsschläge betreffen, wie in Abb. 109; da kann es zuerst etwas schwierig sein, die Natur der Unregelmäßigkeit zu erkennen; berücksichtigt man aber den Zustand des Patienten auch in anderer Hinsicht, so kann man mit Sicherheit auf die Natur der Arhythmie schließen.

Eine derartige Irregularität aus irgendeiner anderen Ursache (wie Herzblock oder Vorhofflimmern) würde uns ernsthafte Herzstörungen anzeigen, während in solchen Fällen keine oder nur eine ganz geringe Störung der Herztätigkeit vorliegt. *Das Ekg oder* Kurven des Jugularispulses bestimmen sofort die Art der Irregularität, indem sie uns zeigen, daß der Vorhof demselben Einfluß unterworfen ist.

Begleitsymptome. — Sie treten bloß gelegentlich auf, da die

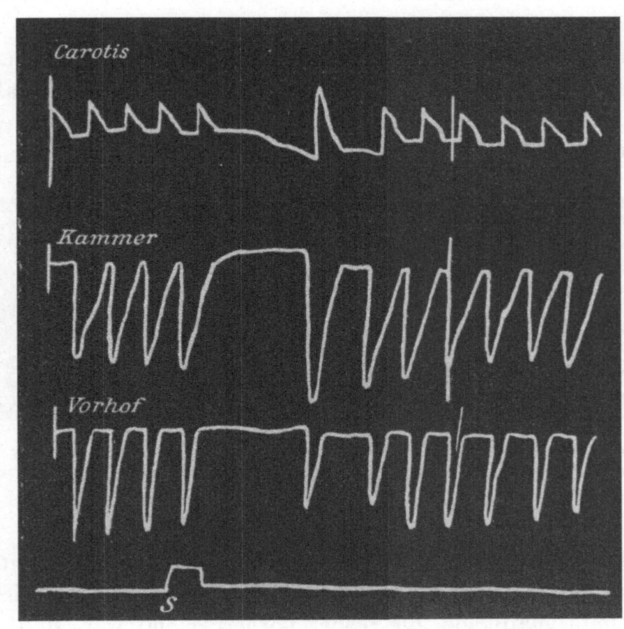

Abb. 108 zeigt die Wirkung der Vagusreizung auf das Hundeherz. Der absteigende Schenkel der Kurve vom Vorhof und von der Kammer ist durch die Systole bedingt. Der Vagus wurde bei *s* gereizt und bewirkte einen Stillstand des ganzen Herzens. (CUSHNY.)

Arhythmie selbst keine subjektiven Symptome hervorruft. Wenn ein zufälliges Ereignis, etwa eine Ohnmacht, auftritt, so kann es den Arzt verleiten, der Irregularität eine übertriebene Wichtigkeit beizumessen. Viele junge Leute haben Ohnmachtsanfälle, und da diese Arhythmie das einzige abnorme Zeichen ist, das vom Arzte gefunden wird, so ist sie oft die Ursache unnötiger Aufregung und überflüssiger Behandlung.

Obwohl in der großen Mehrzahl der Fälle die verlangsamte Herztätigkeit, die wahrscheinlich durch den Einfluß des Vagus bedingt ist, keine Symptome veranlaßt, besonders wenn es sich um junge Leute handelt und wenn sie respiratorischen Ursprungs ist, so kann doch der Stillstand zeitweise so lange andauern, daß eine Wirkung auf das Gehirn zustande kommt. Der Patient, von welchem Abb. 109 stammt, hatte manchmal Anfälle von Schwindel und die Pausen in der Herztätigkeit waren oft länger, als es hier dargestellt ist.

Diagnostische Bedeutung der juvenilen Arhythmie. — Lewis hat mit Hilfe
des Elektrokardiogramms diese Arhythmie beim Neugeborenen entdeckt,
Nicholson fand sie bei Kindern, Watson Williams bei gesunden Schul-
knaben, Deane bei athletischen Soldaten und ich habe sie bei sehr vielen gesunden Leuten gefunden, so daß man sie mit Sicherheit als einen normalen Zustand ansehen kann.

Da nun die juvenile Form der Arhythmie bei ganz gesunden Herzen vorkommt, drängte sich mir die Frage auf, ob ihre Anwesenheit vielleicht geradezu
ein Zeichen für die Gesundheit des Herzmuskels sei. Die Wichtigkeit dieser Frage
wurde mir durch die Tatsache klar, daß ich zu wiederholten Malen bei Kon-
zilien junge Leute sah, die wegen dieser Arhythmie im Bett gehalten und
energisch behandelt wurden. Wenn die Arhythmie nach Fieberanfällen, besonders nach Rheumatismus auftrat, wurde sie oft als ein sicheres Zeichen
für ein Herzleiden angesehen, besonders wenn gleichzeitig ein systolisches Geräusch
zu hören war. Es versteht sich von selbst, daß nach einer akuten Infektion des

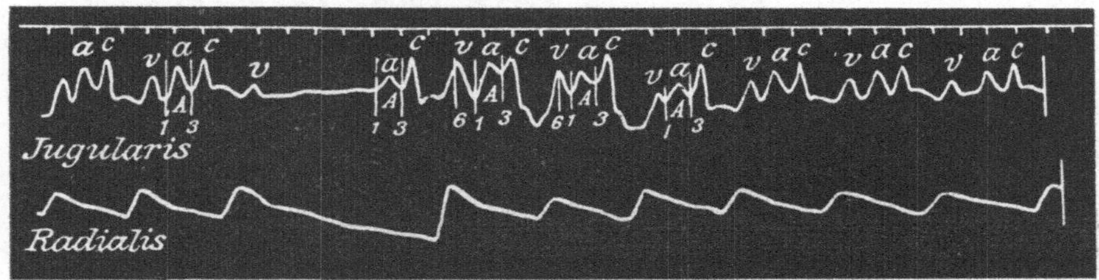

Abb. 109. Gelegentliche Verlangsamung der Tätigkeit des ganzen Herzens, bedingt durch den Einfluß der
Hemmungsnerven im Sinus. Das *a-c*-Intervall (Strecke *A*) ist durch den Wechsel in der Frequenz nicht
beeinflußt. (Vgl. mit Abb. 108.)

Herzens, wie beim Rheumatismus, eine lange Ruhezeit notwendig ist, damit
das entzündete Herz nicht der Ermüdung ausgesetzt wird. Bei der verworrenen
Symptomatologie, die bisher vorherrschend war, sind Arhythmien, besonders
wenn sie mit Geräuschen verbunden waren, für ein Zeichen der Entzündung
des Herzens gehalten worden. Ich bin aber gerade zu der gegenteiligen Ansicht geführt worden, nämlich daß diese Arhythmie dann, wenn die Frequenz
unter 70 in der Minute abgesunken ist, ein Zeichen dafür ist, daß das Herz
die Infektion überwunden hat. Dieser Schluß gründet sich auf die Beobachtung der Zustände, bei denen sich diese Arhythmie findet, nämlich dann, wenn
keine Erregung auf das Herz einwirkt; gerade dann kann der Vagus, dem
diese Arhythmie zuzuschreiben ist, seine Wirkung entfalten. Wenn das Herz
erregt ist, sei es durch Anstrengung, psychische Erregung, körperliche Arbeit
Fieber oder Infektion, dann verschwindet diese Vaguswirkung. Wenn also
nach dem Aufhören des Fiebers das Herz langsamer schlägt und diese Arhythmie erscheint, ist dies ein Zeichen dafür, daß alle erregenden Ursachen — also
auch die Infektion — aufgehört haben und deshalb sind wir zu der Annahme
berechtigt, daß das Herz die Infektion überstanden hat und daß keine besonders vorsichtige Behandlung mehr nötig ist, wie in jenen Fällen, wo man
noch das Fortdauern der Infektion vermutet. Auch die Anwesenheit eines
systolischen Geräusches muß diese Ansicht nicht unwahrscheinlich machen

wie wir bei der Besprechung der Bedeutung der Geräusche sehen werden (41. Kapitel). Ich habe mich in der Praxis nach dieser Ansicht 14 Jahre lang gerichtet und habe sie bis jetzt in jedem Falle berechtigt gefunden, was allerdings nicht ausschließt, daß sie bei ausgedehnterer Erfahrung vielleicht etwas wird geändert werden müssen. Ich habe einige Fälle gesehen, wo nach der Art der Geräusche und der Größe des Herzens eine rheumatische Infektion des Herzens mit Sicherheit anzunehmen war und einige Monate später diese Arhythmie auftrat. Die Frequenz stand über 80 in der Minute und die Beobachtung nach 2—3 Jahren zeigte, daß das Herz sich sehr gut erholt hatte. Wenn das Herz erkrankt ist, kann das Auftreten dieser Arhythmie vielleicht anzeigen, daß das akute Stadium der Infektion vorüber ist. Jedenfalls habe ich diese Arhythmie nie bei akuten Infektionen oder bei einer progressiven Erkrankung des Herzmuskels gesehen. Das ist aber, wie gesagt, eine Sache, die noch weiterer Beobachtung bedarf und ich glaube, daß dies eine dankbare Aufgabe für die Ärzte ist, die viele Fälle von rheumatischem Fieber sehen. Es wird allerdings notwendig sein, lange und geduldig zu beobachten und den Einzelfall viele Jahre hindurch im Auge zu behalten.

Alles was die Herztätigkeit beschleunigt, bringt die respiratorische Arhythmie zum Verschwinden, also nicht nur Durchschneidung oder Lähmung der Vagi, sondern auch jede Pulsbeschleunigung aus anderen Gründen. WENCKEBACH *erwähnt den Befund des Psychiaters* WIERSMA, *daß die Arhythmie dann auftritt, wenn die psychische Tätigkeit wenig intensiv ist und der Puls dabei langsam wird; wenn man aber einer solchen Person eine geistige Aufgabe stellt, wird der Puls schneller und die Arhythmie verschwindet. Daher kommt es, daß man diese so häufig bei Kindern findet und bei Erwachsenen im Schlafe. Sie verdient wohl die Bezeichnung juvenile Arhythmie, es soll aber damit nicht gesagt sein, daß sie nur bei Kindern vorkommt; bei Erwachsenen wird sie im wachen Zustande nur durch den Zustand der Psyche verdeckt. Daß diese Arhythmie kein Zeichen einer ungenügenden Herztätigkeit ist, ist sicher; sie aber geradezu für einen Beweis der Gesundheit des Herzens zu halten, wie es nach* MACKENZIE *auch* FR. MÜLLER *getan hat, scheint* WENCKEBACH *doch zu weitgehend. Er hat 120 Fälle von dieser Arhythmie gesammelt und darunter waren 38 Herzkranke. Man darf auch bei zweifelhaften Herzgeräuschen das Vorhandensein dieser Arhythmie nicht gegen die Annahme eines organischen Klappenfehlers ausspielen.* WENCKEBACH *stellt sich die Sache so vor: Wenn das Herz ohne jede Anstrengung arbeitet und sich selbst überlassen wird, zeigt es die Atemarhythmie; wenn man aber mehr von ihm verlangt und es sein Tempo beschleunigt, verschwindet die Arhythmie. Das gilt sowohl für psychische und körperliche Anstrengung wie auch für Mehranforderungen bei Erkrankung. Man wird also die respiratorische Arhythmie überall dort vermissen, wo das Herz angestrengt arbeiten muß; sie kann aber wohl dort auftreten, wo ein Herzfehler kompensiert ist, das Herz sich also der erhöhten Aufgabe angepaßt hat. Das Vorhandensein der respiratorischen Arhythmie bei Herzkrankheiten könnte also als Zeichen einer guten Kompensation gelten; ob dies Zeichen aber sicher ist, müssen erst weitere Beobachtungen entscheiden.*

Behandlung. — Ich habe zu wiederholten Malen Fälle gesehen, die wegen dieser Arhythmie vielen verschiedenen Behandlungsarten unterworfen worden sind. Aus dem, was ich eben gesagt habe, wird hervorgehen, daß die Arhythmie keine besondere Behandlung erfordert, da gerade ihre Anwesenheit zeigt, daß der Herzmuskel gesund ist. WENCKEBACH *sagt darüber: „Die einzige Gefahr bei diesen Patienten liegt darin, daß der Arzt den Zustand verkennt, den langsamen Puls und die Unregelmäßigkeiten für Zeichen einer Herzkrankheit oder eines debilen Herzens hält und Ruhe verordnet, evtl. sogar Bettruhe und dadurch geradezu Neurasthenie züchtet! Es ist klar, daß geistige und körperliche Betätigung, die den Puls beschleunigen und zu gleicher Zeit regelmäßig machen, hier die angezeigten und vollkommen zweckmäßigen Mittel sind."*

<h2 style="text-align:center">28. Kapitel.</h2>

<h1 style="text-align:center">Die Extrasystole.</h1>

Definition des Ausdrucks „Extrasystole". — Die Art der Arhythmie. — Erkennung der Extrasystole. — Die verschiedenen Arten der Extrasystole. — Die ventrikuläre Extrasystole. — Die interpolierte Extrasystole. — Zusammentreffen der normalen Vorhofsystole mit einer ventrikulären Extrasystole. — Die aurikuläre Extrasystole. — Extrasystolen, die vom Atrioventrikularknoten ausgehen (Knoten-Extrasystolen). — *Das Ekg. der Extrasystolen.* — Zustände, die zu Extrasystolen führen. — Durch Extrasystolen hervorgerufene Empfindungen. — Prognose in Fällen mit Extrasystolen. — Behandlung.

Definition des Ausdrucks „Extrasystole". — Es gibt so viele Vorgänge, die Extrasystolen vortäuschen, daß eine ziemlich große Verwirrung darüber herrscht, was eine Extrasystole eigentlich ist und es ist daher notwendig, sie zu definieren. Da der Kontraktionsreiz normalerweise vom Sinusknoten ausgeht und von dort auf den Vorhof, dann auf die Kammer übergeht, da infolgedessen Erregung und Kontraktion der Vorhöfe und der Kammern aufeinanderfolgen, möchte ich vorschlagen, den Ausdruck „Extrasystole" auf jene Fälle zu beschränken, wo Vorhof oder Kammer durch einen

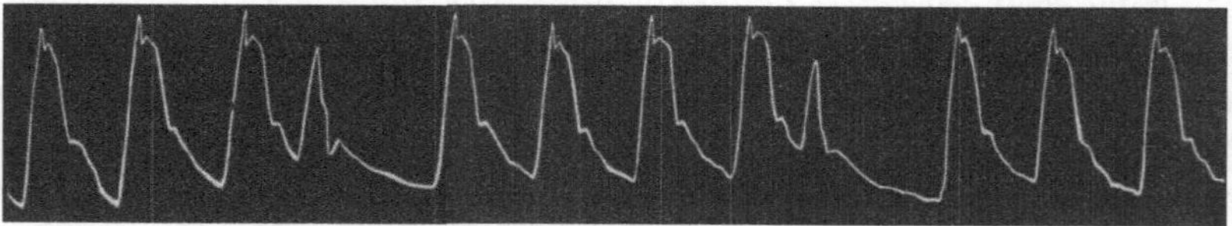

Abb. 110.　Die kleinen Pulse sind durch Extrasystolen bedingt.

von einem abnormen Punkt ausgehenden Reiz vorzeitig zur Kontraktion gebracht werden, wobei aber der Grund- oder Sinusrhythmus erhalten bleibt. *Diese Definition ist allerdings insoferne nicht ganz befriedigend, als die zu einer Extrasystole führende Erregung nicht von einem abnormen Punkte ausgehen muß; sie kann auch im Sinus entspringen und* WENCKEBACH *hat 1907 einen solchen Fall veröffentlicht. Es wäre deshalb besser, statt „von einem abnormen Punkt ausgehenden" zu sagen „außerhalb des normalen Schrittmachers entstehenden". Da der Sinusknoten kein Punkt ist, sondern ein Gebilde von beträchtlicher Ausdehnung, ist es sehr wohl möglich, daß der Normalreiz im Kopfteile des Knotens gebildet wird und bald darauf eine Extrasystole von irgendeinem anderen Teile des Sinus-knotens ausgeht.* WENCKEBACH *definiert die Extrasystole mit den Worten: „Extra-systolen nennt man solche Kontraktionen des ganzen Herzens oder von Herzabtei-lungen, welche nicht zum regelmäßigen Herzrhythmus gehören. Als extrane Systolen interferieren sie mit dem normalen Rhythmus und stören, je nach ihrer Ursprungs-stelle und den augenblicklichen inneren Verhältnissen des Organes, die regelmäßige*

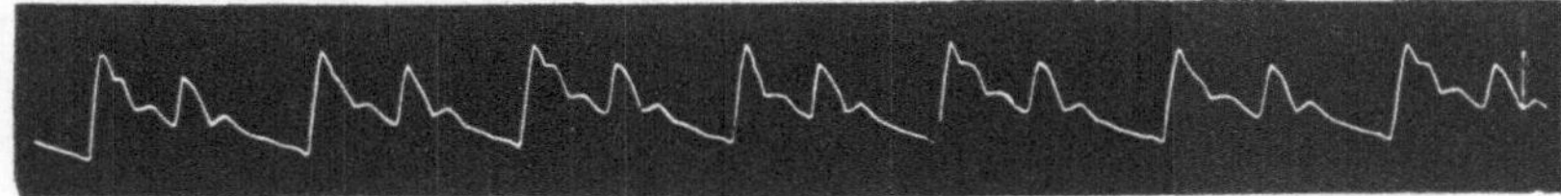

Abb. 111. Pulsus bigeminus, bedingt durch eine Extrasystole, die nach jedem normalen Puls auftritt.

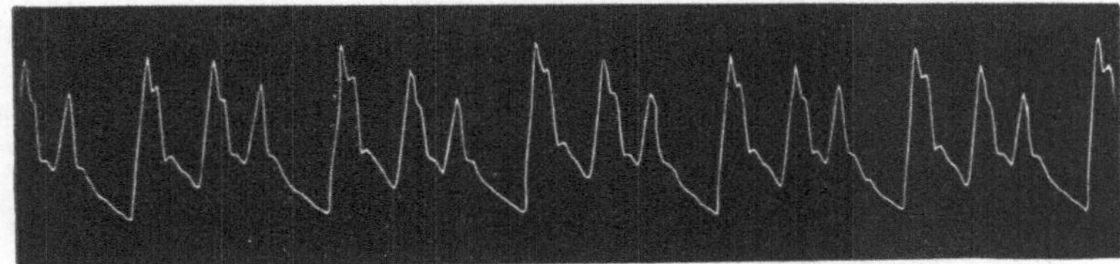

Abb. 112. Extrasystole nach jedem zweiten normalen Puls.

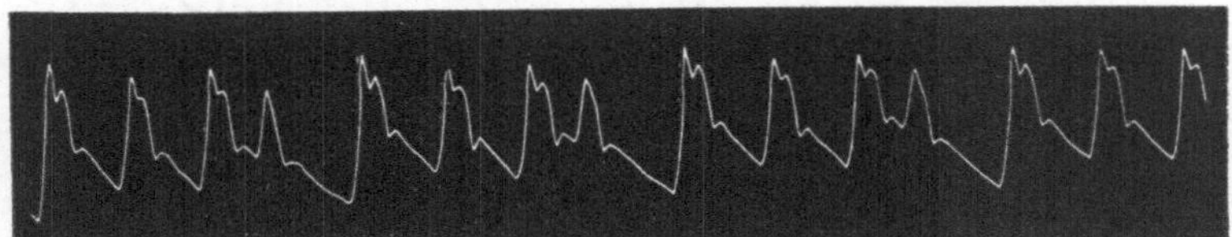

Abb. 113. Extrasystole nach jedem dritten normalen Puls.

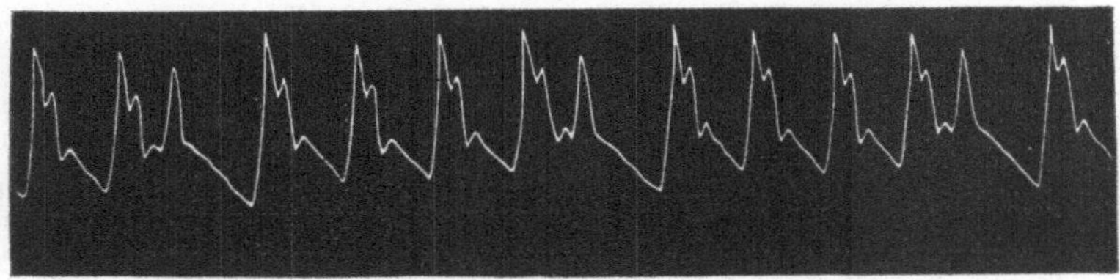

Abb. 114. Extrasystole nach jedem vierten normalen Puls.

Schlagfolge." *Auf die den Extrasystolen wahrscheinlich zugrunde liegenden Vor-gänge kommen wir bei der Besprechung der Parasystolie (S. 234) noch zurück.* Wenn der dominierende Rhythmus ständig von einem anderen Punkte aus-geht, wie beim Herzblock oder beim Vorhofflimmern, können auch vorzeitige Kontraktionen im Ventrikel entstehen und diese können ebenfalls in den Be-griff der Extrasystole einbezogen werden.

Die Art der Arhythmie. — Die Extrasystole wird in Fällen von normalem oder Sinusrhythmus gewöhnlich daran erkannt, daß an der Radialis ein vorzeitiger Pulsschlag auftritt, dem eine abnorm lange Pause folgt, wie Abb. 110 zeigt, in der die beiden kleineren Schläge Extrasystolen sind.

Sie kann nur selten oder aber in häufigen, unregelmäßigen Zwischenräumen auftreten; auch regelmäßig nach je 1, 2, 3, 4 oder mehr normalen Pulsen, wie in Abb. 111, 112, 113, 114. Manchmal können in ziemlich regelmäßigen

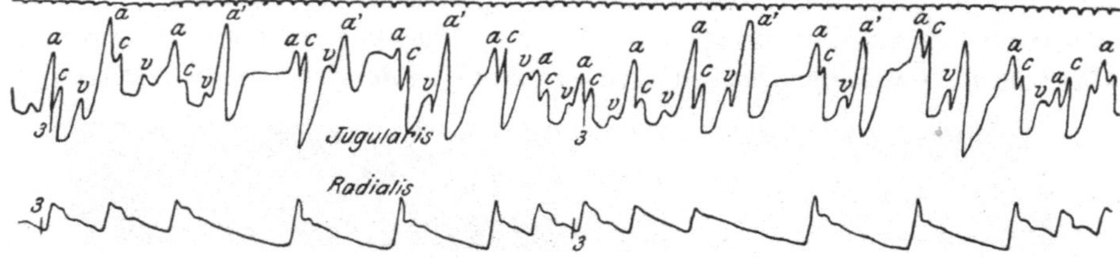

Abb. 115. Zeigt Perioden normaler Herztätigkeit und solche mit Extrasystolen. Es sind zwei arhythmische Perioden zu sehen (3 Pulse in jeder Periode). Der Venenpuls zeigt nach jedem dieser Pulse eine große Welle, *a′*, die auf einer vorzeitigen Vorhofkontraktion beruht. Aus der Größe dieser Welle kann man schließen, daß sich zu dieser Zeit auch die Kammern kontrahiert haben, so daß der Inhalt der Vorhöfe nicht weiter in die Kammern gelangen konnte, sondern in die Venen zurückgeworfen wurde.

Zwischenräumen mehrere Extrasystolen hintereinander auftreten. Abb. 115 zeigt eine solche Periode, bei der drei Radialpulse von einer langen Pause gefolgt sind, und der Jugularispuls zeigt, daß während dieser Pause eine

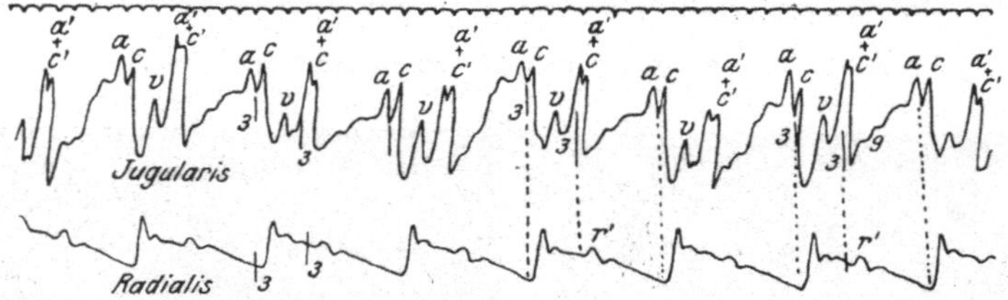

Abb. 116. Der Radialpuls zeigt einen vorzeitigen Schlag (eine Extrasystole) nach jedem Normalschlage (Pulsus bigeminus). Der Venenpuls zeigt, daß eine große Welle *a′* + *c′* gleichzeitig mit der Extrasystole auftritt, was darauf beruht, daß sich die Vorhöfe gleichzeitig mit den Kammern zusammenziehen.

Extrasystole aufgetreten ist, die am Radialpulse nicht zum Ausdruck kam. In diesem Falle erschienen diese Perioden während der ganzen Untersuchung nach jedem 4.—5. Normalschlage.

Die der Extrasystole entsprechende Kammerkontraktion kann so schwach

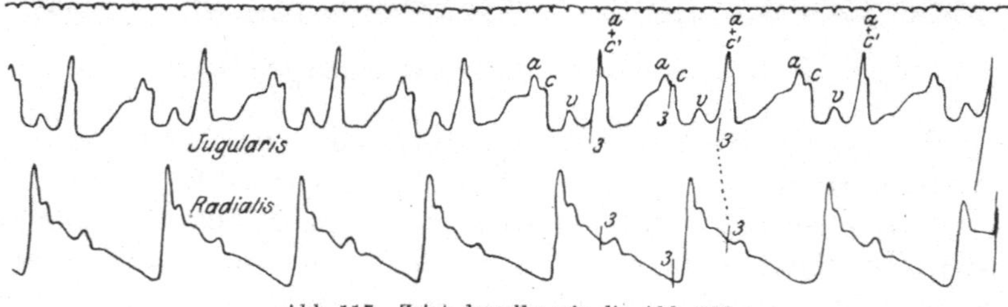

Abb. 117. Zeigt dasselbe wie die Abb. 116.

sein, daß der Finger an der Radialis keinen Puls wahrnimmt, obwohl er in dem Sphygmogramm zum Vorschein kommt, wie in Abb. 116 und 117. In einigen Fällen gelangt sie auch im Sphygmogramm nicht zum Ausdruck, aber die Herztöne oder eine zu gleicher Zeit aufgenommene Kurve des Jugularispulses oder des Spitzenstoßes zeigen, daß die Kammer sich während der langen Pulspause kontrahiert hat, jedoch nicht mit genügender Kraft, um eine Welle in die Radialis zu senden (Abb. 115, 118 und 119).

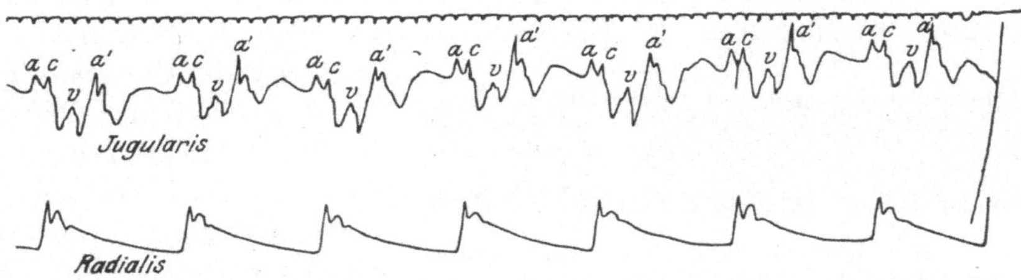

Abb. 118. Der Venenpuls zeigt große Wellen a' während der langen Pausen im Radialpulse; sie zeigen, daß sich die Vorhöfe und die Kammern zusammengezogen haben, daß aber die Kammersystolen zu schwach waren, um im Radialpuls eine so große Welle zu erzeugen, daß sie den Sphygmographen hätte beeinflussen können.

In diesen Fällen wird der Puls als „Pulsus intermittens" bezeichnet; wenn die Extrasystolen regelmäßig nach je einem normalen Pulse auftreten, so erscheint der Puls am Handgelenk äußerst langsam und dann kann der Fall für „Bradykardie" oder Herzblock gehalten werden. Die Differentialdiagnose ergibt sich aus der Beobachtung des Jugularispulses, des Spitzenstoßes oder vermittels der Auskultation.

Die Erkennung der Extrasystole. Die Praxis hat mir gezeigt, daß viele eine Extrasystole nur schwer von anderen Formen der Unregelmäßigkeit unterscheiden können; ich möchte

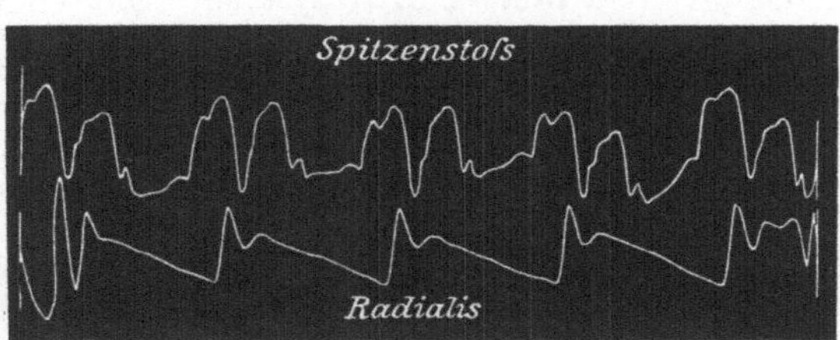

Abb. 119. Gleichzeitige Kurven des Spitzenstoßes und des Radialpulses. Auf einen Radialpuls kommen zwei Schläge des Spitzenstoßes.

deshalb darauf hinweisen, daß die Extrasystole in der überwiegenden Mehrzahl der Fälle durch die Auskultation leicht zu erkennen ist. Die regelmäßige Folge der Herztöne wird durch zwei kurze, scharfe Töne unterbrochen, auf die eine lange Pause folgt, so wie es in den schematischen Abb. 120 und 121 dargestellt ist. Manchmal ist die Extrasystole so schwach, daß nur ein leiser Ton gehört werden kann. Wenn ein oder zwei solche Töne während einer „Intermittenz" am Radialpulse

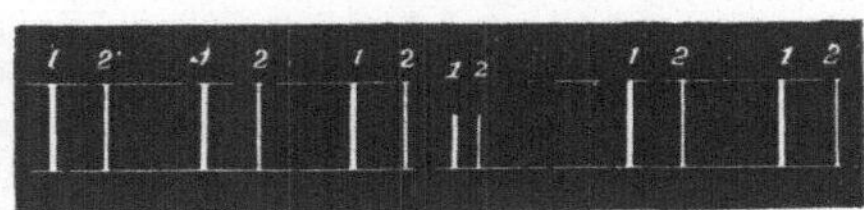

Abb. 120. Schema, welches die Herztöne und gelegentliche Extrasystolen darstellt.

gehört werden, kann man ruhig annehmen, daß die Rhythmusstörung durch eine Extrasystole bedingt ist. Die einzige Ausnahme ist partieller Block bei Mitralstenose, wo in sehr seltenen Fällen während der Pause ein vom Vorhof stammender Ton zu hören ist. Dies geschieht gewöhnlich nur nach Digitalis und dabei besteht immer ein präsystolisches Geräusch. In vielen Fällen kann die auf die Herzgegend gelegte Hand den kurzen vorzeitigen Schlag der Extrasystole fühlen; dieser kann von beträchtlicher Stärke sein, und einige Autoren

sind dadurch zu der irrigen Annahme verleitet worden, daß sich da nur de
rechte Ventrikel allein kontrahiere, der linke aber stillstehe, weil am Hand
gelenk kein Puls zu fühlen war.

Die verschiedenen Formen der Extrasystole. Wenn, wie ich schon frühe
erwähnte, irgendein Teil des Herzens erregbarer wird als der Sinusknoter
dann geht die Herzkontraktio
von diesem Teil aus. Wenn di
erhöhte Erregbarkeit diese
Stelle andauert, bekommen wi
einen ständigen abnorme
Rhythmus; wenn die Erreg
barkeit aber nur vorübei
gehend gesteigert ist, bekom

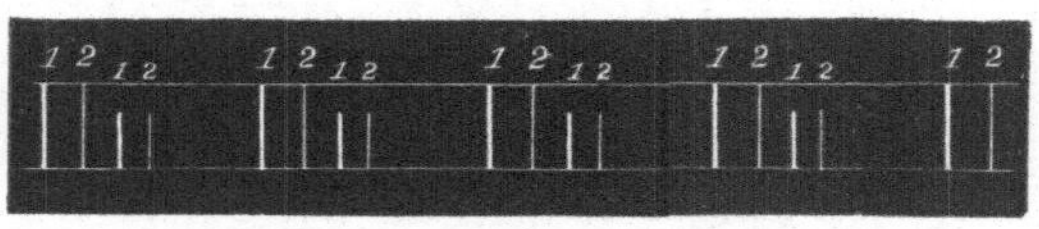

Abb. 121. Schematische Darstellung der Herztöne in einem
Fall von rhythmischer Unregelmäßigkeit, wie sie in den
Abb. 116—119 dargestellt ist.

men wir einzelne vorzeitige Kontraktionen, deren Frequenz mit dem Grad
der Erregbarkeit wechselt und von ihm abhängt. Beim Menschen kan
man *mit der sphygmographischen Methode* manchmal erkennen, ob dies
vorzeitigen Kontraktionen im Vorhof, im Ventrikel oder im Atriover
trikularknoten bzw. im Bündel entstehen; *das Ekg gestattet diese Untei
scheidung fast immer.*

Die ventrikuläre Extrasystole. Die einfachste Form der Extrasystol
ist die, wo ein vorzeitiger Schlag des Ventrikels eintritt, der von einer lange
Pause gefolgt ist. Dies zeigt Abb. 122, wo, wie man sieht, ein kleiner Schla
in der Kurve bald nach dem vorhergehenden Schlage auftritt; dann folgt ein
lange Pause. Die Erklärung gibt der Venenpuls (obere Kurve). In dieser

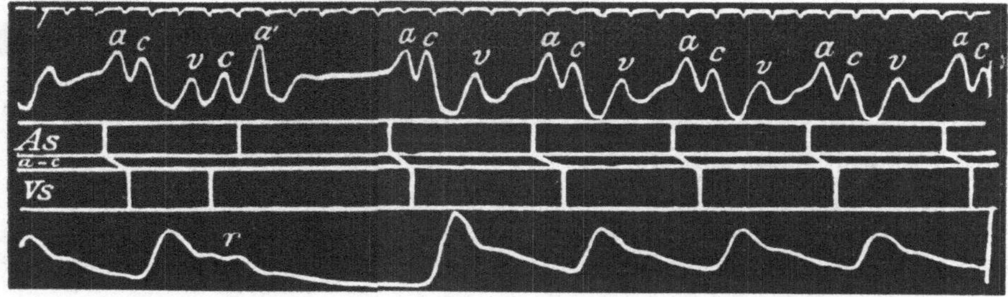

Abb. 122 zeigt eine gewöhnliche Form der ventrikulären Extrasystole. Nach dieser (*r'*) tritt eine lan[
Pause auf. Der Venenpuls und das Schema zeigen, daß diese Pause dadurch zustande kommt, daß d
Vorhofschlag *a'* keine Kammersystole auslöst.

sind die *a*-Wellen auf den Vorhof zurückzuführen, und man sieht, daß s
ganz regelmäßig aufeinanderfolgen. Auf sie folgt immer je eine Welle *c*, d
vom Karotispulse herstammt. Dies ist aber anders bei der Welle *a'*, denn dies
kommt erst nach der Karotiswelle *c'*. *In der Abb. 122 ist irrtümlicherweise auc
diese Welle mit c bezeichnet.* Diese Welle *c'* entspricht der kleinen vorzeitige
Welle *r* am Radialpulse und zeigt an, das der Karotispuls in diesei
Falle vor der Vorhofwelle im Venenpuls erscheint, daß also, mit andere
Worten, die Kammer sich vor dem Vorhofe kontrahiert hat. Man wii
dies leicht verstehen, wenn man das zwischen den beiden Kurven gezeicl
nete Schema ansieht. Die senkrechten Striche im oberen Teile zeigen d

Systolen der Vorhöfe an und entsprechen den *a*-Wellen im Venenpulse: man sieht, daß sie ganz regelmäßig aufeinanderfolgen. Die senkrechten Striche im unteren Teile stellen die Kammersystolen vor und stimmen mit den Wellen *c* und *c'* des Venenpulses und mit den Radialpulsen überein. Die schiefen Striche in der Mitte zeigen den Reizübergang von den Vorhöfen zu den Kam-

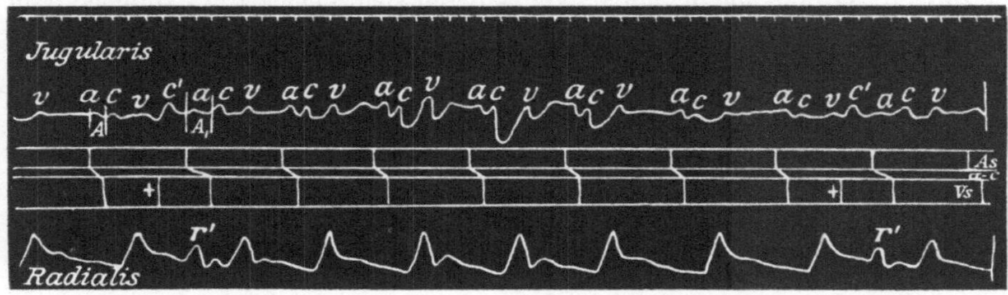

Abb. 123. Gleichzeitige Kurven des Jugularis- und Radialpulses, welche die Interpolation von ventrikulären Extrasystolen (*c'*, *c'* und *r'*, *r'*) zeigen, die in dem Schema durch die Zeichen + dargestellt sind. Die Striche in dem Zwischenraum *As* stellen die Vorhofszacken *a* in der Jugularis und die Striche in dem Zwischenraum *Vs* die Carotiszacken *c* dar, während die sie verbindenden schrägen Linien dem *a-c*-Intervall entsprechen.

mern. Man sieht, daß die Kammersystole überall von der Vorhofssystole abhängt, mit Ausnahme der vorzeitigen Kontraktion *c'*, wo die Kammer vorher schlägt, also unabhängig von der Vorhofsystole. Die lange, auf den vorzeitigen Schlag folgende Pause beruht, wie man sieht, darauf, daß die Kammer so lange stehen bleibt, bis sie durch den nächsten Vorhofschlag zur Kontraktion gebracht wird.

Die interpolierte Extrasystole. Das, *was wir eben besprachen*, ist die gewöhnliche Art, wie eine ventrikuläre Extrasystole zustande kommt. Aber in

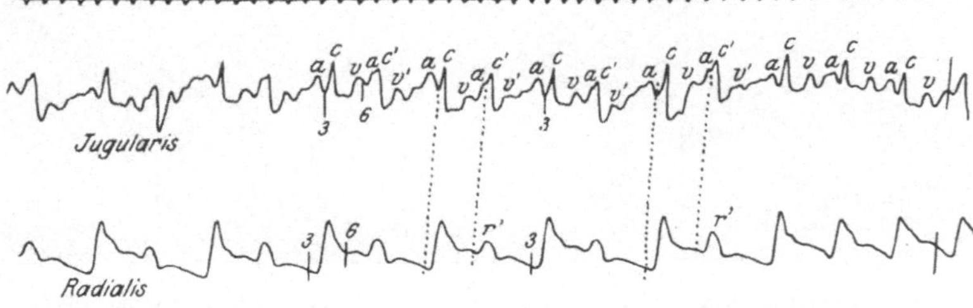

Abb. 124. Jeder zweite Radialpuls (*r'*) ist klein und vorzeitig (Pulsus bigeminus) und beruht auf einer Extrasystole. In der Venenpulskurve sieht man die Welle *c'* nach der *a*-Welle auftreten, aber in einem kürzeren Abstande als dem normalen *a-c*-Intervall.

seltenen Fällen erzeugt die Kammer nicht nur den Reiz für die vorzeitige Kontraktion, sondern sie beantwortet auch den folgenden Vorhofreiz, und in diesen Fällen sehen wir eine Kammerkontraktion am Radialpuls ohne einen entsprechenden Vorhofschlag im Venenpulse (Abb. 123). Das zwischen den Kurven eingeschaltete Schema zeigt, wie solche Schläge entstehen.

In Abb. 122 und 123 war die vorzeitige oder ventrikuläre Extrasystole vor der Vorhofkontraktion aufgetreten, was darin zum Ausdruck kommt, daß die Welle *c'* vor der Welle *a'* erscheint. Dagegen erfolgt in Abb. 124 die Extrasystole *c'* etwas später als die Vorhofwelle.

Zusammentreffen der normalen Vorhofssystole und der Kammerextrasystole. — In den Beispielen, die ich von der ventrikulären Extrasystole gegeben habe (wie in Abb. 122 und 123), sehen wir, daß in den Jugulariskurven die Carotiszacke c' der Vorhofszacke a' vorangeht; in diesen Beispielen war das normale Tempo etwas langsam. In den meisten Fällen jedoch treffen sie zusammen: Vorhof und Kammer kontrahieren sich gleichzeitig. Infolgedessen

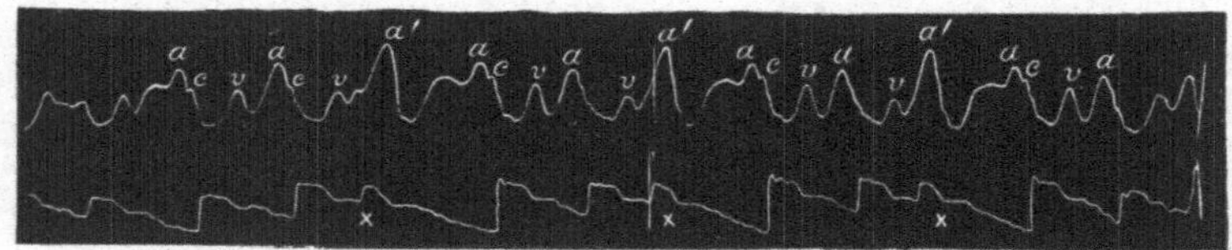

Abb. 125. Jugular- und Radialpuls. Die kleinen, mit × bezeichneten Schläge sind Extrasystolen. Der Vorhof schlägt während der unregelmäßigen Perioden des Radialpulses in seinem Rhythmus fort. Die Welle a' ist die mit der vorzeitigen Kontraktion des linken Ventrikels zusammenfallende Vorhofwelle. Das Fehlen der r-Welle nach der Welle a' zeigt an, daß der rechte Ventrikel sich früher kontrahiert hat, offenbar gleichzeitig mit dem linken; die große auf a' folgende Welle ist auf Stauung zurückzuführen.

kann der Vorhof seinen Inhalt nicht in die Kammer entleeren und daher gelangt manchmal eine große Welle in die Jugularis. Bei Patienten mit einem ausgesprochenen Jugularispuls läßt sich das leicht mit dem Auge erkennen. In anderen Fällen kann man die Pulsation der Jugularis nur sehen, wenn diese große Welle zurückgeworfen wird.

In Abb. 125 sind die Wellen a und a' durch die Vorhofssystole bedingt und treten in regelmäßigen Zwischenräumen auf. Die Wellen a' sind jedoch viel größer als die Wellen a, und der Grund für diese Größenzunahme liegt

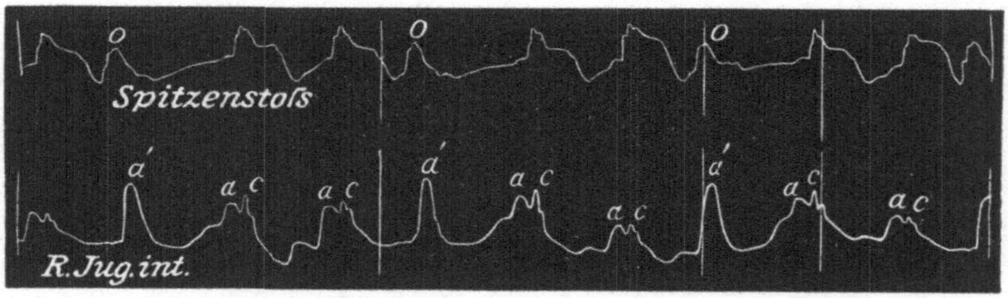

Abb. 126. Gleichzeitige Kurven des Spitzenstoßes und des Jugularispulses, welche das rhythmische Erscheinen der Vorhofswelle während der irregulären Perioden in der Spitzenstoßkurve zeigen. Die kleinen Pulse $o\,o\,o$ sind Extrasystolen der Kammer.

darin, daß gleichzeitig auch die Kammer sich in Systole befand und die Extrasystole verursachte. Abb. 126, eine Aufzeichnung des Spitzenstoßes und des Jugularispulses, zeigt die vorzeitige Kontraktion des Ventrikels (o) zu derselben Zeit, zu der auch die große Vorhofwelle a' auftritt, so daß wir auch hier einen Beweis für die gleichzeitige Kontraktion des Vorhofs und der Kammer während einer Kammerextrasystole haben. Wenn ein großer Jugularispuls vorhanden ist, so braucht die Größenzunahme der Vorhofwelle, wie sie während der Extrasystole der Kammer auftritt, nicht so deutlich zu sein. Man kann, wenn an der Radialis kein vorzeitiger Schlag zu sehen ist, oft an der Vergrößerung der Vorhofwelle im Venenpuls erkennen, daß eine Kammerextrasystole stattgefunden hat.

Die aurikuläre Extrasystole. — Wenn eine Extrasystole im Vorhof entsteht, so bieten die Herztöne und die Radialkurve genau dasselbe Bild, wie wenn eine Extrasystole der Kammer auftritt, und nur durch gleichzeitige Aufzeichnung des Jugularispulses kann man sie voneinander unterscheiden. In den Abb. 127 und 128 zeigt der Radialpuls vorzeitige Pulsschläge (r'), die man leicht als Extrasystolen erkennen kann.

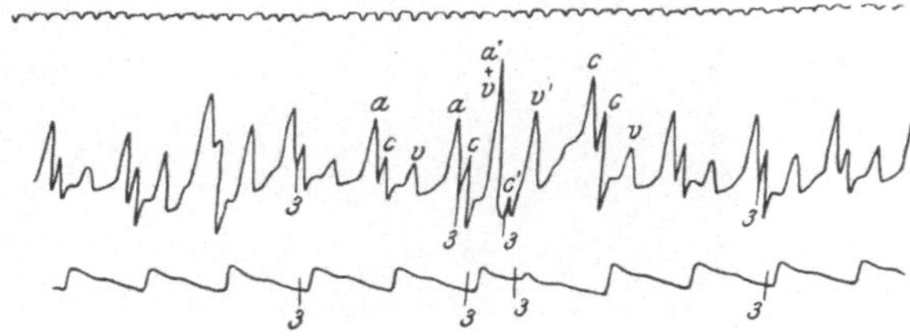

Abb. 127 zeigt eine aurikuläre Extrasystole. Die vorzeitige Welle a' fällt mit der r-Welle der vorhergehenden Kammersystole zusammen.

In der Jugulariskurve geht der Karotiszacke c' eine Vorhofzacke a' voraus, und der einzig mögliche Schluß ist der, daß a' durch eine Extrasystole des Vorhofes verursacht ist, die wiederum von einer Extrasystole der Kammer gefolgt ist; diese bringt die Karotis- und Radialpulse c' und r' hervor. In Abb. 127 fällt die Welle a' mit der v-Welle der vorhergehenden Kammerkontraktion zusammen und ist daher besonders groß.

Für die eben erwähnten Fälle nimmt man an, daß der Vorhof sich auf einen Reiz kontrahiert, der einen anderen Ursprungsort hat als den Sinus. Die lange Pause nach der Extrasystole ist dadurch bedingt, daß der vom

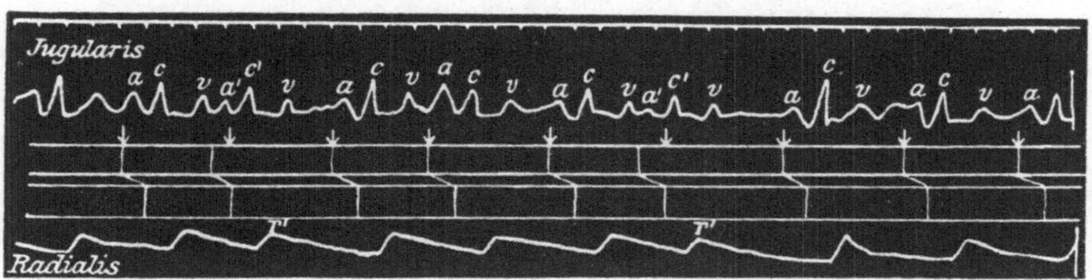

Abb. 128 zeigt Vorhofsextrasystolen (a'), gefolgt von Kammerkontraktionen (c', r'). Die Pfeile im Schema stellen die Sinusreize dar, und die langen Pausen nach den Extrasystolen sind dadurch bedingt, daß der Vorhof auf die Sinusreize nicht antwortet.

Sinus zur normalen Zeit ausgehende Reiz den refraktären Vorhof nicht zur Kontraktion bringen kann. Das tritt in dem in Abb. 128 eingeschalteten Schema zutage, in dem die Pfeile am oberen Rande die vom Sinus ausgehenden Reize darstellen. Man ersieht aus dem Schema, daß nach der Extrasystole der vom Sinus ausgehende Reiz keine Wirkung ausübt, sondern daß Vorhof und Kammer in Ruhe verharren, bis der folgende Sinusreiz sie zu einer Kontraktion anregt. In diesen beiden Abbildungen entspricht die irreguläre Periode zwei Herzperioden, die Erklärung dafür ergibt sich deutlich aus dem Studium des Schemas in Abb. 128. In den meisten Fällen von Vorhofextrasystole ist aber die irreguläre Periode kürzer als zwei Herzperioden, wie das Abb. 129 und 130 zeigen. Die von Cushny und Wenckebach gegebene und gewöhnlich angenommene Erklärung ist die, daß der im Vorhof entstehende Reiz

auf den Sinus zurückgeht und ihn reizt, so daß die in ihm aufgespeicherte
Energie erschöpft wird und er das Reizmaterial von neuem aufzubauen hat.
Sobald er wieder erregbar geworden ist, veranlaßt er die Kontraktion. So

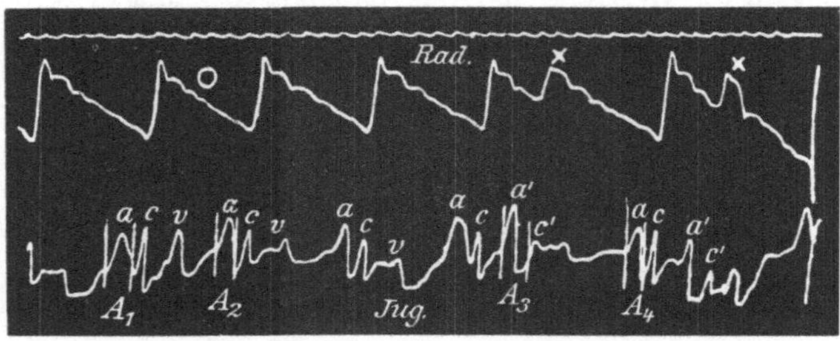

Abb. 129 zeigt zwei vorzeitige oder Extrasystolen aurikulären Ursprungs (×). Die Zacken c' in der Jugulariskurve treten zu gleicher Zeit auf wie die kleinen vorzeitigen Pulse (×) in der Radialiskurve und sind daher
durch die Carotis verursacht. Ihnen gehen die vorzeitigen Zacken a' voraus, die aurikulären Ursprungs sind.
Das Intervall a'-c' (Strecke A_3) ist größer als das durchschnittliche a-c-Intervall (A_2) und übertrifft an Größe
bedeutend das folgende a-c-Intervall (A_4).

ist im Schema (Abb. 131), das die Vorgänge in Abb. 130 illustriert, der Reiz
dargestellt, wie er vom Sinus zum Vorhofe herabsteigt, bei der Extrasystole (+)
hingegen ist der Reiz durch einen Pfeil dargestellt, der zurück zum Sinus
geht, so daß dieser die retrograde Reizung erwidert. Nach dieser vorzeitigen
Reizung ruht der Sinus während einer normal langen Periode und beginnt

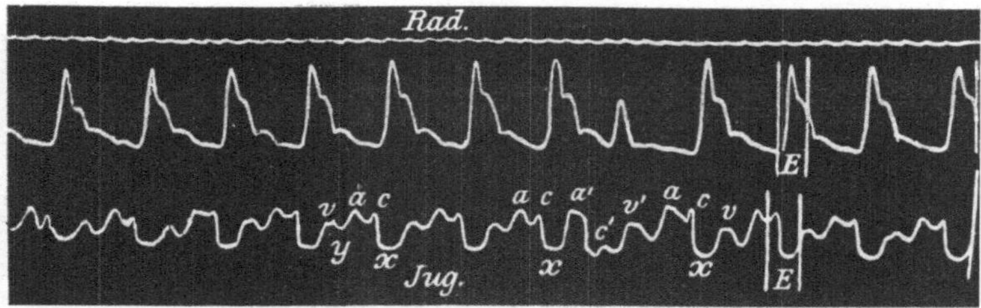

Abb. 130 zeigt eine Vorhofextrasystole bei a'. Diese Kurve ist in dem Schema Abb. 131 erklärt.

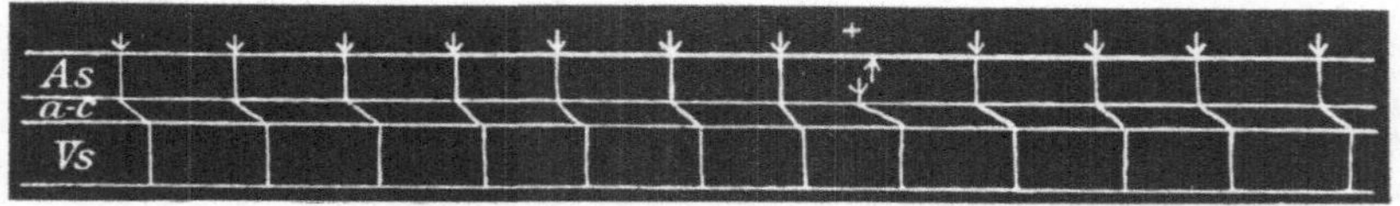

Abb. 131. Schematische Darstellung der Vorgänge in Abb. 130. Der Extrareiz bei + entsteht
im Vorhof, geht zurück und stört den Sinusrhythmus. Man achte auf das verlängerte a-c-Inter-
vall nach der Vorhofsextrasystole.

dann den normalen Rhythmus wieder. Diese durch die Vorhofsextrasystole
bedingte irreguläre Periode ist so oft kürzer als zwei normale Pulsschläge,
daß man gewöhnlich annimmt, sie komme auf diese Weise zustande. Wenn
damit auch eine einleuchtende Erklärung gegeben ist, so kann man doch
keineswegs sagen, daß sie bewiesen sei; es gibt andere Möglichkeiten, die in
Betracht gezogen werden müssen, bevor sie endgültig angenommen werden

kann. Da aber diese Möglichkeiten immer noch spekulativer Natur sind, so
wäre es nicht angebracht, sie hier zu erörtern.

**Die im Atrioventrikularknoten entstehenden Extrasystolen (Knoten-
extrasystolen).** — Bis jetzt war die Erkennung der Extrasystolen als Kam-
mer- oder Vorhofsextrasystolen verhältnismäßig leicht. Es gibt aber noch eine
dritte Art, die bis jetzt nicht genügend beachtet worden ist und die nach
meiner Meinung unrichtig gedeutet wurde. Das Hauptmerkmal dieser
Extrasystolen ist, daß Vorhof und Kammer sich vorzeitig und gleichzeitig
kontrahieren. So erscheint in Abb. 132 die Vorhofwelle a' in der Jugulariskurve vorzeitig und verdeckt das Auftreten der Karotiszacken — die Zeit,
zu der diese erscheinen sollten, kann dadurch festgestellt werden, daß man
die Zeit zwischen der Extrasystole im Radialpulse und dem vorhergehenden
Pulse mißt. Daß der Vorhof sich nicht zu seiner normalen Zeit kontrahierte,
geht deutlich aus der Abwesenheit irgendeiner Zacke innerhalb der irregulären

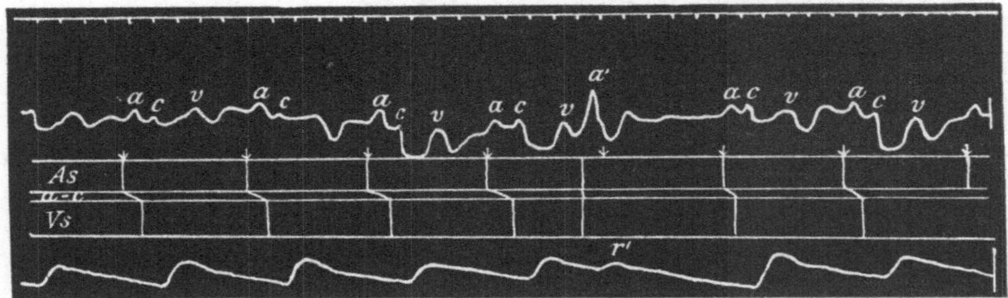

Abb. 132 zeigt eine Knotenextrasystole (a' und r'); aus dem Schema ist zu ersehen, daß Vorhof und Kammer
sich vorzeitig und gleichzeitig kontrahieren.

Periode hervor, wo der Pfeil den Zeitpunkt markiert, zu dem sie fällig war.
Wir haben also hier den Beweis, daß Vorhof und Kammer sich vorzeitig und
gleichzeitig kontrahieren. Bei den Vorhof- und den Kammerextrasystolen
erkennen wir ohne Schwierigkeit, daß die Extrareizung entweder den einen
oder den anderen Herzteil betroffen haben muß, aber bei dieser Form haben
wir uns zu überlegen, wo ein Reiz entstehen könnte, der zugleich auf beide
Herzteile einwirken kann. Wenn wir alle Möglichkeiten in Betracht ziehen,
so kommen wir per exclusionem dazu, die Quelle dieser Reizung in das Gewebe zu verlegen, welches Vorhof und Kammer verbindet, und fast sicher
in denjenigen Teil, den wir als den Atrioventrikularknoten bezeichnet haben.
Wahrscheinlich gehen die Extrasystolen, die in der Jugulariskurve der Abb. 118
zu sehen sind, auch vom Knoten aus.

Das Ekg der Extrasystolen. — *Das Ekg bietet gegenüber den sphygmographischen Aufnahmen den großen Vorteil, daß es die rhythmusfremden Extrasystolen
meist auf den ersten Blick erkennen läßt. Da die Extrasystolen fast immer von
Punkten ausgehen, die weit vom normalen Schrittmacher entfernt sind, unterscheidet sich auch ihr Erregungsablauf von dem der Normalschläge, und so finden
sie in der Form des Ekg einen markanten Ausdruck.*

Ventrikuläre Extrasystolen. — *Am deutlichsten ist dies bei den ventrikulären Extrasystolen. Wir wählen als Beispiel eine experimentelle Kurve, weil man*

da mit Sicherheit sagen kann, von welchem Punkte die Extrasystole ausgegangen ist. Wenn man beim bloßgelegten Hundeherzen die Basis des rechten Ventrikels reizt, bekommt man eine Kurve, die sich vom Normal-Ekg sehr deutlich unterscheidet (Abb. 133). Das Ekg der Extrasystole von rechts zeigt eine breite, hohe, nach aufwärts gerichtete Anfangsschwankung und eine noch viel breitere negative Nachschwankung. Reizt man dagegen die Spitze des linken Ventrikels, so ist die Kurve gerade umgekehrt. Die Anfangsschwankung ist nach abwärts, die Nachschwankung nach aufwärts gerichtet (Abb. 134). Dies sind auch die Kurven, die man am häufigsten beim Menschen sieht — so zeigt die Abb. 135 eine Bigeminie durch ventrikuläre Extrasystolen von rechts; es gibt aber Übergangsformen zwischen dem normalen und dem atypischen Ekg. Das hängt davon ab, von welchem Punkte die Extrasystole ausgeht. Man kann im Tierversuch von einzelnen, zwischen Basis und Spitze gelegenen Punkten aus Extrasystolen erzeugen, die ein der Normalform sehr ähnlichen Ekg aufweisen. Das kommt daher, daß von diesen Punkten aus rechter und linker Ventrikel ungefähr in derselben Reihenfolge zur Kontraktion gebracht werden wie unter normalen Verhältnissen durch die beiden Tawaraschen Schenkel, während bei der Reizung der Basis oder der Spitze der andere Ventrikel viel zu spät kommt. Eine der Normalform sich nähernde, aber noch atypische Form zeigt die Abb. 136. In die erste Herzperiode ist eine ventrikuläre Extrasystole interpoliert, welche eine breite, tief gespaltene, nach aufwärts gerichtete Anfangsschwankung und eine hohe positive Nachschwankung zeigt. Bei den Extrasystolen von der Basis und der Spitze — bzw. von rechts und von links — sind diese beiden Schwankungen entgegengesetzt gerichtet; dadurch, daß sie bei dieser interpolierten Extrasystole gleich gerichtet

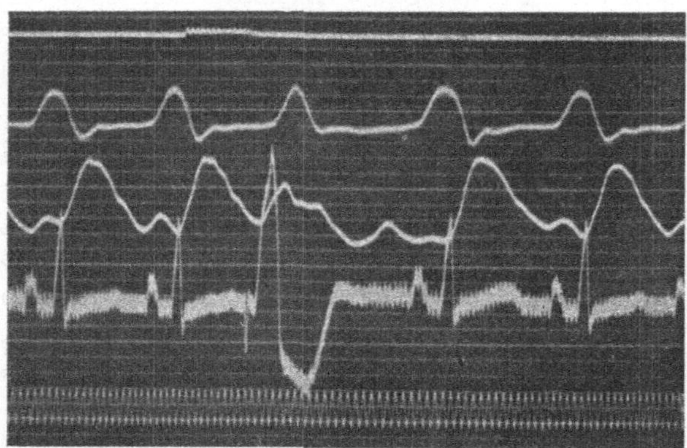

Abb. 133. *Extrasystole von der Basis des rechten Ventrikels (Hund). Von oben nach unten: Reizmarkierung, Verkürzungskurve des rechten Herzohres, darunter die der rechten Kammer, Elektrokardiogramm (Ableitung von Anus-Oesophagus), Zeitmarkierung in ¹/₅₀ Sekunden. Der Öffnungsschlag (siehe die Stromschleife im Ekg) löst eine ventrik. E.-S. aus.*

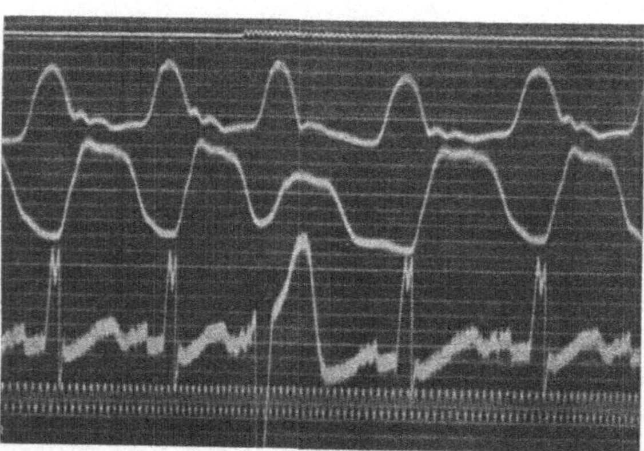

Abb. 134. *Extrasystole von der Spitze des linken Ventrikels (Hund). Kurven wie in Abb. 133. Hier löst der Schließungsschlag die E.-S. aus.*

sind, nähert sich diese Form der normalen. Beim Menschen gehen die Extrasystolen natürlich nicht so wie beim Tierversuch von der Herzoberfläche aus; wir kommen darauf bei der Besprechung der Lokalisation noch zurück.

Die interpolierte Extrasystole. — Wenn eine ventrikuläre Extrasystole interpoliert ist, kommt dies im Ekg sehr deutlich zum Ausdruck, indem an Stelle der langen Diastole jetzt ein Kammer-Ekg zu sehen ist. Da auch bei langsamem Herzschlag der Raum für eine ganze Kammersystole ziemlich knapp ist, sieht man gleich auf die Nachschwankung der Extrasystole die Vorhofzacke des nächsten Normalschlages folgen (siehe Abb. 136); wenn die Herzperiode etwas kürzer ist, verschmelzen diese beiden Zacken mehr oder weniger miteinander und wenn sie noch kürzer ist, trifft der Normalreiz schon mit der Refraktärperiode der Extrasystole zusammen, er wird also nicht beantwortet, und es kommt eine kompensatorische Pause zustande. In manchen Kurven, wo ventrikuläre Extrasystolen häufiger eingestreut sind und sich die Dauer der Herzperiode nicht wesentlich ändert, kann man sehen, daß die Extrasystolen nur dann interpoliert sind, wenn sie früh in der Diastole auftreten; dann haben sie gerade noch Platz; kommen sie aber auch nur um 1—2 Hundertstelsekunden später, so entsteht schon eine kompensierende Pause. Ferner sieht man nicht selten, daß bei dem auf eine interpolierte Extrasystole folgenden Normalschlage das Intervall P—R, also die sog. Überleitungszeit verlängert ist; auf die Erklärung dieser Erscheinung wollen wir aber hier nicht näher eingehen.

Zusammentreffen der normalen Vorhofwelle mit der Kammer-Extrasystole. — Während beim Venenpulse das Zusammentreffen der normalen a-Welle mit der c-Zacke der Extrasystole zur Ausbildung einer hohen Welle führt, markiert sich diese Superposition im Ekg viel weniger deutlich. Wenn die Vorhofzacke mit der Anfangsschwankung der Extrasystole zusammenfällt, wird sie von dieser meist vollständig verschluckt, ohne daß etwas Besonderes zu sehen wäre. In dem auf die Anfangsschwankung folgenden Teile des Kammer-Ekg dagegen ist die Vorhofzacke nicht selten gut zu sehen. Man muß

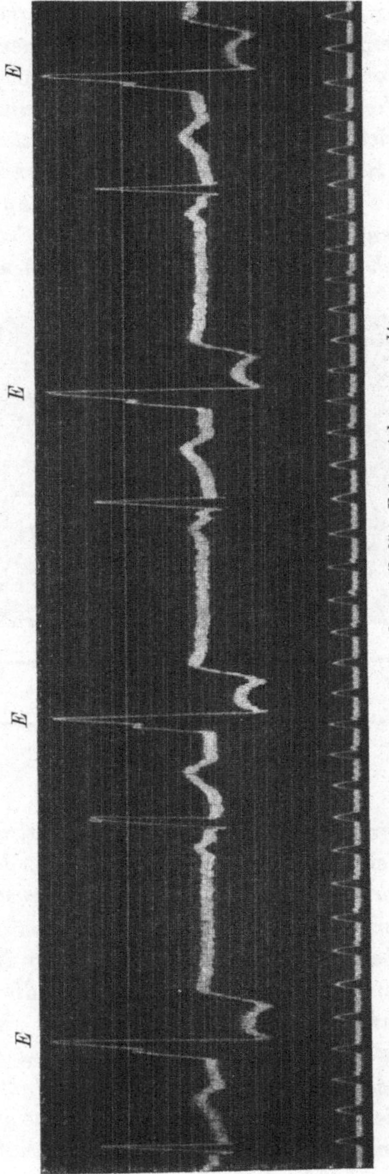

Abb. 135. *Bigeminie durch ventrikuläre Extrasystolen von rechts.*

aber da mit der Deutung vorsichtig sein, denn das Ekg der ventrikulären Extra-
systolen hat nicht immer einen glatten Verlauf, sondern zeigt oft schon an sich kleine
Zacken, die dann fälschlich für Vorhofzacken gehalten werden können. Wenn die
Extrasystolen in einer Kurve wiederholt und in wechselndem Abstande von dem vor-
hergehenden Normalschlage auftreten, kann man durch Vergleich der einzelnen
Formen manchmal herausfinden, ob eine Zacke zur Extrasystole gehört oder eine
Vorhofzacke ist. Die Identifizierung einer solchen Zacke als P-Zacke kann dort
wichtig sein, wo es auf die Beantwortung der Frage ankommt, ob zur Zeit der
Extrasystole der Sinusrhythmus unverändert geblieben ist oder nicht.

  Die aurikulären Extrasystolen. — Diese sind im Ekg deutlich zu erkennen, denn an der betreffenden Stelle ist ein ganzes vorzeitig auftretendes Ekg zu
sehen, wenn der vom Vorhof ausgehende abnorme Reiz auf die Kammern übergeleitet

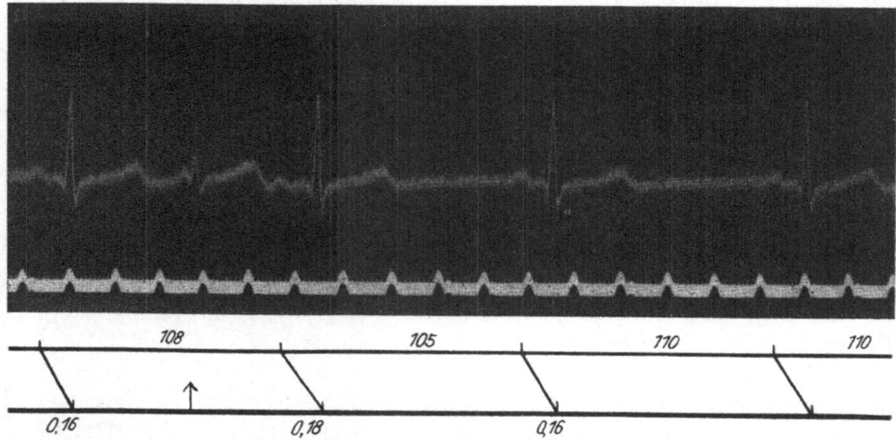

Abb. 136. Interpolierte ventrikuläre Extrasystole. Übergangsform.

wird; bei sehr vorzeitigen Vorhofextrasystolen ist das oft nicht der Fall, und man
sieht dann isolierte Vorhofzacken, die meist noch mit der Nachschwankung des
vorhergehenden Normalschlages zusammenfallen. Auch das Vorhof-Ekg zeigt
verschiedene Formen je nach dem Ausgangspunkte der abnormen Kontraktion,
aber der Unterschied gegenüber der Normalform ist hier nicht so groß wie bei den
ventrikulären Extrasystolen, weil die Vorhofzacke ja schon an sich keine so mar-
kante Form hat. Im Tierversuch sind die bei Reizung verschiedener Vorhofteile
zutagetretenden Elektrogramme untersucht worden (LEWIS), aber die Ergebnisse
lassen sich wohl nur in eingeschränktem Maße auf den Menschen übertragen, weil
die abweichende Herzlage dabei eine große Rolle spielt. Sicher ist, daß die Erregungen, die von der Nähe des Sinusknotens ausgehen, zu normalen P-Zacken führen
und daß Erregungen, die von unten her, also von der Atrioventrikulargrenze kommen,
verkehrte, also negative Vorhofzacken zur Folge haben. Es gibt aber auch bei den
positiven Vorhofzacken deutliche Formverschiedenheiten, bezüglich derer jedoch
eine genauere Lokalisation nicht möglich ist. So zeigt unsere Abb. 137 fünf Vorhofextrasystolen, und zwar sind es die Schläge 20, 22, 23, 25 und 26. Diese Extrasystolen haben auch eine positive Vorhofzacke, die sich aber in ihrer Form deutlich
von den normalen Vorhofzacken unterscheidet; diese ist rund, die Vorhofzacke der

Extrasystolen aber spitz. Bei der früh kommenden Extrasystole 25 setzt sich die Vorhofzacke auf die vorhergehende Nachschwankung auf und bei der noch früher kommenden Extrasystole 26 fällt sie mit der Nachschwankung so zusammen, daß deren charakteristische Form ganz verändert ist. Dieser Vorhofreiz geht, was nebenbei bemerkt sei, auch langsamer auf die Kammern über. In einem solchen Falle darf man annehmen, daß der Ablauf der vorzeitigen Erregung ungefähr in derselben Richtung erfolgt, wie bei den Normalschlägen, aber doch nicht genau so, denn sonst wäre die Form der Vorhofzacke unverändert. In anderen Fällen ist die Vorhofzacke nach abwärts gerichtet (siehe Abb. 138) und da heben sich die Extrasystolen nicht nur durch ihre Vorzeitigkeit, sondern auch durch die Form der Vorhofzacke deutlich aus der Reihe der Normalschläge heraus. Wahrscheinlich gehen diese Extrasystolen von der Atrioventrikulargrenze, oder genauer gesagt, vom Vorhofteile des Tawaraschen Knotens aus; der Erregungsablauf erfolgt in umgekehrter Richtung und deshalb ist auch die Vorhofzacke umgekehrt. Von der Mittelzone zwischen Sinusknoten und a-v-Grenze bekommt man im Tierversuch kleine, aufgesplitterte oder zweiphasische Vorhofzacken, wie man sie auch beim Menschen nicht selten sieht; ob aber auch beim Menschen diese Extrasystolen von der Mittelregion ausgehen, muß noch dahingestellt bleiben. Das zur Vorhofextrasystole gehörende Kammer-Ekg hat die Normalform und das ist auch verständlich, weil der Vorhofreiz, wo immer er auch entstanden sein mag, vom Tawaraschen Knoten an in die vorgezeichnete Reizleitungsbahn eintritt, so daß die Kammern auf dem normalen Wege erregt werden. Es kommt aber nicht selten vor, daß das Kammer-Ekg der Vorhof-Extrasystolen eine abnorme, mehr oder weniger an ventrikuläre Extrasystolen erinnernde Form hat; dies erklärt sich durch Störungen im Reizleitungssystem, und wir werden darauf in dem betreffenden Kapitel (35) noch zurückkommen.

Die atrioventrikulären Extrasystolen. — Bei diesen Extrasystolen sieht man ein normales Kammer-Ekg, und zwar meist ohne Vorhofzacke, so z. B. in Abb. 139. Diese Kurve enthält drei a-v-Extrasystolen, und zwar sind es die Schläge 2, 5 und 7. Die Extrasystolen 2 und 7, welche früh auftreten (Kupplung 45 und 48), sind interpoliert, die

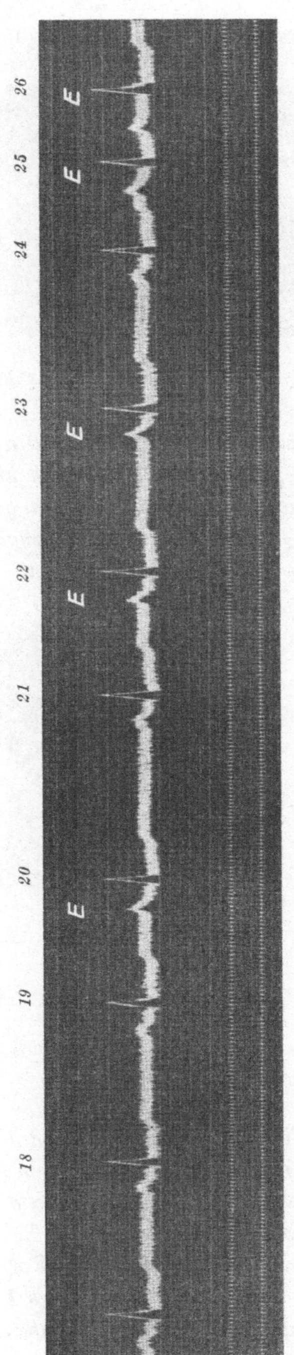

Abb. 137. Aurikuläre Extrasystolen (E) mit positiver Vorhofzacke.

*später auftretende Extrasystole 5 (Kupplung 58) nicht mehr. Bezüglich der nach
den Extrasystolen kommenden Vorhofzacken bietet die Kurve gewisse Schwierigkeiten. Man findet nämlich gleich nach der Anfangsschwankung eine kleine Zacke,
welche die P-Zacke des folgenden Normalschlages sein könnte; dies ist wohl sicher
beim Schlag 5 der Fall, wo der Vorhofreiz nicht mehr auf die Kammern übergeht.*

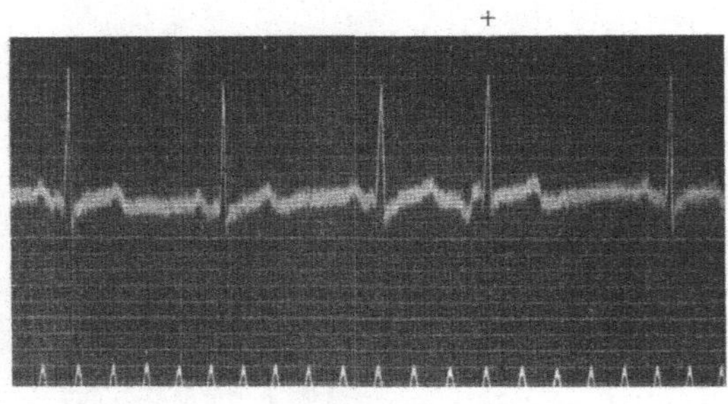

Abb. 138. Aurikuläre Extrasystole + mit negativer Vorhofzacke.

*Daß diese Zacke ein normales
P ist, erhellt daraus, daß sie
in dem normalen Intervall von
0,84'' auf den vorhergehenden
Normalschlag folgt und von dem
nächsten wieder um 0,84'' getrennt ist: der Sinusrhythmus
ist also ungestört. Bei den
Systolen 2 und 7 darf man aber
die kleine, auf die Anfangsschwankung folgende Zacke
nicht als P bezeichnen. Hier
verschmilzt das auf die Extrasystole folgende normale P mit der Nachschwankung
der Extrasystole, und auch hier geht der Sinusrhythmus ungestört weiter. Diese
atrioventrikulären Systolen gehen demnach nicht auf den Sinus zurück.*

*Das Ekg gestattet bezüglich des Ursprungsortes der a-v-Extrasystolen noch
eine genauere Lokalisation. Der Tawarasche Knoten besteht nämlich aus zwei*

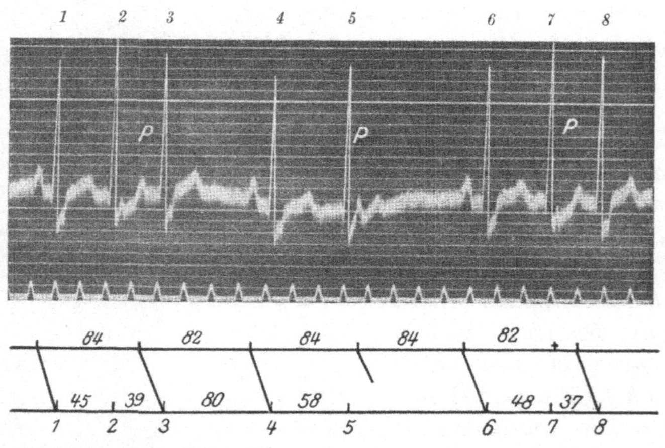

Abb. 139. Atrioventrikuläre Extrasystolen (Nr. 2, 5 und 7), vom Kammerteile
des Knotens ausgehend.

*Teilen, einem Vorhof- und einem Kammerteil, und da der Tawarasche Knoten
dasjenige Gebilde ist, in dem die Reizleitung schon normalerweise am langsamsten
erfolgt — in ihm kommt ja die normale Überleitungszeit zustande —, so wird eine
geringe Verschiebung des Reizursprunges schon einen merklichen Unterschied in
der Aufeinanderfolge der Vorhof- und der Kammersystole zur Folge haben. Wenn
der Reiz im Vorhofteile des Knotens entsteht, wird er den Vorhof früher erreichen
als die Kammern, es wird aber, da die Erregung den Vorhof in umgekehrter Richtung
— von unten nach oben — durchläuft, eine negative P-Zacke zustandekommen.*

Auf diese folgt dann in kürzerem, manchmal aber auch in ungefähr normalem Abstande ein normales Kammer-Ekg. Das ist also dasselbe Bild, wie bei den Vorhofsextrasystolen mit negativer P-Zacke, und diese sind ja auch wahrscheinlich nichts anderes als Knotenextrasystolen. Diese im Vorhofteile des Knotens entstehenden Extrasystolen gehen meist auf den Sinus zurück und sind daher von einer nichtkompensierenden Pause gefolgt. In anderen Fällen ist der Abstand der negativen Vorhofzacke von dem Kammer-Ekg sehr kurz (0,02—0,03''), und zwar ist das dann der Fall, wenn der Reiz zwar noch im Vorhofteil, aber schon mehr gegen die Kammer zu entsteht. Liegt der Reizursprung ganz im Kammerteile, so sehen wir vor der R-Zacke keine Vorhofzacke mehr, die Kammer wird also zuerst erreicht; ob dann der Vorhof noch rückläufig erregt wird, hängt unter anderem davon ab, ob die Extrasystole früh genug eintritt: wenn sie früh kommt, kann man manchmal nach der R-Zacke noch ein umgekehrtes P als Ausdruck der rückläufigen Erregung des Vorhofes sehen; wenn sie spät eintritt, kommt der vom Sinus her ablaufende Normalreiz schon zuvor und man sieht dann eine positive Vorhofzacke. In unserem Beispiel muß man annehmen, daß die im Kammerteile des Knotens entstehende Erregung von vornherein, also unabhängig von der Einfallszeit der Extrasystole, gegen den Vorhof zu blockiert ist, denn sonst könnten ja die zwei früh eintretenden Extrasystolen nicht interpoliert sein.

Die Lokalisation des Ausgangspunktes der Extrasystolen mit Hilfe des Ekg. — *Bezüglich des Ursprungsortes der aurikulären Extrasystolen haben wir schon das Nötige gesagt. Es ist nun die Frage, ob bei den ventrikulären Extrasystolen eine genauere Lokalisation möglich ist. Wie wir schon früher erwähnt haben, bekommt man bei Reizung der Basis des rechten Ventrikels und der Herzspitze charakteristische, im wesentlichen entgegengesetzt gerichtete diphasische Schwankungen. Wenn man andere, in der Nähe gelegene Punkte reizt, bekommt man Elektrogramme von demselben Typus aber etwas anderer Form, und es gibt nicht zwei Punkte auf der Herzoberfläche, deren Reizung genau dasselbe Ekg ergibt, wenn auch die Formen um so ähnlicher sind, je näher die Reizpunkte beieinander liegen. Die Erregung breitet sich vom Reizpunkte nach allen Richtungen aus, auch durch die Dicke der Kammerwand (LEWIS), und sowie sie auf Zweige des Reizleitungssystems stößt, läuft sie in ihnen weiter. Die Erregung geht also, wie sich schon NICOLAI ausdrückte, zuerst auf ungebahntem und dann auf gebahntem Wege. Es werden also auf dem Wege des Reizleitungssystems zuerst größere Teile desselben Ventrikels erregt und dann erst auf einem Umwege mit entsprechender Verspätung der nicht gereizte Ventrikel. Nach den Untersuchungen von LEWIS macht aber die Saite erst dann einen Ausschlag, wenn die in das Reizleitungssystem eingebrochene Erregung einem größeren Muskelgebiete mitgeteilt worden ist; denn die direkt gereizte Muskelpartie ist zu klein, und ehe die Erregung auf ungebahntem Wege größere Muskelgebiete ergriffen hat, ist sie schon in das Leitungssystem eingebrochen und dort geht die Leitung viel schneller, wobei sie so wie in der Norm zentrifugal von innen nach außen läuft. Beim Menschen entstehen nun die ventrikulären Extrasystolen nicht von der Herzoberfläche, sondern von vornherein in den Zweigen des Reizleitungssystems, und da hängt die Form des Ekg davon ab, welche Teile der Kammern von dem peripher entstandenen Reize zuerst erreicht werden und wie diese Teile zu den Ableitungspunkten liegen. Wir werden derselben Fragestellung bei der Besprechung der peripheren Leitungsstörungen (35. Kapitel) wieder begegnen.*

Man kann aber vorläufig nur von rechts- und linksseitigen Extrasystolen sprechen, vielleicht auch von solchen der Mittelzone, wie in unserer Abb. 136, denn wenn auch die Beziehungen des Ausgangspunktes der Extrasystolen zur Form des Ekg experimentell gut studiert worden sind, so sind diese Ergebnisse doch wegen der anderen Herzlage und der verschiedenen Anordnung des Reizleitungssystems nicht ohne weiteres auf den Menschen anzuwenden.

Zustände, die zu Extrasystolen führen. — Bei der sorgfältigen Untersuchung junger und alter Leute ist es überraschend, wie oft man bei gesunden und kräftigen Menschen Extrasystolen findet. Dies fiel mir zuerst auf, als ich die Kreislaufstörungen bei Schwangeren untersuchte. Ich nahm bei den Frauen gewöhnlich vor, während und nach der Schwangerschaft Kurven auf und fand die Extrasystolen so oft, daß ich schließlich dahin kam, sie als etwas ganz Gewöhnliches anzusehen. Ihr Auftreten ist auch keineswegs auf die Schwangerschaft beschränkt oder auf sie zurückzuführen. Ich dehnte dann meine Beobachtung auf alle Fälle aus, sammelte Kurven von mehreren tausend Menschen, die Extrasystolen aufwiesen, und fand, daß diese nach der Kindheit in jedem Alter gefunden werden können. Sie sind selten vor dem 20. Lebensjahr, nehmen dann bis zum 40. Jahr an Häufigkeit zu, sind zwischen 40 und 50 sehr häufig, und ich bin dahin gekommen, sie bei jedem Menschen zu erwarten, der älter ist als 60. Die weitaus überwiegende Mehrzahl der Menschen merkt die Extrasystolen gar nicht.

Wahrscheinlich sind die bei fortschreitendem Alter auftretenden leichten Veränderungen im Herzmuskel der Grund, warum wir sie bei älteren Leuten öfter finden.

Bei rheumatischen Herzaffektionen besteht nach dem akuten Stadium, wenn auch der Herzmuskel ergriffen ist, eine große Neigung zu Extrasystolen.

Es gibt viele Dinge, die bei disponierten Menschen Extrasystolen hervorrufen können. Man findet sie nicht selten im Beginne der Untersuchung, wenn der Patient etwas erregt ist; in anderen Fällen treten sie bei Bettruhe auf, und es scheint, daß da die langsame Herztätigkeit einem abnorm erregbaren Herzteile Gelegenheit gibt, eine Kontraktion loszulassen.

Unmäßigkeit beim Essen und Trinken kann leicht Extrasystolen hervorrufen, so daß manche nur dann darüber klagen, wenn sie reichlich gegessen und besonders wenn sie Alkohol dabei getrunken haben. Gelegentlich treten die Extrasystolen nur nach bestimmten Genußmitteln auf, z. B. nach Tee.

Rauchen führt bei einigen leicht zu Extrasystolen. Einer meiner Kollegen, der jetzt 59 Jahre alt ist, weiß seit seinem 18. Lebensjahre, daß er nach dem Rauchen Extrasystolen bekommt. Man hat ihn deswegen vor den Gefahren des Tabaks gewarnt, aber er hat trotzdem stark weiter geraucht und ist noch heute ein gesunder, kräftiger Mann.

Digitalis erzeugt bei manchen Leuten leicht Extrasystolen, besonders wenn es bei Vorhofflimmern die Herztätigkeit verlangsamt.

Durch Extrasystolen hervorgerufene Empfindungen. — Die Mehrzahl der Leute merkt nichts von den Extrasystolen, einige spüren ein ganz vorübergehendes Flattern in der Brust, wenn eine Extrasystole eintritt, andere fühlen die lange Pause, „als ob das Herz stehen geblieben wäre“, und wieder andere spüren den starken Schlag, der auf die lange Pause folgt. Die Wirkung dieses

Schlages kann so heftig sein, daß bei nervösen Leuten manchmal Schock eintritt, auf den ein Gefühl großer Erschöpfung folgt. Einige haben in der Kehle ein Erstickungsgefühl, das sie zum Husten reizt. Die meisten Menschen merken aber, wie gesagt, die durch die Extrasystole bedingte Rhythmusstörung nicht und werden erst durch den Arzt darauf aufmerksam gemacht. Da nun beide, Arzt und Patient, über den Ursprung der Extrasystole nichts wissen, und die menschliche Natur geneigt ist, das Unbekannte mit dem Üblen zu verbinden, werden Arzt und Patient oft unnötigerweise geängstigt. Wenn mehrere Extrasystolen aufeinanderfolgen, kann die vom Herzen geförderte Blutmenge so stark abnehmen, daß Schwindel oder Bewußtlosigkeit sich einstellen.

Prognose in Fällen mit Extrasystolen. — Extrasystolen oder aussetzender Herzschlag, wie man auch manchmal sagt, sind so häufig und werden von den Ärzten für ein so ernstes Zeichen gehalten, daß es notwendig ist, ihre Bedeutung für die Zukunft des Patienten zu besprechen. Bis jetzt war ihre Ursache unbekannt, und Menschen mit Extrasystolen wurden als ungeeignet für den Militär-, See- oder Zivildienst angesehen, man hat sie nicht in die Lebensversicherung aufgenommen oder mit hohen Prämien belastet; sie sind für ihr Leben unglücklich gemacht worden durch unklare Prophezeiung von Gefahren, und sie sind lange und ganz unnötig behandelt worden.

Die Tatsache, daß das Auftreten der Extrasystole darauf beruht, daß ein Teil des Herzens vorübergehend erregbarer wird als der normale Schrittmacher, hat zu der Vorstellung geführt, daß die Extrasystole ein Zeichen eines krankhaften Vorganges sein könnte. Diese Annahme scheint eine gewisse Stütze in der Tatsache zu finden, daß Leute mit unzweifelhaft krankem Herzen Extrasystolen zeigen und daß diese manchmal einer schweren Störung der Herztätigkeit vorangehen, wie z. B. dem Vorhofflimmern (Fall 51). Aus diesem Grunde war man geneigt, Extrasystolen für ein einigermaßen ernstes Zeichen zu halten. Wenn man aber die Sache von einem weiteren und mehr praktischen Standpunkt aus betrachtet, wird man finden, daß Extrasystolen an und für sich kein Zeichen einer besonderen Erkrankung des Herzens sind, und man sollte auf ihre Anwesenheit allein niemals eine einigermaßen ungünstige Prognose gründen. Ich habe durch mehr als 25 Jahre Leute beobachtet, die Extrasystolen hatten, und zwar manchmal häufiger, dann wieder seltener; diese Leute haben ein anstrengendes Leben geführt und nie auch nur die leichtesten Symptome von Herzschwäche oder irgendein anderes Zeichen herabgesetzter Leistungsfähigkeit gezeigt. Ich habe solche Erfahrungen mit allen Arten von Extrasystolen gemacht, mit aurikulären, ventrikulären und Knotenextrasystolen. Ich habe junge Leute Männer werden und ein anstrengendes Leben führen gesehen; ich habe ältere Leute das 80. Lebensjahr überschreiten gesehen, bei denen ich, als sie 60 alt waren, die Extrasystolen entdeckt hatte, und als sie starben, war nicht eine primäre Herzschwäche die Todesursache. Vor kurzem suchte ein 69jähriger Mann meinen Rat; ich fand ihn in einem ganz guten Gesundheitszustand, er hatte aber häufige aurikuläre Extrasystolen; als ich darüber eine Bemerkung machte, sagte er mir, er habe sie schon seit mehr als 50 Jahren. Als er 18 Jahre alt war, hätte er nach Indien gehen sollen, um eine Stellung anzutreten, für die er besonders ausgebildet worden war; es kam aber nicht dazu, weil ein Arzt bei der Untersuchung diese Extrasystolen entdeckte und die Ärzte ihn daraufhin für untauglich erklärten. Er sah sich um eine andere Stellung um, aber immer stand ihm seine Arhythmie im Wege. Er war schließlich gezwungen, seinen Lebensunterhalt auf andere Art zu suchen und mußte sich durch viele Jahre körperlich stark anstrengen. Von Zeit zu Zeit unterwarf er sich einer langen, aber erfolglosen Behandlung, um seine Arhythmie zu heilen. Oft wurde er elend und niedergeschlagen infolge der düsteren Prophezeiungen seiner ärztlichen Ratgeber, und bis zu der Zeit, wo ich ihn sah, lebte er ständig in der Furcht, ein unerkanntes Herzleiden zu haben, das in jedem Augenblick seinen Tod zur Folge haben könne.

Aus solchen Tatsachen, daß gesunde Männer und Frauen diese Art von Arhythmie haben können, darf man schließen, daß Extrasystolen an sich bedeutungslos sind, soweit es sich um die Leistungsfähigkeit des Herzens handelt. Wo Herzschwäche besteht, wird man immer andere Zeichen finden, und auf diese muß ich die Prognose gründen, nicht auf die Extrasystolen. Auch in den Fällen, wo man mit Recht annehmen kann, daß die oft auftretenden Extrasystolen auf einer Erkrankung des Herzens beruhen, oder wo sie reihenweise aufeinanderfolgen, so daß die Zirkulation darunter leidet, wird man immer andere Symptome finden, die bei richtiger Einschätzung die Prognose leiten können.

Man muß daher sagen: Wenn die Extrasystolen das einzige abnorme Zeichen sind, ist die Prognose gut; und wenn sich gleichzeitig andere Symptome finden, muß die Prognose sich nach diesen richten.

Behandlung. — Der Patient weiß gewöhnlich nichts von den Extrasystolen, und wenn der Arzt ihm sagt, daß sein Herz unregelmäßig schlägt oder aussetzt, wird er vielleicht in Angst versetzt. Oder der Kranke merkt die Pause nach der Extrasystole und fürchtet vielleicht, daß sein Herz ganz stehen bleiben könnte, oder der starke postextrasystolische Schlag macht ihm unangenehme Empfindungen. Da diese Extrasystolen oft in der Nacht auftreten, während das Herz sonst langsam schlägt, sind manche Leute, besonders wenn sie nervös sind, oft sehr beunruhigt. Da die Anwesenheit von Extrasystolen, und der Umstand, daß der Patient sie merkt, sehr deprimierend wirken, muß man bei der Behandlung immer den ganzen psychischen Zustand berücksichtigen. Die Beunruhigung wird oft noch dadurch gesteigert, daß der Arzt die Bedeutung der Arhythmie nicht erkennt und daß er den Patienten einer langen Behandlung unterzieht oder ihn in einen Kurort schickt, der sich für Herzkranke anpreist. Da alle Behandlungsversuche oft erfolglos sind, gehen viele durchs Leben, bedrückt von der Vorstellung, daß sie ein ernstes Herzleiden haben. Die erste Pflicht des Arztes ist, das Wesen der Störung klar zu erkennen und die Befürchtung des Patienten, soweit es sich um seine Arhythmie handelt, zu zerstreuen. Es ist gar kein Grund zur Beunruhigung vorhanden. Ich sehe oft Ärzte sehr unglücklich darüber, daß sie diese Arhythmie an sich selbst entdeckt haben; sie haben sich in den Lehrbüchern nach einer Erklärung für diese Störung umgesehen, und da sie nichts fanden als unklare Angaben, wurden sie durch das Geheimnisvolle dieser Störung niedergedrückt. Die einleuchtende Erklärung des Wesens dieser Unregelmäßigkeit hat ihre Furcht sofort zerstreut. So sollten wir mit einem auf voller

Kenntnis beruhenden Zutrauen den Patienten zu allererst darüber beruhigen. daß sein Leiden ganz unschuldig ist. Wenn eine Verdauungsstörung oder gewisse Mittel, wie Tabak, Tee oder Kaffee, die Neigung zu Extrasystolen erhöhen, ist eine Änderung der Diät und das Weglassen der schädlichen Genußmittel hinreichend, um die Extrasystolen auszuschalten.

Bei Nervösen, die das Auftreten der Extrasystolen, besonders in der Nacht. unangenehm empfinden, gibt Bromammonium (1—1,5 g 2—3mal täglich) gewöhnlich nach einigen Tagen Erleichterung. In der überwiegenden Mehrzahl der Fälle sind Arzneimittel ohne Wirkung. Viele stehen in dem Rufe, die Extrasystolen ausschalten zu können, sogar Digitalis, das sie doch in gewissen Fällen gerade hervorruft, aber man wird finden, daß es Zeiten gibt, wo die Extrasystolen oft auftreten und dann wieder lange Zwischenräume, wo sie fehlen, und das Ausbleiben hat in diesen Fällen mit dem Arzneimittel gar nichts zu tun. Wenn sie einmal Monate und Jahre hindurch bestehen bleiben, scheinen sie keiner Behandlungsmethode zu weichen. Ich habe in diesen hartnäckigen Fällen viele Mittel sorgfältig in steigenden Dosen angewendet, und ich habe Leute gesehen, die allen möglichen Behandlungsmethoden unterworfen worden waren, aber ich habe weder ein Mittel noch eine Methode kennengelernt, die imstande gewesen wären, die Extrasystolen zum Verschwinden zu bringen. Viele Leute sind ganz frei davon, wenn sie sich reichlich gesunden Körperübungen in frischer Luft hingeben, haben aber Extrasystolen, wenn sie eine mehr sitzende Lebensweise führen; ich empfehle daher manchmal mehr Bewegung in frischer Luft.

Chinin (und Chinidin), welches seit der Empfehlung WENCKEBACHS *mit Erfolg gegen Vorhofflimmern verwendet wird, hat sich dann auch bei der Behandlung der einfachen und gehäuften Extrasystolen bewährt. Ich zitiere im folgenden die 1922 aus der Klinik* WENCKEBACHS *veröffentlichten Erfahrungen von* SINGER *und* WINTERBERG. *Diese sagen: „Weitaus die Mehrzahl der mit Chinin oder mit Chinidin peroral behandelten, an Extrasystolen leidenden Patienten unserer Ambulanz gaben an, daß die Herzunregelmäßigkeiten unter dem Gebrauche dieses Mittels aufhören oder zumindest seltener werden. Besonders gut zu beeinflussen sind die Fälle, bei denen die Extrasystolen nur zeitweise auftreten und bei denen keine schweren Veränderungen am Herzen selbst nachweisbar sind; ferner scheinen ventrikuläre Extrasystolen durch Chinin leichter unterdrückbar zu sein als die Vorhofsextrasystolen."* SINGER *und* WINTERBERG *erwähnen als Beispiele folgenden schönen Fall: „Eine 35 jährige Patientin mit Vorhofextrasystolen, die sich subjektiv sehr unangenehm bemerkbar machten, stand durch 3 Monate in klinischer Beobachtung, ohne daß sich die Häufigkeit ihrer Extrasystolen nennenswert geändert hätte. Nach zwei Tagen Chinidin (täglich 1 g) gab die Patientin spontan an, daß die Unregelmäßigkeiten geschwunden seien. Auch im Ekg konnte keine Extrasystole gefunden werden. Wir setzten hierauf das Chinidin aus. Schon am nächsten Tage waren die Unregelmäßigkeiten wieder da. Zur genaueren Kontrolle der Unterdrückung der Extrasystolen durch Chinidin warteten wir fünf Tage ohne Medikation. In diesen 5 Tagen blieb die Arhythmie unverändert bestehen. Wir gaben hierauf wieder Chinidin (dreimal 0,25 g täglich), worauf am nächsten Tage die Extrasystolen prompt verschwunden waren. Nach abermaligem Aussetzen des Chinidins traten die Extrasystolen wieder auf." Eine objektivere Darstellung der Wirkungsweise des Chinins bei Extrasystolie konnte durch intravenöse Injektion (0,5—1 g) unter gleichzeitiger elektrographischer Kontrolle der Herztätigkeit erzielt werden; die Extrasystolen hörten nach der Injektion manchmal vollständig auf, in den meisten Fällen wurden sie bedeutend seltener. Es kommt zwar da vor, daß die Extrasystolen schon vor der Injektion verschwinden, an der unterdrückenden Wirkung des Chinins kann aber trotzdem nicht gezweifelt werden. Bezüglich der Art der Verabreichung empfehlen* SINGER *und* WINTERBERG, *bei Extrasystolie kleinere Dosen per os zu geben, und zwar nur zeitweise, wenn die Beschwerden stärker sind. Die intravenöse Injektion soll für die paroxysmale Tachykardie und für gewisse pressorische Gefäßkrisen reserviert bleiben (siehe 33. Kapitel).*

29. Kapitel.

Einige seltene Formen von Herzarhythmie.

Sinoaurikulärer Block. — Blockierte Vorhofextrasystolen. — Vorzeitige Kammer- und Knotenschläge („escaped beats"). — Gehäufte Vorhofextrasystolen. — Gehäufte Kammerextrasystolen. — Ursachen der Häufung von Extrasystolen. — Prognose.

Außer den gewöhnlichen Formen von Arhythmie, die wir im **26.** Kapitel beschrieben haben, gibt es noch einige seltene Arten, die eine vorübergehende Aufmerksamkeit verdienen.

Sino-aurikulärer Block. — Man sieht gelegentlich Fälle, die in den Vorhof- und Kammerkontraktionen eine so lange Pause zeigen, daß man annimmt, es sei im Sinusknoten ein Reiz entstanden, der den Vorhof nicht erreicht hat. Dies äußert sich in polygraphischen und elektrokardiographischen Kurven, in einem plötzlichen Ausfall eines ganzen Herzschlages. *Da die Reizbildung im Sinus sich auch elektrographisch nicht äußert, fehlt der strikte Beweis dafür, daß durch einen Block an der Sinus-Vorhofgrenze ein Herzschlag ausgefallen ist. Immerhin ist dies dann sehr wahrscheinlich, wenn in einer regelmäßigen Reihe gleich langer Herzperioden mit einem Male ein Intervall vorkommt, das doppelt so lang ist wie eine Herzperiode. Gewöhnlich ist dies allerdings nicht der Fall, sondern das lange Intervall ist etwas kürzer als zwei Normalperioden und dies wird damit erklärt, daß der letzte Reiz vor dem Ausfalle langsam, der erste nach dem Ausfall aber schnell geleitet wird, wie wir dies bei den atrioventrikulären Leitungsstörungen noch sehen werden (siehe Abb. 146).* Diese Störung hat aber keine große Bedeutung für die Leistungsfähigkeit des Herzens.

Blockierte Vorhofextrasystolen. — In der Regel beantwortet die Kammer die im Vorhof entstehenden Extrasystolen. Manchmal erreicht aber der von einer Vorhofextrasystole stammende Reiz die Kammer nicht. In manchen Fällen kann die Überleitungszeit zwischen Vorhof und Kammer verlängert sein, wie in Abb. 141, wo das Intervall a'—c' (Strecke A') nach der Vorhofextrasystole viel länger ist als das normale a-c-Intervall (Strecke A). *Auch in unserer Abb. 137, in der Vorhofextrasystolen mit positiver, aber anders geformter Vorhofzacke dargestellt sind, sieht man, daß die letzten Extrasystolen eine verlängerte Überleitungszeit haben. Diese beträgt bei den Normalschlägen und bei den ersten, spät auftretenden Extrasystolen 0,15—0,16", bei der vorletzten 0,17 und bei* *der letzten 0,19''.* In anderen Fällen erreicht der Reiz die Kammer überhaupt nicht, und es entsteht eine Pause im Radialpulse. *Die Abb. 140 stammt aus einem Versuch am Hunde, bei welchem der Vorhof mit Einzelschlägen gereizt wurde. Die Vorhofschläge 51 und 52 sind durch diese Reizung entstanden. Die Extrasystole 51 geht nach einer verlängerten Überleitungszeit auf die Kammern über und*

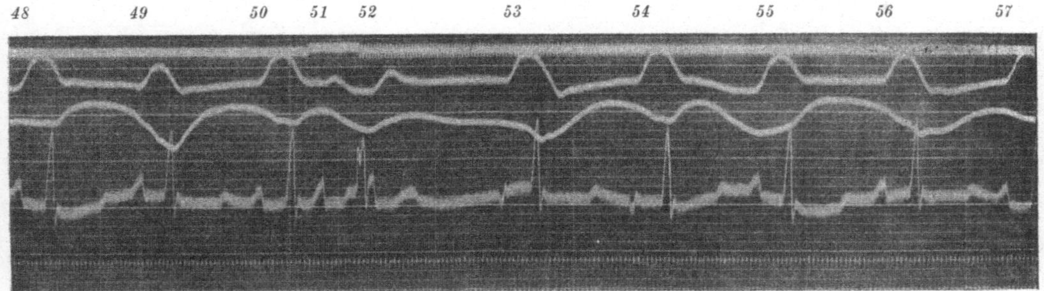

Abb. 140. *Reizung des Vorhofes beim Hunde. Von den zwei auf diese Art erzeugten Extrasystolen 51 und 52 geht die erste langsam, die zweite gar nicht mehr auf die Kammern über. Negative Vorhofzacke bei den zwei auf die Extrasystolen folgenden Schlägen. Von oben nach unten: Reizmarkierung, mechanische Kurve des Vorhofes und der rechten Kammer, Ekg, Zeitschreibung in 1/50''.*

hat ein entstelltes Kammer-Ekg, was wie wir sehen werden, der Ausdruck einer mangelhaften Leitung in den Verzweigungen des Bündels ist. Die gleich darauf folgende Extrasystole 52 ist schon an der Atrioventrikulargrenze blockiert und es entsteht nun eine längere Pause. Die nach dieser Pause kommenden Schläge haben, was allerdings nicht hierher gehört, eine andere Vorhofzacke, gehen also von einem anderen Punkte aus als die Normalschläge. Wenn nach jedem Normalschlag eine Extrasystole auftritt, kann diese Reizblockierung eine Herabsetzung

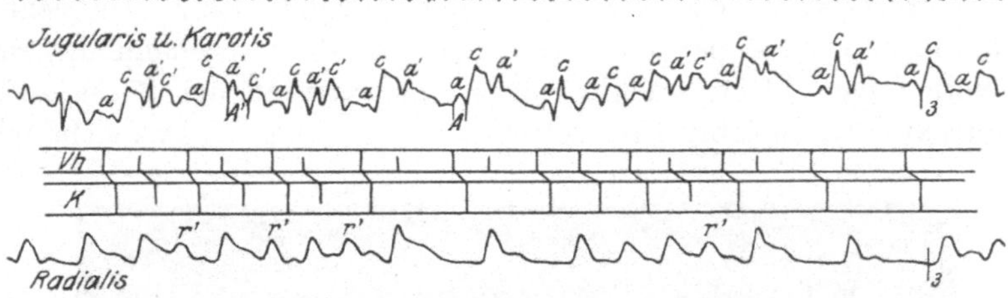

Abb. 141. Kurven des Jugular- und Radialpulses, die den häufigen Eintritt von Vorhofsextrasystolen zeigen (*a'*, *c'* und *r'*). Das Intervall zwischen Vorhof- und Kammersystole ist bei der Extrasystole (Strecke *a'*) viel länger als das normale *a-c*-Intervall (Strecke *a*). Einige Vorhofsextrasystolen führen nicht zu Kammerkontraktionen und erzeugen so eine lange Pause im Radialpulse. In dem zwischen den Kurven stehenden Schema bezeichnen die kürzeren senkrechten Striche die Extrasystolen und man sieht auch die verzögerte oder ganz ausbleibende Überleitung auf die Kammern.

der Kammerfrequenz zur Folge haben, und diese ist dann die Ursache der Pulsverlangsamung, wie in Abb. 142. Das ist nicht so wie beim partiellen Herzblock, wo zwei Vorhofsystolen auf jede Kammerkontraktion entfallen, wie in Abb. 212. In diesen Fällen ist das Atrioventrikularbündel beschädigt, so daß jeder zweite normale Vorhofreiz nicht durchkommt. Bei blockierten Vorhofextrasystolen muß keine Schädigung des Bündels angenommen werden, es ist aber möglich, daß die durch die Extrasystole bedingte Störung die Leitfähigkeit herabsetzt.

Das Auftreten von Vorhofextrasystolen, von denen nur einige die Kammern
zur Kontraktion bringen, kann einen sehr unregelmäßigen Rhythmus erzeugen,

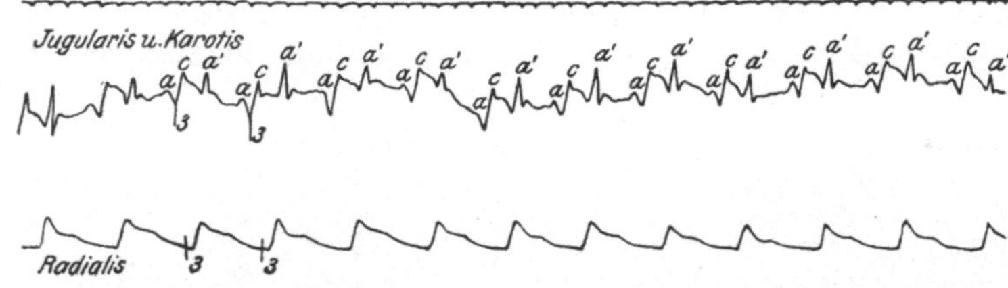

Abb. 142. Zeigt einen langsamen Radialpuls (60 in der Minute). Die Venenpulskurve
zeigt, daß nach jedem Normalschlage eine aurikuläre Extrasystole (*a′*) eintritt, die aber
blockiert ist, so daß die Kammern sich nicht zusammenziehen.

wie in Abb. 141, 142 und 143. Diese Kurven stammen von einem anscheinend gesunden jungen Manne, der kein Herzleiden hatte.

Vorzeitige Kammer- und Knotenschläge („escaped beats"). — In einigen
Fällen habe ich eigentümliche Rhythmen gefunden, die durch Schläge erzeugt

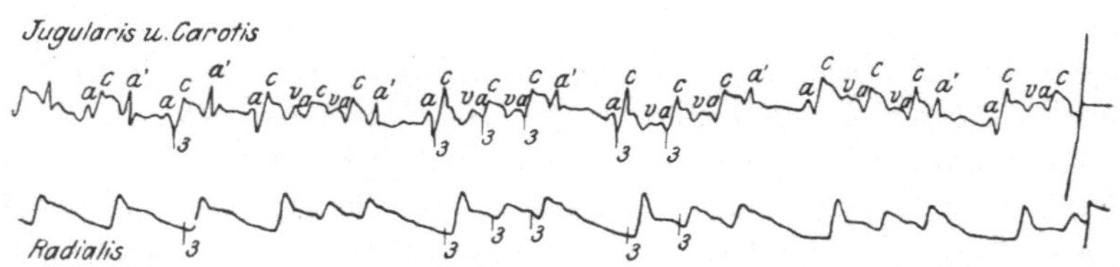

Abb. 143. Zeigt einen unregelmäßigen Radialpuls infolge gelegentlichen Auftretens blockierter
Vorhofsextrasystolen (*a′*).

waren, die irgendwo in der Nähe des Knotens entstanden. Das sieht man
am besten in Fällen von partiellem Herzblock, wo diese sogenannten „escaped
beats" vorkommen. Hier trachtet die Kammer, wenn die Pause zwischen
den Kontraktionen zu lang wird, selbständig zu schlagen. Das sieht man in

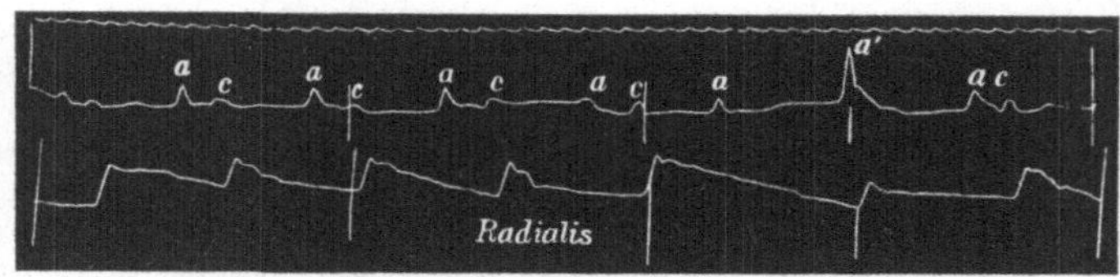

Abb. 144. Kurve von einem Falle von partiellem Block nach Influenza. Die große
Welle im Venenpulse (*a′*) beruht darauf, daß der Vorhof sich zwar zur normalen
Zeit kontrahierte, aber zu gleicher Zeit mit der Kammer, die vorzeitig schlug
(escaped beat).

Abb. 144, wo ein partieller Herzblock besteht und ein Puls gleichzeitig mit
einer Vorhofwelle in der Jugulariskurve auftritt. In Abb. 324 findet sich ein
Stillstand des ganzen Herzens, und der vorzeitige Schlag der Kammer fällt
mit dem Vorhofschlage zusammen. Abb. 145 ist das Elektrokardiogramm
eines Falles von partiellem Herzblock, und man sieht einen vorzeitigen Schlag
der Kammer, der während einer Vorhofsystole auftritt. Diese Kammer-

kontraktionen haben dasselbe Elektrokardiogramm wie die Normalschläge, und man kann daher annehmen, daß der Kontraktionsreiz auf dem normalen Wege eingetreten ist und im Atrioventrikularknoten oder im Bündel entstanden ist. *Die Kurve in Abb. 145 stellt wohl sicher einen kompletten Block dar, wo also alle Kammersystolen unabhängig von den Vorhofschlägen sind. Dafür spricht das fortschreitende Näherrücken der P- an die R-Zacke. Die Kammer-*

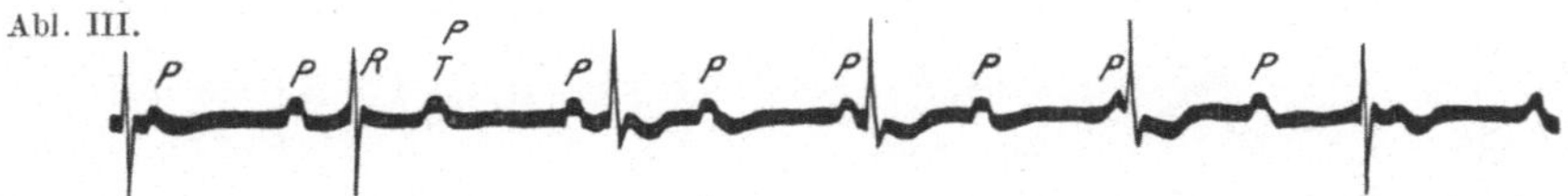

Abb. 145. Elektrokardiogramm von einem Falle von partiellem Herzblock nach Digitalis. Die Vorhofkontraktionen erzeugen die Zacken *P*, die Kammerkontraktionen die hohen scharfen Zacken *R*. Die letzten 3 oder 4 Kammersystolen sind unabhängig von den Vorhofkontraktionen.

Ekge sind nicht gleich: das 1., 2. und das letzte haben ein kleineres R und ein ebenso tiefes S, die mittleren dagegen ein hohes R und ein ganz kleines S. Da die Kurve bei Abl. III aufgenommen ist, dürfte es sich hier um den Einfluß der Atmung handeln (siehe Abb. 90, S. 179).

Ein gutes Beispiel für ein escaped beat gibt Abb. 146. Man sieht ganz links ein normales Ekg mit deutlichen Zacken P, R, S und T. Diesem Schlage geht eine Periode von 1,12″ voraus. Dann folgt eine längere Pause und nach dieser ein Schlag ohne Vorhofzacke: das ist ein vom Tawaraschen Knoten ausgehender automatischer Schlag (escaped beat). Auf die Nachschwankung dieses Schlages

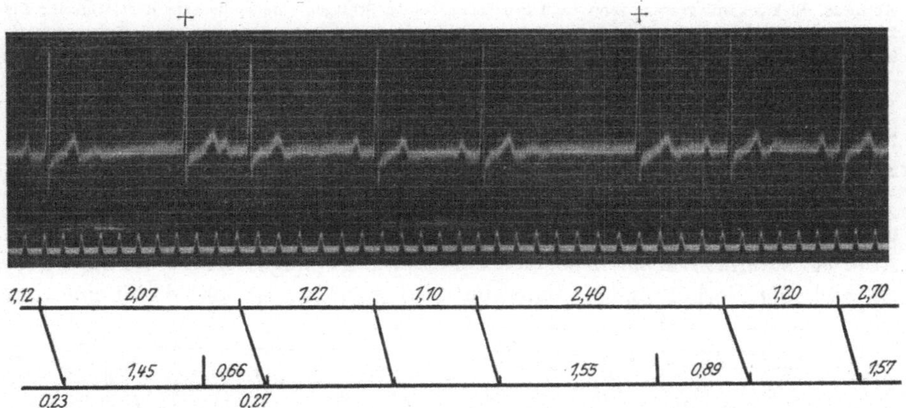

Abb. 146. *In dieser Kurve sind zwei „escaped beats“ zu sehen (+), die vom Tawaraschen Knoten ausgehen weil vorher, vielleicht durch einen sinoaurikulären Block, eine lange Pause entstanden war.*

ist die Vorhofzacke des nächsten aufgesetzt, so daß dieser aussieht wie eine Vorhofsextrasystole. Dann folgt ein Normalintervall (1,27″), dann ein zweites (1,10″), dann wieder eine lange Pause mit einem eingeschalteten Knotenschlage und zuletzt wieder ein Normalintervall (1,20″). Der Vorgang ist also folgender: Bei einem sonst nur wenig schwankenden, langsamen Sinusrhythmus (1,12, 1,27, 1,10, 1,20″) sind lange Pausen eingeschaltet (2,07 und 2,40″), die vielleicht auf einen sinoaurikulären Block zurückzuführen sind. Diese Pause dauert aber einem im Tawaraschen Knoten gelegenen Reizherd zu lange und er läßt deshalb schon nach 1,45 bzw. 1,55″ einen Reiz austreten, der zu dem vorzeitigen Schlage

15*

führt. In der Kurve, der die Abb. 146 entnommen ist, sind noch drei solcher Stellen und da hat die dem automatischen Schlage vorausgehende Pause die Länge 1,57, 1,59 und 1,59. Die präautomatische Pause für den im Tawaraschen Knoten

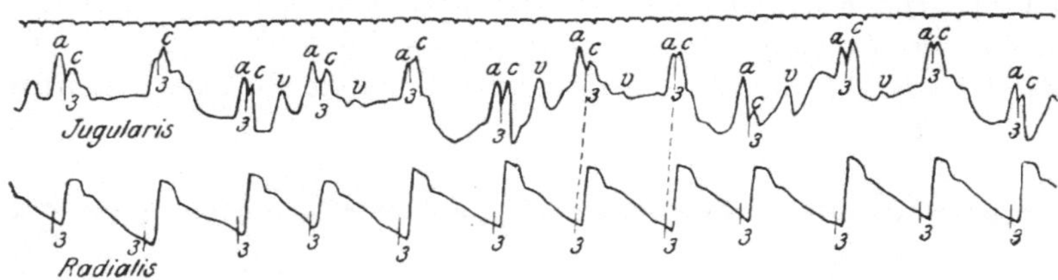

Abb. 147. Arhythmie infolge des Auftretens vorzeitiger Kammerkontraktionen (escaped beats), wie aus dem verkürzten *a-c*-Intervall hervorgeht.

gelegenen Reizherd schwankt also nur zwischen 1,45 und 1,59″, so daß man sich ein gutes Bild von der Reizbildungsfähigkeit dieses Punktes machen kann. Interessant ist ferner, daß der nach dem ersten Knotenschlage kommende, wie eine aurikuläre Extrasystole aussehende Vorhofschlag langsamer auf die Kammern übergeleitet wird (0,27 gegen 0,23″), weil der

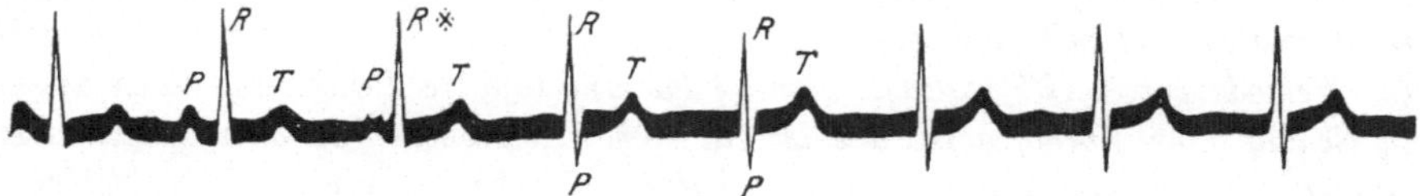

Abb. 148. Elektrokardiogramm, zeigt nach den ersten beiden Schlägen eine veränderte Herztätigkeit. Die Zacke P beruht auf der Vorhofsystole, die Zacken R und T auf der Kammersystole. Die 3. Kammersystole ist unabhängig vom Vorhof, dann ziehen sich Vorhof und Kammer gleichzeitig zusammen (wahrscheinlich ein echter Knotenrhythmus).

unmittelbar vorhergehende, im Knoten entstandene Reiz die Leitfähigkeit kurz zuvor in Anspruch genommen hatte.

Gelegentlich sah ich eine merkwürdige Arhythmie, wo der Vorhofrhythmus unregelmäßig war und dann vorzeitige Kammerkontraktionen auftraten. Abb. 147 stammt von einem solchen Falle; sie zeigt einige Schläge, wo das Intervall zwischen Vorhof- und Kammerkontraktion so klein ist, daß damit eine vom

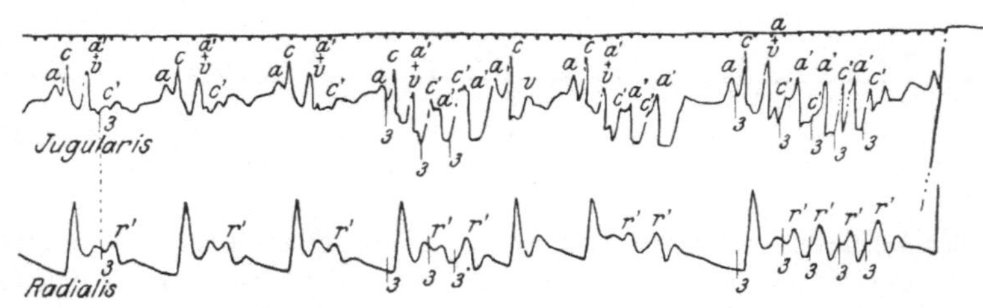

Abb. 149. Gehäufte Vorhofsextrasystolen (*r′*). Im ersten Teile der Kurve kommt eine Vorhofsextrasystole nach jedem Normalschlage, im letzten Teile kommen mehrere Vorhofsextrasystolen nacheinander.

Vorhofschlage unabhängige Kammerkontraktion bewiesen ist. Abb. 148 ist das Elektrokardiogramm von einem ähnlichen Falle; es zeigt, daß der Ventrikel sich gelegentlich unabhängig vom Vorhofe zusammenzieht, und da dieser Schlag dann auch ein normales Elektrokardiogramm hat,

kann man daraus schließen, daß der Reizursprung im Atrioventrikularknoten
oder im Bündel liegt.

Gehäufte Vorhofextrasystolen. — In gewissen Fällen sieht man eine etwas
unklare Unregelmäßigkeit des Herzschlages oder kurze tachykardische Anfälle,
die auf einer Häufung von Extrasystolen beruhen. Abb. 149 zeigt zunächst eine
Bigeminie, die nach der Venenpulskurve darin besteht, daß eine aurikuläre

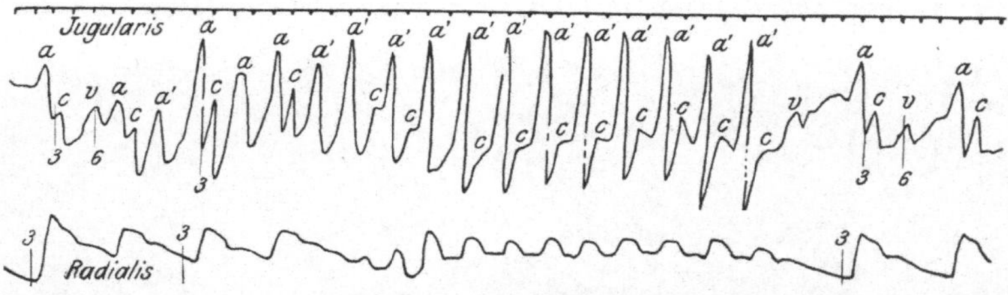

Abb. 150. Kurven des Jugular- und des Radialpulses während eines Anfalles von paroxysmaler Tachykardie.
Der erste Zyklus in der Venenpulskurve zeigt normale Sukzession (a, c, v). Der 2. Zyklus zeigt die normalen
Wellen a und c, aber die darauf folgende, mit a' bezeichnete Welle kommt früher als die Welle v im vorigen
Zyklus und beruht auf einer Vorhofsextrasystole, auf die jedoch weder eine c-Welle noch ein Radialpuls folgt.
Auch die nächsten normalen Wellen a und c sind von einer Vorhofsextrasystole a' gefolgt, die nicht auf die
Kammern übergeht, wie aus dem Fehlen der c-Welle und des Radialpulses hervorgeht. Alle diese sind „inter-
polierte Vorhofsextrasystolen". Dann folgt eine Reihe von vorzeitigen Vorhofkontraktionen (a'), die auf
die Kammern übergehen, wie aus den c-Wellen und den kleinen Radialpulsen hervorgeht. Der Beginn des
Anfalles geht immer mit einer starken Erweiterung der Jugularvenen einher, was in der Kurve in der
größeren Höhe der Vorhofwellen a' zum Ausdruck kommt.

Extrasystole mit einem Normalschlage abwechselt. Dieser Teil der Kurve
wurde bei Atemstillstand aufgenommen. Wenn der Kranke atmete, traten
an Stelle einer Extrasystole 2, 3 und 5 hintereinander auf, und dann erst kam
wieder ein Normalschlag, wie es im letzten Teile der Kurve zu sehen ist. Ein
ähnlicher Zustand ist in Abb. 150 zu sehen, wo eine aurikuläre Extrasystole (a')
nach zwei Normalschlägen auftritt. Diese Extrasystolen sind blockiert, führen
also nicht zu Kammerkontraktionen. Es folgt nun eine Reihe von aurikulären

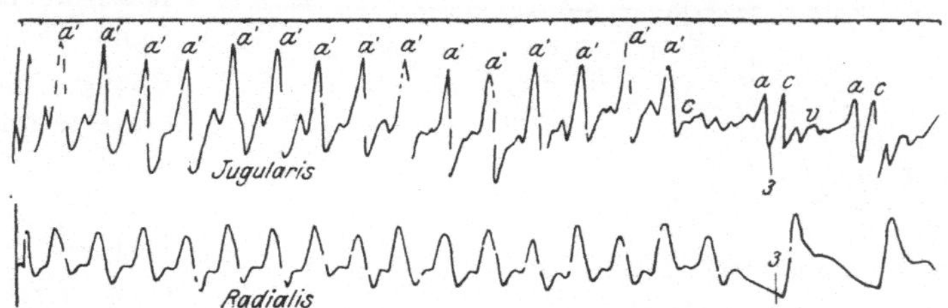

Abb. 151.   Von demselben Kranken wie Abb. 150, zeigt das Ende eines langen Anfalles und dieselben Merkmale wie Abb. 150, nur sieht man hier einen deutlichen
Alternans im Radialpulse während des Anfalles.

Extrasystolen (a'), die aber jetzt vom Ventrikel beantwortet werden, und
das Ende der Kurve zeigt, daß der Normalrhythmus wieder eingesetzt hat.
Bei diesem Kranken traten solche tachykardische Anfälle oft auf und dauerten
einige Minuten, wobei der Radialpuls Alternans zeigte. Abb. 151 zeigt das Ende
eines solchen Anfalles.

*Eine derartige Reihe von Vorhofsextrasystolen ist ebenso wie die gleich zu
besprechende Häufung ventrikulärer Extrasystolen schon als abnormer Rhythmus
aufzufassen. Wir kommen im nächsten Kapitel darauf zurück.*

Gehäufte ventrikuläre Extrasystolen. — *Die Häufung ventrikulärer Extrasystolen ist viel seltener als die auriculärer Extrasystolen. Die Abb. 152 zeigt ein Ekg von einem solchen Falle. Man sieht zuerst 6 in regelmäßigen Abständen aufeinanderfolgende Extrasystolen vom linken Ventrikel (im Beginn der Kurve ist noch die Nachschwankung einer 7. Extrasystole zu sehen); dann folgt die Pause und dann kam noch eine lange Reihe von Bigeminis — in der Kurve sind nur zwei zu sehen — wobei die in gleichbleibendem Abstande vom Normalschlage stehende Extrasystole*

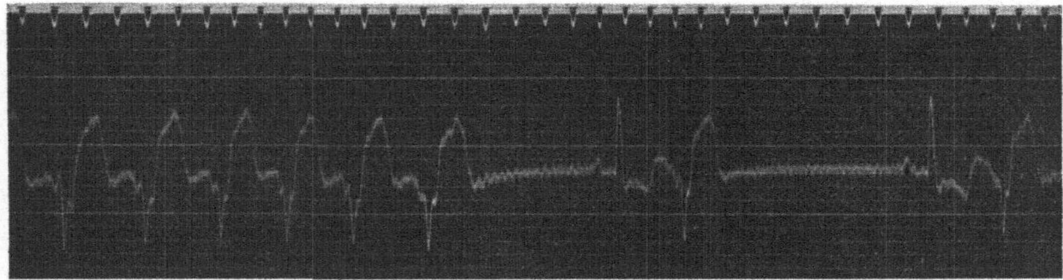

Abb. 152. Ende eines Anfalles von ventrikulärer Tachykardie mit darauffolgender Bigeminie. Das Ekg zeigt, daß die abnormen Kontraktionen vom linken Ventrikel ausgehen. Oben Zeit in $^1/_5''$. *Die Kurve wurde mir von Herrn Dozent Hecht freundlichst überlassen.*

von demselben Punkte ausgeht, wie die Schläge im Anfall. In der Regel treten nur wenige solche Schläge auf, wie in Abb. 153, wo die Vorhofwellen *a* ungestört weiter gehen, während an der Radialis zwei vorzeitige Schläge zu sehen sind. Im Fall 80 (Vorhofflimmern und Herzblock) traten oft ventrikuläre Extrasystolen auf. Dieser Kranke merkte sie immer und wußte manchmal auch, wann mehrere aufeinanderfolgten. Gegen das Ende seines Lebens kam es vor, daß die Extrasystolenreihe länger war, so daß die Kammerfrequenz plötzlich von 30 auf 70 in der Minute anstieg. Wenn die Extrasystolen aufhörten, blieb die Kammer kurze Zeit stehen und der Kranke wurde bewußtlos und bekam Krämpfe. Er wußte, wann ein Anfall im Anzuge war und sagte es uns, wenn er im Begriffe war, das Bewußtsein zu verlieren. *Wenn beim Herzblock die Kammern automatisch schlagen, folgt auf eine ventrikuläre Extrasystole keine kompensatorische Pause, sondern ein „Normalintervall", d. h. eine Pause, die ungefähr so lang ist, wie die Entfernung zwischen zwei automatischen Schlägen. Wenn aber viele Extrasystolen rasch aufeinanderfolgen, kann eine sehr lange Pause zustandekommen, und zwar besonders dann, wenn sich das Herz in einem schlechten Zustande befindet. Die lange Pause beruht auf einer Hemmung der automatischen Reizbildung durch die zahlreichen Extrasystolen. Beim herausgeschnittenen, nicht gespeisten Froschherzen kann man dies besonders schön sehen: da treten schon nach einzelnen Extrasystolen, wenn sie früh in der Diastole ausgelöst werden manchmal Pausen von beträchtlicher Länge auf.*

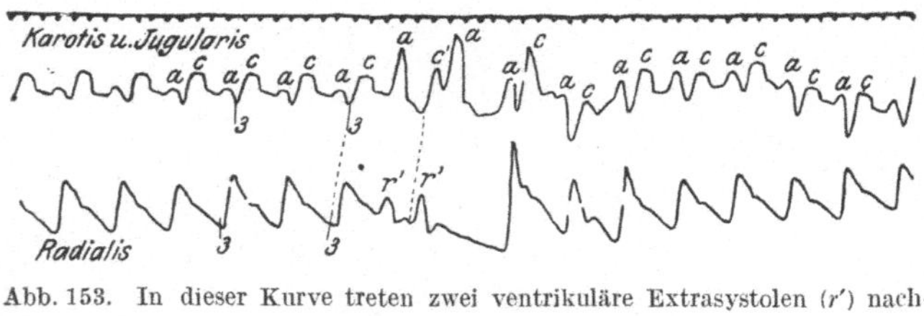

Abb. 153. In dieser Kurve treten zwei ventrikuläre Extrasystolen (*r'*) nacheinander auf.

Ursachen der Häufung von Extrasystolen. — Die Ursache dieser gehäuften Extrasystolen kann man vorläufig nur vermuten. Es ist nicht unmöglich, daß im Vorhofe oder in der Kammer sich ein erregbarer Herd befindet, von dem die Extrasystolen ausgehen. Soweit es sich um ventrikuläre Extrasystolen handelt, bestanden in allen Fällen, die ich gesehen habe, deutliche Zeichen von Myokarderkrankung. *Die Häufung von aurikulären und von ventrikulären Extrasystolen gehört schon zu den abnormen Rhythmen, die im nächsten Kapitel zusammenhängend besprochen werden.*

Prognose. — In den wenigen Fällen von kurzen Attacken aurikulärer Tachykardie, die ich gesehen habe, schienen die Kranken nicht viel unter dieser Störung zu leiden; ich habe sie aber nicht lange genug beobachtet und auch zu wenig Fälle gesehen, als daß ich eine bestimmte Meinung äußern könnte. Dagegen bin ich geneigt, die Häufung von ventrikulären Extrasystolen für ein sicheres Zeichen vorgeschrittener Myokarddegeneration anzusehen. Es muß aber jeder Fall für sich beurteilt werden, und zwar auf Grund der allgemeinen Grundsätze, die ich für die Einschätzung unklarer Krankheitszeichen im 5. Kapitel aufgestellt habe.

30. Kapitel.

Abnorme Rhythmen.

Die Ursache abnormer Rhythmen. — Die Folgen des Beginnes und des Aufhörens eines abnormen Rhythmus. — Die Folgen abnormer Rhythmen für die Leistungsfähigkeit des Herzens und ihre Reaktion auf Reize und Arzneimittel.

Die Ursache abnormer Rhythmen. — Bis jetzt haben wir diejenigen Unregelmäßigkeiten betrachtet, die entstehen, wenn die normale Herztätigkeit erhalten bleibt oder zeitweise durch einzelne Schläge unterbrochen wird, die von einem abnormen Punkte ausgehen. Wir haben gesehen, daß verschiedene Herzteile oder verschiedene am Aufbau des Herzmuskels beteiligte Gewebe die Fähigkeit besitzen, eine oder eine Reihe von Kontraktionen zu verursachen. Der Grund, warum sie beim gesunden Herzen diese Funktion nicht ausüben, liegt darin, daß die Schnelligkeit der Reizbildung im Sinusknoten größer ist als an irgendeinem anderen Herzteile. Da jede Kontraktion des Herzens das ganze zurzeit verfügbare Reizmaterial vernichtet, muß jeder einzelne Herzteil dieses Material wieder neu bilden; beim gesunden Herzen geschieht dies im Sinusknoten am schnellsten, und deswegen ist dieser der erregbarste Teil. Wenn aus irgendeinem Grunde eine andere Stelle erregbarer wird, so daß sie ihr Reizmaterial schneller bilden kann als der Sinusknoten, dann werden die Kontraktionen von dort ausgehen und einzelne Schläge oder ganze Reihen hervorrufen, wie bei den Extrasystolen und bei der paroxysmalen Tachykardie; oder, wenn die Reizbildung im Sinusknoten selbst zu sehr verlangsamt wird, dann kann ein anderer Herzteil seinen Reiz schon früher loslassen, wie bei Extrasystolen oder den „escaped beats" der Kammer; oder, wenn der Kontraktionsreiz nicht zu allen Herzteilen hingeleitet wird, dann können solche abgeschlossene Teile anfangen, unabhängig vom Sinusknoten zu schlagen, wie beim kompletten Herzblock.

So wie wir bei der Beschreibung der Extrasystolen gesehen haben, daß abnorme Kontraktionen unabhängig vom Sinusknoten entstehen und aurikuläre, ventrikuläre oder Knotenextrasystolen erzeugen können, so gibt es auch ständige Rhythmen gleichen Ursprungs. Bis in die jüngste Zeit war es unmöglich, das Wesen sehr vieler Arten von abnormer Herztätigkeit zu erkennen. Die neueren Methoden und die bessere Kenntnis der Herzphysiologie setzen uns aber in den Stand, eine beträchtliche Zahl dieser abnormen Rhythmen zu erkennen, obwohl es noch immer viele Arten gibt, die wir nicht richtig einschätzen können.

Die Entstehung neuer Rhythmen erklärt sich leicht in der oben dargestellten Weise, aber nur für einen Teil der Fälle. Man kann die Erregbarkeit eines untergeordneten Zentrums, von dem eine Einzelkontraktion oder ein neuer Rhythmus ausgeht, auch an seiner präautomatischen Pause messen. Je größer die Erregbarkeit ist, um so kürzer wird diese Pause sein, d. h. um so weniger lange wird das neue Zentrum mit seiner ersten Explosion warten können. Wenn also aus irgendeinem Grunde die von oben kommenden normalen Erregungen länger auf sich warten lassen, wird das neue Zentrum hervortreten. So erklären sich die einzelnen „escaped beats“ bei Verlangsamung der normalen Reizbildung und die Kammerautomatie bei vollständigem Herzblock. Je mehr die Automatie des untergeordneten Zentrums gesteigert ist, um so kürzer wird die präautomatische Pause sein und einer um so geringeren Hemmung des Sinus bedarf es, damit das untergeordnete Zentrum hervortritt. Solche „escaped beats“ finden sich also nicht nur bei starker Vagusreizung, sondern immer dann, wenn die der Kammer zugemutete Pause länger ist, als die präautomatische Pause für irgendeinen in der Kammer gelegenen Reizbildungsherd. Es kommt demnach gar nicht selten vor, daß solche „escaped beats“ dazwischen treten, wenn nach einer Extrasystole eine längere kompensatorische Pause folgt und man sieht im Elektrokardiogramm in solchen Fällen, daß die postkompensatorische Systole nicht vom Sinus, sondern von einem anderen Reizherd ausgeht, der oft im Vorhof und im Tawaraschen Knoten, seltener in der Kammer gelegen ist; es kann auch ein zweiter solcher Schlag nachfolgen, wenn der Sinus nicht schon früher seinen Reiz abgeben kann. Endlich gibt es seltene Fälle, wo, gewöhnlich vom Tawaraschen Knoten ausgehende „escaped beats“ jedesmal auftreten, wenn die Sinusfrequenz unter eine gewisse Höhe absinkt; so habe ich zwei Fälle gesehen, wo sich immer dann „escaped beats“ einstellten, wenn die Pause länger wurde als 1 bzw. 1,05 Sek. Ich habe dann auch in anderen Fällen darauf geachtet, wo längere Pausen nach Extrasystolen entstanden, habe aber — mit Ausnahme des noch zu erwähnenden Falles — kein Beispiel mehr finden können, obwohl Pausen von 1,18—1,70 Sek. zustande kamen. In diesen Fällen war also die Reizbildungsfähigkeit der untergeordneten Zentren wenig ausgebildet. Dagegen habe ich einen Fall von respiratorischer Arhythmie gesehen, wo während der Verlangsamung im Sinus immer der Tawarasche Knoten die Führung übernahm, und während der Beschleunigung der Sinus. Dies setzt voraus, daß die Reizbildungsfähigkeit im Tawaraschen Knoten nur um ganz wenig hinter der des Sinus zurücksteht, so daß schon eine geringe Hemmung der normalen Reizbildung genügt, um das untergeordnete Zentrum hervortreten zu lassen.

Es ist verständlich und läßt sich im Experiment leicht nachweisen, daß die Steigerung der Automatie untergeordneter Zentren immer dann zu einem neuen Rhythmus führen muß, wenn die Reizbildungsfähigkeit des Sinus überschritten wird. Man kann beim Hunde durch Reizung des linken Accelerans oft atrio-ventrikuläre Automatie erzeugen, weil der Tawarasche Knoten dann rascher arbeitet als der Sinus. Dasselbe gilt auch für die weiter in der Peripherie gelegenen Zentren, nur daß da die Reizung des linken Accelerans allein gewöhnlich nicht genügt, sondern noch eine den Sinus hemmende Vagusreizung erforderlich ist.

Dies ist gut aus der Abb. 154 zu ersehen, die von einem Versuche am Hunde stammt. Man sieht von oben nach unten: Die Reizmarkierung, die mechanischen Kurven vom Vorhof und der Kammer, dann das Elektrokardiogramm und zuletzt die Zeitschreibung. Die Kurve ist wegen der nötigen Verkleinerung nachgezeichnet und statt der Stimmgabelschwingungen des Originals sind hier nur die Fünftelsekunden eingetragen. Kurz vor dem dargestellten Kurvenstück ist der linke Acce-

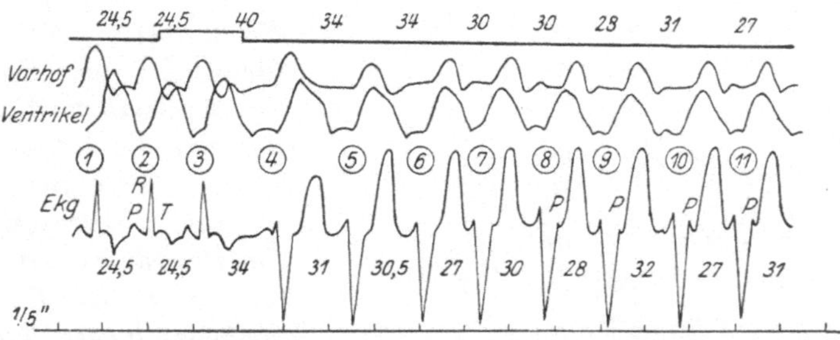

Abb. 154. *Ekg und Suspensionskurven vom Hunde. Kurze Vagusreizung (s. die Markierung oben) nach Reizung des linken Accelerans. Die geringe Hemmung der Vorhöfe durch die Vagusreizung genügt, um die durch die Acceleransreizung angefachte Automatie des linken Ventrikels hervortreten zu lassen.*

lerans gereizt worden und nun wird, nachdem zwei Normalschläge abgelaufen sind, eine ganz kurze Vagusreizung vorgenommen. Es entsteht dadurch eine geringe Verzögerung der Vorhoftätigkeit, wie aus den oben eingetragenen Zahlen zu ersehen ist, die Hundertstelsekunden bedeuten (24,5, 24,5, 40, 34, 34 usw.). Das Elektrokardiogramm zeigt nun, daß nach dem Beginne der Vagusreizung noch ein normaler Herzschlag kommt; dann wartet aber der linke Ventrikel das Ende der Pause 40 nicht ab, wo er den Reiz vom Vorhofe bekäme, sondern er fängt schon nach 34 an spontan zu schlagen, was an der ganz veränderten Form der Elektrokardiogramme vom 4. Schlag an zu sehen ist[1]). Es folgt dann eine ganze Reihe von automatischen Kammerkontraktionen, die alle vom linken Ventrikel ausgehen und, was auch interessant ist, nicht ganz regelmäßig sind. Vom 8. Schlag an wird auch der Vorhof von den Kammern rückläufig erregt und so wird der linke Ventrikel jetzt zum führenden Herzteil. Wenn man statt des linken den rechten Accelerans reizt, und dann den Vagus dazu, dann geht die Herztätigkeit vom rechten Ventrikel aus.

Auf Grund dieser Tatsachen kann man also sagen, daß ein neuer Rhythmus dann entstehen muß, wenn ein untergeordnetes Zentrum seine Reize in rascherer Folge an das Myokard abgeben kann. In dieser Definition liegt eine wichtige Einschränkung, deren Notwendigkeit durch die neuen Arbeiten von KAUFMANN *und*

---

[1]) *Die unter dem Ekg stehenden Zahlen zeigen die Dauer der Kammerperioden an.*

ROTHBERGER *aufgedeckt worden ist: Es genügt nicht, daß das neue Zentrum rascher arbeitet als der Sinus, sondern es muß seine Erregungen außerdem in rascherer Folge an das Myokard abgeben können. Es kommt nämlich nicht selten vor, daß ein Zentrum zwar viel rascher arbeitet als der Sinus, daß es aber infolge einer Blockierung nur einen Teil seiner Reize hinausbringt.*

KAUFMANN und ROTHBERGER gingen vom Experiment aus; sie wollten beim Hunde Vorhofextrasystolen in verschiedenen Phasen der Diastole erzeugen und glaubten, daß dazu eine vom Vorhoftempo gerade etwas abweichende Reizfrequenz erforderlich sei. Sie fanden aber zu ihrer Überraschung, daß jede beliebige Reizfrequenz immer eine regelmäßige Allorhythmie zur Folge hat, indem die immer wiederkehrende Gruppe eine je nach den Umständen verschiedene Zahl von Normalsystolen und eine Extrasystole enthielt. Diese Gruppe wiederholt sich immer in derselben Weise, solange die beiden Frequenzen gleichbleiben. Bei rhythmischer Reizung der Kammern ist die Sache nicht so einfach, aber im Wesen ebenso: Es stellt sich nämlich bei jeder Reizfrequenz eine regelmäßige Allorhythmie ein, aber sie hat meist einen komplizierteren Bau und enthält mehrere Extrasystolen. Der Unterschied im Bau der Vorhofs- und der Kammerallorhythmien beruht darauf, daß die Pause nach Vorhofextrasystolen meist verkürzt ist, nach ventrikulären Extrasystolen aber nicht. Auch bei Reizung der Kammern können ganz einfache Allorhythmien erzeugt werden,

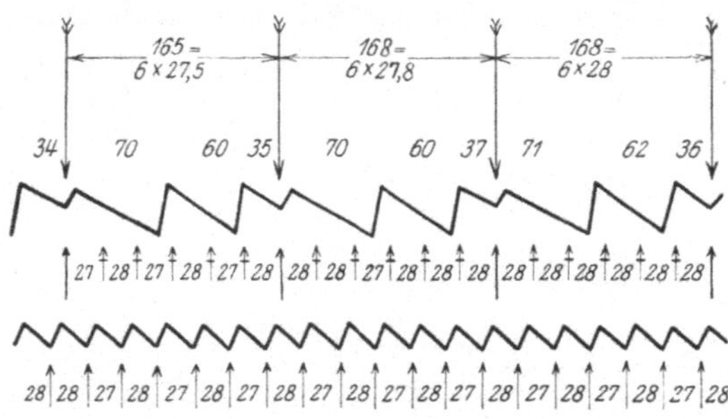

Abb. 155. Schema eines Falles von Parasystolie. Oben einzelne aurikuläre Extrasystolen in Abständen von 1,65 bis 1,68", und zwar eine Extrasystole nach je zwei Normalschlägen (extrasystolische Allorhythmie). Unten ein gleich nach der oberen Aufnahme olgender tachykardischer Anfall mit der Periodendauer 0,27—0,28". Es ist also auch in der oberen Kurve eine rhythmische Reizbildung mit dieser Frequenz anzunehmen; die großen Intervalle entstehen dadurch, daß immer 5 Extrareize blockiert sind und nur einer frei ist.

wie Bigeminie oder solche, wo zwei oder drei Normalschläge zwischen den einzelnen Extrasystolen liegen, also Allorhythmien, wo die sich wiederholende Gruppe sehr kurz ist; das ist aber nur dann der Fall, wenn zwischen den beiden Frequenzen sehr einfache Beziehungen bestehen. So entsteht eine ventrikuläre Bigeminie, wenn die Normalfrequenz gerade doppelt so hoch ist wie die Reizfrequenz; es folgt eine Extrasystole auf zwei Normalschläge, wenn sich die Frequenzen verhalten wie 3 : 2 oder 3 : 1; es folgt eine Extrasystole auf drei Normalschläge, wenn die Frequenzen im Verhältnis 4 : 2 stehen; die Gruppe enthält drei Normalschläge und zwei Extrasystolen, wenn Normal- und Reizrhythmus sich verhalten wie 5 : 4 und so fort.

Da man nun ganz ähnliche Allorhythmien auch beim Menschen finden kann, legten wir uns die Frage vor, ob nicht auch den klinischen Allorhythmien eine solche regelmäßige Reizbildung zugrunde liegen könnte. Nun kann es ja zunächst keinem Zweifel unterliegen, daß dies bei Anfällen von paroxysmaler Tachykardie der Fall ist. Besteht nun in einem solchen Fall eine rhythmische Reizbildung, so kann man die Entfernung der einzelnen Schläge voneinander als das Extrareizintervall betrachten. Wenn nun bei demselben Kranken außerhalb des Anfalles einzelne, von demselben Punkt ausgehende Extrasystolen die normale

Pulsreihe unterbrechen, und auch diese einzelnen, weiter auseinanderliegenden Extrasystolen der Ausdruck einer rhythmischen Reizbildung sein sollen, dann muß ihre Entfernung ein Vielfaches der Extrareizperiode sein, die im tachykardischen Anfall rein zu erkennen ist. Das ist nun auch wirklich so. In einem Falle wurden zuerst einzelne aurikuläre oder atrioventrikuläre Extrasystolen gefunden, dann trat ein sehr langer tachykardischer Anfall auf, in dem das Extrareizintervall $27—28\,^1/_{100}''$ betrug. Wenn man nun in dem die einzelnen Extrasystolen enthaltenden Kurvenstücke die großen Extrasysteleninvervalle untersucht, findet man, daß sie gerade 6 mal so lang sind wie das Extrareizintervall. Dies soll die Abb. 155 zeigen, in der zum leichteren Verständnis ein schematisiertes Pulsbild gewählt wurde. Die in der Abbildung eingetragenen Zahlen sind aus der elektrokardiographischen Aufnahme entnommen, in der die Zeit mit der Stimmgabel in $^1/_{50}''$ geschrieben worden war. Die untere Reihe zeigt den tachykardischen Anfall, die obere Reihe die extrasystolische Allorhythmie, wo immer eine Extrasystole auf zwei Normalschläge folgt. Die zwischen den Extrasystolen liegenden Intervalle betragen 165, 167 und 168, also $6 \times 27{,}5 — 6 \times 28$. Die Zahlen 34, 70, 60 usw. zeigen die Länge der Herzperioden an. 34, 35, 37 und 36 sind die „Kupplungen", d. h. die Intervalle zwischen den Normalschlägen und den Extrasystolen; 70, 70 und 71 sind die verkürzten postextrasystolischen Pausen und 60, 60, 62 die Normalintervalle. Unter der Pulsreihe sind aufrechtstehende Pfeile zu sehen, welche die Stellung der einzelnen Extrareize anzeigen sollen; man sieht, daß von ihnen nur 4 zu Extrasystolen führen, die anderen, deren Pfeile einen wagrechten Strich tragen, bleiben unwirksam, und es folgen also immer 5 unwirksame auf einen wirksamen Reiz. Da nun sicher die ersten zwei von den unwirksamen Reizen in die erregbare Phase des Herzmuskels fallen, muß ihre Unwirksamkeit darauf zurückgeführt werden, daß sie blockiert sind, so daß ihnen der Übertritt in das Myokard verwehrt ist („Austrittsblockierung"). Nur dadurch ist es möglich, daß der viel langsamere Sinusrhythmus immer wieder sich geltend machen kann. Wenn diese Blockierung versagt, dann tritt der tachykardische Anfall auf, wie er in der unteren Pulsreihe dargestellt ist, denn der viel frequentere Extrareizrhythmus muß dann die Führung der Herztätigkeit an sich reißen. Die Tatsache aber, daß auch im ersten Kurvenstück die großen, zwischen den einzelnen Extrasystolen liegenden Intervalle ein Vielfaches des Extrareizintervalles sind, setzt voraus, daß der Extrareizherd auch in diesem Kurvenstück rhythmisch tätig war, und daß er von den über denselben Herzteil ablaufenden normalen Erregungen nicht gestört worden ist („Schutzblockierung"); denn wenn dies der Fall gewesen wäre, hätte der Extrareizrhythmus durch die normalen Erregungen fortwährend verschoben werden müssen, so wie auf den Sinus zurücklaufende Vorhofextrasystolen den Sinusrhythmus verschieben. Eine solche, gewissermaßen abseits vom normalen Wege erfolgende rhythmische Reizbildung bezeichnen KAUFMANN *und* ROTHBERGER *als „Parasystolie".*

Die Abb. 156 zeigt die Darstellung eines anderen Falles, wo a-v-Extrasystolen einzeln und in Gruppen auftraten. An den Stellen, wo zwei oder mehrere Extrasystolen aufeinanderfolgen, kann man aus ihrer Entfernung das Extrareizintervall bestimmen; es schwankt zwischen 39 und 42, und man sieht, daß die großen Extrasysteleninvervalle Vielfache dieser Extrareizperiode sind, so daß auch in diesem Falle eine rhythmische Extrareizbildung angenommen werden kann; zu tachykardischen Anfällen kam es bei diesem Kranken nicht.

In den Fällen, wo nur einzelne Extrasystolen auftreten, wo also das Extrareizintervall nicht unmittelbar gemessen werden kann, ist der Nachweis einer Parasystolie nicht so leicht zu führen. Das ist am ehesten noch dort möglich, wo die Kupplungen (die Intervalle zwischen Normal- und Extrasystole) ungleich lang sind, die Entfernungen zwischen den Extrasystolen aber doch ein gemeinsames Maß besitzen. Dies zeigt die Abb. 157. In der Abbildung ist die untere Reihe die unmittelbare Fortsetzung der oberen, wobei das Intervall 48 noch einmal wiederholt ist. Es treten einzelne Extrasystolen in größeren Intervallen auf, und die Kupplungen sind verschieden (65, 46, 48, 65). Es sind zuerst zwei ungefähr gleichlange Extrasystoleninter valle dargestellt (282 und 279), dann folgt ein längeres (368). Die ersten beiden sind gleich $3 \times 93 - 94$, das letzte 4×92. Diese geringen Unterschiede (92, 93, 94) sind deswegen bemerkenswert, weil sie in einem

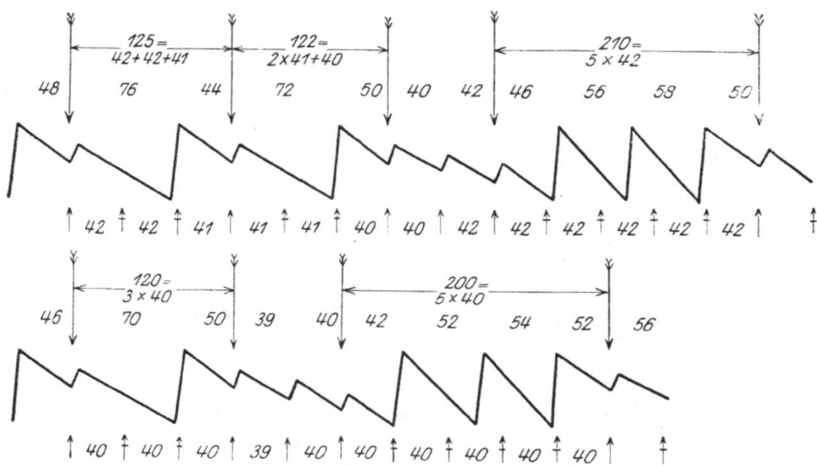

Abb. 156. *Schema eines Falles von Parasystolie (a-v-Extrasystolen). Die Extrasystolen sind ungleich verteilt. Dort, wo mehrere Extrasystolen aufeinander folgen, kann man feststellen, daß die Periode der Extrareizbildung zwischen 39 und 42 schwankt. Die größeren Intervalle sind Multipla dieser Einzelperioden.*

nteressanten Gegensatz zu den viel größeren Unterschieden in der Länge der Kupplungen stehen und weil gerade diese anzeigen, daß der relativ starre Extrareizrhythmus sich dem nicht ganz konstanten Sinusrhythmus gegenüber eigenmächtig einstellt. Man kann natürlich nicht wissen, ob in diesem Falle der größte gemeinschaftliche Teiler (92—94) auch wirklich das Extrareizintervall ist oder schon ein Vielfaches dieses Intervalles, was ja bei einem im Vorhofe gelegenen Reizherd wohl wahrscheinlicher ist. Das große Intervall würde dann dadurch entstehen, daß immer 2, 3 oder 4 Extrareize blockiert sind, so wie in unserer Abb. 155 fünf blockiert waren. Solche große Intervalle sind nicht selten, und es kommt vor, daß man erst am Ende einer langen Aufnahme zufällig ein Extrasystolenpaar findet, das die wirkliche Länge des Extrareizintervalles erkennen läßt und zeigt, daß die großen Intervalle durch Blockierung entstanden sind.

In Fällen, wo nur einzelne Extrasystolen auftreten und immer in demselben Abstande von dem vorhergehenden Normalschlage stehen, wo also die Kupplungen gleich sind, darf die Teilbarkeit der Extrasystoleninter valle durch einen gemeinsamen Teiler nicht ohne weiteres als Beweis einer Parasystolie angenommen werden,

*weil solche Kurven immer einen zum Normalintervall in einem bestimmten Größen-
verhältnis stehenden gemeinsamen Teiler ergeben.*

*So überaus einfach das Prinzip der Parasystolie ist, so verwickelt können die
Verhältnisse im Einzelfalle sein. Wir haben weit über 100 extrasystolische Allorhythmien durchgerechnet, von denen einzelne Fälle mehrmals untersucht worden waren;
aber in sehr vielen Fällen konnten wir die Frage, ob eine rhythmische Extrareizbildung vorhanden ist, nicht entscheiden. Ich will hier auf die Umstände, die
den einzelnen Fall so verwickelt machen können, nicht weiter eingehen. Nur so viel
sei erwähnt, daß bei dem zugrunde liegenden Experiment, das so einfache, leicht
übersehbare Verhältnisse ergab, beide Rhythmen regelmäßig waren; das ist ja beim
Menschen fast nie der Fall, und schon daraus ergeben sich Verschiebungen und
Unklarheiten, wenn man nicht genau nachweisen kann, wie der eine von den beiden
Rhythmen an einer bestimmten Stelle der Kurve schwankt. Es kommt auch vor,
daß die Schutzblockierung versagt, der Normalreiz in den Extrareizherd eindringt*

*und dort den Rhyth-
mus verschiebt, und
manche andere Um-
stände, die zum Teil
gewiß noch unbe-
kannt sind, kön-
nen die Lösung im
Einzelfall erschwe-
ren oder unmöglich
machen.*

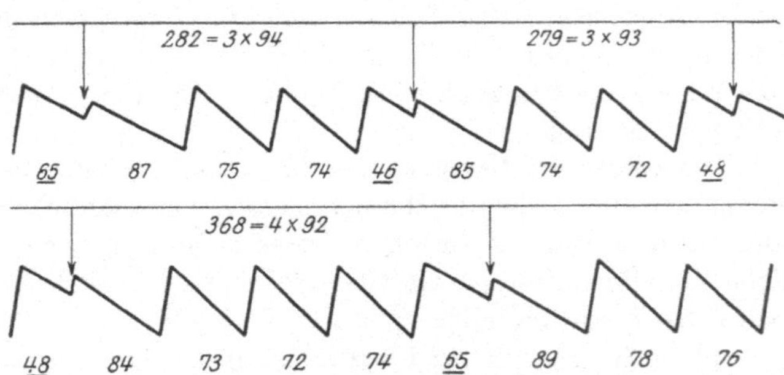

Abb. 157. *Schema eines Falles von Parasystolie durch aurikuläre Extrasystolen.
Diese treten nur einzeln auf. Die Extrareizperiode ist also nicht direkt bestimmbar.
Die großen Intervalle geben den gemeinsamen Teiler 92—94 und dies spricht
deshalb für eine rhythmische Reizbildung, weil die Kupplungen sehr verschieden
sind (65, 46, 48 und 65).*

*Das wichtigste
Ergebnis dieser Un-
tersuchungen scheint
mir zu sein, daß
es Fälle gibt, wo
auch einzelne Extrasystolen nichts anderes sind als der Ausdruck der allen
Herzteilen in verschiedenen und wechselndem Grade zukommenden Fähigkeit,
aus sich selbst heraus, automatisch, Reize zu bilden, so daß z. B. ventrikuläre
Extrasystolen in den betreffenden Fällen nichts anderes sind als Kammerautomatie.
Es besteht demnach keine Veranlassung, einen prinzipiellen Unterschied zu machen
zwischen den Extrasystolen und den „escaped beats". Beide sind der Ausdruck
einer im Grunde genommen rhythmischen Reizbildung.*

*Wir sehen also, daß nicht nur gehäufte, sondern auch einzelne Extrasystolen
schon der Ausdruck eines neuen Rhythmus sein können und daß sie mit dem
„escaped beats" und dem ausgesprochenen tachykardischen Anfalle wesensverwandt
sind. Und doch besteht zwischen diesen beiden Arten von Automatie ein Unterschied,
aber nicht in der Art der Reizbildung, sondern in der zum Wesen der Parasystolie
gehörenden eigenartigen Blockierung. Wenn alle automatischen Reize aus dem
Extrareizherd austreten, entsteht ein Anfall von paroxysmaler Tachykardie; gehen
sie infolge der wechselnden Austrittsblockierung in regelmäßiger oder in unregelmäßiger Folge in das Myokard über, so entstehen die bekannten Formen der klinischen extrasystolischen Allorhythmie. Gerade dieser Nachweis der Austrittsblockierung ist wichtig, weil man bisher Störungen der Reizleitung zwischen dem*

Extrareizherd und dem Myokard nicht in Betracht gezogen hat. Daß solche Störungen bestehen, erkennt man nicht nur daran, daß Extrareize ausbleiben, die in die erregbare Phase des Herzmuskels fallen, sondern auch daran, daß die Intervalle zwischen mehreren aufeinanderfolgenden Extrasystolen manchmal allmählich länger werden. Das kürzeste erste Intervall entspricht dann ungefähr dem Extrareizintervall und die Verlängerung der nachfolgenden entsteht durch die fortschreitende Leitungsverzögerung, wie man sie bei der atrioventrikulären Leitungsstörung kennt. Wenn dann durch Blockierung mehrerer Extrareize ein großes Extrasystolenintervall zustandekommt, ist dieses scheinbar zu kurz, und das erklärt sich daraus, daß der letzte Extrareiz vor dem großen Intervall infolge der Leitungsstörung langsam geleitet wurde, der erste nach der langen Pause aber rasch übergeht, so wie auch bei atrioventrikulärem Block (WENCKEBACH) und bei sinoaurikulärem Block (RIHL) das Intervall kürzer ist, als ein Vielfaches der Normalperioden. Gerade diese Blockierung ist es, die die Parasystolie von der einfachen Interferenz zweier Rhythmen unterscheidet. Auch im Experiment werden zwei Rhythmen gebildet, sie kommen aber gar nicht dazu, zu interferieren, weil immer der eine vom anderen unterdrückt wird; erst die Blockierung macht die extrasystolische Allorhythmie möglich.

Die Folgen des Beginnes und des Aufhörens eines abnormen Rhythmus. — Bevor wir auf die Beschreibung einiger der gewöhnlicheren Formen der ständig abnormen Rhythmen eingehen, ist es angezeigt, auf gewisse ihnen eigentümliche Züge hinzuweisen, die eine große praktische Bedeutung für die klinische Seite der Frage besitzen.

Wenn im Herzen ein Rhythmus an die Stelle eines anderen tritt und der neue Rhythmus der langsamere ist, tritt eine Pause von wechselnder Länge ein, bevor der neue Rhythmus anfängt. Wenn man z. B. in einem Falle von paroxysmaler Tachykardie eine Kurve zu der Zeit aufnimmt, wo der Anfall aufhört, werden 1 oder 2 Normalschläge langsamer sein als der normale Rhythmus, der dann weitergeht (Abb. 150 und 151). *Das kann auf einer brüsken Steigerung des Vagustonus beruhen, die den tachykardischen Anfall unterbricht und noch in der Verlangsamung der folgenden Normalschläge zum Ausdruck kommt; es kommt ja manchmal vor, daß man durch Druck auf den Halsvagus einen tachykardischen Anfall beendigen kann. Andererseits kann eine Verlangsamung der auf den Anfall folgenden Normalschläge auch dadurch entstehen, daß die tachykardischen Erregungen, besonders wenn sie im Vorhofe entstehen, auf den Sinus zurücklaufen und die normale Reizbildung stark hemmen. Man weiß wenigstens von der automatisch schlagenden Kammer, bei der auf eine einzelne Extrasystole ein Normalintervall folgt, daß sie lange Zeit still stehen kann, wenn man ihr künstlich einen sehr raschen Rhythmus aufzwingt. Diese vom Vagus unabhängige Hemmung kann dann noch in einer allmählig abklingenden Verlangsamung der nächsten Normalschläge zutage treten. Im Einzelfalle ist es meist nicht möglich, zu entscheiden, welche Art von Hemmung vorliegt; nur wenn die Pause nach dem Anfalle ungewöhnlich lang ist, kann man annehmen, daß es sich um eine zentral ausgelöste und durch den Vagus übermittelte Hemmung handelt.* Bei Erkrankungen des Atrioventrikularbündels findet man manchmal nur eine Verzögerung im Reizübergange von den Vorhöfen zu den Kammern; in einem späteren Stadium kommt es vor, daß die Kammern gelegentlich

den Vorhofreiz nicht beantworten, und in einem noch weiter vorgeschrittenen
Stadium beantwortet die Kammer nur jeden 2., 4. oder 8. Vorhofreiz. Dann
kommt gewöhnlich ein Stadium, wo die Vorhofreize gar nicht mehr zu den
Kammern gelangen können und diese ihren eigenen langsamen Rhythmus
entwickeln. Sowie der Vorhofreiz nicht mehr imstande ist, die Kammer zu
erreichen, bleibt diese stehen und hört für eine verschieden lange Zeit auf,
sich zusammenzuziehen *(präautomatische Pause)*. Das ist die Zeit, wo Anfälle
von Bewußtlosigkeit und epileptiformen Krämpfen besonders oft vorkommen
(siehe Abb. 221).

Wenn bei komplettem Herzblock ein abnormer Rhythmus im Ventrikel
entsteht, ist das Aufhören dieses abnormen Rhythmus auch von einer Pause
gefolgt, und erst nach dieser nimmt der Ventrikel seinen eigenen Rhythmus
wieder auf (siehe Fall 80).

**Die Folgen abnormer Rhythmen für die Leistungsfähigkeit des Herzens
und ihre Reaktion auf Reize und Arzneimittel.** — Obwohl die abnormen
Rhythmen hier als Zustände besonderer Art behandelt werden, muß man sich
doch gegenwärtig halten, daß sie immer die Folgen einer Myokarderkrankung sind
und daß die Zukunft des Kranken von dem Wesen und der Ausdehnung dieser
Erkrankung abhängt, und davon, ob das durch den abnormen Rhythmus
behinderte Herz imstande ist, einen ausreichenden Kreislauf aufrechtzuerhalten.
Dazu kommt, daß ein abnormer Rhythmus auf Reize anders reagiert als ein
normaler. So kann eine Erregung, die eine gesteigerte Tätigkeit erfordert, je
nach dem Wesen des abnormen Rhythmus in verschiedener Weise beantwortet
werden, so daß sich Kranke mit Vorhofflimmern, Vorhofflattern und Herzblock da verschieden verhalten. Ja, es antwortet ein in einem abnormen Rhythmus schlagendes Herz nicht nur anders als ein normal schlagendes, sondern es
gibt auch so viele individuelle Verschiedenheiten, daß wir eine ganze Reihe
eigentümlicher Reaktionen bekommen. Die Wirkung von Heilmitteln auf
ein mit einem abnormen Rhythmus behaftetes Herz unterscheidet sich von
der auf ein normales Herz; das sieht man bei der Wirkung der Digitalis bei
Vorhofflimmern, die sich wieder unterscheidet von der Digitaliswirkung bei
Vorhofflattern, während die Kammer bei Herzblock allen Arten von Stimu-
lantien unzugänglich ist, was zu den ganz besonderen und markanten Eigentümlichkeiten gehört.

31. Kapitel.

Vorhofflimmern.

Die Wichtigkeit, das Vorhofflimmern zu erkennen. — Typischer Fall von Vorhofflimmern.
— Eigene Erfahrungen über die Erkennung des Vorhofflimmerns. — Was ist Vorhof-
flimmern? — Zustände, die Vorhofflimmern hervorrufen. — Dauer des Vorhofflimmerns.
— Wirkung auf die Kammern. Frequenz. Rhythmus. — Die Größe des Herzens. —
Der Venenpuls beim Vorhofflimmern. — Flimmerwellen. — Das Elektrokardiogramm
beim Vorhofflimmern. — Änderungen der Herztöne. — Vorhofflimmern und Digitalis.
— Wirkung auf die Leistungsfähigkeit des Herzens. — Ursache der Herzschwäche bei
Vorhofflimmern. — Klinische Merkmale. Die Anamnese. Die Empfindungen des Kran-

ken. Art des Pulses. — Symptome von Herzschwäche. — Vorhofflimmern und Angina pectoris. — Prognose. — Behandlung. Im allgemeinen. Verordnung von Digitalis. Dosierung. Gefahren bei der Verabreichung von Digitalis. *Chinin und Chinidin. Wirkung im Tierversuche. Wirkung beim Menschen. Art der Verabreichung.*

Die Wichtigkeit, das Vorhofflimmern zu erkennen. — Der wichtigste unter den ständig abnormen Rhythmen ist der, der auf dem Flimmern der Vorhöfe beruht. Die Erkennung dieses Zustandes und seiner Symptome ist die wichtigste Entdeckung, die auf dem Gebiete der funktionellen Pathologie des Herzens überhaupt gemacht worden ist, und nur wenige Ärzte sind sich ihrer Bedeutung bewußt. Die Symptome, die unmittelbar auf das Vorhofflimmern zurückzuführen sind, und die infolge dieses Zustandes entstehenden Symptome der Herzschwäche sind so klar und eindeutig, daß wir diesen Zustand ohne Schwierigkeit als eine scharf umgrenzte klinische Einheit erkennen können. Das ist nicht nur von theoretischem Interesse, sondern auch von der größten praktischen Bedeutung, denn indem wir die verschiedenen Symptome erkennen, legen wir in sehr vielen ernsten Fällen von Herzschwäche den Grund für eine sichere Diagnose, eine begründete Prognose und eine entsprechende Behandlung. Die große Häufigkeit des Vorhofflimmerns erfordert dringend, daß alle Praktiker mit seiner Symptomatologie vertraut werden, denn in 60—70 % aller Fälle von ernster Herzschwäche, denen man in der Praxis begegnet, ist das Versagen des Herzens unmittelbar auf diesen Zustand zurückzuführen oder wird durch ihn wenigstens verstärkt. Einige von den Symptomen sind bisher übersehen worden, während die Bedeutung anderer nicht erkannt wurde. Außerdem unterscheidet sich das Verhalten eines mit Vorhofflimmern behafteten Herzens gegenüber Heilmitteln so sehr von dem Verhalten aller anderen, normalen und abnormen Arten von Herztätigkeit, daß die Erkennung der besonderen Merkmale von entscheidendem Einfluß ist auf die Ansichten, die man sich gewöhnlich über die Wirkungen von Arzneimitteln auf das Herz bildet.

Typischer Fall von Vorhofflimmern. — Bevor ich im einzelnen die für das Vorhofflimmern charakteristischen Merkmale beschreibe, wird es sich empfehlen, zu zeigen, in welcher Art von Fällen wir diesen Zustand antreffen. Das gewöhnlichste Symptom ist eine besonders regellose Unregelmäßigkeit der Herztätigkeit, wie man sie so oft bei älteren Leuten und bei Kranken antrifft, deren Herz durch eine rheumatische Infektion beschädigt ist. Bei diesen letzteren hat man das Zusammentreffen der unregelmäßigen Herztätigkeit mit Mitralstenose schon lange erkannt, und aus diesem Grunde wird der unregelmäßige Puls manchmal als Mitralpuls bezeichnet, was ja allen Klinikern geläufig sein dürfte.

Während die alten und rheumatischen Herzen das Vorhofflimmern am häufigsten aufweisen, gibt es viele andere Fälle, wo derselbe Zustand vorkommt, ohne daß ein Rheumatismus bestanden hätte oder Altersveränderungen deutlich wären. Vorhofflimmern findet sich in den meisten Fällen, wo bei Ödemen oder Dyspnoe infolge von Herzschwäche der Puls unregelmäßig ist. So kann es kaum zweifelhaft sein, daß es sich auch bei den Kranken WITHERING's um Vorhofflimmern gehandelt hat; er berichtete im Jahre 1789 über die guten Erfahrungen, die er mit der Digitalis bei Kranken gemacht hatte, wo die

Symptome von Herzschwäche mit Pulsarhythmie einhergingen und wo Digitalis ganz besonders wirksam war. Andere Fälle findet man als ,,Delirium cordis" beschrieben. Bei Leuten, die zu Vorhofflimmern neigen, kann dieses durch starke Anstrengung hervorgerufen werden, und viele als ,,Überanstrengung des Herzens" beschriebene Fälle sind vorzügliche Beispiele für Vorhofflimmern und die damit einhergehende Herzschwäche.

Eigene Erfahrungen über die Erkennung des Vorhofflimmerns. — Ich wurde zuerst ungefähr im Jahre 1890 darauf aufmerksam, daß es sich da um ein eigenes und klares Krankheitsbild handeln dürfte. Ich war damals bestrebt, die verschiedenen Arten unregelmäßiger Herztätigkeit zu unterscheiden, und da kam ich auf den Gedanken, den Venenpuls zu Hilfe zu nehmen. Auf diese Weise gelang es mir, die große Mehrzahl der Arhythmien in bestimmte Gruppen einzuteilen, wobei ich mich nach der Art ihrer Entstehung richtete, die durch die gleichzeitige

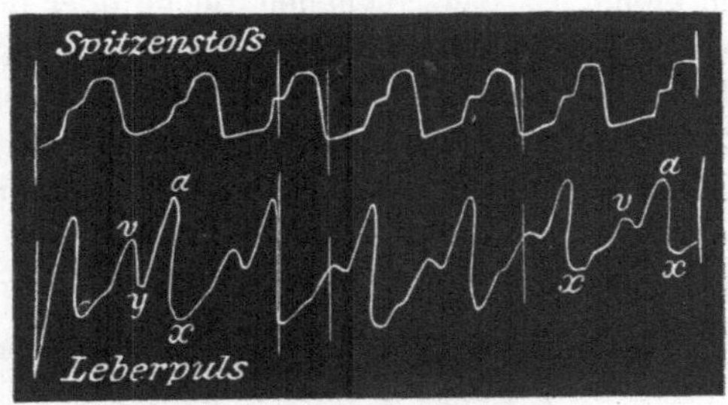

Abb. 158. Der Leberpuls zeigt eine deutliche *a*-Welle, die auf der Vorhofsystole beruht (Fall 48, 1892).

Aufnahme des Venen- und des Radialpulses aufgedeckt wurde. Da fand sich nun eine Gruppe, die sich von den anderen durch die Anwesenheit des Kammervenenpulses unterschied. Ich konnte das Wesen der Herztätigkeit in diesen Fällen nicht verstehen, und da ich sie sehr oft bei Leuten fand, die Rheumatismus gehabt hatten, beschloß ich, Kranke mit rheumatischen Herzen zu beobachten, um zu sehen, wann diese Unregelmäßigkeit entstand und der Vorhofvenenpuls zum Kammervenenpuls wurde. Die als Fall 48 beschriebene Kranke kam im Jahre 1880 mit einem Anfalle von rheumatischem Fieber in meine Behandlung. Ich untersuchte sie in Zwischenräumen bis zu ihrem Tode im

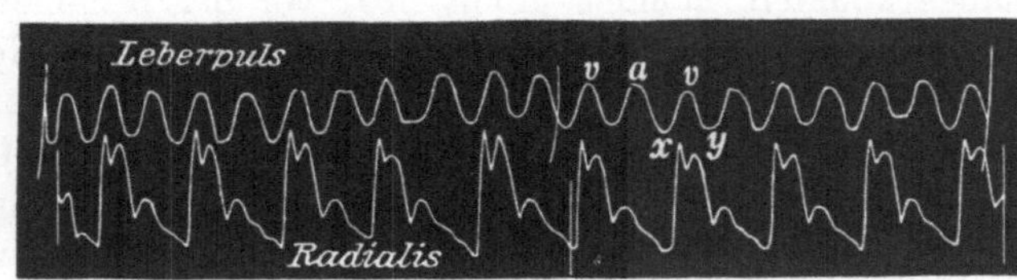

Abb. 159. Es ist noch eine deutliche Vorhofwelle zu sehen (Fall 48, 1897).

Jahre 1898. Bis 1897 schlug ihr Herz regelmäßig, nur hier und da traten ventrikuläre Extrasystolen auf, aber der Leber- und der Venenpuls zeigten immer die Vorhofsform (Abb. 158 und 159) und es bestand ein deutliches präsystolisches Geräusch. Im Jahre 1897 verschlechterte sich ihr Zustand bedeutend, das Herz schlug rasch und unregelmäßig; als es dann bei einer mäßigen Besserung langsamer schlug, fand ich, daß nun der Leber- und der Venenpuls die ventrikuläre Form zeigten (Abb. 160), daß das präsystolische Geräusch verschwunden war und daß das Herz unregelmäßig schlug, daß mit anderen Worten alle Zeichen von Vorhoftätigkeit verschwunden waren. Von da an kam ich öfter in die Lage, diese Beobachtungen zu bestätigen und andere Fälle hinzuzufügen, wo ich nachweisen konnte, daß in der Venenpuls- und in der Spitzenstoßkurve die Vorhofwellen vorhanden waren, solange das Herz regelmäßig schlug und daß sie verschwanden, sowie die Arhythmie einsetzte. So stellte ich die Tatsache fest, daß alle mit klinischen Methoden erkennbaren Zeichen der Vorhoftätigkeit bewiesen, daß diese aufgehört hatte, als die Arhythmie einsetzte. Durch viele Jahre dachte ich dann über die Ursache des Vorhofflimmerns nach. Da man bei der Obduktion die Vorhöfe erweitert und dünnwandig fand, kam ich zu dem Schlusse, daß die Zeichen der Vorhoftätigkeit deshalb verschwunden seien, weil die Vorhöfe gedehnt, atrophisch und schließlich gelähmt worden seien. Diese Ansicht äußerte ich in einem 1902 erschienenen Buche über den Puls. Bald nachher sah ich aber eine Reihe von Fällen, von denen ich einige durch Jahre hindurch beobachtet hatte und wo bei der Obduktion die Vorhofswand nicht verdünnt, sondern hypertrophisch gefunden wurde. Diese Tatsache zeigte mir, daß meine frühere Erklärung nicht richtig sein konnte, denn die Hypertrophie der Vorhöfe bewies, daß diese sich während der Jahre, wo ich die Kranken beobachtet hatte, kontrahiert haben mußten, obwohl alle Zeichen von Vorhoftätigkeit gefehlt hatten.

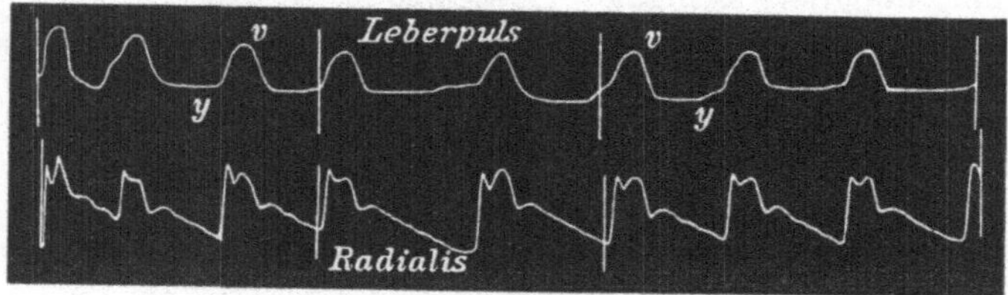

Abb. 160. Zeigt die für Vorhofflimmern charakteristische Arhythmie. Aus dem Vergleich dieser Abbildung mit den vorhergehenden (158 und 159) ist zu ersehen, daß jetzt keine Vorhofwelle im Leberpulse mehr vorhanden ist und daß das Herz unregelmäßig schlägt (Fall 48, 1898).

Da es nun sicher ist, daß die Vorhöfe sich nicht zur normalen Zeit kontrahiert haben konnten, nämlich unmittelbar vor der Kammersystole, blieb mir nur die Annahme übrig, daß ihre Systole gleichzeitig mit der der Kammer erfolgt sei. Da ich mittlerweile einige Hundert solche Fälle untersucht und gesehen hatte, daß dieser Zustand unter ganz verschiedenen Umständen vorkommt, besonders bei Leuten, die viele Extrasystolen haben, äußerte ich die Ansicht, daß die Vorhöfe und die Kammern sich gleichzeitig zusammenziehen und nahm an, daß der Reiz an einer Stelle gebildet werde, von wo aus die Vorhöfe und die Kammern gleichzeitig erreicht werden können. Da ich zu dieser Zeit keine andere Erklärung für die Tatsachen finden konnte, nahm ich an, daß der Reiz im Atrioventrikularknoten entstehe und nannte den Zustand Knotenrhythmus (,,nodal rhythm") und unter dieser Bezeichnung sind die klinischen Merkmale des Vorhofflimmerns in den ersten beiden Auflagen dieses Buches beschrieben, deren erste im Jahre 1908 erschien.

Mit der Elektrokardiographie haben wir eine genauere Methode gewonnen, um über die Kontraktion der einzelnen Herzteile Aufschluß zu bekommen. Als nun Elektrokardiogramme von den Fällen aufgenommen wurden, die ich als Knotenrhythmus bezeichnet hatte, wurden meine klinischen Beobachtungen insofern bestätigt, als kein Zeichen einer normalen Vorhofsystole entdeckt werden konnte. In Fällen, wo die Arhythmie periodisch auftrat und wo ich zeigen konnte, daß die Vorhofform des Venenpulses vorhanden war, wenn das Herz regelmäßig schlug, dagegen der Kammervenenpuls während der Arhythmie, zeigte auch das Elektrokardiogramm während der Normalperiode Zeichen von Vorhofkontraktion, die aber verschwanden, wenn das Herz unregelmäßig schlug, womit also die Beobachtungen, die ich beim „nodal rhythm" gemacht hatte, vollständig bestätigt waren.

Auch die Aufmerksamkeit anderer Forscher hatte sich auf einige der klinischen Merkmale dieses Zustandes gerichtet. So trennte HERING 1903 die dem Vorhofflimmern eigentümliche Unregelmäßigkeit von anderen Arhythmien ab und nannte sie „pulsus irregularis perpetuus". Er beschäftigte sich hauptsächlich mit der physiologischen Seite der Frage und kannte nicht das ganze klinische Bild mit dem Verschwinden aller Zeichen von Vorhofkontraktion. Viele andere Beobachter haben von „positivem" Venenpuls berichtet; da sie ihn aber ausschließlich auf Trikuspidalinsuffizienz bezogen, erkannten sie sein wahres Wesen nicht und hatten daher auch keine Vorstellung von seiner Bedeutung.

Obwohl das Verschwinden der Vorhofkontraktion das war, was mir bei diesen Fällen am meisten zu denken gab, erkannte ich doch, daß meine Erklärung, die dieses Verschwinden auf die gleichzeitige Kontraktion der Vorhöfe und der Kammern zurückführte, durchaus nicht gesichert war. Ich suchte daher die Aufmerksamkeit anderer auf diese Frage zu lenken, damit sie die Sache vielleicht mit experimentellen Methoden untersuchen und wenn möglich herausfinden sollten, was der Vorhof macht. CUSHNY war der erste, der die Vermutung aussprach, daß das Vorhofflimmern ein klinisch wichtiger Vorgang sein könnte, und im Jahre 1906 lenkten er und EDMUNDS die Aufmerksamkeit auf die große Ähnlichkeit der von einem Falle von paroxysmaler Arhythmie beim Menschen aufgenommenen Radialkurven mit den Kurven, die sie erhielten, wenn sie experimentell beim Hunde Vorhofflimmern erzeugten. Als ich ihre Mitteilung las, war ich von diesem Gedanken überrascht, und als Prof. CUSHNY mich 1906 in Burnley besuchte, besprach er mit mir die Möglichkeit, daß das Vorhofflimmern die Ursache der unregelmäßigen Herztätigkeit in gewissen Fällen von „nodal rhythm" sein könnte und er gab zu, daß gewisse kleine Wellen, die ich in einem Falle im Venenpulse gesehen hatte (Abb. 162), auf das Vorhofflimmern zurückzuführen seien.

Im Jahre 1907 veröffentlichte ich einige Kurven mit dieser Erklärung, aber ich erkannte die wirkliche Bedeutung des Vorhofflimmerns noch nicht; ich hielt es nur für ein vorübergehendes Ereignis, und im Grunde genommen gab ich die Idee auf, daß es den Fällen, wo die Arhythmie jahrelang dauert, zugrunde liegen könnte. Nun hatte LEWIS klinische und experimentelle Untersuchungen über das Wesen verschiedener Arhythmien unternommen und hatte experimentell beim Hunde Vorhofflimmern erzeugt. Im Jahre 1909 nahm er Kurven vom Venen- und vom Arterienpulse auf; er fand, daß beim Einsetzen des Flimmerns der Arterienpuls unregelmäßig wurde und der Vorhofvenenpuls sich in den Kammervenenpuls umwandelte. Bei weiterer Verfolgung dieser Untersuchungen konnte LEWIS im Elektrokardiogramm bei experimentell erzeugtem Flimmern während der Kammerdiastole gewisse Schwankungen entdecken, die vom flimmernden Vorhofe herstammten. Bei genauerer Untersuchung von Elektrokardiogrammen von typischen Fällen von „nodal rhythm“, die ich ihm schickte, fand er diese Schwankungen auch und er zeigte mir, daß sie mit den kleinen Wellen übereinstimmten, die ich im Venenpulse gesehen hatte.

Als LEWIS mir diese Befunde vorlegte, zögerte ich nicht, meine Erklärungen fallen zu lassen und die Tatsache anzuerkennen, daß in diesen Fällen der abnorme Rhythmus auf Vorhofflimmern beruht und ich erkenne jetzt, daß die von mir erwähnten Zeichen von Vorhoftätigkeit deswegen verschwinden, weil der Vorhof aufhört, ein sich zusammenziehender Herzteil zu sein.

ROTHBERGER und WINTERBERG hatten unabhängig im Jahre 1909 die Aufmerksamkeit auf die Tatsache gelenkt, daß das Elektrokardiogramm beim pulsus irregularis perpetuus mit dem beim experimentell erzeugten Vorhofflimmern übereinstimmt. *Diesen Autoren gebührt die Priorität gegenüber* LEWIS *und sie ist ihnen von diesem auch nicht bestritten worden. Bei einer historischen Darstellung der Frage sagt* LEWIS: *„Comparing the electric curves in my possession, it immediately became obvious that discovery was not far away, and a further and larger series of jugular and electric curves were taken from a dog. My conviction on the subject dates from the experiment performed on this animal on November 11*th *1909.“ Die Wiener Autoren hatten aber schon am 30. April 1909 in einem Vortrage in der Gesellschaft der Ärzte ihre Befunde veröffentlicht, auf Grund derer sie die Arhythmia perpetua des Menschen auf Vorhofflimmern zurückführten. Sie konnten damals in den Wiener Krankenanstalten nur wenige Fälle finden und faßten ihre Schlußfolgerung deshalb vorsichtig in die Worte: „Wir glauben demnach berechtigt zu sein, wenigstens einen Teil der unter dem klinischen Bilde der Arhythmia perpetua verlaufenden Fälle auf Flimmern der Vorhöfe zurückführen zu dürfen.“ In der bereits erwähnten historischen Darstellung sagt* LEWIS *etwas später: „It was then, that I published my preliminary communication (sie ist am 27. November 1909 erschienen). Almost immediately afterwards a paper by* ROTHBERGER *and* WINTERBERG *came into my hands for the first time and in it these writers also emphasized the similarity of the electric curves in the experimental and clinical conditions. The observations of* ROTHBERGER *and* WINTERBERG *actually preceded my own, and were published in July 1909; they have since been confirmed by a number of other workers.“*

Bei den Untersuchungen, denen ich mich durch so viele Jahre gewidmet hatte, begnügte ich mich nicht damit, zu ergründen, wie eine Arhythmie entsteht, sondern ich hielt mir immer die Tragweite vor Augen, die dieses Symptom für den gegenwärtigen und den zukünftigen Zustand des Kranken haben und welche Indikationen sich etwa für die Behandlung ergeben könnten. Zu diesem Zweck schrieb ich mir sorgfältig alle Begleitumstände auf, die Anamnese, die Größe des Herzens, den Grad von Herzschwäche, die Wirkung einer Behandlung und den weiteren Verlauf des Falles. Die Folge davon ist, daß ich zwar das Wesen des geänderten Herzrhythmus nicht erkannt hatte, aber doch über Aufzeichnungen von sehr vielen Fällen verfügte, von denen viele eine Reihe von Jahren in meiner Beobachtung gestanden hatten und daß diese Aufzeichnungen mir gestatten, viele der charakteristischen Merkmale dieser Krankheitsgruppe zu studieren und ihre klinischen Züge kennen zu lernen.

Bis zum Jahre 1908 habe ich diese Beobachtungen in meiner Tätigkeit als praktischer Arzt ausgeführt. Seit 1909 habe ich diese ganze Frage mit meinen Mitarbeitern noch einmal durchuntersucht, und zwar zuerst am Mount Vernon Hospital, dann am London Hospital; wir haben die von mir schon früher erkannten Hauptzüge bestätigt gefunden und unsere Beobachtungen weiter ausgedehnt. Obwohl wir nun viele der wichtigsten Merkmale dieses Krankheitszustandes kennen, muß doch noch viel Arbeit geleistet werden, damit wir die mit diesem neuen Rhythmus verbundenen Änderungen der Herztätigkeit ganz verstehen.

Was ist Vorhofflimmern? — Der Ausdruck Vorhofflimmern wird auf einen merkwürdigen Zustand der Herzmuskelfasern angewendet, wo die einzelnen Fasern sich während der Systole nicht mehr ordentlich und gleichzeitig zusammenziehen, sondern sich rasch und unabhängig voneinander kontrahieren. Der flimmernde Vorhof sieht ganz anders aus, als wenn er normal schlägt.

„Die Vorhofswand steht in Diastole; es kommt niemals eine vollständige oder auch nur eine partielle Systole zustande; die Wand als Ganzes steht still, aber eine sorgfältige Beobachtung zeigt einen außerordentlich aktiven Zustand; die Vorhofswand scheint voll Bewegung; man sieht auf ihrer Oberfläche sehr rasche, kleine, immerfort zuckende oder wellenförmig ablaufende Bewegungen an unzähligen kleinen Stellen" (LEWIS). *Diese Beschreibung bezieht sich auf das feinwellige Flimmern, wie man es im Experiment bei Reizung des Vorhofes mit einem stärkeren faradischen Strome erzeugen kann. Das Flimmern kann nach Aufhören der Reizung noch eine Zeitlang fortdauern und* WINTERBERG *hat gezeigt, daß dies in erster Linie vom Vagustonus abhängt: wenn dieser hoch ist, wird das Überdauern des Flimmerns begünstigt. Wenn man nach dem Aufhören der das Flimmern auslösenden Reizung den Vagus weiter reizt, so flimmern die Vorhöfe so lange weiter, als man den Vagus reizt. Ebenso wie die faradische Vagusreizung wirken auch Gifte, welche den Vagus erregen, wie Muskarin, Physostigmin, Pilocarpin usw. Auch Digitalis gehört hierher; sie begünstigt das Flimmern und ihr therapeutischer Wert bei der Flimmerarhythmie des Menschen beruht auf einer anderen Wirkung, worauf wir noch zurückkommen. Wenn nach dem Aufhören der Vorhofreizung die Vorhöfe fein weiter flimmern, so erfolgt die Rückkehr zur normalen Schlagfolge nicht plötzlich, sondern es schiebt sich ein Übergangsstadium ein, in dem das Flimmern immer gröber wird, es wird ein Wühlen daraus, man sieht auch unregelmäßige zuckende Bewegungen, die schon größere Muskelpartien betreffen, dann folgt ein kurzer Stillstand des Vorhofes und nach diesem setzt die normale Vorhoftätigkeit wieder ein. Diese Pause, die man als „postundulatorische Pause" bezeichnet, ist ihrem Wesen nach identisch mit der postextrasystolischen Pause* (WINTERBERG). *Wenn man in dem der normalen Tätigkeit vorhergehenden Übergangsstadium kurz vor der zu erwartenden Pause den Vagus reizt, fangen die Vorhöfe wieder an, fein zu flimmern, so wie während der Reizung, und wenn man intermittierend immer im Übergangsstadium den Vagus reizt, kann man das Vorhofflimmern beliebig verlängern. Die flimmernden Vorhöfe befördern kein Blut und dieses staut sich in den sich erweiternden Vorhöfen und in den großen Venen an, und wenn dadurch auch das Leben nicht bedroht wird, so hat der Ausfall einer geregelten Vorhoftätigkeit doch eine nicht zu unterschätzende Bedeutung für die Mechanik der Herzkontraktion. Die Untersuchungen über das Wesen des Flimmerns werden wir in dem folgenden Kapitel über das Vorhofflattern zusammenhängend besprechen.*

Wenn die Kammern ins Flimmern geraten, wird der Kreislauf sofort zum Stillstande gebracht und Mac William hat die Vermutung ausgesprochen, daß dies wahrscheinlich die Ursache des plötzlichen Todes beim Menschen ist. Wenn die Vorhöfe zu flimmern anfangen, tritt der Tod nicht ein, weil *die Vorhöfe für die Blutbeförderung nicht so wichtig sind wie die Kammern und* das Flimmern sich nicht durch das Bündel fortpflanzt, welches die Vorhöfe mit den Kammern verbindet. *Bei Menschen, deren Vorhöfe flimmern, ist plötzlicher Tod nicht selten, und da muß man wohl annehmen, daß das Flimmern auf die Kammern übergegriffen hat. Da auch das Kammerflimmern zu ganz charakteristischen Veränderungen des Elektrokardiogramms führt, wäre diese Frage mit Hilfe dieser Methode wohl zu beantworten.*

Zustände, die Vorhofflimmern hervorrufen. — Im Tierversuche kann man das Vorhofflimmern durch elektrische Reizung der Vorhofswand erzeugen; *wenn man den Vorhof erst mit ganz schwachen, eben wirksamen, dann mit immer stärkeren Strömen faradisch reizt, bekommt man zuerst einzelne, dann gehäufte aurikuläre Extrasystolen, dann immer raschere, ungleichmäßige Kontraktionen der Vorhöfe und schließlich Flimmern. Ich habe schon erwähnt, daß das grobschlägige Flimmern durch Vagusreizung immer wieder in feines Flimmern zurückverwandelt werden kann, und es ist interessant, daß der Vagus auch den Schwellenwert des zur Auslösung des Flimmerns erforderlichen Reizes herabsetzt, so daß während einer Vagusreizung oder bei hohem Vagustonus schon viel schwächere Reize Flimmern hervorrufen. Bei hohem Vagustonus genügt oft eine bloße Berührung des Vorhofes; ja bei manchen Tieren kann man durch Kombination einer Vagus- mit einer Acceleransreizung allein schon Vorhofflimmern eintreten sehen, ohne daß die Vorhöfe selbst gereizt worden wären. Das Vorhofflimmern kann also bei Vorhandensein einer entsprechenden Disposition durch rein nervöse Erregungen ausgelöst werden;* beim Menschen sieht man es unter verschiedenen Bedingungen entstehen. Es wird wahrscheinlich durch eine Änderung in der Ernährung des Herzmuskels hervorgerufen. So fand ich es im Jahre 1892 bei einem Kranken, der nach einem leichten rheumatischen Fieber genas, und es war kein anderes Zeichen für eine Erkrankung des Herzens aufzufinden. Der Anfall ging nach einigen Stunden vorüber, aus dem Jungen ist ein gesunder Mann geworden, der keine Zeichen eines Herzleidens aufweist. Ich habe das Vorhofflimmern bei Pneumonie gesehen, und zwar im akuten Stadium und während der Rekonvaleszenz, in beiden Fällen mit unheilvollen Folgen. Bei Menschen, die zu Vorhofflimmern neigen, kann es durch Digitalis hervorgerufen werden. Ich weiß, daß es mehrmals in Zwischenräumen bei einem tödlich verlaufenden Falle von infektiöser Endokarditis auftrat, Price fand es bei einem tödlichen Falle von Diphtherie, und G. A. Sutherland bei einem schweren Anfalle von rheumatischem Fieber. Die Obduktion zeigte in diesen Fällen deutliche entzündliche Veränderungen in der Vorhofswand.

Anstrengung, und zwar manchmal nur geringe, manchmal schwere, kann Vorhofflimmern erzeugen. Das geschieht am häufigsten bei Leuten mittleren oder vorgeschrittenen Alters oder bei solchen, die einen alten Rheumatismus haben. So lief einmal ein gesunder, kräftiger 50jähriger Arzt rasch 200 Meter weit und bekam einen Anfall, der zwei Stunden dauerte. Das war vor 10 Jahren und der Arzt fühlt sich jetzt noch wohl und ist fleißig in seinem Berufe tätig.

In vielen Fällen, wo diese Anfälle kurze Zeit dauern, kommen sie gern öfter wieder und gehen schließlich überhaupt nicht mehr vorüber. Zu der Zeit, wo sie periodisch auftreten, werden sie oft leicht durch Anstrengung hervorgerufen, sie treten aber nicht selten auch ohne erkennbare Ursache auf. So fand ich bei einem Manne, den ich am Mount Vernon Hospital beobachtete, daß das Herz einige Male am Tage unregelmäßig schlug, was jedesmal $^1/_2$ bis 2 Stunden dauerte. Es handelte sich um Vorhofflimmern, wie aus den polygraphischen und elektrokardiographischen Kurven hervorging. Der Kranke selbst merkte den abnormen Rhythmus nicht und es war auch keine Ursache für seine Entstehung aufzufinden.

Wir sind noch nicht in der Lage, mit hinreichender Genauigkeit die Natur der Veränderungen in der Herzwand zu erkennen, die das Auftreten von Vorhofflimmern begünstigen. In den von mir untersuchten Herzen, die im Leben Vorhofflimmern gezeigt hatten, fand sich im Myokard der Vorhöfe und der Kammern eine Vermehrung des Bindegewebes und der kernreichen Zellen (siehe Fall 48, 49 und 51). In den meisten Fällen ist wahrscheinlich eine bestimmte Veränderung vorhanden, die den Eintritt des Vorhofflimmerns begünstigt und es fehlt nur noch der Reiz, der es zum Ausbruch bringt. Dieser Reiz kann verschiedener Art sein, denn wenn der Anfall einmal auf eine starke Anstrengung zurückgeführt werden kann, kommt er doch oft auch ohne eine solche vor. Vorläufig können wir nur sagen, daß gewisse organische Veränderungen in der Vorhofswand zu den prädisponierenden Ursachen gehören. *Die pathologisch-anatomische Untersuchung ergibt keine für die Flimmerarhythmie charakteristischen Befunde. Es sind zwar in einzelnen Fällen entzündliche und degenerative Veränderungen in der Gegend des Sinusknotens beschrieben worden, aber diese kommen auch in Fällen vor, wo die Vorhöfe nicht geflimmert haben und andererseits hat man bei Herzen, deren Vorhöfe lange geflimmert hatten, durchaus normale Verhältnisse gefunden. Die Vorstellung, daß das Flimmern die Folge der Ausschaltung des Sinusknotens ist, ist gewiß nicht richtig. Denn erstens kann nach langdauerndem Flimmern sich die normale Vorhoftätigkeit wieder einstellen, und wenn dies auch nur für ganz kurze Zeit geschieht, so beweist es doch, daß der Sinusknoten die Fähigkeit, normal zu arbeiten, nicht eingebüßt hat, sondern daß er sie sofort ausübt, wenn ihm die Möglichkeit dazu gegeben wird. Dann kann man, wie ich oben ausführte, das Vorhofflimmern im Tierversuche nach Reizung der extrakardialen Herznerven eintreten sehen, wenn dies auch nicht häufig vorkommt. Ich habe ferner immer Vorhofflimmern eintreten gesehen, wenn ich mit einer durch die obere Hohlvene eingeführten Sonde die Gegend des Tawaraschen Knotens berührte. (HABERLANDT hatte schon vorher am Frosch-, dann auch am Warmblüterherzen gezeigt, daß das überdauernde Wühlen der Kammern vom atrioventrikulären Verbindungssystem ausgeht.) Die Vorhöfe flimmern also nicht, weil der Sinusknoten nicht arbeiten kann, sondern es ist umgekehrt: auch wenn der Sinusknoten durch die vielen, von den flimmernden Vorhöfen stammenden Reize nicht fortwährend gestört wird, kann er doch wegen der ununterbrochenen Tätigkeit der Vorhöfe keine ordentliche Vorhofkontraktion zustande bringen, weil seine Reize gar nicht weiter kommen, sie stoßen ja immer auf refraktäres Gewebe. Der Sinusknoten ist also funktionell durch das Vorhofflimmern ausgeschaltet, und erst wenn dieses aufhört und die postundulatorische Pause eintritt, kann der Sinus die erste normale Erregung über die Vorhöfe ablaufen lassen.* SEMERAU, *der vor wenigen Jahren eine zusammenfassende Darstellung der Flimmerarhythmie gegeben hat, kommt zu dem Schlusse, daß die Suche nach organischen Veränderungen beim Vorhofflimmern nicht so wie bei den Reizleitungsstörungen zu einer endgültigen Klärung geführt hat. Es besteht keine rechte Übereinstimmung zwischen den klinischen Erscheinungen und den histologischen Befunden, aber es ist doch sicher, daß sowohl die Überschätzung der Myokardveränderungen wie die ausschließliche Betonung nervöser Momente das komplizierte Rätsel nicht zu lösen vermögen und daß die Wahrheit zwischen diesen beiden Extremen liegt. „Durch die Wucht wahrnehmbarer struktureller Veränderungen warnen sie vor einer kritiklosen Übertragung des Tierexperimentes auf den Menschen, zugleich aber zeigen sie, daß der pathologische Befund in einer nicht geringen Anzahl von Fällen nicht hinreicht, um die Arhythmia perpetua, wie dies noch vielfach üblich ist, zu einem Folgezustand der Myokarditis zu stempeln."*

Dauer des Vorhofflimmerns. — In den meisten Fällen bleibt das Vorhofflimmern, wenn es einmal angefangen hat, durch das ganze Leben hindurch bestehen. Ich habe einzelne Kranke über 13 Jahre beobachtet, während deren es ohne Unterbrechung vorhanden war (Fall 43). In vielen Fällen kann es für einige Stunden auftreten und nicht wiederkehren, oder es kann in kleinen Zwischenräumen durch einige Wochen und Monate wiederkommen und dann nicht mehr. In vielen Fällen von paroxysmaler Tachykardie beruht diese auf Vorhofflimmern, und in solchen Fällen kann es einige Sekunden dauern oder 1—2 Tage, einige Wochen oder auch Monate (siehe Fall 51). In der Regel aber besteht in den Fällen, wo es intermittierend auftritt, immer mehr die Wahrscheinlichkeit, daß es wiederkommt und sich schließlich dauernd festsetzt. *Es ist anfangs gegen die „Flimmertheorie" der Arhythmia perpetua eingewendet worden, daß man sich doch nicht vorstellen könne, daß die Vorhöfe so lange Zeit. manchmal das ganze Leben hindurch, flimmern sollten. Gegenüber diesem Einwande, den* HEWLETT *schon gegen* CUSHNY *erhoben hatte, haben* ROTHBERGER *und* WINTERBERG *schon in ihrer ersten Arbeit auf das dem Vorhofflimmern so ähnliche Zungenflimmern hingewiesen. Wenn man den Hypoglossus einer Seite durchschneidet, fängt die entsprechende Zungenhälfte nach 24—48 Stunden zu flimmern an; dieses Flimmern sieht ganz so aus wie das Vorhofflimmern und dauert zeitlebens an, wenn eine Vereinigung des durchschnittenen Nerven verhindert wird.*

Wirkung auf die Kammern. — Beim Vorhofflimmern entsteht der Kontraktionsreiz nicht mehr im Sinusknoten, sondern in den flimmernden Vorhoffasern, von wo er dem Atrioventrikularknoten in unregelmäßiger Weise zugeleitet wird. Es ist wahrscheinlich, daß die Art, wie die Kammern sich verhalten, von der Fähigkeit des Knotens und des Bündels abhängt, die vom Vorhofe herunterkommenden Reize aufzunehmen und weiterzuleiten; denn ich fand, daß in einigen von meinen Fällen die Kammerfrequenz stark wechselte, indem das Herz manchmal rasch, dann wieder langsam schlug (siehe Fall 44, 51 und 54). Man könnte glauben, daß mit dem Einsetzen des Vorhofflimmerns die Kammer ihren eigenen Rhythmus entwickelt, und ich habe auch in einem gewissen Stadium meiner Untersuchungen eine solche Kammerautomatie angenommen. Wenn man aber im Experiment nach der Erzeugung von Vorhofflimmern das Bündel durchschneidet, ändert sich die Kammerfrequenz sofort und die Kammern nehmen den ihnen eigentümlichen langsamen Rhythmus auf.

Frequenz. — Änderungen in der Frequenz und dem Rhythmus der Kammertätigkeit und in der Größe des Herzens findet man sehr gewöhnlich beim Einsetzen des Vorhofflimmerns. In einigen Fällen habe ich diese Änderungen kurz nach dem Beginne des Flimmerns gefunden. Ich fand die größten Unterschiede in der Frequenz, die zwischen 40 und 130 in der Minute schwankte. Nur selten bietet sich uns die Gelegenheit, das Vorhofflimmern beginnen zu sehen, weil die Kranken oft gar nichts von der Veränderung ihres Herzrhythmus wissen, wenn auch einige eine merkwürdige Empfindung von Flattern in der Brust fühlen. Es kann sein, daß der Kranke uns erst wegen seiner Beschwerden aufsucht, die sich ja früher oder später einstellen, und dann ist die Frequenz gewöhnlich beträchtlich erhöht und beträgt 110—140 in der Minute und auch noch mehr. Ich habe eine Reihe von Fällen gesehen, wo die Frequenz mit dem Beginne des Flimmerns absank; das ist gewöhnlich der Fall, wenn das Flimmern nach Digitalis auftritt (Fall 92). Wenn Digitalis den Herzschlag durch seine Wirkung auf den Vagus und das Bündel verlangsamt, könnte man annehmen, daß die Frequenzabnahme die Folge einer Affektion des Atrioventrikularbündels ist. Diese Ansicht wird durch einen Fall gestützt, den ich viele Jahre lang beobachtete: in diesem Falle nahm das Intervall zwischen Vorhof- und Kammersystole immer mehr zu, und einmal bestand auch partieller Block; als nun die Vorhöfe zu flimmern anfingen, fiel die Frequenz von 60 auf 40 in der Minute und blieb auf dieser Höhe durch 9 Jahre. Die Fälle 80 und 81 zeigen eine niedrige Frequenz, aber bei diesen bestand kompletter Block. Im Fall 79 fiel die Frequenz plötzlich auf 40 in der Minute und das Herz schlug ganz regelmäßig; die Bradykardie blieb durch 14 Tage bestehen, dann stieg die Frequenz plötzlich und gleichzeitig nahmen die Vorhöfe ihre normale Tätigkeit wieder auf. In diesem Falle bestand während der normalen Vorhoftätigkeit kein Zeichen von Herzblock.

Rhythmus. — Wenn die Vorhöfe zu flimmern anfangen, wird die Kammertätigkeit gewöhnlich unregelmäßig. Der Übergang erfolgt plötzlich; das zeigt nicht nur das Experiment, sondern auch die klinische Beobachtung in Fällen, wo ich die Änderung der Herztätigkeit selbst sah. Das Aufhören des Flimmerns kann man an der Rückkehr des regelmäßigen Rhythmus erkennen; gelegentlich wird diese Rückkehr von einigen unregelmäßigen Schlägen eingeleitet, die auf Extrasystolen beruhen. Obwohl viele diesen Zustand als Pulsus irregularis perpetuus bezeichnen, habe ich doch eine Reihe von Fällen gesehen, wo der Kammerrhythmus regelmäßig war (Abb. 68); in der Mehrzahl dieser Fälle lag die Frequenz unter 50 in der Minute und in einzelnen Fällen war die langsame, regelmäßige Kammertätigkeit durch Digitalis hervorgerufen worden. So fiel in einem Falle, den ich kürzlich sah, die Frequenz unter Digitalis von 110 auf 70; vorher war der Rhythmus sehr unregelmäßig, er wurde aber ganz regelmäßig, als die Frequenz auf 70 herunterging. Der Kranke hatte keinen Venenpuls, aber das von LEWIS aufgenommene Elektrokardiogramm zeigte, daß die Vorhöfe flimmerten.

Es ist gegen die „Flimmertheorie“ der Arhythmia perpetua auch eingewendet worden, daß sie die Arhythmie der Kammern nicht erkläre: denn da jetzt, zum

*Unterschiede von der normalen Schlagweise, eine Unzahl von Vorhofreizen zur Atrio-
ventrikulargrenze herunterkommen, müßten die Kammern gleich nach dem Ende
der Refraktärphase zur Kontraktion gebracht werden und es müßte also eine regelmäßige Kammertachykardie entstehen. Dazu ist nun zu bemerken, daß dies doch
nur bei optimaler Leitfähigkeit des Bündels möglich ist und daß es auch wirklich
vorkommt. Es gibt Fälle, wo die Kammern, wenigstens für kurze Zeit, in dieser
äußersten Frequenz und fast ganz regelmäßig schlagen. Eine experimentelle Kurve
zeigt die Abb. 161. Man sieht zuerst 4 normale Herzschläge mit gut ausgebildeten Vorhofzacken und kräftigen Pulsen; dann beginnt das Vorhofflimmern und
es folgt nun eine Reihe von raschen Kammerschlägen, die in fast ganz gleichen
Intervallen (0,20—0,23'') aufeinanderfolgen. Die Elektrogramme werden dabei
atypisch und man sieht, daß sie fast unmittelbar aneinanderschließen. Gewöhnlich
ist dies aber nicht so; dann entsteht die Arhythmie dadurch, daß die Leitfähigkeit,
wenn sie an und für sich geringer ist, unregelmäßig funktioniert, wenn sie zu oft*

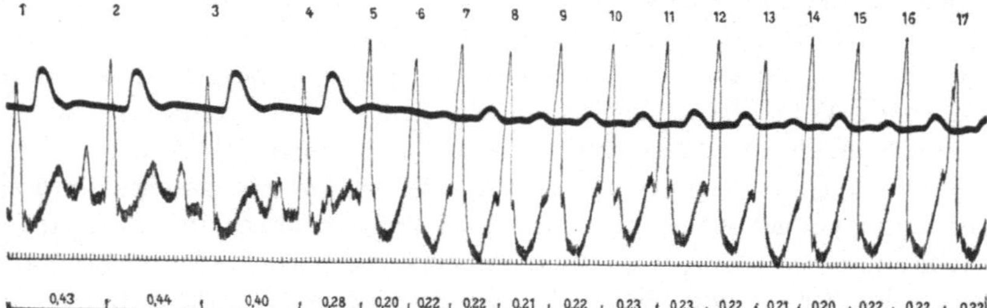

Abb. 161. *Oben Karotispuls, darunter Ekg vom Hunde: Erst 4 normale Herzschläge, dann Vorhofflimmern mit
Kammertachykardie, weil die Kammern gleich nach dem Ende der refraktären Phase zur Kontraktion gebracht
werden. Sie schlagen schnell und fast ganz regelmäßig (F etwa 300 in der Minute). Das Kammer-Ekg ist entstellt, diese Systolen machen nur kleine Pulse und der Druck sinkt. Unter dem Ekg Zeit in* ¹/₆₀'', *darunter ist die
Dauer der einzelnen Herzperioden angegeben.*

*in Anspruch genommen wird. Schon bei der gewöhnlichen atrioventrikulären
Leitungsstörung sieht man oft den Block dem Grade nach fortwährend wechseln.
Beim Vorhofflattern werden wir dasselbe bei normaler Leitfähigkeit sehen. Was
die Bezeichnung des Zustandes anlangt, ist sowohl der Ausdruck „Arhythmia
perpetua" wie auch „Pulsus irregularis perpetuus" nicht mehr am Platze. Zunächst stimmt das „perpetuus" nicht, da wir ja heute wissen, daß diese Form
der Arhythmie anfallsweise auftreten kann und daß manchmal sehr lange Intervalle normaler Schlagweise dazwischen liegen; und dann müssen wir heute die
Anomalie nach dem zugrunde liegenden Vorgange benennen und sie daher als
Vorhofflimmern bezeichnen, die Unregelmäßigkeit selbst als Flimmerarhythmie.*

Die Irregularität, wie sie im Pulse zum Ausdruck kommt, ist ganz regellos
in dem Sinne, daß die Intervalle zwischen den Schlägen fortwährend schwanken,
so daß zwei aufeinanderfolgende Herzperioden selten gleich lang sind. Obwohl
in der Regel eine deutliche Beziehung besteht zwischen der Größe der Pulsschläge und der Länge der vorhergehenden Pause, indem die längeren Pausen
von größeren Pulsen gefolgt sind, ist es nicht selten nicht so, so daß große Pulsschläge nach sehr kurzen Pausen auftreten können. *Für die Größe des Pulses ist
nämlich, wie* KORTEWEG *gezeigt hat, nicht nur die Länge der vorhergehenden Pause,
sondern auch die Größe des vorhergehenden Pulses wichtig. Beide zusammen*

bestimmen die Füllung des Herzens und den Aortendruck und damit die Menge des Blutes, die von jeder Systole ausgetrieben wird. Nach KORTEWEG *ist daher nur die Arhythmie regellos, während die Pulsgröße durch die genannten Faktoren geregelt wird. Die erneuten Untersuchungen dieser Frage durch* KAUFMANN *und* ROTHBERGER *haben aber ergeben, daß außerdem noch eine wechselnde Störung der Kontraktilität von Bedeutung ist, wodurch eine ältere Annahme von* CUSHNY *ihre Bestätigung gefunden hat. Es ist dabei zu berücksichtigen, daß das, was am Arterienpulse als Pause erscheint, in den meisten Fällen nicht auch eine Herzpause ist; es gibt gerade beim Vorhofflimmern viele frustrane Kontraktionen, d. h. solche, die kein Blut austreiben. Es kann die Zeit, die im Puls als Pause erscheint, in Wirklichkeit von vielen rasch aufeinanderfolgenden Systolen ausgefüllt sein und es ist dann begreiflich, daß nach dieser Pause nur ein kleiner Puls erscheint, weil die Kammern ja während der ganzen Zeit nicht dazu gekommen sind, Blut in sich aufzunehmen. Das Herz schlägt also fast immer rascher, als der Puls anzeigt, und diesen Unterschied bezeichnet man nach* ROBINSON *und* DRAPER *als ,,Pulsdefizit“. Dieses ist um so kleiner, je langsamer das Herz schlägt, weil dann genügend lange, wenn auch ungleiche Diastolen zwischen den Systolen liegen, so daß jede einen Puls machen kann. Wenn dagegen beim Vorhofflimmern das Herz rasch schlägt, wird das Pulsdefizit groß, das Herz führt dann viele Kontraktionen aus, die Kraft verbrauchen, ohne etwas zu leisten, und es wird dadurch nicht nur die Blutbeförderung, sondern auch die Ernährung des Herzens und der anderen Organe geschädigt. So kann es zu ausgesprochenen Symptomen von Herzschwäche kommen und man findet gewöhnlich, daß eine Abnahme des Pulsdefizits mit einer Besserung des subjektiven und des objektiven Zustandes des Kranken einhergeht. In der Herabsetzung des Pulsdefizits besteht die Hauptwirkung der Digitalis, weil dann die Kammern nicht mehr so oft zur Kontraktion gebracht werden.* LUNDSGAARD *der in neuester Zeit das Pulsdefizit zum Gegenstande einer eingehenden Untersuchung gemacht hat, zeigt, wie es zur Differentialdiagnose sowie zur Beurteilung der relativen Herzkraft, der Wirkung therapeutischer Maßnahmen und der Prognose von Wert ist.*

Viele andere Umstände führen zu fortdauernder Unregelmäßigkeit, so daß wir uns davor hüten müssen, unsere Meinung auf die Unregelmäßigkeit selbst zu begründen. *Nicht nur gehäufte Extrasystolen können den Puls sehr unregelmäßig machen; es gibt auch Sinusarhythmien, wo die Dauer der einzelnen Herzperioden von Schlag zu Schlag außerordentlich wechselt.*

Die Größe des Herzens. — In der großen Mehrzahl der Fälle folgt auf das Einsetzen des Vorhofflimmerns eine beträchtliche Erweiterung des Herzens. Obwohl die Vorhöfe oft stark dilatiert sind, ist es nicht möglich, durch die klinische Untersuchung zu entscheiden, wieviel von dieser Erweiterung auf die Vorhöfe und wieviel auf die Kammern entfällt.

Mit dem Einsetzen des Flimmerns tritt die Zunahme der Herzgröße nicht sofort ein, obwohl ich in einigen Fällen von periodischem Flimmern gesehen habe, daß das Herz sich innerhalb weniger Stunden bedeutend vergrößerte, als das Flimmern anfing und daß diese Erweiterung wieder in wenigen Stunden verschwand, als das Flimmern aufhörte. In der Regel ändert sich die Herzgröße zunächst nicht sehr, und wenn das Herz imstande ist, eine ausreichende Zirkulation aufrechtzuerhalten, kann es durch Jahre hindurch nur wenig vergrößert sein. In der Mehrzahl der Fälle ist das Herz aber nicht imstande, ordentlich zu arbeiten, so daß seine Kraft sich allmählich erschöpft und eine Zunahme der Herzgröße folgt. Bei entsprechender Behandlung kann sich wieder eine beträchtliche Verkleinerung einstellen, aber das ist keineswegs immer der Fall. Ich war überrascht, die Herzerweiterung bei lange bestehendem Vorhofflimmern unverändert zu finden, obwohl die Behandlung eine sehr bedeutende Besserung im Zustande des Herzens herbeigeführt hatte. In den meisten von den Fällen, die wir am Mount Vernon Hospital und am London Hospital sorgfältig beobachtet haben, konnten wir keine Abnahme der Herzgröße bei denjenigen Kranken finden, die an äußerster Herzschwäche gelitten, sich aber in überraschender Weise erholt hatten.

Der Venenpuls beim Vorhofflimmern. — Die Größe des Venenpulses wechselt außerordentlich, und zwar sowohl bei verschiedenen Fällen als auch bei demselben Kranken zu verschiedenen Zeiten. Dies ist zum großen Teil auf den Grad der Ausdehnung des rechten Herzens und der großen Venen zurückzuführen und hängt auch von der Frequenz ab. Bei einigen langsam schlagenden Herzen kann man sehen, wie jede Kammersystole große Wellen in die Halsvenen hinaufschickt, und da macht es keine Schwierigkeiten, zu sehen, was für Wellen es sind (Abb. 66 und 67). Bei anderen, rascher schlagenden Herzen sind diese Wellen auch deutlich; man kann durch die Inspektion allein nicht immer entscheiden, welcher Art sie sind, aber eine Kurve zeigt,

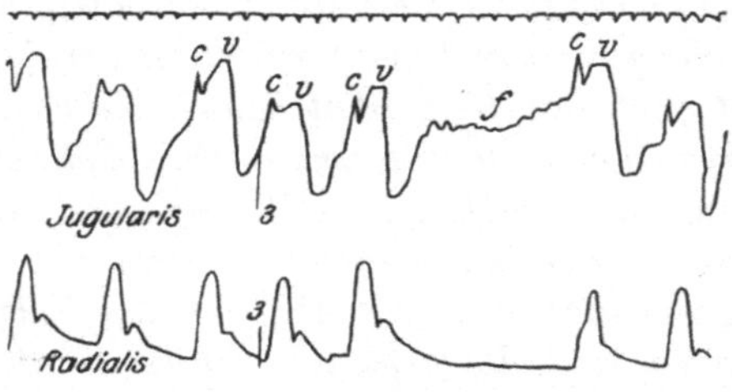

Abb. 162. Kurve von einem Kranken mit Vorhofflimmern. Man sieht kleine Flimmerwellen (*f*) in der Kurve der Jugularis (Fall 44).

daß es sich um Kammervenenpuls handelt. Wenn die Venen weniger gefüllt sind, und die Frequenz hoch ist, ist es ganz unmöglich, die Wellen zu unterscheiden, die man in den Venen sieht. Auch in der Kurve kann man da Schwierigkeiten haben; wenn man aber den Zeitpunkt genau feststellt, wo diese Wellen in der Herzperiode auftreten, in der Art, wie ich es (Seite 157) beschrieben habe, kann die Kurve in der Regel doch gedeutet werden. In vielen Fällen zeigt die Form der Kammerwellen einen merkwürdigen Unterschied. Einige langsame Schläge zeigen eine hohe, mit dem Karotispulse zusammenfallende Welle (in den Kurven mit *c* bezeichnet) und einen tiefen, mitten in der Kammersystole liegenden Abfall, auf den gegen das Ende der Systole wieder eine Welle folgt, die gewöhnlich mit der Öffnung der Trikuspidalklappen aufhört (senkrechte Linie 6). Bei rascheren Schlägen verschwindet der Abfall während der Systole und es erscheint der charakteristische Kammervenenpuls. Der Abfall beruht darauf, daß das Atrioventrikularseptum während der Kammersystole heruntergezogen wird.

Flimmerwellen. — Es gibt noch ein Merkmal, das bei der Erkennung des Vorhofflimmerns von Wert ist, nämlich die Anwesenheit kleiner Wellen, die irgendwie vom flimmernden Vorhof erzeugt werden. Sie sind nicht in jedem Falle vorhanden und auch in den Fällen, die sie zeigen, nicht immer. Wenn sie da sind, sieht man sie am besten während der langen Pausen in der Kammertätigkeit, die beim Vorhofflimmern so häufig sind. Diese Flimmerwellen sind von verschiedener Größe, manchmal sehr klein, wie in Abb. 162, manchmal sehr grob, wie in Abb. 163. In Abb. 164 sieht man sie zu verschiedenen Zeiten an Größe und Dauer wechseln.

Das Elektrokardiogramm beim Vorhofflimmern. — Während das normale Elektrokardiogramm in seinen Einzelheiten ungefähr so aussieht wie Abb. 87, gibt es eine große Zahl von verschiedenen Formen, deren jede einer Abnormität in der Herztätigkeit ent- spricht. Soweit das Vorhof- flimmern in Betracht kommt, zeigt das Elektrokardiogramm außer der Arhythmie der Kam- mern einige sehr charakteri- stische Veränderungen, deren wichtigste das vollständige Verschwinden der Vorhof- zacke P ist (Abb. 25). Die

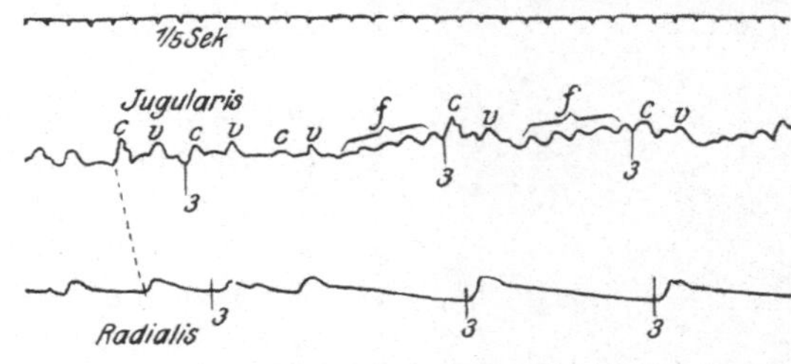

Abb. 163. Die Jugulariskurve zeigt gröbere Flimmer- wellen (*f*).

Kammerzacken R und T behalten ihre eigentümliche Form. Zwischen den Kammerelektrogrammen kann eine Reihe von kleinen Wellen auftreten, von denen wir jetzt wissen, daß sie von den flimmernden Vorhofmuskeln erzeugt werden. Das Fehlen der Vorhofkontraktion und die Anwesenheit von Wellen während der Kammerdiastole sind die Kennzeichen, durch die das Vorhof- flimmern im Elektrokardiogramm erkannt werden kann. Daneben besteht auch die charakteristische regellose Arhythmie.

Dr. LEWIS sagt mir, daß die kleinen Wellen im Elektrokardiogramm nicht immer vorhanden sind, sondern daß sie in einem bestimmten Falle ohne erkenn-

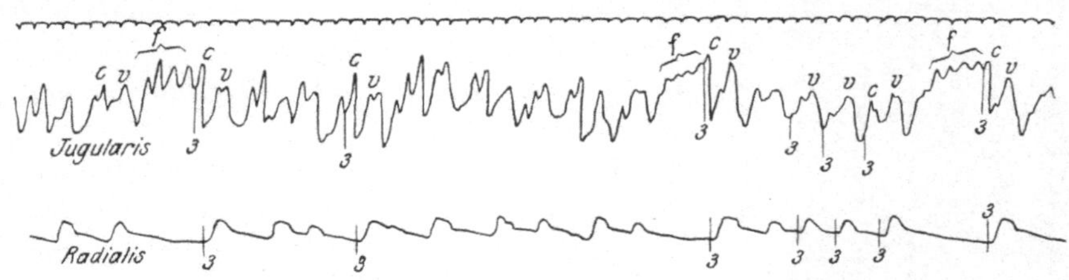

Abb. 164. Die Jugulariskurve zeigt Flimmerwellen (*f*) von verschiedener Größe.

baren Grund auftreten und wieder verschwinden können. Darin unterscheiden sie sich von den Wellen beim Vorhofflattern, denn diese sind konstant. Es scheint eine gewisse Beziehung zu bestehen zwischen diesen Bewegungen im Elektrokardiogramm und den Flimmerwellen, die man im Venenpulse findet, und da auch diese in unberechenbarer Weise kommen und verschwinden, ist es wahrscheinlich, daß beide auf demselben Vorgange beruhen.

Die Veränderungen, die auftreten, wenn die Vorhöfe zu flimmern anfangen, sind gut aus der Abb. 165 zu ersehen, die von einem Versuch am Hunde stammt. Links ist das Ekg und der Karotispuls bei normaler Vorhoftätigkeit zu sehen: im Ekg ist die Vorhofzacke gut ausgesprochen und die vor ihr liegende Strecke ist eine gerade Linie. Nach Eintritt des Vorhofflimmerns (im rechten Teile der Abbildung) fehlt die Vorhofzacke, die zwischen den Kammerelektrogrammen

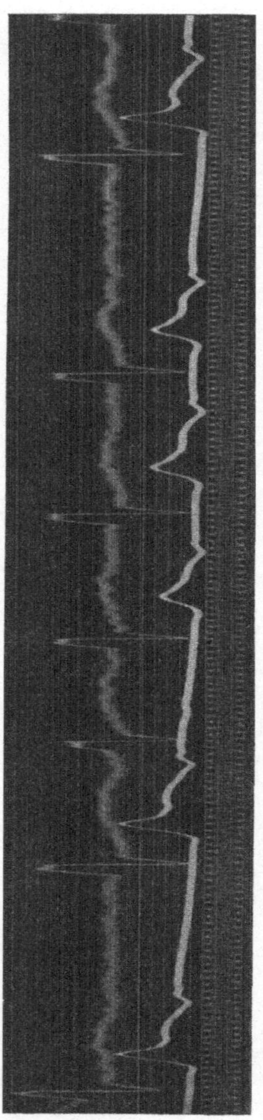
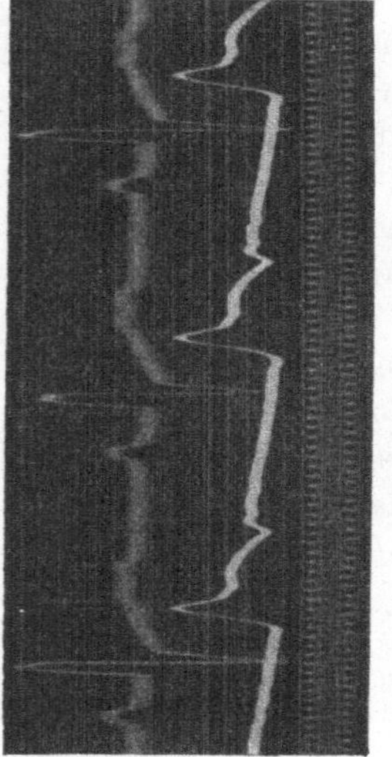

Abb. 165. Ekg und Karotispuls vom Hunde vor und nach Auslösung von Vorhofflimmern. Es tritt Arhythmie und Saitenunruhe ein, die Vorhofzacke verschwindet. Zeit in $^1/_{50}$ Sek.

liegende Strecke zeigt unregelmäßige Wellen und Zacken und es ist nicht nur im Ekg, sondern auch im Pulsbilde eine starke Arhythmie bemerkbar. Die Zacken des Kammer-Ekg haben zwar dieselbe Form wie bei normaler Vorhoftätigkeit, aber man sieht doch gewisse Unterschiede in der Form der Anfangsschwankung, die, wie ich hier gleich bemerken möchte, auf einer unvollständigen Wiederherstellung der Leitfähigkeit der peripheren Anteile des Übergangsbündels beruhen; wir kommen darauf bei den Leitungsstörungen noch zurück; in anderen Fällen von Vorhofflimmern können diese Unterschiede in der Form der Anfangsschwankung noch viel größer sein. Die Nachschwankung wird, wie aus der Abbildung zu ersehen ist, durch die vielen aufgesetzten Zacken verunstaltet und nur bei wenigen Schlägen kann man ihre eigentliche Form erkennen. Der 3. Schlag im rechten Teile der Abbildung macht fast keinen Puls, es entsteht dadurch scheinbar eine längere Pause und man ist überrascht, nach ihr einen viel kleineren Puls zu finden als vorher; dies rührt aber daher, daß eben diese frustrane Kontraktion eingeschaltet ist, so daß das Herz keine Zeit hatte, sich ordentlich zu füllen. Außerdem findet die gleich nach der frustranen Kontraktion eintretende nächste Systole eine noch nicht ganz wiederhergestellte Kontraktilität vor, so daß sie schwächer ausfällt, als es nach einer längeren Ruhepause der Fall gewesen wäre.

Während nun das Fehlen der Vorhofzacke, und zwar in allen drei Ableitungen, ganz ausnahmslos beobachtet wird, können die Saitenunruhe und die Arhythmie sehr verschieden deutlich ausgesprochen sein. Die Saitenunruhe kommt in manchen Kurven nur in einem ganz feinen Zittern zum Ausdruck, und es ist manchmal nicht leicht, dieses von einer Verzitterung aus anderen Gründen (besonders Innervation der Skelettmuskeln) zu unterscheiden. Diese feine Saitenunruhe scheint dem feinen Flimmern zu entsprechen, das man nur bei genauer Beobachtung der Vorhofoberfläche sehen kann. Bei solchen Kurven muß man sich eben an die Arhythmie und das Fehlen der Vorhofzacke halten. In den meisten Kurven ist aber die Saitenunruhe hinreichend charakteristisch und besonders in den längeren Pausen zwischen den einzelnen Schlägen deutlich. Gewöhnlich findet man ein Bild wie in der experimentellen Kurve der Abbildung. Es können aber auch regelmäßigere Wellen zu sehen sein, die schon mehr an Flattern erinnern, sich von diesem aber doch durch ihre Unregelmäßigkeit und wechselnde Form unterscheiden. Die Frequenz dieser Flimmerwellen liegt im Durchschnitt zwischen 400 und 600 in der Minute.

Auch die Arhythmie kann beim Vorhofflimmern verschieden ausgesprochen sein. Typisch ist die von längeren Pausen unterbrochene salvenartige Aufeinanderfolge rascher Schläge, wodurch die vollkommene Regellosigkeit der Arhythmie so recht zum Ausdruck kommt. Es gibt aber gar nicht seltene Fälle, wo die Arhythmie wenig deutlich ist. So sieht man in Abb. 166 ein typisches Vorhofflimmern, wobei die ersten drei Herzperioden 44, 40 und 49 Hundertstelsekunden betragen, was einer Minutenfrequenz von 120—150 entspricht; dann kommt das ungefähr doppelt so lange Intervall 91 und dann die Intervalle 52 und 41 Wenn man diese Kurve nur nach ihrem Rhythmus beurteilen würde, könnte es ebenso gut eine mäßige Sinusarhythmie mit einem einmaligen Block sein. Die nächste Abbildung (Abb. 167) zeigt Vorhofflimmern mit Kammertachykardie. Die ersten beiden Herzperioden sind 25 und 26 (Minutenfrequenz 230—240), dann kommen die Intervalle 41, 25, 36, 24, 30, 43, 37, 36,

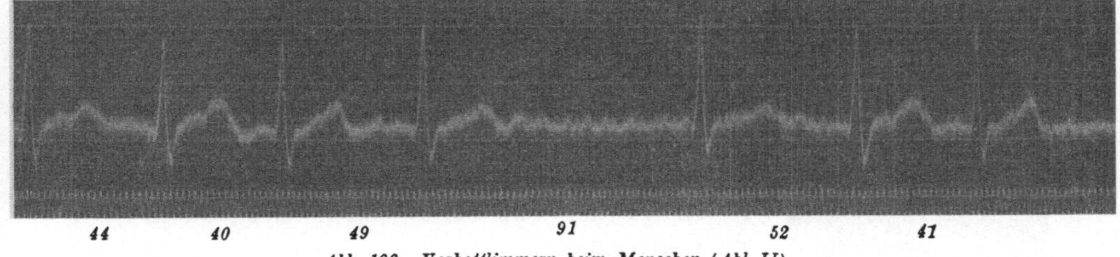

Abb. 166. Vorhofflimmern beim Menschen (Abl. II).

23, 34, 37 und 27. Wenn die einzelnen Kammerschläge so rasch aufeinanderfolgen, ist die Saitenunruhe schwer zu erkennen. Die Arhythmie wird also wesentlich vom Zustande des Reizleitungssystems bestimmt: wenn dieses sehr viele Reize durchläßt, entsteht eine fast regelmäßige Kammertachykardie, wie in der experimentellen Abb. 161; andererseits kann die Leitung, wie es besonders nach Digitalis vorkommt, stark gehemmt sein, wobei ein langsamer, aber wieder fast regelmäßiger Puls entstehen kann. Zwischen diesen beiden Extremen liegen die Fälle, wo die Arhythmie bei etwas erhöhter Durchschnittsfrequenz in typischer Weise zum Ausdruck kommt.

Änderungen der Herztöne. — Ich habe schon von den Zeichen der Vorhoftätigkeit gesprochen, wie sie in polygraphischen und elektrokardiographischen Kurven zum Ausdruck kommen. Bei der klinischen Untersuchung beschränken sich die Zeichen der Vorhoftätigkeit, wenn man vom Venenpuls absieht, auf die Geräusche bei Mitralstenose. Wir müssen uns gegenwärtig halten, daß die Stenosierung des Mitralostiums ein allmählich fortschreitender Vorgang ist, der erst dann erkennbar wird, wenn die Verengerung einen gewissen Grad erreicht hat. Diese Verengerung hindert den Zufluß des Blutes aus dem Vorhof in den Ventrikel und erzeugt daher bei der Kontraktion des Vorhofes ein Geräusch. Ein präsystolisches Geräusch zeigt also an, daß der Vorhof sich kontrahiert, es ist aber nicht nur ein Zeichen dafür, daß der Blutzufluß aus dem Vorhof in die Kammer behindert ist, sondern gewöhnlich auch dafür, daß bindegewebige Veränderungen an den Klappen und in der Umgebung des Mitralostiums langsam fortschreiten. Je enger die Öffnung wird, um so lauter und länger wird das präsystolische Geräusch und es kann ein neues Geräusch nach dem zweiten Ton auftreten. Dieses diastolische Geräusch beruht auf der Erschwerung des Blutstromes durch das Mitralostium am Ende der Kammersystole. Es ist zuerst schwach und kurz, nimmt aber zu, wenn das Mitralostium enger wird, bis es einen großen Teil der Diastole ausfüllt und manchmal in das präsystolische Geräusch übergeht. Wenn dies geschieht, wird die Diastole vollständig von Geräuschen ausgefüllt. Man kann annehmen, daß das Auftreten dieses diastolischen Geräusches immer ein Zeichen dafür ist, daß die fortschreitende Verengerung des Mitralostiums einen hohen Grad erreicht hat. Aber die bindegewebigen Veränderungen, die der Mitralstenose zugrunde liegen, sind nicht auf die Klappenöffnung beschränkt, sondern finden sich auch in der Muskelwand des Herzens. Diese Veränderungen in der Vorhofwand erhöhen die Neigung zum Vorhofflimmern und dieses kann in verschiedenen Stadien eintreten. Mit dem Einsetzen des Flimmerns ändert sich die Art der Geräusche.

Wenn vor dem Flimmern ein auf der Vorhofsystole beruhendes präsystolisches Geräusch vorhanden war, verschwindet es sofort, wenn der Puls unregelmäßig wird. Wenn infolge der Mitralstenose ein diastolisches Geräusch vorhanden war, bleibt es bestehen, weil es nicht durch die Vorhofsystole, sondern durch das Einströmen von Blut aus dem Vorhof in die Kammer erzeugt wird, wenn diese nach der Systole erschlafft. Ich möchte auf diese mit dem Vorhofflimmern eintretende Änderung in der Art der Geräusche bei Mitralstenose Gewicht legen, denn auch diejenigen, denen die klinischen Symptome des Vorhofflimmerns nicht unbekannt sind, scheinen die Bedeutung der Änderung der Geräusche nicht zu erfassen. Ich habe viele Fälle von Mitralstenose und Vorhofflimmern sorgfältig untersucht und viele sind obduziert worden, aber bei keinem konnte ich ein präsystolisches Geräusch vom Krescendotypus finden. Wenn ein Geräusch vor dem ersten Tone zu hören war, füllte es bei rascher Herztätigkeit die ganze Diastole aus. Wenn die Frequenz beim Vorhofflimmern hoch ist, füllt dieses diastolische Geräusch oft das ganze Intervall zwischen dem zweiten und dem nächsten ersten Ton aus, und es ist oft einem präsystolischen, durch die Vorhofkontraktion erzeugten Geräusche

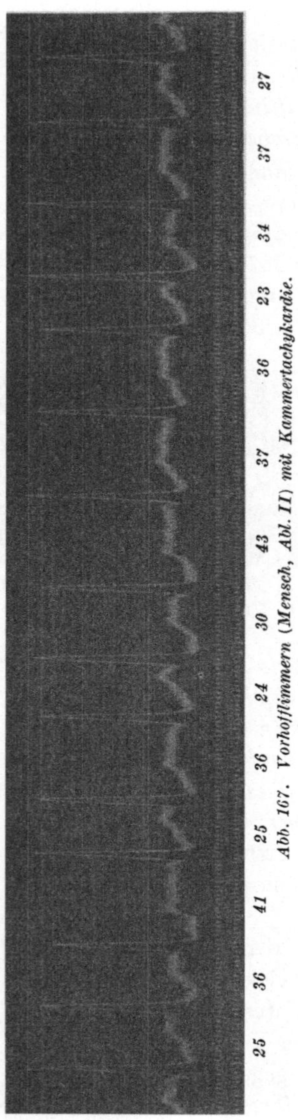

Abb. 167. Vorhofflimmern (Mensch, Abl. II) mit Kammertachykardie.

ähnlich und wird auch oft dafür gehalten. Wenn man aber dieses Geräusch
während einer der langen Pausen beobachtet, die in den meisten Fällen oft
vorkommen, oder wenn das Herz langsam schlägt, wird man finden, daß dieses
Geräusch auf den zweiten Ton folgt, aber kurz vor dem nächsten ersten Ton
aufhört, so daß unmittelbar vor dem ersten Tone Ruhe herrscht, also gerade
an der Stelle, wo ein auf der Vorhofsystole beruhendes präsystolisches Krescendogeräusch zu hören sein sollte.

Dies zeigt das Schema in Abb. 168, wo A und B die Töne und Geräusche
bei Mitralstenose vor und nach dem Einsetzen des Vorhofflimmerns darstellen.
Man sieht, daß in B kein präsystolisches Krescendogeräusch besteht und daß
das diastolische Geräusch das ganze Intervall zwischen dem zweiten und dem
nächsten ersten Tone ausfüllt, wenn die Herzperiode kurz ist (x , x): wenn sie
aber lang ist (y , y), erreicht das
diastolische Geräusch den ersten
Ton nicht, sondern es hört früher auf.

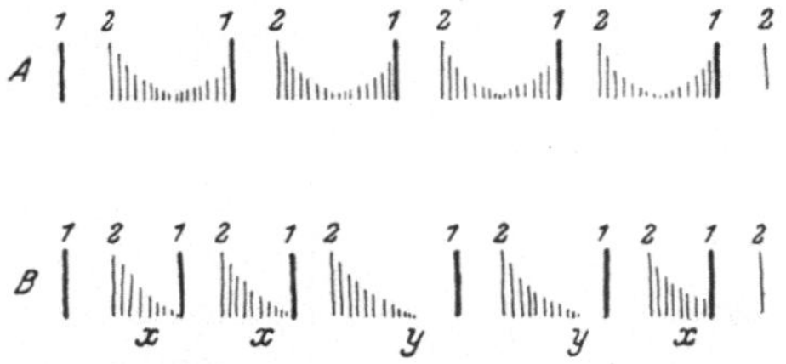

Aus diesen Betrachtungen folgt,
daß man in der großen Mehrzahl
der Fälle Vorhofflimmern annehmen
kann, wenn ein diastolisches Mitralgeräusch ohne ein präsystolisches
Geräusch besteht. In der Regel gibt
auch schon die Unregelmäßigkeit
der Herzaktion einen Hinweis, aber
in vielen Fällen von Mitralstenose
mit Vorhofflimmern wird der Herzschlag, wenn die Kranken Digitalis
bekommen haben, langsam und fast,
wenn nicht ganz, regelmäßig.

Die hier wiedergegebene Erklärung fiel mir im Jahre 1897 ein
und ergab sich aus meinen Be-

Abb. 168. Schema, zeigt die Änderung der Herztöne
bei Mitralstenose, wenn Vorhofflimmern eintritt. Die
senkrechten Striche 1 und 2 stellen den 1. und 2. Herzton
dar und die Schraffierung zwischen dem 2. und dem
1. Ton entspricht bei normalem Herzschlage (a) dem
diastolischen und dem präsystolischen Geräusch. In B
wird der Rhythmus infolge von Vorhofflimmern unregelmäßig, und wenn die Diastole kurz ist wie bei x, x, x,
füllt das diastolische Geräusch das ganze Intervall aus.
Dort aber, wo die Diastole länger ist, wie bei y, y, füllt
das diastolische Geräusch nicht die ganze Pause aus,
sondern da herrscht vor dem 1. Ton Ruhe, zu einer Zeit,
wo vor dem Eintritt des Vorhofflimmerns das präsystolische Geräusch zu hören war.

obachtungen im Falle 48. Seit dieser Zeit habe ich meine Untersuchungen
fortgesetzt und meine Beobachtungen wiederholt bestätigt gesehen. Ich
habe aber nur mit den größten Schwierigkeiten andere Ärzte von diesen
klinischen Tatsachen überzeugen können. Das das ganze Intervall zwischen
dem zweiten und dem ersten Tone ausfüllende Geräusch wird immer wieder
für ein präsystolisches gehalten, während man das lange diastolische Geräusch,
das bei langsamer Herztätigkeit zu hören ist (siehe Abb. 252), nicht selten auf
einen Aortenklappenfehler bezieht. Ich habe zu wiederholten Malen gesehen,
daß Ärzte überrascht waren, wenn bei der Obduktion kein Aortenfehler,
sondern eine Mitralstenose gefunden wurde in Fällen, wo das lange diastolische Geräusch gehört worden war. Vor kurzem hat LEWIS mit dem Elek-
trophonographen in einem Falle von Vorhofflimmern Aufnahmen gemacht,
und seine Ergebnisse bestätigen die oben gegebene Erklärung.

Vorhofflimmern und Digitalis. — Zu den wichtigsten Folgen der Erkennung des Vorhofflimmerns als eines klinisch wohl abgegrenzten Krankheitsbildes gehört, daß uns nun die Wirkung der Arzneimittel aus der Digitalis-

gruppe in neuem Lichte erscheint. Ich kann hier nur kurz auf einige Punkte
hinweisen, die ich aufklären konnte. Ich glaube, jeder der die Beschreibung
liest, die gewöhnlich von der Wirkung der Digitalis auf das menschliche Herz
gegeben wird, ist überrascht von der mangelhaften Übereinstimmung unter
den verschiedenen Autoren; und zwar bezieht sich das nicht nur auf die Wirkungsweise der Digitalis, sondern auch auf die Dosierung und den Wert der
einzelnen Präparate. Manchmal bezeichnet einer eine eigentümliche Wirkung,
die er beobachtet hat, als charakteristische Digitaliswirkung, ohne daß er
verstünde, wie diese eigentümliche Wirkung zustande kommt. Schon vor
vielen Jahren fiel mir auf, wie verschiedenartig die Wirkungen sind, die sich
beim Gebrauche der Digitalis einstellen können. Ich sammelte eine große Zahl
von Fällen; in einigen stellte sich eine deutliche Herzwirkung ein, in anderen

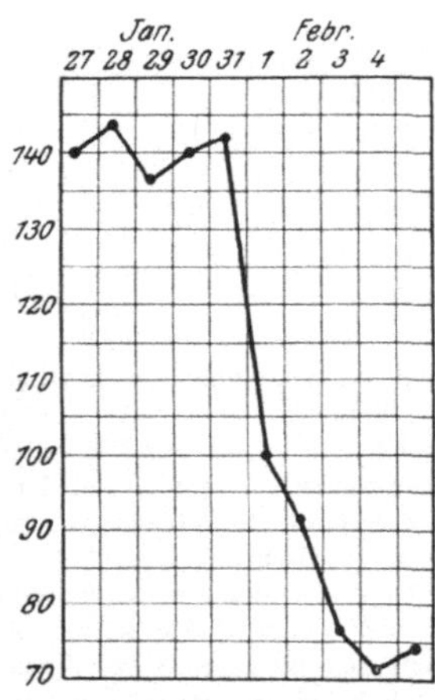

Abb. 169. Schema, zeigt die
typische Reaktion auf Digitalis in
einem Falle von Vorhofflimmern
mit schwerer Herzschwäche. Die
Verabreichung der Digitalistinktur begann am 27. Januar (etwa
1 ccm 4 mal täglich).

nicht. Als ich diese Fälle in Gruppen einteilte, sah
ich, daß die Ursache der Verschiedenheit der Wirkung auf das menschliche Herz wahrscheinlich
darin liegt, daß die Digitaliswirkung sich nach der
Natur des Herzleidens richtet. Wenn das zutrifft,
kann man mit einem Male verstehen, daß der
Physiologe und der Experimentalpharmakologe die
wichtigsten Digitaliswirkungen nicht finden konnten,
weil sie, soweit das Herz bei experimentellen
Arbeiten in Betracht kommt, nicht imstande waren,
die Bedingungen herzustellen, unter denen der Arzt
das Mittel anzuwenden hat.

Digitalis wirkt nicht nur beim Vorhofflimmern
gut, sondern auch unter vielen anderen Umständen,
aber die Fälle von Vorhofflimmern bilden in bezug
auf die Digitaliswirkung eine besondere Gruppe.
Nicht alle Fälle von Vorhofflimmern sprechen auf
die Behandlung an, denn es gibt Umstände, die
gewisse Herzen der Behandlung unzugänglich
machen; dazu gehören Fieber und ausgedehnte
Schwielenbildung im Herzmuskel. Dagegen hat die
Digitalis in gewissen Fällen, wo noch ziemlich viel gesunde Muskulatur vorhanden ist, eine nahezu spezifische Wirkung. Es ist nun ungefähr 10 Jahre
her, daß ich diese eigentümliche Digitaliswirkung fand. Seit meiner Tätigkeit
am Mount Vernon und am London Hospital habe ich eine Reihe von Beobachtungen unter Bedingungen unternommen, die eine in der Privatpraxis
unerreichbare Genauigkeit verbürgten. In dieser Versuchsreihe gab ich dasselbe Mittel in derselben Dosierung Kranken mit und ohne Vorhofflimmern.
Mit seltenen Ausnahmen waren alle Fälle, die eine deutliche Herzwirkung
zeigten, solche mit Vorhofflimmern; wenn auch die anderen nach dem
Gebrauche des Mittels eine gewisse Besserung erkennen ließen, zeigten sie
doch nie eine solche Neigung, ihre Herzfrequenz herabzusetzen.

Die verlangsamende Wirkung der Digitalis sieht man sehr deutlich in den
Fällen von Vorhofflimmern, wo Herzschwäche mit einer starken Frequenzsteigerung verbunden ist. Die Tabelle in Abb. 169 ist ein gutes Beispiel für

solche Fälle. Die Kranke, von der diese Tabelle gewonnen wurde, litt an äußerster Herzschwäche, die Frequenz betrug 140 in der Minute und das Herz schlug sehr unregelmäßig. Sie erhielt 3,5 ccm Digitalistinktur im Tage und nach 5 Tagen fiel die Frequenz, so wie es die Tabelle zeigt; zu gleicher Zeit trat eine bemerkenswerte Besserung im Allgemeinzustande der Kranken ein.

Der Unterschied in der Reaktion von Herzen mit Vorhofflimmern und solchen mit normalem Rhythmus ist gut aus der Tabelle in Abb. 170 zu ersehen, wo die Durchschnittsfrequenz in 6 Fällen von Mitralstenose mit Vorhofflimmern mit 6 Fällen von Mitralstenose mit Normalrhythmus verglichen ist. Die Kurve beginnt mit der Frequenz, die am Tage vor der Verabreichung der Digitalis bestand; man sieht, daß die Frequenz bei den Fällen von Vorhofflimmern größer ist als bei den Fällen mit normalem Rhythmus. Das ist, wie ich nebenbei bemerken möchte, auch eine interessante Tatsache, denn die Fälle von Herzschwäche mit Mitralstenose und normalem Rhythmus haben selten eine so hohe Frequenz, wie die mit Mitralstenose und Vorhofflimmern.

In jedem Falle wurden 3,5 ccm Tinct. digitalis im Tage gegeben, und zwar so lange, bis Übelkeit und Erbrechen eintraten.

Bei einigen Herzen erzeugt Digitalis Vorhofflimmern; wenn dies geschieht, wird die Frequenz der Kammern stark herabgesetzt (siehe Fall 92).

Wirkung auf die Leistungsfähigkeit des Herzens. — Eine große Zahl von Kranken, bei denen Vorhofflimmern bestand, hatte Krankheiten des Herzens, die seine Leistungsfähigkeit beeinträchtigten. Bei allen diesen Kranken wurde die Einschränkung beim Eintritte des Vorhofflimmerns sofort noch hochgradiger und die Erscheinungen

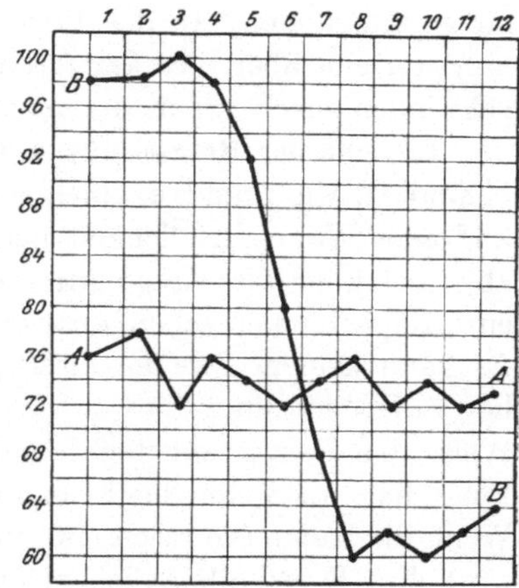

Abb. 170. Schema, zeigt die Wirkung gleicher Dosen von Digitalistinktur bei 6 Fällen von Mitralstenose mit normalem Rhythmus (A) und 6 Fällen von Mitralstenose mit Vorhofflimmern (B). Die seitwärts stehenden Zahlen zeigen die Herzfrequenz an, die oben stehenden die Tage. In jedem Falle wurde Digitalis so lange gegeben, bis Verlangsamung des Herzschlages oder Übelkeit und Erbrechen eintrat. Die Menge, die zur Wirkung erforderlich war, betrug durchschnittlich 24,5 ccm (3,5 ccm täglich). Diese Menge war bei den Kranken mit normalem Rhythmus (A) von geringer oder gar keiner Wirkung auf die Frequenz des Herzschlages, während diese bei den Kranken mit Vorhofflimmern (B) rasch abnahm.

der Herzschwäche nahmen zu. Bei anderen, bei denen die Herzkraft bisher nur wenig gelitten hatte, rief der Beginn des Vorhofflimmerns schnell die Zeichen der äußersten Herzschwäche hervor, während wieder bei anderen sich nur wenig änderte. Nur in wenig Fällen hat der Eintritt des Vorhofflimmerns kaum einen Einfluß auf die Herzarbeit.

Zum großen Teil entstehen die Erscheinungen der Herzschwäche am deutlichsten bei denjenigen Kranken, wo die Änderung der Vorhoftätigkeit auch die Kammern in Mitleidenschaft gezogen hat, und zwar besonders durch Frequenzsteigerung. Nur in wenigen Fällen ist bei relativ langsamer Herztätigkeit eine deutliche Einschränkung der Leistungsfähigkeit bei Anstrengung aufgetreten.

Die Erscheinungen von Herzschwäche, wie sie da zustandekommen, sind gewöhnlich von derselben Art, wie sie auch bei einer Herzschwäche aus anderen Gründen sich zeigen, z. B. Atemnot bei Anstrengung, Empfindung der gestörten Herztätigkeit, besonders bei Anstrengung. Bei Steigerung der Herzschwäche stellen sich Ödeme der Beine und der Lungen ein, das Gesicht wird livid, der Kranke kann nicht wagerecht im Bett liegen, sondern muß im Bett gestützt werden, die Leber schwillt an, während die Halsvenen strotzend gefüllt sind und eine hochgradige Pulsation zeigen. Zugleich mit diesen Erscheinungen kann man auch Herzerweiterung und eine bedeutende Frequenzsteigerung finden. In der Regel stellen sich diese Symptome allmählich und langsam ein, aber dies kann gelegentlich auch sehr rasch geschehen; sie verschwinden rasch, wenn der normale Rhythmus zurückkehrt.

Ursache der Herzschwäche beim Vorhofflimmern. — Das Vorhofflimmern behindert, wie immer es auch entstehen mag, die Kammern in ihrer Tätigkeit und aller Wahrscheinlichkeit nach hängt der Grad der Herzinsuffizienz davon ab, inwieweit die Kammern gleichzeitig geschädigt sind und ob vielleicht ein Klappenfehler schon an sich ein Hindernis für die Herztätigkeit bildet. Es kann keinem Zweifel unterliegen, daß die ordentliche Tätigkeit der Vorhöfe, die den Blutzufluß zu den Kammern zu regeln und ihnen in normaler Weise den Reiz zuzuleiten haben, eine viel wirksamere Kammertätigkeit zur Folge hat, als wenn die Erregungen verschieden und unregelmäßig ausfallen. Wenn die Kammern rasch und unregelmäßig zur Kontraktion gebracht werden, wird ihre Kraft allmählich erschöpft und es stellen sich Zeichen von Herzschwäche ein. Bei Kranken, die allmählich hinsiechten und starben, fand ich bei der Obduktion ausgedehnte Schwielenbildung im Herzmuskel (Fälle 49 und 51). Andererseits habe ich so viele Kranke mit Vorhofflimmern gesehen, die ein anstrengendes Leben führten und schwer zu arbeiten hatten, daß ich daraus schließen möchte, daß bei diesen der Herzmuskel nicht ernstlich geschädigt war (Fall 44).

Klinische Merkmale. Die Anamnese. — Die Bedingungen, die zu Vorhofflimmern führen, sind verschieden; es gibt aber zwei Gruppen, wo es sehr häufig vorkommt, nämlich bei Herzleiden auf rheumatischer Grundlage (oft zugleich mit Mitralstenose) und bei älteren Leuten mit Schwielenbildung im Herzmuskel, die man gewöhnlich als Altersveränderungen bezeichnet. Man kann das Vorhofflimmern auch bei jungen und bei Leuten mittleren Alters finden, die keine Infektion durchgemacht haben. Man zieht bei rheumatischen Herzen gewöhnlich nur die Veränderungen an den Klappen in Betracht, aber in Wirklichkeit sind die langsamen, schleichenden Vorgänge im Herzmuskel der eigentlich ernste Umstand; diese Veränderungen haben im akuten Stadium des Rheumatismus begonnen und schließlich Vorhofflimmern zur Folge gehabt.

Die Empfindungen des Kranken. — Viele Leute spüren die Tätigkeit ihres Herzens, wenn es aufhört normal zu schlagen. So weiß mancher, daß er Extrasystolen hat, weil er die lange Pause oder den starken Schlag nach der Extrasystole fühlt. Die Kranken, die zu paroxysmaler Tachykardie neigen, wissen, wann sie einen Anfall haben, weil sie ein schwaches Gefühl von Flattern in der Brust spüren. Dieses Gefühl ist auch vorhanden, wenn die tachykardischen Anfälle auf Vorhofflimmern beruhen; aber gewöhnlich besteht dieses Gefühl von Flattern nicht ständig, sondern es wird von einigen dumpfen Schlägen unterbrochen, die den gelegentlich auftretenden stärkeren Kontraktionen entsprechen. Gerade bei Fällen von Vorhofflimmern kommt es häufig vor, daß die Kranken ihre Herztätigkeit spüren, denn sie haben das Gefühl von Flattern und von unregelmäßiger Herztätigkeit. In vielen Fällen, wo das Herz seine Arbeit nach ganz gut verrichtet, bestehen diese Empfindungen nicht, sondern sie stellen sich erst dann ein, wenn dem Herzen eine zu große Arbeit zugemutet wird oder wenn es anfängt insuffizient zu werden.

Art des Pulses. — Das Symptom, an dem der Kliniker das Vorhofflimmern am besten erkennen kann, ist der Charakter des Pulses. Der Puls ist gewöhnlich unregelmäßig und diese Unregelmäßigkeit ist eine regellose. Die nicht auf Vorhofflimmern beruhenden Arhythmien haben fast immer eine ganz bestimmte Eigenart: so fallen bei der juvenilen Form der Arhythmie die Frequenzänderungen mit den Phasen der Atmung zusammen; beim intermittierenden Puls und bei den Extrasystolen unterbricht die Störung einen sonst regelmäßigen Rhythmus, bis es zum Abwechseln einer Extrasystole und eines Normalschlages kommt. Beim Vorhofflimmern schwanken in der Regel die Pausen zwischen den einzelnen Schlägen fortwährend; zwei aufeinanderfolgende Pulse sind selten gleich stark, die zwischen ihnen liegenden Pausen selten gleich lang. Der Charakter der Unregelmäßigkeit ist besser an den Arterienpulskurven zu erkennen, wie sie in den Abb. 66, 67, 71, 162, 163 und 164 zu sehen sind.

Symptome von Herzschwäche. — Das Zeichen, das gewöhnlich die Aufmerksamkeit auf das Vorhofflimmern lenkt, ist die Empfindung des Kranken, daß seine Leistungsfähigkeit eingeschränkt ist. Die Zeichen dieser Einschränkung sind aber dem Vorhofflimmern nicht eigentümlich und auch für dieses nicht charakteristisch, sondern sie finden sich auch bei Herzschwäche, die eine andere Ursache hat. Diese Zeichen von Herzschwäche können alle Grade aufweisen, von leichter Atemnot bei Anstrengung angefangen bis zu schwerster Dyspnoe, die von Ödemen, Leberschwellung und den mit äußerster Herzschwäche einhergehenden Symptomen begleitet ist.

In der Regel treten die Symptome der Herzschwäche langsam und allmählich auf, und sind zum Teile darauf zurückzuführen, daß der Kranke seine gewohnte Lebensweise fortsetzt, obwohl sein Herz durch die abnormen Vorgänge behindert ist. Andererseits kann aber die Herzschwäche auch sehr rasch einsetzen. Im Verlaufe von wenigen Stunden nach dem Beginne des Vorhofflimmerns kann der Zustand des Kranken sehr ernst werden, das Gesicht wird tief zyanotisch und es treten Herzerweiterung, Orthopnoe und Angstgefühl ein. Ich habe diese Erscheinungen rasch entstehen sehen in Fällen, wo das Vorhofflimmern periodisch auftrat, und die Erleichterung, die der Kranke empfand, wenn der normale Rhythmus wiederkam, war ebenso bemerkenswert und auffallend wie der Beginn seiner Leiden. Der Kranke bemerkt sofort, daß seine Herztätigkeit anders geworden ist, er atmet leichter und das Angstgefühl schwindet. Innerhalb weniger Stunden können Herz und Leber kleiner werden, die Zyanose des Gesichtes verschwindet, und auch die erhöhte Empfindlichkeit der Brustwand und der Lebergegend geht rasch vorüber.

In vielen Fällen ist das Andauern der Herzschwäche von Abmagerung begleitet, so daß die Kranken manchmal in wenigen Monaten viel Gewicht verlieren. Gleichzeitig stellt sich auch gewöhnlich eine gewisse Röte der Wangen ein, die meist düster rot werden oder gelegentlich eine blass-ikterische Farbe annehmen. Diese Symptome können im Zusammenhange mit der Leberschwellung fälschlich für Zeichen von Leberkrebs gehalten werden.

Vorhofflimmern und Angina pectoris. — Unter den gewöhnlichen Zeichen der Herzschwäche ist eines, das ich nur selten gesehen habe, nämlich ausgesprochene Anfälle von Angina pectoris. Wie erwähnt, sind Schmerz und Hyperalgesie bei Herzschwäche infolge von Vorhofflimmern nichts Ungewöhnliches, aber typische Anfälle von Angina pectoris habe ich nur in wenigen Fällen gesehen. In einer Reihe von Fällen, wo die Kranken an Angina pectoris litten, hörten sogar die Anfälle auf, wenn die Vorhöfe zu flimmern anfingen. Es ist wohl nicht nötig, darauf hinzuweisen, daß in diesen Fällen das Vorhofflimmern die Herzarbeit so verschlechterte, daß die Kranken rasch dahinsiechten und nur noch um wenige Monate den Beginn des Vorhofflimmerns überlebten. Der Beginn des Vorhofflimmerns kann mit Angina pectoris einhergehen (Fall 50). *Die Tatsache, daß man bei Vorhofflimmern selten Angina pectoris findet und daß die Schmerzanfälle sogar aufhören können, wenn die Vorhöfe zu flimmern anfangen, spricht, wie ich schon im 13. Kapitel (S. 76) erwähnt habe, gegen die Ansicht, daß die Angina pectoris eine Folge der Erschöpfung des Herzmuskels ist.*

Prognose. — Man muß sich gegenwärtig halten, daß Vorhofflimmern in Wirklichkeit ein Zeichen von Myokardveränderung ist und wir sollten es daher logischerweise nur von dem Standpunkte einer Myokardaffektion aus betrachten. Wir wissen vorläufig so wenig über die Myokarderkrankungen, daß wir gezwungen sind, ein Symptom in den Vordergrund zu stellen, als ob es an sich schon eine Krankheit wäre. So unlogisch dies auch scheint, es hat doch seine Vorteile, denn das Eintreten von Vorhofflimmern hat eine tiefgreifende Änderung der Herztätigkeit zur Folge, indem es seine Leistungsfähigkeit einschränkt, die Kammern in Mitleidenschaft zieht und das Verhalten des Herzens gegen Arzneimittel verändert, so daß wir es als einen Zustand für sich betrachten müssen. Wenn man die Verschiedenheit der Bedingungen berücksichtigt, die zu Vorhofflimmern führen, ist es schwer, seine prognostische Bedeutung kurz anzugeben. Bei der Besprechung der mit Vorhofflimmern einhergehenden pathologischen Veränderungen habe ich schon gezeigt, daß diese ihrem Wesen und ihrem Grade nach sehr verschieden sind. Es ist aller Wahrscheinlichkeit nach die Ausdehnung dieser pathologischen Veränderungen, welche die Prognose beim Vorhofflimmern bestimmt, und es sollte daher der Versuch gemacht werden, sie abzuschätzen. *Ich habe schon oben darauf hingewiesen, daß die pathologisch-anatomischen Befunde uns nicht dazu berechtigen, das Vorhofflimmern einfach auf Myokardveränderungen zurückzuführen. Auch* WENCKEBACH *sagt in seinem Buche über die unregelmäßige Herztätigkeit, daß man nicht selten Menschen mit Vorhofflimmern findet, „bei denen uns jedes Recht, eine Myokarditis anzunehmen, fehlt". Er meint dabei allerdings die Myokarditis im klinischen Sinne. Ferner zeigt das Experiment, daß Vorhofflimmern, besonders beim Hundeherzen, leicht zustande kommt, wobei das Herz*

doch ganz gesund ist, und ich habe nicht nur Vorhof-, sondern auch Kammer-
flimmern nach Reizung des Vagus und des Accelerans auftreten sehen. Als „ner-
vöse" Arhythmie darf man aber deshalb das Vorhofflimmern nicht ansehen. Wenn
man in Betracht zieht, daß das Auftreten eines neuen Rhythmus schon an und für
sich das Herz bei seiner Arbeit behindert, dann hängt die Aufrechterhaltung eines
genügenden Kreislaufes davon ab, ob das Herz trotz der Behinderung durch den
neuen Rhythmus imstande ist, seine Arbeit zu verrichten. Daß dies in der Tat die
wichtigste Frage ist, wird man erkennen, wenn wir die Wirkung des Flimmerns bei gewissen Kranken besprechen. Ich habe zu wiederholten Malen
Kranke gesehen, bei denen ein kurzdauerndes Flimmern eintrat; es kam außerordentlich schnell zu Herzschwäche, die Kranken wurden dyspnoisch, mußten
im Bett aufrecht sitzen, das Gesicht wurde zyanotisch, es traten Herzerweiterung
und Leberschwellung auf, und alles dies im Laufe von wenigen Stunden nach
dem Beginne des Flimmerns. Mit der Wiederherstellung des normalen Rhythmus verschwanden diese Symptome rasch wieder. Wenn bei solchen Kranken
das Flimmern sich dauernd festsetzte, blieben manchmal auch die Zeichen
der Herzschwäche trotz aller Behandlung bestehen, bis im Laufe von wenigen
Wochen oder Monaten der Tod eintrat (Fälle 51, 52 und 53).

Andererseits habe ich zu wiederholten Malen Flimmern eintreten gesehen, ohne daß der Kranke irgend etwas davon gemerkt hätte. Solche Fälle
können durch Jahre hindurch ohne wesentliche Beschwerden weitergehen;
aber die Mehrzahl zeigt nach mehreren Jahren doch allmählich Zeichen einer
Einschränkung der Leistungsfähigkeit des Herzens und ihre Zukunft hängt
davon ab, wie sie auf Behandlung reagieren und ob sie imstande sind, das
Maß der körperlichen Anstrengung herabzusetzen und so zu leben, wie es die
engeren Grenzen ihrer Herzkraft gebieten (Fälle 43, 44 und 45).

Sehr viel häufiger ist die Leistungsfähigkeit des Herzens beträchtlich
eingeschränkt, und wenn der Kranke seine gewohnte Lebensweise ohne entsprechende Behandlung fortsetzt, hat sein Herz die Neigung allmählich nachzulassen. Es kann nicht zweifelhaft sein, daß der Eintritt von Vorhofflimmern
unmittelbar zum Tode führen, oder vielmehr, daß er mit Zuständen einhergehen kann, die ihrerseits zum Tode führen. So starb einer meiner Kranken
plötzlich ein paar Tage nach dem Einsetzen des Vorhofflimmerns; ein anderer
stürzte 6 Monate nach dem Beginne des Flimmerns tot zusammen. Ich habe
auch eine Reihe von anderen Kranken mit Vorhofflimmern plötzlich sterben
gesehen, aber einige von ihnen hatten auch eine beträchtliche Herzschwäche. Es
schien mir wahrscheinlich, daß bei diesen Kranken die Kammern zu flimmern
angefangen haben, wie es schon MAC WILLIAM vermutete. Diese Ansicht wird
auch durch die Tatsache gestützt, daß bei einigen von den plötzlich Ver-
storbenen sich in den Kammern ähnliche histologische Veränderungen fanden
wie in den Vorhöfen. *Im Jahre 1913 hat* HERING *8 Fälle von Vorhofflimmern*
beschrieben, die ganz plötzlich gestorben waren, ohne daß die Obduktion eine Ursache
für den plötzlichen Eintritt des Todes aufgedeckt hätte. HERING *hat für solche*
Fälle den Namen „Sekundenherztod" gewählt, der in Deutschland viel Anklang
gefunden hat. Auch SEMERAU *berichtet über einen solchen Fall. Wenn man sieht,*
wie solche Kranke, ohne daß es ihnen vorher schlechter gegangen wäre, manchmal
mitten in einem fröhlichen Gespräch blitzartig vom Tode ereilt werden, und daß

bei der Obduktion dieser plötzliche Tod nicht erklärt werden kann, wird die An-
nahme, daß es sich um Kammerflimmern handelt, wohl sehr wahrscheinlich.
Den sicheren Nachweis könnte die elektrokardiographische Untersuchung er-
bringen; wenn man die Elektroden gleich nach dem Tode anlegte, müßte man das
Flimmern noch nachweisen können. Histologische Veränderungen müssen aber
deswegen in den Kammern nicht vorhanden sein, denn auch dieses ,,Übergreifen''
des Vorhofflimmerns auf die Kammern ist uns aus dem Experiment am gesunden
Herzen sehr wohl bekannt.

Gewöhnlich erfolgt der Tod beim Vorhofflimmern in der Weise, daß die
Herzschwäche immer weiter fortschreitet, wie aus der Atemnot bei Anstrengung,
der Orthopnoe, den Ödemen, der Leberschwellung usw. zu erkennen ist, wobei
manchmal jede Behandlung erfolglos bleibt. So habe ich den Tod in dieser
Weise einige Wochen nach dem Beginne des Flimmerns eintreten gesehen
(Fall 52), andere haben sich ein paar Monate hingezogen (Fälle 50 und 51),
während wieder andere durch eine Reihe von Jahren hindurch ein einigermaßen wechselvolles Leben geführt haben, wobei sie aber selten körperlich
viel leisten konnten.

Wenn man in Fällen von Vorhofflimmern eine Prognose stellen will, muß
man außer dem Vorhofflimmern noch viele andere Dinge berücksichtigen.
Man muß sich ein Urteil über die Ausdehnung der Veränderungen bilden,
die zum Flimmern geführt haben, und in vielen Fällen muß man herausfinden,
wie lange diese Veränderungen schon bestehen; so muß man wissen, wann ein
akuter Gelenkrheumatismus bestanden hat, wie der Kranke sich vor dem
Eintritte des Flimmerns verhalten und ob er schon vorher Anfälle von Herzschwäche gehabt hat; denn in diesen Fällen könnten die Anfälle eine Neigung
zur Erschöpfung des Herzens anzeigen und diese könnte durch das Flimmern
verstärkt werden. Unter den Klappenfehlern werden die der Aorta, und besonders die Aorteninsuffizienz, durch das Flimmern gewöhnlich sehr nachteilig beeinflußt, wenn schon vor dem Flimmern Anzeichen von Herzschwäche
bestanden haben. Die Art der Geräusche bei Mitralstenose wird einiges
Licht auf das Fortschreiten der Erkrankung werfen können, wovon wir ja
schon gesprochen haben. Wenn Vorhofflimmern eintritt, muß man die Begleiterscheinungen am Herzen beobachten und zusehen, in welcher Weise das Herz
den Kreislauf aufrecht erhält. So führt eine Vergrößerung des Herzens oder
eine 120 in der Minute übersteigende Frequenz gewöhnlich zu rascher Erschöpfung der Herzkraft. Ich habe gelegentlich Leute mit einer Frequenz von
100—120 gesehen, die keine Vergrößerung des Herzens und nur wenig Beschwerden hatten; in der Regel aber begünstigt jede Frequenz über 90 in der
Minute den Eintritt der Herzerweiterung und der darauffolgenden Erschöpfung.
Andererseits ist die Prognose gewöhnlich sehr günstig, wenn nur eine geringe
Beschleunigung besteht oder wenn das Herz sogar etwas langsamer schlägt,
als in der Norm und auf Anstrengung gut anspricht.

Bei Leuten mit deutlichen Symptomen von Herzschwäche hängt die
Prognose großenteils davon ab, wie sie auf Behandlung reagieren. Ich
habe schon über die Wirkung der zur Digitalisgruppe gehörenden Arzneimittel bei Kranken mit Vorhofflimmern gesprochen und ich werde
später ausführen, wie andere Mittel bei solchen Kranken wirken, wie das

Herz sich ihnen gegenüber verhält und welche bedeutende Tragweite das für die Prognose hat.

Ich habe schon erwähnt, daß es sehr viele Leute mit Vorhofflimmern gibt, die ein nützliches, arbeitsreiches Leben führen und deren Arbeitsfähigkeit durch den neuen Rhythmus nur wenig oder gar nicht beeinträchtigt ist. Bei solchen Leuten ist die Prognose entschieden gut.

Es gibt aber da so viele Ausnahmen, daß man eine bessere Einsicht gewinnt, wenn man jeden Fall von einem weiteren Standpunkte betrachtet, indem man untersucht, wie das Herz sich bei Anstrengung verhält, wobei man aber Einzelheiten nicht übersehen darf, sondern ihnen im Gegenteil den ihnen gebührenden Platz einräumen muß. Es ist die Einschätzung der Reservekraft, die uns den wertvollsten Aufschluß gewährt. Man kann mit Sicherheit annehmen, daß aus einem Unbehagen, das durch Anstrengung hervorgerufen wird und andauert, solange die Anstrengung fortgesetzt wird, schließlich eine ernste Herzschwäche werden wird. Andererseits wird der Umstand, daß Leute mit Vorhofflimmern ebenso gut arbeiten können wie ganz gesunde Menschen, beweisen, daß ein großer Teil des Herzmuskels gesund ist, daß Klappenfehler oder Erkrankungen des Muskels fehlen und daß man demnach eine gute Prognose stellen darf.

Man begegnet aber so verschiedenen Graden von Erschöpfung, daß man ein Maß für ihre Abschätzung haben muß, obwohl es unmöglich ist, genau zu sagen, wie groß die Erschöpfung ist. Auch bei deutlicher Einschränkung der Leistungsfähigkeit, wie sie im Verhalten des Herzens bei Anstrengung zu erkennen ist, kann die Prognose immer noch gut sein, wenn der Kranke sich an die Grenzen seiner Herzkraft hält und Anstrengungen vermeidet, die Unbehagen oder Erschöpfung im Gefolge haben.

Bei vorübergehenden Anfällen von Vorhofflimmern haben diese gewöhnlich die Neigung, immer häufiger aufzutreten, bis das Vorhofflimmern sich schließlich dauernd festsetzt. In solchen Fällen hängt die Prognose davon ab, wie der Kreislauf aufrechterhalten wird, und dies ist in der bereits beschriebenen Weise zu beurteilen. Vorübergehende Anfälle können für kurze Zeit auftreten und dann ganz ausbleiben. In zwei Fällen entdeckte ich vor 20 Jahren einen vorübergehenden Anfall von Vorhofflimmern und die Patienten sind noch gesund und tätig. Aus solchen Fällen kann man schließen, daß das Vorhofflimmern nicht schon an und für sich notwendigerweise ein Zeichen weit vorgeschrittener Schädigung sein muß.

Eine sehr wertvolle Hilfe für die Prognose gewährt die Beobachtung, wie der Kranke auf eine Behandlung reagiert. Bei plötzlichen Anfällen von schwerer Herzschwäche, wobei die Frequenz über 120 in der Minute steigt, soll man mit dem Urteil warten, bis man weiß, wie Digitalis wirkt. Viele solche Fälle antworten rasch auf Digitalis und mit der Herabsetzung der Frequenz des Herzschlages kann eine bemerkenswerte Besserung eintreten, so daß die Kranken imstande sind, tüchtig zu arbeiten, solange die Frequenz durch Digitalis niedrig gehalten wird. Dies scheint den Gedanken nahe zu legen, daß die Erschöpfung hauptsächlich dadurch zustandekommt, daß die Kammern gezwungen werden, zu oft zu schlagen und daß die Verlangsamung ihnen mehr Ruhe verschafft, so daß sie etwas Kraft wiedergewinnen können. Aus einem solchen Erfolge können wir auch schließen, daß das Myokard noch einigermaßen gut ist, und wir können innerhalb gewisser Grenzen aus dem Grade der Erholung entnehmen, wieviel vom Herzmuskel noch gesund ist.

Behandlung. Allgemeines. — Wenn ein Mensch mit Herzschwäche sich behandeln lassen will, kann man sicher sein, daß er sich mehr angestrengt hat, als sein Herz ohne Erschöpfung hätte leisten können. Daher ist die Erschöpfung der Herzkraft in erster Linie durch Überanstrengung hervorgerufen worden. Es kann sein, daß die verrichtete Arbeit klein war, wenn man sie mit dem vergleicht, was ein gesundes Herz leisten könnte; aber wenn ein Herz durch eine Störung behindert ist, wie es das Vorhofflimmern oder die mit diesem gewöhnlich einhergehenden organischen Veränderungen an den Klappen oder im Muskel sind, kann die Leistungsfähigkeit des Herzens sehr stark eingeschränkt sein. Wenn man sich diese Vorstellung von der Ursache der Herzschwäche macht, dann ist es das erste und selbstverständliche Ziel, dem Herzen seine Arbeit zu erleichtern. Man muß aber da einen Unterschied machen und sich zuerst eine gründliche Kenntnis von der Lebensweise des Kranken verschaffen, um herauszufinden, welche Umstände die Herzschwäche hervorgerufen oder verstärkt haben, Überarbeitung, Schlaflosigkeit, Verdauungsstörungen, Schmerzen oder körperliche Anstrengung. An diese Ursachen muß man sich in jedem Falle halten und es kann sofort Erleichterung eintreten, wenn man die störenden und erschöpfenden Vorgänge ausschaltet.

Der Nutzen der Digitalis. — Wenn es auch wichtig ist, so wie bei der Herzschwäche aus anderen Gründen, auch beim Vorhofflimmern auf dies alles zu achten, gibt es gerade in Fällen von Herzschwäche bei Vorhofflimmern Umstände, deren richtige Würdigung von großem Nutzen ist, nicht nur für die Wiederherstellung der Herzkraft, sondern auch für die Verhütung der Herzschwäche. Ich habe die Art, wie Herzen mit Vorhofflimmern auf Digitalis reagieren, schon vom physiologischen Standpunkte aus besprochen; aber gerade bei der Behandlung des Vorhofflimmerns tritt der große Wert dieses Arzneimittels zutage und ich kann von seiner Heilwirkung nicht lobend genug sprechen.

Es kommt nur selten vor, daß ich sagen kann, ich hätte mit einem Mittel einen Kranken vor unmittelbar drohender Gefahr gerettet; aber ich kann ruhig sagen, daß ich zu wiederholten Malen gesehen habe, daß Kranke, die sichtlich in Todesgefahr schwebten, durch den verständigen Gebrauch der Digitalis rasch dem Bereiche der Gefahr entrückt, in einen verhältnismäßig guten Zustand versetzt und arbeitsfähig gemacht worden sind. Die Art der Verabreichung dieses Mittels erfordert jedoch sehr große Aufmerksamkeit, denn es muß nach ganz bestimmten Grundsätzen angewendet werden, wenn man den vollen Erfolg aus seiner Wirkung erzielen will. Ich halte es für notwendig, dies besonders zu betonen, denn mit den mechanischen Regeln, die allgemein angewendet werden, erzielt man nicht den ganzen Nutzen, den dieses Mittel gewähren kann.

Wenn man die Digitaliswirkung verstehen will, muß man sich vergegenwärtigen, wie die Herzschwäche in Fällen von Vorhofflimmern fortschreitet und wie sie durch Digitalis beeinflußt wird. Man kann mit Sicherheit annehmen, daß ein Kranker mit Vorhofflimmern, der eine Pulsfrequenz oder,

genauer gesagt, eine Herzschlagfrequenz von 90 und darüber hat, im Laufe
der Zeit allmählich Kraft verlieren wird; sein Herz wird schwächer werden
und die Zeichen der Herzschwäche werden sich immer deutlicher zeigen. Dies
kann sehr allmählich geschehen, es ist aber mit Sicherheit zu erwarten. Andererseits kann die Herzschwäche auch sehr rasch einsetzen, besonders wenn die
Frequenz auf 120, 140 oder noch höher ansteigt. Die Schwere der Herzschwäche,
wie immer sie entstehen mag, zwingt den Kranken zur Ruhe, wir finden solche
Leute gewöhnlich im Bett aufrechtsitzend, mühsam atmend, mit beträchtlichen Beschwerden; das Herz ist meist erweitert, das Gesicht hat eine bläu-
liche Farbe und vielleicht finden wir auch schon Ödeme und Leberpulsation.
In solchen Fällen ist die Verabreichung von Digitalis dringend notwendig,
und wenn man genügend große Dosen gibt, kann in wenigen Tagen Erleichterung eintreten, wobei gleichzeitig die Pulsfrequenz stark abnimmt. Wenn
dies erreicht ist oder wenn sich andere Zeichen von ausreichender Herzkraft
einstellen, soll man die Digitalis einige Tage aussetzen und dann, wenn die
Frequenz wieder zu steigen anfängt, mit kleinen Dosen wieder anfangen. Man
muß die Pulsfrequenz im Auge behalten und muß herausfinden, wieviel
Digitalis notwendig ist, um das Herz bei einer Schlagzahl von etwa 70 in
der Minute zu halten. Es ist selten ratsam, die Frequenz unter 50 herab-
zudrücken, obwohl in manchen Fällen die Kranken sich am wohlsten fühlen,
wenn das Herz ungefähr 50 mal in der Minute schlägt. Wir müssen uns da
von den Empfindungen des Kranken und von seinem Verhalten bei Anstrengung leiten lassen.

Auch wenn die Kranken nur eine mäßige Herzschwäche haben und noch
herumgehen können, ist es gut, sie unter Digitaliseinfluß zu stellen, wenn die
Frequenz 90, in einigen Fällen schon wenn sie 80 übersteigt. Ich gehe in solchen Fällen gewöhnlich so vor, daß ich auf alles achte, was die Herzschwäche
steigern kann und dem Kranken dann so lange Digitalis gebe, bis die Pulsfrequenz heruntergeht. Wenn die Herzschwäche einigermaßen schwer ist,
ordne ich Bettruhe an, bis die richtige Wirkung erzielt ist; in leichteren Fällen
lasse ich aber den Kranken seinen Geschäften nachgehen.

In allen Fällen, wo die Herzfrequenz genügend herabgesetzt worden ist,
ermittle ich die Digitalismenge, die notwendig ist, um die Frequenz aufrechtzuerhalten, bei der das Herz seine Arbeit am besten verrichten kann. Dabei
sind die Empfindungen des Kranken vom größten Nutzen, ob er nun im Bett
liegt oder seinen Geschäften nachgeht. Er merkt sofort die Änderung seiner
Leistungsfähigkeit und Symptome, wie die unangenehme Empfindung der
Herztätigkeit oder Atemnot können als Zeichen dafür verwertet werden, daß
die Herzkraft im Begriffe ist, sich zu erschöpfen. Wenn der Kranke einmal
die Bedeutung dieser Empfindungen versteht, merkt er gewöhnlich bald, wie
sehr die Digitalis ihm nützt und man kann ihm dann die Dosierung des Mittels
ganz ruhig überlassen. Auf diese Weise habe ich viele Leute lange Jahre
hindurch ein nützliches Leben führen gesehen; es wurde nur dann schlechter,
wenn sie nicht genug von dem Mittel nahmen, um das Herz bei der günstigsten
Frequenz zu halten.

Die eben beschriebene Behandlungsmethode ist vor allem in solchen
Fällen anwendbar, wo das Vorhofflimmern sich erst vor kurzem eingestellt

hat oder wo die Herzschwäche noch nicht lange besteht. In vorgeschrittenen Fällen, wo schon von Zeit zu Zeit Anfälle von Herzschwäche aufgetreten sind und die Veränderungen sich eingestellt haben, die mit chronischer Herzschwäche einhergehen, wie andauernde Atemnot, Leberschwellung und mehr oder weniger ständige Ödeme, kann der fortgesetzte Gebrauch der Digitalis immer noch dem Herzen ein solches Maß von Kraft wiedergeben und soweit Erleichterung schaffen, daß der Kranke für unbegrenzte Zeit ein nützliches Leben führen kann, wenn auch in bescheideneren Grenzen.

Auf der Suche nach einer Behandlungsmethode in alten Fällen habe ich viele Methoden und viele Arzneimittel angewendet, oft nur mit geringem oder ganz ohne Nutzen, aber in einer gewissen Zahl anscheinend hoffnungsloser Fälle habe ich nach Digitalis außerordentlich gute Erfolge gesehen, wenn ich das Mittel so lange gab, bis eine Wirkung zu sehen war, dann für kurze Zeit aussetzte und dann von Zeit zu Zeit wieder damit fortfuhr. Nicht selten habe ich, nachdem es schon zwecklos schien, das Mittel weiterzugeben, doch den Kranken so viel Kraft wiedergewinnen gesehen, wie man kaum hätte erwarten können.

Da die dem Vorhofflimmern vorhergehenden und ihm zugrunde liegenden Vorgänge langsam im Herzmuskel fortschreitende Veränderungen sind, wird man leicht einsehen, daß die Wiederherstellung der Herzkraft nicht in allen Fällen gelingt und daß in dem Maße, wie der noch brauchbare Teil der Herzmuskulatur kleiner wird, schließlich eine Zeit kommt, wo keine Behandlung mehr hilft.

Art der Verabreichung. — Es besteht eine große Meinungsverschiedenheit darüber, in welcher Form und in welcher Menge Digitalis gegeben werden soll. Soweit ich mich mit dieser Frage in bezug auf das Vorhofflimmern beschäftigt habe, sehe ich keinen Grund, irgendeinem besonderen Präparate den Vorzug zu geben. Der beste und sicherste Weg in Fällen von ausgesprochener Herzschwäche ist, große Dosen, in welcher Form immer, zu geben, bis sich eine Wirkung einstellt. Gewöhnlich werden die Verdauungsorgane zuerst in Mitleidenschaft gezogen, es stellen sich Appetitlosigkeit, Übelkeit, Erbrechen und Diarrhöe ein, wobei sich der Patient gewöhnlich krank und elend fühlt. Wenn die Digitalis auf das Herz wirkt, wird man in der Regel gleichzeitig oder schon vor den Verdauungsstörungen eine deutliche Herabsetzung der Frequenz feststellen können. In einigen Fällen ist die Pulsverlangsamung das erste Zeichen der eingetretenen Wirkung. Wenn dies erreicht ist, setze ich immer die Verabreichung der Digitalis für einige Tage aus. In einem oder in zwei Tagen fühlen sich die Kranken unverkennbar besser, sie sind heiter, und wenn Übelkeit vorhanden war, verschwindet sie. Nun wird die Herzfrequenz sorgfältig beobachtet, und wenn sich Anzeichen von beginnender Beschleunigung zeigen, werden halbe Dosen gegeben und man kann dann größere oder kleinere Mengen geben, je nach der Art, wie die Frequenz sich verhält, wobei man es sich zur Aufgabe macht, gerade so viel zu geben, daß das Herz seine Arbeit am besten verrichten kann. Wie ich schon früher erwähnte, erwirbt der Kranke selbst rasch die Fähigkeit, an seinen eigenen Empfindungen zu erkennen, wieviel Digitalis erforderlich ist. Auf Grund seiner eigenen Erfahrungen wird er bald herausbekommen, welche die kleinste Menge ist, die ihm am meisten nützt.

Einen großen Teil meiner Erfahrungen habe ich mit der Tinctura Digitalis gemacht; ich kann sagen, daß ich sie über 30 Jahre verwendet und nie ein wirkungsloses Präparat gesehen habe, wobei ich die Reaktion empfindlicher Kranker im Auge habe. Prof. Cushny hat experimentell eine Reihe von Proben untersucht, die wir am Mount Vernon und am London Hospital verwendeten und hat alle wirksam gefunden.

Ich beginne in Fällen von ausgesprochener Herzschwäche gewöhnlich mit 3,5 ccm der Tinktur in Einzeldosen von 1—1,3 ccm; diese werden ständig weiter gegeben, bis sich eine Wirkung einstellt, dann hört man auf und setzt es später in der bereits beschriebenen Weise wieder fort. Gewöhnlich stellt sich die Wirkung in einer Woche, gelegentlich schon in einigen Tagen ein; wenn starke Beschwerden bestehen und Eile nottut, gebe ich bis zu 7 ccm der Tinktur im Tage und dann tritt die Wirkung schon nach 2—3 Tagen ein.

Ich habe auch oft Nativelles Digitalintabletten verwendet und fand sie auch sehr wirksam. Nach meiner Erfahrung entspricht eine solche Tablette ungefähr einem Kubikzentimeter der Tinktur.

Andere Mittel, wie Strophanthus und die Meerzwiebel (Scilla) haben dieselbe Wirkung wie Digitalis und mögen in manchen Fällen weniger Verdauungsbeschwerden hervorrufen; ich habe aber in der Mehrzahl der Fälle gefunden, daß sie dann wirkungslos sind, wenn die Digitalis nicht nützte. In vielen Fällen sind die Wirkungen der Digitalis weniger unangenehm als die dieser Mittel.

In einigen dringenden Fällen kann es notwendig sein, eine raschere Wirkung zu erzielen, obwohl ich nur selten nicht imstande war, eine rechtzeitige Wirkung zu bekommen, wenn ich Digitalis per os gab. Wenn man eine rasche Wirkung haben will, kann man Strophanthin oder Strophanthon intravenös einspritzen. In einer Reihe von Beobachtungen, die wir am Mount Vernon und am London Hospital ausführten, haben wir gefunden, daß beim Vorhofflimmern, wenn die Frequenz 140 überstieg, eine intravenöse Strophanthininjektion (0,26 mg) im Laufe von 5—8 Stunden die Frequenz herabsetzen und Erleichterung gewähren kann, aber ich glaube, daß dieses Verfahren nur in ganz seltenen und sehr dringenden Fällen notwendig ist.

Gefahr bei der Verabreichung von Digitalis. — Lange Zeit hindurch konnte ich nicht verstehen, warum maßgebende Leute vor der Gefahr des plötzlichen Todes bei der Verabreichung der Digitalis warnten. In den letzten Jahren habe ich aber einen Einblick in die Ursache des plötzlichen Todes gewonnen. Man zeigte mir Kurven von Pulsverlangsamung mit den charakteristischen Doppelschlägen, wie sie beim Vorhofflimmern unter Digitaliswirkung zustande kommen und man sagte mir, daß dieser Kranke plötzlich gestorben sei. Die Nachfrage ergab, daß trotz der Anzeichen einer ausreichenden Herztätigkeit das Mittel in großen Dosen weiter gegeben worden war. Einst wurde ich zu einem Manne geholt, von dem man mir sagte, daß er an Herzschwäche im Sterben liege. Er mußte im Bett sitzen und atmete schwer; sein Gesicht war livid, er hatte Ödeme, Leberschwellung und ein großes Herz, das unregelmäßig mit einer Frequenz von 130—140 in der Minute schlug (Vorhofflimmern). Ich sagte dem Arzte, er solle so lange Digitalis geben, bis er entweder an der Pulsverlangsamung oder an der Übelkeit sehe, daß es genug sei, und dann solle er aufhören. Nach 5 Tagen telephonierte er mir, daß der Kranke sich wunderbar erholt habe, im Bett liegen könne, gut gefärbt sei, daß die Ödeme fast verschwunden seien und daß die Pulsfrequenz nur 70—80 betrage. Ich sagte ihm, er solle nun mit der Digitalis für einige Tage aussetzen und dann, wenn die Frequenz wieder steige, solle er kleinere Dosen geben und gerade die Menge herausfinden, welche die Frequenz bei 80 erhalten könne. Nach drei Tagen telephonierte er mir, daß es dem Kranken weiter gut gegangen sei, daß er aber gerade heute früh, während der Arzt bei ihm war, im Bett zurückgefallen und gestorben sei. Ich fragte den Arzt, ob er die Digitalis ausgesetzt habe, und er sagte nein; da es dem Kranken so gut getan habe, habe er es trotz meines Rates weiter gegeben.

Als ich nun in einigen anderen Fällen, wo ich von plötzlichem Tode gehört hatte, nachfragte, erkannte ich unschwer, daß es Fälle von Vorhofflimmern waren, wo Digitalis nach Eintritt der Wirkung weiter gegeben worden war. In Anbetracht des Umstandes nun, daß ich meine Art der Behandlung — daß ich das Mittel gebe, bis ich eine Wirkung sehe, dann aussetze und später wieder anfange — über 15 Jahre anwende und niemals einen Fall von plötzlichem Tode gesehen habe, bin ich geneigt zu glauben, daß ebenso wie es gefährlich ist, Chloroform über eine gewisse Grenze hinaus weiter zu geben, es auch bei der Digitalis gefährlich ist, wenn man zu weit geht, während bei Befolgung der von mir gegebenen Regeln der Tod nicht einzutreten braucht.

In dem oben beschriebenen Falle ist der plötzliche Tod wohl sicher auf Kammerflimmern infolge von Digitalisvergiftung zurückzuführen. Daß die Digitalis die in den Kammern gelegenen tertiären Zentren zu gesteigerter Reizbildung anregt, ist sicher, und dies kommt ja schon in der Digitalisbigeminie zum Ausdruck. Wenn nun Digitalis immer weiter gegeben wird, werden die von den Kammerzentren ausgehenden Erregungen so frequent, daß die Kammern unabhängig zu schlagen anfangen, und so entsteht dann eine extrasystolische Kammertachykardie. Es hat sich elektrographisch im Tierversuche nachweisen lassen, daß bei vorsichtiger Dosierung zuerst nur eine einzelne Stelle im Ventrikel als Ausgangspunkt der abnormen Reize hervortritt; nach größeren Dosen treten eine Reihe von Punkten gleichzeitig in Tätigkeit und bei noch weiter fortschreitender Vergiftung treten immer mehr Reizbildungsstellen hervor, so daß sich die Systole schließlich in wühlende und wogende Bewegungen auflöst. Sehr oft bildet auch typisches Kammerflimmern den Abschluß der akuten Vergiftung.

Chinin und Chinidin. — *Das von alten Ärzten viel gebrauchte Chinin war fast ganz in Vergessenheit geraten, als* WENCKEBACH *in seinem Buche über die unregelmäßige Herztätigkeit (1914) die Beobachtung eines Kranken mitteilte, der seine anfangs in Zwischenräumen auftretenden Anfälle von Vorhofflimmern jedesmal durch Chinin kupieren konnte. Dann hat* FREY *(1918) verschiedene Alkaloide der Chiningruppe bei Fällen von Vorhofflimmern versucht und hat gefunden, daß das Chinidin bei der Wiederherstellung des Normalrhythmus gute Dienste leiste. Seitdem ist dieses Mittel bei Kranken mit Vorhofflimmern überall angewendet worden und so konnte* HAY *im Jahre 1922 aus der Literatur schon 383 Fälle auffinden, die von 25 Autoren mitgeteilt worden waren.*

Wirkung im Tierversuch. Das Chinin hat in den beim Menschen in Betracht kommenden Dosen deutlich lähmende Eigenschaften auf das Herz; es wird die Erregbarkeit herabgesetzt, die Refraktärperiode verlängert, die Lei-

tung verlangsamt und die Kontraktionsstärke vermindert. Auch am querge-streiften Froschmuskel lassen sich diese Wirkungen nachweisen (BRODY); es wird die Zuckungshöhe herabgesetzt, der Muskel ermüdet leichter und beantwortet einen faradischen Reiz nicht mehr mit einem Tetanus, sondern mit größeren Einzelzuckungen; alles dies erklärt sich aus der Herabsetzung der Erregbar-keit, die viel langsamer wiederhergestellt wird. Wenn man beim Vorhofflimmern des Säugetier- und Menschenherzens Chinin einspritzt, werden die Bewegungen der Vorhöfe langsamer, aus Flimmern kann Flattern werden und dieses kann dann der normalen Schlagfolge Platz machen. HECHT und ROTHBERGER kom-men auf Grund ihrer an Hunden und Katzen ausgeführten Versuche zu folgen-den Schlüssen: Injiziert man Chinin etwa entsprechend der beim Menschen angewendeten Dosis bei überdauerndem Vorhofflattern, so wird dieses nicht so-fort aufgehoben, aber die Bewegungen werden langsamer. Vorhofflimmern wird deutlich grobschlägiger, besteht aber fort; erst größere Dosen stellen die normale Schlagfolge wieder her. Nach Chinin ist überdauerndes Flimmern bzw. Flattern erst bei Reizung mit stärkeren Strömen oder gar nicht mehr zu erzielen. Injek-tion bei fortdauernder faradischer Reizung des Vorhofes führt zu deutlicher Herabsetzung der Frequenz der Flimmerbewegungen; bei genügend großen Dosen tritt trotz der fortdauernden Faradisation die normale Schlagfolge wieder ein. Nach Chinin sind stets stärkere Ströme erforderlich, um am Vorhof Flattern bzw. Flimmern hervorzurufen. Aus den Versuchen darf demnach geschlossen werden, daß dem Chinin eine deutlich hemmende Wirkung auf das Flimmern, insbesondere der Vorhöfe zukommt.

Wirkung beim Menschen. Die Frage nach der Wirkung des Chinins beim Menschen mit Vorhofflimmern läßt sich auf Grund der zahlreichen in der Li-teratur niedergelegten Erfahrungen etwa wie folgt beantworten (CLARK-KENNEDY): In ungefähr der Hälfte der Fälle wird der Sinusrhythmus wiederhergestellt, in einigen anderen Fällen tritt an die Stelle des Flimmerns vorübergehend Flattern. Jedenfalls sinkt die Vorhoffrequenz, während die Kammerfrequenz steigt; dies geschieht des-halb, weil das Leitungssystem, das beim Flimmern viele Reize zurückgehalten hat, jetzt die langsamer aufeinanderfolgenden Vorhofreize passieren läßt, so daß die Kammern öfter zur Kontraktion gebracht werden. Es können auf diese Weise beängstigende Kammertachykardien zustande kommen. Die Wahrscheinlichkeit der Wiederher-stellung des Normalrhythmus steigt mit der Dosis; so hat JENNY, der die enorme Menge von 46 g nehmen ließ, 94% Erfolge gehabt. CLARK-KENNEDY selbst, der auch große Dosen gab, hatte 85% Erfolge. Eine gute Wirkung ist am wahrscheinlichsten bei kurzdauerndem Flimmern, aber auch nach 2—3 Jahren sind schon viele gute Erfolge beobachtet worden. Herzschwäche ist für die Chininwirkung ungünstig, was ja leicht verständlich ist, da das Chinin die Kontraktionsstärke noch weiter herabsetzt. Bei Unterbrechung der Chinidinbehandlung kommt das Flimmern ge-wöhnlich wieder, dies geschieht aber weniger leicht, wenn man Chinidin in kleinen Dosen weiter gibt. In den meisten mit Erfolg behandelten Fällen bessert sich der subjektive und der objektive Zustand; in vielen Fällen tritt aber keine Veränderung ein, in einigen sogar eine deutliche Verschlechterung. In einigen Fällen sind Zeichen von Herzschwäche, die durch Digitalis nicht beseitigt werden konnten, nach Chinidin verschwunden; das sind wahrscheinlich solche Fälle, wo die Digitalis das Vorhof-flimmern nicht aufheben konnte und die Herzschwäche nur auf diesem beruhte.

Die gewöhnlichsten Nebenerscheinungen bei der Chinidinbehandlung sind Übelkeit, Appetitlosigkeit und Erbrechen; hierher gehört auch die bereits erwähnte unangenehme Steigerung der Kammerfrequenz, die eine schon bestehende Dekompensation steigern kann. Es kommen aber bei der Chinidinbehandlung auch alarmierende Symptome vor, wie Pulslosigkeit, Zyanose, Apnoe, Bewußtlosigkeit, ja es sind auch schon tödliche Fälle beobachtet worden (Bronchopneumonie und Atemstörungen); und endlich haben Benjamin und Kapff auf die Gefahr der Embolie hingewiesen und einschlägige Fälle beschrieben. In den flimmernden Vorhöfen kommt es nämlich leicht zur Bildung wandständiger Thromben; wenn dann durch das Chinidin der Normalrhythmus wiederhergestellt wird und die Vorhöfe sich wieder kräftig zusammenziehen, werden diese Thromben leicht losgerissen und verschleppt, so daß Lungeninfarkte und Hirnembolie zustande kommen können. Immerhin sind solche Fälle selten. Endlich geht aus den in der Literatur niedergelegten Erfahrungen hervor, daß keine erkennbare Beziehung zu bestehen scheint zwischen der Art der dem Vorhofflimmern zugrunde liegenden Erkrankung (Rheumatismus, Degeneration oder Kropfherz) und der Aussicht auf Wiederherstellung des Normalrhythmus.

Art der Verabreichung. Die einzelnen Chininpräparate sind bezüglich ihrer Wirkung auf das Vorhofflimmern nicht gleichwertig. Lewis, Drury, Wedd und Iliescu ließen ganz reine Präparate von Chinin, Chinidin und Hydrochinidin herstellen und prüften diese beim Menschen. Sie gaben Einzeldosen von 0,4, 0,6 und 0,8 g und fanden, daß zwar kein wesentlicher Unterschied in der Wirkung der Salze verschiedener Löslichkeit besteht, daß aber, wie schon Frey angegeben hatte, Chinidin 5—10 mal stärker wirkt als Chinin. Hydrochinidin, d. i. die Substanz, die fast ausschließlich die Verunreinigung des käuflichen Chinidins ausmacht, wirkt noch etwas stärker als dieses. Die zur Wiederherstellung des Normalrhythmus erforderliche Menge von Chinidin ist bei den verschiedenen Kranken nicht gleich, bei manchen genügen 0,6 oder mehrere Dosen von 0,4 g in 3—4 stündigen Zwischenräumen. Wenn dann die Vorhoffrequenz auf 300—250 gesunken ist, erfolgt plötzlich der Umschlag in den Normalrhythmus. In anderen Fällen muß man im ganzen 10—15 g geben.

Wie Frey hervorhebt und wir schon oben erwähnt haben, ist für den endgültigen Erfolg der Behandlung die Größe der verabreichten Dosis sehr wichtig. Bergmann, der unter den deutschen Autoren die besten Resultate erzielte, hat auch die größten Dosen gegeben, und zwar: zuerst eine Probedosis von 0,2 g Chinidin, tags darauf morgens 0,4 g; wenn dies vertragen wird, folgen an demselben Tage noch zwei Dosen von 0,4. Das wird 3—4 Tage fortgesetzt. Bleibt der Erfolg aus, fehlen aber auch erheblichere Nebenerscheinungen, so steigt Bergmann auf dreimal 0,5, sogar auf viermal 0,5, in einzelnen Fällen auf zweimal 1 g täglich. Winterberg, der über seine Erfahrungen an der Wenckebachschen Klinik berichtete, gibt in den ersten Tagen 4 × 0,25. Ist bis zum dritten Tage kein Erfolg zu verzeichnen, so wird die Tagesmenge auf 1,5—2 oder 2,5 g erhöht, wobei wieder Einzelgaben von 0,25 g, manchmal auch solche von 0,5 g gegeben werden. Diese Behandlung wird durch 8 Tage fortgesetzt. Wenn das Flimmern aufhört, gibt Winterberg wenigstens in der ersten Zeit kleinere Dosen fort, und zwar 0,25—0,5 g, und wenn das Wiedereintreten des Flimmerns, wie dies sehr oft der Fall ist, sich durch Extrasystolen oder kurze Flimmeranfälle ankündigt, nehmen die Kranken sogleich wieder Chi-

nidin, und zwar 0,5 g täglich durch einige Tage. WYBOUW *gibt nach dem Aufhören des Flimmerns Chinidin wochenlang fort, da das Flimmern die Neigung hat, aus ganz geringen Ursachen (Darmkatarrh oder Schnupfen) wiederzukommen. Er läßt seine Kranken durch 1—2 Wochen 1 g täglich nehmen und wechselt dann in 4—5 tägigen Perioden Chinidin und Digitalis.* HAMBURGER *und* PRIEST *lassen ihre Kranken 0,2 g 1—2 mal täglich monatelang nehmen. Die intravenöse Injektion von 0,5—1 g Chinin, wie sie zuerst von* HECHT *und* ZWEIG *angewendet worden ist, wird nur für hartnäckige Fälle von paroxysmaler Tachykardie empfohlen.*

Manche Autoren geben bei der Behandlung des Vorhofflimmerns Chinidin und Digitalis gleichzeitig. Dies empfiehlt sich aber im allgemeinen nicht, da diese beiden Mittel gerade bezüglich des Vorhofflimmerns einander entgegenwirken. Fälle von Vorhofflimmern ohne Zeichen von Herzschwäche sollen nur Chinidin bekommen, bei Kranken mit Herzinsuffizienz ist dagegen zuerst eine energische Digitalisbehandlung angezeigt. HAMBURGER *und* PRIEST *raten, zuerst Chinidin zu geben und Digitalis erst dann, wenn nach Wiederherstellung des Normalrhythmus die Kammerfrequenz über 100 bleibt oder die Herzschwäche nicht ganz vorübergeht.*

Was die Auswahl der Fälle anbelangt, die einer Chinidinbehandlung zu unterwerfen sind, so stimmen alle Autoren darin überein, daß die Frühfälle die besten Aussichten geben, die alten Fälle dagegen die schlechtesten. Kontraindiziert ist das Chinidin bei vorgeschrittener Herzschwäche, bei atrioventrikulärem Block, bei Angina pectoris und bei Koronarsklerose. Man darf nicht vergessen, daß das Chinin ausgesprochen lähmende Eigenschaften hat. Bei gutem Herzmuskel oder wenigstens einigermaßen guter Kompensation ist von der Beseitigung der unökonomischen Herztätigkeit ein Erfolg zu erwarten. Bei schwachen Herzen ist dagegen der Gebrauch eines die Erregbarkeit herabsetzenden Mittels gefährlich und der dadurch entstehende Nachteil wird durch die Wiederherstellung des Normalrhythmus — selbst wenn sie gelingt — nicht aufgewogen.

Von unangenehmen Nebenwirkungen kommen Schwindel, Kopf- oder Bauchschmerzen, Diarrhöe und Urtikaria kaum ernstlich in Betracht, wohl aber das Herzklopfen durch die starke Steigerung der Kammerfrequenz. Wenn diese 160 erreicht, soll man Chinidin nicht weiter geben; ebenso auch dann nicht, wenn die Vorhoffrequenz auf 240—250 sinkt, weil dann die Kammerfrequenz plötzlich auf diese Höhe ansteigen kann. Bei Chinidin kommen nicht selten gehäufte ventrikuläre Extrasystolen vor; auch dann soll man Chinidin nicht weiter geben.

32. Kapitel.

Vorhofflattern.

Definition des Ausdrucks Vorhofflattern. — Vorhofflattern ist ein gewöhnlicher klinischer Zustand. — Bedingungen, die zu Vorhofflattern führen. — Die Symptomatologie des Vorhofflatterns. — *Das Elektrokardiogramm beim Vorhofflattern.* — Der Venenpuls beim Vorhofflattern. — Der Radialpuls beim Vorhofflattern. — Vorhofflattern und Vorhofflimmern. — Vorhofflattern und paroxysmale Tachykardie. — Vorhofflattern und Digitalis. — Prognose. — Behandlung.

Definition des Ausdrucks Vorhofflattern. — Der Ausdruck Vorhofflattern wurde zuerst von MAC WILLIAM gebraucht, um die Art der Vorhofkontraktion nach elektrischer Reizung zu bezeichnen. MAC WILLIAM zeigte, daß bei schwacher Reizung des Vorhofes eines Hundes oder einer Katze die Vorhofkontraktionen stark beschleunigt werden, so daß Frequenzen von 300—400 in der Minute zustande kommen. Dieses rasche Schlagen nannte er Flattern. Wenn die elektrische Reizung stark war, fingen die Vorhöfe zu flimmern an. *Nach dem Aufhören dieser Reizung fangen die Vorhöfe nicht gleich wieder zu schlagen an, sondern es schiebt sich ein Übergangsstadium ein, in dem die Bewegungen der Vorhöfe langsamer werden, so daß mehr oder weniger regelmäßige, grob zuckende Kontraktionen zu sehen sind: diese bezeichnet man gewöhnlich als grobschlägiges Flimmern oder als unreines Flattern. Dieses unterscheidet sich von dem eigentlichen, reinen Flattern nur dadurch, daß die Bewegungen nicht wie bei diesem ganz regelmäßig sind. Wenn man nun in diesem Stadium der Rückbildung den Vagus reizt, fängt wieder das feine Flimmern an und durch solche im richtigen Augenblick einsetzende periodische Vagusreizungen kann man das Wiederauftreten des Normalrhythmus durch lange Zeit hinausschieben. Flimmern und Flattern lassen sich also im Tierversuch ineinander überführen und schon das spricht für ihre nahe Verwandtschaft. Bezüglich der Theorie dieser Vorgänge sei nur folgendes angeführt. Man hat das Flimmern ursprünglich dadurch erklärt, daß im Vorhof sehr viele Reizherde gleichzeitig und unabhängig voneinander tätig sind und daß daher die Inkoordination der Vorhoftätigkeit rühre. Dann haben aber ROTHBERGER und WINTERBERG durch die punktförmige Ableitung der Aktionsströme bei flimmernden und flatternden Vorhöfen gezeigt, daß diese Vorgänge auch dann bestehen können, wenn die Vorhöfe immer in derselben Richtung von zahlreichen Erregungen durchlaufen werden. Dies geschieht gleich nach der Auslösung des Flimmerns mit einer ungemein hohen Frequenz (3000—3500 in der Minute), und es wurde aus den Versuchen geschlossen, daß ein einziger Reizherd Erregungen in dieser Frequenz über den Vorhof ausschicke. Wenn das Flimmern allmählich in Flattern übergeht, nimmt die Zahl dieser Erregungen immer mehr ab, und wenn sie auf etwa 400—500 gesunken ist, tritt die postundulatorische Pause ein, nach welcher sich der Normalrhythmus wieder einstellt. — Nun haben aber neue, sehr interessante Versuche von LEWIS und seinen Mitarbeitern es sehr wahrscheinlich gemacht, daß die Frequenz des flimmernden und des flatternden Vorhofes nicht der Ausdruck der Reizbildungsfähigkeit eines einzelnen Punktes ist, sondern daß dabei ganz eigenartige Vorgänge ablaufen, wie sie zuerst von MINES und GARREY am Schildkrötenherzen beobachtet worden waren. Nach diesen Arbeiten von LEWIS würde das Flimmern und das Flattern darauf beruhen, daß eine Erregungswelle in einer bestimmten Bahn immer wieder im Kreise herumläuft. Diese Bahn liegt gewöhnlich an den Mündungen der Hohlvenen und stellt präformierte Muskelzylinder dar. Ganz eigenartige Verhältnisse der refraktären Phase und der Leitungsgeschwindigkeit machen es möglich, daß die Erregung, wenn sie einmal abgelaufen ist, nicht wie gewöhnlich auf unerregbares Gewebe stößt und daher erlischt, sondern dieselbe Bahn immer wieder von neuem durchlaufen kann. Das, was wir bei lokaler Ableitung für den Ausdruck der Reizbildungsfähigkeit eines Punktes gehalten hatten, wäre dann nur das immer wieder erfolgende neuerliche Auftauchen derselben Erregungswelle. Merkwürdig ist, daß DE BOER unabhängig von LEWIS auf Grund ganz anderer, am Frosch ausgeführter Versuche zu ähnlichen Vorstellungen über das Wühlen des*

Froschherzens gekommen war. Genaueres kann an dieser Stelle über alle diese interessanten Befunde nicht gesagt werden. Es sei nur noch erwähnt, daß nach LEWIS *die Frequenz beim klinischen Flimmern nicht viel höher ist als beim Flattern; sie beträgt ungefähr 450 in der Minute, kommt aber nur dann rein zum Ausdruck, wenn man nicht von den Extremitäten, sondern von der Brustwand selbst ableitet, wobei man die Aktionsströme der Vorhöfe reiner gewinnen kann. Die im Experiment bei faradischer Reizung gefundene hohe Frequenz von 3000 und darüber soll nach* LEWIS *beim Menschen nicht vorkommen.*

Die nahe Verwandtschaft von Flattern und Flimmern, die das Experiment zeigt, findet man auch beim Menschen als Folge einer Erkrankung. Der Name Flattern wurde in der Klinik zuerst von JOLLY und RITCHIE angewendet, als sie einen Fall von komplettem Herzblock beschrieben, wo die Vorhöfe 300 mal in der Minute schlugen. Dann sind noch einzelne Fälle beschrieben worden, wo dieser Zustand vorhanden war, besonders einer von HERTZ und GOODHART, den ich selbst gesehen habe, und von dem Abb. 171 eine Kurve darstellt; aber erst vor kurzem ist das Vorhofflattern als eine gewöhnliche klinische Erscheinung erkannt worden.

Vorhofflattern ist ein gewöhnlicher klinischer Zustand. — Ich erkannte das Vorhofflattern als eine ziemlich häufige klinische Erscheinung, als mir Dr. LEWIS über die elektrokardiographischen Aufnahmen einer Reihe von Fällen berichtete, die ich ihm geschickt hatte. Diese Fälle zeigten gewisse Züge, die ich weder aus der physikalischen Untersuchung, noch aus den Arterien- und Venenpulskurven hatte erklären können. Dr. LEWIS hat einige von diesen Fällen in eine Publikation aufgenommen, die er kürzlich veröffentlichte und seine sowie die Beschreibung von RIHL und RITCHIE paßt so gut zu dem, was das Elektrokardiogramm zeigt, daß die Erkennung dieses Zustandes als einer klinischen Einheit als gesichert betrachtet werden kann. Die Erkennung des Vorhofflatterns muß aber auch nach anderen Zeichen als nach dem Elektrokardiogramm ermöglicht werden, denn in der weitaus überwiegenden Mehrzahl der Fälle hat man keine Gelegenheit, die Kranken mit dieser Methode zu untersuchen. Ich habe eine Reihe von mehr als 30 Fällen untersucht, um die leicht erkennbaren klinischen Erscheinungen kennenzulernen; ich berichte hier über 15 Fälle, wo die Diagnose durch das Elektrokardiogramm bestätigt worden ist; in den übrigen kann die Natur der Störung kaum zweifelhaft sein. Wenn ich auf meine Aufzeichnungen und Kurven zurückblicke, finde ich eine beträchtliche Gruppe von Fällen, wo wahrscheinlich Vorhofflattern bestanden hat. In einigen von ihnen hatte ich irrtümlich Vorhofflimmern angenommen oder hatte sie als unverständlich beiseite gelegt.

Bedingungen, die zu Vorhofflattern führen. — Es ist noch nicht an der Zeit, von dem krankhaften Zustande zu sprechen, der zu Vorhofflattern führt; daß es auf einer Veränderung beruht, die zu einer Bindegewebsvermehrung, und damit zu einer Reizung des Vorhofes führt, ähnlich wie es beim Vorhofflimmern der Fall ist, erscheint um so wahrscheinlicher, als beide Zustände miteinander abwechseln können. Es ist wahrscheinlich, daß man es auch als Folge einer rheumatischen Erkrankung des Herzens finden wird, denn es ist sicher, daß einige von den Anfällen von paroxysmaler Tachykardie mit regelmäßigem Pulse,

die man bei Leuten findet, die Rheumatismus gehabt haben, auf Vorhofflattern beruhen. So wie beim Vorhofflimmern besteht auch hier die Neigung,
bei älteren Leuten aufzutreten, besonders bei solchen, die ausgedehnte Schwielenbildung im Herzmuskel haben, und es scheint nicht selten bei kranken
Herzen zum Tode zu führen. Es kann auch nach akuter Infektion des Herzens
auftreten wie im Fall 64.

Die Symptomatologie des Vorhofflatterns. — Die durch das Vorhofflattern
bedingten Erscheinungen sind außerordentlich verschiedenartig und ich glaube
nicht, daß es eine andere Herzaffektion gibt, die in der Art ihres Zutagetretens
so proteusartig wechselt. Nur selten kann man die Bewegungen der Vorhöfe
ohne mechanische Mittel erkennen und dann sieht man äußerst rasche Bewegungen an den Halsvenen. Mit graphischen Methoden kann man diese
Bewegungen aufzeichnen, aber auch da wird man oft durch die merkwürdigen
Ergebnisse der Aufnahme verwirrt. Da solche graphische Aufnahmen oft das
einzige sind, woran wir den Zustand erkennen können, werde ich die Deutung
einiger ungewöhnlicher Formen, welche die Kurven aufweisen können, sehr
eingehend besprechen. Die genaueste aller Methoden ist die Elektrokardiographie, aber es ist klar, daß nur ein Bruchteil der Fälle mit dieser Methode
untersucht werden kann, denn viele Kranke sind in einem so schlechten Zustande, daß man sie nicht zu den Apparaten bringen kann. Deshalb müssen
wir die gewöhnlichen graphischen Aufzeichnungen studieren, denn diese können meist leicht angefertigt werden.

Die Zahl der Kammerkontraktionen hängt von der Fähigkeit des
Bündels ab, den Reiz aufzunehmen und weiterzuleiten, und da diese
Fähigkeit manchmal wechselt, treten gewisse Eigentümlichkeiten im Pulsrhythmus auf, die in Abwesenheit anderer Symptome das Vorhofflattern anzeigen können.

Abgesehen von den unmittelbar auf dem Vorhofflattern beruhenden
Erscheinungen, wie den Bewegungen an den Jugularvenen, treten andere
Zeichen auf, die auf die Herabsetzung der vom Herzen beförderten Blutmenge
zurückzuführen sind. Dies kann nicht nur zu den gewöhnlichen Erscheinungen
der Herzschwäche führen, wie z. B. zu Atemnot, sondern in vielen Fällen
auch zu einer mangelhaften Blutzufuhr zum Gehirn, wodurch bestimmte Hirnsymptome entstehen, die zusammen mit anderen Zeichen die Erkennung des
krankhaften Vorganges ermöglichen.

Die Geschichte der hier beschriebenen Fälle wird zeigen, daß das Vorhofflattern viele Jahre dauern kann oder bei gewissen Herzkranken vor dem
Tode auftritt. Es scheint auch, daß es in Form paroxysmaler Tachykardie
periodisch auftreten kann, bevor es sich endgültig festsetzt. Wenn ich auf
meine Fälle zurückblicke, finde ich ziemlich viele, die an vorübergehenden
Anfällen von rascher und unregelmäßiger Herztätigkeit gelitten haben, wo ich
irrtümlicherweise Vorhofflimmern angenommen hatte, die aber nach meinem
jetzigen Dafürhalten Fälle von Vorhofflattern waren. Einige sind bewußtlos
umgefallen, anderen machte das Vorhofflattern keine wesentlichen Beschwerden,
obwohl sie die ungewöhnliche Tätigkeit ihres Herzens merkten, während
wieder andere auch während des Anfalles gar nicht wußten, daß etwas nicht
in Ordnung war (Fall 61).

Die Kranken klagen gewöhnlich über eine deutliche Einschränkung ihrer Leistungsfähigkeit, wenn das Vorhofflattern besteht. In vielen Fällen merken sie an der eigentümlichen Art der Herztätigkeit, wann es anfängt, und es kann deprimierend auf sie wirken. Sie merken auch, wann es aufhört und empfinden Erleichterung, wenn dies geschieht, gerade so wie bei paroxysmaler Tachykardie aus anderen Gründen.

Wenn der Anfall andauert, erschöpft sich die Herzkraft allmählich und der Kranke merkt, daß er immer weniger leistungsfähig wird. Diese Abschwächung der Herzkraft kann so weit gehen, daß sie das Leben des Kranken bedroht und daß die gewöhnlichen Zeichen äußerster Herzschwäche eintreten, wie Orthopnoe, Ödeme, Vergrößerung und Pulsation der Leber.

Eigentümliche Erscheinungen können auftreten, die bis zu einem gewissen Grade darauf beruhen, wie die Kammern die Vorhofreize beantworten. In der Regel reagiert die Kammer nicht auf jeden Vorhofreiz, obwohl ihre Tätigkeit stark beschleunigt sein und seine Frequenz von 150 und darüber erreichen kann, wobei die Kammern jeden zweiten Vorhofreiz beantworten. In vielen Fällen geht eine wechselnde Zahl von Vorhofreizen über und wir sehen dann einen sehr wechselnden Pulsrhythmus.

Die Beeinträchtigung des Blutzuflusses zu den Organen führt zu gewissen eigentümlichen Symptomen. Wenn die Kammern auf jeden Vorhofreiz ansprechen, kann die vom Herzen herausgetriebene Blutmenge so klein und die Blutzufuhr zum Gehirn so gering werden, daß die Kranken das Bewußtsein verlieren. Aus den hier angeführten Fällen wird man ersehen, daß Anfälle von Bewußtlosigkeit beim Vorhofflattern nicht selten sind. Manchmal führen die Anfälle zwar nicht zu Bewußtlosigkeit, aber zu sehr starkem Schwindel. Bei einem Kranken, bei dem die Kammern beinahe 300 mal in der Minute schlugen, sah ich einen äußerst schweren Kollaps, fast Bewußtlosigkeit. Die Empfindungen des Kranken sind schwer zu beschreiben, aber sie erzeugen die größte Angst vor diesen Anfällen, die zu Zeiten leicht hervorgerufen werden können, wie durch unangenehme Träume oder wenn der Kranke ein Abführmittel nimmt.

Ein häufiges Symptom ist Cheyne-Stokessches Atmen, gewöhnlich bei ziemlich ausgesprochener Trübung des Bewußtseins. Diese Atemstörung entsteht aber nicht gleich, sondern erst dann, wenn das Vorhofflattern schon längere Zeit bestanden hat. Wenn das Herz dazu kommt, seinen normalen Rhythmus wieder aufzunehmen, wird das Bewußtsein rasch wieder klar und das Cheyne-Stokessche Atmen hört auf.

Das Elektrokardiogramm beim Vorhofflattern. — *Das Elektrokardiogramm gibt beim Vorhofflattern sehr klare Befunde. Man sieht die P-Zacken in ununterbrochener Reihe aufeinanderfolgen, und in dieser Reihe fallen die Anfangsschwankungen, besonders die R-Zacken der Kammerkomplexe deutlich in die Augen (s. Abb. 181 u. 186). Wenn die P-Zacken, wie es oft der Fall ist, sehr groß sind, wird die Nachschwankung des Kammer-Elektrokardiogramm durch sie verdeckt. Charakteristisch für das klinische Vorhofflattern ist die große Regelmäßigkeit der Vorhofkontraktionen: Wenn die Frequenz 300 beträgt, hat die einzelne Periode eine Länge von 0,20″ und* Lewis *hat durch sehr genaue Messungen festgestellt, daß die aufeinanderfolgenden Perioden um höchstens 0,01″ voneinander abweichen, so daß* *man bei der Inspektion eines solchen Vorhofes und bei der gewöhnlichen Messung den Eindruck der absoluten Regelmäßigkeit bekommt. Man findet aber oft Kurven, wo streckenweise eine größere Unregelmäßigkeit hervortritt, und dort wechselt auch die Form der Vorhofzacken, die sonst einander ganz gleich sind. Das sind Fälle, wo das Flattern zeitweise einem grobschlägigen Flimmern Platz macht,*

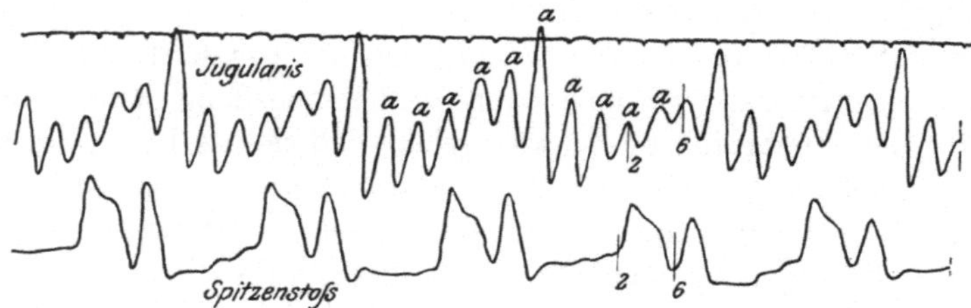

Abb. 171. Kurven vom Jugularispuls und Spitzenstoß von dem von HERTZ und GOODHART beschriebenen Falle von Vorhofflattern. Die Vorhofschläge (*a*) erfolgen 250mal in der Minute, die Kammern schlagen 60mal. Die kleineren Kammersystolen sind wahrscheinlich Extrasystolen.

was sich nach der Theorie von LEWIS *dadurch erklärt, daß die im Kreise herumlaufende Welle ab und zu gezwungen wird, die Bahn zu ändern. Im Experiment kann man feststellen, daß die Zahl der P-Zacken im Elektrokardiogramm mit der Zahl der mechanischen Kontraktionen des flatternden Vorhofes übereinstimmt, und in der Klinik findet man in geeigneten Fällen dieselbe Übereinstimmung zwischen der Zahl der P-Zacken und der Wellen im Venenpulse.*

Der Venenpuls beim Vorhofflattern. — Der Venenpuls ist die einzige unmittelbare Quelle, die uns über die Tätigkeit des rechten Vorhofes bei diesem Zustande Aufschluß gibt. In einigen Fällen können wir die rasch aufeinanderfolgenden Wellen in den Jugularvenen oder die eigentümliche Ausdehnung des Bulbus der vena jugularis sehen, wenn ihre Klappen während bestimmter Phasen der Kammersystole schlußfähig sind. Wenn man diese Wellen, die man sieht, oder bei der graphischen Aufnahme verzeichnet, analysiert, muß

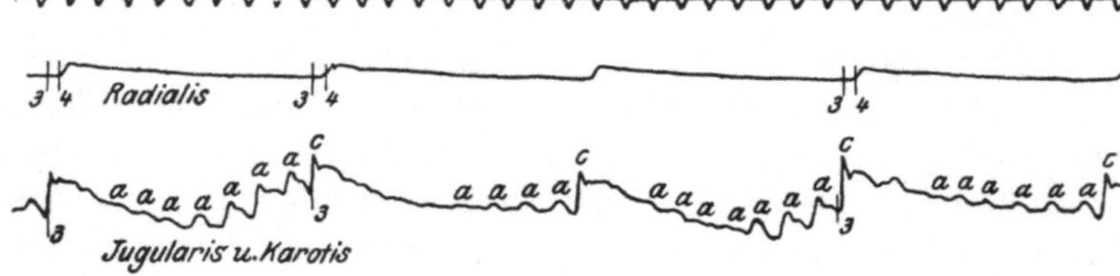

Abb. 172. Die Radialkurve zeigt eine Kammerfrequenz von 28, die Vorhofwellen (*a*) in der unteren Kurve eine Frequenz von 280 in der Minute (Fall 62).

man die Druckschwankungen berücksichtigen, denen das venöse Blut in der Nähe des Herzens unterworfen ist. Um die außerordentlich schwankenden Ergebnisse zu verstehen, muß man sich vergegenwärtigen, daß der Venendruck sehr inkonstant ist, und zwar nicht nur bei verschiedenen Menschen, sondern auch bei demselben unter verschiedenen Umständen.

Bei der gewöhnlichen Art der Kurvenaufnahme, wo die Aufnahmekapsel am Halsansatze über dem medialen Ende des Schlüsselbeins aufgesetzt wird, bedeckt sie nicht nur die Vene, sondern auch einen Teil der art. carotis und subclavia (siehe Abb. 53). Bei normal schlagendem Herzen bekommt man, wenn die Vene leer ist, nur eine Aufzeichnung des Arterienpulses; wenn die Vene etwas gefüllt ist, kann man vor dem Arterienpulse eine kleine Welle sehen, die vom Vorhofe herstammt (Abb. 64); wenn aber die Vene stark gefüllt ist, sind alle oder fast alle verzeichneten Wellen auf die Druckänderungen in der

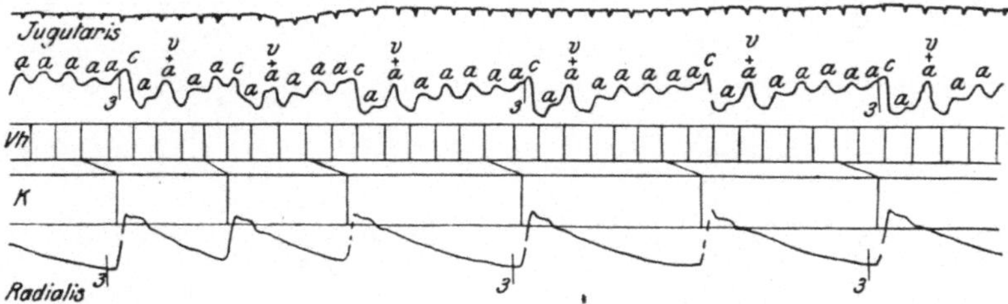

Abb. 173. Zeigt eine Vorhoffrequenz (a) von 220. Der Radialpuls ist unregelmäßig, weil die Kammern auf eine wechselnde Zahl von Vorhofkontraktionen antworten, wie aus dem zwischen den Kurven stehenden Schema hervorgeht.

Vene zurückzuführen, diese Druckänderungen können aber sowohl durch die Kammer- wie durch die Vorhoftätigkeit bedingt sein, so zwar, daß bei starker Stauung und ausgesprochener Trikuspidalinsuffizienz nur eine auf der Kammersystole beruhende Welle vorhanden sein kann.

Die einfachste und lehrreichste Form des Venenpulses beim Vorhofflattern ist die, wo die Kammern langsam schlagen und die Vorhofwellen in den Venen gut zum Ausdruck kommen, wie in Abb. 171. In Abb. 172 ist die Karotiszacke c deutlich und ihr geht eine Reihe von a-Wellen voraus, die vom Vorhofe herstammen. Hier schlagen die Vorhöfe mit einer Frequenz von 275 in der Minute und die Kammern 32 mal (Fall 62). Einen ähnlichen Zustand zeigt Abb. 173, wo die Kammern langsam und regelmäßig schlagen (Frequenz

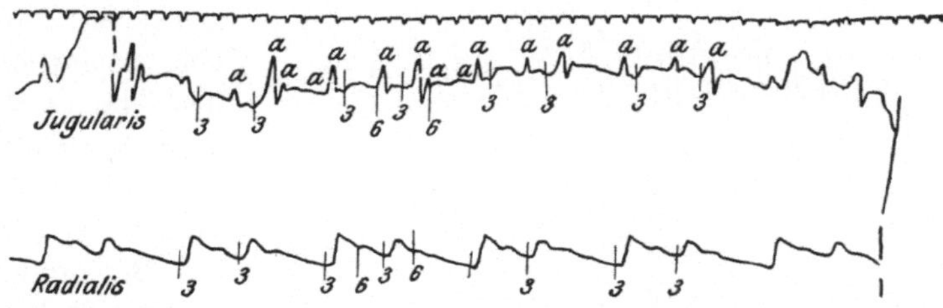

Abb. 174. Von einem Kranken während eines Anfalles von paroxysmaler Tachykardie aufgenommen, der wahrscheinlich auf Vorhofflattern beruhte. Die Unterschiede in der Größe der Vorhofwellen hängen davon ab, in welche Phase der Kammersystole sie fallen (Fall 68).

zwischen 30 und 40), während die Vorhofwellen a eine Frequenz von 250 aufweisen. Die mit dem senkrechten Striche 3 zusammenfallende c-Welle entspricht dem Radialpulse. Hier sieht man, daß die Kurve nach der c-Welle nicht oben bleibt, sondern daß auf einen jähen Anstieg ein plötzlicher Abfall folgt, in dem die Welle kaum sichtbar ist. Es ist wichtig zu wissen, wie solche Kurven zustande kommen, wenn man die Abweichungen in anderen Kurven verstehen will. Wenn man eine normale, am Halse aufgenommene Kurve ansieht, wie Abb. 59, wird man sehen, daß auf die c-Welle ein tiefer Abfall folgt; dieser ist

auf die Erweiterung des rechten Vorhofs zurückzuführen, welche die Jugularvenen entleert. Bei einem normalen Falle, wie Abb. 59, beruht diese Erweiterung darauf, daß der Vorhof nach der Systole erschlafft, besonders aber darauf, daß die Kammern das Atrioventrikularseptum herunterziehen, während
sie ihren Inhalt austreiben. Wenn die Vorhöfe sich mit großer Frequenz zu-

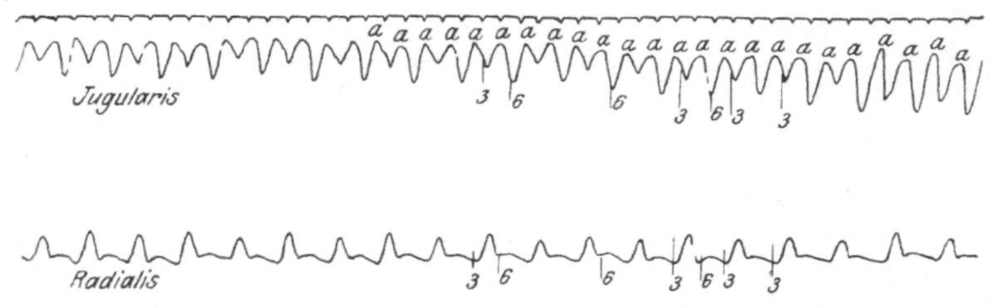

Abb. 175. Die Vorhoffrequenz (a) beträgt etwa 240, die Kammerfrequenz halb so viel (Fall 64).

sammenziehen, sind die einzelnen Kontraktionen nicht oder doch nur sehr wenig
imstande, zu dieser Zeit den Blutgehalt der Jugularvenen zu beeinflussen,
und daher rührt das Fehlen oder die Kleinheit der a-Wellen in einem solchen
Zustande. In Abb. 173 sieht man eine Vergrößerung der mit $v + a$ bezeichneten Welle, die am Ende der Kammersystole erscheint. Diese Welle ist eine
zusammengesetzte, weil die Vorhofkontraktion mit der normalen v-Welle
zusammenfällt.

Wenn man die verschiedenen Vorgänge berücksichtigt, die den Druck
in den Jugularvenen verändern, und weiß, daß die Kurvenaufnahme durch
die Anwesenheit der art. carotis und subclavia beeinflußt wird, kann man
auch scheinbar so hoffnungslos komplizierte Kurven wie die in Abb. 174 dargestellte analysieren und verstehen, besonders wenn man sich vergegenwärtigt,

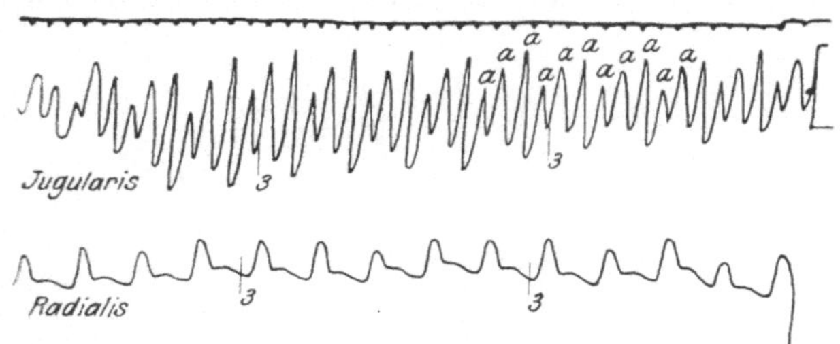

Abb. 176. Die Vorhoffrequenz ist dreimal so hoch wie die Kammerfrequenz. $a = 270$, $v = 90$ (Fall 62).

daß die am Halsansatze
gelegenen Gewebe bei
der Inspiration gegen
den Thorax zu ange-
saugt werden und daß
dies die Größe der
Wellen beeinflußt.

Bei größerer An-
schoppung des rechten
Herzens und entspre-
chender Füllung der
Venen können die auf den Vorhofkontraktionen beruhenden Wirkungen
allein auftreten, die nur wenig durch die Kammersystole beeinflußt werden.
Dies ist in Abb. 171 zu sehen, wo die Vorhofwellen nur wenig durch die Kammersystole verändert werden. In Abb. 175 entsprechen zwei Vorhofschläge
einer Kammersystole, und es ist am Ende des Striches 6 ein größerer Abfall
zu sehen, denn das ist die auf die Kammersystole unmittelbar folgende Periode
der Erschlaffung, wo das Blut anfängt in die Kammer einzuströmen. In
Abb. 176 beträgt die Vorhoffrequenz 270, die der Kammer 90. Die großen
Wellen in der Vene kommen während der Kammersystole zustande, so daß

nicht nur das Einströmen in die Kammer aufgehört hat, sondern der gerade
zu dieser Zeit sich kontrahierende Vorhof alles Blut in die Vene zurückwirft.
Daß diese Wellen aurikulären Ursprungs sind, kann man daran erkennen,

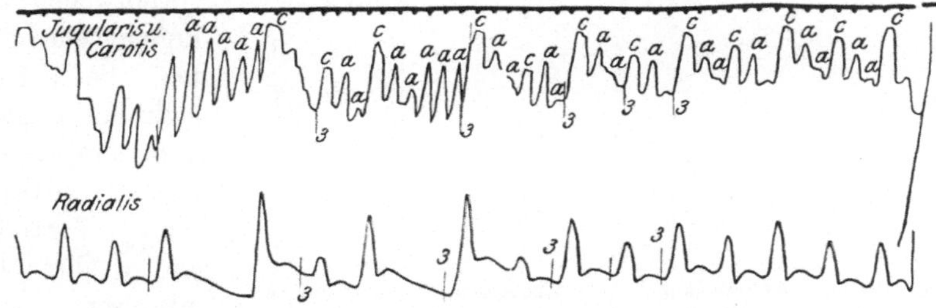

Abb. 177. Unregelmäßiger Radialpuls bei Vorhofflattern. Die Vorhofwellen (*a*) sind nur
während der langen Kammerpausen zu sehen (Fall 62).

daß sie während der unregelmäßigen Zwischenräume zwischen den Kammersystolen in Abb. 177 ununterbrochen weiter gehen. Die Abb. 172, 176 und 177
sind von demselben Kranken zu verschiedenen Zeiten aufgenommen worden
und die Deutung der Kurven wurde durch das Elektrokardiogramm bestätigt.

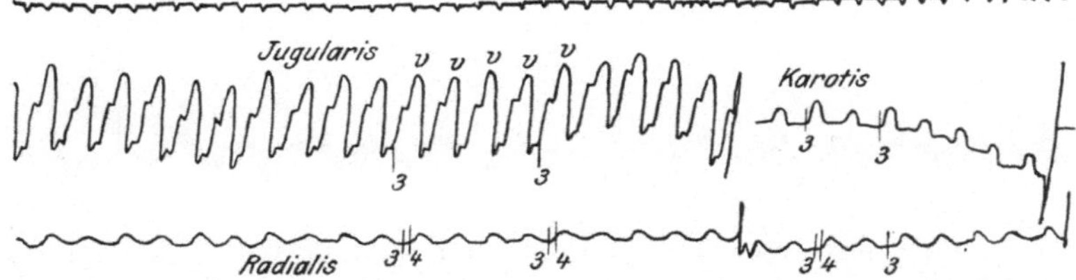

Abb. 178. Kurve während eines Anfalles von paroxysmaler Tachykardie. Der Venenpuls zeigt
die Kammerform. Vergleiche mit Abb. 174 (Fall 68).

Wenn eine hochgradige Trikuspidalinsuffizienz besteht und die Kammersystole große Blutwellen in die Vene zurückwirft, können alle Vorhofwellen
verschwinden und man bekommt dann nur die ventrikuläre Form des Pulses
in der Vene und in der Leber, wie in Abb. 178 und 179. Dieser Kranke (Fall 68)

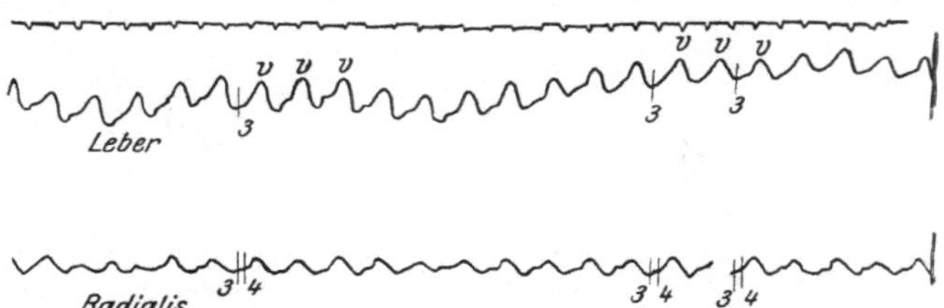

Abb. 179. Kurven vom Leber- und vom Radialpulse während eines Anfalles
von paroxysmaler Tachykardie (Fall 68).

hatte häufige Anfälle von paroxysmaler Tachykardie, und während eines langen Anfalles konnte ich viele Kurven aufnehmen. Er konnte die Frequenz
der Kammerkontraktionen für kurze Zeit verändern, indem er Luft schluckte
und wieder von sich gab, wodurch er offenbar den Vagus reizte. Diese Veränderung der Kammertätigkeit ist in Abb. 174 zu sehen. Eine Analyse der

Kurve zeigt, daß der Venen- und der Leberpuls während der frequenten und regelmäßigen Periode die ventrikuläre Form haben (Abb. 178 und 179), daß aber während der langsamen und unregelmäßigen Schlagfolge (Abb. 174) Vorhofwellen in der Jugularvene erscheinen, die jedoch je nach der Phase der Kammersystole, mit der sie zusammenfallen, Veränderungen in ihrer Größe aufweisen.

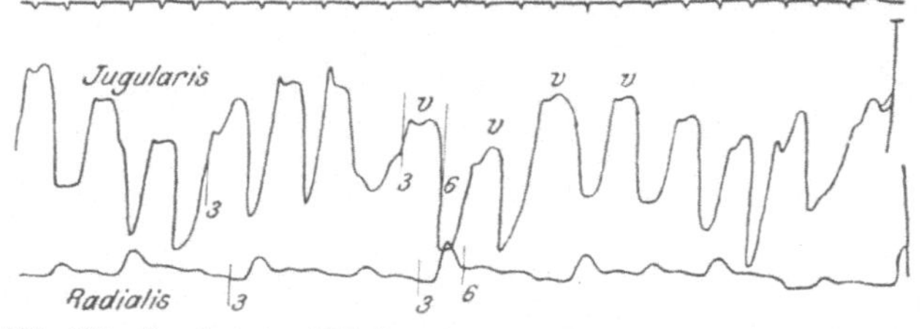

Abb. 180. Jugularis- und Radialpuls in einem Anfalle von paroxysmaler Tachykardie, der, wie das Elektrokardiogramm (Abb. 181) zeigt, auf Vorhofflattern beruht. Der Venenpuls hat die Kammerform.

Abb. 180 zeigt einen unregelmäßigen Radialpuls mit der ventrikulären Form des Venenpulses. Aus dieser Kurve würde man auf Vorhofflimmern schließen, aber das Elektrokardiogramm (Abb. 181) zeigt, daß Vorhofflattern vorliegt.

In vielen Fällen ist es kaum möglich, die einzelnen Vorgänge klar zu erkennen, welche die Form des Venenpulses beeinflussen, und man kann da

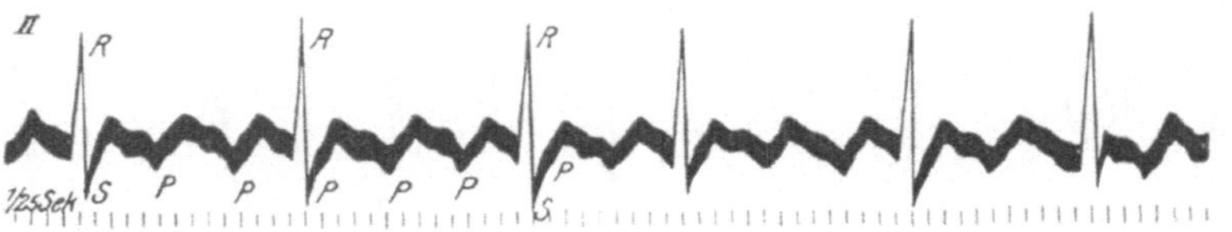

Abb. 181. Ekg, aufgenommen während desselben Anfalles, der in Abb. 180 dargestellt ist. Die Vorhofzacken (p) folgen mit einer Frequenz von 310 aufeinander, die Kammerzacken (R) mit einer Frequenz von 120.

eine hoffnungslos komplizierte Folge von Wellen bekommen wie in Abb. 182 (Fall 58). Diese Kurve zeigt einen regelmäßigen Puls mit rhythmischen Schwankungen, wo immer auf einen großen ein kleinerer Schlag folgt. Die am Halse aufgenommene Kurve zeigt eine Reihe von Wellen, die ich nicht

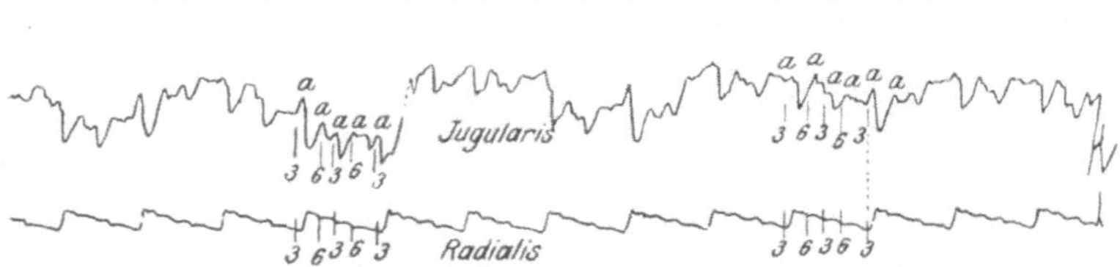

Abb. 182. Jugular- und Radialpuls in einem Anfalle von Vorhofflattern. Die Vorhoffrequenz betrug, wie aus dem Ekg hervorging, 200 in der Minute, die Kammerfrequenz 100 (Fall 58).

deuten kann, obwohl ich einige mit a bezeichnet habe. Das an demselben Tage aufgenommene Elektrokardiogramm zeigte, daß immer zwei Vorhofwellen auf eine Kammersystole fielen.

Der Radialpuls beim Vorhofflattern. — Wenn die Kammern jeden Vorhofschlag beantworten, wird der Puls äußerst frequent und ist dann nicht mehr zählbar, wenn man nicht graphische Aufzeichnungen zur Hilfe nimmt. Der

Puls wird zugleich äußerst schwach und es stellen sich auch Zeichen von verminderter Blutzufuhr zum Gehirn ein. Die Abb. 183 und 184 zeigen die bedeutend gesteigerte Frequenz.

In der überwiegenden Mehrzahl der Fälle sprechen die Kammern aber nicht auf jeden Vorhofschlag an und wir bekommen infolgedessen außerordentlich wechselnde Rhythmen. In vielen Fällen scheint die unregelmäßige

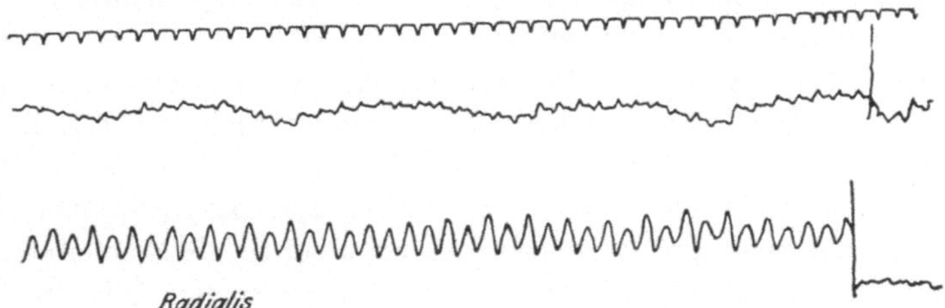

Abb. 183. Kurven des Radialpulses und einer pulsierenden Stelle am Halse (wahrscheinlich Karotis) in einem Anfalle von Vorhofflattern. Das Elektrokardiogramm ergab eine Vorhoffrequenz von 290—300 in der Minute, die Kammern schlugen halb so oft. Gelegentlich hob sich für kurze Zeit die Kammerfrequenz bis zur Höhe der Vorhoffrequenz und während einer solchen Periode wurde diese Kurve aufgenommen. Man beachte den Alternans in der Radialkurve (Fall 55).

Schlagfolge so regellos, daß es unmöglich ist, eine vernünftige Deutung herauszubringen. Aber wenn wir alle Faktoren kennen, dann ordnet sich das Chaos und wir können dann auch in den scheinbar ganz regellos aussehenden Kurven eine ganz bestimmte Anordnung erkennen.

Es gibt da gewisse Besonderheiten, die die Größe des Radialpulses verändern. Wir haben schon darauf hingewiesen, daß nach jeder Kontraktion eine gewisse Ruhepause eintreten muß, ehe die Kammern sich wieder mit der ganzen

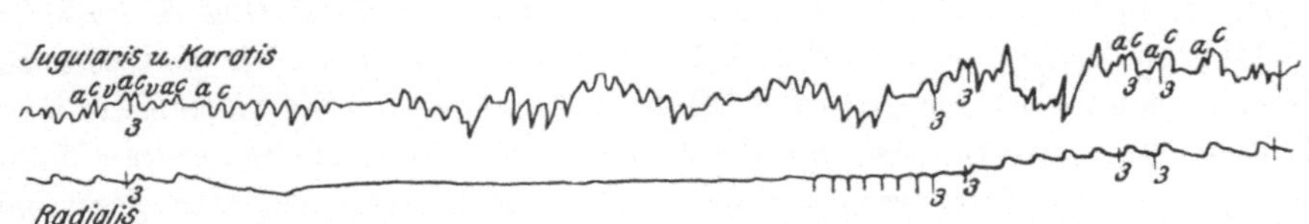

Abb. 184. Kurve, aufgenommen in einem kurzen Anfalle von Vorhofflattern, in dem der Kranke das Bewußtsein verlor. Aus der Form der Radialkurve kann man schließen, daß sich die Kammern 200 mal in der Minute kontrahierten, aber die ausgeworfene Blutmenge war so klein, daß kaum ein Radialpuls zustande kam. (THEODOR THOMPSON.)

Kraft zusammenziehen können. Wenn sie zu früh erregt werden, wird die Kontraktion schwach ausfallen, und das geschieht auch dann, wenn die Kammern sich in Beantwortung der Vorhofreize mit großer Frequenz zusammenziehen. Wenn die Kammersystolen ungleich weit voneinander entfernt sind, dann werden innerhalb gewisser Grenzen auch die Kammersystolen verschieden stark sein, je nach der Länge der vorhergehenden Pause.

Es gibt aber noch etwas anderes, was die Größe des Pulses bestimmt, nämlich das, was zur Entstehung des Pulsus alternans führt, dessen Wesen wir noch nicht kennen, obwohl schon verschiedene Erklärungen gegeben worden sind. Ich werde später seine Bedeutung beim Normalrhythmus besprechen und auf sein häufiges Vorkommen bei Herzmuskeldegeneration hinweisen.

Man weiß schon lange, daß der Alternans bei paroxysmaler Tachykardie mit abnormem Reizursprung häufig vorkommt, daß er sich aber nur selten findet, wenn der Normalrhythmus stark beschleunigt ist. Bei seiner Anwesenheit in Fällen von Tachykardie mit abnormem Reizursprung muß der Herzmuskel nicht degeneriert sein, wenigstens nicht ernstlich. Aber die Neigung zum Auftreten des Alternans ändert die Form des Pulses, wie man aus den Abb. 182 und 185 sieht, und wenn außerdem der Rhythmus unregelmäßig ist, wird die Deutung der Kurve noch schwieriger.

Die Unregelmäßigkeit der Schläge beruht fast ausschließlich auf einer Änderung der Reizleitung zwischen den Vorhöfen und den Kammern. Mit Ausnahme seltener Fälle, wo infolge der Erkrankung des Atrioventrikularbündels kompletter Block besteht, sind die Kammerkontraktionen abhängig von den Vorhofreizen. Die Reizleitung kann dabei so gleich bleiben, daß die Kammern jeden zweiten oder jeden vierten Vorhofschlag beantworten und ein regelmäßiger Puls die Folge ist. Aber oft wechselt die Leitung in ganz unerklärlicher Weise, so daß die Kammersystolen und die Pulse in unregelmäßigen und sehr wechselnden Zwischenräumen aufeinanderfolgen, wie man

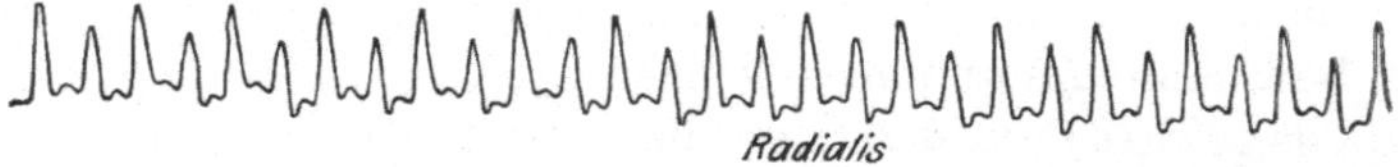

Abb. 185. Alternans in einem Anfalle von Vorhofflattern. Das in Abb. 187 dargestellte Elektrokardiogramm ist während des Anfalles aufgenommen worden (Fall 61).

in den in diesem Kapitel abgebildeten Kurven sehen kann. *Dies ist besonders in Abb. 186 deutlich, wo zwei Stücke zu sehen sind, die aus einer und derselben Kurve stammen. In dem oberen Stück besteht eine regelmäßige Kammertätigkeit (Block 4 : 1), und man sieht, daß die Beziehung der R-Zacken zu der unmittelbar vorhergehenden P-Zacke immer gleich bleibt. Unten sieht man eine wechselnde Überleitung und daher eine starke Arhythmie der Kammern; diese hat schon eine große Ähnlichkeit mit der Arhythmie beim Vorhofflimmern: man könnte zwar erwarten, daß sich hier die Intervalle zwischen den R-Zacken verhalten wie 2 : 3 : 6 usw. je nach der Zahl der nicht beantworteten Vorhofschläge; das stimmt aber nicht genau, weil die Beziehung der R-Zacke zu der unmittelbar vorhergehenden Vorhofzacke nicht gleich bleibt: wenn nach einer längeren Pause ein Block 2 : 1 besteht, wird der dritte Vorhofreiz langsamer geleitet.*

Diese Schwankungen in der Beziehung zwischen den Vorhof- und den Kammersystolen beruhen auf einer unbekannten Ursache. Für viele Fälle von verzögerter Reizleitung kann eine Erkrankung des Bündels verantwortlich gemacht werden, aber das Studium einiger Fälle zeigt, daß, außerdem noch andere Dinge im Spiele sein müssen. Wir finden manchmal Fälle, wo ein kompletter Block plötzlich aufhört und das Herz dann jahrelang normal weiter schlägt. In einem Falle fand ich partiellen Block immer nur nach einer Extrasystole. Beim Flattern muß ein bestimmter Einfluß tätig sein, damit in einem und demselben Falle und bei derselben Untersuchung· so bemerkenswerte Änderungen in der Reizleitung entstehen können. *In vielen Fällen, wie in dem in Abb. 186 dargestellten, läßt sich die Arhythmie der Kammern beim Flattern leicht analysieren, man findet da das gewöhnliche Bild der Überleitungsstörung. Dies beruht darauf, daß das Leitungssystem nicht imstande ist, alle von den Vorhöfen kommenden Reize weiterzugeben, und in diesem labilen Zustande führt jede weitere Inanspruchnahme sofort zur Arhythmie. Aus den Untersuchungen von* ROTHBERGER *und* WINTERBERG *ergibt sich, daß beim*

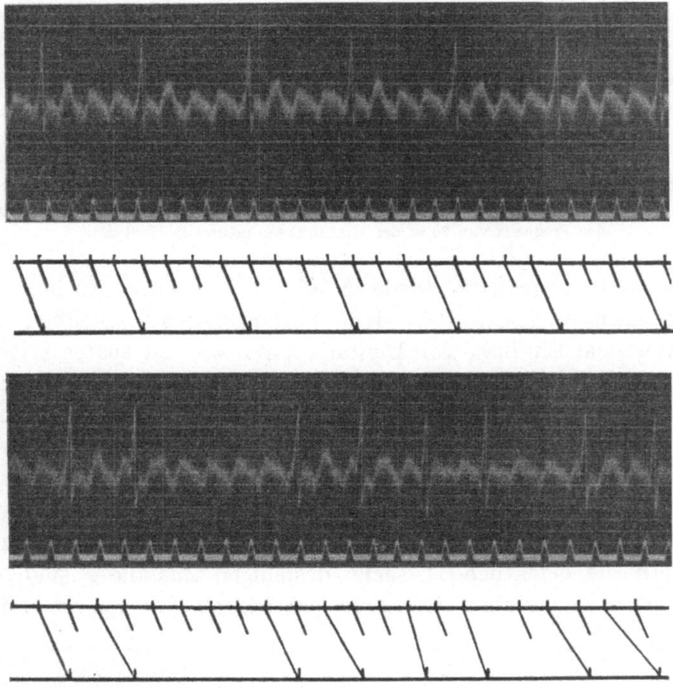

Abb. 186. Vorhofflattern (Mensch, Abl. II), Vorhoffrequenz 260 in der Minute. In der oberen Kurve besteht Block 4 : 1, die Kammern schlagen daher regelmäßig, ihre Frequenz beträgt $^1/_4$ *der Vorhoffrequenz, also 65 in der Minute. In der unteren Kurve besteht eine wechselnde Leitungsstörung und die Kammern schlagen deshalb unregelmäßig. Die untere Kurve ist gleich nach der oberen bei demselben Kranken aufgenommen worden.*

Flattern vollständige Arhythmie dann eintritt, wenn das Leitungsvermögen an der Grenze steht, bei welcher es z. B. bei einem Rhythmus von 2 : 1 noch unvollständig ausgenutzt, bei dem nächst höheren Rhythmus von 3 : 2 aber schon überlastet ist. In diesem Zustande werden auch bei ganz gesundem Leitungssystem geringe Änderungen im Tonus der extrakardialen Nerven, oder kleinste, nicht mehr erkennbare Einflüsse aller Art zum Rhythmuswechsel, zu Schwankungen der Überleitungszeit und damit zur absoluten Arhythmie führen können. Das Auftreten einer stärkeren Arhythmie beim Übergang eines Rhythmus in einen anderen ist auch von TRENDELENBURG *beobachtet worden und er kommt zu dem Schlusse, daß die Erregbarkeitsverhältnisse des Herzmuskels gegenüber schwachen, eben noch hinreichenden Reizen ,,unübersehbar schwankend" sind. Er konnte bei Verwendung eben wirksamer Reize gelegentlich einen Wechsel von 1 : 1-, 2 : 1-,*

4 : 1-, 3 : 1- und 2 : 1-Rhythmus beobachten, ohne daß an der Art der Reizung irgend etwas geändert worden wäre.

Vorhofflattern und -flimmern. — Ich habe schon auf die nahe Verwandtschaft des Vorhofflatterns mit dem Vorhofflimmern hingewiesen, wie sie uns

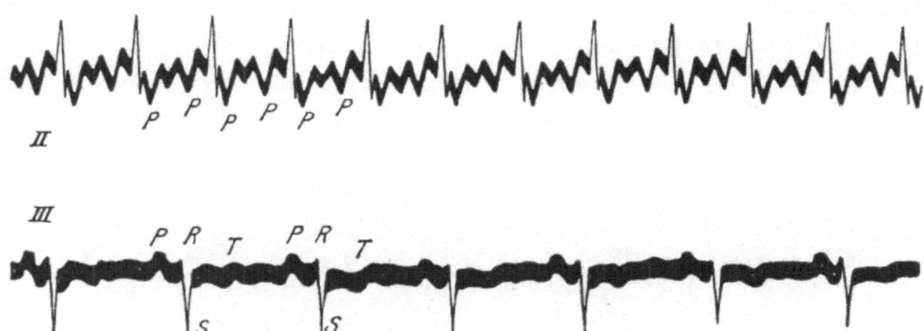

Abb. 187. Bei der Aufnahme der oberen Kurve bestand Vorhofflattern, wobei sich die Vorhöfe (*P*) 300 mal in der Minute kontrahierten, die Kammern halb so oft (s. Abb. 185). Einige Minuten später wurde die untere Kurve aufgenommen (Abl. III); das Herz schlug nun wieder normal, indem Vorhöfe und Kammern sich mit der Frequenz von 96 in der Minute zusammenzogen (Fall 61).

im Tierversuche entgegentritt. In der Klinik ist es ebenso. So habe ich einen Kranken gesehen, bei dem aus dem Vorhofflattern schließlich Flimmern wurde. Unter dem Einflusse von Digitalis kann, wie ich später zeigen werde, das Flattern sich in Flimmern umwandeln. In einem Falle fand ich, daß die Herztätigkeit sich alle paar Minuten änderte, indem aus dem Normalrhythmus Flimmern, aus diesem wieder der Normalrhythmus und aus diesem Flattern wurde (Fall 61. Abb. 185, 187, 188).

Vorhofflattern und paroxysmale Tachykardie. — Aus den im Anhange wiedergegebenen Krankengeschichten kann man sehen, daß die Anfälle von Vorhofflattern die eigentliche Ursache desjenigen Zustandes sind, den man gewöhnlich als paroxysmale Tachykardie bezeichnet. Ich komme immer mehr

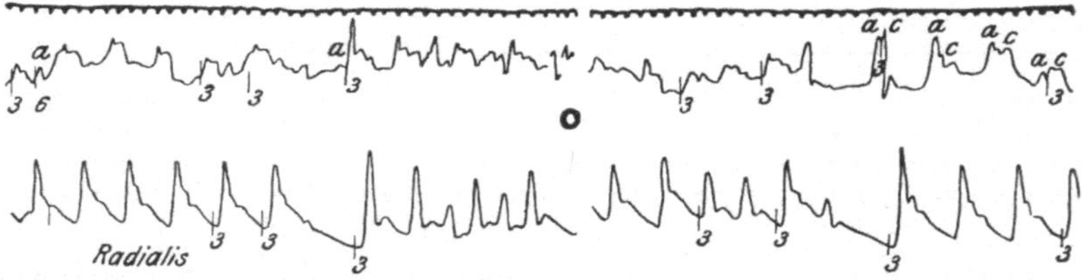

Abb. 188. Kurven von der Radialis und von einer pulsierenden Stelle am Halse. Beginn und Ende eines kurzen Anfalles von paroxysmaler Tachykardie durch Vorhofflimmern. Die ersten 6 Schläge und die letzten 3 in der Radialkurve sind regelmäßig und beruhen auf normalen Herzkontraktionen. Die dazwischen liegenden gehören der Periode des Vorhofflimmerns an. Bei O ist ein Stück Kurve herausgeschnitten worden. Der Anfall dauerte 20 Sekunden und bei O ist ein 15″ langes Stück herausgeschnitten worden. Diese Anfälle wechselten mit solchen von Vorhofflattern ab (Abb. 185 und 187) (Fall 61).

zu der Überzeugung, daß die große Mehrzahl der Fälle von paroxysmaler Tachykardie mit regelmäßigem Rhythmus oder mit Alternans auf Vorhofflattern beruht. Zur Stütze dieser Ansicht verweise ich den Leser auf die Fälle 55 und 61. Daß dies nicht immer zutrifft, habe ich im 30. Kapitel gezeigt, wo ich ausführte, daß eine auf rascher Vorhoftätigkeit beruhende Tachykardie auch durch einen andern Vorgang als durch Vorhofflattern entstehen kann.

Vorhofflattern und Digitalis. — Bei der Untersuchung der Digitaliswirkung auf das Menschenherz hatte ich bemerkt, daß Fälle von Vorhofflimmern für Digitalis merkwürdig empfindlich sind. Unter diesen Fällen, die ich als Vorhofflimmern (oder, wie ich damals sagte, „nodal rhythm") bezeichnete, sind nun einige, die ich auf Grund meiner späteren Kenntnisse als Vorhofflattern ansehen muß. Unter einigen Beobachtungen, die ich 1904 veröffentlichte, war auch ein Fall, wo das Herz zuerst rasch, dann langsam und unregelmäßig schlug und alle jene Merkmale aufwies, die für Vorhofflimmern charakteristisch sind. Nach Unterbrechung der Digitalisbehandlung wurde die Herztätigkeit bald rasch und regelmäßig und nach einiger Zeit stellte sich der Normalrhythmus wieder ein (Fall 69). Seither habe ich ähnliche Fälle gesehen und ein anderes Beispiel im Jahre 1911 veröffentlicht (Fall 55). Jetzt weiß ich, daß in diesem Falle ursprünglich Vorhofflattern bestand, daß dann die Vorhöfe unter dem Einflusse der Digitalis zu flimmern anfingen und nach dem Aufhören der Behandlung den Normalrhythmus wieder aufnahmen. Ein ähnliches Beispiel ist der Fall 56, der von TURNBULL ausführlich beschrieben worden ist.

Als wir anfingen, die Fälle von Vorhofflattern zu erkennen, legten wir uns die Frage vor, ob wir sie durch eine zielbewußte Digitalisbehandlung nicht heilen könnten. Wir haben es in verschiedenen Fällen versucht, aber mit wechselndem Ergebnis.

So wurde bei einem meiner Kranken diese Behandlung durchgeführt und Dr. LEWIS studierte die Wirkung sorgfältig an der Hand von graphischen und elektrokardiographischen Aufnahmen. Es stellte sich heraus, daß die Kammerfrequenz anfangs durch eine Verstärkung des Herzblocks langsamer wurde, daß dann die Vorhöfe zu flimmern anfingen und daß nach dem Aussetzen der Behandlung der Normalrhythmus sich wieder einstellte.

Ein ähnlicher Versuch wurde im Fall 57 unternommen, aber die einzige Wirkung war eine Verstärkung des Herzblocks. LEWIS hat zwei andere Fälle veröffentlicht, wo nach Digitalis Vorhofflimmern eintrat und vom Normalrhythmus abgelöst wurde.

In einem Falle, den ich kürzlich beobachtete, wandelte sich das Vorhofflattern nach 10 Digitalintabletten in Flimmern um und dieses scheint nun nicht mehr vorübergehen zu wollen.

Prognose. — Die im Anhange wiedergegebenen Fälle zeigen, daß die Prognose in diesem Zustande ebenso wechselvoll ist wie die Symptomatologie. Immerhin können wir annehmen, daß das Vorhofflattern, wenn es auch die Leistungsfähigkeit des Herzens beeinträchtigen kann, doch an sich kein gefährlicher Zustand ist. Wenn sich Gefahren einstellen, dann handelt es sich um ein Herz, das schon von einer einigermaßen ausgedehnten Erkrankung ergriffen ist, besonders wenn die Kammern erkrankt sind oder wenn Klappenfehler bestehen und die Kammern geschädigt sind. Es wird dann das bereits geschwächte Herz nicht imstande sein, die Last zu tragen, die ihm durch den abnormen Rhythmus aufgebürdet wird. Ehe man eine Prognose stellt, muß man jeden Fall für sich sorgfältig untersuchen, den Zustand der Kammern und des Klappendefektes einschätzen, man muß insbesondere wissen, wie vor und nach dem Einsetzen des abnormen Rhythmus ein hinreichender Kreislauf aufrechterhalten wird und wie das Herz auf Digitalis anspricht. Es besteht Gefahr, wenn infolge der frequenten und wenig wirkungsvollen Kammertätigkeit Anfälle von Bewußtlosigkeit vorkommen und ernste Zeichen von Herzschwäche bestehen. Ich habe einen Kranken gesehen, der solche Anfälle mit Stauung in den Lungen hatte: er starb 24 Stunden später in einem zweiten Anfalle.

Behandlung. — Die Behandlung der vorübergehenden Anfälle ist in dem Kapitel über paroxysmale Tachykardie (S. 294) beschrieben.

Wenn das Vorhofflattern sich dauernd festgesetzt hat oder lange Zeit besteht, soll man eine Digitalisbehandlung versuchen, und zwar soll man das Mittel so geben, wie es im Kapitel über Vorhofflimmern beschrieben ist, und soll aufhören, wenn sich Zeichen einer genügenden Herztätigkeit einstellen und man an der Pulsverlangsamung oder der Übelkeit sieht, daß es genug ist. Die Pulsverlangsamung kann auf einer Verstärkung des Herzblocks beruhen und wenn man die Digitalis aussetzt, steigt die Frequenz vielleicht nur langsam wieder an. Wenn möglich, soll man diejenige Menge herausfinden, welche die Kammerfrequenz in mäßigen Grenzen hält (70—90 in der Minute) und dann soll man gerade so viel Digitalis geben, als notwendig ist. Wenn man die Behandlung nach diesen Grundsätzen durchführt, wird man nicht nur den Zustand des Kranken verbessern, sondern man kann das Flattern in Flimmern und dieses in den Normalrhythmus überführen, und in Fällen von äußerster Herzschwäche kann man doch wenigstens einen wirksameren Kreislauf erzielen.

Wenn Vorhofflattern besteht und die Kammern die Neigung haben, jeden Vorhofschlag zu beantworten, ist es um so besser, je ruhiger der Kranke sich verhalten kann; man soll daher auch Beruhigungsmittel und Brompräparate geben, um den Schlaf zu sichern und psychische Störungen, Träume, Aufregungen usw. auszuschalten (Fall 55). So wenig wie beim Vorhofflimmern kennen wir ein Mittel, das diesen abnormen Rhythmus mit Sicherheit aufheben könnte.

Chinin und Chinidin, die sich beim Vorhofflimmern in ungefähr 50% der Fälle bewähren, sind auch beim Vorhofflattern vielfach angewendet worden. WINTERBERG *berichtet über seine an der* WENCKEBACH*schen Klinik ausgeführten Versuche mit intravenöser Injektion von 0,5—0,75 g Chinin und mit peroraler Verabreichung von Chinidin. Es ist ihm in keinem einzigen Falle gelungen, das Flattern unmittelbar durch die Injektion zu beseitigen, und zwar weder das anfallsweise auftretende noch das dauernd bestehende Flattern. Trotzdem hat das Chinin eine sehr ausgesprochene Wirkung, die in einer nicht unbeträchtlichen Herabsetzung der Flatterfrequenz besteht. So wurde in einem Falle durch 0,75 g Chinin innerhalb 5 Minuten die Frequenz des Flatterns von 333 auf 260 herabgesetzt. Dabei kann es aber zu beängstigenden Zuständen kommen, wie ein anderer Fall zeigte. Da bestand vor der Injektion eine Vorhoffrequenz von 280 und eine Kammerfrequenz von 140, d. h. es löste ungefähr jeder zweite Vorhofschlag eine Kammersystole aus (durchschnittlich Block 2 : 1). Fast unmittelbar nach der Injektion von 0,5 g Chinin trat nun statt der erwarteten Verlangsamung eine hochgradige Beschleunigung des Herzschlages auf. Die Kammerfrequenz stieg auf mehr als 200 und der Kranke klagte über schwere Atemnot. Dieser peinliche Zustand dauerte fast 10 Minuten an. Die Analyse der Kurve zeigt nun, daß auch in diesem Falle die typische Chininwirkung eingetreten war: die Flatterfrequenz war von 280*

*auf 205 herabgesetzt worden, aber nun beantworteten die Kammern jeden Vorhof-
reiz und so war die beängstigende Tachykardie entstanden. Nach 10 Minuten
stieg die Flatterfrequenz auf 209 und es kam nach einer vorübergehend unregelmäßigen Überleitung wieder zur Halbierung der Kammerfrequenz, worauf sich
der Kranke gleich viel wohler fühlte. 30 Minuten nach der Injektion war die
Vorhoffrequenz weiter angestiegen, aber gegen den Zustand vor der Injektion immer
noch verlangsamt, und erst nach einigen Stunden wurde die anfängliche Höhe
wieder erreicht. Wegen dieser unangenehmen Kammertachykardie empfiehlt
Winterberg, das Chinin bei Vorhofflattern nicht intravenös, sondern
peroral zu geben, obwohl auch da ab und zu solche tachykardische Anfälle
vorkommen. Bezüglich der Wahl des Präparates und der Dosierung gilt dasselbe wie beim Vorhofflimmern.*

33. Kapitel.

Paroxysmale Tachykardie.

Definition. — Symptome. — Prognose. — Behandlung.

Definition. — In dem Maße, wie wir den Mechanismus der Herztätigkeit
besser verstehen lernen, erlangen wir auch immer mehr die Fähigkeit, das
Wesen solcher Fälle zu erkennen, die wir bisher mit irgendeinem gemeinsamen
Namen zu bezeichnen pflegten. So meint man mit dem Ausdruck „paroxysmale Tachykardie", daß die Herzkontraktionen an einem abnormen Orte entstehen, daß dabei die Frequenz plötzlich ansteigt und daß sie ebenso plötzlich abfällt, wenn der Normalrhythmus wieder einsetzt. Die Analyse einer
sehr großen Zahl von Fällen zeigt nun, daß bei vielen die Ursache der Anfälle
ein vorübergehendes Vorhofflimmern ist, wenn der Rhythmus unregelmäßig
ist, oder daß sie darauf zurückzuführen sind, daß die Vorhofkontraktionen
von einem abnormen Punkte ausgehen und sehr frequent sind (150—300 in
der Minute), wobei der Rhythmus regelmäßig ist. Ich habe im Anhang eine
Reihe von Fällen zusammengestellt, die zeigen, wie verschiedenartig die Vorgänge sind, welche dieser abnormen Herztätigkeit zugrunde liegen. So habe ich
eine große Zahl von Fällen gesehen, wo der abnorme Vorhofrhythmus nur in
wenigen Schlägen zutage trat, wie wir sie als gehäufte aurikuläre Extrasystolen
kennen, oder in Form von kurzen Anfällen (Abb. 149) oder als lange, mehrere
Stunden und Tage dauernde Attacken (Abb. 150). Die Frequenz schwankte
in diesen Fällen zwischen 150 und etwa 300 in der Minute. Nur selten machen
die Kammern die höheren Frequenzen mit, oft beantworten sie nur jeden
zweiten Vorhofschlag. So stellt sich heraus, daß es Fälle von frequenter, abnormer Vorhoftätigkeit gibt, die man nicht vom Vorhofflattern trennen kann,
wie wir es im 32. Kapitel beschrieben haben. Immerhin gibt es Fälle, wo man
das Wesen der Anfälle nicht sicher feststellen kann; die die Anfälle auslösende
Ursache ist zu versteckt, um entdeckt werden zu können, wenn auch Anstrengung, Aufregung, Autointoxikation vom Magendarmtrakt oder ein In-
fektionsherd bei prädisponierten Menschen die Anfälle hervorrufen können.

Der Ausdruck „paroxysmale Tachykardie" (Herzjagen, AUG. HOFFMANN) *bedeutet nicht mehr als eine anfallsweise auftretende starke Beschleunigung des Herzschlages.* WENCKEBACH *schließt sich der von* LEWIS, HERING *u. a. geäußerten Ansicht, daß die paroxysmale Tachykardie immer an einem abnormen Punkte entstehe, nicht an. Er teilt die hierher gehörenden Fälle in folgende Gruppen ein: 1. Nomotope Tachykardie, 2. Vorhofstachysystolie (Vorhofflattern), 3. heterotope Tachykardie, 4. Polygeminie und 5. Interferenzen. Daß eine Tachykardie auch vom normalen Schrittmacher ausgehen kann, ist sehr wahrscheinlich — wir kennen ja auch Sinusextrasystolen —: bei diesen Anfällen steigt aber die Frequenz nicht plötzlich, sondern allmählich an und fällt ebenso allmählich wieder ab: so hat* WENCKEBACH *einen Fall beobachtet, wo „die Pulszahl unter den Augen des Arztes von einer normalen durch alle Übergänge allmählich bis zur extremen Frequenz anstieg". Bezüglich der Frequenz unterscheidet er folgende Gruppen:*

Nomotope normale Frequenz . . . . *etwa 50— 90 in der Minute*
     „   *pathologische Frequenz* . . . . „   *90—170* „ „   „
Das entspricht dem, was MACKENZIE *als Herzklopfen bezeichnet.*

Nomotope und heterotope paroxysmale Tachykardie etwa 170—240 in der Minute
Paroxysmale Vorhoftachysystolie (Flattern) . . . . „   *240—400* „ „   „
Vorhofflimmern . . . . „   *400—600* „ „   „

Einige Autoren haben die nomotope von der heterotopen Tachykardie nach der Wirkung des Vagusdruckes unterscheiden wollen. Dieser sollte nur bei normalem Reizursprung imstande sein, den Rhythmus zu verlangsamen oder den Anfall zu unterbrechen. Dies ist aber nicht richtig. So hat GALLAVARDIN *einen Fall beschrieben, in dem die Anfälle spontan auftraten oder nach Aufregung, besonders aber nach Anstrengung; sie konnten durch kräftige Exspiration oder durch Druck auf den Vagus unterbrochen werden. Das Ekg zeigte während des Anfalles eine positive P-Zacke, der Reizursprung lag also nahe dem Sinusknoten oder in ihm selbst. In einem anderen Falle war P negativ, der Reizursprung lag im Vorhofteile des Tawaraschen Knotens und auch da konnte der Anfall durch Vagusdruck unterbrochen werden. Sehr interessant sind die 2 Fälle von* COHN *und* FRASER*: In dem einen bestand eine aurikuälre Tachykardie und da wurden die Anfälle durch Druck auf den rechten Vagus nach 2 Sekunden unterbrochen, während Druck auf den linken Vagus ohne Wirkung war. Das P-R-Intervall betrug im Anfalle 0,15". In dem zweiten Falle sind die Anfälle nach Ansicht der Verff. zweifelhaften, möglicherweise ventrikulären Ursprungs. Nach der Form der abgebildeten Elektrogramme muß ich sie aber für a-v-Tachykardie halten. Da war es nun möglich, den Anfall durch Druck auf beide Vagi zu beendigen, aber es bestand ein deutlicher Unterschied: Der leichteste Druck auf den linken Vagus war wirksam, während auf der rechten Seite ein starker Druck notwendig war. Auch tiefe Inspiration war oft vorübergehend wirksam. Diese Fälle von* GALLAVARDIN *und von* COHN *und* FRASER *stimmen nun sehr gut mit unseren experimentellen Erfahrungen überein. Wir wissen, daß die Vagi nicht nur auf den Sinus-, sondern auch auf den Tawaraschen Knoten wirken und daß der rechte vorzugsweise den Sinus, der linke aber die Atrioventrikulargrenze beherrscht. So hat bei normal schlagendem Herzen die Reizung des rechten Vagus fast immer eine Verlangsamung des ganzen Herzens zur Folge, während man bei Reizung des linken sehr oft Überleitungsstörungen bekommt.*

Im übrigen hat es sich gezeigt, daß so wie das Vorhofflattern auch die paroxysmale Tachykardie außerordentlich regelmäßig ist. FEIL und GILDER, die 8 Fälle sehr genau untersuchten, haben gefunden, daß die durchschnittliche Abweichung in der Länge der aufeinanderfolgenden Herzperioden immer kleiner war als 0,01''.

Die heterotopen, also in einem abnormen Punkte entstehenden Tachykardien können vom Vorhofe, von der Atrioventrikulargrenze und von der Kammer ausgehen. Man unterscheidet daher aurikuläre, atrioventrikuläre und ventrikuläre Tachykardien. Die atrioventrikulären — von den Franzosen als ,,maladie de BOUVERET'' bezeichnet — lassen sich auch im Ekg nicht immer von den aurikulären Tachykardien unterscheiden. Bei hohen Frequenzen rücken nämlich die Kammer-Ekge so nahe zusammen, daß man nicht sicher sagen kann, ob man nur Kammer-Ekge vor sich hat, ob also eine a-v-Tachykardie vorliegt, oder ob in der Nachschwankung auch die zur nächsten Kammersystole gehörende Vorhofzacke enthalten ist. Doch kennzeichnen sich die im Vorhof oder an der a-v-Grenze entstehenden Tachykardien im Ekg dadurch, daß sie zum Unterschiede von den ventrikulären ein normales Kammer-Ekg aufweisen (siehe aurikuläre und a-v-Extrasystolen). In einigen Fällen kann man bei Vorhofstachykardien solche mit positiver oder mit negativer Vorhofzacke erkennen, wodurch der Reizursprung in die oberen oder in die unteren Vorhofsteile lokalisiert wird. Es ist aber wahrscheinlich, daß die Tachykardien mit negativer Vorhofzacke vom oberen Teile des Tawaraschen Knotens ausgehen, daß sie also eigentlich a-v-Tachykardien sind. Wir haben schon die Versuche von MUNK, GASKELL, HABERLANDT, GANTER und ZAHN erwähnt, aus denen hervorgeht, daß diese Brückenmuskulatur auf einen einmaligen Reiz mit einer längeren Reihe von Kontraktionen antwortet und besonders die Versuche von GANTER und ZAHN haben gezeigt, daß der Tawarasche Knoten Tachykardien mit negativer Vorhofzacke erzeugen kann. In einem solchen Falle kann die Überleitungszeit normal oder etwas verlängert sein, weil der Reiz, der ja schon normalerweise an dieser Stelle verzögert wird, den ganzen Knoten zu durchlaufen hat, wenn er im Vorhofteile entsteht. Wenn er mehr in der Mitte des Knotens sitzt, ist das P-R-Intervall verkürzt, und wenn die Tachykardie vom Kammerteile des Knotens ausgeht, sieht man vor der R-Zacke des Ekg keine Vorhofzacke mehr. Die nähere Lokalisation des Ursprungs dieser Tachykardien ist nur mit Hilfe des Ekg möglich; der Venenpuls gibt bei den verschiedenen Formen gleiche Bilder, nämlich eine Verschmelzung der Vorhof- mit der Kammerwelle (Vorhofpfropfung WENCKEBACH). Wenn auch das Ekg keine sichere Entscheidung gestattet, kann der Rhythmus des Herzschlages gewisse Aufschlüsse geben. Nach J. HAY deutet nämlich bei einem älteren Kranken eine regelmäßige Tachykardie von ungefähr 120 in der Minute auf Vorhofflattern hin. Besonders charakteristisch ist dabei ein gewisser Frequenzwechsel, z. B. 106, 160, 80: dann schlagen nämlich die Vorhöfe wahrscheinlich 320 mal und es besteht abwechselnd Block 3 : 1, 2 : 1 und 4 : 1. Auch das Vorhofflimmern in Anfällen kommt viel öfter vor, als man gewöhnlich glaubt. Nach MARVIN und WHITE sieht man es in der Praxis ebensooft wie die aurikuläre Tachykardie und das dauernde Vorhofflimmern.

Dagegen sind Tachykardien ventrikulären Ursprungs sehr selten. MARVIN und WHITE konnten im Jahre 1922 nur 10 sichere Fälle in der Literatur finden und haben selbst den 11. beschrieben. Es bestanden da außerhalb des Anfalles einzelne ventrikuläre Extrasystolen von rechts und der Anfall setzte sich aus langen Reihen dieser Extrasystolen zusammen. Auch sonst sieht man häufig, daß in der anfallsfreien Zeit einzelne Extrasystolen auftreten, die von demselben Herd ausgehen wie die Schläge im Anfalle. Ich habe schon bei der Besprechung der Parasystolie (S. 234) darauf hingewiesen, daß man sich den Mechanismus dieser Fälle so vorstellen kann, daß außerhalb des Anfalles ein stärkerer Austrittsblock besteht, nach dessen Aufhebung alle Reize aus dem abnormen Herd austreten und den Anfall hervorrufen (siehe Abb. 155). ROBINSON *und* HERRMANN, *die im Jahre 1921 4 Fälle von ventrikulärer Tachykardie beschrieben haben, fanden in einem Falle bei der Autopsie einen Verschluß des Ramus descendens der linken Koronararterie (in den anderen Fällen wurde ein solcher Verschluß nicht nachgewiesen, aber als wahrscheinlich angenommen). Dieser Zusammenhang stimmt mit den experimentellen Erfahrungen überein, denn im Tierversuche kann man durch Abbindung einer größeren Koronararterie immer ventrikuläre Tachykardie und endlich Kammerflimmern hervorrufen. In den eben erwähnten Fällen betrug die Frequenz 170—228, die Anfälle begannen und endeten plötzlich. Das Kammer-Ekg hatte nur in einem Falle die Form der rechtsseitigen, in den anderen 3 Fällen die der linksseitigen Extrasystole. Auch das in der anfallsfreien Zeit aufgenommene Ekg zeigte eine abnorme Form, so daß eine Schädigung des Herzmuskels angenommen werden mußte. Wir haben in Abb. 152 das Ende eines solchen Anfalles wiedergegeben; der Reizursprung lag auch in diesem Falle im linken Ventrikel. Auch* SINGER *und* WINTERBERG *haben 1922 zwei Fälle von linksseitiger Kammertachykardie beschrieben, da konnten die Anfälle durch Chinininjektion unterbrochen werden.*

Symptome. — Das Herz fängt plötzlich an rasch zu schlagen, und das kann nur wenige Schläge ausmachen oder durch Minuten, Stunden, Tage und Wochen so weiter gehen. Wenn der Anfall aufhört, geschieht dies plötzlich, nicht allmählich, wie beim Herzklopfen. Die Frequenz ist gewöhnlich gesteigert, und zwar manchmal bedeutend, in anderen Fällen aber nicht wesentlich. Ein Kranker kann nur einen Anfall haben oder die Anfälle wiederholen sich durch 10 und 20 Jahre in kurzen Zwischenräumen oder sie treten sehr häufig auf, aber nur alle paar Wochen oder Tage, oder es treten an einem Tage mehrere Anfälle auf. Es kommt auch vor, daß die Vorhöfe nach einem oder zwei Anfällen dauernd flimmern oder flattern.

Die Empfindungen des Kranken können, wenn die Rhythmusstörung zum ersten Male auftritt, so geringfügig sein, daß er sie gar nicht beachtet. Gewöhnlich spürt er ein eigentümliches Flattern links in der Brust. Diese Empfindung ist sehr charakteristisch und fast pathognomonisch. Sie wird je nach dem Bildungsgrade des Kranken verschieden beschrieben, das Hauptmerkmal sind aber gelinde, sanfte, nicht rhythmische Bewegungen von meist wechselnder Stärke, und diese stehen in ausgesprochenem Gegensatz zu den Empfindungen, die beim Herzklopfen durch Erregung des Herzens bei normalem Rhythmus entstehen. Oft ist diese Empfindung so beunruhigend daß der Kranke sich ganz still verhält oder vorsichtig und langsam herumgeht. Zugleich merkt er eine deutliche Einschränkung der Leistungsfähigkeit seines Herzens, indem eine Arbeit, die er sonst immer leicht verrichten konnte, jetzt zu Atemnot führt.

Gleichzeitig kann eine so schwere Herzschwäche auftreten, daß sich in wenigen Tagen, ja selbst in wenigen Stunden die Zeichen einer unmittelbar drohenden Gefahr einstellen. Der Kranke muß im Bett bleiben und die Dyspnoe ist so stark, daß er nicht auf dem Rücken liegen kann, sondern in sitzender Stellung gestützt werden muß. Wenn der Kranke am Leben bleibt, stellen sich bald Ödeme der Beine ein, die Lippen werden zyanotisch und das Gesicht schwillt an. Der Puls ist klein, frequent und manchmal unregelmäßig, wobei die Schläge sehr ungleich stark sind. Die Halsvenen sind oft stark gefüllt und pulsieren sehr rasch; in wenigen Stunden tritt Herzerweiterung ein, manchmal nimmt der Transversaldurchmesser um 5 cm zu. Auch die Herztöne ändern sich, sie werden kurz und scharf und wenn das Herz rasch schlägt, ist oft kein Geräusch zu hören. Die Leber schwillt an und kann pulsieren, wobei sie den Rippenbogen um 5—7,5 cm überragt. Die Gewebe über dem Herzen und über der Leber werden oft außerordentlich druckempfindlich.

Wenn der Rhythmus plötzlich wieder normal wird, ist die Änderung im Zustande des Kranken sogar noch auffallender als der rasche Eintritt der Symptome der Herzschwäche. Mit einem Male atmet der Kranke erleichtert tief auf und in sehr kurzer Zeit, innerhalb einer halben Stunde, verschwinden alle abnormen Zeichen an den Lippen, im Gesichte und an der Leber, und in wenigen Stunden findet man auch die Herzgrenzen wieder normal.

Bei anderen kann die paroxysmale Tachykardie ein oder zwei Tage dauern, ohne daß sich die Herzgröße wesentlich ändert. In diesen Fällen merkt der Kranke gewöhnlich die abnorme Herztätigkeit, und er vermeidet instinktiv jede Anstrengung, indem er entweder im Bett bleibt oder in einem Lehnstuhle sitzt oder sehr langsam herumgeht. Der Anfall dauert gewöhnlich ein paar Stunden, kann aber gelegentlich auch viele Stunden, selbst ein oder zwei Tage dauern; nach Ablauf dieser Zeit findet man keine Vergrößerung des Herzens, keine Ödeme und keine Leberschwellung. Dieser Zustand kann in jedem Lebensalter, vom 10. Jahre angefangen, auftreten.

Im Jahre 1922 haben Levine *und* Ross Golden *bei 11 Kranken mit paroxysmaler Tachykardie Röntgen- und Blutdruckuntersuchungen ausgeführt. 5 Kranke hatten aurikuläre, 3 ventrikuläre Tachykardie, einer Vorhofflattern in Anfällen und 2 Vorhofflimmern. In 8 Fällen trat im Anfalle keine deutliche Herzerweiterung ein, in 2 Fällen war sie gering und nur in einem bedeutend. Man hätte also bei 10 von den 11 Fällen durch die Perkussion keine Vergrößerung der Herzdämpfung feststellen können. In 7 Fällen sank der systolische Druck, während der diastolische anstieg; der Pulsdruck war also klein und betrug in einem Falle nur 8 mm; das kann einige Symptome in schweren Fällen erklären. Der Grad der Herzerweiterung hängt ab von der Dauer des Anfalles, von der Kammerfrequenz und von dem Zustande des Herzens vor dem Anfalle.*

Lewis hat auf ein Merkmal hingewiesen, das die paroxysmale Tachykardie mit abnormem Reizursprung von der Beschleunigung unterscheidet, wie sie beim Herzklopfen oder durch vorübergehende Aufregung entstehen kann: Bei der paroxysmalen Tachykardie hat Anstrengung keinen Einfluß auf die Frequenz, während diese bei anderen Zuständen durch die Anstrengung gesteigert wird.

Prognose. — Die Prognose in solchen Fällen macht nicht geringe Schwierigkeiten. Während eines Anfalles können die Symptome so beängstigend sein, daß der Unerfahrene leicht dazu verleitet wird, den Zustand des Kranken für hoffnungslos zu halten. Ich erinnere mich, daß ich einmal in der Nacht zu einer 80jährigen Frau gerufen wurde. Ich fand ihren Herzschlag außerordentlich rasch und unregelmäßig, ihr Gesicht war geschwollen und zyanotisch und sie rang nach Atem. Ich sagte ihren Angehörigen, daß das Ende bevorstehe, aber als ich am nächsten Morgen hingehen wollte, begegnete ich ihr auf der Straße. Sie hatte dann noch einige Anfälle und starb auch in einem solchen. Andere Kranke habe ich durch Jahre hindurch beobachtet; da waren die Symptome nicht so schwer, oft bestand nur ein etwas unangenehmes Gefühl in der Brust. Bei diesen Kranken war das Herz nicht erweitert, obwohl die Frequenz gelegentlich bis auf etwa 200 stieg. Andere haben nur einen Anfall gehabt; ich habe einige von ihnen über 20 Jahre im Auge behalten und es trat kein neuer Anfall auf.

Bei einigen setzt sich die anfangs vorübergehende Rhythmusstörung dauernd fest, und darin liegt die Gefahr. Wenn die äußerste Herzschwäche bestehen bleibt und die Herzerweiterung nicht zurückgeht, geht der Kranke dem Tode entgegen (Fälle 51, 67 und 72).

Die Prognose hängt auch von dem Grade der Herzerweiterung ab. Wenn das Herz nicht größer wird und die Anfälle vorübergehen, ist die Prognose im großen und ganzen gut, obwohl bei vielen Kranken das Leben recht mühselig wird, weil die Anfälle trotz der Behandlung immer wieder kommen. Wenn Herzerweiterung zusammen mit Ödemen und Leberschwellung besteht, ist die Prognose schlecht.

Nach J. HAY (1921) ist die Sinustachykardie als solche unbedenklich und nur als Symptom aufzufassen; die Prognose richtet sich da ganz nach der Ursache. Dagegen sind die Tachykardien mit abnormem Reizursprung an und für sich als Krankheiten zu beurteilen. Die unmittelbare Gefahr liegt dabei in dem erschöpfenden Einflusse der sehr frequenten und oft frustranen Kontraktionen, die Gefahr wächst daher mit der Frequenz. Außerdem ist bei gleicher Frequenz die Prognose ernster, wenn das Herz unregelmäßig schlägt. Sie hängt in jedem Falle davon ab, wie das Herz auf den plötzlichen Rhythmuswechsel reagiert. Von den hierher gehörigen Störungen ist die leichteste die paroxysmale Tachykardie, dann kommt das Vorhofflattern und dann das Vorhofflimmern. Nach ROBINSON und HERRMANN ist die ventrikuläre Tachykardie prognostisch viel ungünstiger als die aurikuläre, ganz abgesehen davon, daß die ventrikuläre Tachykardie in Kammerflimmern übergehen und so zum plötzlichen Tode führen kann.

Behandlung. — Während des Anfalles ist vollständige Ruhe notwendig; man braucht dies kaum zu betonen, da der Kranke gewöhnlich selbst die Ruhe sucht, obwohl er in anderen Fällen ohne wesentliches Unbehagen langsam herumgehen kann. Man wird in der medizinischen Literatur viele Ratschläge finden, die das Aufhören der Anfälle bezwecken. Da sie aber gewöhnlich von selbst vorübergehen, wird es dem unerfahrenen Beobachter oft scheinen, daß ein zur rechten Zeit gegebenes Mittel die normale Herztätigkeit wieder hergestellt habe. Viele Kranke haben selbst irgendeinen Kunstgriff herausgefunden, der den Rhythmus zu ändern scheint. Oft können

die Anfälle dadurch beendigt werden, daß der Kranke einfach einige Male
tief atmet, sich auf die Brust schlägt, die Brust mit kaltem Wasser wäscht
oder Erbrechen herbeiführt (siehe Fall 68). Den verschiedensten Arzneimitteln
hat man nachgesagt, daß sie das Ende der Anfälle herbeiführen können, wie
dem Nitroglyzerin und dem Adrenalin. Im Anfang glaubte auch ich zu wissen,
wie man den Anfall beenden könne, aber ausgedehntere Erfahrung hat mir
gezeigt, daß in den Fällen, wo der Anfall aufhörte, dies aus einem mir unbekannten Grunde geschah und mit den Mitteln, die ich angewendet hatte,
gar nichts zu tun hatte. Ich habe auch intravenöse Strophanthin-Injektionen
ohne Erfolg angewendet.

Wenn sich Zeichen von Herzschwäche einstellen, der abnorme Rhythmus
bestehen bleibt, und man findet, daß ihm Vorhofflimmern oder Vorhofflattern
zugrunde liegt, sollte man die im 31. und 32. Kapitel beschriebene Behandlung anwenden.

*Winterberg hat 1907 auf Grund experimenteller Erfahrungen das Physo-
stigmin bei solchen tachykardischen Anfällen empfohlen, die mit einer primären
Herabsetzung des Vagustonus verbunden sind, da das Physostigmin schon in
kleinsten Mengen die Erregbarkeit der intrakardialen Vagusendigungen erhöht.
Dann hat Kaufmann über günstige Erfahrungen bei solchen Heilversuchen,
besonders in Kombination mit Strophanthin, berichtet.*

*Ein sehr gutes Mittel gegen die tachykardischen Anfälle scheinen wir im Chinin
gefunden zu haben, welches zuerst von Hecht (1917) intravenös eingespritzt wurde.
Singer und Winterberg, über deren an der Wenckebachschen Klinik ausge-
führte Versuche wir schon bei den Extrasystolen sowie beim Flimmern und Flattern
sprachen, haben Chinin auch bei paroxysmaler Tachykardie angewendet, und zwar
sowohl bei aurikulären und atrioventrikulären wie auch bei ventrikulären (1 Fall).
Bei allen diesen Formen hat sich die intravenöse Chinininjektion sehr gut bewährt;
Singer und Winterberg empfehlen sie jedoch nur für solche Fälle, wo der Anfall
bereits mehrere Stunden oder Tage gedauert hat. Später hat in anderen Fällen die
Injektion auch hier und da versagt; wenn die Wirkung aber eintrat, so geschah
dies gewöhnlich in unmittelbarem Anschlusse an die Injektion. Die Aufhebung des
Anfalles kann mit erstaunlicher Schnelligkeit, manchmal schon weniger Sekunden
nach dem Auftreten jenes Wärmegefühles erfolgen, welches die Kranken nach
intravenösen Chinininjektionen wahrzunehmen pflegen. Es wurde 0,5—0,75 g Chinin
eingespritzt. Die der Arbeit der genannten Autoren entnommene Abb. 189 zeigt die
Wiederherstellung des Sinusrhythmus sehr schön. Es handelt sich um eine Vorhoftachykardie mit der Frequenz 189. Die Chininwirkung tritt zunächst in eine Herabsetzung dieser Frequenz zutage, die über 180, 169, 152 bis auf 144 sinkt. Dann
folgt die Pause und nach dieser stellt sich der Normalrhythmus wieder ein, zunächst mit einer Frequenz von 92, die dann im Laufe von 20 Minuten bis auf 78 und
nach 24 Stunden auf 60 heruntergeht.*

*In einem von Singer und Winterberg beobachteten Falle von ventrikulärer
Tachykardie (Ausgangspunkt linker Ventrikel) wurden 0,5 g Chinin 14 Stunden
nach dem Beginne eines Anfalles bei einer Frequenz von 250 eingespritzt. Die
Frequenz fiel dann rasch auf 198 und dann folgte nach einer kurzen Pause die
Umschaltung auf den Normalrhythmus. „Damit tritt sofort eine wesentliche
Erleichterung im Befinden des Kranken ein. Das blasse, mit kaltem*

Schweiß bedeckte Antlitz rötet sich und der eben noch mühsam nach Atem ringende Kranke vermag wieder frei Luft zu schöpfen." Die zunächst noch beschleunigte Sinusfrequenz (117) geht im Laufe von 10 Minuten auf 86 zurück, dann tritt ein neuer Anfall ein, der aber nur wenige Sekunden dauert und von vornherein eine geringere Frequenz hat. (168, auf 183 steigend; der erste Anfall begann mit einer Frequenz von 250). Es folgten dann noch einige kurze Anfälle, dann wieder einige längere, die wieder durch Chinininjektion sofort unterbrochen wurden, worauf die Anfälle überhaupt ausblieben. In anderen Fällen (aurikuläre und a-v-Tachykardie) ist die dauernde Unterdrückung der Anfälle schon durch eine einmalige Injektion mehrmals gelungen. Interessant ist, daß in einem Falle die Injektion in die Vena cubitalis oder in andere größere Venenstämme ganz schmerzlos war, daß dagegen die Einspritzung in die oberflächlichen varikösen Hautvenen Schmerzen auslöste. Diese gingen zwar meist sehr rasch vorüber, waren aber anfangs von außerordentlicher Heftigkeit.

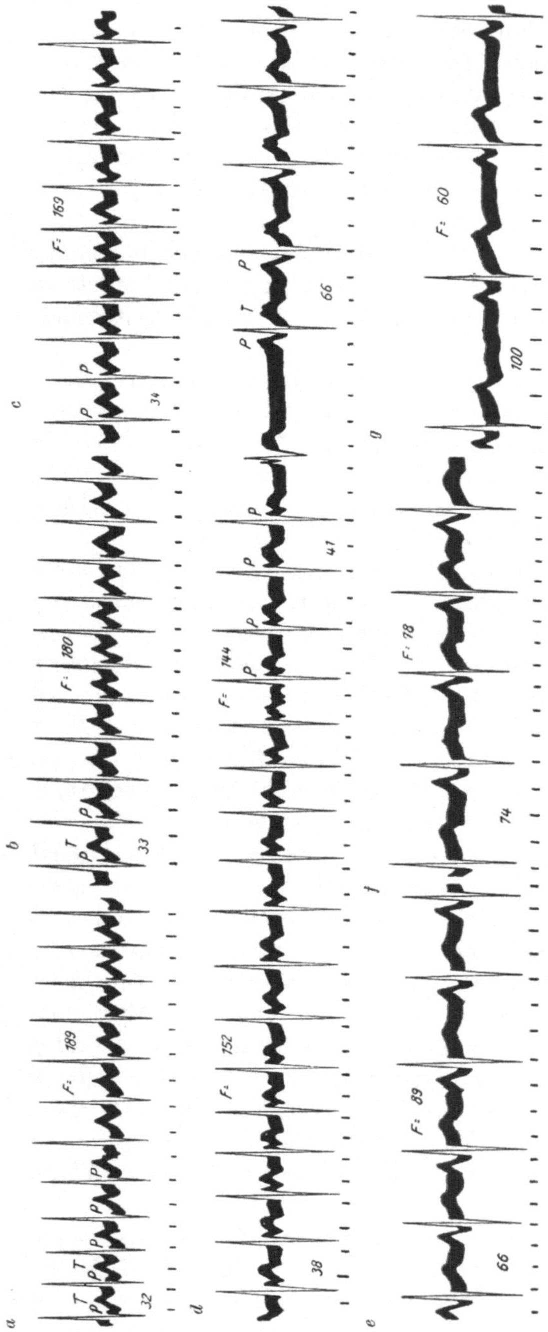

Abb. 189. a) Anfall von paroxysmaler Vorhoftachykardie. Vor Chinin. Frequenz 189 in der Minute. — b) 0,3 Minuten nach intravenöser Injektion von 0,75 g Chinin. Frequenz 180. — c) Nach 1/2 Minute. Frequenz 169. — d) Nach 1 Minute, weitere Frequenzabnahme auf 152 und 144, und Übergang zum Sinusrhythmus. Dieser ist zunächst (Ende von d) beschleunigt (Frequenz 92), nimmt in e nach 10 Minuten auf 89 und in f nach 20 Minuten auf 78 ab. Nach 24 Stunden (g) beträgt die Minutenfrequenz etwa 60. Zeit in Fünftelsekunden. Nach SINGER und WINTERBERG.

SINGER *und* WINTERBERG *fassen ihre Erfahrungen in folgenden Worten zusammen: „Die intravenöse Verabreichung des Chinins, vorläufig in Mengen* *bis zu $^1/_2$ g, scheint uns vor allem bei der paroxysmalen Tachykardie und bei gewissen pressorischen Gefäßkrisen empfehlenswert. Tachykardische Paroxysmen sollen aber nur dann mit Chinin behandelt werden, wenn sie von längerer Dauer sind und gegenüber einfacheren Methoden, wie Pressen, Vagusdruck, Rachenkitzel usw. refraktär bleiben. Der erreichte Erfolg wird um so mehr befriedigen, wenn alle anderen Mittel versagt haben. Die auch bei intravenöser Injektion beobachteten Mißerfolge sind wenigstens teilweise auf eine ungenügende Dosierung zurückzuführen. Sie werden sich also gewiß noch bedeutend einschränken lassen. Solange jedoch noch keine größeren Erfahrungen vorliegen, die lehren, wie weit man mit der Dosierung gefahrlos gehen kann, wird man in solchen Fällen nur mit größter Vorsicht tastend vorgehen. Es ist indessen zu hoffen, daß eine weitere Erprobung der zahlreichen Chininderivate oder ein zielbewußter Aufbau eines die wirksame Gruppe enthaltenden neuen Mittels weitere therapeutische Erfolge ermöglicht."*

34. Kapitel.

Der Pulsus alternans.

Verschiedene Formen von Alternans. — Bedingungen, die zu Alternans führen. — Ursache des Pulsus alternans. — Differentialdiagnose. — Prognose. — Behandlung.

Der Ausdruck Alternans bezeichnet eine Unregelmäßigkeit, die in einem Wechsel der Stärke der einzelnen Pulse besteht: jeder zweite Schlag hat eine andere Größe, ein großer Puls wechselt mit einem kleineren ab, aber der Rhythmus ist ganz regelmäßig (Abb. 190). In der großen Mehrzahl der Fälle kann der Alternans nur durch die graphische Aufnahme des Radialpulses erkannt werden. In der Regel ist nämlich der Unterschied in der Pulsgröße zu geringfügig, um vom Finger gefühlt werden zu können, aber in seltenen Fällen kann man ihn auch spüren. Ebenso kommt es nur selten vor, daß man einen Wechsel in der Stärke der Herztöne hört, obwohl dort, wo ein systolisches Geräusch besteht, besonders wenn es ein musikalisches ist, der Unterschied in der Stärke sehr deutlich ist. Bis in die letzten Jahre hat man unter der Bezeichnung Alternans verschiedene Arten von Arhythmie zusammengefaßt, und es ist hauptsächlich WENCKEBACHs Verdienst, daß man jetzt den Namen nur auf eine Art anwendet, nämlich auf die, wo der Rhythmus ganz regelmäßig ist, wo aber jeder zweite Schlag eine andere Größe aufweist, indem immer ein großer mit einem kleinen abwechselt. In den ganz reinen Fällen arbeiten alle Herzabteilungen, soweit es sich um die Aufeinanderfolge ihrer Tätigkeit handelt, normal, und man entdeckt die Abweichung nur an der wechselnden Wirkung der Kontraktionen des linken Ventrikels auf den Radialpuls.

Verschiedene Formen von Alternans. — Wenn man eine große Zahl von Fällen mit Alternans untersucht, wird man finden, daß die zugrunde liegenden Vorgänge nicht immer dieselben sind. Ich habe gesagt, daß in den typischen Fällen alle Herzabteilungen normal arbeiten, aber es gibt andere Fälle von Alternans, wo dies nicht der Fall ist. Bei paroxysmaler Tachykardie gehen die Herzkontraktionen von einem abnormen Punkte aus. So entstehen in Anfällen von Tachykardie wie in den Abb. 151, 183 und 185 die Herzkontraktionen in abnormer Weise.

In Fällen von Vorhofflattern, wie wir es im 32. Kapitel beschrieben haben, tritt der Alternans sehr leicht auf, wenn die Kammerfrequenz gesteigert ist, und es scheint in dem Mechanismus des Flatterns etwas zu sein, was das Zu-

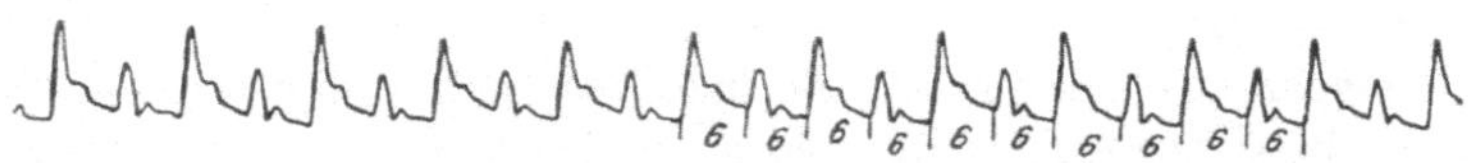

Abb. 190. Alternans in der Radialkurve. Die einzelnen Pulsperioden sind genau gleich lang (0·6″).

standekommen des Alternans begünstigt (Abb. 185). Wenn man Alternans findet in einem Falle, wo kein Fieber besteht und die Frequenz 100 in der Minute oder mehr beträgt, soll man immer daran denken, daß ein abnormer Rhythmus, wie Vorhofflattern, vorliegen könnte.

Bedingungen, die zu Alternans führen. — Wenn wir den Pulsus alternans beiseite lassen, der infolge einer abnormen Herztätigkeit entsteht, finden wir, daß in der weitaus überwiegenden Mehrzahl der Fälle degenerative Veränderungen im Herzmuskel vorhanden sind. Das ist am häufigsten bei Leuten im vorgeschrittenen Alter der Fall. Man findet den Alternans gelegentlich bei jüngeren Menschen mit Zeichen der äußersten Erschöpfung des Herzmuskels,

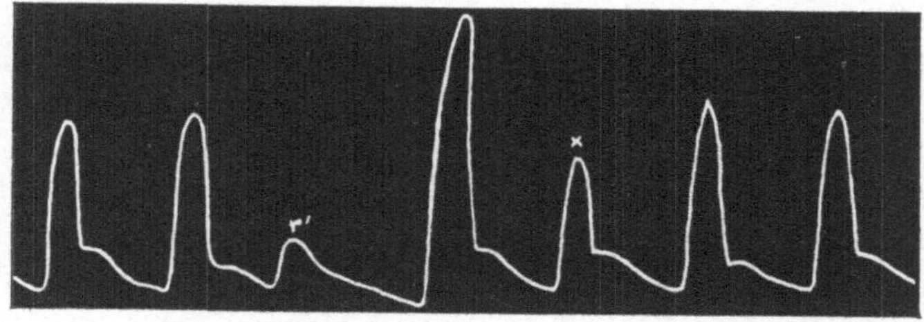

Abb. 191. Karotispuls vom Hunde. Am bloßgelegten Herzen wurde durch direkte Reizung die Extrasystole r′ erzeugt. Auf die lange Pause nach der Extrasystole folgt ein großer Puls, dann einer (×), der kleiner ist als die anderen. Diese Kleinheit ist ein Zeichen von schwerer Erschöpfung der Kontraktilität des linken Ventrikels. Vergleiche mit der folgenden Abbildung (CUSHNY).

aber ich habe gerade in den wenigen tödlich verlaufenen Fällen, die ich bei jungen Leuten sah, keine Gelegenheit gehabt, den Herzmuskel zu untersuchen. Der Alternans kann bei erschöpften Herzen mit kranken Klappen vorkommen, aber gerade die typischesten Beispiele hatten keine oder nur eine nebensächliche Klappenaffektion. Ich habe Alternans ferner gelegentlich bei schweren Fällen von Pneumonie gesehen und er kommt wohl auch bei anderen erschöpfenden akuten Krankheiten vor.

Nach WENCKEBACH, *auf dessen neue Vorstellung über das Wesen des Alternans wir noch zurückkommen, sind es hauptsächlich zwei Gruppen von Krankheiten, bei welchen der Alternans vorkommt, nämlich die paroxysmale Tachykardie und diejenigen Krankheitszustände, die mit einem hohen Blutdruck oder mit bedeutenden Aortenleiden einhergehen, also die chronische Nephritis und die Aortensklerose; es ist interessant, daß fast alle Fälle von Alternans, die in der Literatur zu finden sind, chronische Nephritiden waren. Von 6 jüngeren Kranken WENCKE-*

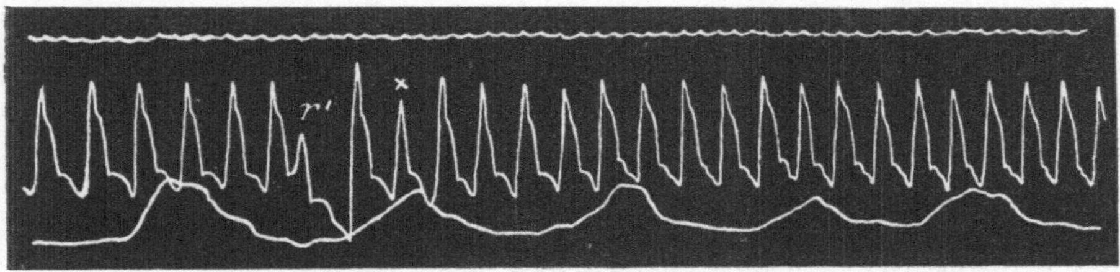

Abb. 192. Auf die lange Pause nach der Extrasystole (*r′*) folgt ein großer Schlag, auf diesen ein kleiner (×) und die folgenden sind dann wieder größer. Der kleine Schlag (×) zeigt, daß die Kontraktilität des Herzens stark erschöpft war. Vergleiche mit der vorigen Abbildung. (Von einem Falle von vorgeschrittener Herzsklerose.)

BACHS (23—41 Jahre) hatte nur einer keine Nephritis, sondern Herzinsuffizienz mit sehr hoher Frequenz. Von den nicht in die genannten Gruppen fallenden Kranken sind die meisten sehr alte Leute oder solche mit Aortenleiden.

Der Pulsus alternans mag nur unter besonderen Umständen in Erscheinung treten. So kann er vollständig verschwinden, wenn der Kranke ruht und vielleicht ist das der Grund, warum man ihn öfter in der Sprechstunde sieht als im Krankenhause. Wo eine Neigung zu Alternans besteht, kann eine gewisse körperliche Anstrengung hinreichen, um ihn hervorzurufen; oder er tritt auf, wenn sich der Herzrhythmus ändert, wie in den Fällen, wo er nach Extrasystolen erscheint (Abb. 191 und 192). Auf die Extrasystole folgt gewöhnlich eine lange Pause und dann kommt eine Reihe von Normalschlägen. Nach dieser Pause kann nun der Alternans entstehen und verschieden lange Zeit

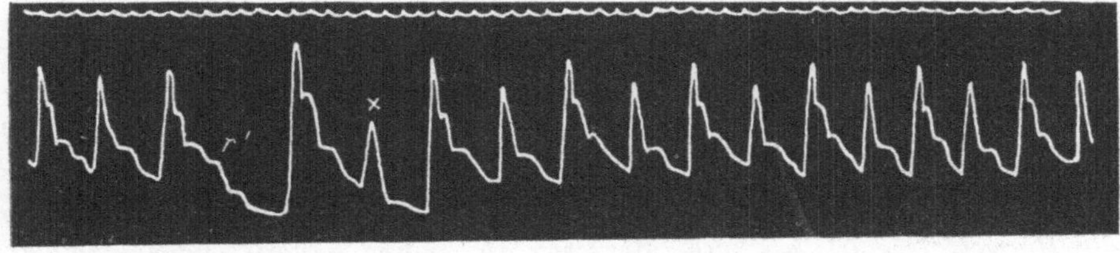

Abb. 193. Der Puls alternans wird nach der auf die Extrasystole (*r′*) folgenden langen Pause verstärkt. Der zweite Schlag (×) nach der Pause kommt rechtzeitig, ist aber viel kleiner. (Von einem Falle von vorgeschrittener Herzsklerose.)

weiter gehen. Manchmal sieht man nur einen kleinen Schlag (Abb. 192), in anderen Fällen erstreckt sich der Größenwechsel über mehrere Schläge, wobei sich der Unterschied allmählich ausgleicht und der Alternans auf diese Art verschwindet. Wenn Pulsus alternans ständig vorhanden ist, wird er nach einer Extrasystole deutlich (Abb. 193), und wenn häufige Extrasystolen auftreten, kann besonders nach Anstrengung eine verwirrende Arhythmie zustandekommen, die aus Extrasystolen und Alternans besteht. Andere klinische

Eigentümlichkeiten im Auftreten des Pulsus alternans hat WINDLE in seinen lesenswerten Arbeiten über diesen Gegenstand beschrieben.

Ursache des Pulsus alternans. — F. B. HOFMANN führte den Alternans auf eine Schädigung der Kontraktilität zurück: die den großen Schlag erzeugende Kontraktion ist so lang, daß die Ruhepause für den nächsten Schlag verkürzt wirkt; infolgedessen ist der zweite Schlag kleiner und kürzer, so daß die dem nächsten Schlage vorangehende Pause wieder lang ist; dieser wird also wieder größer und länger und so geht der Wechsel fort. MUSKENS, HERING und andere haben die Vermutung ausgesprochen, daß sich beim kleineren Schlage nicht alle Muskelfasern zusammenziehen; es soll ein intramuskulärer Block bestehen, so daß einzelne Fasern nur bei jedem zweiten Schlage arbeiten. EINTHOVEN und LEWIS, welche Fälle von Alternans elektrokardiographisch untersuchten, konnten aber weder einen Wechsel in der Dauer der Systole, noch irgendeinen Unterschied im Aktionsstrom finden, aus dem ein Anhaltspunkt für die bei den einzelnen Schlägen tätige Muskelmasse

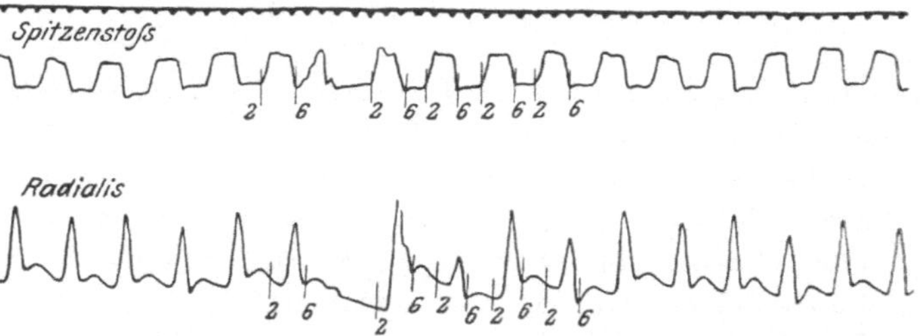

Abb. 194. Spitzenstoß und Radialis. Nach einer Extrasystole wird der Alternans im Radialpulse deutlicher. Trotz des deutlichen Größenunterschiedes in den alternierenden Radialpulsen besteht kein Unterschied in der Größe oder der Dauer der Erhebungen im Spitzenstoße, ein wichtiger Unterschied gegenüber dem Verhalten des Spitzenstoßes bei Extrasystolen.

gewonnen werden könnte. Dazu kommt, daß Spitzenstoßkurven keinen Unterschied in der Form oder Dauer der Schläge erkennen lassen (Abb. 194). Es scheint also, daß die wirkliche Ursache dieser Unregelmäßigkeit noch nicht entdeckt worden ist.

Die ursprüngliche Annahme, daß der Alternans auf gestörter Kontraktilität beruhe, ist nicht befriedigend; man müßte ihn sonst regelmäßig oder doch viel öfter bei Herzschwäche finden, was ja nicht der Fall ist. Beim Menschen ist der Alternans selten und das ist um so auffallender, wenn man bedenkt, wie häufig die Herzschwäche ist, wie viele Menschen an Angina pectoris leiden, und daß ja auch diese nach MACKENZIE auf einer Erschöpfung des Herzmuskels beruhen soll. Dazu kommt noch, daß Digitalis beim Menschen den Alternans verstärken oder hervorrufen kann. WENCKEBACH, der 1901 und dann 1903 in seinem Buche über die Arhythmie den Alternans auf Grund der Versuche von F. B. HOFMANN durch gestörte Kontraktilität erklärt hatte, kam 1914 zu einer anderen Ansicht, und er überschreibt den betreffenden Abschnitt in seinem Buche geradezu mit den Worten „Die Erklärung aus gestörter Herzkraft ist unzutreffend". In diesem Abschnitte vertritt er die Ansicht, daß der Pulsus alternans beim Menschen vielmehr ein Pulsphänomen ist als ein Herzphänomen, und daß er sich zumeist ausschließlich im Pulsbilde, nicht am Herzen ausprägt. Das kann aber auch durch einen Wechsel des Schlagvolumens entstehen, ohne daß an der Herzkraft irgend etwas geändert ist. Beim Menschen ist die Herztätigkeit nie ganz regelmäßig. Nach längerer Pause ist die Füllung besser, der Druck in der Aorta niedriger, es entsteht daher ein großer Puls, bei welchem sich das Herz vollständiger entleert. Daher ist das Schlagvolumen bei der nächsten Systole kleiner, außerdem ist der Aortendruck durch den großen Puls gehoben, der Widerstand also größer und aus diesen beiden Gründen wird dieser Puls kleiner. Bei sehr hohem Druck werden auch kleine Unterschiede in der Pausenlänge schon eine große Rolle spielen; dasselbe gilt für die hohe Frequenz, bei der die Füllung des Herzens sehr rasch erfolgen muß. Der Alternans des Menschen könnte also erklärt werden durch kleine Unregelmäßigkeiten des Herzschlages, ungenügende Blutzufuhr, mangelhaftes Hochgehaltenwerden des Blutdruckes, hohe Frequenz und hohen Blutdruck, also ausschließlich durch Kreislauffaktoren, unabhängig von der Herzkraft.

Wenn man sich nun die klinischen Fälle von Alternans auf diese Erklärung hin ansieht, so findet man zunächst, daß weder die sphygmographischen noch die elektrokardiographischen Untersuchungen deutliche oder konstante Unterschiede zwischen den großen und den kleinen Systolen ergeben, die irgendwie ins Gewicht fallen. Wenn man dann berücksichtigt, daß der Alternans, wie oben erwähnt, hauptsächlich bei hoher Frequenz und bei hohem Druck mit großer Amplitude vorkommt, gewinnt die Erklärung WENCKEBACHS sehr an Bedeutung. Bei hoher Frequenz wird die Diastole sehr kurz, die Füllung der Kammern muß sehr rasch erfolgen und es werden deshalb schon sehr kleine Unterschiede in der Periodendauer von großem Einfluß auf die Füllung und damit auf die Größe des folgenden Schlagvolumens sein. Dem steht ja nun die Tatsache gegenüber, daß das Herz gerade bei der paroxysmalen Tachykardie außerordentlich regelmäßig schlägt; das gilt gerade für das Vorhofflattern, wo nach MACKENZIE der Alternans oft vorkommt; es wäre aber doch möglich und jedenfalls erst zu untersuchen, ob der Alternans nicht gerade bei den Fällen vorkommt, wo doch kleine Unterschiede in der Periodenlänge zu finden sind. Bei der zweiten Gruppe, der chronischen Nephritis, bei der hoher Blutdruck und große Amplitude besteht, erklärt sich der Alternans durch das Zusammenwirken der starken Schwankungen in der Füllung und im Entleerungswiderstande; es wird dann, besonders wenn nach einer Extrasystole eine längere Pause entsteht, leicht Alternans auftreten, weil bei sehr hohem Aortendruck das verschieden tiefe Absinken des Druckes in den ungleich langen Pausen für die Größe des von der folgenden Systole geförderten Schlagvolumens schon von großer Bedeutung ist.

Damit will WENCKEBACH aber keine allgemein gültige Erklärung für den Alternans geben, denn auch das isolierte Herz, ja sogar ausgeschnittene Herzmuskelstücke können Alternans zeigen (ENGELMANN, RIHL, FREDERICQ), also unter Umständen, wo gar kein Kreislauf besteht. Ich möchte mich deshalb durchaus der Meinung WENCKEBACHS anschließen, daß ein Alternans auf verschiedene Weise zustandekommen kann, und zwar 1. durch besondere Gifte (Digitalis, Antiarin, Akonitin, Glyoxylsäure, 2. durch Abnahme der Kontraktilität im Sinne der Versuche von F. B. HOFMANN, 3. dadurch, daß sich an der kleineren Systole weniger Muskelfasern beteiligen (GASKELL, ENGELMANN, TRENDELENBURG, MUSKENS, HERING), was man beim Froschherzen ohne weiteres sehen kann, und 4. durch Änderungen der Kreislaufsbedingungen im Sinne von WENCKE-

BACH. *Das eine ist sicher, daß nämlich das Alternansproblem bis zum heutigen Tage nicht gelöst ist; es hätte deshalb auch wenig Wert, auf die einzelnen Theorien näher einzugehen.*

Das Ekg bei Alternans. *Das Ekg zeigt beim Alternans immer die Normalform; manchmal ist die Kurve überhaupt nicht verändert, das Ekg des großen*

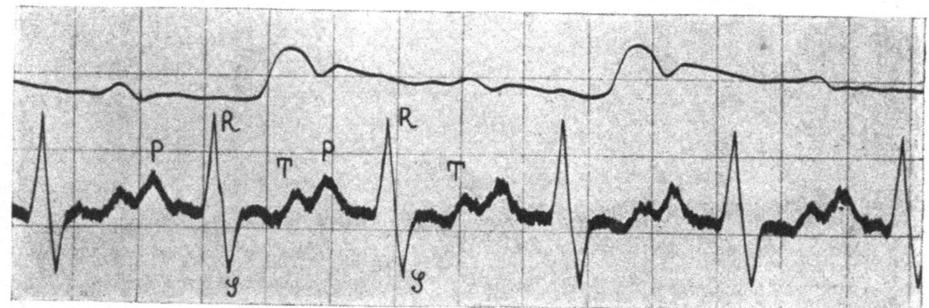

Abb. 195. *Alternans, Mensch. Oben Karotispuls, unten Ekg (Abl. II). Die den großen und den kleinen Pulsen entsprechenden Ekge sind gleich (nach* KAHN).

Schlages sieht ebenso aus wie das des kleinen; so sieht man in Abb. 195 zwei große und drei sehr kleine Pulse (Karotis, Mensch): die zugehörigen Ekge zeigen keinen Unterschied. In anderen Fällen alternieren die Anfangszacke R und die Nachschwankung T, und zwar gleichsinnig mit den mechanischen Kurven oder auch gegensinnig. Die Tatsache, daß die manchmal auftretenden Veränderungen des Ekg beim Alternans in keinem erkennbaren Zusammenhange mit den mechanischen Kurven stehen — was ja auch sonst für das Ekg gilt —, läßt es sehr wahrheinlich erscheinen, daß es sich dabei um andere Vorgänge handelt, die gleichzeitig mit dem Alternans bestehen können, aber nicht bestehen müssen; wahrscheinlich handelt es sich dabei um periphere Leitungsstörungen, wie wir sie noch näher kennen lernen werden.

Differentialdiagnose. — Es gibt einige Pulsformen, die dem Alternans überraschend ähnlich sind. Diejenige, die gewöhnlich für Alternans gehalten wird, ist der Pulsus bigeminus, den wir schon im 28. Kapitel besprochen haben. Da beruht der kleinere Schlag auf einer Extrasystole; er ist immer vorzeitig und von einer längeren Pause gefolgt. Der Unterschied wird durch den Vergleich der Abb. 190 und 196 deutlich. In Abb. 196 beträgt das Intervall zwischen dem großen und dem kleinen Schlage 0,6″, das zwischen dem kleinen und dem nächsten großen Schlage aber 0,7″. Beim Pulsus alternans in der Abb. 190 ist das Intervall zwischen dem großen und dem kleinen Schlage gerade so groß, wie das zwischen diesem und dem nächsten großen. Eine andere, etwas seltene Form, die dem Alternans ähnlich ist, zeigt die Abb. 197.

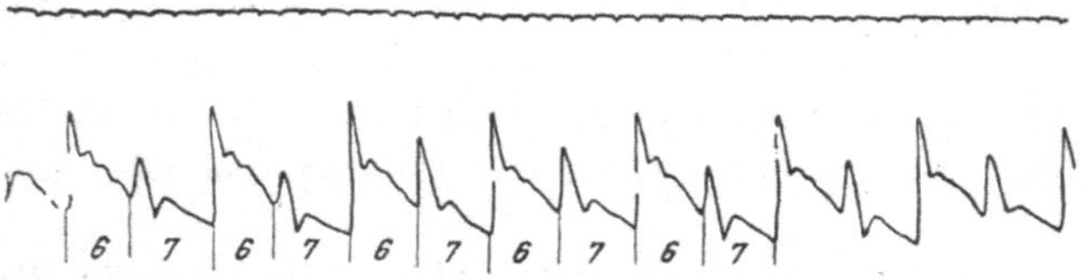

Abb. 196. Bigeminie durch Extrasystolen. Das Intervall zwischen dem großen und dem kleinen Schlage beträgt 0,6″, das zwischen dem kleinen und dem nächsten großen dagegen 0,7″. Vergleiche mit Abb. 190.

Die Kurve stammt von einem gesunden, starken, 50jährigen Manne, der über Verdauungsstörungen klagte. Ich wußte seit 20 Jahren, daß er einen langsamen Puls hatte, aber ich war überrascht, als ich bei der Kurvenaufnahme scheinbar einen Alternans fand. Bei der Auskultation entdeckte ich nun nach jedem stärkeren Schlage die zwei für Extrasystolen charakteristischen kurzen, scharfen Töne, und die Erklärung bestand also darin, daß nach jedem zweiten Normalschlage eine Extrasystole auftrat, die aber zu schwach war, um in der Radialis eine Welle zu erzeugen. Das Auftreten der Extrasystole hatte aber irgendwie die Abschwächung des folgenden Normalschlages bewirkt. WARDROP GRIFFITH beschreibt ein ziemlich ähnliches Beispiel..

Prognose. — Bevor man in Fällen mit Pulsus alternans eine Prognose stellt, muß man eine klare Vorstellung von dem zugrunde liegenden Vorgange haben. Wenn der Alternans während einer andauernden oder paroxysmalen Tachykardie auftritt, scheint er keine irgend ernstliche Bedeutung zu haben. So habe ich die in Abb. 151 wiedergegebene Kurve vor 4 Jahren bei einem

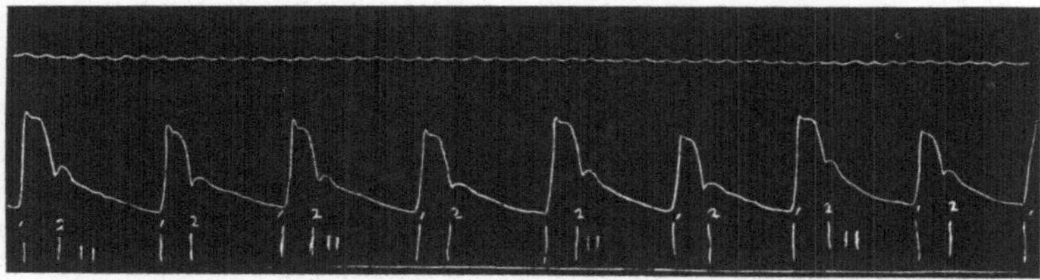

Abb. 197. Radialkurve, die wie Alternans aussieht. Bei der Auskultation hörte man aber nur nach dem großen, nicht nach dem kleinen Schlage die für Extrasystolen charakteristischen zwei kurzen, scharfen Töne. Diese sind in der Abbildung durch die kleinen senkrechten Striche dargestellt.

Manne aufgenommen, der häufige Anfälle hatte; diese haben ihn aber nicht daran gehindert, seine Arbeit als Zimmermann während der folgenden Jahre weiter zu verrichten, und er zeigt kein Zeichen von Herzschwäche.

Dagegen ist der Alternans bedeutungsvoll, wenn er in Fällen von normaler Herztätigkeit auftritt. Da findet sich immer eine gewisse Erschöpfung des Herzmuskels, und zwar gewöhnlich eine sehr bedeutende. In der überwiegenden Mehrzahl der Fälle ist die Erschöpfung die Folge einer so ausgedehnten Degeneration und einer so weit vorgeschrittenen Schwächung des Herzmuskels, daß dem Symptom eine sehr ernste Bedeutung zugeschrieben werden muß. Das ist besonders dann der Fall, wenn gleichzeitig Anfälle von Angina pectoris oder Cheyne-Stokesscher Atmung bestehen; die Kombination dieser Erscheinungen ist ausnahmslos mit einer so hochgradigen Erschöpfung des Herzmuskels verbunden, daß der tödliche Ausgang zu jeder Zeit eintreten kann.

Der Pulsus alternans kann aber auch bei weniger vorgeschrittenen Fällen auftreten; bei entsprechender Behandlung, besonders Ruhe, kann sich eine erstaunliche Besserung einstellen und der Kranke kann noch ungezählte Jahre ein nützliches Leben führen. Aber diese Leute sind immer in Gefahr, denn eine leichte fieberhafte Erkrankung kann dem Herzen mehr Arbeit aufbürden als es leisten kann.

Der Pulsus alternans muß aber nicht besonders deutlich sein, denn einige von den am schnellsten tödlich verlaufenen Fällen haben ihn nur bei ein oder zwei Schlägen nach einer Extrasystole erkennen lassen.

Ich habe den Ernst der Prognose beim Alternans auf folgende Weise erkannt. Bei der Trennung der verschiedenen Arten von Arhythmie hatte ich eine Reihe von Fällen in einer Gruppe vereinigt, wo der Rhythmus regelmäßig war, die Größe der Schläge aber regelmäßig wechselte und ich habe einige Kurven in meinem Buche über den Puls 1902 veröffentlicht. Im Jahre 1905 lenkte WENCKEBACH die Aufmerksamkeit auf diese Kurven und wies darauf hin, daß sie sich von anderen Formen von Unregelmäßigkeit unterscheiden. Als ich seine Arbeit gelesen hatte, ging ich daran, die Kranken, welche diesen Zustand gezeigt hatten (ungefähr ein Dutzend), noch einmal zu untersuchen und da fand ich, daß sie alle tot waren. Seither habe ich die Lebensgeschichte der Kranken mit Alternans sorgfältiger aufgezeichnet und jetzt habe ich über 100 Fälle beisammen, und auf die Untersuchung dieser Fälle habe ich das gegründet, was ich eben über die Prognose gesagt habe. In einer kürzlich erschienenen Arbeit beschreibt WINDLE seine Beobachtungen über Fälle mit Pulsus alternans; die meisten starben im Laufe von zwei Jahren, nachdem man den Alternans gefunden hatte, und das stimmt mit meinen Erfahrungen überein.

WENCKEBACH kommt dagegen auf Grund seiner eigenen Erfahrungen zu dem Schlusse, daß die Prognose des Alternans nicht gar so schlecht ist und daß man die Möglichkeit einer weniger ernsten Bedeutung nicht von vornherein ausschließen sollte. Die Ansicht, daß auch ein geringes Alternieren nach einer Extrasystole ein ernstes Symptom ist, sei eine arge Übertreibung. Es gibt — wie ja auch MACKENZIE sagt — nicht ganz seltene Fälle, wo der Alternans gut überstanden wird und dann muß man bedenken, daß die Kranken, die den Alternans zeigen, fast immer hoch bejahrte Leute sind oder solche mit Aortensklerose, Angina pectoris oder Schrumpfniere. Das sind aber Zustände, die ein langes Leben schon an und für sich ausschließen, ob nun Alternans vorhanden ist oder nicht. Andererseits ist der Alternans bei der paroxysmalen Tachykardie nach allgemeiner Erfahrung kein ungünstiges Zeichen. Das beweist aber nicht, daß hier eine prinzipiell andere Ursache vorliegt, sondern erklärt sich daraus, daß die Tachykardie ein vorübergehender Zustand ist, die oben erwähnten Krankheiten aber nicht. WENCKEBACH legt sich natürlich auch die Frage vor, warum dann nicht alle Kranken mit Tachykardie oder hohem Druck Alternans haben und ob nicht doch im Herzmuskel ein ungünstiger Zustand besteht, der bewirkt, daß gerade diese Herzen auf die wechselnden Kreislauffaktoren mit Alternans antworten. Diese Frage kann vorläufig nicht beantwortet werden; es wäre aber möglich, daß bei hohem Blutdruck der Alternans latent vorhanden ist, daß also, wie HERING sagt, die „Alternansdisposition“ besteht, und daß es nur dann zum Alternieren kommt, wenn eine bestimmte Frequenz überschritten wird. Darüber sind aber noch weitere Untersuchungen notwendig.

Behandlung. — Da der Pulsus alternans nur ein mit anderen Zuständen verbundenes Symptom ist, muß sich die Behandlung nach diesen richten. Wenn kein abnormer Rhythmus besteht, ist es die Hauptsache, die Lebensweise des Kranken sorgfältig zu regeln, so daß er sich streng an die Grenzen seiner Herzkraft hält.

35. Kapitel.

Schädigung der reizleitenden Funktionen des Atrioventrikularbündels (Herzblock, Adams-Stokessche Krankheit, Kammer-Automatie).

Definition. — Methoden, um die Herabsetzung der Leitfähigkeit zu erkennen. — Intersystolische Periode (das *a-c*-Intervall). — Herabsetzung der Leitfähigkeit ohne Arhythmie. — Ausfall von Pulsschlägen infolge Herabsetzung der Leitfähigkeit. — Unabhängiger Kammer-Rhythmus infolge Herzblock. — Wirkung der Vorhofskontraktion auf den Radialpuls. — *Störungen der Reizleitung in den Tawaraschen Schenkeln und ihren Verzweigungen.* — Ätiologie. — Bedeutung der leichteren Formen von Herabsetzung der Leitfähigkeit. — Symptome bei Herzblock. — Prognose. — Behandlung.

Definition. — Die verschiedenen Formen der unregelmäßigen Herztätigkeit, die wir in den vorangehenden Kapiteln beschrieben haben, beruhten darauf, daß die Kontraktionen von einem andern Orte ausgingen, als dem normalen Schrittmacher (Sinusknoten), weil diese abnorme Stelle die Reize in rascherer Folge bildete. Dagegen ist die abnorme Herztätigkeit, mit der wir uns in diesem Kapitel beschäftigen, darauf zurückzuführen, daß der vom Schrittmacher kommende Reiz die Kammern nicht erreichen kann. Der vom Vorhofe kommende Kontraktionsreiz erreicht die Kammern auf dem Wege des Bündels, welches die Vorhöfe mit den Kammern verbindet (Abb. 3 und 4). Diese Brücke kann derart pathologisch verändert sein, daß 1. der Reiz verzögert wird, 2. die Reizleitung zeitweise unterbrochen ist und 3. der Reiz jenseits des *a-v*-Knotens vollständig blockiert wird und die Kammer dann auf einen Reiz antwortet, der in den unbeschädigten Resten des *a-v*-Bündels entsteht (Herzblock, Kammerautomatie).

Methoden, um die Herabsetzung der Leitfähigkeit zu erkennen. — Abgesehen von geeigneten Kurven beschränkt sich der klinische Nachweis auf die Erkennung eines vorgeschrittenen Zustandes, wo der Radialpuls oder vielmehr die Kammertätigkeit langsam ist, während die Venen am Halse rascher pulsieren, weil die Normalfrequenz der Vorhöfe erhalten ist. Wenn die Kammerkontraktionen über 36 in der Minute betragen, so können sie zu den Vorhofswellen im Jugularispulse in einem bestimmten Verhältnis stehen, indem die Kammer auf jede zweite, dritte oder vierte Vorhofskontraktion antwortet. Wenn die Kammerkontraktionen ungefähr 30 oder darunter betragen, so sind sie gewöhnlich unabhängig vom Vorhofe, und Vorhof und Kammer schlagen in unabhängigem Tempo und in Erwiderung auf unabhängige Reize. In vielen Fällen kann die Kammerfrequenz beträchtlich höher sein (Abb. 214).

Wenn nur eine Verzögerung in der Antwort der Kammer auf den vom Vorhof ausgehenden Reiz stattfindet, so ist der Beweis sehr schwer zu führen, wenn man keine graphischen Aufzeichnungen hat. Immerhin war es mir möglich, in Fällen von Mitralstenose diese Verzögerung daran zu erkennen, daß das präsystolische Geräusch vom ersten Herztone ein wenig getrennt war, was manchmal als mesodiastolisches Geräusch bezeichnet wird. *In einem kürzlich von* Maron *und* Winterberg *veröffentlichten Falle von Mitralstenose (und Insuffizienz), bei dem manchmal ein periodischer Wechsel in der Länge der*

Überleitungszeit auftrat, führte der wechselnde Abstand der Vorhof- von der Kammer-systole zu sehr interessanten Auskultationserscheinungen, die in der Abb. 198 anschaulich gemacht werden sollen. Wenn die Überleitungszeit 0,46″ betrug, verkürzte sie sich in den nächsten 11—12 Schlägen bis auf 0,31—0,32″, stieg dann viel rascher wieder an und blieb, wenn sie wieder 0,45″ erreicht hatte, längere Zeit auf dieser Höhe. Die Auskultation ergab nun bei den kürzeren Überleitungs-zeiten (etwa bis 0,20″) ein präsystolisches Geräusch; bei Überleitungszeiten von 0,35—0,45″ hörte man ein diastolisches Geräusch, welches vor dem 1. Ton auf-hörte; bei den längsten Überleitungszeiten (über 0,46″) war ein protodiastolisches Geräusch zu hören und die Pause vor dem 1. Tone war ganz ruhig. Das Interessan-teste an dem Falle ist, daß die Überleitungszeit dann, wenn sie auf eine beträchtliche

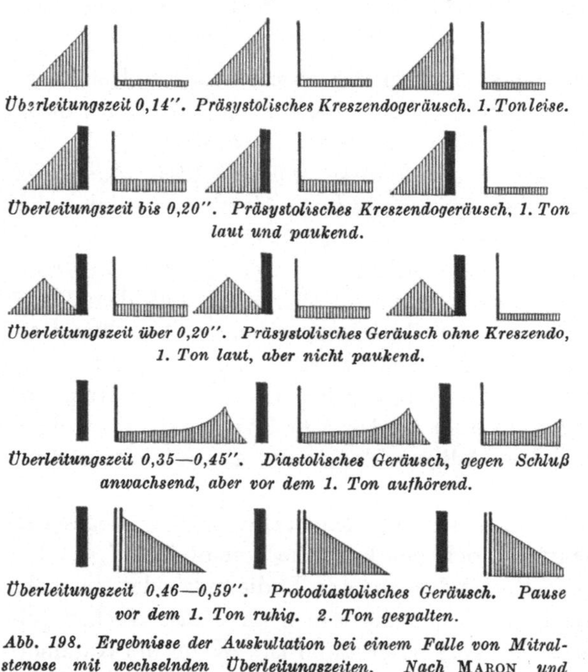

Überleitungszeit 0,14″. Präsystolisches Kreszendogeräusch. 1. Ton leise.

Überleitungszeit bis 0,20″. Präsystolisches Kreszendogeräusch, 1. Ton laut und paukend.

Überleitungszeit über 0,20″. Präsystolisches Geräusch ohne Kreszendo, 1. Ton laut, aber nicht paukend.

Überleitungszeit 0,35—0,45″. Diastolisches Geräusch, gegen Schluß anwachsend, aber vor dem 1. Ton aufhörend.

Überleitungszeit 0,46—0,59″. Protodiastolisches Geräusch. Pause vor dem 1. Ton ruhig. 2. Ton gespalten.

Abb. 198. Ergebnisse der Auskultation bei einem Falle von Mitral-stenose mit wechselnden Überleitungszeiten. Nach Maron und Winterberg.

Länge angewachsen ist, all-mählich wieder kürzer wird, ohne daß dem Leitungssy-stem durch einen Kammer-systolenausfall eine längere Ruhepause gegönnt worden wäre. Gewöhnlich ist das ja nicht so. Gelegentlich sind „ausfallende Schläge" oder Intermissionen des Pulses dadurch bedingt, daß der Vorhofreiz keine Kammer-kontraktion hervorruft; der Verdacht auf eine solche Irregularität kann dadurch erweckt werden, daß man ein Fehlen der Kammer-töne während der Pause beobachtet; das unter-scheidet sie von den meisten Fällen von Extrasystole, bei denen man, wie bereits bemerkt, gewöhnlich zwei kurze, scharfe Töne — das Merkmal der schwachen kurzen und vorzeitigen Kammerkontraktion — hört. Da jedoch auch Extrasystolen ohne hörbaren Ton vorkommen, ist diese Unterscheidung nicht zuverlässig. In Kurven vom Radialpuls allein konnte Wenckebach die Natur der Irregularität durch eine sinnreiche Meßmethode erkennen. Wenn zugleich mit dem Venenpulse Kurven vom Radialispuls oder vom Spitzenstoß aufgenommen werden, so bieten sich in der Regel keine Schwierigkeiten dar. Die leich-teren Formen dieser Affektion werden an der Verzögerung erkannt, die zwischen den Vorhofs- und Kammersystolen auftritt. In den Jugularis-kurven ist gewöhnlich, wie bereits gezeigt wurde, eine durch die Vorhofsystole bedingte Welle a vorhanden, die in kurzem Zwischenraum von der Karotis-zacke c gefolgt wird. Dieses Intervall zwischen a und c ist von großem Werte für die Beurteilung des Zustandes der Leitfähigkeit im primitiven Gewebe.

Intersystolische Periode (das *a-c*-Intervall). — In dieses Intervall fallen drei Vorgänge, nämlich: 1. die Vorhofsystole, 2. die Übertragung des Reizes vom Vorhofe zur Kammer, 3. ein kleiner Zeitabschnitt, während dessen der Kammerdruck steigt, bevor die Semilunarklappen sich öffnen (Anspannungszeit oder präsphygmisches Intervall). Da 3 so gut wie konstant ist, so kann man es für den Zweck dieser Untersuchung außer acht lassen; wenn man ferner annimmt, daß der Kontraktionsreiz den Weg zur Kammer beim Beginne der Vorhofsystole antritt, so muß jeder Wechsel in der Länge des *a-c*-Intervalles durch den Wechsel in der Geschwindigkeit der Reizleitung bedingt sein.

Bei normalen Herzen habe ich das *a-c*-Intervall ziemlich konstant gefunden mit einer Dauer von gewöhnlich $^1/_5$ Sekunde (wie in Abb. 59). Es ist bei frequenter Herzaktion etwas kürzer. *Dies beruht darauf, daß beim normalen Herzen gleichzeitig mit der Frequenzsteigerung (chronotrope Funktion der Accelerantes) auch eine Beschleunigung der Reizleitung (dromotrope Funktion) erfolgt. Im Elektrokardiogramm entspricht dem a-c-Intervall die Strecke zwischen der Vorhofzacke P und der Anfangsschwankung R. Infolge der verschiedenen Form dieser Zacken ist das P-R-Intervall ein sehr deutlicher Ausdruck der Überleitungszeit und diese kann, da das Ekg ja bei größerer Registriergeschwindigkeit aufgenommen wird, viel genauer gemessen werden als in den Venenpulskurven. Wir haben schon im 23. Kapitel (S. 177) angeführt, daß nach* Lewis *und* Gilder *bei Gesunden im Alter von 18—35 Jahren das P-R-Intervall zwischen 0,13 und 0,21″ schwankt (Pulsfrequenz 48 bis 109) und daß es gewöhnlich 0,13—0,16″ lang ist; Werte über 0,20″ sind fast immer pathologisch.*

Herabsetzung der Leitfähigkeit ohne Arhythmie. — Das *a-c*-Intervall kann als normal angesehen werden, wenn es $^1/_5$ Sekunde nicht übersteigt, es kann jedoch eine beträchtliche Verlängerung dieses Intervalles auftreten, ohne daß der Rhythmus des Herzens dadurch gestört wird. *Unter normalen Verhältnissen nimmt die nach der Systole auf Null gesunkene Leitfähigkeit im Anfang der Diastole sehr rasch, dann immer langsamer zu, so daß bei ruhiger Herztätigkeit mäßige Schwankungen in der Länge der Diastole ohne Einfluß auf die Dauer der Überleitungszeit sind. Wenn die Leitungsfasern aber geschädigt sind, erfolgt die Wiederherstellung ihrer Funktion nicht mehr so rasch und auch nicht so vollständig, so daß nun die Dauer der Diastole für die Leitfähigkeit sehr wichtig wird. Jede Verkürzung der Erholungszeit wird dann die Überleitungszeit verlängern. Unsere Abb. 199 zeigt in der untersten Kurve bei regelmäßigem Herzschlage eine Überleitungszeit von 0,67″. Das ist sehr lange[1]) und man könnte, wenn man nur diese eine Kurve vor sich hätte, daran zweifeln, ob überhaupt eine Leitungsstörung vorliegt und nicht vielmehr eine atrioventrikuläre Automatie, denn die Vorhofzacke folgt unmittelbar auf die R-Zacke. Dieser Auffassung widerspricht nun schon die Form der Vorhofzacke, denn diese zeigt, daß der Erregungsablauf im Vorhofe in der normalen Richtung vor sich geht. Der Vergleich mit den anderen, an demselben Tage von dem Kranken aufgenommenen Kurven, die wir noch besprechen werden, entscheidet sicher im Sinne der Leitungsstörung. Die Kurve*

---

[1]) *In einer neuen Übersicht von* Mönckeberg *finde ich die Angabe, daß* Gallavardin *1912 bei einem 51 jährigen Manne mit partiellem Block eine Überleitungszeit von 1′15″ gefunden hat.*

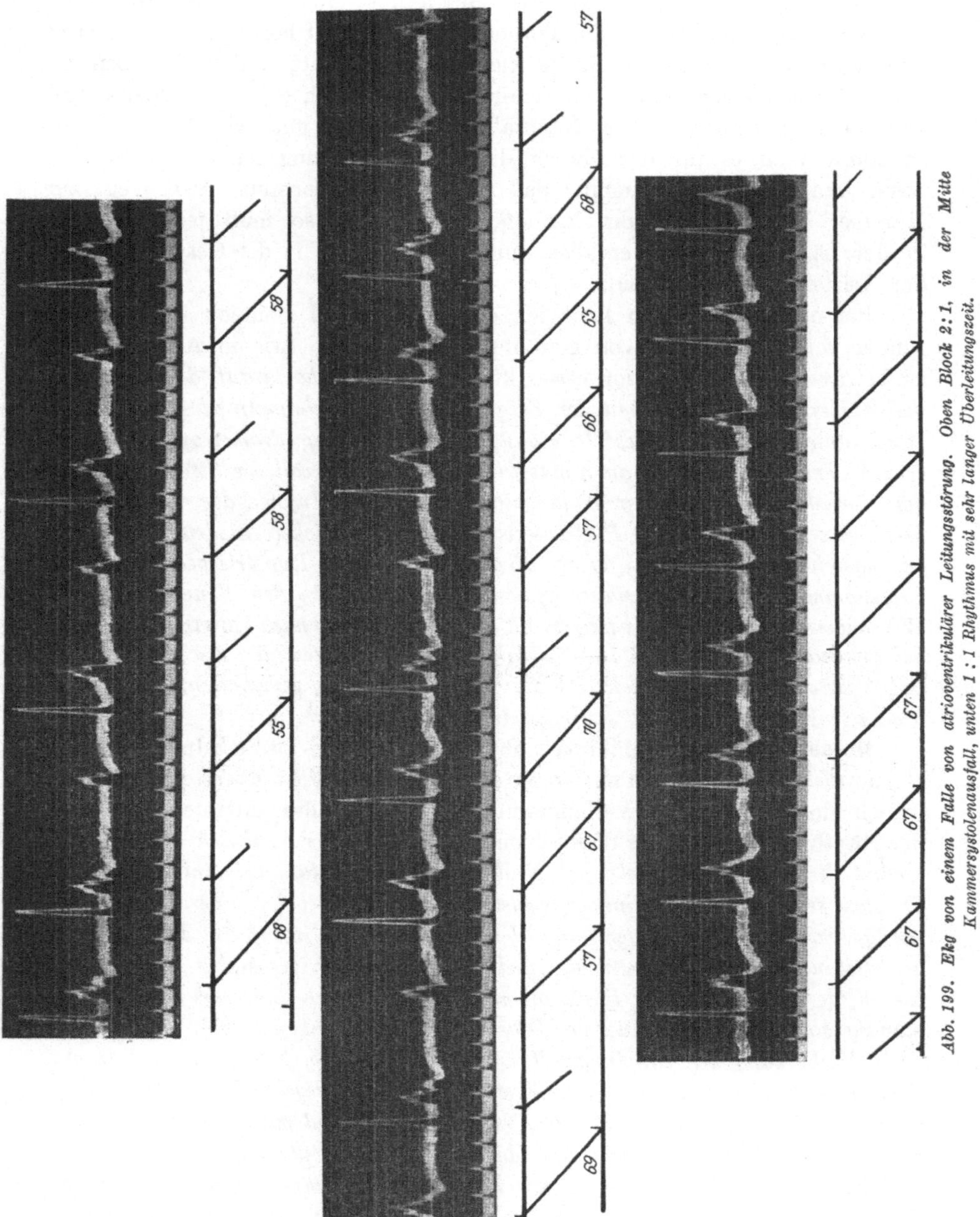

Abb. 199. Ekg von einem Falle von atrioventrikulärer Leitungsstörung. Oben Block 2:1, in der Mitte Kammersystolenausfall, unten 1:1 Rhythmus mit sehr langer Überleitungszeit.

stammt von einem 53 jährigen Ingenieur, der eine okkulte Mitralstenose, etwas Emphysem und Arteriosklerose, aber nie Herzerscheinungen gehabt hatte. Erst als er eines Tages 24 kg Lebensmittel nach Hause trug, stellte sich eine schwere akute Insuffizienz des rechten Herzens mit hochgradiger Dilatation ein. Bei Bettruhe und Digitalis-Kampher-Behandlung bildeten sich die schweren Erscheinungen rasch zurück, aber die Leitungsstörung blieb bestehen. Der Kranke hatte immer eine mächtige Vorhofaktion gehabt und die große, breite, mehrfach gespaltene Vorhofzacke ist auch charakteristisch für die Mitralstenose.

In Abb. 200 ist eine zu gleicher Zeit mit dem Radialpulse aufgenommene Kurve des Jugularispulses zu sehen. Die Radialis zeigt einen vollkommen regelmäßigen Rhythmus, während in der Venenkurve sich eine starke Zunahme

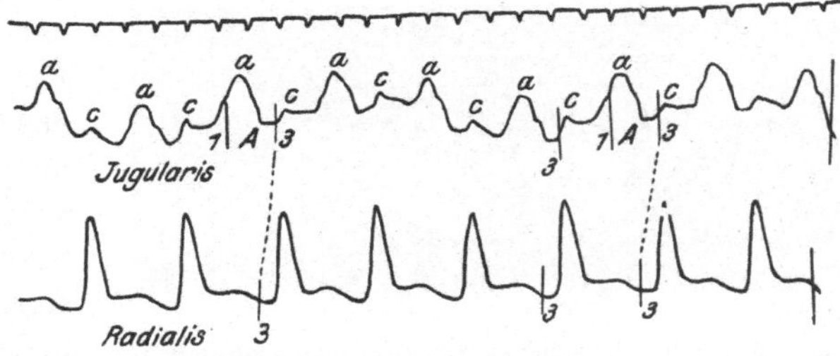

Abb. 200. Jugularis und Radialis. Langes *a-c*-Intervall (Strecke *a*) infolge seniler Herzsklerose.

des *a-c*-Intervalls findet (Strecke *A*). Das Herz kann, selbst wenn die Leitfähigkeit in einem so hohen Grade gestört ist, jahrelang fortfahren, regel-

mäßig zu schlagen. So wurde Abb. 202 im Jahre 1903 von demselben Kranken aufgenommen, von dem im Jahre 1892 Abb. 201 aufgenommen worden war, und dabei zeigt die Jugulariskurve eine ähnliche Zunahme des *a - c* - Intervalls (Strecke *A*). Außer einer kurzen Periode im Jahre 1898 war der Puls des Kranken ganz regelmäßig bis zum Jahre 1904.

Eine deutliche Arhythmie entsteht dann, wenn die Leitfähigkeit so empfindlich gestört ist, daß der Reiz gelegentlich oder häufig gar nicht über die atrio-ventrikuläre Brücke fortgeleitet wird. Wie das zustande kommt,

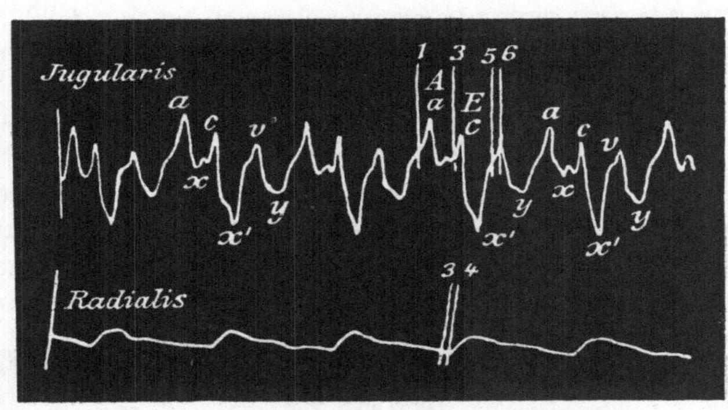

Abb. 201. Zeigt eine starke Verlängerung des *a-c*-Intervalls (Strecke *A*), bedingt durch eine Verzögerung in der Reizleitung vom Vorhof zur Kammer. (Fall 44, aufgenommen 1892.)

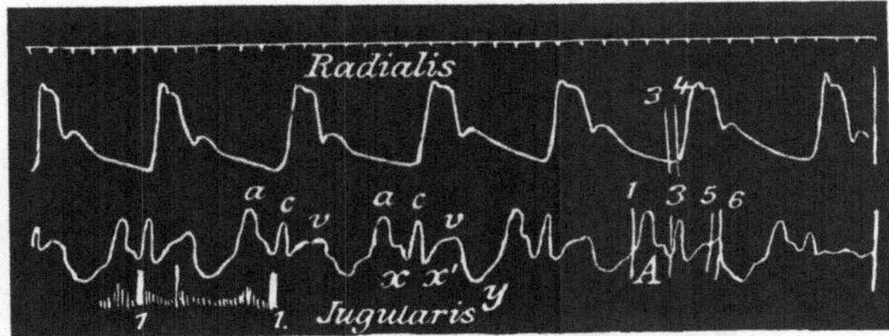

Abb. 202. Zeigt ein verlängertes *a-c*-Intervall, das beinahe ²/₅ Sek. dauert (Strecke *A*). Die Schraffierung zeigt die Lokalisation der Geräusche — ein kurzes Geräusch bedingt durch die Vorhofssystole, dessen lautester Teil von dem ersten Ton durch einen kurzen Zwischenraum getrennt ist, ein Geräusch nach dem ersten Ton und ein anderes nach dem zweiten Ton, letzteres geht in das präsystolische (oder vorhofssystolische) Geräusch über (Fall 44, aufgenommen 1903).

sieht man gut in Abb. 203. Es findet sich hier eine konstante Verzögerung in der Reizleitung, da das *a-c*-Intervall außergewöhnlich verlängert ist. Vor dem Ausfalle ist eine geringe, aber allmähliche Zunahme des *a-c*-Intervalls vorhanden. Nach der Vorhofzacke a' findet sich weder eine Karotiszacke (c), noch ein Pulsschlag in der Radialis. Der Grund hierfür ist offenbar der, daß die Vorhofsystole a' so rasch nach der vorhergehenden Kammersystole auftritt (wie das durch die Karotiszacke c unmittelbar vor a' bewiesen wird), daß für die Wiederherstellung der Funktion der Reizleitung im a-v-Bündel nicht genügend Zeit bleibt; daher kann der Reiz die Kammer nicht erreichen und ein Schlag fällt aus. Dadurch entsteht eine längere Ruhepause für diese Fasern, und wenn der nächste Reiz vom Vorhofe anlangt, hat die längere Ruhepause die Funktion der Leitfähigkeit wieder so hergestellt, daß

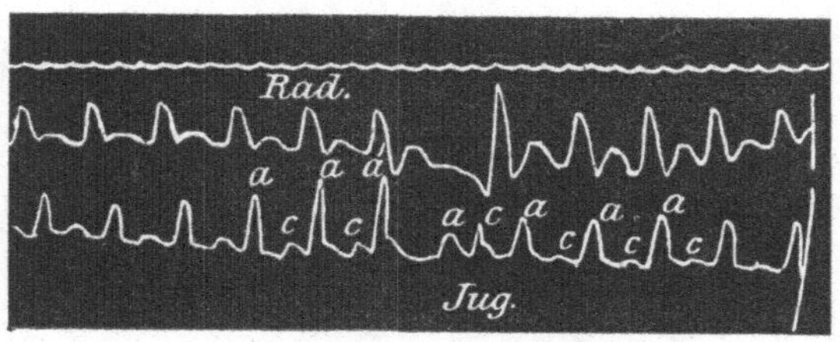

Abb. 203. Zeigt eine allmähliche Verlängerung des a-c-Intervalls, bis bei a' der Reiz vom Vorhof das a-v-Bündel erreicht, bevor dieses sich von der vorhergehenden Reizung erholt hat, und es „refraktär" findet. Infolgedessen antwortet die Kammer nicht auf diesen Reiz, sondern bleibt stehen, bis der nächste physiologische Reiz vom Vorhof eintrifft; da dann die Leitfähigkeit wieder hergestellt ist, folgt die Kammerkontraktion (c) der Vorhofswelle in einem kürzeren Zwischenraum. Man achte auf die Größenzunahme der a-Welle vor dem Ausfall des Pulses. Dies beruht darauf, daß die Vorhofssystole mit der vorhergehenden Kammersystole zusammenfällt, so daß der Vorhofsinhalt nicht in die Kammer gelangen kann; statt dessen wird eine größere Welle in die Venen zurückgeworfen.

das der Pause folgende a-c-Intervall kürzer als im Durchschnitt ist. Dieses Ausfallen von Kammersystolen kann in regelmäßigen Zwischenräumen auftreten. Abb. 204 wurde im Jahre 1898 von demjenigen Kranken aufgenommen, von dem

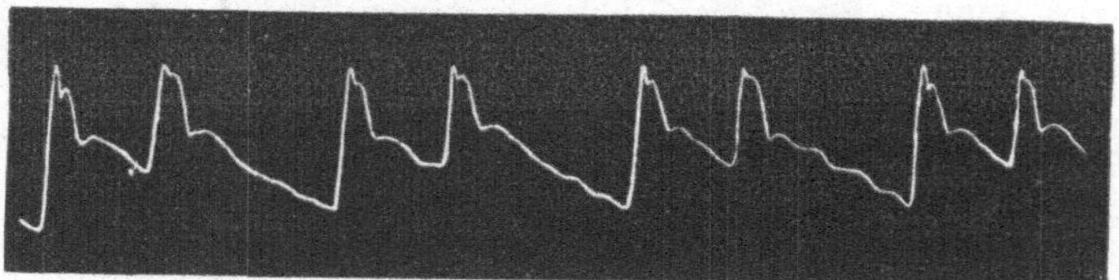

Abb. 204. Regelmäßig intermittierender Puls bedingt durch Herabsetzung der Leitfähigkeit. (Fall 44, 1898.)

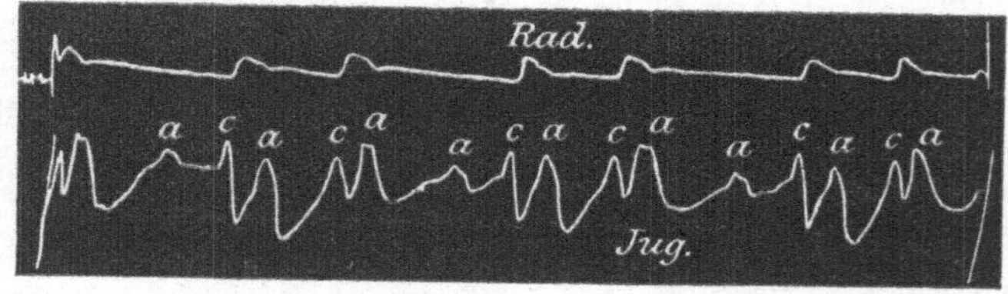

Abb. 205. Bei demselben Besuch aufgenommen, wie Abb. 204, zeigt das Verhalten des Venenpulses während der Arhythmie. Die Welle a zeigt ein vollkommen regelmäßiges Auftreten. Für die Erklärung dieser Kurve siehe Schema Abb. 206.

Abb. 201 und 202 stammen. Während vieler Jahre zeigten die Kurven dieses Kranken immer eine Herabsetzung der Leitfähigkeit. Aus irgendeinem Grunde wurde 1898 die Reizleitung noch weiter geschädigt, so daß in regelmäßigen Zwischenräumen eine Kammersystole ausfiel (Abb. 204). Die wahre Natur dieser Arhythmie zeigt sich in der Jugulariskurve (Abb. 205), in der man den Vorhof sich regelmäßig kontrahieren sieht (Welle *a*), während die Kammersystole bei jedem dritten Vorhofschlage ausbleibt. Um das deutlicher zu machen, stelle ich Abb. 205 in Form eines Schemas dar (Abb. 206). Die senkrechten Striche in der oberen Abteilung stellen die Vorhofsystolen vor (*A s*), diejenigen in der untersten Abteilung die Kammersystolen (*V s*), und diese entsprechen den Karotis- und Radialpulsen in den Abb. 204 und 205. Die schrägen

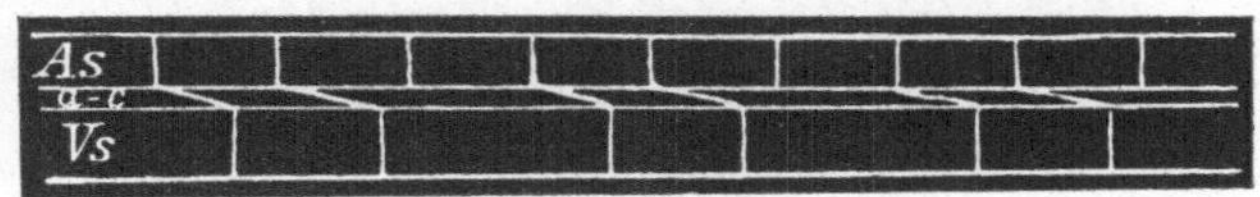

Abb. 206. Schema, welches zeigt, daß die Arhythmie in Abb. 204 u. 205 durch eine Blockierung der Leitung in den die Vorhöfe mit den Kammern verbindenden Fasern hervorgerufen ist. Man achte auf die Verlängerung des *a-c*-Intervalls vor der Pause in *V s*.

Linien stellen das *a-c*-Intervall vor. Man sieht nun, daß regelmäßig nach jeder dritten Vorhofsystole eine Kammersystole ausfällt.

Ausfall von Pulsschlägen infolge Herabsetzung der Leitfähigkeit. — GASKELL fand, daß man durch Anlegen einer Schraubenklemme um den Sulcus atrio-ventricularis des Froschherzens „den Ventrikel, je nachdem man die Klemme anzieht, veranlassen kann, ebenso oft zu schlagen wie der Vorhof, oder auf jede zweite, dritte, vierte oder weitere Vorhofkontraktion zu antworten, oder ganz in Ruhe zu bleiben." HERING und ERLANGER haben kürzlich am Säugetierherzen dieselben Veränderungen erzeugt. Alle diese mannigfachen Versuchsergebnisse können auch am Menschenherzen nachgewiesen werden.

In Abb. 203 sieht man, daß die Kammersystole nur in langen Zwischenräumen ausfällt; in Abb. 205 fällt sie nach jeder dritten Vorhofsystole aus (3: 2 Rhythmus); in Abb. 207 nach jeder zweiten (2: 1 Rhythmus). Im Abb. 208 fällt die Kammersystole gewöhnlich nach jeder zweiten Vorhofsystole aus; aber da ist eine kurze Pulsperiode, in der das *a-c*-Intervall viel länger ist als nach den langen Perioden; diese Verlängerung

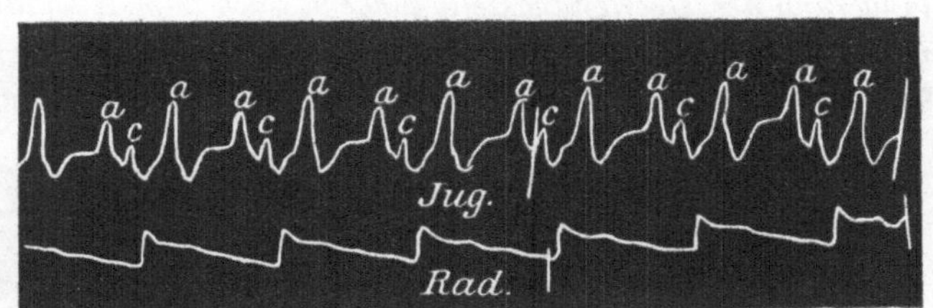

Abb. 207. Die Kammer antwortet nur auf jede zweite Vorhofssystole, Frequenz der Kammern 48, der Vorhöfe 96.

ist ein Zeichen dafür, daß die Leitfähigkeit der atrio-ventrikulären Fasern nicht Zeit hatte, sich so wirksam zu erholen, wie nach den längeren Pulsperioden (siehe Schema Abb. 209). In Abb. 210 kommen drei Vorhofkontraktionen auf eine Kammerkontraktion (3: 1 Rhythmus), mit Ausnahme der beiden letzten Arterienpulsperioden, wo sich nur zwei Vorhofwellen finden; nach der zweiten ist das *a-c*-Intervall länger als die anderen *a-c*-Intervalle in der Kurve.

In Abb. 211 fallen 4 Vorhofschläge auf eine Kammersystole. Diese Blokkierung kann so hochgradig sein, daß die Vorhöfe 10- oder 12 mal schlagen und die Kammern während der ganzen Zeit stillstehen.

In den bisher wiedergegebenen Kurven war es nicht schwer, die Hauptzüge nach der am Halse aufgenommenen Kurve zu erkennen.

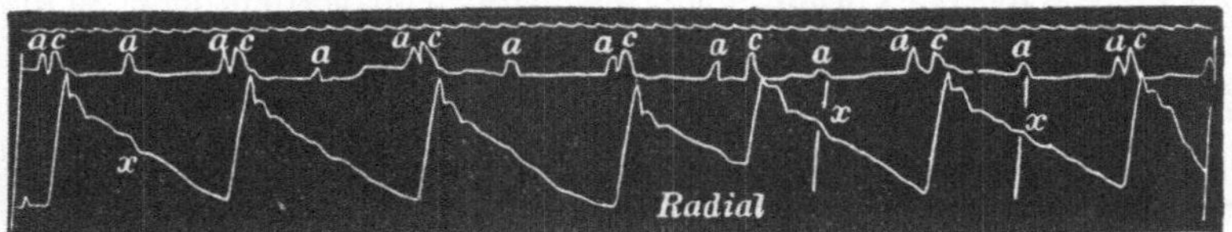

Abb. 208. Stammt von einem langsamen unregelmäßigen Puls nach Influenza; die Jugulariskurve zeigt, daß der langsame Puls dadurch bedingt ist, daß die Kammer auf den Reiz vom Vorhof nicht antwortet. Bemerkenswert ist, daß nach der kurzen Pulsperiode in der Radialis das *a-c*-Intervall viel länger ist, als in den andern Perioden. Das rührt daher, daß die Fasern nur kurze Zeit geruht haben, und daß infolgedessen die Leitfähigkeit nicht vollständig wiederhergestellt war. Ferner ist eine leichte Senkung bei *x* in der Radialkurve beachtenswert, welche dadurch bedingt ist, daß die Systole des linken Vorhofs die arterielle Blutsäule beeinflußt.

Wenn der Karotispuls groß ist wie bei Aorteninsuffizenz, kann aber die Kurve etwas verwirrend aussehen wie in Abb. 212, wo zwei Vorhofschläge auf eine Karotiswelle fallen und die wechselnde Stellung der *a*-Welle von der Bewegungsphase in der Karotis abhängt.

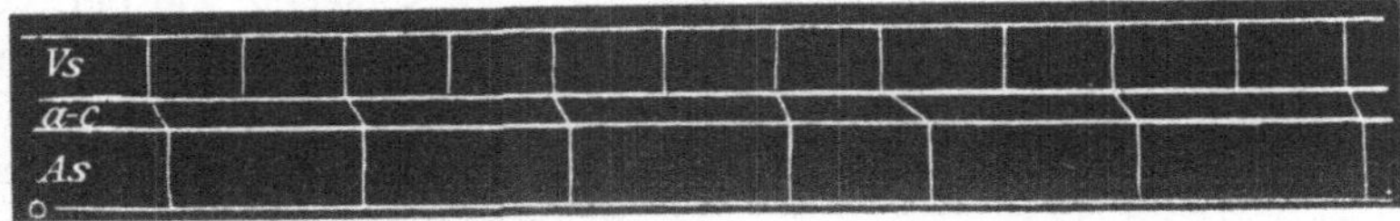

Abb. 209. Schema zu Abb. 208, zeigt die Blockierung des Reizes nach jeder zweiten Vorhofssystole, ein einziges Mal ausgenommen, wo der Reiz durchgeht, aber das *a-c*-Intervall verlängert ist.

Bei stärkeren Störungen der Leitfähigkeit kommt es nicht nur zu einer Verlängerung der Überleitungszeit, sondern auch zum Ausfalle von Kammersystolen, und zwar erfolgt dieser Ausfall um so häufiger, je stärker die Leitfähigkeit beeinträchtigt ist. Bei geringeren Graden der Störung nimmt die Überleitungszeit all-

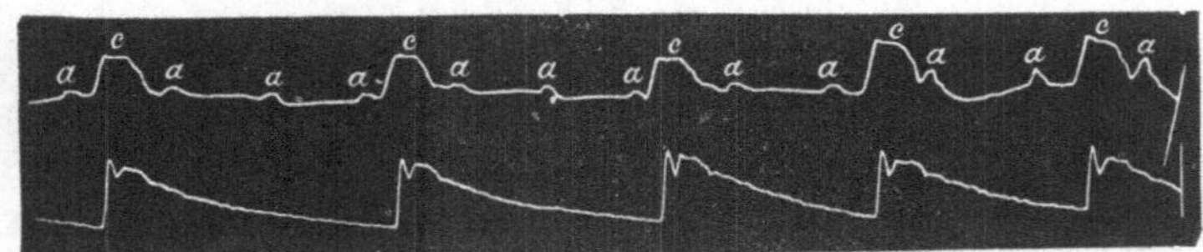

Abb. 210. Hier zeigt die Kurve der Halsvene manchmal drei Vorhofszacken (*a*) auf eine Karotiszacke (*c*). In den beiden letzten Perioden finden sich nur zwei Vorhofszacken auf eine Karotiszacke, und das *a-c*-Intervall ist länger, als in den Perioden mit drei Vorhofszacken, weil in dem ersteren Falle die Leitfähigkeit nicht so lange Zeit zur Wiederherstellung hatte.

mählich zu, dann fällt eine Kammersystole aus; es entsteht dadurch eine längere Pause, nach welcher das P-R-Intervall wieder kürzer wird, worauf die Reihe von neuem beginnt. Bei diesem periodischen Kammersystolenausfall beobachtet man nun eine Eigentümlichkeit, auf die WENCKEBACH zuerst hingewiesen hat; es setzt nämlich die erste nach der Pause folgende Systole die Leitung besonders stark herab, so daß schon die zweite Überleitungszeit ungewöhnlich verlängert ist; die weiteren Systolen verschlechtern dann die Leitung nur mehr wenig. Es wird

also innerhalb einer Gruppe zwischen zwei Kammersystolenausfällen die Über-
leitungszeit zuerst stark, dann viel weniger zunehmen. Dies zeigt auch die mittlere
Kurve unserer Abbildung 199. Da beträgt die Überleitungszeit nach dem Ausfalle
0,57″, sie steigt dann gleich um 0,10 auf 0,67″ und dann nur mehr auf 0,70″,
worauf eine Kammersystole ausfällt. Auf die ungewöhnliche Länge dieser Über-
leitungszeiten soll noch einmal hingewiesen werden. In der oberen Kurve ist die

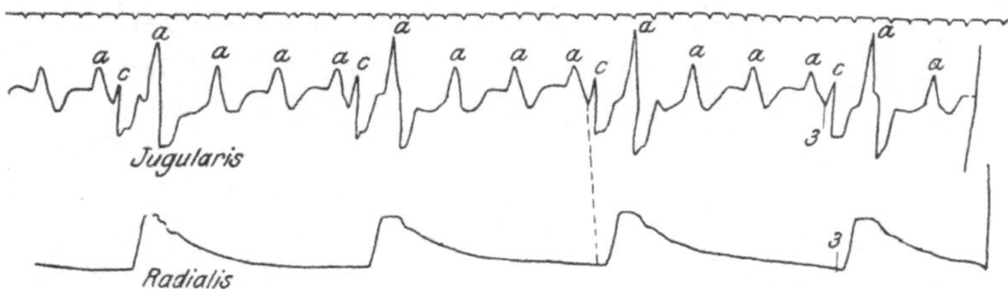

Abb. 211. Herzblock. Es fallen 4 Vorhofschläge auf eine Kammersystole (4 : 1 Rhythmus).

Störung stärker, es besteht ein Block 2 : 1, und da hat die Überleitungszeit infolge
der langen Pausen den geringsten Wert (0,55—0,58″). In der unteren Kurve,
von der wir schon gesprochen haben, wird jeder Reiz übergeleitet, und da stellt sich
die Überleitungszeit auf den mittleren Wert von 0,67″ ein. Von der WENCKEBACH-
schen Regel gibt es allerdings Ausnahmen; es kommt nicht selten vor, daß die Lei-
tungszeiten gleichmäßig anwachsen oder daß die letzte Überleitung in einer Gruppe

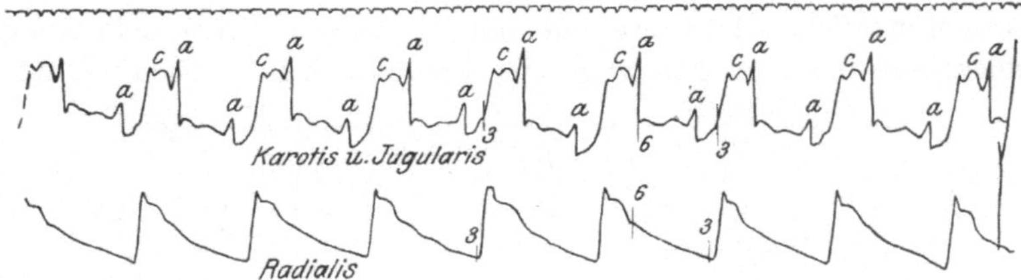

Abb. 212. Kurven von einem Kranken mit Aorteninsuffizienz und partiellem Block. Die
a-Wellen sind regelmäßig; ihr verschiedenes Aussehen hängt mit ihrer Beziehung zum
großen Karotispuls zusammen (2 : 1 Rhythmus).

am längsten dauert, was man ja eigentlich von vornherein erwarten sollte. Endlich
erinnere ich an den oben erwähnten Fall von MARON *und* WINTERBERG *(S. 306),*
wo die Überleitungszeit, nachdem sie eine beträchtliche Länge erreicht hatte, schritt-
weise wieder abnahm, ohne daß es zum Kammersystolenausfalle gekommen wäre.

Unabhängiger Kammerrhythmus infolge von Herzblock. — In den bis
jetzt gegebenen Kurven konnte ich zeigen, daß die Kammer einen vom Vorhofe stammenden Reiz beantwortet. Wenn man am Sulcus atrio-ventricularis des Froschherzens eine Ligatur anlegt, so daß der Reiz nicht
mehr vom Vorhofe zur Kammer übertragen werden kann, so schlägt
diese nach einiger Zeit in einem vom Vorhofrhythmus verschiedenen und
von ihm unabhängigen Rhythmus (vollständiger Herzblock). WOOLDRIDGE
und TIGERSTEDT erzeugten vollständige Unabhängigkeit des Vorhof- und
Kammerrhythmus, indem sie die Vorhöfe physiologisch von den Kammern
trennten, und ein ähnliches Resultat wurde von HIS jun., HERING und ER-

LANGER durch Kompression des a-v-Bündels erreicht. ERLANGER hat experimentell bei Hunden vollständigen Herzblock erzeugt, und die Tiere lebten viele Monate lang mit denselben Symptomen wie Menschen, die an Herzblock leiden. Es kann gezeigt werden, daß dieser unabhängige Rhythmus beim Menschen die Ursache gewisser Arten von geringer Pulsfrequenz ist. Abb. 213 zeigt eine Radialkurve, die zu gleicher Zeit mit dem Karotis- und

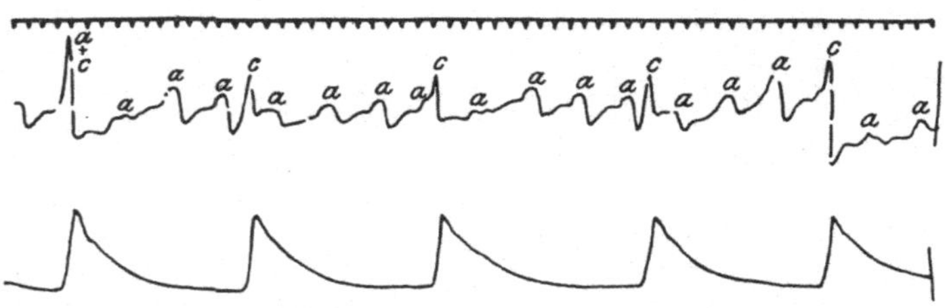

Abb. 213. Kurven von einem Kranken mit komplettem Block. Die Vorhofwellen a zeigen wechselnde Beziehungen zu den Karotiszacken c und zu den Radialpulsen, weil die Vorhöfe und Kammern mit verschiedenem Rhythmus schlagen (Fall 78).

Jugularispulse geschrieben wurde. Die kleinen Zacken a sind durch den rechten Vorhof bedingt und auf einen Karotis- oder Radialpuls entfällt eine wechselnde Zahl von diesen Vorhofwellen. Wenn man aber ihre Beziehungen genau analysiert, so findet man, daß das Verhältnis der Vorhofsystole zur Kammersystole ständig wechselt: oft sind sie weit voneinander entfernt und nähern sich dann allmählich, bis sie zusammenfallen. In der Regel ist beim kompletten Herzblock, wie ihn Abb. 213 zeigt, die Frequenz selten höher als 32 in der

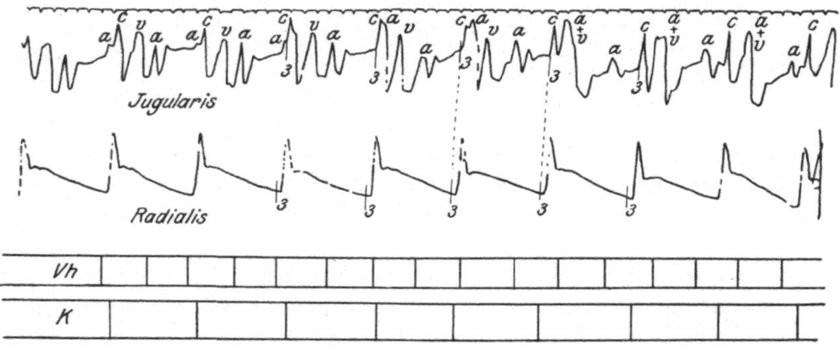

Abb. 214. Kurven von einem 22 jährigen Manne mit Herzblock; die Kammern schlagen 42 mal in der Minute. Das Schema zeigt die Unabhängigkeit der beiden Rhythmen (Vorhof und Kammer) (Fall 77).

Minute, aber es ist jetzt eine Reihe von Fällen bekannt, wo die Kammerfrequenz bis zu 60 in der Minute betrug. In Abb. 214 ist die Frequenz 42 in der Minute (Fall 77).

Ich habe 22 Fälle von Dissoziation beim Menschen elektrokardiographisch untersucht und stelle sie in der folgenden Tabelle zusammen, wobei ich mich auf die Angabe der Vorhof- und der Kammerfrequenz sowie der Form des Kammer-Ekg beschränke. Die Fälle sind nach der Kammerfrequenz in aufsteigender Reihe geordnet.

Prot. Nr.	Vorhof-Frequenz	Kammer-Frequenz	Form des Kammer-Ekg. (I, II, III bezeichnet die Ableitungen) E-S Extrasystole
1127		20,8	Normal.
459	93	25,5	I linksseitige E-S und Normalform, II und III linksseitige E-S, überall schlanke Anfangsschwankung.
1061	66—72	28,5	I linksseitige E-S, II und III normal, Anfangsschwankung bei II schlank, bei I und III breit und gespalten.
163	110	31,5	I wie 160, Anfangsschwankung sehr breit und gespalten, II und III wie 160.
1026	85	32	Form der linksseitigen E-S. Anfangsschwankung nur bei I etwas verbreitert.
160	125	33	I beide Schwankungen positiv und breit, II, III Form der linksseitigen E-S mit breiter Anfangsschwankung.
286	105	33	I Form der linksseitigen E-S, III beide Schwankungen positiv, Anfangsschwankung in allen Abl. sehr breit und gespalten.
137	57	35	I normal, II und III Form der linksseitigen E-S mit schlanker Anfangsschwankung.
425	93	35—40	Überall normal.
1217	100	40	I normal, II und III Typus links, überall schlanke Anfangsschwankung.
1105	67	40—43	Normal.
1001	70	40	Normal, Anfangsschwankung bei III klein und gespalten.
783	95	41	I, II normal, III tiefes S, Anfangsschwankung überall schmal.
966	77	43	Normal.
832	57	43	Normal.
283	87	46	I normal, II, III Typus links, Anfangsschwankung überall sehr breit und gespalten.
831	67	46—50	Normal, T I positiv, T II und III negativ.
222	135	52	I normal, II, III Typus links mit schmaler Anfangsschwankung.
435	120	52?	Kontinuierliche Bigeminie mit E-S von rechts, Kupplung 46—49, Pause 114 (entsprechend einer Frequenz von 52), Ekg normal mit kleinen Ausschlägen.
184	90	55	I normal mit breiter Anfangsschwankung, II normal, III beide Schwankungen positiv, Anfangsschwankung sehr breit und gespalten.
782	90	55	Überall normal.
480	95—105	ca. 62	In allen Abl. beide Schwankungen breit, positiv und gespalten.

Die Tabelle zeigt, daß die Vorhoffrequenzen in den einzelnen Fällen außerordentlich verschieden sind; die angegebenen Zahlen stellen, da die Vorhoffrequenz ja immer etwas schwankt, einen Mittelwert dar. Die Kammer schlugen 21—62 mal in der Minute, die Hälfte der Frequenzen liegt aber zwischen 29 und 40. Im Falle 435 bestand kontinuierliche Bigeminie. Die Pause nach der Extrasystole betrug 1,14", und es ist unter der Voraussetzung, daß bei Kammerautomatie die Pause nach einer Extrasystole einem Normalintervall gleich ist, daraus die Minutenfrequenz 52 berechnet worden.

Was die Form des Kammer-Ekg anbelangt, wird gewöhnlich angegeben, daß diese bei komplettem Block normal sei. Das kann aber nur unter zwei Voraussetzungen zutreffen: 1. müssen die Massenverhältnisse bzw. die Lage des Herzens normal sein, so daß das Herz auch bei intakter Reizleitung ein normales Kammer-Ekg hätte, und 2. muß der Reizursprung so liegen, daß die beiden Kammern in der normalen Aufeinanderfolge erregt werden. Unter meinen Fällen sind nur 9, wo das Kammer-Ekg in allen Ableitungen als normal angesehen werden kann, wobei nicht nur die Richtung der Zacken, sondern vor allem auch die Breite der

Anfangsschwankung gemeint ist. So zeigt unsere Abb. 215 ein normales Kammer-Ekg, nachdem beim Hunde das Übergangsbündel durchschnitten worden war.

Herzen, die schon vor der Leitungsunterbrechung links hypertrophisch waren, was ja der Natur der Erkrankung entsprechend häufig vorkommt, werden bei Abb. III eine nach abwärts gerichtete Anfangsschwankung aufweisen. Wir können eine solche Form nicht mehr als normal ansehen und doch ist sie für das betreffende Herz die Normalform, wenn sie sich nach der Leitungsunterbrechung nicht ändert. In anderen Fällen bestehen die Abweichungen von der Normalform nicht oder nicht nur in der abnormen Richtung der Zacken, sondern in einer Verbreiterung und Spaltung der Anfangsschwankung. Diese Veränderungen sind, wie wir gleich sehen werden, Anzeichen für eine „Längsdissoziation", d. h. für eine größere Ungleichzeitigkeit in der Kontraktion der rechten und der linken Herzhälfte, wie sie charakteristisch ist für die einseitige Erregung im rechten oder im linken Tawaraschen Schenkel.

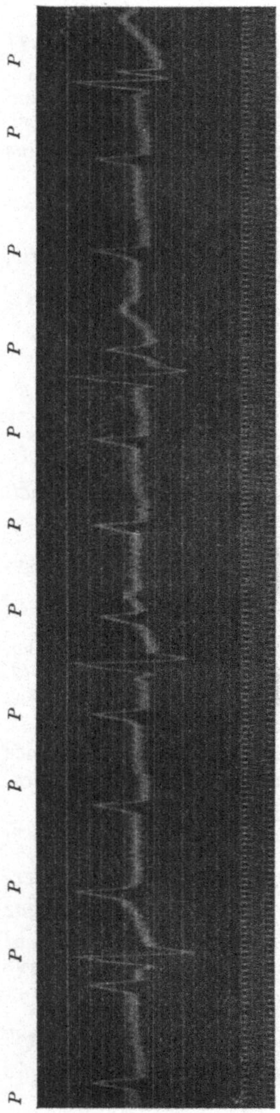

Die Dauer der Vorhofperioden zeigt manchmal eine bisher noch ungeklärte Eigentümlichkeit: es sind nämlich in manchen Kurven die Vorhofintervalle, die eine Kammersystole enthalten, kürzer als die anderen, die zwischen den Kammersystolen liegen. Dies wurde zuerst bei experimentellem Herzblock gefunden und ist allerdings in unserer Abbildung gerade nicht zu sehen.

Wirkung der Vorhofkontraktion auf den Radialpuls. — Die Vorhofsystolen können manchmal auf andere Weise in Radialpulskurven erkannt werden, nämlich dann, wenn während einer langen Kammerpause an der absteigenden Linie der Pulskurve eine Reihe von Einschnitten auftritt, die in regelmäßigen Zwischenräumen erscheinen, wie in Abb. 216 Nimmt man zu gleicher Zeit eine Jugularis-kurve auf, so sieht man, daß die Vorhofweller genau zu derselben Zeit auftreten, wie diese Einschnitte, wie das in der Abb. 208 und 217 gezeigt wird. Ich nehme infolgedessen an, daß jene Einschnitte in Abb. 216 durch die Bewegung des linken Vorhofes bedingt sind indem er in der Systole gegen die Aortenklappen andrängt und so zeitweise die Blutsäule beeinflußt. Das plötzliche Aufhören dieses Druckes verursacht ein leichtes, aber plötzliches Sinken des Aortendruckes und bewirkt so die Entstehung der Einschnitte in der Radialiskurve.

Abb. 215. Kompletter Block (a-v Dissoziation) nach Durchschneidung des Übergangsbündels beim Hunde. Vorhoffrequenz 200, Kammerfrequenz 63. Das Kammer-Ekg hat die Normalform.

Störungen der Reizleitung in den Tawaraschen Schenkeln und ihren Verzweigungen. *Wenn die Reizleitung nur in einem Schenkel des Übergangsbündels unterbrochen ist, so schlagen die Kammern in Abhängigkeit vom Sinus weiter, aber der Erregungsablauf in ihnen hat eine tiefgreifende Veränderung erfahren. Wenn die Leitung z. B. im linken Schenkel unterbrochen ist, so wird der Reiz durch das Hissche Bündel und den rechten Schenkel ungestört ablaufen können,*

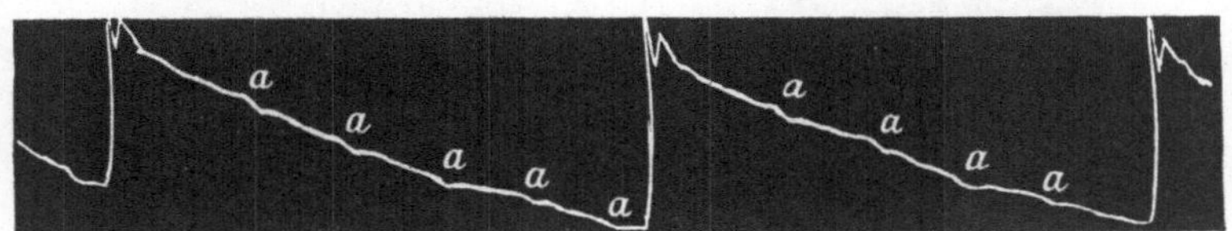

Abb. 216. Stammt von WEBSTERS Fall von Herzblock und zeigt in der absteigenden Linie der Radialkurve eine Reihe von Unterbrechungen (*a*), die vom linken Vorhofe herstammen.

so daß der rechte Ventrikel zur richtigen Zeit in Erregung versetzt werden kann. Der linke Ventrikel ist aber von der direkten Reizzuleitung abgesperrt und kann sich erst dann kontrahieren, wenn ihm die Erregung vom rechten Herzen her zugeleitet worden ist. Er hinkt also mit seiner Kontraktion nach. Dieser Zustand wird auch als Längsdissoziation bezeichnet zum Unterschied von der Querdissoziation zwischen Vorhöfen und Kammern. Im Elektrokardiogramm findet diese Veränderung der Erregung der Kammern einen sehr prägnanten Ausdruck. Das Kammer-Ekg nimmt nach Leitungsunterbrechung im linken Schenkel die Form der rechtsseitigen E-S an, nach Unterbrechung im rechten Schenkel die Form der linksseitigen E-S (s. Abb. 218 und 219). Dies erklärt sich leicht in folgender Weise. Wenn man eine Extrasystole durch Reizung des rechten Ventrikels auslöst, so zieht sich zuerst dieser zusammen, dann erst der linke. Dasselbe geschieht, wenn die Leitung im linken Schenkel unterbrochen ist. In beiden Fällen beträgt die

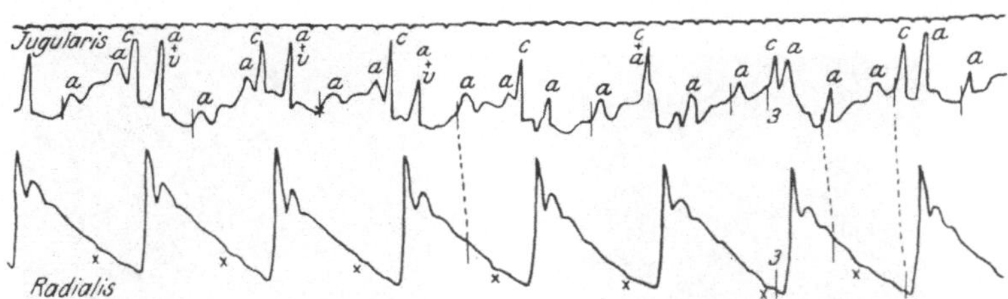

Abb. 217. Kurve von einem Kranken mit komplettem Block, zeigt die Wirkung der Vorhofsystole auf den Radialpuls (×).

Verspätung der nachhinkenden Kammer 0,03—0,04". Der Unterschied gegenüber der ventrikulären E-S besteht aber darin, daß bei der einseitigen Leitungsunterbrechung immer eine Vorhofzacke dem atypischen Kammerelektrogramm vorangeht, weil ja die Sukzession zwischen den Vorhöfen und der einen Kammer nicht gestört ist.

. Diese im Jahre 1909 von EPPINGER und ROTHBERGER experimentell erzeugten Leitungsstörungen sind seither auch beim Menschen schon mehrfach beschrieben worden. Sie sind, da die Sukzession normal und nur der Erregungsablauf abnorm ist, nur durch das Elektrokardiogramm zu erkennen. Nun ist es

aber sehr merkwürdig, daß man beim Menschen fast nur solche Kurven findet, die eine Leitungsunterbrechung im rechten Schenkel anzeigen, die im linken Schenkel kommt fast gar nicht vor. CARTER, *der 1914 22 Fälle aus dem klinischen Material von* LEWIS *veröffentlicht hat, fand 21 mal den rechten und nur einmal den linken*

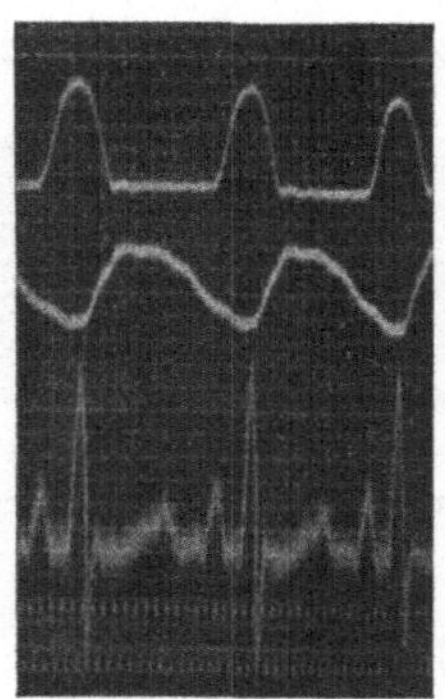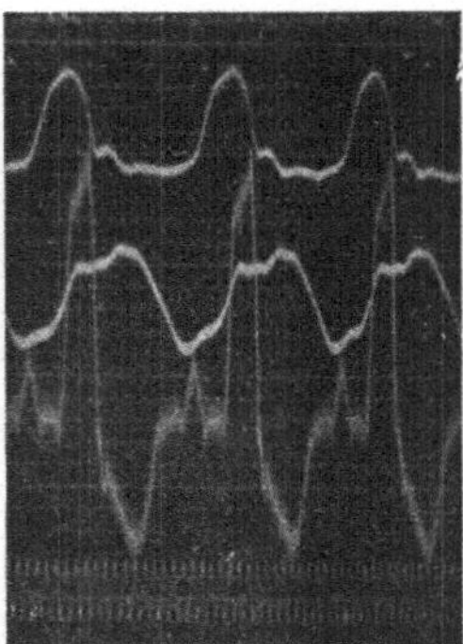

Abb. 218. *Ekg des Hundes vor und nach Durchschneidung des linken Tawaraschen Schenkels. Ableitung von Anus und Oesophagus. Zeit in* $^1/_{50}$ *Sek.*

Schenkel unterbrochen. BISHOP *(1920) fant unter 700 Kranken 20 mal einen Schenkelblock, und zwar 17 mal im rechten und 3 mal „wahrscheinlich" im linken Schenkel. In einer späteren Mitteilung (1922) fügte er noch 8 Fälle hinzu, die aus einem Material von 500 Kranken stammten. Diese 8 Fälle scheinen durchaus die für rechtsseitigen Schenkelblock charakteristischen Veränderungen geboten zu haben, es war aber in der Hälfte der Fälle das Ekg nicht ganz typisch. Jüngst haben* HERRICK *und* SMITH *über 35 Fälle berichtet, in denen sie auf Grund des Ekg einen Schenkelblock angenommen hatten. In 32 Fällen bestanden die*

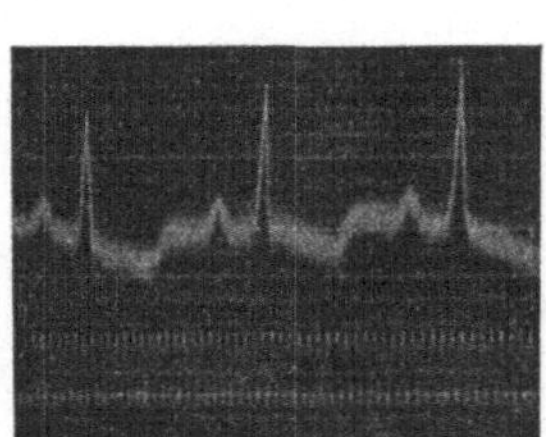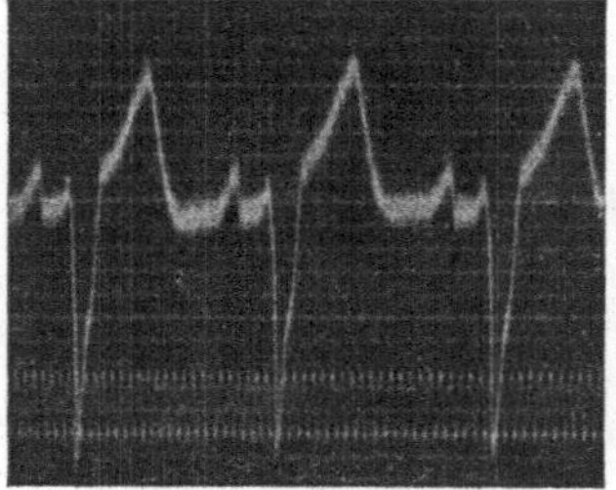

Abb. 219. *Ekg des Hundes vor und nach Durchschneidung des rechten Tawaraschen Schenkels. Ableitung Anus-Oesophagus. Zeit in* $^1/_{50}$ *Sek.*

für rechtsseitigen Block charakteristischen Veränderungen und nur 3 Kranke hatten in Abl. I eine tiefere S-Zacke. Man könnte nun geneigt sein, das bedeutende Überwiegen der rechtsseitigen Störungen dem Umstande zuzuschreiben, daß der rechte Schenkel als geschlossener Strang viel leichter unterbrochen werden kann als der linke, der sich sehr bald fächerförmig verteilt. Aber diese Erklärung dürfte gegenüber dem bedeutenden Überwiegen der rechtsseitigen Störung doch nicht ausreichen. Dazu kommt, daß man die für rechtsseitigen Schenkelblock charakteristischen Veränderungen häufig bei linkshypertrophischen Herzen (Nephritis, Aortenfehler) findet und es ist doch nicht einzusehen, wie diese Erkrankungen den rechten Schenkel schädigen sollten. Unter den 22 Fällen von CARTER waren 8 ausgesprochene Aortenfehler, von den ersten 20 Fällen BISHOPS hatten nur 4 normal große, dagegen 5 außerordentlich große und die anderen mäßig vergrößerte Herzen, nur bei 11 Kranken waren die Klappen normal. Bei allen Kranken von HERRICK und SMITH war die Herzdämpfung nach links verbreitert, 25 hatten ein systolisches Geräusch an der Spitze, 10 über der Aorta, 25 hatten einen erhöhten Blutdruck (175—250). Alle Kranken hatten Herzschwäche und lebten durchschnittlich nicht einmal mehr ein Jahr. Auffallend ist, daß sich in einigen Fällen die Form der Anfangsschwankung änderte, wenn sich das Befinden der Kranken besserte. Es wurden nur 3 Kranke obduziert, die Herzen aber nicht histologisch untersucht.

Es entsteht also die Frage, ob sich die abweichende Form des Ekg in diesen Fällen nicht einfacher aus der Herzhypertrophie erklären läßt und ob sie überhaupt einen Schenkelblock beweist. Da die Hypertrophie des linken Ventrikels ja weitaus häufiger ist, als eine isolierte Massenzunahme des rechten, wäre auch das Überwiegen der Kurven, die für rechtsseitigen Schenkelblock sprechen, verständlich. Es läßt sich nicht leugnen, daß die Kurven, wenigstens was die Richtung der Anfangsschwankung bei den drei Ableitungen anlangt, einander ähnlich sind (s. Abb. 94 S. 181). LEWIS macht als Unterscheidungsmerkmal geltend, daß beim Block im rechten Schenkel die Anfangs- und die Nachschwankung bei den Abl. I und III entgegengesetzt gerichtet sind, bei der Hypertrophie aber nicht. Ich glaube, daß dies kein genügend sicheres Merkmal ist, und ich möchte mehr Gewicht auf die Verbreiterung und Spaltung der Anfangsschwankung legen, weil diese Veränderungen wohl nur durch Leitungsstörung zu erklären sind. Die ganze Frage der einseitigen Leitungsunterbrechung ist aber, was die Diagnose beim Menschen anlangt, noch nicht sicher genug fundiert. Es sind zwar Fälle bekannt, wo die elektrokardiographische Diagnose durch die Obduktion bestätigt worden ist, aber in anderen Fällen hat die Diagnose nicht gestimmt, die meisten sind überhaupt nicht anatomisch untersucht worden und es müssen deshalb noch mehr klinisch gut beobachtete Fälle auch anatomisch gründlich untersucht werden, bevor wir in dieser Frage klar sehen.

Wenn die Leitungsunterbrechung nicht in einem Hauptschenkel des Reizleitungssystems liegt, sondern weiter in der Peripherie, so sind die Folgen für den Erregungsablauf im Prinzip dieselben. Es wird zwar nicht ein ganzer Ventrikel an der rechtzeitigen Kontraktion verhindert, aber doch jener Teil des Myokards, der von dem verlegten Ast versorgt wird. Auch dies gibt, wie experimentelle Untersuchungen ergeben haben, zu tiefgreifenden Veränderungen des Elektrokardiogramms Veranlassung, auf die jedoch hier nicht näher eingegangen werden soll. Die amerikanischen Autoren haben für eine solche Leitungsstörung den treffenden Ausdruck „arborization block". Ich bezeichne die Unterbrechung im HISschen Bündel als Bündelblock, die in einem Schenkel als Schenkelblock und die weiter peripher gelegene als Astblock.

Gerade diese eben erwähnten, in der Peripherie gelegenen Leitungsstörungen sind für manche feineren Beobachtungen am Elektrokardiogramm von Bedeutung. Wir haben bei Besprechung der aurikulären E-S gesagt, daß das zur E-S gehörende Kammer-Ekg die normale Form hat, weil die Kammern auf normalem Wege erregt werden. Nun hat aber LEWIS *gefunden, daß vorzeitig eintretende Vorhof-E-S nicht selten ein atypisches Kammer-Ekg aufweisen, welches mehr oder weniger die Form einer ventrikulären E-S zeigt. Das ist nur so zu erklären, daß bei einer frühzeitig auftretenden (vom Vorhof ausgelösten) Kammersystole die Leitfähigkeit noch nicht in allen Teilen wiederhergestellt ist. Betrifft nun dies z. B. den rechten Schenkel, so wird das Kammerelektrogramm der Vorhof-E-S die Form der linksseitigen E-S aufweisen, was auch wirklich gar nicht selten ist. Unsere Abb. 220 zeigt einen solchen Fall. Die Vorhofzacke der Normalschläge ist breit und gespalten, die Anfangsschwankung des Kammer-Ekg ist zweiphasisch und besteht aus einer etwas breiten R-Zacke mit einem Knick im aufsteigenden Schenkel und einer ebenso tiefen, aber etwas schmäleren S-Zacke; die Nachschwankung ist positiv. In der Nachschwankung des zweiten Schlages sieht man eine Einsenkung, das ist die negative Vorhofzacke einer aurikulären Extrasystole die nach etwas längerer Zeit (0,21″ statt 0,18″) auf die Kammern übergeht; das*

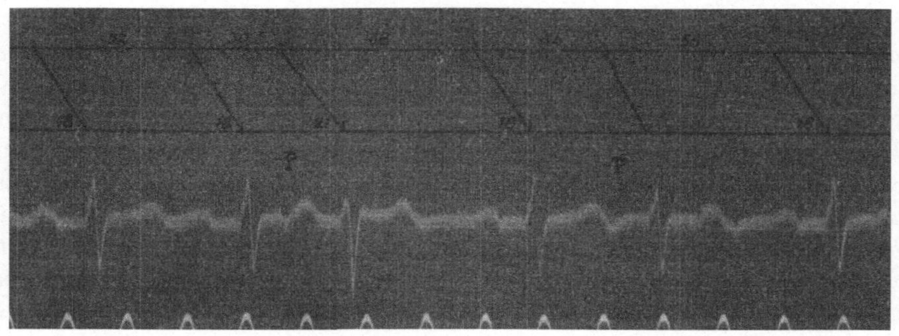

Abb. 220. Aurikuläre Extrasystolen (— P) mit verändertem Kammer-Ekg infolge ungenügender Wiederherstellung der Leitfähigkeit.

zu dieser Vorhofzacke gehörende Kammer-Ekg hat aber nur eine ganz kleine R-Zacke und eine tiefere S-Zacke. Auf die Vorhofextrasystole folgt eine verkürzte Pause (30 + 68 = 98 statt 2 × 52 = 104). Nach der Pause folgt ein Normalschlag und nach diesem wieder eine solche aurikuläre Extrasystole, aber später als die erste; man sieht, wie nun der absteigende Schenkel der Nachschwankung in die negative P-Zacke übergeht. Dementsprechend ist die Formveränderung des zugehörigen Kammer-Ekg weniger ausgesprochen, R ist höher, S weniger tief. Auch auf diese Extrasystole folgt, obwohl sie später kommt, noch eine verkürzte Pause (44 + 56 = 100 statt 104). Die in der Nachschwankung der zweiten Extrasystole und nach ihr sichtbaren zwei kleinen, nach abwärts gerichteten Zacken haben mit dem Herzen nichts zu tun. Die Veränderung ist nicht immer so bedeutend, aber auch feinere Abweichungen von der normalen Form sind prinzipiell in derselben Weise zu erklären. Auch beim Vorhofflimmern findet man in Fällen, wo die Kammerfrequenz hoch ist, kleine Unterschiede in der Form der Anfangsschwankung, die ebenfalls auf eine ungenügende Wiederherstellung der Leitfähigkeit in den peripheren Anteilen des Reizleitungssystems zurückzuführen sind. Die Anwendung der oben besprochenen experimentellen Untersuchungen verspricht noch manchen Aufschluß über sehr versteckte Vorgänge im menschlichen Herzen.

Ätiologie. — Abgesehen von den Fällen von vollständigem Herzblock sind die anatomischen Veränderungen noch nicht genügend bekannt. In der Mehrzahl der Fälle von Herzblock, die nach dem Tode untersucht wurden, fand man eine durch akut-entzündliche, durch sklerotische Veränderungen oder durch Gummata bedingte Schädigung des a-v-Bündels am Knoten oder weiter unten. In den leichteren Fällen kann man die Ursache nur vermuten. Aus GASKELLS Tierversuchen wissen wir, daß der Reiz, wenn die den Vorhof mit der Kammer verbindende Muskelbrücke schmäler wird, für seinen Weg längere Zeit braucht. Ebenso wissen wir, daß bei rheumatischen Herzaffektionen zahlreiche kleinzellige Infiltrationen in der Muskelsubstanz vorkommen. Da ich gerade bei rheumatischen Herzen und bei solchen mit Myodegeneration die meisten der leichteren Formen von herabgesetzter Leitfähigkeit angetroffen habe (Fälle 44, 91 und 92), nehme ich an, daß das Bündel in Mitleidenschaft gezogen wird, wenn es zu solchen Ablagerungen kommt, oder wenn eine leichte Vernarbung eintritt, und daß auf diese Weise die Leitfähigkeit beeinträchtigt wird. Andere akute Herzaffektionen liefern uns den Beweis, daß dieses Bündel in den Krankheitsprozeß einbezogen wird. Immer mehr wird bekannt über Herzblock bei fieberhaften Erkrankungen des Herzens, und es ist schon eine Reihe von Fällen veröffentlicht worden, wo·partieller oder kompletter Block bei Influenza, Pneumonie und akutem Rheumatismus bestand. Bei Schwielenbildung im Herzmuskel kann man Anzeichen von Leitungsstörung finden, ja sogar Herzblock bei einem Kranken, der Extrasystolen und Vorhofflimmern gehabt hatte.

Es wird von mehreren Fällen berichtet, in denen das a-v-Bündel durch Gummata geschädigt war und die Besserung anderer Fälle unter der antisyphilitischen Behandlung beweist, daß die Syphilis bei der Erzeugung eines vollständigen Herzblockes beteiligt sein kann. Im 38. Kapitel berichte ich über die Schädigung des Bündels bei subakutem Rheumatismus und führe Beispiele an (Fälle 85—89).

Bei vollständigem Herzblock kann der a-v-Knoten entweder zerstört oder von dem Reste des a-v-Bündels getrennt sein. Die Überreste des Bündels in der Kammer jenseits des a-v-Knotens wurden in einem von KEITH beschriebenen Falle, in dem während 18 Jahren vollständiger Herzblock bestand, völlig normal gefunden. Ein so gut erhaltenes Bündel mußte während des Lebens eine Funktion gehabt haben, und da es keine Reize vom Vorhof zur Kammer überleitete, muß es irgendeine andere Funktion ausgeübt haben, und zwar meiner Ansicht nach die der Reizerzeugung und der Aufrechterhaltung des langsamen Kammerrhythmus. Diese Ansicht wird durch die Tatsache gestützt, daß das Elektrokardiogramm zeigt, daß der Reiz auf dem normalen Wege in die Kammern eintritt.

Unsere Kenntnisse über den Zustand, der zu Herzblock führt, sind noch sehr lückenhaft. Bevor der langsame Kammerrhythmus sich dauernd einstellt, finden sich bei vielen Leuten Perioden, in denen trotz des normalen Herzrhythmus häufig ein verlängertes a-c-Intervall vorhanden ist, und von Zeit zu Zeit fallen in mehr oder weniger regelmäßigen und verschieden langen Abständen Kammersystolen aus. Einzelne Leute können infolge des vorübergehenden Blocks Anfälle von Schwindel oder leichter Bewußtlosigkeit bei Anstrengung haben, und das ist eine von den früh auftretenden Beschwerden.

Dr. Lewis lenkt meine Aufmerksamkeit auf einen eigentümlichen Zustand bei einigen Kranken, die ich ihm zur elektrokardiographischen Untersuchung geschickt hatte. Ich hatte eine Verzögerung in der Reizleitung von den Vorhöfen zu den Kammern festgestellt und er fand aus der Form der elektrischen Kurve, daß sich der linke Ventrikel vor dem rechten kontrahiert hat (normalerweise geht der rechte Ventrikel voran). Er schließt daraus, daß der rechte Schenkel des Bündels zerstört war. Als er mich um Einzelheiten des klinischen Befundes fragte, sah ich, daß ich eine Verdopplung des ersten Tones und eine Verlängerung des a-c-Intervalls aufgeschrieben hatte *(siehe die Zusätze auf S. 317 und 376)*.

Die Möglichkeit, daß bei der Erzeugung eines Herzblockes eine Vagusreizung beteiligt sein kann, muß stets im Auge behalten werden. Vagusreizung kann, wie Chauveau gezeigt hat, eine ähnliche Herzaktion hervorrufen. Ich bringe Kurven (Abb. 321 und 322), in denen eine leichte Form des Herzblocks infolge reflektorischer Vagusreizung durch den Schluckakt hervorgerufen wurde (Fall 91). Digitalis kann dasselbe erzeugen (siehe S. 435).

Bedeutung der leichteren Formen von Herabsetzung der Leitfähigkeit. — Man darf nicht glauben, daß die eben erwähnten Tatsachen bloß ein theoretisches Interesse haben. Ihre Erkennung und Würdigung klärt bei Herzaffektionen manchen dunkeln Punkt auf und ist bei der Behandlung von praktischer Wichtigkeit. Wie ich zeigen werde, ist die Anwesenheit der durch diese Ursache bedingten Arhythmie bei akuten und subakuten Herzaffektionen ein Hinweis darauf, daß der Herzmuskel krank ist. Macht sich keine Unregelmäßigkeit bemerkbar, so ist das verlängerte a-c-Intervall bei der Verordnung von Drogen wie Digitalis von Wichtigkeit. Es ist mir fast immer gelungen, in solchen Fällen durch Verordnung von Digitalis das a-c-Intervall zu verlängern und einen Ausfall von Kammersystolen zu bewirken; es ist wichtig, diese durch Digitalis erzeugte Form der Arhythmie zu kennen, denn das ist ein Zeichen, daß man schon genug gegeben hat. Aber man darf deshalb nicht glauben, daß durch diese leichte Verstärkung des Herzblocks eine Gefahr heraufbeschworen worden ist oder daß die Leitungsstörung eine Kontraindikation für den Gebrauch der Digitalis ist.

Die mit Herzblock verbundenen Symptome. — Abgesehen von der charakteristischen Arhythmie, dem langsamen Kammerrhythmus und den damit einhergehenden Ohnmachtsanfällen finden sich keine weiteren Merkmale. Kranke mit einer Pulszahl von 30—40 in der Minute können ihren Geschäften nachgehen, müssen aber dabei vorsichtig sein, da die Leistungsfähigkeit deutlich beschränkt ist. Die Art und Weise dieser Beschränkung wechselt: bei einigen ist es ein Gefühl von Schwäche, bei anderen Atemnot bei Anstrengung, wobei die Füße schwer und die Knie steif werden. Bei einigen führt Anstrengung zu Schwindel. Diese Symptome sind darauf zurückzuführen, daß die Kammern, wie ich bereits ausführte, auf die Anstrengung nicht antworten und daher die Organe nicht hinreichend mit Blut versorgen. Die Beschreibung, die uns der verstorbene Sir W. T. Gairdner, der selbst an Herzblock litt, aus eigener Erfahrung gibt, ist für einige Fälle sehr charakteristisch. Vier

Jahre nach Beginn des langsamen Rhythmus und zwei Jahre vor seinem Tode schrieb er mir im Alter von 82 Jahren, als seine Pulszahl 30 in der Minute betrug: „Ich fühle mich wunderbar frei von all den Symptomen, die gewöhnlich organische Herzkrankheiten begleiten. Mein Schlaf ist fast immer ungestört und ich erfreue mich seiner in reichlichem Maße sowohl bei Tag als bei Nacht, auch findet sich nicht die geringste Spur von Angina pectoris, starker Dyspnöe, Wassersucht oder irgendeinem der mit langdauernder Herzkrankheit einhergehenden Leiden." Später schrieb er: „Obwohl ich etwas unsicher im Gehen bin, so kann ich doch aus einem Zimmer ins andere gehen oder selbst eine gewöhnliche Treppe hinaufsteigen, wenn ich mir reichlich Zeit lasse und mich am Geländer halte. Aber seit wenigstens zwei Jahren, wenn nicht länger, liege oder vielmehr sitze ich fast immer; wiederholte Versuche haben mir gezeigt, daß es mir tatsächlich unmöglich ist, mich über die Straße oder in den dem Hause gegenüberliegenden Garten zu begeben, wenn ich nicht in einem fahrbaren Lehnstuhl dahin gebracht werde. Außerdem fühle ich eine andauernde Müdigkeit, die mich selbst nach dem besten Schlafe nicht verläßt; sie ist weder auf Schmerzen noch auf irgendwelche unangenehmen Empfindungen zurückzuführen, äußert sich aber oft in Gähnanfällen und selbst Seufzern, die andere glauben machen könnten, ich leide innerlich."

Die Ohnmachts- und epileptiformen Anfälle infolge der Hirnanämie, die durch die langsame Tätigkeit oder durch den vorübergehenden Stillstand der Ventrikel hervorgerufen wird (Adams-Stokessches Syndrom), sind auf S. 51 beschrieben. Diese Neigung zu verlangsamter Herzaktion kann bei Affektionen des Bündels zu zwei verschiedenen Zeiten auftreten, nämlich bevor der unabhängige Kammerrhythmus dauernd eingesetzt hat und nachher. Zu Zeiten intermittierender Perioden von komplettem Herzblock herrscht eine gewisse Neigung zu Ohnmachtsanfällen, und folgendes scheint mir dafür der Grund zu sein. Wenn eine Stanniussche Ligatur zwischen Vorhof und Kammer angelegt wird, so steht der Ventrikel für kürzere oder längere Zeit still, bevor er in seinem eigenen Rhythmus zu schlagen beginnt. Die hier zugrunde liegende Tatsache ist, daß immer dann, wenn ein rascherer Rhythmus aufhört und durch einen anderswo entstehenden langsamen ersetzt wird, dieser langsamere Rhythmus eine Weile in Ruhe bleibt, ehe er sich geltend macht (siehe 30. Kap.). *Wenn man die II. Stannius-Ligatur am Froschherzen zwischen Vorhof und Kammer anlegt, bleibt die Kammer nicht gleich stehen, sondern es wird durch die mechanische Reizung der Trichtergegend zuerst atrio-ventrikuläre Automatie erzeugt. Diese Kontraktionen werden bald immer langsamer und dann erst folgt die Pause. Beim Warmblüterherzen ist dies gewöhnlich nicht so oder doch viel weniger ausgesprochen. Nach Abklemmung oder noch besser nach Durchschneidung des Hisschen Bündels bleiben die Kammern sofort stehen (stoppage, präautomatische Pause). Die Dauer dieses Stillstandes hängt von der Reizbildungsfähigkeit desjenigen Teiles des Bündels ab, der jetzt für die Fortdauer der Kammertätigkeit zu sorgen hat. Beim Hunde kann die Pause so kurz sein, daß man sie kaum bemerkt; gewöhnlich dauert sie wenige Sekunden, sie kann aber auch von bedrohlicher Länge sein. Es ist verständlich, daß bei Menschen, deren Reizleitungssystem erkrankt ist, der Stillstand im allgemeinen länger dauern wird und daß so mehr oder weniger schwere Ohnmachts- und Krampfanfälle entstehen. Wenn die Unter-*

brechung der Reizleitung fortbesteht, folgen die nach dem Stillstande auftretenden Kammerkontraktionen in immer kürzeren Zwischenräumen aufeinander (rhythm of development, GASKELL), bis die der Kammerautomatie eigentümliche Frequenz erreicht ist. Es scheint nun, daß der Stillstand länger dauert, wenn die Reizleitung mit einem Male vollständig unterbrochen wird, wenn also auf einen 1 : 1-Rhythmus gleich der komplette Block folgt, daß die Kammern dagegen nicht so lange stehen bleiben, wenn schon vor der Leitungsunterbrechung ein partieller Block 2 : 1 oder 3 : 1 bestand. Es ist ferner begreiflich, daß bei wiederholten, vorübergehenden Unterbrechungen der Reizleitung die Kammern immer rascher ihren eigenen Rhythmus entwickeln werden, so daß bei manchen Kranken, die wiederholte Anfälle haben, die Stillstände dann weniger lange dauern. Wenn der komplette Block nicht mehr vorübergeht und die Kammern ohne Unterbrechung in ihrem eigenen langsamen Rhythmus schlagen, bleiben die Anfälle aus und es sind Fälle bekannt, wo Kranke mit komplettem Block viele Jahre lang ihrem Berufe nachgehen konnten. Die Anfälle treten aber wieder auf, wenn bei fortbestehendem Block die Kammern infolge Versagens der Reizbildung stehen bleiben, oder wenn, worauf wir noch zurückkommen, eine extrasystolische Kammertachykardie die vom Herzen herausgetriebene Blutmenge zu sehr herabsetzt.

In gewissen Fällen von Herzblock kann der Kontraktionsreiz, der vom Vorhof zur Kammer geht, plötzlich stecken bleiben und die Kammer macht eine kurze Pause, bevor sie mit ihren eigenen Kontraktionen beginnt. Während dieser Periode kommen die Ohnmachtsanfälle vor. So bemerkte Sir W. T. GAIRDNER, daß diese Anfälle stets mit dem plötzlichen Abfall der Pulsfrequenz auftraten: „Diese kardialen und zerebralen Anfälle waren zu gewissen Zeiten so häufig, daß man, glaube ich, 20—30 solcher Anfälle in 24 Stunden zählen konnte." Seine Pulszahl betrug gewöhnlich 70 in der Minute, nach den Ohnmachtsanfällen fand er aber stets 30 oder noch weniger. Wenn die Pulsfrequenz ständig zwischen 20—30 in der Minute blieb, verschwanden die zerebralen Anfälle. Ich deute diese Beschreibung so, daß, solange der Herzblock unvollständig war, der vom Vorhof kommende Reiz zeitweise durchging, wobei die Pulszahl auf 70 stieg; dann konnte der Reiz plötzlich nicht mehr durchgehen, und es trat eine kurze Pause in der Tätigkeit der Kammern ein, wie das auch geschieht, wenn man die I. Stannius-Ligatur anlegt. Anämie des Gehirns war die Folge und der Kranke fiel in Ohnmacht. Wenn die Kammer dann mit ihrem eigenen Rhythmus einsetzte, wurde die Zirkulation im Gehirn wiederhergestellt, und der sich erholende Kranke fand seine Pulszahl auf 30—40 herabgesunken. Wenn es dagegen zu einem andauernden Herzblock kam, fuhr der Ventrikel in seinem langsamen, unabhängigen Tempo ohne Pause zu schlagen fort, und infolgedessen blieben die Ohnmachtsanfälle aus. Gewöhnlich findet man, bevor der Block vollständig wird und die Kammern ihren eigenen Rhythmus entwickeln, eine Periode von partiellem Block, wo die Kammern eine Reihe von Vorhofschlägen nicht beantworten. So sieht man in Abb. 221 einen langen Stillstand der Kammern, währenddessen sieben Vorhofschläge erfolgen. Vorher hatten keine Anfälle von Bewußtlosigkeit stattgefunden, aber ich machte den Arzt darauf aufmerksam, daß sie wahrscheinlich kommen würden. Zwei Tage später brach die Kranke auf der Straße bewußtlos zusammen. Manchmal kommen die Anfälle häufiger, als die Eigenbeobachtungen von Sir W. Gairdner angeben. So hatte ein Kranker durch 10 Tage hindurch Anfälle, die alle paar Minuten kamen. Ich saß an seinem Bett und nahm durch eineinhalb Stunden fortwährend Kurven auf; während dieser Zeit verlor er 50 mal das Bewußtsein und hatte 15 leichte epileptiforme Anfälle. Wenn die Kammern durch 10 Sekunden stillstanden, verlor er das Bewußtsein, und wenn sie 16 Sekunden nicht schlugen, bekam er Krämpfe; nur selten dauerte der Stillstand länger als 20 Sekunden.

Während dieser Anfälle war der Zustand des Kranken sehr charakteristisch. Es kam vor, daß er ganz ruhig sprach; mit einem Male hörte er auf, schloß die Augen und atmete nicht mehr. Wenn der Puls wiederkam, erholte er sich, war etwas verwirrt und nahm das Gespräch wieder auf. Wenn die Kammern etwas länger. stehen blieben, begannen die Muskeln zuerst im Gesicht, dann in den Armen zu zucken und er atmete schwer, so daß der ursprüngliche Atemstillstand und die folgende mühsame Respiration zusammen eine Art Cheyne-Stokesscher Atmung ergaben. Wenn die Kammern nach 18 Sekunden

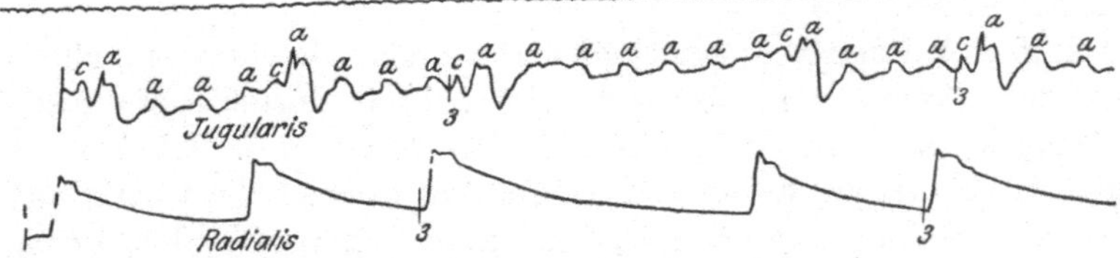

Abb. 221. Partieller Block mit einem langen Stillstande der Kammern. Diese Kurve wurde 2 Tage vor dem ersten Anfalle von Bewußtlosigkeit aufgenommen.

ihre Tätigkeit wieder aufnahmen, kehrte das Bewußtsein sofort zurück und der Kranke schien verwirrt; wenn er sich von den Krampfanfällen erholte, merkte er noch die Zuckungen in seinem Gesichte.

Ohnmachtsanfälle können auftreten, wenn die Frequenz ständig 30 oder weniger beträgt. In solchen Fällen kann das Herz noch viel langsamer schlagen, indem die Frequenz manchmal bis auf 5 in der Minute sinkt, oder es kommen gehäufte Extrasystolen vor, wobei die vom Herzen geförderte Blutmenge zu klein ist, um den Verlust des Bewußtseins zu verhindern. Während dieser Zeit kann ein Anfall auf den anderen folgen, das Gesicht wird zyanotisch, und wenn die Kammern zu lange stehen bleiben, tritt der Tod ein. *Das Auftreten einer Kammertachysystolie bei komplettem Block ist merkwürdig. Es ist schon lange bekannt, daß bei manchen Kranken mit komplettem Block, die in der Ruhe eine ganz regelmäßige, langsame Kammertätigkeit haben, nach Bewegung ventrikuläre Extrasystolen auftreten, und zwar häufig in Form von Bigeminie, wobei die Extrasystolen immer in demselben kurzen Abstande auf die Normalsystole folgen und, wie dies bei automatisch schlagenden Herzteilen die Regel ist, nicht von einer kompensierenden Pause, sondern von einem Normalintervalle gefolgt sind. Wenn die Kranken dann ruhen, verschwinden die Extrasystolen wieder. Man hat daran gedacht, daß dies ein zweckmäßiger Vorgang sein könnte, indem die Kammern, die dem Einflusse der extrakardialen Herznerven entzogen seien, durch diese Extrasystolen diejenige Frequenzsteigerung zu erreichen suchen, die bei normal schlagenden Herzen die Accelerantes zu besorgen haben. Dieser Ansicht kann man aber nicht beipflichten; denn erstens treten die an die Normalsystolen gekuppelten Extrasystolen so früh in der Diastole auf, daß sie für den Kreislauf nicht in Betracht kommen und dann sind die Accelerantes bei der klinischen Dissoziation durchaus nicht immer ohne Wirkung auf die Kammern. Das Auftreten gehäufter Extrasystolen und von Tachysystolie ist von WENCKEBACH 1906 ausführlich beschrieben worden. Die Extrasystolen folgen einander da in so kurzen Zwischenräumen, „in so rasender Geschwindigkeit“, daß der Nutzeffekt gleich Null wird und der Puls verschwindet. WENCKEBACH denkt hier an eine Verschlechterung des Koronarkreislaufes und erinnert an die Versuche von LEWIS, der durch Abbindung von Koronararterien beim Hunde eine solche Tachysystolie herbeiführen konnte; sie geht beim Hunde schließlich in Kammerflimmern über und auch beim Menschen wird dies in manchen Fällen die Todesursache sein.*

Die Empfindungen des Kranken während des Anfalls werden in dem folgenden Briefe geschildert, der von einem meiner alten Freunde an mich gerichtet wurde; er litt an der Adams-Stokesschen Krankheit, bedingt durch Vorhofflimmern und Herzblock, wobei die Pulszahl gewöhnlich 30 in der Minute betrug (Fall 81).

„Auf Ihre Anfrage hin versuche ich Ihnen eine Beschreibung einer außergewöhnlichen Ohnmacht zu geben, die sich bei mir einstellte, während ich an Herzstörungen litt. Sie trat mitten in der Nacht auf. Ich erwachte aus ruhigem Schlafe mit der Empfindung eines sehr merkwürdigen Kribbelgefühls; ich war wie gelähmt und vor mir, etwa zwei Fuß vom Boden, erschien ein kreisförmiges Licht von ca. zwei Zoll im Durchmesser und so glänzend, wie ich noch nie eines gesehen hatte. Ich dachte, mein Ende sei gekommen. Ich war vollständig ruhig und begann zu überlegen, ob ich meine Frau aufwecken sollte (ich weiß nicht, ob ich genug Kraft dazu gehabt hätte; ich kehrte ihr zu dieser Zeit den Rücken), wodurch ich sie sehr geängstigt hätte, oder ob ich den Dingen ihren Lauf lassen sollte. Ich hatte noch keinen Entschluß gefaßt, als das Licht kleiner zu werden begann, und als es ungefähr auf die Hälfte seiner ursprünglichen Größe zurückgegangen war, ging es plötzlich aus. Ehe ich aber das Bewußtsein vollständig verlor, überkam mich ein Gefühl von Frieden und Ruhe, wie ich es nie vorher gehabt hatte, und ich hatte gerade noch Zeit, zu mir selbst zu sagen: ‚Es gibt doch kein zukünftiges Leben.‘

Wie lange ich in diesem Zustande blieb, weiß ich natürlich nicht, als ich aber wieder zu mir kam, war es mir ganz unmöglich, mich zu bewegen: ich hätte geradeso gut ein Bleiklumpen sein können, eine solche Schwere fühlte ich in mir. Lange Zeit versuchte ich immer wieder ein Glied zu rühren. Zuletzt kam etwas Leben in einen meiner Füße und dann erlangte ich auch allmählich den Gebrauch meiner übrigen Glieder wieder.“

Cheyne-Stokessche Atmung kann bei Kranken auftreten, die an Herzblock leiden.

Merkwürdig ist in Fällen von Herzblock, daß Umstände, die gewöhnlich das Herz zu rascher Tätigkeit antreiben, auf den unabhängigen Kammerrhythmus wenig Einfluß haben. Zu Erregung führende Ursachen und die Verabreichung von Alkohol oder Chloroform haben nur eine geringe oder gar keine Wirkung auf die Kammern, obwohl manchmal die Vorhofkontraktionen viel häufiger werden. *Wir haben schon auf S. 22 darauf hingewiesen, daß auch beim Menschen mit Dissoziation in manchen Fällen bei Arbeit nicht nur die Vorhöfe, sondern auch die Kammern ihre Tätigkeit beschleunigen.*

Prognose. — In den leichteren Formen, wo nur eine Verzögerung in der Reizleitung vom Vorhofe zur Kammer vorhanden ist oder wo gelegentlich die charakteristische Unregelmäßigkeit auftritt, die durch das Ausfallen einer Kammersystole entsteht, ist der Zustand nicht ernst. Seine Erkennung sollte uns jedoch warnen und daran denken lassen, daß Myokardveränderungen im Spiele sind. Die Prognose muß sich daher nach anderen Zeichen von Myodegeneration richten, besonders auf die Leistungsfähigkeit des Herzmuskels. Partieller Block hat an sich keine besondere Bedeutung für die Leistungsfähigkeit des Herzens (siehe Fall 44). Kranke mit leichten Formen von Herzblock können, auch wenn die Pulsfrequenz ständig um 30 herum beträgt, durch 10 oder 20 Jahre ein ruhiges, ungestörtes Leben führen; aber in diesen Fällen kann man wohl annehmen, daß der Rest des Herzmuskels einer Schädigung entgangen ist. Wenn die Leistungsfähigkeit vor dem Einsetzen des kompletten Blocks deutlich eingeschränkt ist, wird die Prognose ernst. Wenn in dem Stadium zwischen partiellem und komplettem Block eine Neigung zu Ohnmachtsanfällen besteht, ist die von einem längeren Herzstillstande drohende Gefahr nicht groß, wenn nicht vorgeschrittene Degeneration des Herzmuskels vorhanden ist. Wenn aber bei komplettem Block die Ohnmachtsanfälle immer wieder kommen, wird das Leben des Kranken unsicher und solche Kranke sterben gewöhnlich in einem solchen Anfall und werden oft im Bett oder anderswo tot aufgefunden. Der Tod kann durch das Versagen des Herzmuskels infolge von Degeneration eintreten, wobei objektive Symptome der Herzschwäche, wie Lungenödem und Hydrops vorhergehen. Der in seiner Leistungsfähigkeit zutage tretende Zustand des Herzmuskels ist das Wichtigste bei der Prognose. In Fall 78 war die Leistungsfähigkeit sehr eingeschränkt.

Behandlung. — Wir sehen gelegentlich Fälle, in denen nach wiederholten Ohnmachtsanfällen und nach langdauernder Pulsverlangsamung die Leitfähigkeit wieder gebessert und die Frequenz normal wird. Aber in Anbetracht der pathologischen Veränderungen, die diesen Fällen zugrunde liegen, ist es nutzlos, abgesehen von syphilitischen Fällen, mit irgendwelchen Mitteln eine Heilung versuchen zu wollen. Nicht selten kann partieller Herzblock verschiedenen Grades bei akuten und subakuten Erkrankungen vorhanden sein und vollständig verschwinden, wenn der Kranke sich erholt (Fall 87). In chronischen Fällen wird, da die leichteren Formen von Herzblock degenerative Veränderungen im Herzmuskel zur Voraussetzung haben, die Behandlung mehr durch diese geleitet als durch die Schädigung des Bündels. Wenn der Herzblock die Leistungsfähigkeit des Muskels zu beeinträchtigen beginnt, muß man darauf achten, das Herz keiner zu großen Anstrengung auszusetzen. Wenn Ohnmachtsanfälle auftreten, muß der Kranke sich ganz ruhig verhalten, bis die Neigung zu den Anfällen vorübergeht, und ehe man nicht durch genügend lange Zeit gesehen hat, daß sie aufgehört haben, sollte der Kranke nicht ohne Begleitung herumgehen. In einigen Fällen scheinen die Anfälle durch Vagusreizung herbeigeführt zu werden und dann kann die Verabreichung von Atropin (etwa 1 mg subkutan) von Nutzen sein, um sie seltener zu machen. Wir müssen aber in der Regel bekennen, daß wir nichts dazu tun können, um das Auftreten der Anfälle von Bewußtlosigkeit, wenn sie sich häufen, zu verhindern oder den Kranken während eines langdauernden Anfalles wiederherzustellen. Ich habe mich Jahre hindurch bemüht, Mittel zu finden, welche die Kammerfrequenz beim Herzblock steigern oder die Neigung zu Anfällen vermindern könnten, aber ich habe nichts erreicht. Einige Male habe ich geglaubt, daß das eine oder ein anderes Mittel gut sei, aber wenn ich sie sorgfältig prüfte, haben sie mich im Stiche gelassen, so daß dann, wenn die Anfälle aufhören, dies auf Umständen beruht, die wir nicht in der Hand haben. Ich erwähne diese Mißerfolge deshalb, damit man sich weiter bemühe und insbesondere danach strebe, ein Mittel zu finden, das die Kammern beim Herzblock zum Schlagen bringen kann.

Wenn der Kranke Syphilis durchgemacht hat und die Wassermann-Reaktion positiv ist, soll eine energische antisyphilitische Behandlung versucht werden.

Wenn der Herzblock dauernd bestehen bleibt, kann doch der Muskel so leistungsfähig sein, daß der Kranke durch viele Jahre leben kann; solche Kranke sollen sich an die Grenzen ihrer Kraft halten und sich davon leiten lassen, welchen Anstrengungen sie noch leicht gewachsen sind. Wenn Herzschwäche und Ödeme sich einstellen, muß sich die Behandlung nach dem im Kapitel über die Behandlung angegebenen Grundsätzen ·richten. Hier möchte ich nur sagen, daß der Herzblock keine Kontraindikation für die Mittel der Digitalisgruppe ist; sie sind eher gerade indiziert, weil sie den Herzmuskel stärken und die Kammerfrequenz nicht herabsetzen.

Fälle von Vorhofflimmern und Herzblock scheinen nicht selten zu sein, und eine Reihe von Fällen ist im Anhange wiedergegeben: Fälle 79, 80 u. 81. *In solchen Fällen fehlt natürlich die Arhythmie der Kammern, da diese in ihrem eigenen Rhythmus schlagen. Im Elektrokardiogramm erkennt man diese Fälle daran, daß bei regelmäßiger Kammertätigkeit die Vorhofzacke in allen Ableitungen fehlt und die Saite eine ständige Unruhe zeigt.* Die Beziehungen zwischen Vorhofflattern und Herzblock sind schon im 32. Kapitel besprochen worden.

36. Kapitel.

Akute fieberhafte Herzaffektionen.

Die durch Fieber bedingten Veränderungen der Herztätigkeit. — Das Fieberherz. — Akute, fieberhafte Erkrankungen des Herzens. — Symptome bei Myokarditis.. — Symptome bei Endokarditis. — Symptome bei Perikarditis. — Das Herz bei akutem Rheumatismus. — Das Herz bei Pneumonie. — Das Herz bei Diphtherie. — Das Herz bei septischen Infektionen. — Prognose. — Behandlung.

Die durch Fieber bedingten Veränderungen der Herztätigkeit. — Bei der Betrachtung der Kreislaufsverhältnisse im Fieberzustande muß man drei Tatsachen im Auge behalten, nämlich daß die Herztätigkeit durch eine Temperaturerhöhung beeinflußt wird, daß das Herz in verschiedener Weise reagiert je nach den Toxinen, die von den Fiebererregern erzeugt werden, und endlich, daß das Herz selbst der Sitz der das Fieber bewirkenden Erkrankung sein kann. Neuere Untersuchungen haben den endgültigen Beweis dafür erbracht, daß die spezifischen Mikroorganismen bei akutem Rheumatismus, Pneumonie, Typhus, Diphtherie, Erysipel, Influenza und verschiedenen septischen Infektionen in das Herz eindringen können; die Folge ist das Auftreten von Endokarditis, Myokarditis und Perikarditis. Die Symptome einer solchen Herzinfektion sind nicht immer streng umschrieben und können den Symptomen gleichen, die durch den fieberhaften Zustand allein oder durch Toxine, die von einer anderen Quelle im Körper stammen, ausgelöst werden. Ich betone das, weil man stets versuchen sollte, die Wirkung fieberhafter Zustände auf das Herz richtig zu beurteilen. So ist z. B. die Tatsache erstaunlich, daß Leute mit einem von früher her schwer geschädigten Herzen eine schwere Erkrankung an Pneumonie oder Typhus ohne Schaden überstehen, während junge und kräftige Menschen an einer nur wenige Tage dauernden Erkrankung zugrunde gehen, weil bei ihnen das Herz von der Krankheit mitergriffen war.

Noch ein anderer Punkt sollte stets berücksichtigt werden, nämlich daß der spezifische Mikroorganismus, der in das Herz eindringt, selten nur ein Gewebe allein angreift. In dem Bestreben, genau und methodisch vorzugehen, beschreiben die Autoren gewöhnlich die Symptome von Endokarditis, Myokarditis und Perikarditis getrennt. Wenn man sich aber die Natur der Symptome vor Augen hält, wie z. B. den Zustand des Pulses, seine Größe, Frequenz und seinen Rhythmus, die Größe des Herzens und die Präkordialangst, Symptome, die gewöhnlich bei der Beschreibung der Endokarditis und Perikarditis aufgezählt werden, so wird man verstehen, daß sie in Wirklichkeit nicht Erscheinungen von Endokarditis oder Perikarditis sind, sondern Zeichen einer Myokardaffektion. Die Geräusche, die im Laufe eines Fieberanfalles entstehen, müssen mit Vorsicht beurteilt werden, denn selbst bei akutem Rheumatismus bedeutet das Vorhandensein eines Geräusches nicht notwendigerweise, daß die Mitralklappen von dem entzündlichen Vorgang ergriffen sind, sondern es kann dadurch bedingt sein, daß der Tonus des durch die Toxine vergifteten Herzmuskels nachläßt, und daß dadurch eine Insuffizienz der Mitralklappe entsteht; diese ist also nicht durch eine endokardiale, sondern durch eine Myokarderkrankung verursacht. Endokarditis und Perikarditis, sowohl die akute wie die chronische, nehmen nur deswegen einen so großen Platz in der medizinischen Literatur ein, weil ein abnormes Geräusch stets mehr auffällt als ein mittels anderer Sinne wahrgenommenes abnormes Zeichen, und die leichte Erkennbarkeit der Klappen- und der Reibegeräusche hat dazu geführt, daß man die Begleitsymptome der gleichen Läsion zuschrieb.

Das Fieberherz. — Mit diesem Ausdruck meine ich die Veränderungen, die durch die Temperaturerhöhung herbeigeführt werden. Der ganze Kreislaufsapparat ist gegen Änderungen der Temperatur sehr empfindlich, gleichviel ob es sich um Änderungen der Außentemperatur oder der Körpertemperatur handelt. Das auffallendste Symptom ist die Änderung der Schlagzahl, indem eine Erhöhung der Temperatur die Frequenz vermehrt, ein Sinken sie vermindert. Bei den einfachen fieberhaften Erkrankungen besteht ein gewisser Zusammenhang zwischen der Höhe der Temperatur und der Frequenz der Herzkontraktionen. Es entspricht ungefähr eine Vermehrung von 8—10 Schlägen einer Temperaturerhöhung von $1/2$ Grad C. Das trifft nicht für alle Fälle zu, aber jede beträchtliche Abweichung von dieser Regel sollte unsere Aufmerksamkeit erregen und die Möglichkeit anderer Komplikationen, wie das Übergreifen der Infektion auf das Herz, vermuten lassen.

Beim einfachen Fieberherzen erweitert sich die Radialarterie und der Puls bleibt besonders während der diastolischen Phase des Herzzyklus kräftig. Das Herz selbst zeigt zuerst wenig Veränderungen, abgesehen davon, daß seine Frequenz bei Anstrengung ungewöhnlich stark gesteigert wird. Die Töne sind klar und deutlich und das Herz ist nicht vergrößert. Bei langandauerndem Fieber kann ein gewisser Grad von Dilatation entstehen. Sie zeigt sich am ehesten an der rechten Herzseite, besonders wenn der Lungenkreislauf gestört ist, wie bei Pneumonie oder pleuritischem Erguß, oder wenn der Kranke lange Zeit auf dem Rücken liegt, wie bei Typhus. Die Töne können dann leise werden, oder es können systolische Geräusche sich am Tricuspidal- oder Mitralostium entwickeln und es kann die charakteristische Pulsation des rechten Herzens im Epigastrium sichtbar werden (Abb. 38). Bei vielen leichten Fieberanfällen hängt der Verlauf von der Natur der erzeugten Toxine ab. Eine Temperaturerhöhung von wenigen Graden kann eine unverhältnismäßig hohe Frequenz (120—140) bedingen und mit dem Abfall der Temperatur kann auch die Frequenz rasch bis zur Norm absinken, ohne daß Folgeerscheinungen zurückbleiben. Eine leichte Temperaturerhöhung kann sogar von einem Sinken der Pulszahl begleitet sein, die mitunter, wenn die Pulsfrequenz des Kranken normalerweise niedrig ist, weniger als 50 in der Minute betragen kann. Ich habe bei demselben Menschen bei gleicher Temperatur zu verschiedenen Zeiten beträchtliche Unterschiede in der Frequenz gefunden, die wahrscheinlich durch die Verschiedenheit der dem Fieber zugrundeliegenden Ursachen bedingt waren. Für die durch andere Faktoren als die Temperatursteigerung erzeugten Wirkungen sind die während eines Malariaanfalles auftretenden Erscheinungen vielleicht das beste Beispiel; hier haben wir im Laufe von 24 Stunden bei einer dauernd hohen Temperatur eine Reihe von bemerkenswerten Änderungen im Pulse. Im Stadium des Frostgefühles wird der Puls infolge der Kontraktion der peripheren Arterien klein und kaum wahrnehmbar. Das von der Oberfläche und aus dem Arteriensystem vertriebene Blut häuft sich im Venensystem und in den inneren Organen an. Dann werden die Lippen und die Finger blau und die Stauung in den inneren Organen kann einen solchen Grad erreichen, daß kapillare Blutungen in ihnen auftreten. Innerhalb weniger Stunden, während die Temperatur noch hoch ist, erschlaffen die Arteriolen, die Arterien erweitern sich und der Puls selbst weist eine beträchtliche Kraft auf.

Akute fieberhafte Erkrankungen des Herzens. — Die durch Eindringen von spezifischen Mikroorganismen in das Herz herbeigeführte Erkrankung ist selten auf ein Gebilde oder Gewebe beschränkt, so daß es besser wäre, den Ausdruck Karditis zu gebrauchen, als so irreleitende Ausdrücke wie Endokarditis oder Perikarditis anzuwenden. Das tritt klarer zutage, wenn man die bei jedem gegebenen Falle vorhandenen Symptome analysiert, und ich werde mich bemühen, die Symptome kurz zusammenzufassen und versuchen, sie von Affektionen der einzelnen Gewebe abzuleiten. Ich tue das hier, weil eine richtige Auffassung von der Natur der primären Erkrankung es uns ermöglicht, die Zustände besser zu verstehen, die viele Jahre später auftreten, wenn die Vernarbung andere Veränderungen bewirkt hat.

Symptome bei Myokarditis. — Die Frequenz und der Rhythmus des Herzens sind sehr leicht zu erkennen. Da die Temperaturerhöhung schon an und für sich eine vermehrte Frequenz herbeiführt, ist es unmöglich, die Wirkungen der Temperaturerhöhung und der Myokardinfektion auf die Frequenz voneinander abzugrenzen. Aber viele Fälle mit mäßigem Fieber haben eine stark beschleunigte Herztätigkeit, und wir können dann schließen, daß noch ein anderer Vorgang als die Temperaturerhöhung beteiligt ist. Es wäre von größtem Interesse zu wissen, wie die Frequenzsteigerung bei Myokarditis zustande kommt, ob durch nervöse Reizung, die reflektorisch von dem entzündeten Gewebe hervorgerufen wird, oder durch vermehrte Erregbarkeit des Muskels, besonders des Gewebes, in dem der Kontraktionsreiz entsteht. Aber hier wäre eine solche Betrachtung rein spekulativer Natur.

Veränderungen im Rhythmus gehören in eine andere Kategorie, und eine Arhythmie gibt uns oft einen Anhaltspunkt zur Beurteilung der Veränderungen, die im Muskel vor sich gehen. Die durch rein nervöse Einflüsse bedingte Arhythmie ist im allgemeinen aufgehoben, wenn die Herztätigkeit durch das Fieber erregt ist — eine Ausnahme bildet hauptsächlich die Arhythmie, die bei Gehirnaffektionen durch Vagusreizung bedingt ist (wie bei tuberkulöser Meningitis).

Die bei akuten Erkrankungen vom Myokard ausgehenden Arhythmien sind nicht so sorgfältig bearbeitet worden, wie es ihre Wichtigkeit erfordert, und schon der geringe Fortschritt, den ich beim Studium dieses Gegenstandes erreicht habe, zeigt, wie außerordentlich wichtig es wäre, wenn wir die Pathologie des lebenden Herzens verstehen könnten.

Das am meisten charakteristische Zeichen einer dem Muskel zugefügten Schädigung ist die Irregularität oder die Intermission des Pulses, die durch das Ausfallen von Kammersystolen infolge der dem a-v-Bündel durch die Erkrankung erwachsenen Schädigung bedingt ist. Es ist nun eine beträchtliche Zahl von Fällen bekannt, wo die Schädigung des Bündels bei vielen Arten von akuter Infektion erkannt worden ist (Rheumatismus, Diphtherie, Influenza, septische Infektionen).

Die Autoren begnügen sich gewöhnlich bei der Beschreibung von akuten Herzkrankheiten damit, die Irregularität als eines von mehreren Symptomen zu erwähnen; die zitierten Beispiele jedoch zeigen, daß man diesen Zustand ziemlich häufig feststellen könnte, wenn man immer Kurven aufnähme.

In den Endstadien tödlich verlaufender Pneumonien habe ich häufig einen aussetzenden Puls oder eine Arhythmie vorgefunden. Bei einer Anzahl dieser Fälle zeigte die Analyse, daß sie wahrscheinlich durch ein Versagen der Kontraktionsfähigkeit bedingt war. So sieht man in Abb. 222 ein typisches Beispiel, in dem gegen das Ende der Kurve ein deutlicher Pulsus alternans auftritt. Das Aussetzen des Pulses in dem ersten Teile der Kurve ist, wie ich glaube, dadurch hervorgerufen, daß die Kontraktion zu schwach war,

um eine Welle bis zu den Arterien zu befördern. So sehen wir in Abb. 223
von einem anderen Falle von Pneumonie, wie die kleinen Pulse *s'* zur normalen
Zeit entstehen, aber die Erschöpfung des Herzens ist so groß, daß es nur eine
kleine Blutmenge auswirft und nach dem letzten kleinen Pulse kommt über-

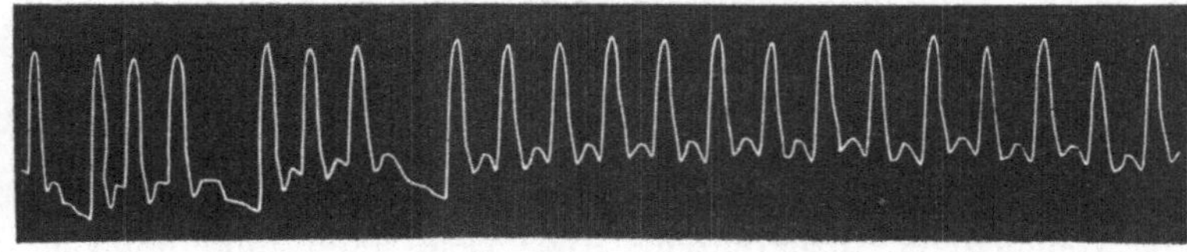

Abb. 222. Unregelmäßiger Puls im Verlaufe einer Pneumonie, zeigt Pulsus alternans im
zweiten Teil der Kurve. Die Intermissionen dürften ebenfalls durch Schwäche der Kontraktilität bedingt sein.

haupt keine Welle mehr zustande. Ich habe gefunden, daß solche Zeichen
bei Pneumonie stets von der ernstesten Bedeutung sind. John Hay hat
eine ähnliche Arhythmie bei einem an Sepsis leidenden Kranken gefunden.

Extrasystolen kommen bei schweren infektiösen, fieberhaften Erkrankungen
des Herzens selten vor, aber Abb. 224 zeigt das Auftreten von Extrasystolen

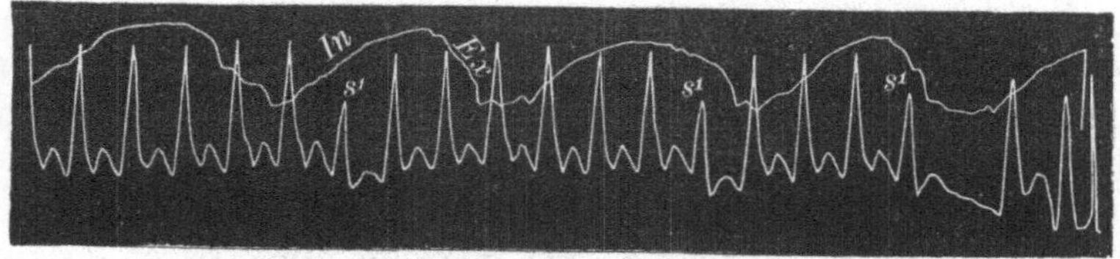

Abb. 223. Kurve der Atmung und des unregelmäßigen Pulses bei einer Pneumonie mit
tödlichem Ausgang. Die kleinen Pulse *s'* sind wahrscheinlich durch Erschöpfung der
Kontraktilität bedingt.

im Verlauf eines tödlichen Anfalles von akutem Rheumatismus. Da keine
kompensatorische Pause vorhanden ist, geht der vorzeitige Schlag wahrscheinlich vom Vorhof aus.

Ich habe in mehreren Fällen von Pneumonie das plötzliche Einsetzen
von Vorhofflimmern gesehen, immer mit verhängnisvollen Folgen. Bei einem

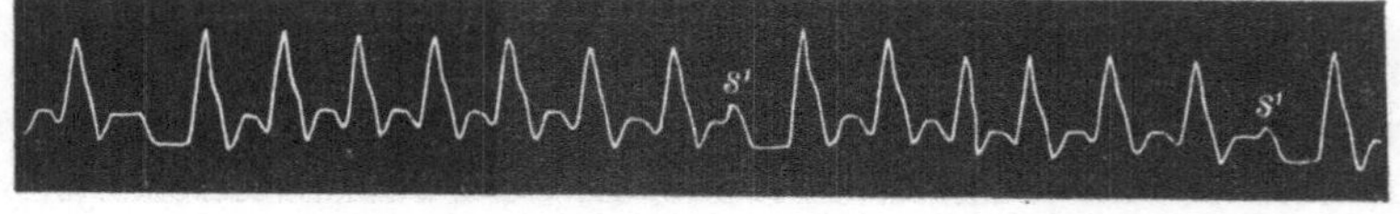

Abb. 224. Extrasystolen, die im Laufe eines Anfalles von akutem Gelenkrheumatismus
mit tödlichem Ausgang auftraten.

Kranken, den ich gelegentlich einer Konsultation sah, schien die Krankheit
einen günstigen Verlauf zu nehmen; aber während ich mit dem behandelnden
Arzte sprach, wurden wir plötzlich ans Bett des Kranken gerufen und fanden,
daß die Herztätigkeit in der Zwischenzeit diesen abnormen Rhythmus angenommen hatte und der Puls schnell und unregelmäßig geworden war. Der
Kranke starb wenige Stunden später. In einem anderen Falle, zu dem ich

gerufen wurde, teilte mir der Arzt mit, daß der Kranke eine Pneumonie, die mit einer Krisis endigte, gut überstanden habe. An dem Tage nach dem Temperaturabfalle wurde der Kranke plötzlich schwach und elend und der herbeigerufene Arzt fand ihn kollabiert. Ich sah ihn kurz darauf und fand Vorhofflimmern. Der Arzt versicherte mir, daß der Patient die Pneumonie mit einem guten und regelmäßigen Pulse durchgemacht hatte. Auch dieser Kranke starb nach wenigen Stunden.

G. A. SUTHERLAND zeigte mir Kurven, die er in einem Falle von fieberhaftem Rheumatismus bei einem 5jährigen Kinde aufgenommen hatte: sie zeigen Vorhofflimmern. Das Kind starb, und bei der histologischen Untersuchung des Herzens fand CAREY COOMBS ausgedehnte entzündliche Veränderungen in der Vorhofswand. In einem Falle von Diphtherie fand F. W. PRICE in den Kurven Vorhofflimmern und Herzblock und bei der histologischen Untersuchung fand JVY MACKENZIE ausgedehnte entzündliche Veränderungen im Vorhof und im Atrioventrikularbündel. Die Krankengeschichte des Falles 64 zeigt, daß bei akuten Herzaffektionen Vorhofflattern entstehen kann.

Myokardaffektionen äußern sich gewöhnlich in Veränderungen der Herzgröße. Die Symptome der Dilatation werden im 39. Kapitel beschrieben, aber man tut gut, sich daran zu erinnern, daß die Herzgröße im Laufe einer fieberhaften Erkrankung, z. B. bei akutem Rheumatismus, Diphtherie usw., sehr rasch stark zunehmen kann. In solchen Fällen werden die Töne oft sehr schwach und leise Geräusche können an dem Mitral- und Trikuspidalostium entstehen und Klappenveränderungen vortäuschen.

Symptome bei Endokarditis. — Das einzige nachweisbare Zeichen einer akuten Endokarditis ist das Vorhandensein von Geräuschen an dem einen oder dem anderen Herzostium. Für praktische Zwecke haben wir hier nur zwei Geräusche zu berücksichtigen, nämlich ein systolisches Mitralgeräusch und ein diastolisches Aortengeräusch. Es ist nicht immer leicht zu entscheiden, ob das Auftreten eines Geräusches während eines Fieberanfalles durch einen endokarditischen Prozeß an der Mitralis bedingt ist oder durch eine Erschlaffung des Ringmuskels, der das Ostium stützt. Ein diastolisches Aortengeräusch ist in der Regel ein diagnostisches Zeichen dafür, daß die Aortenklappen von einer zerstörenden Erkrankung befallen sind. Anfangs ist dieses Geräusch so schwach, daß man nur merkt, daß der Ton nicht mit genügender Schärfe aufhört. Allmählich jedoch stellt sich ein sehr leises Blasen am Ende des zweiten Tones ein, das von Tag zu Tag deutlicher wird.

In der großen Mehrzahl der Fälle werden die durch Endokarditis bedingten Geräusche erst einige Zeit nach dem Nachlassen des Fiebers sicher erkannt, wenn die Vernarbung beginnt. Das ist besonders der Fall bei präsystolischen Mitralgeräuschen, die niemals während des akuten Zustandes, der die Läsion herbeiführt, erkannt werden, außer wenn das Mitralostium durch Wucherungen verengt ist. Die Bildung von Wucherungen am Mitral- und am Aortenostium kann zu Geräuschen Veranlassung geben, die von den durch Zerstörung der Klappenzipfel bedingten Geräuschen nicht zu unterscheiden sind. Bei Anwesenheit eines musikalischen Geräusches kann man im allgemeinen annehmen, daß es sich um Wucherungen handelt, besonders bei akuten Fällen. Ein Anfall von Hemiplegie während eines akuten, fieberhaften

Zustandes kann gewöhnlich einem von einer Klappenwucherung stammenden
Infarkte zugeschrieben werden, und man darf annehmen, daß Infarkte in
anderen Organen derselben Ursache ihre Entstehung verdanken.

Symptome bei Perikarditis. — Vor der Einführung der Auskultation war
trockene Perikarditis eine Krankheit, die erst auf dem Sektionstische festgestellt wurde. Das einzige Symptom, das uns ihre Anwesenheit ankündigt,
ist das charakteristische oberflächliche Reibegeräusch, das durch die Bewegungen des Herzens hervorgerufen wird. Es wird gewöhnlich zufällig bei
der gewöhnlichen Untersuchung des Herzens entdeckt. Andere deutliche
Symptome sind mit Perikarditis nicht verknüpft, und im ausgesprochenen
Gegensatze zu trockener Pleuritis ist sie im wesentlichen schmerzlos. Wenn
Schmerzen mit ihrem Auftreten verknüpft sind, so wird man stets eine Myokardaffektion vorfinden. Diese merkwürdige Schmerzlosigkeit der Perikarditis
im Vergleiche zur Pleuritis hat mich schon lange beschäftigt, aber ich habe auch
jetzt nur eine unbestimmte Vorstellung über ihre Entstehung. Nur beiläufig
möchte ich die Aufmerksamkeit auf diese Tatsache lenken.

Perikarditis kann im Laufe zahlreicher chronischer Krankheiten auftreten, so bei Diabetes, Brightscher Krankheit oder im Verlaufe einer akuten
Erkrankung, wie Pneumonie oder akuter Rheumatismus. Manchmal findet
man sie ganz zufällig; der Patient fühlt sich nicht ganz wohl, konsul-
tiert seinen Art, und im Laufe der Untersuchung entdeckt dieser die
Perikarditis. Solche Leute gehen manchmal wochenlang mit einem sehr
deutlichen Reibegeräusch ruhig ihrer Beschäftigung nach und haben keine
weiteren Beschwerden.

Wenn es zu einem Ergusse in den Perikardialsack kommt, so findet sich
eine Zunahme der Herzdämpfung, die eine ziemlich charakteristische Form
annimmt. Sie reicht bis zur zweiten Rippe oder darüber, und wenn man die
Dämpfung aufzeichnet, so zeigt sie einen etwa birnförmigen Umriß. Die Herzbewegungen am unteren linken Rande der Dämpfung fehlen, und dies sollte
in Fällen, wo eine vergrößerte Herzdämpfung gefunden wird, immer den Verdacht auf einen Erguß erwecken. EWART beschreibt eine kleine Dämpfungs-
zone hinten an der Basis der linken Lunge. Dies ist beachtenswert, denn durch
Vergrößerung dieser Zone kann ein ausgedehnter perikardialer Erguß das Vorhandensein von Flüssigkeit in der Pleurahöhle vortäuschen. Ich habe einmal
ein eitriges Perikardialexsudat punktiert, das ich irrtümlicherweise für ein
Empyem der Pleura hielt; dies Versehen entstand dadurch, daß ich die Lage
der Bewegungen des Herzens nicht festgestellt hatte. Hätte es sich um ein
Pleuraexsudat gehandelt, so hätte ich den Herzschlag rechts vom Sternum
gefunden, da aber der Schall über der ganzen linken Brust gedämpft war,
so dachte ich nicht daran, daß es sich um einen perikardialen Erguß handeln
könnte.

Die Vorstellung, daß ein perikardialer Erguß die Arbeit des Herzens erschwert, ist die Folge von Tierversuchen, in denen man den Herzbeutel durch
Flüssigkeit auszudehnen suchte. Ich habe aber niemals irgendwelche ernste
Störungen der Herztätigkeit infolge eines ausgedehnten perikardialen Ergusses
gesehen; das kommt wahrscheinlich daher, daß das Perikard zwar normalerweise einen mehr oder weniger unelastischen Beutel darstellt, bei Entzündung

aber dehnbar wird und deswegen eine sehr große Menge Flüssigkeit in sich aufnehmen kann, ohne die Arbeit des Herzens sehr zu erschweren.

Das Herz bei akutem Rheumatismus. — Die wahre Natur der Veränderungen, die bei akuten Herzaffektionen auftreten, wird allmählich klar, und es ist uns jetzt möglich, viele der während des Lebens beobachteten unklaren Symptome mit der Erkrankung im Herzen in Verbindung zu bringen. Viele Forscher haben zu unserer gegenwärtigen Kenntnis beigetragen, doch hält sich die folgende Beschreibung besonders an die Beobachtungen von Cowan und von Poynton und Paine, die mit einem gewissen Erfolge versucht haben, ihre pathologisch-anatomischen Befunde mit den klinischen und experimentellen Ergebnissen in Übereinstimmung zu bringen. Diese Beobachtungen betreffen hauptsächlich rheumatische Affektionen des Herzens, aber ähnliche Veränderungen sind auch bei anderen akuten Erkrankungen, wie Pneumonie, Diphtherie, Influenza und Sepsis aufgefunden worden.

Nach Poynton und Paine ist die Herzstörung darauf zurückzuführen, daß der spezifische Erreger des akuten Rheumatismus (Diplococcus rheumaticus) ins Herz eindringt (vielen späteren Untersuchern ist es nicht geglückt, diesen Mikroorganismus zu isolieren). Sie glauben diesen Organismus aus Wucherungen an den Herzklappen und am Herzbeutel bei akutem Rheumatismus isoliert zu haben, sie haben ihn gezüchtet und damit Veränderungen bei Tieren erzeugt, die mit rheumatischer Endokarditis, Myokarditis und Perikarditis identisch waren. *Nach Romberg findet man bei echtem akuten Gelenkrheumatismus niemals in irgendeinem Teile der endokarditischen Veränderungen Mikroorganismen.* Bei der Infektion des Endokards wird gewöhnlich zuerst die Basis der Klappen befallen und es kommt zu Schwellung und Infiltration ihrer Ränder. Die geschwollenen Klappenränder können einreißen und ulzerieren, oder es können sich Wucherungen bilden. Der Verlauf der Krankheit wechselt sehr: von der einfachen Endokarditis mit Ausheilung, bis zu ausgedehnter Ulzeration der Klappen mit schweren Symptomen, die für maligne Endokarditis charakteristisch sind.

Das Myokard entgeht der Infektion selten und seine Veränderungen sind von großer Wichtigkeit sowohl für den akuten Zustand, als auch für die spätere Integrität des Herzmuskels. Fettige Degeneration und Zerstörung von Muskelfasern sind ziemlich häufig, wobei der spezifische Erreger von kleinzelligem Infiltrat umgeben vorgefunden wird. Oft liegt Stauung in den Blutgefäßen, Austritt von Leukozyten und Schwellung des Bindegewebes vor. Aschoff beschreibt das Auftreten von zahlreichen Zellherden. *Es handelt sich um eigentümliche submiliare Knötchen, die nur bei rheumatischer Myokarditis gefunden werden und daher für diese charakteristisch sind. Sie konnten bei keiner der anderen Krankheitsgruppen, sofern nicht nebenbei eine rheumatische Infektion bestand, aufgefunden werden, müssen aber nicht in allen Fällen von rheumatischer Myokarditis vorhanden sein. Diese Knötchen können sehr reichlich, besonders im subendokardialen Gewebe liegen und deutliche Beziehungen zu den Gefäßen aufweisen, indem die Media und Intima der kleineren Arterien vielfach sehr stark von lymphozytären und leukozytären Infiltrationen durchsetzt ist. Auffallend ist ferner in manchen Fällen die deutliche Beziehung der Knötchenbildung zu den subendokardialen Ausbreitungen des Reizleitungssystems, in dessen Scheide sich die großzelligen Wucherungen entwickeln, so daß durch die Einwucherung dieser Zellen zwischen die Muskelfasern diese in ihrer Funktion der Reizbildung und Reizleitung mehr oder weniger geschädigt werden. Da die Knötchen im Myokard selbst viel geringer an Zahl sind, hat* ASCHOFF *daran gedacht, daß die Herzstörungen in diesen Fällen von akuter rheumatischer Myokarditis auf dem Vorhandensein dieser ausgebreiteten, im Reizleitungssystem liegenden subendokardialen Knötchen beruhen könnten. Die rheumatoiden, perivaskulären Zellwucherungen, die für viele Fälle von rheumatischer Myokarditis charakteristisch sind, führen nicht zur Bildung größerer schwieliger Herde, sondern lassen bei der Ausheilung nur eine geringfügige fibröse Verdickung des die kleinen Arterien einscheidenden Bindegewebes zurück. Dadurch entstehen zwar keine großen Schwielen, die Vernarbung der periarteriitischen Herde kann aber zu einer Verengerung der Gefäße, dadurch zu einer anämischen Nekrose größerer Muskelgebiete und zur Bildung ausgedehnter Schwielen führen.*

Während des akuten Anfalles kann hochgradige Dilatation eintreten, die wahrscheinlich durch eine toxämische Vergiftung des Herzmuskels bedingt ist, da mikroskopische Veränderungen fehlen können. Diese Vergiftung ist wahrscheinlich auch die Ursache der großen Schwäche und Reizbarkeit des Herzens, die eine Zeitlang nach dem Abfalle des Fiebers andauert. Der Herzbeutel kann ebenfalls von der Infektion ergriffen werden, und da können die Veränderungen von einer leichten, vorübergehenden Perikarditis bis zu einer hochgradigen Entzündung variieren, die nicht vollkommen abheilt, sondern sich hinzieht, Adhäsionen mit dem außerhalb des Herzbeutels befindlichen Gewebe bildet und ins Herz selbst vordringt.

Es folgt oft ein Prozeß langsamer Vernarbung, der Veränderungen an den Klappen, im Myokard und im Perikard erzeugt, die das Herz in seiner Arbeit auf Jahre hinaus schwer schädigen.

Symptome. — Anfälle von akutem Rheumatismus können vorübergehen, ohne daß das Herz betroffen wird. In einigen Fällen wird das Herz ergriffen, veranlaßt aber kein deutliches Symptom; vielleicht erst nach Monaten oder Jahren zeigt ein Geräusch oder eine unregelmäßige Herzaktion, daß eine Herzaffektion vorhanden gewesen sein muß, die erst durch die Symptome des sich später anschließenden Vernarbungsprozesses aufgedeckt wird.

Im allgemeinen jedoch können wir gewisse Veränderungen im Zustande des Herzens erkennen, die hauptsächlich in einer Zunahme der Größe und dem Vorhandensein eines Geräusches bestehen. Diese Herzveränderungen können mit nur sehr geringer Temperatursteigerung und geringer oder gar keiner nachweisbaren Gelenkstörung auftreten. Manchmal habe ich bei diesen milden Formen feststellen können, daß das *a-v*-Bündel mitergriffen war, denn es traten Zeichen einer Störung in der Reizübertragung vom Vorhofe zur Kammer auf.

Ist das Herz schwerer betroffen, so kann die Dilatation den höchsten Grad erreichen und irrtümlicherweise für einen perikardialen Erguß gehalten werden. Oft unterschätzt man zuerst die Ausdehnung der Erweiterung, weil das Herz zum Teile von der Lunge bedeckt ist. Wenn die Lunge auf die Seite geschoben wird, dann kann die starke Erweiterung des Herzens leicht erkannt werden. Die Herzschläge sind gewöhnlich stark beschleunigt, mehr als man von einer einfachen Temperatursteigerung erwarten sollte. Der Puls wird weich und leicht unterdrückbar und zeigt manchmal Unregelmäßigkeiten, deren Natur ich nicht in allen Fällen feststellen konnte. Mit dem Nachlassen des Fiebers tritt der Kranke in eine lange und langsam fortschreitende Rekonvaleszenz ein. Andere Fälle enden nicht so günstig, besonders wenn das Herz durch einen früheren Anfall bereits geschädigt ist. Komplikationen, wie Pneumonie, entstehen oft. In schweren Fällen kann Präkordialangst in beträchtlichem Grade bestehen; die Atmung wird oberflächlich und schnell. Der Kranke fühlt sich am wohlsten mit hochgelagerten Schultern, das Gesicht wird bläulich, die Lippen dunkelrot, der Schlaf ist häufig unterbrochen und aufgeregt und der Kranke ändert beständig seine Lage. Seine Gedanken sind unruhig und es entstehen Wahnvorstellungen.

Junge Leute können sich während des ersten Anfalles von einem solchen Zustande erholen, aber in mittlerem Alter ist er sehr ernst. Ohnmachtsanfälle können auftreten und der Kranke kann in einem solchen sterben. Häufig geht es trotz aller Behandlung allmählich abwärts und es tritt der Tod ein.

Bei Rezidiven von akutem Rheumatismus ist die Frage, ob das Herz schon vorher krank war, sehr wichtig. Kranke mit geschädigten Aorten- und Mitralklappen können schwere Anfälle von Rheumatismus ohne Nachteil überstehen, offenbar weil das Herz in diesen späteren Anfällen nicht mitbetroffen wird. Wenn jedoch der Prozeß auf das Herz übergreift, ist das Leben des Kranken in großer Gefahr, und nach schwerem Ringen endet der Kampf oft mit dem Tode.

Die vorausgehende Beschreibung gibt eine kurze Darstellung der Hauptpunkte einer rheumatischen Herzaffektion; sie gilt aber, abgesehen von den Rezidiven, auch für andere Infektionskrankheiten. Da jedoch das Vorhandensein anderer Läsionen den Verlauf der Krankheit ändert, ist es nötig, sie ebenfalls zu erwähnen. Leider kann die Beschreibung nur kurz und in der Hauptsache ungenügend sein, da die Analyse der Symptome in diesen Fällen sehr unvollständig ist.

Das Herz bei Pneumonie. — Der eindringende Mikroorganismus kann ebensogut das Herz wie die Lungen ergreifen und der Verlauf der Krankheit kurz und schwer sein. Es ist nicht leicht, die Veränderungen, die durch Erkrankung des Herzens selbst und die durch die allgemeine Infektion bedingten auseinanderzuhalten. In schweren Fällen spielt die Herzaffektion eine sehr hervorragende Rolle. Wenige Stunden nach dem initialen Schüttelfrost und bevor irgendein Lungensymptom vorhanden ist, treten die Zeichen der Herzaffektion nur allzu deutlich hervor. Es handelt sich dabei oft um junge Leute, die vor dem Beginne der Erkrankung ein Beispiel jugendlicher Gesundheit und Kraft darboten. Wenige Stunden nach dem Schüttelfroste ist die Temperatur oft höher als 39° C. Der Puls ist in diesem Stadium der beste Anhaltspunkt für den Zustand des Herzens und bietet auch bedeutungsvolle Hinweise auf die weitere Entwicklung der Krankheit. Der Puls ist stark beschleunigt, 115—130 in der Minute. Er ist weich und leicht unterdrückbar und bietet zwischen den Schlägen dem Finger keinen Widerstand. Die besondere Art, wie der Puls gegen den Finger anschlägt — kurz und scharf, dann rasch abfallend, ist für mich immer ein ernstes Zeichen, denn dies spricht

dafür, daß der Druck nicht auf einer gewissen Höhe gehalten wird. Gewöhnlich tritt gleichzeitig eine ausgesprochene Erschlaffung der Arterien auf, und
ein Sphygmogramm zeigt geringe oder gar keine Anzeichen einer dikrotischen
Welle (Abb. 225—229) und beweist somit ein starkes Sinken des Druckes

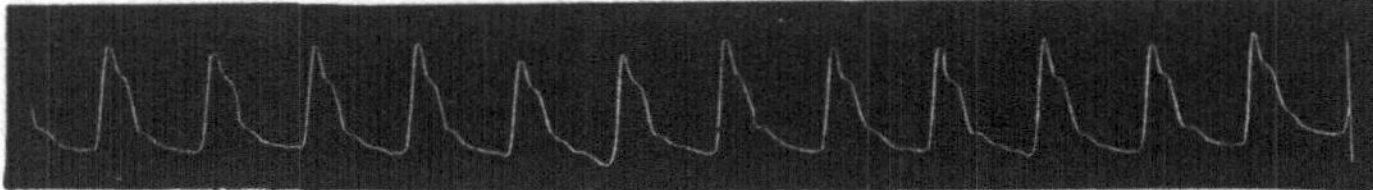

Abb. 225. Fieberpuls bei niedrigem arteriellen Druck, T. 39,5°, P. 116, R. 36. Diese
Kurve wurde 8 Stunden nach dem Schüttelfroste bei Beginn der Pneumonie aufgenommen. Diese sowie die vier folgenden Kurven zeigen den Typus eines
asthenischen Pulses.

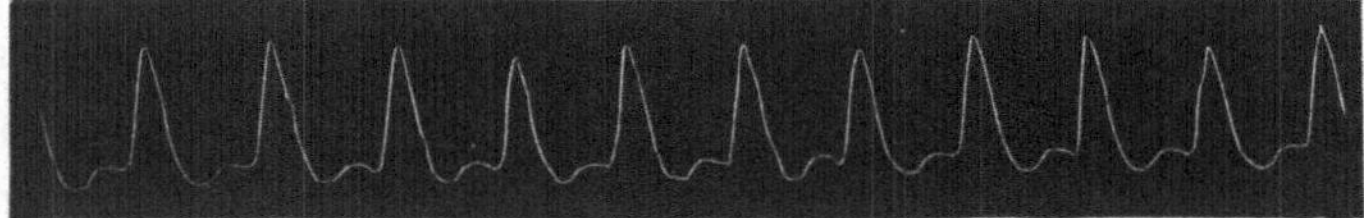

Abb. 226. T. 38,6°, P. 96, R. 28. — Zweiter Tag.

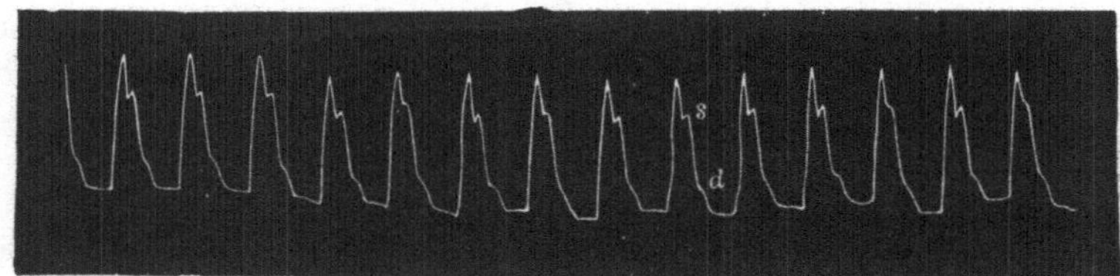

Abb. 227. Asthenischer Typus des Pulses mit deutlicher systolischer Welle s und nur
einer schwachen Andeutung der dikrotischen Welle d. Dritter Tag.

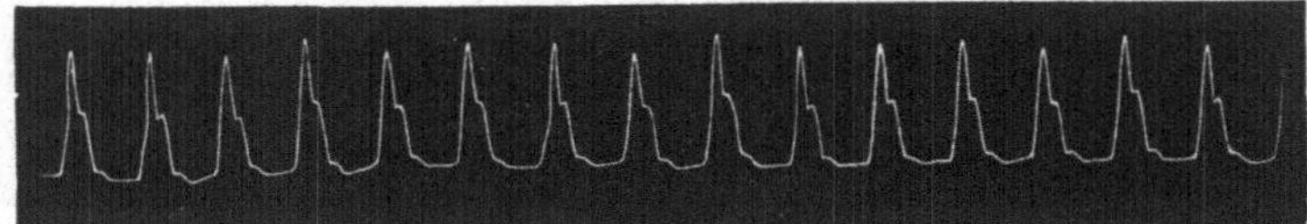

Abb. 228. T. 39,5°, P. 124, R. 48. — Vierter Tag.

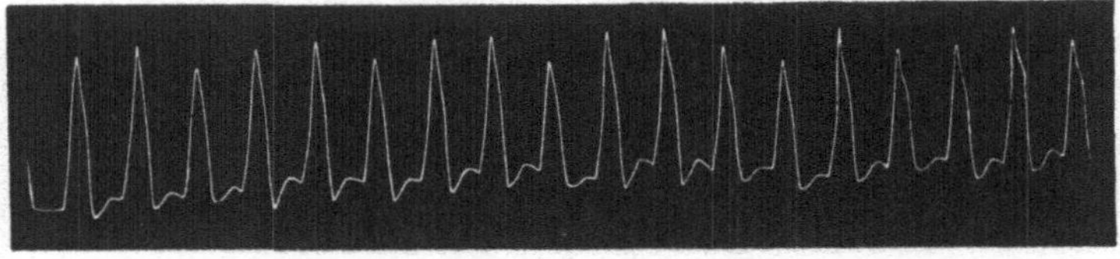

Abb. 229. T. 38,9°, P. 148, R. 52. Die Unregelmäßigkeit und die Beschleunigung des
Pulses kündeten den tödlichen Ausgang an, der am fünften Tage eintrat.

während der Herzdiastole. Das Herz selbst zeigt nur wenig bestimmte Symptome. Die Töne sind zuerst kurz und scharf, werden später etwas dumpf.
Ein gewisser Grad von Dilatation tritt auf und ist hauptsächlich rechts vom
Sternum nachzuweisen. Gewöhnlich tritt in diesen Fällen das Ende mit tra-
gischer Plötzlichkeit ein; die Pulsfrequenz nimmt zu, es treten Irregulari-

täten auf und der Kranke unterliegt in 3 oder 4 Tagen nach dem initialen Schüttelfrost. Abb. 225—229 zeigen das charakteristische Pulsbild, wie es sich beim jugendlichen Erwachsenen, der vorher stark und gesund war, bei akuter Pneumonie mit tödlichem Ausgange darbietet.

Es gibt zwei Zustände, die ich als Zeichen schwerer Komplikationen bei Pneumonie kennen gelernt habe: Das Auftreten einer gelegentlichen Irregularität vor der Krisis und eine Pulsfrequenz über 140 in der Minute. Keines von beiden ist notwendigerweise ein verhängnisvolles Symptom. Ich hatte auf diese Tatsache in meinem Buche über den Puls hingewiesen, und JOHN HAY, der daraufhin 200 Fälle von Pneumonie untersuchte, fand, daß eine kleine Anzahl der Kranken sich erholte, obgleich der Krisis eine Arhythmie vorausgegangen war. Ich beschäftigte mich daher nochmals mit größerer Sorgfalt mit dieser Frage und fand, daß die gelegentliche Irregularität durch verschiedene Zustände bedingt sein kann. In allen meinen Fällen mit tödlichem Ausgange war die Unregelmäßigkeit durch die Erschöpfung der Kontraktilität bedingt, wie das Abb. 222 und 223 zeigen. Aber diese Frage bedarf noch weiterer Aufklärung.

Das Herz bei Diphtherie. — Die Komplikationen sind hier so mannigfach, daß die Gefahr von verschiedenen Seiten kommen kann. Der Herzmuskel selbst kann der Sitz tiefgreifender Veränderungen sein, wobei die Symptome im allgemeinen denen bei akutem Rheumatismus ähnlich sind. Aber bei Diphtherie besteht mehr als bei irgendeiner anderen akuten Krankheit eine Neigung zu Kollaps mit tödlichem Ausgange; ich weiß jedoch nicht, woher das kommt. SCHWENSEN, *der im Jahre 1921 über 586 Fälle von Diphtherie (darunter 118 schwere Fälle) berichtete, fand klinische Zeichen akuter Myokarditis in 17% aller Fälle und in 75% der schweren Fälle. Bei 13 Kranken, die im akuten Stadium gestorben waren, fanden sich typische Zeichen von Myokarditis. Bezüglich des Verlaufes ließen sich zwei Arten von Arhythmie scharf unterscheiden. Die erste trat früh auf, durchschnittlich am 8. Krankheitstage, und gab immer eine ungünstige Prognose; alle 11 Kranken, die diese Frühform zeigten, starben im akuten Stadium, und zwar wenige Stunden oder Tage nach dem Einsetzen der Rhythmusstörung, die bis zum Tode unverändert bestehen blieb. Es handelt sich hier wahrscheinlich um Vorhofflattern mit Block. Die Spätform der Arhythmie trat durchschnittlich um den 34. Tag herum auf, und zwar in 61% der schweren Fälle. Von den 563 Kranken, die das akute Stadium überlebten, zeigten 14% diese Spätform, es ist aber keiner von ihnen gestorben. Blutdruckmessungen ergaben in einer großen Zahl von Fällen ein langsames Absinken des Blutdruckes, der in der 2. bis 3. Woche seinen tiefsten Stand erreichte und dann langsam wieder anstieg, so daß in der 4. bis 5. Woche die ursprüngliche Höhe wieder erreicht wurde. Unter 66 Kranken, welche die akute Myokarditis überstanden hatten, ergab die Nachuntersuchung bei 44 Zeichen eines chronischen Herzleidens. In einer späteren Arbeit berichten BIE und SCHWENSEN über 2 Fälle, wo die ominöse Frühform der Arhythmie zur gewöhnlichen Zeit einsetzte. Sie hörte nach großen Dosen Digitalis auf und es blieben nur einzelne Extrasystolen übrig. Das eine Kind wurde gesund und das ist der einzige Fall, der diese Arhythmie überstanden hat, denn diese führt sonst im akuten Stadium der Diphtherie in wenigen Tagen sicher zum Tode. Die gute Wirkung der Digitalis spricht dafür, daß diese Arhythmie auf*

Vorhofflattern beruht; wahrscheinlich bewahrt die Digitalis in diesen Fällen den durch die Infektion geschädigten Herzmuskel vor einer zu starken Inanspruchnahme durch die Tachykardie.

Septische Infektionen. — Es gibt eine große Anzahl von septischen Infektionen, die das Herz entweder infolge von Toxämie oder durch einen spezifischen Mikroorganismus, der ins Herz eindringt, schädigen. Im letzteren Falle erkrankt das Endokard häufig und die Krankheit wird dann als septische Endokarditis beschrieben. In diesen Fällen wird auch das Myokard von der Infektion betroffen, und gerade die tiefgehende Schädigung des Herzmuskels erklärt die Schwere solcher Fälle.

In einem Bericht über 150 Fälle von infektiöser Endokarditis sagt Horder daß es in 90% der Fälle möglich war, einen pathogenen Mikroorganismus zu züchten. Die folgende Übersicht gibt 40 positive Resultate von Kulturen die zu Lebzeiten aus dem Blute gewonnen werden konnten.

Anzahl von Fällen	Isolierter Mikroorganismus
26	Streptococcus,
5	Bac. influenzae,
5	Pneumococcus,
2	Gonococcus,
1	Staphylococcus albus,
1	unbestimmt.

Die Krankheit beginnt in diesen Fällen gewöhnlich schleichend und kann zuerst irrtümlicherweise für eine einfache fieberhafte Erkrankung oder für Influenza gehalten werden. Bald jedoch zeigen die außergewöhnliche Hinfälligkeit des Kranken, das wiederholte Auftreten von Schüttelfröster und das schlechte Allgemeinbefinden, daß der Zustand ernsterer Natur ist Gewöhnlich ist auch profuser Schweiß vorhanden. Wenn man das Herz beobachtet, so findet man, daß er sich erweitert und daß ein systolisches Geräusch auftritt. Die wahre Natur der Krankheit wird oft so lange nicht erkannt, bis die Verschleppung einer Wucherung eine Hemiplegie erzeugt oder einen Infarkt in der Milz, in der Niere oder anderswo hervorruft; der Tod kann dann rasch eintreten (maligne Endokarditis).

Andere Fälle können sich mit nicht charakteristischen Fieberanfällen hinziehen, der Patient leidet an Übelkeit, ist blaß und schwer krank und die wahre Natur der Krankeit kann unaufgeklärt bleiben. In einigen dieser Fälle sind die Veränderungen im Herzen nur sehr gering. Ich habe einen Fall gesehen wo nach der Entbindung 9 Wochen lang leichtes Fieber bestand ohne Veränderung in der Herzgröße; die Pulszahl betrug gewöhnlich 80 in der Minute und ein rauhes, systolisches Mitralgeräusch war das einzige abnorme Zeichen bis das Eintreten einer Hemiplegie zur Erkenntnis führte, daß das rauh Mitralgeräusch durch Wucherungen an den Klappen bedingt war.

Osler hat kürzlich einen Bericht über 10 Fälle von chronischer infektiöser Endokarditis veröffentlicht. Als die am meisten charakteristische Merkmale zur Erkennung der Natur der Erkrankung führt er neben der unregelmäßigen Fieber folgendes an: 1. die Kenntnis von dem Vorhandensein eines alten Klappenfehlers; 2. das Auftreten von Emboliesymptomen: plötzliche Milzschwellung, plötzliches Auftreten einer Hämaturie, Embolie der

Retinagefäße, Hemiplegie oder Embolie eines Gefäßes in den Extremitäten; 3. Auftreten von speziellen Hautsymptomen, Purpura und besonders die schmerzhaften erythematösen Knoten, die aller Wahrscheinlichkeit nach durch kleinste Embolien bedingt sind; 4. die progressiven Herzveränderungen: die allmähliche Zunahme der Herzerweiterung, die deutliche Veränderung im Charakter des Mitralgeräusches, das Einsetzen eines lauten schabenden Trikuspidalgeräusches oder die Entwicklung eines diastolischen Aortengeräusches im Laufe der Beobachtung.

Bei Pyämie und puerperaler Septikämie finden wir äußerst schwere Zustände, die durch gewisse Mikroorganismen verursacht werden. Der Puls gibt in diesen Fällen die sicherste Auskunft. Er ist klein, weich und leicht unterdrückbar, er braucht dabei nicht sehr frequent und die Temperatur nicht sehr hoch (38—39° C) zu sein. Das Herz zeigt, abgesehen von den schwachen Tönen, geringe Veränderungen, der Patient ist tief somnolent, das Gesicht leicht gelblich verfärbt oder blaß und eingesunken. Nach dem Aussehen des Kranken und der Pulsfrequenz kann man den Zustand ungefähr beurteilen. Ich betone das, weil einige der jüngeren Kollegen, die glücklicherweise nur wenig Erfahrung über die gefährlichen Formen von Puerperalfieber besitzen, aber von der mit ihm verbundenen Gefahr gehört haben, nicht selten durch eine post partum auftretende Temperatursteigerung ohne ernste Bedeutung unnötigerweise in Schrecken versetzt werden, während andere die Bedeutung der Herzsymptome nicht erkennen, wenn tatsächlich Gefahr besteht.

Prognose. — Bei akuten infektiösen Erkrankungen hängt die Prognose von der Art und der Schwere der Infektion ab. Soweit das Herz in Betracht kommt, muß man mit dem Urteil warten, bis der akute Prozeß aufgehört hat. Da dies nun einige Zeit dauern kann, ist es offenbar unmöglich mehr zu tun, als einige allgemeine Regeln zu geben. Bei akuten Erkrankungen, wie beim Rheumatismus, und bei subakuten Erkrankungen soll man nicht eher eine Prognose stellen, bis nicht alle von der zugrunde liegenden Erkrankung stammenden Symptome verschwunden sind. Wenn das Herz bezüglich seiner Größe, Frequenz und seines Rhythmus wieder normal geworden ist, kann man annehmen, daß der Schaden nur gering und die Zukunft hoffnungsvoll ist. Die Anwesenheit respiratorischer Arhythmie mag als ein weiteres Zeichen für die Intaktheit des Myokards angenommen werden (siehe 27. Kapitel). Wenn gewisse Anzeichen einer Schädigung bestehen bleiben, muß man darauf achten, denn sie können auf einer chronischen Entzündung beruhen, die zu Bindegewebsvermehrung führt und in solchen Fällen kann es lange dauern, bis die Veränderungen genügend stationär sind, um ein Urteil zu erlauben.

Behandlung. — Die Erkennung der wahren Natur der Erkrankung bei akuten Herzaffektionen macht es uns erst klar, wie machtlos wir in dem Bestreben sind, den krankhaften Vorgang selbst zu beeinflussen. Wir können hoffen, daß die Vakzine- und Serumtherapie spezifische Heilmittel liefern wird, die dem besonderen, die Krankheit verursachenden Mikroorganismus in jedem Falle entgegenwirken. Bis jetzt jedoch lassen die Erfolge noch auf sich warten. HORDER findet, daß von 39 auf solche Weise behandelten Fällen nur ein einziger geheilt worden ist, und leider konnte gerade in diesem Falle

kein Mikroorganismus im Blute nachgewiesen werden. Er sagt: „Ich habe diese
Behandlung in mehreren Fällen sehr gründlich versucht und gelegentlich
vorübergehende Besserung, aber nie einen bleibenden Nutzen gesehen." *Auch*
ROMBERG *kommt zu einem abfälligen Urteil: „Der Nutzen der verschiedenen
Mittel, welche die Sepsis spezifisch beeinflussen sollen, wird sehr verschieden
beurteilt. Ich bin immer mehr zu dem auch von* SCHOTTMÜLLER (*1914*) *präzi-
sierten Standpunkte gekommen, daß sie bei septischer Endokarditis wie bei allgemeiner Sepsis überhaupt keinen Nutzen bringen. Die mehrfach berichteten
Besserungen der Herzerkrankung stützen sich zum Teil nicht auf gesicherte Diagnosen. Die wirklich wirksame Anwendung aller dieser Mittel ist zudem bei der
Schwere der Krankheit nicht unbedenklich. Die Temperatur kann kollapsartig
sinken, der Kreislauf noch elender werden. Dieses ungünstige Urteil gilt für
die verschiedenen Heilsera, noch mehr für die aus den Erregern hergestellten Vakzi-
nen. Ebensowenig Gutes wie* LENHARTZ *sah ich vom Kollargol oder Elektrargol
intravenös, wohl aber mehrfach unliebsame Verschlechterungen. Zum Salvarsan
und seinen löslichen Verbindungen, zum Optochinum basicum oder zum Eukupin
kann ich nicht raten."*

Bei akutem Rheumatismus haben die Salizylpräparate zweifellos in
vielen Fällen einen Einfluß auf den Verlauf der Krankheit, und es wäre möglich,
daß dieses Mittel auch auf die Herzaffektion wirken kann. Ihre Anwendung
ist so allgemein im Gebrauch, daß sie stets versucht werden und in solchen Dosen
gegeben werden sollten, daß eine physiologische Reaktion erzielt wird.

Abgesehen von der wahrscheinlich spezifischen Wirkung des Salizyls bei
rheumatischen Erkrankungen, ist die Anwendung von Herzmitteln und anderen Drogen von geringem Nutzen[1]). Das Herz steht bereits unter dem
Einfluß eines weit mächtigeren Giftes, als es die uns zur Verfügung stehenden
Drogen sind, deren Medizinaldosen wirkungslos sind. Aber deswegen muß
man nicht annehmen, daß jede Behandlung nutzlos ist, diese Tatsache sollte
vielmehr unsere Aufmerksamkeit auf die Erwägung anderer Behandlungsmethoden lenken. Derjenige, der seinen Glauben nur auf Arzneimittel setzt,
vernachlässigt nur zu oft die nützlichsten Methoden. Die Erkenntnis, daß
der Herzmuskel in seiner Arbeit stark gehemmt wird, sollte uns zu dem Bestreben veranlassen, ihm so wenig Arbeit als möglich aufzubürden und ihn vor
jeder Erregung zu bewahren; mit anderen Worten, wir müssen ihn in einen
Zustand von Ruhe versetzen, soweit Ruhe für ein so tätiges Organ wie das
Herz möglich ist. Zu diesem Zwecke sollte der Allgemeinzustand des Kranken
sorgfältig studiert werden, der Patient sollte so gelagert werden, daß die Herz-

---

[1]) HORDER sagt: „Blutantiseptika scheinen bei pyogenen Blutinfektionen zur Wir-
kungslosigkeit verurteilt zu sein, da es nicht möglich ist, die Mittel im aktiven Zustand,
resp. in statu nascendi ins Blut zu bringen. Die Verbindung mit den Eiweißkörpern der
Blutzellen oder des Plasmas kommt zustande, bevor das Mittel mit dem Mikroorganismus zusammentrifft. Chinin, Quecksilber, Arsen, Karbolsäure, Formalin und viele andere
bewährte Mittel versagen alle, ob sie nun per os, subkutan oder intravenös verabreicht
werden. Die Ichthyolpräparate, die besonders beliebt waren, enttäuschen ebenfalls; ich
habe sie in sehr großen Dosen in mehreren Fällen ohne jeden Erfolg angewandt. Silber-
salze in Verbindung mit Nuclein wurden für die Behandlung von Septikämie warm empfohlen, aber auch da habe ich bei infektiöser Endokarditis kein einziges gutes Resultat
gesehen. Die gleichen Bemerkungen gelten auch für die Hefe und ihr aktives Prinzip."

tätigkeit möglichst wenig in Anspruch genommen wird, die Kost soll nahrhaft sein, ohne daß der Bauch aufgetrieben wird; die Verdauung soll so geregelt werden, daß die Därme sich reichlich und ohne Anstrengung entleeren. Da Aufregung und Ruhelosigkeit das Herz erregen und seine Tätigkeit ändern, so sollte alles für die körperliche Behaglichkeit des Patienten geschehen — durch Abwaschungen, Zurechtlegen der Kissen und Leintücher und durch vielerlei Kleinigkeiten, die eine gewandte und intelligente Krankenpflegerin besorgen kann. Vor allem soll man die so oft vorhandene Schlaflosigkeit oder den unterbrochenen und gestörten Schlaf immer sorgfältig berücksichtigen und geeignete Hypnotika geben, wie sie im 47. Kapitel beschrieben sind.

Liegt Grund zur Vermutung vor, daß der Herzmuskel durch die Krankheit betroffen ist, so muß man während der Rekonvaleszenz streng darauf achten, daß der Herzmuskel sich erholen kann. Jede Ursache, wie Anstrengung oder Aufregung, die die Herzaktion beschleunigt, sollte vermieden werden und Anstrengung nur dann erlaubt werden, wenn die Dilatation zurückgegangen ist und dabei keine unangenehmen Empfindungen mehr auftreten. Es können nach dem Fieber noch Wochen und Monate vergehen, bis der Herzmuskel sich erholt hat.

37. Kapitel.
Vergiftungen des Herzens.

Symptome. — Begleitsymptome. — Prognose. — Behandlung.

Noch andere Fälle, wo der Herzmuskel in Mitleidenschaft gezogen wird, bilden eine in die Augen fallende Gruppe. Wir haben schon gesehen, daß akute, subakute und chronische Vorgänge entstehen und durch Schädigung der Gewebe des Herzens ganz bestimmte Veränderungen hervorrufen können. Der Herzmuskel kann aber auch durch Stoffe geschädigt werden, die als Gifte wirken und keine Gewebsveränderungen setzen, wenn sie nicht lange zugeführt werden; durch andauernde Wirkung können sie zu Gewebsveränderungen führen.

Bei der Wirkung bestimmter Stoffe, die den menschlichen Organismus schädigen und die wir Gifte nennen, gibt es viele individuelle Besonderheiten. Wenn zwei Menschen dasselbe Gift in derselben Menge zu sich nehmen, entstehen oft verschiedene Erscheinungen. Soweit das Herz in Betracht kommt, sieht man außerordentlich ungleiche Wirkungen bei verschiedenen Menschen. Als Beispiel brauche ich nur anzuführen, wie ungleich sich verschiedene Leute gegenüber dem Tabak und dem Alkohol verhalten. Meine Aufmerksamkeit wurde auf die Herzwirkung eines anderen Giftes gelenkt, als während einer Reihe von Jahren vor 1894 in bestimmten Gegenden von Lancashire das Bier infolge fehlerhafter Fabrikation Arsenik enthielt. Während dieser Jahre war periphere Neuritis unter den Biertrinkern sehr verbreitet. Auch gewisse Fälle von Herzschwäche kamen ziemlich oft vor und GRAHAM STEELL wies darauf hin, daß in diesen Fällen hauptsächlich „Muskelschwäche" vorliege. Mit der Entdeckung und Verhütung der Arsenikbeimischung verschwanden alle diese Fälle mit einem Male und ich habe kein Beispiel von einer derartigen Herzschwäche mehr gesehen.

Aber in den letzten Jahren hatte ich Gelegenheit, andere Fälle zu sehen, die ähnliche Merkmale zeigten wie die, die ich bei Alkohol- und Arsenvergiftung gefunden hatte; da bestand eine Infektion, ohne daß das Herz selbst ergriffen gewesen wäre und ich erkenne jetzt, daß in diesen Fällen eine Vergiftung durch die von den Krankheitserregern erzeugten Toxine bestanden hat (siehe Fälle 83 und 84).

Sehr viele Leute, bei denen am Verdauungsapparat etwas nicht in Ordnung ist (Erweiterung des Magens oder eines anderen Teiles des Darmrohres, Ulcus ventriculi, Colitis), zeigen oft eine gestörte Herztätigkeit oder abnorme Rhythmen, wie Extrasystolen und Anfälle von paroxysmaler Tachykardie und auf die Heilung der Verdauungsstörungen folgt oft das völlige Verschwinden aller Zeichen von Herzstörung.

Symptome. — a) Subjektive Erscheinungen. — Bei Vergiftungen des Herzens entstehen immer die Empfindungen, die ich schon beschrieben und auf Erschöpfung des Herzmuskels zurückgeführt habe; am häufigsten ist ein Gefühl von Erschöpfung und Atemnot bei Anstrengung. Auch das subjektive Gefühl der gesteigerten Frequenz ist eine häufige Erscheinung und wird oft unangenehm empfunden. Diese peinlichen Gefühle werden in der Regel durch Anstrengung hervorgerufen, erscheinen aber manchmal erst einige Stunden nachher. So konnte ein junger Mann, der an Obstipation litt, eine beträchliche Anstrengung aushalten und fühlte erst 2 oder 3 Stunden später Unbehagen; da fing das Herz an rasch zu schlagen und dabei bestand ein unangenehmes Gefühl von Erschöpfung. Die vom Herzen ausgehenden Gefühle können von Empfindungen begleitet sein, die von anderen Organen ausgehen; dahin gehören Übelkeit in den Morgenstunden, das Gefühl des Versinkens und die Appetitlosigkeit bei Alkoholikern.

b) Pulsbeschleunigung. — Eine andauernde Pulsbeschleunigung sollte, wenn Fieber und solche offensichtliche Erkrankungen wie Basedow und perniziöse Anämie fehlen, immer dazu veranlassen, auf eine Vergiftung zu untersuchen (auch bei den genannten Krankheiten beruht die Frequenzsteigerung wahrscheinlich auf einer Vergiftung). Die Ursache kann so verborgen sein, daß es Monate dauert, bis man sie herausgefunden hat, und in vielen Fällen finden wir sie vielleicht nie. Eine meiner frühesten Erfahrungen betraf eine Frau, die über große Schwäche und Atemnot bei Anstrengung klagte. Wiederholte Untersuchung und die Konsultation mit einem hervorragenden Arzte zeigten nur eine andauernde Pulsbeschleunigung von 90 bis 120 in der Minute. Nach mehreren Monaten bekam sie eine schwere Hämoptöe und starb nach ein paar Wochen an akuter Lungentuberkulose. In einem anderen Falle klagte ein $15^{1}/_{2}$jähriges Mädchen über dieselben Beschwerden, Schwäche und Atemnot bei Anstrengung, und ich konnte außer einer Pulsfrequenz von 130—140 in der Minute nichts finden, was man mit Sicherheit hätte als abnorm bezeichnen können. Ich versuchte viele Arzneimittel, um die Frequenz herabzusetzen und gab zweimal Digitalis bis Übelkeit und Erbrechen eintraten. Nach einer mehrere Monate dauernden erfolglosen Behandlung erschien die wirkliche Ursache im Durchbruch eines Psoasabszesses. Andere Infektionen, wie die durch Colibazillen, können eine starke Pulsbeschleunigung erzeugen, wobei das Herz nur wenig oder gar nicht vergrößert ist.

c) **Herzerweiterung.** — In einigen Fällen wird das Myokard durch das Gift so stark hergenommen, daß das Herz sich erweitert. In solchen Fällen ist die Frequenz immer gesteigert und die Herzkraft stark erschöpft. Das ist nicht selten bei Leuten, die gern Trinkgelage mitmachen und dauert dann mehrere Wochen (siehe Fall 82 und 83).

d) **Überfüllung der Venen und Leberschwellung.** — Neben der Vergrößerung des Herzens und der Frequenzsteigerung kann sich eine starke Überfüllung und Pulsation der Halsvenen einstellen, die Leber kann anschwellen und die sie bedeckenden Gewebe können bei Perkussion sehr empfindlich werden. Die Fälle 83 und 84 sind Beispiele für diesen Zustand; in dem einen Falle bestand eine Vergiftung durch arsenhaltiges Bier, in dem anderen eine Streptokokkeninfektion.

Begleitsymptome. — Bis jetzt habe ich den Zustand nur so weit beschrieben, als das Herz dabei in Betracht kommt, aber es sind fast immer Erscheinungen da, die auf eine Toxämie hindeuten. Oft findet man Verfärbung der Haut in der Achselhöhle, auf der Bauchwand oder im Gesicht, besonders bei Autointoxikation vom Magen-Darmkanal aus. Oft finden sich Klagen über allgemeine Schwäche, und wenn dabei Herzklopfen und unregelmäßige Herztätigkeit bestehen, wird oft ein Herzleiden angenommen. In vielen Fällen ist aber die Erschöpfung von der auf Seite 101 beschriebenen Art, sie ist vasomotorischen Ursprungs, die Erschöpfung wird mehr oder weniger im ganzen Körper gefühlt und unterscheidet sich scharf von den bestimmten Erscheinungen, die durch einfache Erschöpfung des Herzmuskels erzeugt werden. Merkwürdige Anfälle, offenbar vasomotorischen Ursprungs, können entstehen: es stellt sich Frösteln ein, Hände und Füße werden kalt, es tritt Schüttelfrost ein und manchmal verliert der Kranke teilweise das Bewußtsein oder bekommt Anfälle von Angina pectoris.

Prognose. — Es ist klar, daß die Prognose von der Art der Infektion und von der Dauer der Vergiftung abhängt. Wenn der Alkoholiker beizeiten sich bessert, kann er ohne dauernden Schaden davonkommen, wenn er aber sein Laster weiter fortsetzt, können organische Veränderungen auftreten (Fall 82). Wie schwer aber die Herzschwäche auch sein mag, die Fähigkeit des Herzens, sich zu erholen, wenn die Giftzufuhr aufhört, ist bemerkenswert (Fall 84). Die Prognose hängt daher mehr von der Art der Ursache und ihrer Gesamtwirkung auf den Organismus ab, als von der besonderen Wirkung auf den Herzmuskel. Die Herzwirkung kann einen Hinweis auf die Natur des Falles geben, wie bei der andauernden Frequenzsteigerung bei Tuberkulose.

Behandlung. — Die geeignete Behandlung besteht darin, das Gift loszuwerden. So einfach dies scheint, es ist doch merkwürdig, wie oft es vernachlässigt wird, oder wenn auch nicht gerade das, wie oft man versucht, das Herz zu heilen, als ob sein Zustand mit der Vergiftung nichts zu tun hätte. So habe ich eine Frau gesehen, die durch einige Jahre an einer Coli-Infektion litt und bei der das Herz rasch schlug und leicht erschöpft wurde. Sie wurde durch 6 Monate den verschiedensten Behandlungsmethoden unterworfen.

Sie machte in Nauheim eine Kur nach der andern durch, trieb Sport und bekam Digitalis, Strophanthin und subkutane Strychnininjektionen, alles ohne den geringsten Erfolg. 18 Monate später verschwanden alle Herzbeschwerden, als die Coli-Infektion, wahrscheinlich durch eine Vakzinebehandlung geheilt wurde. Der Fall 84 wurde mir von Sir ALMROTH WRIGHT wegen der hochgradigen Herzschwäche zur Behandlung geschickt, aber ich schickte ihm den Kranken zurück, da ich der Meinung war, daß auch meine Bemühungen erfolglos sein müßten, wenn er das Gift nicht ausschalten könnte. Diese Meinung ist die Frucht langer Untersuchungen, die ich in der Privatpraxis und im Krankenhause über die Wirkung von Herzmitteln bei akuten Infektionen oder Vergiftungen gemacht hatte. Ich hatte gefunden, daß diese Fälle ganz unbeeinflußt bleiben durch Mittel und Methoden, die auf Herzen, die nicht unter diesen Einflüssen stehen, sehr wohl wirken können.

Daß dieselbe Erschwerung der Behandlung auch bei Alkoholikern besteht, kann man aus der folgenden Beobachtung entnehmen, die in mehr als einer Beziehung lehrreich ist. Vor einigen Jahren besuchte ich einen Badeort, der eine spezielle Wirkung bei allen möglichen Arten von Herzleiden haben sollte, und da sagte mir einer von den Ärzten, daß er Tachykardie heilen könne. Ich fragte ihn, welche Art von Tachykardie er meine, aber er gab mir zur Antwort, er wolle mir einen Fall zeigen. Das tat er, und der Kranke bestätigte, daß er im vorigen Jahre mit einer Pulsfrequenz von 140 gekommen und daß sie während der Behandlung normal geworden sei; nun sei ein Rückfall eingetreten, er sei aber wieder im Begriffe geheilt zu werden, denn die Frequenz sei schon von 140 auf 110 zurückgegangen. Als ich den Kranken dann später im Garten traf, ließ er sich über seine Beschwerden aus, bis ich ihn mit der Frage unterbrach, was denn in Wirklichkeit die Ursache seiner Beschwerden sei. Er zögerte und sagte dann, daß sein Herz ganz in Ordnung wäre, wenn er nur den Whisky sein lassen könnte. Zu Hause trank er immer wieder ein Gläschen, und er ging in den Badeort nur, um der Versuchung zu entgehen; er schämte sich aber, den wahren Grund anzugeben und gab vor, daß er sein Herz heilen lassen wolle. „Der Doktor glaubt, daß er mich mit seinen Bädern und Übungen heilt, aber ich habe mich selbst mehr als einmal durch Abstinenz geheilt."

38. Kapitel.

Myokardaffektionen.

Einleitung. — Ich habe bereits hervorgehoben, daß die Gesundheit des Herzmuskels für die Aufrechterhaltung eines hinreichenden Kreislaufes von der größten Bedeutung ist. Wenn wir uns nun der Betrachtung der Bedingungen zuwenden, die den Herzmuskel schädigen, sehen wir uns einer solchen Mannigfaltigkeit von Zuständen gegenüber, daß es in vielen Fällen sehr schwer ist, das wahre Wesen der Schädigung festzustellen. Infektion, Unterernährung, Vergiftung, organische Veränderungen infolge von Schwielenbildung oder Verfettung, die Folgen alter Infektionen oder von Arterienerkrankungen, endlich jene Veränderungen, die wir als senile bezeichnen — alle diese können die Leistungsfähigkeit des Herzmuskels beeinträchtigen. Insofern die durch die verschiedenen Umstände hervorgerufenen Symptome nur die einer Schädigung des Muskels sind, gewährt uns das Studium dieser Symptome nur wenig Hilfe bei der Ermittlung der Ursache. Die klinischen Zeichen beschränken sich auf gewisse Änderungen der Größe, der Frequenz oder des Rhythmus des Herzens oder auf Zeichen, die durch die Insuffizienz entstehen. Erst in den letzten Jahren haben neue Methoden uns in den Stand gesetzt, die abnormen Rhythmen zu erkennen, während die Zeichen einer Schädigung der Funktion bisher großenteils unbekannt geblieben sind. Da die durch Myokardaffektionen erzeugten Symptome sich auch bei vielen anderen Arten von Erkrankung finden, müssen wir unsere Kenntnis der Natur der Schädigung aus anderen Quellen schöpfen.

Bei der Beschreibung der Grundtatsachen der Herzschwäche ist die Wichtigkeit des Herzmuskels besprochen worden, von dessen Integrität ein hinreichender Kreislauf abhängt. Ich habe beschrieben, wie die Erschöpfung entsteht und welcher Art die dadurch bedingten Symptome sind (4. Kapitel). In diesem Kapitel will ich mich mit einigen von den gewöhnlicheren Ursachen beschäftigen, die zu Herzinsuffizienz führen und jene Grundsätze der Herzschwäche so anwenden, daß die zur Erkrankung führenden Umstände zu den Symptomen in Beziehung gebracht werden. Aber gleich im Beginne sehe ich, in wie engen Grenzen wir uns bewegen, wenn wir einen Gegenstand behandeln, bei dem unsere Kenntnisse so vielfach eher auf Schlußfolgerungen beruhen, als daß sie durch Tatsachen erhärtet werden könnten. Aber so enge diese Grenzen auch sind, schon die Erkenntnis dieser Beschränkung ist ein Vorteil, denn wenn wir wissen, wo uns die Kenntnisse fehlen, sehen wir auch, wo neue Untersuchungen und Beobachtungen notwendig sind. Unsere Beschränkung stammt zum Teil daher, daß die große Mehrzahl der Fälle von Schädigung des Myokards nicht in den Frühstadien zur Obduktion kommt, so daß wir keine Gelegenheit haben, die Art der Veränderungen zu erkennen, die der Schädigung zugrunde liegen. Übrigens sind zu der Zeit, wo der Tod eintritt, die ursprünglichen Veränderungen großenteils modifiziert, sie sind entweder weiter vorgeschritten oder es sind andere dazugekommen, so daß der Versuch, sich den Zustand zu vergegenwärtigen, der in den Frühstadien der Herzschwäche bestand, nur ein Mutmaßen ist. Dazu kommt, daß die groben Veränderungen, die man bei der Obduktion findet, nur wenig Anhaltspunkte bieten für die Deutung der Veränderungen der Funktion wie sie während des Lebens bestanden.

Zeichen der Schädigung des Myokards. — Es ist klar, daß die Schädigung eines jeden Organes bis zu einem gewissen Grade in einer Schmälerung seiner Funktion zum Ausdruck kommen muß. Bei einem muskulösen Organ, wie es das Herz ist, wird die Schädigung der Funktion darin zutage treten, daß die Blutzufuhr zu bestimmten Organen leidet, und diese Organe werden die Herzinsuffizienz durch die ihnen eigentümlichen Symptome erkennen lassen. Die Grundtatsachen dieser Insuffizienz sind im 6. Kapitel angeführt worden; hier will ich nur erwähnen, daß die Insuffizienz in erster Linie in einer Einschränkung der Leistungsfähigkeit des Herzmuskels zum Ausdruck kommt und daß die Symptome rein subjektiv sind.

Frequenz. — Die Frequenz des Herzschlages bei Myokardaffektionen ist außerordentlich wechselnd, und da die Frequenzänderung von so vielen Dingen abhängt, ist es nicht immer leicht, in einem bestimmten Falle die wirkliche Ursache zu erkennen. Bei manchen fieberhaften Erkrankungen wird eine dauernde Frequenzsteigerung die Tätigkeit eines Vorganges erkennen lassen, der entweder das Myokard mechanisch behindert — wie z. B. die Schwielenbildung bei rheumatischen Erkrankungen — oder den Herzmuskel vergiftet (Alkohol oder die Toxine bei Infektionskrankheiten). Bei vorgeschrittener Erschöpfung findet man oft gesteigerte Frequenz, aber es kann auch sein, daß diese die Ursache der Erschöpfung ist. Bei schwerster Degeneration kann die Frequenz unverändert sein.

Rhythmus. — Die verschiedenen abnormen Rhythmen und ihre Beziehung zu Myokarderkrankung sind schon beschrieben worden. Es genügt hier, daran zu erinnern, daß Extrasystolen, Vorhofflimmern, Vorhofflattern, ferner Arhythmien und abnorme Rhythmen infolge von Erkrankungen des Reizleitungssystems und der Pulsus alternans, daß alle diese der Ausdruck einer Erkrankung oder Schädigung des Myokards sein können.

Die Größe des Herzens. — Wenn das Herz hypertrophisch ist, kann man annehmen, daß etwas da sein muß, was dem Herzen mehr Arbeit aufgebürdet hat, und natürlich hängt die Bedeutung der Hypertrophie davon ab, welcher Art diese Ursache ist und ob das Herz imstande ist, das Hindernis zu überwinden. Man kann annehmen, daß ein hypertrophisches Herz immer auch ein geschädigtes Herz ist, und wie vollständig auch die Kompensation durch die Hypertrophie sein mag, man wird immer eine Einschränkung der Leistungsfähigkeit des Herzens finden.

Die Zeichen der Hypertrophie beschränken sich fast ausschließlich auf die Verstärkung des Spitzenstoßes. Aber wenn dies auch oft ein sehr deutliches Zeichen ist, so wird doch nicht selten ein verbreiterter und verstärkter Spitzenstoß bei sehr schwachen Herzen mit sehr ausgedehnter Degeneration im linken Ventrikel gefunden. Das Elektrokardiogramm zeigt eine veränderte Form, wenn verschiedene Herzabteilungen hypertrophisch sind. *Wir haben dies schon im 23. Kapitel besprochen und in den Abb. 91—94 Beispiele gegeben.*

Herzerweiterung. — Diese ist ein sehr deutliches Zeichen einer reinen Muskelaffektion, besonders wenn sie nur funktionell ist. Bei akuten Erkrankungen beruht sie auf einer Vergiftung des Herzmuskels, die seinen Tonus verändert; auch bei chronischen Erkrankungen kann dies der Fall sein. Da die Herzerweiterung so oft von anderen Symptomen begleitet ist, die von der Erweiterung abhängen oder von der Insuffizienz, welche die Folge dieser Erweiterung ist, werden wir diesen Gegenstand ausführlich im 39. Kapitel besprechen.

Akute Erkrankungen des Myokards. — Da akute Erkrankungen selten gefunden werden, ohne daß auch andere Gewebe des Herzens ergriffen sind oder die Herztätigkeit durch das Fieber erregt ist, haben wir sie in dem Kapitel besprochen, das sich mit den akut fieberhaften Erkrankungen des Herzens beschäftigt (36. Kapitel).

Subakute Erkrankungen des Myokards. — Auch die durch weniger akute Myokardaffektionen erzeugten Symptome sind noch großenteils in Dunkel gehüllt. In akut fieberhaften Fällen infektiösen Ursprungs ist ein gewisser Fortschritt zu verzeichnen, da die Gelegenheit, sie während des Lebens zu beobachten und die Symptome mit dem Obduktionsbefunde zu vergleichen, leider nicht selten gegeben ist. Aber bei den Erkrankungen weniger schwerer Natur sind die Symptome weniger auffallend und werden oft gar nicht bemerkt und es ergibt sich auch gar keine Gelegenheit, den pathologischen Vorgang selbst zu studieren, weil der Tod erst so lange Zeit nach dem Beginne der Erkrankung eintritt, daß es nicht möglich ist, die im Leben beobachteten Symptome zu der zugrunde liegenden Erkrankung in Beziehung zu bringen. Wir sehen immer wieder Leute, die an einer ernsten Herzaffektion leiden; da aber irgend charakteristische Zeichen fehlen, ist es nicht möglich, das Wesen der Störung zu erkennen. Unter diesen unaufgeklärten Zuständen habe ich einige absondern können, die gewisse gemeinsame Züge aufweisen, so daß man sie in bestimmte Gruppen einteilen kann. Das eingehende Studium der vorhandenen Symptome gibt hinreichende Grundlagen, um das Wesen der Erkrankung und wenigstens zum Teil auch ihren Sitz zu erkennen. Auf Grund dieser Kenntnisse können wir andere Erscheinungen mit annähernder Sicherheit auf das Myokard zurückführen.

Ich berichte über 5 Fälle, wo das Vorhandensein einer subakuten Myokardaffektion ziemlich sicher angenommen werden kann (Fälle 85—89). Ich habe auch eine Zahl von anderen Fällen mit ähnlichen Symptomen und einer ähnlichen Vorgeschichte gesehen, aber bei diesen fehlen die Zeichen einer Schädigung des Atrioventrikularbündels.

Vier, wenn nicht fünf, von den beschriebenen Fällen litten an „Muskelrheumatismus", der sich in Schmerzhaftigkeit und Steifheit bei Bewegung gewisser Muskeln, wie beim Lumbago äußerte. Dieser Zustand ist kürzlich von STOCKMANN und anderen ziemlich genau untersucht worden. STOCKMANN hat in den ergriffenen Muskeln kleine, zarte Knötchen entdeckt; diese schnitt er heraus und er fand, daß sie hauptsächlich aus Bindegewebe mit Zellwucherungen bestehen, die von einer Entzündung der Hüllen der Muskelfasern, der Nerven und der Sehnen herstammen. Bei einigen von den Leuten, die an dieser Art von Rheumatismus gelitten hatten, habe ich auch sichere Zeichen einer gleichzeitigen Herzstörung gefunden. Die Analyse der bei diesen Kranken vorhandenen Symptome zeigt Erscheinungen, die das Wesen und den Sitz der Schädigung zum Teil ziemlich klar erkennen lassen, denn in allen diesen Fällen bestanden deutliche Zeichen einer Schädigung des *a-v*-Bündels. *Wir haben schon oben (S. 335) auf die Befunde von* ASCHOFF *hingewiesen, aus welchen hervorgeht, daß die für die rheumatische Myokarditis charakteristischen subendokardialen Knötchen auffallend häufig in der Scheide des Reizleitungssystems liegen und daß durch das Einwuchern der großen Zellen zwischen die Muskelfasern dieses Systems Leitungsstörungen zu erwarten sind.* Diese zeigte sich bei einigen in einer Verzögerung der Reizleitung von den Vorhöfen zu den Kammern, bei anderen durch den Ausfall von Kammersystolen. Dies läßt also kaum zweifelhaft erscheinen, daß die rheumatische Affektion auf das Herz übergegriffen hat und daß aller Wahrscheinlichkeit nach ein Vorgang, der dem im Skelettmuskel ähnlich war, auch im Herz-muskel sich abspielte. Wenn diese Annahme zutrifft, können wir mit ziem-licher Sicherheit auch auf die Entstehung der anderen Symptome zurück-schließen. Die in diesen subakuten Fällen vorhandenen Symptome sind in erster Linie rein subjektiv, indem die Kranken durch Unbehagen oder Schmerz sich der Einschränkung ihrer Leistungsfähigkeit bewußt werden, wenn sie eine Arbeit verrichten wollen, die sie bisher leicht und ohne Unbehagen leisten konnten. Einige von diesen Empfindungen mußten auf das Herz selbst be-zogen werden, wie Herzklopfen und stürmische Herztätigkeit, aber zu gleicher Zeit bestanden auch Atemnot und Schmerz. Ab und zu können diese Emp-findungen auch entstehen, ohne daß körperliche Arbeit die Ursache wäre. Die Leichtigkeit, mit der das Unbehagen herbeigeführt wird, ist bis zu einem gewissen Grade ein Maß für die Schwere der Affektion. In den beschriebenen Fällen waren diese Störungen sehr ungleich ausgesprochen, entweder es trat Herzklopfen nur bei Anstrengung auf oder es bestanden stürmische Anfälle auch bei Ruhe und manchmal sehr heftige Schmerzen.

In allen 5 Fällen bestand Herzblock verschiedenen Grades; entweder nur eine Verzögerung der a-v-Reizleitung oder Kammersystolenausfall in kürzeren Zwischenräumen, und zwar Ausfall jeder dritten Kammersystole (Block 3 : 2) oder jeder zweiten Kammersystole (Block 2 : 1).

Weiter ist bemerkenswert, daß in vier von diesen Fällen eine gute Erholung eintrat, und zwar in diesen 4 Fällen anscheinend vollständig, während im fünften eine gewisse Minderwertigkeit des Herzmuskels dauernd zurückblieb (Fall 86). Die wirkungsvollste Behandlung bestand in Ruhe. In einigen dieser Fälle wurden viele Behandlungsarten versucht: verschiedene Arzneimittel und die Bäder von Buxton, Harrogate und Nauheim waren gleich erfolglos.

Verlauf der Myokarderkrankungen. — Wenn die durch die akute oder subakute Myokarderkrankung hervorgerufenen Symptome verschwunden sind, kann eine lange Zeit scheinbarer Ruhe folgen, wo der Kranke ein arbeitsreiches Leben ohne deutliche Herabsetzung seiner Leistungsfähigkeit führen kann. In gewissen Fällen kann man Zeichen einer Schädigung entdecken, lange bevor die Herzschwäche zutage tritt; so kann eine andauernde Verlängerung des a-c-Intervalls anzeigen, daß ein krankhafter Vorgang sich im a-v-Bündel abspielt (Fall 44). Die durch eine akute Endokarditis gesetzte Klappen-schädigung schreitet oft fort, wie aus der allmählichen Veränderung der Ge-räusche bei Aorteninsuffizienz und Mitralstenose hervorgeht. In vielen von diesen Fällen ist auch das Myokard gleichzeitig erkrankt und auch da ist die Schädigung nicht stationär, sondern sie schreitet fort. Wahrscheinlich ist in jedem Falle von Myokarderkrankung gleich im Beginne die Leistungs-fähigkeit des Herzens etwas herabgesetzt, wie aus der Einschränkung der Arbeitskraft hervorgeht. Der Kranke aber, der dies nicht merkt, will so leben wie ein Gesunder und er beachtet die ersten Zeichen der Erschöpfung nicht. Endlich lenkt die Tatsache, daß diese Symptome immer leichter zu-stande kommen, die Aufmerksamkeit doch auf die Schädigung des Herzens. Diese Erkenntnis kann lange nach der ursächlichen Schädigung sich einstellen; wann dies geschieht, hängt natürlich von der Ausdehnung der Schädigung ab, ferner von der Raschheit des Fortschreitens und von dem Maß an Anstrengung, die der Kranke auszuhalten hat. Neben den durch akute Affektionen erzeugten Veränderungen gibt es auch eine Reihe von Fällen, wo man die Ursache nicht herausfinden kann; da findet man gleichzeitig andere Zustände, wie Steigerung des Blutdruckes, Nierenerkrankung und manchmal Alkoholmißbrauch oder Syphilis. Alle· diese Fälle nehmen einen ähnlichen Verlauf und zeigen dieselben Erscheinungen.

Es wird nahezu ausnahmslos angenommen, daß die Fälle von Herzkrankheit, wo nach einer Infektion, wie akutem Rheumatismus, Geräusche an den Klappen bestehen, chronische Klappenfehler sind; diese trennt man von den Fällen von Herzschwäche ab, wo keine Geräusche bestehen und keine Infektion stattgefunden hat, und diese bezeichnet man als chronische Myokarditis. Diese Unterscheidung ist aber kaum gerechtfertigt.

Die pathologische Veränderung, die man am häufigsten in dem geschädigten Herzmuskel findet, ist Vermehrung des Bindegewebes, besonders im linken Ventrikel. Wenn ich das überblicke, was ich mir in einer Reihe von Fällen aufgeschrieben habe, die ich durch lange Zeit beobachten konnte und wo ich den allmählichen Beginn und das Endergebnis der Herzschwäche selbst gesehen habe, finde ich, daß die Symptome in diesen Fällen ohne Klappenfehler in bemerkenswerter Weise mit den Symptomen in jenen Fällen übereinstimmen, die man gewöhnlich als chronische Klappenerkrankungen beschreibt. Ebenso zeigte die Obduktion, daß der Zustand des Myokards in den Fällen mit Klappenfehler dem sehr ähnlich war, wo kein Klappenfehler bestanden hatte (vergleiche die Fälle 22, 24, 35, 49 und 51).

Diese Beispiele sind typisch für den gewöhnlichen Obduktionsbefund in den Fällen, wo die Herzschwäche die primäre Todesursache war. Manchmal werden ähnliche Veränderungen in den Herzen alter Leute gefunden, die zufällig an anderen Krankheiten gestorben sind. Es können auch andere pathologische Veränderungen vorhanden sein als Schwielenbildung, so z. B. ausgedehnte Verfettung oder Atrophie der Herzwand infolge einer unaufgeklärten Arterienerkrankung oder einer Embolie einer Koronararterie. Alle diese Veränderungen können an den Herzen alter Leute gefunden werden, und da wir über ihren Ursprung nur sehr wenig wissen, ist es üblich, sie als „senile Veränderungen" zu bezeichnen.

39. Kapitel.

Myokardaffektionen (Fortsetzung). Herzerweiterung.

Die Ursachen der Herzerweiterung. — Die Tonusfunktion. — Die Symptome der Herabsetzung des Tonus. — Zeichen der Herzerweiterung. — Funktionelle Geräusche und Herzerweiterung. — Die Folgen der Herzerweiterung und wie sie zustande kommen. — Hydrops. — Hydrops und Herzerweiterung. — Lebervergrößerung. — Lungenödem. — Symptome vonseiten der Harnorgane. — Prognose. — Behandlung.

Obgleich der Begriff „Herztonus" im Denken der Ärzte eine große Rolle spielt, so möchte ich doch bezweifeln, daß es sich hier um mehr als eine unbestimmte Vorstellung handelt. Einige Autoren haben gewisse mit ihm verbundene Zustände beschrieben, doch hat er nicht die Beachtung gefunden, die seine Wichtigkeit verdient. Die Erkennung der Herabsetzung des Tonus leistet, wie man sehen wird, die größten Dienste bei der Bestimmung der Natur der Herzschwäche und bei der Beurteilung der Heilmittel, die für die Wiederherstellung der Herzkraft geeignet sind. Seit einigen Jahren beschäftige ich mich mit dem Studium dieser Funktion, und obgleich ich viele wichtige Tatsachen gefunden habe, bin ich doch weit davon entfernt, ihre Bedeutung ganz zu verstehen.

Die Ursache der Herzerweiterung. — Bevor wir die durch die Herabsetzung des Tonus hervorgerufenen Symptome betrachten, ist es nötig, die Ursache des hervorstechendsten unter ihnen, nämlich der Herzerweiterung, zu erkennen. Es ist erstaunlich, wie unzulänglich die für diesen Zustand gewöhnlich gegebene Erklärung ist. Die übliche Vorstellung scheint die zu sein, daß die Herzerweiterung durch eine Drucksteigerung in den Herzkammern bedingt ist, die die Wände nach außen drängt. Fragt man aber nach dem Ursprung dieser dehnenden Kraft, so wird die Unzulänglichkeit dieser Erklärung sofort klar. Während der Systole wird die Drucksteigerung innerhalb der Kammer durch die Kontraktion der Kammerwand selbst hervorgerufen, und es ist kaum anzunehmen, daß während der Kontraktion eine Dilatation erzeugt wird. Es ist richtig, daß Erweiterung eines Vorhofes dadurch hervorgerufen werden kann, daß der kräftige Ventrikel Blut gewaltsam zurückwirft, aber dies geschieht nur, wenn eine Läsion der Atrioventrikularklappen vorhanden ist. Außer durch eine solche Klappenläsion kann Blut nur zurückgeworfen werden, wenn die Muskelfasern, die das Ostium atrioventriculare umgeben, erschlafft sind, d. h. der Erweiterung des Vorhofes infolge dieser Ursache müßte erst eine Erweiterung des Ventrikels vorhergegangen sein.

Daß weder der einer Kammer während der Systole entgegenstehende Widerstand, noch die ausdehnende Kraft während der Diastole die Ursache der Erweiterung ist, wird klar, wenn die bei gewissen Herzen beobachteten Zustände sorgfältig studiert werden. So können Herzen, deren Wände verdünnt und deren Muskelfasern degeneriert sind, gegen einen abnorm hohen arteriellen Druck zu arbeiten fortfahren und trotzdem nie ein Zeichen von Erweiterung aufweisen. Tatsächlich kann die Wand des linken Ventrikels so verdünnt sein, daß sie bei dem Bemühen, den Aortendruck zu überwinden, platzt, und doch zeigen die Wände kein Zeichen von Dilatation. Professor KEITH, der besonders Herzrupturen zum Gegenstande seiner Beobachtung gemacht hat, teilt mir mit, daß solche Herzen kein Zeichen einer Größenzunahme ihrer Höhlen aufzuweisen brauchen. Bei einem in meiner Behandlung stehenden Kranken war das Herz so geschwächt, daß er kaum 40 m gehen konnte, ohne einen Anfall von Angina pectoris zu bekommen, und doch konnte keine Vergrößerung des Herzens festgestellt werden. Er starb plötzlich an Herzruptur und ich fand, daß der betreffende Teil der Herzwand so dünn war, daß sie fast nur aus Endo- und Perikard bestand; trotz dieser Schwächung der Herzwand fand sich kein Zeichen einer Vergrößerung der Herzhöhle.

Erweiterung der linken Kammer kann vorkommen, auch wenn die den Ventrikel füllende diastolische Kraft stark vermindert ist, wie z. B. in Fällen von reiner Mitralstenose. Hier sind die in die Kammer gelangende Blutmenge und die Kraft, mit der diese in den Ventrikel einströmt, so stark vermindert, daß wir uns nach anderen Ursachen für die Erweiterung der linken Kammer umsehen müssen, wie sie sich in vorgeschrittenen Fällen von Mitralstenose findet.

Wenn man die Herzerweiterung als den Ausdruck einer Herabsetzung des Tonus auffaßt, zeigt uns das Experiment, daß gewisse Substanzen die Tonusfunktion beeinflussen. So konnte gezeigt werden, daß Antiarin und Digitalis den Tonus steigern, während Muskarin und Milchsäure ihn herabsetzen und zu Herzerweiterung führen. Man weiß auch, daß verschiedene Stoffe beim Menschenherzen so wirken, z. B. Arsen, Alkohol und die Toxine gewisser Krankheitserreger. Man muß daher in jedem Falle von Herzerweiterung, wo keine organische Erkrankung besteht, nach einem Gifte suchen. Bei allen vergifteten Herzen, die ich gesehen habe, waren immer deutliche Zeichen einer mit der Herzerweiterung einhergehenden funktionellen Schädigung vorhanden.

Die rein mechanische Erklärung der Herzerweiterung führt diese auf das Überwiegen des Zuflusses über den Abfluß zurück; das Herz entleert sich bei der Systole niemals vollständig, sondern es bleibt immer eine gewisse Blutmenge, das Restblut, in seinen Höhlen zurück. Wenn bei gleichbleibendem Arteriendruck dem Herzen mehr Blut zuströmt, wird es größer werden; infolge der dadurch gesteigerten Anfangsspannung wird die Kontraktion verstärkt, es wird mehr Blut ausgeworfen und das Herz kehrt zu seiner normalen Größe zurück. Das Herz wird auch größer, wenn bei gleichem Zuflusse der Arteriendruck steigt, weil die Kammern gegen höheren Druck weniger auswerfen und daher die Menge des Restblutes zunimmt. Endlich wird das Herz größer, wenn bei gleichem Arteriendruck und gleichem Zuflusse das Schlagvolumen deshalb kleiner wird, weil die Herzkraft abnimmt. Alles dies läßt sich im Tierversuche leicht nachweisen und man könnte also auf diese Weise die Herzerweiterung erklären. Aber klinische Erfahrungen zeigen, daß außerdem noch etwas anderes im Spiele sein muß. Schon im Jahre 1878 hat ROSENBACH *darauf hingewiesen, daß es verschiedene Arten von Dilatation gibt; die eine findet man bei Klappenfehlern, die eine vermehrte Füllung bestimmter Herzabteilungen zur Folge haben; um sich dieser anzupassen, erweitert sich der betroffene Herzteil, der durch die vergrößerte Anfangsspannung sich des vermehrten Inhaltes zu entledigen sucht und ein vergrößertes Schlagvolumen fördert. In diesem Falle wäre also die Dilatation ein kompensatorischer Vorgang. Bei der anderen Form der Herzerweiterung aber besteht eine dauernde Vergrößerung des Herzens, so daß auch nach der Systole eine größere Blutmenge in den Höhlen zurückbleibt;* SCHOTT *hat dann die erste Art der Erweiterung als kompensatorische, die zweite als Stauungsdilatation bezeichnet: nur die letztere wäre ein Ausdruck geschädigter Muskelkraft. Klarer sind die Bezeichnungen von* MORITZ*: tonogene für die kompensatorische und myogene für die Stauungsdilatation. Die myogene Dilatation, die man bei Infektionskrankheiten und schweren Anämien beobachtet, beruht zum Teil auf der Herabsetzung der Kontraktionskraft, zum Teil auf einer gesteigerten Dehnbarkeit des Herzmuskels, der dem gesteigerten Füllungsdruck gegenüber mehr nachgibt als ein normaler. So zeigen die klinischen Erfahrungen, daß die rein mechanische Erklärung der Herzerweiterung nicht ausreicht, sondern daß es auch auf den Zustand des Herzmuskels ankommt. Die rasche*

Anpassungsfähigkeit des Herzens gegenüber vermehrter Füllung kann ja auch nicht rein mechanisch erklärt werden, sondern nur durch eine kompensatorische Herabsetzung des Tonus. Immerhin sind aber Erfahrungen, wie sie MACKENZIE *oben anführt, doch auch von diesem Gesichtspunkte aus schwer verständlich. Es ist jedenfalls merkwürdig, daß ein Herz mit stark verdünnter Wand und degenerierter Muskulatur einen so hohen Tonus haben soll, daß keine Erweiterung zustandekommt. Toxikologische Erfahrungen sind zu wenig durchsichtig, um da Aufschluß geben zu können.*

Die Tonusfunktion. — Da uns diese mechanische Erklärung im Stiche läßt, gehen wir am besten auf die normalen Herzfunktionen zurück, um festzustellen, was die gesunden Fasern an einer völligen Erschlaffung verhindert. Auf diesem Wege wird es uns gelingen, eine bestimmtere Auffassung von dem Vorgange der Erweiterung zu erlangen, auch wenn es uns nicht glücken sollte, ihr Zustandekommen völlig aufzuklären.

Diese Eigenschaft, die den Muskel nicht völlig erschlaffen läßt, kommt nicht nur dem Herzmuskel zu, sondern man findet sie auch bei den gewöhnlichen Skelettmuskelfasern, und in beiden Fällen ist sie dadurch bedingt, daß die Fasern die Tonusfunktion besitzen.

Die Symptome der Herabsetzung des Tonus. — Diese Symptome sind von dreierlei Art: 1. solche, die unmittelbar durch Veränderungen im Herzen bedingt sind, nämlich Vergrößerung des Herzens, Änderungen der Herzlage und der Art der Bewegungen des Herzens und das Auftreten von Geräuschen; 2. solche, die auf einer mangelhaften Funktion des Herzens beruhen und in Symptomen zutage treten, die auf ungenügender Zirkulation in entfernten Organen und Geweben beruhen; dahin gehören Wassersucht, Lebervergrößerung und Atemnot; 3. gewisse sensible Reflexsymptome, die sich hauptsächlich in hyperalgetischen Zonen der Haut, der Brust, der Muskeln der linken Thoraxseite und der Achselfalte und mitunter auch des linken Sternocleidomastoideus und Trapezius zeigen.

Zeichen der Herzerweiterung. — Der Beweis für das Vorliegen einer Herzerweiterung ergibt sich aus der Feststellung eines vermehrten Herzumfanges. Ich brauche wohl nicht zu beschreiben, wie man das macht, denn die Methoden der Perkussion der Herzdämpfung sind in jedem Handbuch der physikalischen Diagnostik ausführlich genug beschrieben. Für praktische Zwecke gibt im allgemeinen der Querdurchmesser der Dämpfung in der Höhe des 4. Interkostalraumes das beste Maß für die Größe des Herzens. In Ausnahmefällen kann mit Vorteil die ganze absolute Dämpfung aufgezeichnet werden, so z. B. wenn man eine Dämpfung findet, die sich links bis über die dritte Rippe erstreckt. In solchen Fällen sollte man an die Möglichkeit eines perikardialen Ergusses denken.

Es ist infolge der Verlagerung des ganzen Organs sehr schwer, mit Sicherheit zu sagen, welchen Anteil jede Herzkammer an der Entstehung einer Vergrößerung nimmt. Die Art und Weise, wie das Herz oben durch Aorta, Pulmonalarterie und -vene und Vena cava superior und unten durch Vena cava inferior fixiert ist, bestimmt eine feste Achse, um die das Herz bei der Vergrößerung seiner verschiedenen Höhlen bis zu einem gewissen Grade rotiert. Bei Erweiterung des rechten Ventrikels hat das Herz die Neigung, den linken

Ventrikel nach links und hinten zu verdrängen, so daß wir in der großen Mehrzahl der Fälle eine Verbreiterung der Dämpfung nach links nachweisen können. Wenn der rechte Vorhof stark gedehnt wird, so kann er sich selbst an die Vorderfläche der Brust drängen und, wie KEITHS Sektionen zeigen, den rechten Ventrikel in beträchtlichem Maße komprimieren. Wenn die Dämpfung den rechten Sternalrand überschreitet, so kann man dies mit Sicherheit auf den rechten Vorhof beziehen; eine Ausnahme bilden nur Aneurysmen oder andere intrathorakale Tumoren.

Die Art, wie das rechte Herz auf die linke Seite hinüberrückt, ist aus den Abb. 230 und 231 gut zu entnehmen. Diese sind typische Beispiele für die Dilatation bei Mitralstenose mit Vorhofflimmern. Wenn man diese Bilder mit der Lage der Kammern im normalen Herzen vergleicht (Abb. 27), so sieht man, daß die Verbreiterung nach rechts trotz der starken Erweiterung des rechten Herzens sehr gering ist, während eine starke Vergrößerung des Herzens nach links zutage tritt; dabei ist der Spitzenstoß manchmal wenig (Abb. 230), manchmal aber auch stark nach abwärts gedrängt (Abb. 231). Man achte darauf, wie der rechte Vorhof gegen den linken 2. Interkostalraum vorrückt. Solange die Lungen einen Teil des Herzens bedecken, sind die wahrnehmbaren Bewegungen nur durch den rechten Ventrikel bedingt; wenn aber die Lunge von der Vorderfläche des Herzens verdrängt wird, findet man die wirkliche Herzspitze ganz links.

Bei der Suche nach der Ursache der vergrößerten Dämpfung sollte man immer auf den Charakter des Herzstoßes achten, nicht nur um die Art der Herzvergrößerung zu bestimmen, sondern auch um sie von perikardialen Ergüssen und Verlagerung des Herzens durch Aneurysma, pleuritische Ergüsse usw. zu unterscheiden. Ein anderer Punkt, an den man denken muß, ist der, daß in den frühen Stadien von Herzvergrößerung die Lunge immer noch einen Teil des linken Herzrandes bedecken kann, daß sie aber bei andauernder Vergrößerung komprimiert wird, und wenn keine Verwachsungen vorliegen, von der Vorderfläche des Herzens zurückweicht, wodurch der Charakter des Spitzenstoßes vollständig geändert wird.

Der große, diffuse Spitzenstoß, bei dem das Vordrängen oder der Stoß mit der Kammersystole zusammenfällt, ist charakteristisch für Hypertrophie des linken Ventrikels. Wenn der Spitzenstoß diffus ist, das Vordrängen oder der Stoß aber während der Diastole erfolgt, dann wird er vom rechten Ventrikel erzeugt und ist ein Zeichen für bedeutende Vergrößerung, gewöhnlich Dilatation, des rechten Ventrikels (siehe Abb. 35). Dies zeigt auch die Betrachtung der Abb. 230 und 231, wo der schmale, dem linken Ventrikel angehörende Streifen, der von vorne zu sehen ist, während des Lebens kaum nachweisbar sein kann, besonders, wenn er von den Lungen bedeckt ist.

Funktionelle Geräusche und Herzerweiterung. — Funktionelle Geräusche hat man bisher als eine Folge einfacher Herzerweiterung betrachtet, aber diese Erklärung ist durchaus nicht befriedigend. So können wir eine beträchtliche Dilatation des Herzens ohne Geräusche finden. Andererseits können wir sehr geringe Erweiterung haben mit deutlichen systolischen Geräuschen an der Spitze und an der Basis und mit einer großen regurgitierenden Welle in den Venen. Die Erklärung für diese offenbaren Anomalien scheint in dem

Zustande der das atrioventrikuläre Ostium unterstützenden Muskeln zu liegen. Wenn ihr Tonus herabgesetzt ist, so folgt ein Zurückströmen und veranlaßt die funktionellen Geräusche, aber diese können auch ohne Dilatation vorkommen.

Die Folgen der Herzerweiterung und wie sie zustande kommen. — *Nach* ROMBERG *sind die klinisch nachweisbaren Herzerweiterungen fast immer die Folge einer unzureichenden Herztätigkeit, sie sind also myogene oder Stauungsdilatationen. Die wirklich kompensatorischen Erweiterungen sind selten oder nur unter bestimmten Bedingungen klinisch nachweisbar, so daß die Versuche, klinisch die beiden Arten von Erweiterung auseinander zu halten, gegenstandslos sind. Die Stauungsdilatation kompensiert unter günstigen dynamischen Verhältnissen die Wirkung einer ungenügenden Herztätigkeit, aber nur bis zu einem gewissen Grade: wenn solche Herzen auch unter günstigen Umständen in der Ruhe gut arbeiten und auch vermehrten Ansprüchen oft noch gewachsen sind, so versagen sie doch bei weniger günstigen Umständen schon in der Ruhe recht bald.* WENCKEBACH *hat an einer großen Reihe von jungen Soldaten, die*

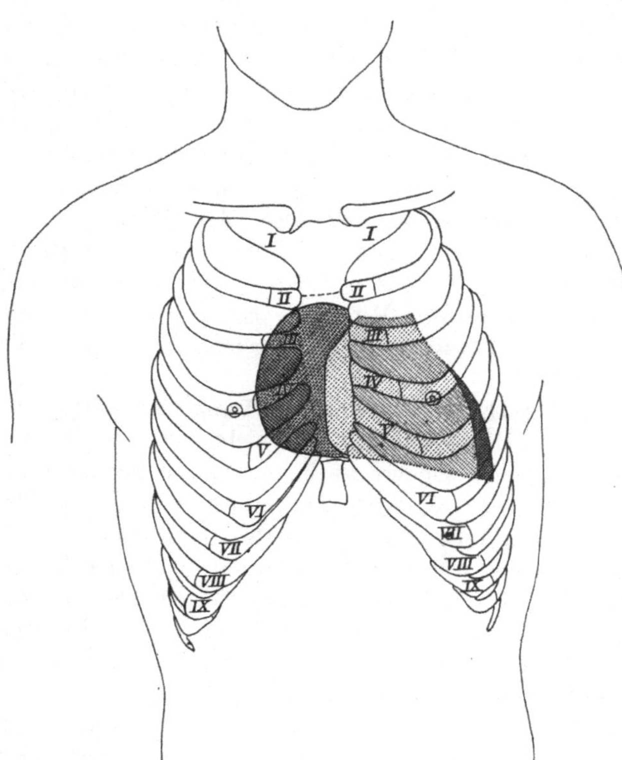

Abb. 230. Lage der Herzkammern bei äußerster Dilatation, wie z. B. im Endstadium von Mitralstenose mit Vorhofflimmern. Der tief schattierte Herzteil rechts vom Sternum, sowie derjenige hinter dem Sternum bis zur punktierten Linie hinauf stellen den rechten Vorhof dar, während der tief schattierte schmale Streifen links die linke Kammer vorstellt. Der dazwischen liegende Herzteil ist die rechte Kammer. (HARRIS.)

während der Ausbildungszeit zu Vergleichsuntersuchungen eingeschickt wurden, gezeigt, daß Beschwerden im allgemeinen um so häufiger angegeben werden, je mehr sich der Herzdurchmesser von den Mittelmaßen entfernt. Immerhin sind aber stärkere Beschwerden von einem solchen Grade, daß die körperliche Leistungsfähigkeit durch sie aufgehoben oder stark eingeschränkt ist, bei mäßigen Herzerweiterungen und mäßigen Anstrengungen nicht zu erwarten (KAUFMANN); *zu diesen mäßigen Anstrengungen werden noch Übungsmärsche bis zu 20 km und Ausflüge in die hügelige Umgebung Wiens gerechnet. Dagegen sind die Leute mit vergrößertem*

Herzen gegenüber größeren Anstrengungen viel weniger leistungsfähig. KAUFMANN *fand, daß die durchschnittliche Dauer der beschwerdefreien Frontdienstleistung bei guten Herzen 26 Monate betrug, bei den Leuten mit großen Herzen aber nicht mehr als 5 Monate. Die Vergrößerung des Querdurchmessers im Telebilde schwankte in diesen Fällen zwischen 14 und 17 cm (gegen 11—13 normal). Eine große Zahl hatte eine Vergrößerung nach links, in einer kleineren Zahl waren beide Seiten mehr oder weniger betroffen, so daß die Herzen beutel- oder sackförmig aussahen. Außerdem bestand fast immer Bradykardie — mitunter bis zu 32 Pulsen in der Minute —, die Töne waren meist rein, nur mitunter fanden sich an der Spitze oder an allen Ostien akzidentelle Geräusche; sehr häufig waren Extrasystolen. Die Beschwerden, welche den Eintritt der Leistungsunfähigkeit begleiteten, und bei Fortsetzung der Anstrengung schließlich jede Arbeitsleistung unmöglich machten, bestanden gewöhnlich in stechenden Schmerzen in der Herzgegend, der Empfindung von Schwere und Völle in der linken Brustseite und in Atembeschwerden. Gerade diese letzteren traten in den schweren Fällen schon bei ganz kurzen Wegen, in fast allen Fällen aber beim Stiegensteigen und bei rascherer Bewegung auf. Das waren Herzen, bei denen sich objektiv nichts anderes finden ließ als eine mehr oder weniger hochgradige Erweiterung. Die Träger dieser Herzen standen im Alter von 20—40 Jahren.* KAUFMANN *kommt auf Grund seiner ausgedehnten Untersuchungen an Soldaten zu dem Schlusse, daß nur Herzen mittlerer Größe imstande sind, große und langdauernde Anstrengungen ohne Beschwerden mitzumachen; die median gestellten kleinen oder Pendelherzen einerseits und die großen Herzen andererseits sind deutlich weniger leistungsfähig, so daß man sagen kann, daß die mittleren Herzen als die besten, die „gesündesten" zu bezeichnen sind. Ihr Diagonaldurchmesser beträgt im Telebilde etwa 11—13 cm.*

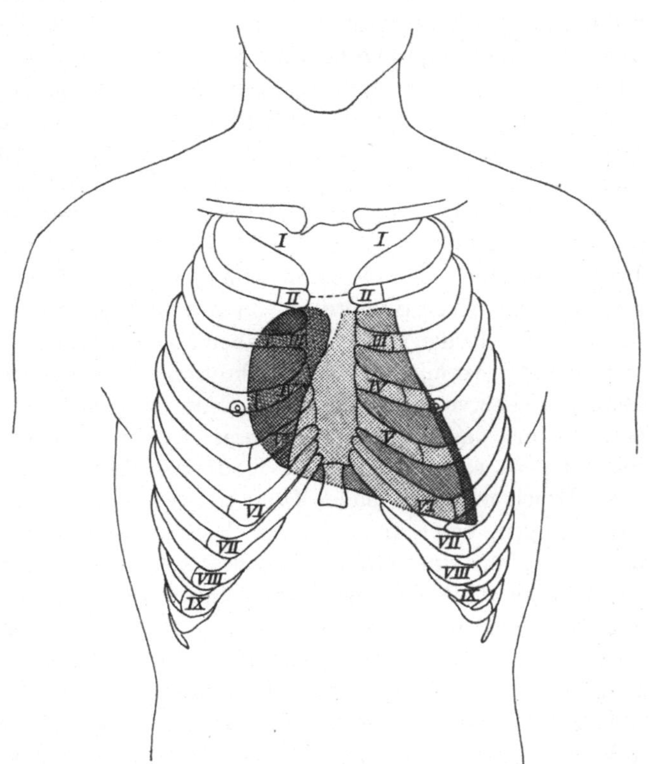

Abb. 231. Dilatation des Herzens mit Verlagerung des Spitzenstoßes nach unten. Die Schattierung ist dieselbe wie in der vorhergehenden Abbildung. (HARRIS.)

Bevor wir die Folgen einer Herzerweiterung eingehend beschreiben, müssen wir die Art und Weise, wie diese Symptome von Herzinsuffizienz zustande kommen, besprechen. Die Aufrechterhaltung der Zirkulation ist durch die Kraft der Herzkontraktion bedingt und normalerweise sind die daran beteiligten Kräfte so aufeinander abgestimmt, daß die Arbeit des Herzens möglichst erleichtert wird. Die Annahme ist berechtigt, daß die Herzkammern normalerweise diejenige Größe besitzen, die sie befähigt, sich mit der größten Wirksamkeit zusammenzuziehen. Die Erweiterung der Kammern wird daher dem Herzmuskel die Arbeit erschweren und die gewöhnliche Folge ist eine Beschränkung der Reservekraft. Zuerst kann diese Beschränkung nur dann unangenehme Symptome hervorrufen, wenn sie bis zur Erschöpfung gesteigert wird, dabei tritt aber diese viel schneller auf als in der Norm. Der Grad der Erschöpfung hängt von der Integrität des Herzmuskels ab. Wenn die Kraft der Kontraktion durch Läsion der Muskulatur beeinträchtigt ist oder durch andere Ursachen, wie z. B. unregelmäßige Herzaktion oder Klappenfehler, so entspricht die Herzinsuffizienz dem Grade der Störung und der Unfähigkeit des Muskels, sie zu überwinden. Aus diesem Grunde sehen wir, daß alle Grade von Herzinsuffizienz mit Dilatation einhergehen. In den leichteren Fällen können nur die subjektiven Symptome von Atemnot, Herzklopfen und Schwäche vorhanden sein. In den schwereren Fällen können Wassersucht (mehr oder weniger ausgedehnt), verminderte Harnsekretion, Flüssigkeitsergüsse in die serösen Höhlen, Lebervergrößerung und Cyanose des Gesichts vorkommen. Der Grund für die Entstehung dieser extremen Herzschwäche scheint mir folgender zu sein: Solange die Kraft des Herzens imstande ist, den arteriellen Druck auf genügender Höhe zu erhalten, um die Organe und Gewebe zu versorgen, beschränkt sich die Herzschwäche auf solche subjektive Symptome, die mit einer starken Beschränkung der Reservekraft verknüpft sind; der Kranke fühlt sich bei Körperruhe wohl, denn das Herz ist dann fähig, den Kreislauf aufrechtzuerhalten; aber durch Anstrengung wird es schwer angegriffen, denn die verfügbare Reservekraft ist so gering, daß sie den gesteigerten Ansprüchen nicht genügen kann. Wenn die Herzkraft den arteriellen Druck nicht mehr auf der für die Gewebe nötigen Höhe erhalten kann, stellen sich die Symptome in den entfernten Organen und Geweben ein (Wassersucht, Ascites, Lebervergrößerung usw.). In gewissen Fällen von äußerster Herzschwäche, besonders solchen mit Vorhofflimmern, dehnt die vom rechten Ventrikel zurückgeworfene Blutwelle die Leber aus und führt zu Leberpulsation.

Ich habe mich auf verschiedenen Wegen bemüht, die Beziehungen klarzulegen, die zwischen der Herzerweiterung und diesen Zeichen äußerster Herzschwäche bestehen, und ich führe einige Beispiele an, in denen die Verbindung dieser Symptome mit der Herzerweiterung klar hervortritt.

In vorgeschrittenen Fällen von Myodegeneration mit einem ständig hohen Blutdruck zwischen 180 und 200 mm Hg. kann das Herz von normaler Größe oder nur sehr wenig vergrößert sein. Dabei ist die Leistungsfähigkeit manchmal stark eingeschränkt, indem jede Anstrengung sofort Anfälle von Angina pectoris oder Atemnot herbeiführt. Es können auch Cheyne-Stokessche Atmung sowie Anfälle von kardialem Asthma oder heftiger Dyspnöe in der Nacht auftreten.

Es kann starke Pulsation in den Halsvenen bestehen, aber ohne Wassersucht. Die Kranken können allmählich schwächer werden und sterben, ohne daß das Herz seine Größe ändert. Andererseits kann es auch zu unserer großen Überraschung oft im Laufe eines oder zweier Tage zu einer großen Veränderung kommen. Der Kranke fühlt sich besser; der Blutdruck ist auf 150 mm oder noch tiefer gefallen. Die Anfälle von Angina pectoris, kardialem Asthma und die Cheyne-Stokessche Atmung verschwinden, aber die Beine beginnen anzuschwellen, die Harnmenge wird gering, der Jugularispuls verschwindet, die Atmung ist ständig hochgradig beschleunigt und der Kranke muß im Bett gestützt werden. Oft expektoriert er blutig gefärbten Schleim und es zeigt sich Ödem an der Lungenbasis. Wenn man das Herz untersucht, findet man eine Verbreiterung von 2—5 cm nach links und manchmal hat sich ein Mitralgeräusch entwickelt.

Noch auffallender, weil sie viel plötzlicher und heftiger auftreten, sind die Veränderungen, die sich in gewissen Fällen von paroxysmaler Tachykardie einstellen. Als ich diesen Zustand beschrieb (33. Kapitel), wies ich darauf hin, daß die Symptome bei den Kranken je nach dem Zustande des Tonus wechseln — wenn die Größe des Herzens während eines Anfalles unverändert blieb, waren die Symptome weniger deutlich und der Zustand weniger schwer, als bei Erweiterung des Herzens. In den im Anhange mitgeteilten Fällen (51 und 72) kam es zu einer Herzerweiterung und im Laufe weniger Stunden setzten Symptome äußerster Herzschwäche ein. Ich habe diese Fälle bei mehreren Gelegenheiten kurz vor dem Anfalle gesehen und den ständigen Fortschritt der Veränderung beobachtet. Das Herz war anfangs beinahe von normaler Größe, aber im Laufe von 3 Stunden hatte der Querdurchmesser um 5 cm zugenommen, das Gesicht war zyanotisch geworden und die Lippen schwollen an. Die Halsvenen, die anfangs nur geringe Bewegungen gezeigt hatten, pulsierten jetzt stark. Im Laufe von 24 Stunden trat Ödem der Beine auf und die Leber wurde groß, und in einem Falle pulsierte sie auch. Nach einigen Tagen verbreitete sich das Ödem höher an den Beinen hinauf, das Abdomen nahm an Umfang zu und die Harnmenge wurde spärlich. Mit dem Aufhören des Anfalles von paroxysmaler Tachykardie fühlte der Kranke sich sofort erleichtert und in wenigen Stunden war jede Spur von Herzschwäche verschwunden, das Herz selbst kehrte zur normalen Größe und zum normalen Rhythmus zurück. Ich führe diese Beispiele an, weil die plötzliche Änderung der Erscheinungen die Symptome in ziemlich befriedigender Weise erklären läßt. Man wird sie in mannigfachen Spielarten bei allen Formen von Herzerkrankungen in Verbindung mit äußerster Herzschwäche vorfinden. Ich habe viele Fälle gesehen, bei denen das Einsetzen von Vorhofflimmern von diesen Veränderungen gefolgt war, und wenn es bestehen blieb, trat nur teilweise Erholung ein. Bei gewissen Alkoholherzen — besonders bei denen der GRAHAM STEELLschen Gruppe von „Muskelschwäche" — können diese Erscheinungen ebensogut wahrgenommen werden, wie bei anderen Zuständen.

Hydrops. — Ödem der subkutanen Gewebe ist bei Herzschwäche mit Dilatation etwas ganz Gewöhnliches. Es ist nicht meine Absicht, die verschiedenen Theorien zu besprechen, die zur Erklärung seines Auftretens vorgeschlagen worden sind; es genügt hier zu bemerken, daß sein Auftreten oft ein bestimmtes Zeichen der Herzerweiterung und sein Verschwinden ein ebenso bestimmtes Zeichen der Wiederherstellung des Herztonus ist. Es beginnt zuerst in den abhängigen Körperteilen: bei Kranken, die nicht ans Bett gefesselt sind, findet man es zuerst um die Knöchel herum und weiter oben, bei bettlägerigen Patienten, am Kreuzbein. Bei einigen Leuten kann es jahrelang in den Beinen fortbestehen und abends stärker, morgens besser sein. In schweren Fällen greift das Ödem auf die Oberschenkel und die Bauchwand über. Das lose Zellgewebe des Skrotums, des Penis oder der Vulva wird infiltriert und kann enorm anschwellen. Bevor ein deutlicher Erguß in die Bauchhöhle auftritt, werden die Därme oft stark durch Gase aufgetrieben. Schließlich kann der Hydrops auf die Pleurahöhlen übergehen und Hydrothorax erzeugen. Das ausgedehnte Abdomen und der Hydrothorax erschweren das Atmen noch mehr. Wenn sich der Kranke mehr auf die eine Seite neigt, so können in ganz schweren Fällen Arm und Wange der betreffenden Seite stark anschwellen.

In Verbindung mit dem Hydrops finden wir gewöhnlich eine verminderte Harnsekretion, und das Verschwinden des Hydrops geht gewöhnlich mit gesteigerter Harnflut einher.

Die Bedeutung des Ödems ist sehr verschieden. Viele ältere Leute, besonders wenn sie dick sind, haben oft jahrelang mehr oder weniger geschwollene Beine, auch wenn ihr Herz außer einer geringen Dilatation nichts besonders Abnormes aufweist, obwohl es häufiger ist bei Leuten mit Vorhofflimmern. Es kann bei Anfällen von Herzschwäche in hohem Maße neben Ascites und Hydrothorax vorhanden sein, und trotzdem kann sich der Kranke wieder gut und dauernd erholen. Das ist ganz besonders der Fall bei längerdauernden rheumatischen Herzaffektionen und beginnt bei einigen mit dem Vorhofflimmern. Wenn das Herz zu seinem normalen Rhythmus zurückkehrt, so verschwindet der Hydrops schneller, als er gekommen ist. Wenn das Herz auf Digitalis reagiert, so begleitet das Verschwinden des Hydrops die anderen wohltätigen Wirkungen dieses Mittels. Wenn alle Versuche, das Herz zu kräftigen, fehlschlagen, nimmt der Hydrops zu, erschwert die Herzarbeit und die Atmung durch Ergüsse in die serösen Höhlen und vergrößert die Leiden des Kranken, der einem verhängnisvollen Ende entgegengeht.

Bei äußerster Herzschwäche kann man das Ödem auf einen Arm beschränkt finden; das kommt daher, daß der Kranke auf dieser Seite liegt. Wenn das Ödem aber nicht auf der Seite ist, wo der Kranke liegt, dann kann es auf einer Thrombose der Vena cava sup. beruhen. Eine solche Thrombose kann so ausgedehnt sein, daß sie sich weit in die Vena jugularis hinauf oder durch die Subclavia bis in die Vena brachialis erstreckt. In solchen Fällen wird man auf der betreffenden Seite keinen Venenpuls finden, obwohl er auf der andern Seite sehr deutlich sein kann.

Hydrops und Herzerweiterung. — Einer der Gründe, die mich dazu veranlassen, den Hydrops als ein Symptom von Herzerweiterung anzusehen, ist, daß ich nicht glaube, daß der Hydrops bei einer Herzschwäche ohne Dilatation vorkommen kann. Ich sehe nicht selten, daß Fälle mit Hydrops und Leberschwellung als Herzschwäche diagnostiziert und behandelt werden, weil ein Geräusch an den Klappen besteht. In diesen Fällen war das Herz nicht vergrößert und ich habe deshalb angenommen, daß der Hydrops nicht vom

Herzen herstamme. Der weitere Verlauf dieser Fälle zeigte auch, daß der Hydrops eine andere Ursache hatte (z. B. Leberzirrhose oder Myxödem).

Lebervergrößerung. — Eine weitere Folge der nach Herzerweiterung auftretenden Kreislaufsschwäche ist die Anschwellung der Leber infolge passiver Stauung (22. Kapitel). Sie kann in den früheren Stadien bei den ersten Anfällen fehlen, hat aber ein Kranker sich einmal von einem mit Lebervergrößerung einhergehenden Anfall von Herzschwäche erholt, so führt jeder folgende Anfall dieses Symptom herbei, manchmal ehe noch irgendein Zeichen von Hydrops zutage tritt.

Neben der Vergrößerung kann ein gewisser Grad von Gelbsucht bestehen, und die Kombination von Lebervergrößerung und Ikterus, zugleich mit der Abmagerung, die manchmal langdauernde Herzschwäche begleitet, kann den Verdacht einer malignen Erkrankung der Leber erwecken. Die Dilatation oder die unregelmäßige Tätigkeit des Herzens sollte die Aufmerksamkeit auf die wahre Natur des Leidens lenken.

Manchmal stellen sich zugleich mit der Leberschwellung beträchtliche Schmerzen und Unbehagen ein und die schmerzhaft kontrahierten Muskeln können die Atmung erschweren.

Lungenödem. — Ein sehr wertvolles Symptom findet man durch sorgfältige Auskultation der Basis der Lungen in gewissen Fällen drohender Herzschwäche. Ich habe einige Jahre lang ausgedehnte Beobachtungen an allen möglichen Menschen gemacht, und zwar sowohl an Gesunden als auch bei Leuten, deren Herzen aus sehr verschiedenen Ursachen schwach wurden und ich konnte in einer großen Zahl von Fällen die Anfälle von Herzschwäche voraussagen. Wenn man die Basis der Lungen bei älteren Leuten, die aus irgendeiner Ursache, z. B. wegen einer Operation oder wegen einer Beinfraktur ans Bett gefesselt sind, systematisch untersucht, so findet man bei einer gewissen Zahl als frühestes Symptom ein feines Knistern an der Lungenbasis. Dieselbe Erfahrung wird man bei Leuten machen, die infolge irgendeiner erschöpfenden Krankheit ans Bett gefesselt sind, besonders wenn der Herzmuskel durch das Leiden mitbetroffen ist, wie z. B. bei Typhus. Viele Kranke mit Mitralfehlern haben keinen Hydrops, leiden aber an schweren Anfällen von Herzschwäche mit großer Atemnot. In solchen Fällen findet man an der Lungenbasis schon in frühen Stadien des Niederganges Zeichen von Ödem.

Ich beginne in solchen Fällen die Untersuchung des Kranken gewöhnlich damit, daß ich ihn frage, auf welcher Seite er zu liegen pflegt, dann veranlasse ich ihn, sich aufzusetzen, und während ich die Basis der betreffenden Lunge untersuche, lasse ich ihn einen tiefen Atemzug tun. Dabei öffnen sich die Alveolen an der Basis und wenn sich in ihnen abnorme Flüssigkeit angesammelt hat, so offenbart sich das durch zahlreiche feine, knisternde Geräusche. Gesunde Menschen zeigen nichts Derartiges. Leicht geschwächte Herzen zeigen es manchmal nur bei der ersten tiefen Inspiration; wenn deutliche Herzschwäche vorhanden ist, so verschwindet das Knistern nicht, sondern es bleibt bestehen. Ich habe Fälle gesehen, wo das erste Zeichen dieses Knistern während der ersten tiefen Inspiration war; allmählich dauerte es länger und endlich kam es zu Schallverkürzung an der Lungenbasis sogar bis zu absoluter Dämpfung, mit Fehlen von Atemgeräuschen; bei der Sektion waren die Lungen an der Basis ödematös und nicht mehr lufthaltig. In einigen Fällen fanden sich außerdem Entzündungsherde (katarrhalische Pneumonie, hypostatische Pneumonie der Schwachen).

Ich habe diese hypostatische Anschoppung auch verschwinden sehen und mit der Besserung des Zustandes des Kranken verschwand auch allmählich das Knistern; als letztes Anzeichen blieb es bei dem ersten tiefen Atemzuge bestehen.

Ich habe gefunden, daß diese Art der Untersuchung von größtem praktischen Nutzen ist. Bei älteren Patienten bestimmt sie, ob der Kranke flach liegen oder gestützt werden soll. Bei Typhus ist sie ein prognostisches Zeichen von größtem Werte, da das Fehlen von Ödem uns anzeigt, daß das Herz der Infektion entgangen ist, während seine Anwesenheit und sein allmähliches Zunehmen ein sehr ernstes Symptom ist. Auch bei Herzkrankheiten ist es ein Hinweis auf den Zustand des Herzens und bei der durch Herzerkrankung komplizierten Schwangerschaft gehört es zu den wichtigsten Symptomen, die uns bei der Behandlung dieser Fälle zu leiten haben.

Wenn man sich die Ursache des Auftretens von Lungenödem vergegenwärtigt, so wird man einsehen, daß es auch für die Therapie von nicht geringerer Bedeutung ist. Es findet sich regelmäßig bei Dilatation des rechten Herzens und entsteht auf folgende Weise: Zwei Kräfte sind es, die das Blut durch die Lungen treiben; die erste und die wichtigste stammt vom rechten Ventrikel, die zweite von der Atembewegung. Bei gesunden Herzen ist die erste Kraft so mächtig, daß die zweite kaum Beachtung findet. Wenn aber der rechte Ventrikel geschwächt ist, wird die Beihilfe der Atembewegungen notwendig. Wenn der Kranke im Bett auf der einen Seite liegt, so hemmt der Druck der Matratze auf die Rippen deren Bewegung, so daß der Blutstrom durch diesen Teil der Lungen verlangsamt wird und Ödem entsteht. Das kann man in den frühen Stadien nachweisen, denn wenn der Kranke mehrmals tief atmet, so können alle Rasselgeräusche verschwinden.

Aus dieser Erklärung ergibt sich, wie wichtig in geeigneten Fällen eine Lageveränderung sein kann, die es dem Kranken ermöglicht, frei zu atmen; man vermeidet so die Einschränkung, die durch den Druck auf die Rippen bewirkt wird und verhilft dem Kranken zu tiefen Inspirationen. Auch wird es klar, wie wichtig es ist, die Natur der durch Lebervergrößerung bedingten Symptome zu erkennen, wo nicht nur die Bauchmuskeln, sondern auch die Interkostalmuskeln empfindlich und kontrahiert sein können. Indem diese Muskeln in Ausübung ihrer primitiven Schutzfunktion aufhören, die Atmung zu fördern, tragen sie weiterhin zur Erschwerung der Herzarbeit bei.

Harnveränderungen. — Ich bezweifle, daß jemals die für Herzschwäche charakteristischen Veränderungen des Harnes zustande kommen, wenn eine Herzerweiterung fehlt. Diese Veränderungen sind: geringe Menge, vermehrtes spezifisches Gewicht und häufig der Befund von Eiweiß. Eine verminderte Blutzufuhr zu den Nieren kann bewirken, daß eine große Menge Eiweiß in dem spärlichen Harn erscheint, wie das bei Herzblock vorkommt, wo das Herz sehr langsam schlägt. Die Verminderung der Harnmenge geht gewöhnlich Hand in Hand mit dem Hydrops. Die Ursache ist hauptsächlich ein

Sinken des arteriellen und ein Steigen des venösen Druckes mit folgender venöser Stauung in den Nieren. Andere Zustände mögen mitwirken, so die chemische Beschaffenheit der Gewebsflüssigkeit und Veränderungen der sekretorischen Nierenzellen. Es ist oft schwer zu entscheiden, ob die Albuminurie schon vorher da war, oder ob sie durch die venöse Stauung und die darauffolgenden entzündlichen Veränderungen in den Nieren veranlaßt wurde. Die Anamnese des Kranken kann uns darüber Aufschluß geben, und die Anwesenheit von Arteriosklerose und Retinitis wird auf eine vorher bestandene Brightsche Erkrankung hindeuten. Es kann aber notwendig sein, mit dem Urteil zurückzuhalten, bis die Wiederherstellung des Herztonus den Kreislauf wieder in Gang bringt, da mit der Zunahme der Harnmenge die Albuminurie vollkommen verschwinden kann.

Es ist oft von Nutzen, die Aufmerksamkeit des Kranken auf die Harnsekretion zu lenken, da deren Abnahme oft das erste Warnungszeichen für einen bevorstehenden Zusammenbruch ist, sowie die Zunahme der Harnmenge oft das erste Zeichen der Erholung der Herzkraft ist.

Prognose. — Man glaubt mit Sicherheit annehmen zu können, daß Herzerweiterung auch bei gesunden Menschen, die einer schweren Anstrengung ausgesetzt waren, oft vorkommt, und man glaubt, daß sie besonders bei jungen Leuten nicht selten ist, die anstrengenden Sport treiben. Man nimmt an, daß eine solche Herzerweiterung ernster Natur ist und viele Ärzte ergehen sich in düsteren Prophezeiungen, wenn nicht energische Anstrengungen gemacht werden, um diese Herzerweiterung zu bekämpfen. Und doch ist es merkwürdig, daß auch nicht ein einziger Fall von Herzerweiterung bei gesundem Herzmuskel bekannt ist, wo die Vernachlässigung der angeordneten Maßregeln irgendwie geschadet hätte, auch wenn die Dilatation erkannt und die vorgeschlagene Behandlung doch zurückgewiesen worden ist. Ich gebe zwar zu, daß die Herzgröße besonders bei jungen Leuten von Zeit zu Zeit etwas schwanken kann, bin aber doch vollkommen sicher, daß das keine ernste Bedeutung hat und daß es ein ganz normaler Vorgang ist, der keiner Behandlung bedarf. Ich habe in einigen Fällen, z. B. bei einer Vergiftung nach einem Trinkgelage oder nach dem Einsetzen von paroxysmaler Tachykardie und Vorhofflimmern deutliche Herzerweiterung gesehen, die von den Zeichen der Herzschwäche begleitet war, aber in diesen Fällen war der Herzmuskel entweder vergiftet oder krank. Aus eigener Erfahrung kann ich sagen, daß der Glaube weit verbreitet ist, daß die Herzerweiterung ein sehr gewöhnliches Vorkommnis sei und ich zögere nicht zu sagen, daß dieser Glaube sehr wenig gerechtfertigt ist und daß er hauptsächlich auf diagnostischen Irrtümern beruht. Wir hören z. B. von Fällen, wo der Herzschlag in der Axilla gefühlt wurde, während der Kranke kaum eine Einschränkung seiner Leistungsfähigkeit bemerkte, und daß nach phantastischen Übungen oder Badekuren das Herz sich rasch in seine normalen Grenzen zurückgezogen habe.

KAUFMANN *hat ausgedehnte und sehr gründliche Untersuchungen an Soldaten ausgeführt, die mit Herzbeschwerden aus dem Felde zurückkamen. Er kommt zu dem Schlusse, daß Anstrengungen zu bleibenden Herzerweiterungen führen können, daß sie sogar eine der häufigsten Mitursachen reiner Erweiterungen sind. Aber sie wirken dauernd erweiternd nur auf Herzen, die funktionell oder anatomisch nicht vollwertig sind. Die funktionelle Minderwertigkeit kann darin bestehen, daß das Herz zu jung ist oder sich in ungünstiger Stellung befindet oder mit Geräuschen arbeitet, vielleicht auch darin, daß das Herz ganz ungeübt ist. Auf anatomische Minderwertigkeit weist die Häufigkeit der Infektionskrankheiten in der Anamnese oder das Bestehen von Atherom mit Beteiligung der Aorta hin. Fälle, wo ein vorher kleines Herz durch eine einmalige Anstrengung vorübergehend groß geworden ist, kamen nicht zur Beobachtung, dagegen hat* KAUFMANN *85 Fälle gesehen, wo die nach Anstrengung entstandene Herzerweiterung längere Zeit oder dauernd bestehen blieb. Natürlich wird im Felde auf die durch die beginnende Herzerweiterung hervorgerufenen Frühsymptome keine Rücksicht genommen und es ist daher begreiflich, daß sich an den minderwertigen Herzen, die wiederholten Anstrengungen ausgesetzt werden, länger dauernde Dilatationen entwickeln. Unterstützend wirkt dabei ein großer Schock, z. B. durch in der Nähe einschlagende Granaten oder ständige Aufregung auf der Flucht.*

Durch einige Jahre habe ich mit meinen Kollegen am Mount Vernon- und am London Hospital alle nachweisbaren Veränderungen am Herzen während der Herzschwäche und während der Erholung sorgfältig untersucht. In sehr vielen Fällen waren die Herzen sehr bedeutend vergrößert. Viele Kranke litten an äußerster Herzschwäche, als sie in unsere Behandlung kamen. Ziemlich viele sind so weit hergestellt worden, daß sie einem einigermaßen anstrengenden Berufe nachgehen konnten, aber wir konnten in der Mehrzahl der Fälle keinen wesentlichen Unterschied in der Herzgröße nachweisen.

Die Prognose soll sich daher nicht auf eine Vergrößerung des Herzens stützen, sondern auf andere Symptome. Auch wenn die objektiven Zeichen der Herzschwäche vorhanden sind, wie Hydrops oder Leberschwellung, wird die Prognose von den Umständen bedingt sein, die zur Herzerweiterung geführt haben und auf alle Fälle muß die Stellung der Prognose so lange aufgeschoben werden, bis man eine Zeit lang behandelt hat und besonders bis man weiß, wie Digitalis wirkt.

Behandlung. — Da die Erweiterung ausnahmslos erst nach einem anderen Krankheitszustande des Herzens auftritt, so hat die Behandlung noch mit anderen Umständen zu rechnen. Ich möchte jedoch darauf hinweisen, daß die Herzerweiterung bei allen rheumatischen Erkrankungen, abgesehen vom akuten, fieberhaften Stadium, eine Indikation für die Verordnung von Digitalis bildet. Bei anderen Zuständen sollte man es wenigstens versuchen, besonders wenn Hydrops und ungenügende Harnsekretion vorhanden ist. Die Behandlung solcher Begleitsymptome, wie Hydrops und Abnahme der Harnmenge, sollte in dem Versuche bestehen, die Herzkraft wieder zu heben. Wenn der Hydrops zu einem beschwerlichen Symptom wird, so müssen besondere Mittel angewendet werden, um ihn zu entfernen. Da eine reichliche Diurese der wirksamste Weg zu seiner Beseitigung ist, so ist eine große Menge von Mitteln empfohlen worden, die diesen Zweck erreichen sollen. Die Vorzüge mancher Mittel können durch die Anführung bezeichnender Fälle erwiesen werden, in denen ihre Anwendung von einer außerordentlichen Harnflut und von raschem Verschwinden jeglicher Wasseransammlung gefolgt war. Man wird unter diesen Mitteln neben den neueren synthetischen Präparaten auch Mischungen finden, die alle möglichen Drogen enthalten, von denen man glaubt, daß sie

eine diuretische Wirkung haben. Tatsache ist, daß in vielen dieser Fälle die se-
kretorische Tätigkeit der Nieren zeitweise aufgehoben zu sein scheint und eine
leichte, zufällige Hilfe kann sie wiederherstellen. Auf diesen günstigen Augenblick,
der gerade mit der Verabreichung der Droge zusammenfällt, folgt eine profuse
Diurese. Dazu bedarf es aber nicht immer eines Arzneimittels. Ich habe einen
Kranken, der seiner Atmung wegen 3 Wochen lang in einem Stuhle sitzen
mußte, äußerst hydropisch werden und sehr wenig Harn entleeren sehen.
Die Rückkehr ins Bett genügte, um sofort eine reichliche Diurese und das
rasche Verschwinden des Hydrops zu erzielen. Es ist jedoch in vielen Fällen
nötig, verschiedene Mittel zu versuchen, und glücklicherweise ist da die Digitalisgruppe am wirksamsten; besonders die Kombination von Digitalis, Scilla
und Kalomel ist wertvoll, nicht nur durch ihren Einfluß auf das Herz und
die Nieren, sondern auch wegen ihrer Wirkung auf den Darm. Wenn diese
Mittel versagen, so können andere wirken, so z. B. Theobromin natriosalicylic.
(Diuretin) oder Theocin. natrio-acet. In einigen Fällen hilft der Ausschluß
des gewöhnlichen Salzes aus der Nahrung, den Hydrops zu vermindern. In
jedem Falle von Hydrops soll stets für gute Entleerung des Darmes gesorgt
werden.

*Die Neigung zu Ödemen, d. h. der Grad der zur Ödembildung erforderlichen
Stauung, ist individuell merkwürdig verschieden* (ROMBERG). *Manche Kranke,
die nur eine leichte Zyanose und eine ganz mäßige Leberschwellung haben, werden
ödematös, während andere mit hochgradiger Zyanose und bedeutender Leberschwellung jahrelang ohne Ödem herumgehen. Diese individuellen Unterschiede
legen den Gedanken nahe, daß eine bestimmte Disposition dafür maßgebend sein
muß, warum das eine Mal Ödeme entstehen, während ein anderes Mal derselbe
Vorgang ohne Wassersucht einhergeht. Hier hat nun zuerst* EPPINGER *an die Drüsen
mit innerer Sekretion gedacht. Es fiel ihm auf, daß die Haut der Basedowkranken
dünn, elastisch und gut durchblutet ist, und daß man bei diesen Kranken fast
nie Ödem findet; im Gegensatz hierzu ist die Haut der Myxödemkranken dick
und sukkulent, trocken und abschilfernd und manche Myxödemkranken machen
geradezu den Eindruck, als ob sie ein hochgradiges Ödem hätten. Auf Grund
dieser Beobachtungen legte sich nun* EPPINGER *die Frage vor, ob Menschen,
die an einer milden Form von konstitutionellem Hyperthyreoidismus leiden,
nicht besonders zu Ödem neigen und ob man in solchen Fällen nicht Schilddrüsen-
präparate geben sollte. Die Erfahrung hat nun wirklich gezeigt, daß man oft noch
eine mächtige Diurese erzielen kann, wo jedes andere Mittel versagt. Dahin gehören
unter anderem Fälle von sog. Myokarditis mit Herzerweiterung (aber ohne Klappenfehler), wo weder die klinische noch die anatomische Untersuchung des Herzens
einen hinreichenden Grund für die hochgradigen Ödeme aufdeckt, die doch auch
in solchen Fällen als kardiale Ödeme bezeichnet werden. Auch* ROMBERG *sah
vom Thyreoidin sehr gute Erfolge bei der oft irrtümlich als Herzstörung gedeuteten
Wasserretention thyreopriver Fettleibiger und Myxödematöser mit ihren mannigfachen Übergängen zu anderen Störungen der inneren Sekretion und mit ihren
häufigen, nicht voll ausgebildeten Formen. Beim Hydrops reiner Herzaffektionen
konnte sich dagegen* ROMBERG *zum Gebrauche des Thyreoidins nicht entschließen.*

Oft muß man besondere Mittel anwenden, um Erleichterung zu schaffen.
In gewissen Fällen, wo der Kranke herumgehen kann, leistet eine sachgemäß

angelegte elastische Binde gute Dienste, besonders bei jenen harten, geschwollenen Beinen, wo die Haut zu platzen droht. Massage ist ebenfalls von Nutzen. Wenn die Beine oder die Genitalien stark anschwellen, so erfolgt oft auf tiefe Einstiche mit einer Nadel ein reichlicher Abfluß von Serum und eine starke Verminderung der Schwellung. Bei der Ausführung dieses einfachen Verfahrens muß mit peinlichster Sauberkeit verfahren werden. Die Anwendung von SOUTHEYS Drainageröhrchen, die in die Beine oder in die Bauchhöhle eingeführt werden, verschafft oft einer großen Flüssigkeitsmenge Abfluß. Manchmal ist es nötig, die Brusthöhle oder die Bauchhöhle zu punktieren, und eine solche Punktion gibt stets für einige Zeit Erleichterung. In einzelnen vorgeschrittenen Fällen mit starker Schwellung des Penis (ram's horn) ist es dem Kranken unmöglich, den Harn zu entleeren. Beim Katheterisieren ist es dann oft etwas schwierig, den Eingang zu finden, da die von der geschwollenen Vorhaut bedeckte Glans penis unter dem Skrotum verborgen ist. Wenn man die geschwollene Vorhaut vorsichtig, aber fest in die Hand nimmt und komprimiert, so wird die Flüssigkeit ausgepreßt und die Glans wird frei.

Die Anwendung von verständiger Atemgymnastik bei Lungenödem wirkt oft wohltätig; der Kranke sitzt und atmet tief und langsam. In schwereren Fällen darf das zuerst nur wenige Male ausgeführt werden. Wenn der Kranke die Anstrengung verträgt, dann sollten diese Atemübungen in regelmäßigen Zwischenräumen, wenn der Kranke wach ist, alle 2—3 Stunden ausgeführt werden. In der Zwischenzeit sollten seine Schultern so hoch als möglich liegen.

Wenn in der Brust- und Bauchhöhle sich so viel Flüssigkeit ansammelt, daß die Herztätigkeit dadurch behindert wird, und es nicht gelingt, sie durch Arzneimittel zu verringern, soll sie durch Punktion abgelassen werden.

40. Kapitel.

Das alte Herz.

Einleitung. — Zustände, welche degenerative Veränderungen im Arteriensystem herbeiführen. — Schwund der Kapillaren. — Symptome. — Prognose. — Behandlung.

Einleitung. — Es gibt gewisse Veränderungen, von denen wir wissen, daß sie das vorgeschrittene Alter begleiten und ihm charakteristische Merkmale verleihen. Diese Veränderungen kann man in jedem Gewebe und jedem Organ des Körpers finden, sie zeigen sich äußerlich in der Kahlköpfigkeit, den weißen Haaren oder den geschlängelten Arterien. Die Veränderungen in den Arterien und Kapillaren können den Bau und die Funktionen der verschiedenen Organe verändern, aber nicht alle Organe werden in gleicher Weise betroffen. Arteriendegeneration kann bei dem einen im Gehirn weiter vorgeschritten sein, bei anderen in den Nieren, in den Extremitäten oder im Herzen. Bei vielen sind es nur die Veränderungen, die sich im vorgeschrittenen Alter einstellen und die zu den Merkmalen führen, die wir als senile Veränderungen bezeichnen. Wenn sie das Herz betreffen, sind sie gewöhnlich von fibrösen oder fettigen Degenerationen des Herzmuskels begleitet. Nehmen diese

Veränderungen eine beträchtliche Ausdehnung an, so erhalten wir eine Reihe von Symptomen, die für uns der Ausdruck „seniler Veränderungen" sind.

Zwei Umstände sind es, die besonders zu degenerativen Veränderungen (fettiger oder fibröser Art) im Herzen Veranlassung geben, nämlich die Narbenbildung, die auf akute Erkrankungen folgt, wie nach akutem Rheumatismus und jene Veränderungen, die die Arteriendegeneration begleiten. Beide Zustände betreffen ebensowohl das Muskelgewebe wie die Klappen, und die daraus folgende Herzschwäche ist oft die Folge des Übergreifens des sklerosierenden Prozesses auf beide Gewebe. Obwohl es angemessen erscheint, die Klappenfehler, so wie es üblich ist, getrennt zu beschreiben, muß man doch stets daran denken, daß in den schweren Fällen der Krankheitsprozeß sehr ausgedehnt ist und daß die Klappenläsion nur einen Teil davon darstellt.

Die durch akuten Rheumatismus bedingten Veränderungen haben eine gewisse Ähnlichkeit mit denjenigen, die durch Arteriendegeneration verursacht werden. In beiden Fällen findet ein Ersatz der Muskelfasern durch Bindegewebe und ein Schrumpfen des Klappenapparates statt, und infolgedessen bieten beide Zustände dieselben Symptome dar. Trotz dieser Ähnlichkeit im Verlauf und in den Symptomen gibt es doch andererseits Verschiedenheiten, die für Prognose und Behandlung eine große Bedeutung haben.

Die Besprechung der rheumatischen und anderen entzündlichen Formen von Sklerose ist in dem den Klappenerkrankungen gewidmeten Kapitel enthalten. Hier möchte ich die Aufmerksamkeit besonders auf diejenigen Veränderungen im Herzen lenken, die mit Arteriendegeneration und Altersveränderungen verbunden sind. Die Ursachen der Degeneration der Arterien sind immer noch nicht klar, und es ist schwer, bei den in einem gegebenen Falle von Arteriendegeneration auftretenden Komplikationen Ursachen und Folgen zu unterscheiden. CLIFFORD ALBUTT wendet sich mit Recht dagegen, daß die Arteriosklerose als eine Krankheit angesehen wird; sie ist das Ergebnis von Vorgängen, die wir nur unvollständig verstehen, und sie kann infolge hohen Blutdruckes, toxischer Zustände oder seniler Veränderungen zustande kommen. Ich werde mich der vorläufig aussichtslosen Aufgabe, die Ursachen der Veränderungen im Arteriensystem auseinanderzuhalten, nicht unterziehen. Ein wenig Wahrheit liegt wohl in jeder der vielen konkurrierenden Theorien, die zur Zeit das Feld behaupten, aber keine von ihnen kann als vollkommen befriedigend und überzeugend angesehen werden.

Inzwischen leistet uns das Verständnis der Wirkung der Arterienveränderungen auf das Herz gute Dienste bei der Behandlung unserer Kranken.

Zustände, die degenerative Veränderungen im Arteriensystem herbeiführen. — Gewöhnlich schreibt man die Veränderungen einem vorausgegangenen krankhaften Vorgange zu, der das Blut oder die Arterien betroffen hat; die auffallendsten Beispiele dafür sind Nierenkrankheiten, Syphilis, Überanstrengung. Doch wird man häufig finden, daß ausgedehnte Arteriendegeneration vorhanden sein kann, für die man keine bestimmte Ursache verantwortlich machen kann.

Es kann nicht zweifelhaft sein, daß Nierenleiden die Neigung haben, diese Veränderungen hervorzurufen. Aber bei vielen Kranken sind die Nierenläsionen unzweifelhaft sekundärer Natur, und die Kranken zeigen oft eine deut-

liche und ausgedehnte Arteriendegeneration, viele Jahre bevor nur das geringste
Zeichen einer Nierenerkrankung vorhanden ist. In solchen Fällen ist es nur
logisch, anzunehmen, daß die Nierendegeneration, ebenso wie die des Herzens
und des Gehirns, erst nach der Arteriendegeneration aufgetreten ist.

Schwund der Kapillaren. — Eine der auffallendsten Veränderungen, die
mit dem Fortschreiten der Arteriendegeneration eintritt, ist die Verkleinerung
des Kapillargebietes. Dieser Kapillarschwund ist gleichfalls von der größten
Wichtigkeit nicht nur bei der Erzeugung degenerativer Veränderungen im
Herzen selbst; sondern dadurch, daß er die Verbindungen zwischen dem arteriellen und dem venösen System verengert, bürdet er dem Herzen, das das Blut
durch den verengten Bezirk treiben muß, mehr Arbeit auf.

Wenn man die Veränderungen beachtet, die die Haut in vorgeschrittenen
Jahren erleidet, wie sie ihre samtene Weichheit verliert, runzlig und dünn
wird, so daß bei vorgeschrittenen Zuständen die Kopfhaut von Haaren
entblößt wird und sich den darunterliegenden Knochen anschmiegt, so kann
man sich ungefähr einen Begriff von dem Grade der Verringerung des
Kapillargebietes machen. Ein noch auffallenderer Beweis für die Abnahme
des Kapillargebietes bei alten Leuten ist das Fehlen einer ausgiebigen Blutung
aus einer frischen Wunde. Bei jungen Leuten befriedigt das reichliche Aus-
sickern von lebhaft rotem Blute den Chirurgen, denn es ist ein Zeugnis für die
Gesundheit des Individuums und für seine Regenerationskraft; es steht in
scharfem Gegensatze zur Blutung aus einer Wunde bei bejahrten Leuten, wo
die Blutung meist aus einer angeschnittenen Vene oder durch anhaltendes
Spritzen einer degenerierten Arterie zustande kommt und uns damit die
mangelnde Blutversorgung anzeigt, die den Heilungsvorgang weniger befriedigend gestaltet.

Diese Verringerung des Kapillargebietes, die an der Körperoberfläche so
leicht erkannt wird, kommt auch im Herzen vor, und die Folgen zeigen sich
auf mannigfache Art. Sie führt zu schlechter Ernährung der Gewebe und zu
Degeneration des Herzmuskels. Der Charakter der Degeneration ist verschieden je nach dem betroffenen Gewebe, aber bei allen führt sie zu Verschlechterung der Funktion. Die ersten Gewebe, die Zeichen von Kapillarschwund darbieten, sind diejenigen, die die geringste Blutversorgung haben;
dies ist vielleicht mit ein Grund, daß die Obliteration so früh an der Cornea
(arcus senilis), den Klappen des Herzens und an den elastischen Fasern der
Arterienwände zutage tritt.

Im Herzmuskel zeigt sich die Wirkung dieser Veränderungen in den
Arterien und Kapillaren durch fibröse oder fettige Degeneration. Bei der
Erzeugung dieser Degeneration des Myokards kompliziert die Verminderung
des Kapillargebietes die Folgen der Arteriendegeneration, und diese kann zuzeiten so hochgradig sein, daß nur ganz wenig Blut die Koronararterien oder
ihre Äste durchströmen kann. Wenn man bedenkt, wie sehr das Muskelgewebe
des Herzens von einer reichlichen Versorgung mit Blut abhängt, wird man
leicht begreifen, daß solche Veränderungen eine tiefgehende Wirkung auf
die Leistungsfähigkeit des Organs haben müssen.

Als Begleiterscheinung der Arteriendegeneration kann eine starke
Zunahme der Muskulatur der kleineren Arterien bestehen. Diese Hyper-

trophie bedingt während des Lebens eine abnorme Kontraktion (Hypertonus von RUSSEL), sie muß daher den Blutdruck erhöhen und die Herztätigkeit erschweren.

Die Abnahme des Kapillarbezirkes hat wahrscheinlich auch insofern eine komplizierende Wirkung, als sie der Kontraktion des Herzens ein Hindernis entgegenstellt. Die Verengerung des Stromgebietes erfordert eine größere Kraft um das Blut durch die Gewebe zu treiben, infolgedessen muß sich der Ventrikel stärker kontrahieren, um den arteriellen Druck zu erhöhen; damit ist eine weitere Erschwerung für das degenerierte Herz gegeben. *Man darf nicht vergessen, daß im Alter auch die Blutmenge, also die Füllung des Gefäßsystems abnimmt und daß dies in einem solchen Ausmaße geschehen kann, daß die herabgesetzte Blutmenge der durch den Kapillarschwund eingeschränkten Strombahn wieder entspricht. Es ist sehr wohl möglich, daß ebenso wie beim Wachstum auch in der Altersinvolution aller Organe eine gewisse Übereinstimmung besteht. Es muß also die Einschränkung des Kapillargebietes nicht zu einer vermehrten Arbeit des Herzens führen.*

Symptome. — Die infolge dieser Veränderungen entstehenden Symptome wechseln außerordentlich und bilden auf den ersten Blick ein hoffnungsloses Durcheinander; allein wir haben guten Grund zu erwarten, daß wir mit besserer Kenntnis der Funktionen der verschiedenen Herzteile ein uns mehr befriedigendes Verständnis all dieser Symptome erlangen werden; und andererseits wird ein eingehendes Verständnis der Symptome zu Lebzeiten auch dem Pathologen bei seinen Sektionen den Weg weisen. Ich habe Herrn Prof. KEITH eine große Zahl von Herzen übergeben, welche die infolge von Arteriosklerose auftretenden Veränderungen aufwiesen. Die Herzen stammten von Patienten im Alter von 42—77 Jahren, und bei allen zeigte der Sektionsbefund eine so weitgehende Ähnlichkeit, daß man hätte daraus schließen können, die Symptome seien während des Lebens bei allen dieselben gewesen. Das Studium dieser Symptome ließ jedoch große Verschiedenheiten erkennen: einige Kranke litten an Angina pectoris, andere hatten keine Schmerzen; einige hatten schweres kardiales Asthma, andere keine Atemstörung, einige hatten infolge von Vorhofflimmern sehr unregelmäßig schlagende Herzen, wiederum andere häufige oder seltene Extrasystolen, während einzelne deutlichen Pulsus alternans zeigten, bei anderen war die Herztätigkeit ganz regelmäßig bis zum Ende. Einige Kranke hatten ausgedehnten Hydrops, andere wiesen keine Spur von Ödem auf. Einmal fanden sich Aorten- und Mitralgeräusche, ein andermal war kein Geräusch vorhanden. Man sieht also, daß sich bei sicher festgestellter Herzsklerose alle Arten von Herzsymptomen darbieten können, und der oberflächliche Beobachter könnte denken, daß jeder Fall eine andere Art von Herzkrankheit darstelle; statt dessen ist der organische oder zugrundeliegende Vorgang derselbe und die wechselnden Symptome sind dadurch bedingt, daß verschiedene Teile oder Funktionen besonders betroffen sind.

Die früheste Folge dieser degenerativen Veränderungen ist eine Verminderung der Reservekraft des Herzens, die sich durch eine Beschränkung der Leistungsfähigkeit des Herzens kund gibt. Der Kranke kommt selten früher zum Arzte, als bis diese Erschöpfung der Reservekraft irgendein unangenehmes Symptom hervorgerufen hat, z. B. Atemnot, kardiales Asthma, Angina pectoris oder „Bronchitis". In jedem Falle wird man finden, daß eine ständige Abnahme der Leistungsfähigkeit des Herzens vorausgegangen ist. Im Anfang wird der Kranke nicht zugeben, daß er in seiner Kraft eine Einbuße erlitten hat — er ist womöglich stolz auf seine männliche Kraft —, aber wenn ein Mann in mittleren Jahren sich seiner Kraft rühmt, so kann man sicher sein, daß er vor anderen die ihm selbst fühlbare Beschränkung seiner Leistungsfähigkeit zu verbergen sucht. Da er fortfährt, so hart zu arbeiten, wie vor dem Auftreten dieser degenerativen Veränderungen, so erreicht die Erschöpfung der Reservekraft, so gering und kaum wahrnehmbar sie auch zuerst war, doch im Laufe der Jahre einen solchen Grad, daß die damit verbundenen Leiden oder Beschwerden den Kranken dazu zwingen, seinen Arzt aufzusuchen. Wenn dies geschieht, sind die Veränderungen im Herzen und in den Blutgefäßen bereits gut ausgebildet. Die Haut an der Hand hat ihre samtne Weichheit verloren, und die Arterien zeigen verschiedengradige Veränderungen, wie geschlängelten Verlauf, leichte oder beträchtliche Verdickung der Radialis; manchmal kann man Stellen von besonderer Härte vorfinden, entweder fein granuliert oder Herde, wie kleine Rosenkranzperlen, manchmal ist die Arterie auch in charakteristischer Weise verdickt wie ein Pfeifenstiel, indem an der Oberfläche flache Knoten zu fühlen sind.

Selbst wenn an den oberflächlichen Arterien alle diese Zeichen fehlen, darf man daraus nicht schließen, daß die Degeneration an den Arterien der inneren Organe ebenfalls fehlt. Die Arteriendegeneration ist oft sehr ungleich verbreitet und betrifft bei verschiedenen Menschen verschiedene Regionen. Aus diesem Grunde können bei dieser Affektion die Symptome ihres Fortschreitens einmal mehr in den Hirnarterien zum Ausdruck kommen, indem sie eine Apoplexie veranlaßt, ein andermal in den Arterien des Beines, dort eine Gangrän verursachend, und ein drittes Mal in den Arterien des Herzens, wobei die Degeneration zu den hier beschriebenen Symptomen führt.

Die Messungen des Blutdruckes lassen in vielen Fällen eine starke Erhöhung erkennen. Wenn man die Kranken im Frühstadium zuerst sieht, ist selten eine starke Erweiterung des Herzens vorhanden, außer wenn schon seit langer Zeit die BRIGHTsche Krankheit besteht. Gewöhnlich geht die Herzdämpfung nicht über die Mammillarlinie hinaus. Die Herztöne können deutlich und gut abgegrenzt sein, oft zeigt sich eine Verstärkung des zweiten Tones. Bei einigen ist ein Geräusch an der Aorta vorhanden, meist systolisch, wenn auch gelegentlich ein diastolisches Geräusch von sehr kurzer Dauer zu hören sein kann. Obwohl die Herztätigkeit häufig bis zum Ende vollkommen regelmäßig bleibt, so kann sie doch Unregelmäßigkeiten zeigen, am häufigsten sind es Extrasystolen; in vorgeschrittenen Fällen finden wir oft einen gut ausgesprochenen Pulsus alternans. Manchmal schlägt das Herz ständig unregelmäßig (Vorhofflimmern) und oft stark beschleunigt. Nicht selten tritt diese kontinuierliche Arhythmie, mit oder ohne starke Beschleunigung, in Anfällen auf, die einige Minuten, einige Stunden oder Tage andauern (paroxysmale Tachykardie). In seltenen Fällen erstreckt sich der degenerative Prozeß auf das a-v-Bündel und veranlaßt Herzblock.

Die subjektiven Empfindungen wechseln. In den frühen Stadien sind oft keine anderen Symptome vorhanden als eine Beschränkung der Leistungsfähigkeit des Herzens, die sich in Atemnot nach mäßiger Anstrengung äußert. In weiter vorgeschrittenen Fällen kann eine leichte Beengung über der Brust auftreten, entweder nach Anstrengung oder wenn der Kranke sich in die kalte Luft begibt, wie z. B., wenn er aus einem warmen Zimmer in das kalte Schlafzimmer geht, oder wenn er an einem Wintermorgen ins Freie hinaustritt. Diese Empfindung wird gewöhnlich nicht beachtet, bis sich Schmerzen hinzugesellen, die manchmal so heftig sind, daß sie als Anfall von Angina pectoris erkannt werden. In seltenen Fällen können die Schmerzen vollständig ausbleiben, aber das Oppressionsgefühl auf der Brust kann so heftig werden, daß der Patient seine Brust wie eingeklemmt fühlt, stillstehen und einige tiefe Atemzüge tun muß, um den Krampf zu lösen.

In vielen Fällen ist es nur die Atemnot nach Anstrengung, die den Kranken zum Ausruhen zwingt, wobei die kurze und beschleunigte Atmung nach einer Anstrengung auftritt, die er sonst ohne Beschwerde unternehmen konnte. In ganz schweren Fällen genügt ein Lagewechsel im Bett, um eine beschleunigte Atmung herbeizuführen. Die Atemnot kann den Kranken nachts ergreifen, indem Anfälle von kardialem Asthma auftreten oder CHEYNE-STOKESsche Atmung einsetzt.

Die bis jetzt beschriebenen Symptome entstehen zu einer Zeit, in der der Tonus des Herzens noch gut erhalten ist. In einer großen Zahl dieser Fälle tritt dann ein Stadium ein, in dem das Herz sich erweitert. Im Zusammenhange mit der Vergrößerung des Herzens verschwinden einige Symptome, während andere zutage treten; der arterielle Druck fällt, und es treten Hydrops und Lungenödem auf, manchmal mit Auswerfen von Blut oder blutiggefärbtem Sputum — kurz, alle die Symptome, die bereits in dem Kapitel über Tonusschwäche beschrieben worden sind (39. Kapitel).

Wenn man über die Ursache der Symptome bei Herzsklerose im klaren ist, so wird man auch verstehen, warum die Erscheinungen bei dieser Affektion so verschieden sind. Der Wechsel der Symptome ist aller Wahrscheinlichkeit nach bedingt durch die Verschiedenheit der Teile, die von der Entartung ergriffen wurden. Wie das Vorhandensein oder das Fehlen von Aortengeräuschen davon abhängt, ob die Erkrankung die Aortenklappen ergriffen hat, so hängt die Anwesenheit oder das Fehlen der verschiedenen Arhythmien (mit Ausnahme des Pulsus alternans) davon ab, ob gewisse Teile des Myokards betroffen sind. Die Ausdehnung und die Art der Erkrankung bestimmt, ob Vorhofflimmern oder Herzblock daraus wird. In gleicher Weise bestimmt der Grad der Erschöpfung der Kontraktilität die Natur der subjektiven Empfindungen, wie Atemnot, Anginasymptome und kardiales Asthma. Andererseits erhalten wir mit eintretender Erschöpfung des Tonus die Umwandlung im Charakter der Symptome, so daß Herzerweiterung, Hydrops, Lungenödem usw. hervortreten.

Prognose. — Die Prognose hängt in hohem Maße von der Natur der Symptome ab und von der Art und Weise, wie das Herz auf Behandlung reagiert. Wenn z. B. ein Kranker infolge von Extrasystolen einen unregelmäßigen Puls hat, während sich das Herz in anderer Hinsicht auf Anstrengung so verhält wie ein normales Herz in diesem Lebensalter, dann ist die Prognose sehr günstig, wenn nicht andere Anzeichen einer Krankheit vorhanden sind. Wenn ernstere Symptome bestehen, wie Brustbeklemmung, geringe oder heftige Schmerzanfälle, und wenn Sorgen, Schlaflosigkeit und Überarbeitung vorausgegangen sind, dann sollte die Prognose davon abhängig gemacht werden, wie der Kranke auf die Behandlung reagiert. Wenn diese Symptome unter der Behandlung rasch verschwinden, ist die Prognose günstig; andererseits wird sie um so ungünstiger, je länger die Symptome der Behandlung trotzen. Aber selbst dann kann ein Patient sich verhältnismäßig frei von Beschwerden fühlen, wenn er ein nur wenig anstrengendes Leben führt, und viele Kranke können so jahrelang ein nützliches, wenn auch gebrechliches Dasein führen. Sind Anfälle von kardialem Asthma während der Nacht oder Anfälle von CHEYNE-STOKESscher Atmung vorhanden, oder findet sich ein Pulsus alternans, so darf man den Zustand als weit vorgeschritten betrachten, und wenn der Kranke auch monatelang oder einige Jahre lang leben kann, so ist doch seine Leistungsfähigkeit stark eingeschränkt und er ist jederzeit der größten Gefahr ausgesetzt. Wenn der Puls dauernd unregelmäßig ist, hängt die Prognose davon ab, wie gut das Herz den Kreislauf aufrechterhält. Wenn bei seniler Degeneration Hydrops hinzutritt und ständig zunimmt, so hat die Behandlung im Gegensatze zum entsprechenden, durch rheumatische Sklerose bedingten Zustande nur wenig Einfluß. Doch abgesehen davon können viele Kranke mit Vorhofflimmern jahrelang ein ziemlich tätiges Leben führen, obgleich sie häufigen Anfällen von „Bronchitis" ausgesetzt sind.

Man muß daran denken, daß das plötzliche Einsetzen des Vorhofflimmerns bei älteren Leuten nicht selten die unmittelbare Todesursache ist.

Die ziemlich rasche Dilatation des Herzens bei gleichzeitigem Auftreten von Hydrops ist gewöhnlich ein Zeichen des herannahenden Todes.

Ich bezweifle, daß die Blutdruckmessungen großen Nutzen als Wegweiser für die Prognose haben. Ich habe während einer Anzahl von Jahren Leute beobachtet, die das 70. Lebensjahr überschritten und einen Blutdruck von 180—200 mm Hg hatten; ich habe nicht gesehen, daß dadurch ihr Zustand wesentlich verschlechtert wurde.

Behandlung. — Bei der Behandlung chronischer Myokardaffektionen sollte man immer daran denken, daß der Prozeß fortschreitet und wir ihn nicht aufhalten können, da diese Veränderungen untrennbar mit dem höheren Alter verknüpft sind. Gewöhnlich entwickelt sich die Sklerose sehr langsam, so daß ein Mann Zeichen von Arteriendegeneration und Unregelmäßigkeit des Herzens zwischen 50 und 60 Jahren aufweisen, und doch in ziemlicher Gesundheit noch 20 Jahre lang leben und seine Tage beschließen kann, ohne daß es zu ausgesprochener Herzschwäche kommt. Die frühen Stadien werden im allgemeinen gelegentlich einer Untersuchung wegen eines anderen Leidens festgestellt, zu einer Zeit, wo die bezeichnenden Symptome der Verdickung oder Schlängelung der Arterien, die Steigerung des Blutdruckes und das gelegentliche Auftreten einer Extrasystole schon zu finden sind. Ärzte versuchen oft diese Symptome durch eine mehr oder weniger energische Behandlung zu bekämpfen, und da viele Menschen die Alterserscheinungen fürchten, so fügen sie sich gerne den Vorschlägen, von denen sie annehmen, daß sie den Gang der Ereignisse aufhalten können; daher die große Zahl von Arzneimitteln, Methoden und Lebensweisen, die empfohlen werden.

Man hat selten Gelegenheit, die leichteren Symptome beim Arbeiter zu behandeln — nicht daß sie selten vorhanden wären, sondern weil er nicht die Zeit hat, an seine Beschwerden zu denken, und er scheint in keiner Weise unter dieser Vernachlässigung zu leiden. Es sind die Wohlhabenden, die schon ein geringfügiges, von diesen Veränderungen abhängiges Symptom gar sehr beachten, und wenn ihre Aufmerksamkeit einmal durch subjektive Empfindungen oder durch den behandelnden Arzt auf ein Symptom, wie eine Extrasystole, gelenkt wird, so glauben sie, daß ihnen ein Unglück droht und unterwerfen sich gerne jeder Verordnung, die den bösen Tag hinauszuschieben verspricht.

Wenn der Kranke die unregelmäßige Herztätigkeit gewahr wird und wir bei der Untersuchung feststellen, daß keine Veränderungen vorhanden sind, abgesehen von denen, die seinem Alter entsprechen, so sollte man ihm ausdrücklich versichern, daß die Arhythmie etwas ganz Gewöhnliches und von keiner besonderen Bedeutung ist. Wenn die Symptome lästig sind und durch die Lebensweise des Kranken verschlimmert werden, z. B. bei zu langanhaltender, sitzender Beschäftigung, so muß man gewisse vernünftige Veränderungen in der Lebensführung des Kranken vorschlagen.

In Fällen mit diesen leichten Symptomen ist keine weitere Behandlung nötig, außer daß man darauf besteht, daß der Kranke ein geregeltes Leben führt, übermäßiges Essen und Trinken vermeidet und so viel Bewegung in freier Luft sich gönnt, als ihm vernünftigerweise möglich ist. Einige der Symptome, wie Extrasystolen, treten periodisch auf und verschwinden für längere oder kürzere Zeit. In diesen Fällen habe ich oft einen guten Einfluß von Ferien mit gesunder Bewegung im Freien gesehen. Mehrere meiner Patienten z. B. beobachteten selbst das Auftreten von Extrasystolen; sobald sie das fühlten, widmeten sie sich zwei oder drei Nachmittage in der Woche dem Golfspiel oder nahmen kurze Golfferien und fühlten sich danach stets besser. In gleicher Weise haben verständiges Bergsteigen und Spazierengehen einen wohltätigen Einfluß. In einigen Fällen mag die Körperbewegung die Häufigkeit dieser Extrasystolen zuerst vermehren, aber deswegen sollten die Übungen nicht aufgegeben werden, sondern man sollte eher damit in gemäßigter Weise fortfahren, bis infolge der Übung die Reservekraft sich erholt; dann wird auch die Rhythmusstörung weniger häufig auftreten und schließlich verschwinden.

Das Maß der Wiederherstellung hängt von dem Grade ab, den die Degeneration des Herzmuskels erreicht hat. Wir kennen keine Methode, die eine bessere Blutversorgung durch Beseitigung der Arteriendegeneration schaffen kann, und ohne das ist es unmöglich, ein Vorgehen zu finden, das den degenerierten Herzmuskel wieder herstellen kann; wenn daher bedeutende Besserung eingetreten ist, so ist es töricht sich einzubilden, daß der Erfolg darauf zurückzuführen ist, daß die Behandlung die degenerierten Muskelfasern wiederhergestellt hat. Alles, was wir in solchen Fällen sagen können, ist, daß die Behandlung die Reservekraft der Muskelfasern erhöht hat. Besserung bedeutet, daß eine gewisse Masse aktiver Muskelfasern erhalten ist, und je ausgedehnter die Besserung, um so geringer ist die Degeneration und um so weniger ernst sind die Aussichten für den Kranken.

Ein anderer sehr wichtiger Faktor in der Behandlung aller dieser Fälle ist der Schlaf. Viele leiden an gestörtem und unterbrochenem Schlaf, und wenn sie an Anfällen von Herzschwäche zu leiden beginnen, so beschleunigen schlaflose Nächte fast immer die Erschöpfung. Anfälle von Angina pectoris können unmittelbar durch den Mangel an erfrischendem Schlafe hervorgerufen werden und können durch Maßnahmen, die Schlaf herbeiführen, behoben werden. Die in dieser Hinsicht am besten anzuwendenden Mittel sind bei verschiedenen Leuten nicht gleich. Bei einigen wird man finden, daß ihre frühere Ernährung sich nicht mehr für ihren jetzigen Zustand eignet; manchmal genügt es, daß sie eine leichte Nahrung, wie Milch oder Biskuit, vor dem Zubettgehen und während der Nacht zu sich nehmen, um einen ruhigen Schlaf herbeizuführen. Die meisten bedürfen irgendeines Schlafmittels, und die Bromsalze — z. B. 1,3 g Bromammonium dreimal täglich — bewirken oft eine sehr wohltätige Müdigkeit. Die sicheren Hypnotica, wie Veronal oder Sulfonal, erweisen sich in leichteren Fällen als sehr nützlich. Wenn jedoch die Nachtruhe durch Anfälle von Atemnot gestört ist, so leistet manchmal Sauerstoff große Dienste, in anderen Fällen muß man seine Zuflucht zu Opiaten oder Chloral nehmen. Im ganzen halte ich Chloral für das wirksamere Mittel. Aber diese Fälle sind so verschieden, daß manchmal das eine Mittel wirksamer ist als das andere, so daß es notwendig sein kann, jedes von ihnen oder auch eine Kombination von beiden zu versuchen. Was die Kontraindikationen anbelangt, so verschreibe ich keine Opiate, wenn Exsudation in den Bronchien und Cyanose des Gesichtes vorhanden ist, da ich ernste Folgen davon gesehen habe, wahrscheinlich weil die Expektoration gehemmt wird und infolgedessen ein gewisser Grad von Erstickung auftritt, der den Zustand des geschwächten Herzens noch mehr verschlechtert.

Man nimmt allgemein an, daß Jodkali bei der Behandlung der leichteren Symptome, die in Verbindung mit Arteriendegeneration vorkommen, von Wert ist. Bei vielen Leuten sind die Symptome nicht immer vorhanden, sondern treten gelegentlich auf in Anfällen von Schwindel, dumpfen Kopfschmerzen, Unfähigkeit infolge von Atemnot so weit zu gehen wie gewohnt, leichten und selbst heftigeren Anfällen von Angina pectoris; alle diese Symptome scheinen nach dem Gebrauch des Jodkaliums besser zu werden. Ich bin aber durchaus nicht sicher, daß die dem Jodsalze zugeschriebenen Erfolge nicht durch die gleichzeitigen Veränderungen in der Kost und der Lebensweise bedingt waren. Die Wirkung des Jodkali ist noch nicht aufgeklärt.

<h2 style="text-align:center">41. Kapitel.</h2>

<h1 style="text-align:center">Normale und abnorme Töne und Geräusche.</h1>

Einleitung. — Die Stellung der Ärzte zu abnormen Tönen. — Änderungen der Herztöne. — Die Ursachen funktioneller Geräusche. — Die Blutmenge, die zurückströmen muß, damit ein Geräusch entsteht. — Die Unterscheidung funktioneller von organischen Geräuschen. — Die Bedeutung der funktionellen Geräusche. — Die Bedeutung der organischen Geräusche.

Einleitung. — Bevor wir uns den Klappenfehlern zuwenden, müssen wir die folgenden klinischen Tatsachen würdigen, um die Bedeutung der Geräusche zu verstehen.

1. Geräusche können sowohl an Herzen auftreten, deren Klappen nicht geschädigt sind (funktionelle Geräusche), wie an solchen mit Klappenfehlern (organische Geräusche).

2. Leute mit funktionellen Geräuschen können ganz gesund sein, ein anstrengendes Leben führen und niemals auch nur die geringsten Zeichen von Herzschwäche zeigen. Daraus können wir schließen, daß Geräusche ein physiologisches und normales Vorkommnis sein können und daß sie weder eine Schädigung der Leistungsfähigkeit des Herzens anzeigen, noch den Eintritt von Herzschwäche ankündigen. Funktionelle Geräusche können bei schwächlichen Menschen vorkommen und müssen da nicht der Ausdruck einer Krankheit sein, es ist auch der mangelhafte Klappenschluß nicht die Ursache der Schwäche.

3. Funktionelle Geräusche können sich auch bei ernster Herzschwäche finden. In solchen Fällen wird man finden, daß die Geräusche zwar gleichzeitig mit der Herzschwäche bestehen, daß aber der mangelhafte Klappenschluß nicht die Ursache der Herzschwäche ist, sondern nur eine von den Veränderungen, die infolge der herabgesetzten Leistungsfähigkeit des Herzmuskels zustande gekommen sind.

4. Leute mit organischen Geräuschen infolge von Klappenfehlern können ein tätiges Leben führen, einen anstrengenden Beruf ausüben und doch nie Zeichen von Herzschwäche zeigen. Daraus kann man schließen: a) daß Klappenfehler an und für sich nicht notwendigerweise von ernster Bedeutung sind; b) daß die Erkrankung, die zur Schädigung der Klappen geführt hat, nicht mehr fortschreitet; c) daß der Klappenfehler die Herzarbeit nur wenig oder gar nicht erschwert und d) daß nicht zu gleicher Zeit auch der Herzmuskel in Mitleidenschaft gezogen worden ist oder doch nicht in solchem Maße, daß seine Leistungsfähigkeit beeinträchtigt worden wäre.

5. Auch bei Herzschwäche kommen Geräusche am Herzen vor.

Die Stellung der Ärzte zu abnormen Geräuschen. — Es ist eine allgemeine Regel, daß ein Symptom um so mehr Eindruck auf den untersuchenden Arzt macht, je auffälliger es ist, und daß ihm viel mehr Bedeutung beigelegt wird, als den weniger auffälligen Erscheinungen. Das gilt besonders für Zeichen, die bei der Auskultation gefunden werden. Für den menschlichen Geist haben Töne unklarer Herkunft immer etwas Geheimnisvolles, und die menschliche Einbildungskraft verbindet, wenn sie es mit etwas Geheimnisvollen zu tun hat, dies immer mit dem Begriffe des Bösartigen. Dieser eigentümliche Zug kommt in der Stellung der Ärzte gegenüber Geräuschen und abnormen Tönen deutlich zum Ausdruck. Schon wenige Jahre nach der Erfindung des Stethoskops fand man, daß Leute, die an Herzschwäche starben, oft Geräusche verschiedener Art aufwiesen, und so fiel es den Ärzten der damaligen Zeit ein, daß Geräusche Zeichen einer ernsten Erkrankung seien. Dies lehrte man auch zu einer Zeit, wo man die Ursache der Herztöne nicht kannte und die Ursache der Geräusche noch viel weniger verstand. Im Laufe der weiteren Jahre konnte die Untersuchung der Herztöne endlich den wahren Ursprung einiger von ihnen klarstellen, die Ursache der verschiedenen Geräusche wurde fleißig weiter studiert und allmählich erkannte man ihren Ursprung an den verschiedenen Ostien. Bald waren die Ärzte imstande anzugeben, an welcher Klappe ein Geräusch erzeugt wurde und zu wiederholten Malen konnte ihre Angabe bei der Obduktion bestätigt werden. So kamen die Ärzte zu der Überzeugung, daß die Geräusche Zeichen einer Klappenerkrankung seien. Da aber in vielen Fällen während des Lebens Geräusche, und zwar besonders systolische, bestanden und die Klappen bei der Obduktion schlußfähig gefunden wurden, erkannte man, daß es auch „funktionelle" Geräusche gebe. Man sah zwar diese nicht als Zeichen einer Erkrankung an, hielt sie aber doch für den Ausdruck einer Schädigung der Leistungsfähigkeit des Herzens, die also eine Behandlung und die Einschränkung der Lebensweise erfordere.

Die Geräusche haben einen so tiefen Eindruck auf die Ärzte gemacht, daß sie von sehr vielen für untrügliche Zeichen einer Herzkrankheit gehalten werden; die Folge davon ist, daß wir sehen, wie man jede Art von Geräuschen als ein Zeichen von Schädigung, wenn nicht von Erkrankung ansieht. Es ist zwar richtig, daß viele Ärzte anerkennen, daß einzelne funktionelle Geräusche harmlos sein können, aber wenn sie in ihren Veröffentlichungen diesen Gegenstand behandeln, drücken sie sich so unklar aus, daß es offenbar wird, daß sie nur eine nebelhafte Vorstellung davon haben, wie ein harmloses funktionelles Geräusch von einem solchen unterschieden werden soll, das ein Zeichen oder eine Begleiterscheinung von Herzschwäche sein kann.

Änderungen der Herztöne. — Der erste Ton wird durch zwei Vorgänge erzeugt, nämlich durch die Kontraktion der Kammermuskulatur und die plötzliche Anspannung der Mitral- und der Trikuspidalklappe. Infolge dieses zweifachen Ursprungs ist der erste Ton mannigfaltigen Modifikationen unterworfen, je nach den Veränderungen im Muskel oder an den Klappen. Daher kommt eine Änderung im Charakter des ersten Tones häufig vor, ohne daß man für jede Abweichung eine befriedigende Erklärung geben könnte. Überdies hat die Erfahrung gezeigt, daß man mit den abnormen Tönen allein nicht viel anfangen kann; man wird die Abweichung daher wohl zur Kenntnis nehmen, muß aber seine eigentliche Meinung über den Zustand des Herzens doch auf andere Erscheinungen gründen, die ja nie fehlen. Eine gewisse Zahl der Änderungen des ersten Herztones hat in der Terminologie der Herzkrankheiten Platz gefunden und soll daher kurz besprochen werden.

Schwäche oder Fehlen des ersten Tones kann eine äußerste Erschöpfung des Herzmuskels anzeigen, wenn auch andere Zeichen einer solchen Erschöpfung vorhanden sind. Man findet manchmal die Angabe, daß ein klatschender („flapping") erster Ton auf einen dünnwandigen Ventrikel schließen lasse, aber man wird sich wohl davor hüten, auf ein solches Symptom Gewicht zu legen.

Eine Verdopplung des ersten Tones kann auf einer geringen Ungleichzeitigkeit in der Kontraktion der beiden Kammern beruhen oder wenigstens auf einem kleinen Zeitunterschied im Schlusse der Mitral- und der Trikuspidalklappe. Vor kurzem hat man gefunden, daß der doppelte erste Herzton eine Schädigung in dem Schenkel des Atrioventrikularbündels anzeigen kann, der zum rechten Ventrikel führt, so daß sich infolgedessen die beiden Kammern nicht mehr gleichzeitig zusammenziehen (*s. S.* 317). *Nach* MACH *müssen Gehörseindrücke mindestens 0,017″ von einander entfernt sein, um getrennt wahrgenommen zu werden. Da bei einseitigem Schenkelblock die von der direkten*

Reizzuleitung ausgeschaltete Kammer (beim Hunde) um 0,03—0,04″ nachhinkt, beim Menschen wahrscheinlich um 0,01—0,02″ mehr, und der erste Ton beim normalen Herzen ungefähr 0,083″ dauert (WEITZ), *müßte die Verdoppelung, um als solche gehört zu werden, 0,083 + 0,017 = 0,10″ nach dem Beginne des ersten Tones anfangen; um so viel müßte der eine Ventrikel sich später kontrahieren; das ist aber zu viel und es ist daher nicht wahrscheinlich, daß die Verdoppelung des ersten Tones auf diese Weise zustandekommt. Eher wäre dies beim zweiten Tone möglich, weil dieser nur 0,04″ dauert* (WEITZ); *es käme dann eine Verspätung um 0,04 + 0,017 = 0,057″ heraus, was vielleicht gerade noch möglich wäre. Man findet aber die Verdoppelung des zweiten Tones auch dort, wo gar kein Anhaltspunkt für die Annahme eines Schenkelblocks besteht.*

Der zweite Ton ist ein Klappenton. Eine Verstärkung des Aortentones findet man dann, wenn der Druck in der Aorta erhöht ist, und der zweite Pulmonalton kann leicht akzentuiert sein, wenn Stauung in den Lungen besteht; dies beruht vielleicht auf einer Steigerung des Druckes in der Pulmonalarterie.

Die Verdopplung des zweiten Tones hört man am lautesten gewöhnlich über der Mitralis. Es ist nicht klar, wie diese Verdopplung zustande kommt, aber man findet sie so oft bei Mitralstenose, daß sie immer den Verdacht auf eine solche erwecken sollte, wenn andere, verläßlichere Zeichen fehlen.

Eine merkwürdige Änderung der Herztöne findet man dann, wenn ein dritter Ton zwischen den ersten und den zweiten eingeschaltet erscheint. Dieser dreifache Herzton oder Galopprhythmus hat zu vielfachen Meinungsverschiedenheiten Anlaß gegeben. Es scheint, daß verschiedene Vorgänge ihn erzeugen können. Einer von diesen ist die Verdopplung des ersten Tones, die, wie erwähnt, auf einer Schädigung des rechten Schenkels des Atrioventrikularbündels beruhen kann. Manche haben den Galopprhythmus als ein ernstes Zeichen angesehen, und es ist nicht zweifelhaft, daß man ihn in den Endstadien der Herzschwäche, z. B. bei Nierenkranken, findet. Ich habe ihn aber auch bei Leuten gefunden, deren Herz nicht erkrankt war und die noch viele Jahre ohne Zeichen von Herzschwäche gelebt haben.

Undeutliche Herztöne scheinen nur von geringer Bedeutung zu sein; manchmal wandeln sie sich in Geräusche um.

Die Ursache der funktionellen Geräusche. — Es gibt einige Geräusche, deren Ursprung so in Dunkel gehüllt ist, daß die Meinungen über sie noch geteilt sind. Die Mehrzahl der Geräusche kann jetzt mit einiger Sicherheit auf bestimmte Ostien des Herzens bezogen werden. Organische Geräusche beruhen auf einer Erkrankung der Klappen und man kann an gewissen Besonderheiten der Geräusche erkennen, welche Klappe es ist. Es gibt aber auch Geräusche, die entstehen, ohne daß die Klappen erkrankt wären, und man bezeichnet sie als funktionelle Geräusche. Sie entstehen gewöhnlich während der Kammersystole und können an verschiedenen Stellen über dem Herzen gehört werden. Wenn man sie am lautesten über der Spitze hört, nimmt man an, daß es Mitralgeräusche sind; wenn sie über der Mitte des Brustbeines am lautesten sind, glaubt man, daß sie an der Trikuspidalis entstehen. Nicht selten hört man diese Geräusche am lautesten an der Herzbasis und es ist dann schwer zu entscheiden, an welcher bestimmten Stelle sie am lautesten sind, über der

Trikuspidalis, über der Aorta oder über der Pulmonalis; ja es ist sogar angenommen worden, daß es sich um Herzlungengeräusche handelt. Es ist nicht in allen Fällen möglich, sie von organischen Geräuschen zu unterscheiden. Viel Fleiß ist auf die Entscheidung der Frage verwendet worden, ob man die funktionellen Geräusche an der Mitralis nicht von den organischen unterscheiden könnte, nach ihrem Charakter oder nach den Gegenden, wohin sie sich am besten fortpflanzen. Viele organische Geräusche zeigen sehr charakteristische Merkmale, aber andere sind den funktionellen so ähnlich, daß es nicht immer möglich ist, die Entscheidung zu treffen.

Man nimmt gewöhnlich an, daß die funktionellen Geräusche auf Herzerweiterung beruhen und daß diese die Ostien so weit mache, daß die Klappen sie nicht mehr verschließen können. Das trifft aber nicht ganz zu, denn es ist zwar richtig, daß man ein Geräusch bei Herzerweiterung finden kann, man sieht aber auch oft bedeutende Herzerweiterung ohne Geräusche. Außerdem können die Geräusche kommen und gehen, ohne daß sich die Herzgröße erkennbar geändert hätte, wobei die Geräusche nur entstehen, wenn die Herztätigkeit erregt ist oder in aufrechter Stellung des Untersuchten; sie verschwinden wieder, wenn sich die Herztätigkeit beruhigt und der Untersuchte sich hinlegt; andererseits können aber die Geräusche auch bei ruhiger Herztätigkeit und in Rückenlage vorhanden sein und bei Anstrengung oder Aufregung verschwinden.

Das deutet darauf hin, daß ein ganz besonderer Vorgang im Spiele sein muß, nicht nur die Erweiterung des Vorhofes oder der Kammer im ganzen, und dieser uns unbekannte Vorgang wechselt unter Bedingungen, die wir noch nicht genügend kennen. Wie wichtig das ist, das sieht man an den Herzen der jungen Leute, denn bei diesen hat das Herz wahrscheinlich eine besondere Anpassungsfähigkeit, die im weiteren Verlaufe des Lebens allmählich verloren geht. Man muß sich auch vergegenwärtigen, daß sowohl an der Mitral- wie an der Trikuspidalklappe Blut zurückströmen kann, ohne daß ein Geräusch entsteht. Man sieht oft Zeichen einer ausgesprochenen Trikuspidalinsuffizienz an den Halsvenen und an der Leber, ohne daß Geräusche an der Trikuspidalis zu hören sind.

Die Blutmenge, die zurückströmen muß, damit ein Geräusch entsteht. — Die Hauptbedeutung der durch Zurückströmen entstehenden Geräusche soll darin bestehen, daß sie anzeigen, daß die sich kontrahierende Kammer Blut zurückwirft, und da man entsprechend der Rückstauungstheorie annimmt, daß dies Zurückströmen die Hauptursache der Herzschwäche ist, erscheint es wünschenswert, daß wir uns eine Vorstellung darüber bilden, wieviel Blut wirklich zurückströmt. Leider gibt es darüber nur wenige genaue Angaben und wir müssen daher die in Frage kommende Blutmenge mit indirekten Methoden abschätzen. Ich habe nun durch 20 und 30 Jahre Leute beobachten können, die laute, schabende, systolische Geräusche aufwiesen und die fieberhaften Rheumatismus durchgemacht hatten, so daß man wohl mit Sicherheit annehmen konnte, daß dieses Geräusch auf einer Schädigung der Mitralklappe beruhte. Diese Leute litten nie an Herzschwäche, und ich glaube daher annehmen zu können, daß bei ihnen das Leck klein und die Schädigung geringfügig war, so daß man sagen kann, daß innerhalb gewisser Grenzen bei Mitral-

fehlern das Geräusch um so lauter ist, je enger die Öffnung. Wenn funktionelle
Geräusche bestehen, ist das Leck, wenn es überhaupt da ist, auch nicht von
Bedeutung und nie so groß, daß es die Vorhöfe in ihrer Tätigkeit behindert,
wobei aber die Fälle auszunehmen sind, wo der Herzmuskel schwer geschädigt
ist. Die kleine Blutmenge, die zurückströmt, ändert die Größe der Vorhöfe
nicht merklich, denn man findet oft Geräusche bei Herzen von normaler Größe.
Ein besseres Verfahren, um die zurückgeworfene Blutmenge bei Trikuspidalinsuffizienz abzuschätzen, besteht darin, daß man die Größe der v-Welle in
den Fällen mißt, wo der Venenpuls die Vorhofsform hat. Ich habe in einer
großen Zahl von Fällen mit systolischen Trikuspidalgeräuschen nach solchen
Zeichen gesucht, um die zurückströmende Blutmenge abzuschätzen, aber ich
habe keine deutliche Vergrößerung der v-Welle feststellen können. Nun
wären ja diese Wellen auch früher in der Kammersystole aufgetreten, wenn
die Insuffizienz sehr hochgradig gewesen wäre. Ich habe ferner in einzelnen
solchen Fällen die Größe der v-Wellen festgehalten zu Zeiten, wo das systolische
Geräusch bestand und wo es nicht zu hören war, und ich konnte keine Änderung in der Größe der Wellen finden.

Man könnte sagen, daß ich im Irrtum war, als ich das Geräusch auf die
Trikuspidalis bezog, denn sehr viele Leute sind davon überzeugt, daß eine
Trikuspidalinsuffizienz nur in den letzten Stadien äußerster Herzschwäche
vorkommt, aber diese unrichtige Ansicht ist nur die Folge der Rückstauungs-
theorie der Herzschwäche. Ich habe Fälle untersucht, wo die Trikuspidal-
klappe beschädigt war, so daß Blut zurückströmen mußte, aber auch in diesen
Fällen war die v-Welle nicht größer, als wir sie bei normalen Herzen finden
(Abb. 56).

Auch bei Erkrankungen der Aorta ist die Stärke des diastolischen Geräusches durchaus kein Maß für die Größe der zurückströmenden Blutmenge.
Ich habe durch Jahre hindurch Leute mit diastolischen Aortengeräuschen
beobachtet — sie zeigten nie auch nur eine Spur von Herzschwäche, die
man auf die Wirkung der Insuffizienz hätte beziehen können. Überdies
haben die Tierversuche von HENDERSON gezeigt, daß eine kleine Verletzung
der Klappen, die nur einige Tropfen Blut zurücktreten läßt, schon ein deutliches diastolisches Geräusch und den Pulsus celer zur Folge hat. Bei Aorteninsuffizienz findet man oft eine starke Erweiterung der kleinen Arterien und
man schließt daraus, daß die typische Pulsform nicht nur auf der Insuffizienz
beruht, sondern wenigstens teilweise auf einem Reflex, der bei Erkrankungen
der Aorta zur Erweiterung der kleinen Arterien und der Kapillaren führt.

Die Unterscheidung funktioneller von organischen Geräuschen. — Es ist
nicht immer leicht, funktionelle und organische Geräusche voneinander zu
trennen. In der Regel treten funktionelle Geräusche während der Systole auf
und entstehen gewöhnlich an der Trikuspidalis oder an der Mitralis. Sie
sind meist sanft und blasend, aber diese Merkmale unterscheiden sie
nicht von einigen organischen Geräuschen. Es ist viel darüber geschrieben
worden, um die einzelnen Kennzeichen festzustellen; aber wenn auch der
Schall der organischen Geräusche oft etwas ganz Besonderes hat, so können
sie doch in ihrem Charakter und in ihrer Ausbreitungsweise den funktionellen so ähnlich sein, daß es nicht in allen Fällen möglich ist, sie

voneinander zu unterscheiden. Ein sehr rauhes Geräusch zeigt, besonders wenn es mit Schwirren einhergeht oder einen musikalischen Beiklang hat, eine Klappenverletzung an. Aber in den Frühstadien der Endokarditis ist das Geräusch gewöhnlich sanft und blasend und einem funktionellen sehr ähnlich. Es ist notwendig, diese beiden Arten von Geräuschen auseinanderzuhalten, und zu diesem Zweck müssen alle Begleitumstände des Falles in Betracht gezogen werden. In erster Linie muß man sich vergegenwärtigen, daß ein Geräusch auch etwas Normales sein kann. Wenn man ein Geräusch bei einem ganz gesunden Menschen findet und wenn man sicher annehmen kann, daß es ein funktionelles Geräusch ist, dann wird man es weder als ein Zeichen einer Herabsetzung der Arbeitskraft, noch einer Erkrankung auffassen. Andererseits werden wir, wenn wir ein Geräusch bei schwächlichen Menschen finden, nach den Ursachen der Schwäche suchen, wie Anämie, Unterernährung, ungenügende Ruhe oder Erkrankung anderer Organe. Es ist wichtig, diese Geräusche bei fieberhaften Erkrankungen oder nach dem Aufhören des akut fieberhaften Stadiums, z. B. bei akutem Rheumatismus auseinanderzuhalten. Dann entsteht die Frage, ob das Herz von der Erkrankung ergriffen worden ist. Da darf man nicht vergessen, daß Fieber allein schon Veränderungen am Herzen herbeiführen kann, wie z. B. Erweiterung oder Geräusche, so daß im fieberhaften Stadium solcher akuter Erkrankungen das Urteil aufgeschoben werden muß, bis klarere Zeichen einer organischen Veränderung zum Vorschein kommen; wenn nach dem Abklingen des Fiebers ein Geräusch bestehen bleibt oder erst auftritt, soll dies im Zusammenhange mit den anderen krankhaften Erscheinungen beurteilt werden. So kann man dann, wenn nach dem Aufhören des Fiebers die Frequenz heruntergeht und sich die juvenile Form der Arhythmie einstellt, annehmen, daß das Herz der Infektion entgangen und das Geräusch nur funktionell ist (27. Kapitel). Wenn andererseits die Frequenz dauernd erhöht ist, muß man fürchten, daß das Herz auch mitergriffen worden ist und daß in ihm aktive Veränderungen vor sich gehen. Wie wichtig diese Seite der Frage ist, habe ich im 27. Kapitel ausführlicher auseinandergesetzt.

Die Bedeutung der funktionellen Geräusche. — Da Leute mit funktionellen Geräuschen ganz gesund sein, ein anstrengendes Leben führen und immer von den Zeichen der Herzschwäche frei sein können, muß man annehmen, daß Geräusche auch etwas Physiologisches und Normales sein können und daß sie weder eine Herabsetzung der Leistungsfähigkeit des Herzens anzeigen, noch den Eintritt von Herzschwäche ankündigen.

Ich möchte auf diese Tatsache Gewicht legen, denn die Möglichkeit, daß ein gesundes Herz ein Geräusch aufweisen kann, steht im Widerspruch mit den Ansichten einer großen Zahl von Ärzten, und zwar sowohl Lehrern wie Praktikern, und es werden Leute, die sich für eine Lebensversicherung oder für die Aufnahme in den öffentlichen Dienst untersuchen lassen, auf diese Weise oft sehr geschädigt. Ich begründe meine Ansicht damit, daß ich eine große Anzahl von gesunden jungen Leuten, die dieses Geräusch zeigten, zu Männern und Frauen heranwachsen gesehen habe; sie führten ein gesundes und tätiges Leben und haben nie auch nur die geringsten Zeichen von Herzschwäche gezeigt. Und wenn wir überdies in Betracht ziehen, wie wenig wir über das Zustandekommen von Geräuschen wissen, wird man einsehen, daß es kaum gerechtfertigt ist, sie als etwas Abnormes hinzustellen. Ja, auch wenn sie wirklich darauf beruhen, daß etwas Blut zurückströmt, so ist es doch ganz gut möglich, daß dies Zurückströmen für die gute Funktion des betreffenden Herzens von Bedeutung ist. Man kann sich das so vorstellen: Eine Herzkammer wird sich dann am wirksamsten zusammenziehen, wenn sie zuvor eine gewisse Weite erreicht hat. Wenn nun, z. B. bei Anstrengung, sich Bedingungen einstellen, wo eine Kammer überdehnt wird, dann wäre dies für eine gute Kontraktion nicht von Vorteil. Wenn nun aber ein Mechanismus bestünde, der die zu stark erweiterte Kammer etwas entlastet, dann könnte etwas Blut zurückströmen, es könnte ein Geräusch entstehen und die Kontraktion wäre dabei wirksamer. Ich habe schon darauf hingewiesen, daß die Furcht vor dem Zurückströmen geradezu ein Schreckgespenst der Ärzte geworden ist und ich habe auch bemerkt, daß auch bei organischen Erkrankungen die Blutmenge, die zurückströmen muß, damit ein Geräusch entsteht, ganz geringfügig ist. Funktionelle Geräusche können bei schwächlichen Menschen vorhanden sein, und in diesen Fällen muß das Geräusch nicht ein Zeichen von Beeinträchtigung der Herzkraft oder von Erkrankung sein, und es ist auch der Klappenfehler, der im Geräusche zum Ausdruck kommt, nicht die Ursache der Schwäche. Offenbar ist das Geräusch in diesen Fällen nur eines von den vielen Symptomen, die der Betreffende aufweist, und in solchen Fällen darf die Diagnose erst dann gestellt werden, wenn man nach anderen Zeichen gesucht hat, die auf die Ursache der Schwäche Licht werfen können. Ein funktionelles Geräusch kann in Fällen von ernster Herzschwäche vorhanden sein, aber in solchen Fällen ist das Geräusch nur ein Begleitsymptom, denn die Klappeninsuffizienz ist nicht die Ursache der Herzschwäche, sondern nur eine von den Veränderungen, die sich infolge der Beeinträchtigung der Leistungsfähigkeit des Herzmuskels eingestellt haben.

Die Bedeutung der organischen Geräusche. — Organische Geräusche können eine verschiedene Bedeutung haben und man muß daran festhalten, daß sie zwar mit Herzschwäche einhergehen können, daß die Veränderungen an den Klappen, die sie anzeigen, aber doch nicht die Ursache der Herzschwäche sind. Man muß sich auch immer vor Augen halten, daß Leute mit Geräuschen, die auf einem Klappenfehler beruhen, der seinerseits auf eine Infektion, wie Rheumatismus, zurückzuführen ist, trotzdem ein tätiges Leben führen und einen anstrengenden Beruf ausüben können, ohne daß irgendwelche Zeichen von Herzschwäche sich einstellen. Daraus kann man schließen, daß Klappenfehler an und für sich nicht von ernster Bedeutung sein müssen. Da aber Geräusche oft mit Herzschwäche einhergehen, soll die Anwesenheit organischer Geräusche nach folgenden Gesichtspunkten beurteilt werden: 1. Sie zeigen an, daß das Herz von der Erkrankung ergriffen worden ist, 2. es ist zu unterscheiden, ob die durch die Erkrankung verursachte Schädigung stationär ist oder langsam fortschreitet, 3. ob der krankhafte Vorgang gleichzeitig auch den Herzmuskel ergriffen und geschädigt hat und 4. ob die Schädigung der Klappen eine derartige ist, daß sie die Herzarbeit behindert und dem Muskel solche Schwierigkeiten bereitet, daß seine Leistungsfähigkeit herabgesetzt ist. Bei akuten Erkrankungen wird man diese Fragen nicht beantworten können, denn da handelt es sich in erster Linie eben um die akute Erkrankung. Dagegen ist es in chronischen Fällen, d. h. in solchen, die man als chronische Klappenfehler bezeichnet, unbedingt notwendig, diese Fragen aufzuwerfen und zu beantworten, wenn man zu einem vernünftigen Urteil kommen will. Ich werde bei der Beschreibung der einzelnen Klappenfehler zeigen, wie man sich die Kenntnisse verschafft, die zur Beantwortung dieser Fragen erforderlich sind.

Die Beurteilung der Bedeutung von funktionellen Geräuschen gründet sich nicht auf das Geräusch selbst, sondern auf die Leistungsfähigkeit des Herzens und auf die Anwesenheit oder das Fehlen anderer Zeichen von Herzaffektion (Größe, Frequenz und Rhythmus). Wenn man bei einem Herzen von normaler Größe und normalem Rhythmus oder mit der juvenilen Form der Arhythmie ein systolisches Geräusch findet und alle Zeichen fehlen, die das Geräusch mit Sicherheit als ein organisches kennzeichnen, und das Herz gut funktioniert, dann kann man annehmen, daß das Herz ganz gesund ist. Wenn Zeichen von Herzschwäche bestehen oder andere Symptome abnorme Vorgänge anzeigen, dann muß das Urteil auf diese anderen Zeichen gegründet werden, aber nicht auf das Geräusch.

42. Kapitel.

Klappenfehler.

Die Entstehung der Herzschwäche bei Klappenfehlern. — Mitralstenose. Zustände, die bei Mitralstenose zu Herzschwäche führen. Die Geräusche bei Mitralstenose. Verlauf und Symptome bei Mitralstenose. Gelegentliche Symptome. — Mitralinsuffizienz. Geräusche bei Mitralinsuffizienz. Zustände, die bei Mitralinsuffizienz zu Herzschwäche führen.

Die Entstehung der Herzschwäche bei Klappenfehlern. — Es ist bekannt, daß Klappenfehler die Arbeit des Herzens auf zweierlei Weise erschweren können: 1. dadurch, daß sie das Ostium verengern und so das Durchströmen behindern, 2. durch unvollständigen Verschluß, so daß die Klappe undicht ist. Die Läsionen werden klinisch hauptsächlich an dem Vorhandensein von Geräuschen erkannt, aber man darf nicht annehmen, daß die Abwesenheit von Geräuschen die Intaktheit der Klappe beweist, denn wenn auch keine Geräusche zu hören sind, kann eine starke Erweiterung eines Ostiums vorliegen und reichlich Blut zurückströmen. Da Klappenläsionen durch die mannigfachsten Ursachen zustande kommen können, so wäre es vielleicht logischer, sie nach diesen Ursachen zu ordnen und so zu besprechen. Sie treten jedoch gewöhnlich in einem Stadium zutage, wo alle unmittelbaren Symptome der ursächlichen Erkrankung fehlen — deshalb halte ich es für angemessener, der Besprechung die Zeit zugrunde zu legen, in der die Herzveränderungen Symptome von Erschöpfung hervorrufen. Es können Jahre seit der Beschädigung der Klappen verstreichen, bevor Symptome entstehen, die die Aufmerksamkeit auf die Herzstörung lenken. Die akute, die Klappenläsion erzeugende Erkrankung bietet ein ganz anderes Bild, weil das Fieber und die mit der Ursache des Fiebers verknüpften Symptome vorherrschen. Bei chronischen Klappenaffektionen entstehen die subjektiven Symptome der Herzschwäche nur dann, wenn Erschöpfung des Herzmuskels eintritt. Die durch die Erschöpfung bedingten Symptome treten in verschieden langer Zeit nach der primären Klappenläsion auf. Die Zeit des Auftretens dieser Symptome hängt von der Stärke der Hindernisses ab, das die geschädigte Klappe der Arbeit des Herzens darbietet, ferner von der Beschaffenheit der Muskulatur und von Nebenumständen, die zu Erschöpfung führen, wie Überanstrengung, Exzesse im Essen und Trinken usw.

Bei organischen Klappenfehlern muß man stets daran denken, daß der die Läsion verursachende sklerosierende Prozeß fortschreiten kann und daß auch im Herzmuskel progressive Veränderungen sich abspielen können.

Allgemein gesprochen, unterscheiden sich die Symptome von Herzschwäche nur wenig in ihrem Verhalten bei den einzelnen Klappenfehlern. Bei den Aortenklappenerkrankungen treten die sensiblen Reflexphänomene deutlicher hervor und manchmal ist die aschgraue Färbung des Gesichts charakteristisch. Bei Mitralfehlern sind gewöhnlich die Lungensymptome deutlicher und das Gesicht kann gerötet und etwas zyanotisch sein. Abgesehen von solchen Unterschieden sind die Symptome von Herzschwäche, die durch alle diese Läsionen erzeugt werden, einander sehr ähnlich.

Mitralstenose.

Zustände, die bei Mitralstenose zu Herzschwäche führen. — Es ist dies wohl der Herzfehler, der am häufigsten mit Herzschwäche verbunden ist. Er entsteht im allgemeinen infolge einer rheumatischen Endokarditis, obwohl man ihn auch bei Menschen finden kann, die niemals Rheumatismus durchgemacht haben; da kann ein vorausgegangenes Erysipel oder eine andere fieberhafte Erkrankung einen Anhaltspunkt für seinen Ursprung geben.

Der Zustand wird niemals im akuten Stadium der zugrunde liegenden Erkrankung erkannt, weil er erst dann entsteht, wenn der an die Entzündung sich anschließende Vernarbungsprozeß das Ostium verengert. Da die Läsion auf eine Narbenbildung zurückzuführen ist, ist sie oft progressiver Natur. Wenn die Stenose einmal vorhanden ist, kann sie in mäßigen Grenzen bleiben und die Herztätigkeit so wenig erschweren, daß die Kranken das höchste Alter erreichen können, ohne unter Herzschwäche zu leiden. In der Regel jedoch geht die Schrumpfung mit wechselnder Geschwindigkeit weiter, bis in einigen Fällen das Mitralostium nur eine Spalte darstellt und die Klappen einer verdickten, verkalkten Scheidewand gleichen. Es ist wichtig, die progressive Natur der Läsion zu berücksichtigen, denn sie erklärt den Wechsel in den Symptomen. Ebenso sollte man bedenken, daß der Vernarbungsprozeß im Muskel fortschreiten kann; das führt zur Verkürzung der Chordae tendineae und an anderen Stellen zur Behinderung der Tätigkeit des Herzmuskels; auch das a-v-Bündel kann ergriffen werden, wodurch die Leitfähigkeit vermindert wird und jene Zustände entstehen, die zu Vorhofflimmern führen, wodurch die Leistungsfähigkeit des Herzmuskels sehr beeinträchtigt und die Natur des Herzrhythmus in tiefgehender Weise geändert wird.

Aus all dem ist ersichtlich, daß die Art und Weise, wie Herzinsuffizienz zustande kommt, in vielen Fällen etwas kompliziert ist. Bei den einen tritt eine Störung erst ein, wenn die Verengerung des Ostiums sehr vorgeschritten ist; bei anderen führt schon eine mäßige Verengerung zu einem schlimmen Ende. In diesen Fällen wird man sicher eine Schädigung der Muskulatur finden.

Die Geräusche bei Mitralstenose. — Das präsystolische Geräusch. — Das präsystolische Geräusch — Vorhofsystolengeräusch von GAIRDNER — beruht darauf, daß der linke Vorhof das Blut durch das verengte Mitralostium preßt. Mit den wechselnden Veränderungen im Laufe der Schrumpfung ändern sich auch die Geräusche der Mitralstenose und bieten Besonderheiten dar, die bis jetzt nicht genügend gewürdigt worden sind. In den ganz frühen Stadien — einige Jahre vor dem Auftreten eines Geräusches — habe ich ein leichtes, präsystolisches Schwirren entdeckt. Dieses zuerst auftretende Geräusch kommt vor dem ersten Ton oder geht in ihn über und scheint mit ihm zu enden; es ist über einer kleinen Zone in der Umgebung der Herzspitze zu hören. Zuerst ist es vielleicht nicht immer zu hören. Die Dauer dieses Geräusches kann wechselnd sein, gewöhnlich ist es kurz und hört plötzlich auf, aber manchmal beginnt es früher und ist etwas verlängert. Es hat den Charakter eines Krescendo und wird allmählich stärker, bis es mit dem ersten Ton endet.

Das mesodiastolische Geräusch. — Obgleich das präsystolische Geräusch gewöhnlich zu dieser Zeit des Herzzyklus zu hören ist, so habe ich doch einige wenige Fälle beobachtet, wo es nicht plötzlich mit dem ersten Ton aufhörte, sondern durch ein ganz kurzes Intervall von ihm getrennt war (siehe Fälle 44 und 92). Bei einigen meiner Fälle bat ich einige Kollegen, auf einer Kurve des Radialpulses den genauen Zeitpunkt zu markieren, wo das Geräusch im Herzzyklus zu hören war, und jedermann notierte ohne Zögern den Augenblick, wo der lauteste Teil des Geräusches durch einen ganz kurzen Zwischenraum vom ersten Tone getrennt ist. Wenn eine Jugularis- oder Spitzenstoßkurve aufgenommen wurde, so zeigte sich, daß dieser Zeitpunkt mit der Vorhofsystole übereinstimmte. Mit anderen Worten, es bestand eine Verzögerung in der Überleitung des Kontraktionsreizes vom Vorhof zur Kammer. Diese Verzögerung kann manchmal durch Digitalis verstärkt werden, und der Zeitpunkt des Auftretens dieses Geräusches in bezug auf den ersten Ton ändert sich dann in gleicher Weise; ein solches Geräusch ist bisher als „mesodiastolisch" beschrieben worden.

Ich erwähne dies nicht nur, um den Beweis für Veränderungen im a-v-Bündel bei Mitralstenose zu erhärten, sondern auch deshalb, weil einige Kliniker nicht zugeben wollen, daß die Vorhofsystole bei Mitralstenose das präsystolische Geräusch verursacht. *Es ist besonders von* BROCKBANK *die Ansicht vertreten worden, daß das Geräusch bei der Mitralstenose kein präsystolisches ist, sondern ein systolisches, daß es also nicht von der Vorhofkontraktion herrühre. Das Geräusch soll in den Beginn der Systole, und zwar in die Anspannungszeit fallen und dadurch hervorgerufen werden, daß die starre Klappe nicht gleich geschlossen wird. Dieser Ansicht hat sich u. a. auch* WEITZ *auf Grund kardiographischer und phonographischer Aufnahmen angeschlossen, während* ROMBERG *und andere namhafte Kliniker an der diastolischen Natur des Geräusches festhalten. Es scheint nun, als ob diese Frage durch die Beobachtung in solchen Fällen*

*entschieden werden könnte, wo die Vorhofkontraktion wegfällt, also vor allem
beim Vorhofflimmern. Nun macht ja* MACKENZIE *im 31. Kapitel (S. 256) die
bestimmte Angabe, daß das präsystolische Geräusch sofort verschwindet, wenn
der Puls unregelmäßig wird und daß er in keinem Falle von Mitralstenose mit
Vorhofflimmern ein präsystolisches Geräusch vom Krescendotypus gehört habe.
Es sollen allerdings nach* WEITZ *sicher beobachtete Fälle vorliegen, wo auch bei Vorhofflimmern ein Krescendogeräusch gehört worden ist. Für die alte Ansicht, nach
welcher dieses Geräusch vom Vorhofe herstammt, spricht auch die von* MACKENZIE
*betonte Tatsache, daß das Geräusch bei verlängerter Überleitungszeit kurz vor dem
ersten Tone aufhört und auch in dem Falle von* MARON *und* WINTERBERG, *wo
die Überleitungszeit wechselnd und manchmal besonders lang war, konnte dies
deutlich festgestellt werden (s. Abb. 306). Es scheint mir, daß das Geräusch, wenn
es im Sinne von* BROCKBANK *zustande käme, doch nur so kurze Zeit dauern
könnte, daß es eben noch als unreiner Vorschlag zum ersten Tone zu hören wäre,
während ein auf der Vorhofkontraktion beruhendes Geräusch natürlich viel länger
dauern wird.*

Das diastolische Geräusch. — Mit dem Fortschreiten der Verengerung
des Ostiums kommt ein anderes Geräusch zum Vorschein, nämlich ein Geräusch, das unmittelbar nach dem zweiten Ton auftritt und nur in der unmittelbaren Nachbarschaft des Spitzenstoßes gehört wird. Zuerst ist es sehr
schwach und nicht sehr konstant, gewöhnlich aber nimmt es an Dauer zu,
bis manchmal die ganze Diastole dadurch ausgefüllt wird. Dieses diastolische
Mitralgeräusch ist am Anfang am stärksten und nimmt gegen das Ende an
Intensität ab und unterscheidet sich so durch seinen Diminuendocharakter
von dem präsystolischen Geräusche. Häufig kann man ein ununterbrochenes
Geräusch während der Diastole des Herzens finden, das laut beginnt, dann
abnimmt und dann an Stärke wieder zunimmt. Der erste oder Diminuendo-
teil eines solchen Geräusches ist das diastolische Mitralgeräusch, während
der spätere Krescendoteil das präsystolische Mitralgeräusch darstellt. Die
Ursache des abnehmenden diastolischen Mitralgeräusches ist die Strömung
des während der Kammersystole im Vorhof angesammelten Blutes durch das
verengte Mitralostium; es beginnt, sobald die Mitralklappen sich öffnen, d. h.
wenn der Druck in der Kammer geringer wird als der im Vorhofe.

Das Verschwinden des präsystolischen Geräusches. — Die
nächste Veränderung im Charakter dieser Geräusche ist das plötzliche Verschwinden des zunehmenden präsystolischen Geräusches, während das diastolische Geräusch bestehen bleibt. Gewöhnlich tritt dieser Wechsel auf, wenn
schwere Symptome von Herzschwäche einsetzen und die Herzaktion rasch und
unregelmäßig wird. Ein anderes Mal tritt der Wechsel ohne ernstes Symptom
ein, aber die Herztätigkeit wird stets unregelmäßig. Ich habe die ausführliche
Erklärung dafür im 31. Kapitel gegeben und dort ausgeführt, daß die Irregularität darauf beruht, daß der Herzrhythmus nicht mehr mit einer wirksamen
Vorhofsystole beginnt, sondern daß der Vorhof stillsteht in jenem Zustande,
den wir Flimmern nennen.

Wenn die Herzaktion langsam ist, dann ist es nicht schwer, das diastolische Geräusch und die Abwesenheit des präsystolischen Geräusches zu erkennen. Das diastolische Geräusch ist mitunter sehr lang, es beginnt sofort

nach dem zweiten Ton; wenn die Herzaktion frequent ist, kann es die
ganze diastolische Pause ausfüllen, und bei oberflächlicher Untersuchung
könnte man glauben, daß das Geräusch ein präsystolisches gewesen sei. Aber
wenn man sorgfältig auskultiert, wird man erkennen, daß es keinen Krescendo-
charakter besitzt; tritt eine längere Pause ein, so findet man, daß das Geräusch kurz vor dem ersten Ton aufhört, so daß zwischen dem Ende des Geräusches und dem ersten Tone Ruhe herrscht (siehe Abb. 168). In diesen Fällen
haben Jugularis- und Leberpuls stets die ventrikuläre Form.

Krankheitsverlauf und Symptome bei Mitralstenose. — Aus der progressiven
Natur der Vorgänge an den Klappen und im Herzmuskel kann man schließen,
daß die Symptome nicht konstant sind.

Der Kranke kommt meistens als eben Erwachsener oder in mittleren
Jahren zur Beobachtung. Er klagt über Atemnot, Erstickungsgefühl und
Herzklopfen nach Anstrengung. Bei den einen ist das Gesicht gerötet und
etwas dunkler als die rote Gesichtsfarbe kräftiger, gesunder Leute; bei anderen
ist das Gesicht blaß. In diesem Stadium besteht nur eine geringe oder gar
keine Vergrößerung des Herzens und kein Hydrops. Gewöhnlich findet
man ein präsystolisches Geräusch. Die Beschwerden des Kranken sind oft
die einzigen Beweise, die wir für die Herzschwäche besitzen, und sie deuten
auf eine Erschöpfung der Reservekraft hin. Nach einer Ruheperiode kann
diese Erschöpfung verschwinden und der Kranke kann jahrelang mit nur geringen Störungen weiterleben. Nach einiger Zeit jedoch brechen einige
wieder zusammen, und die Symptome, über die geklagt wird, sind oft
dieselben wie früher. Immerhin findet sich häufig eine Veränderung im
Charakter der Geräusche, und zwar hört man gewöhnlich ein diastolisches
Geräusch, und manchmal dauert das Schwirren länger an; diese Zeichen
deuten auf eine Zunahme der Verengerung des Ostiums hin. Andererseits
ändert sich das Geräusch bei denjenigen Kranken nicht, bei denen die
Verengerung nicht weiter fortschreitet; sie können viele Jahre lang so
weiterleben, und wenn es sich um Frauen handelt, Kinder bekommen, ohne
daß ein Zusammenbruch erfolgt. In diesen Fällen können wir den Schluß
ziehen, daß eine progressive Muskel- oder Klappensklerose fehlt. Mit der zunehmenden Verengerung des Ostiums, die sich in dem Auftreten des diastolischen Mitralgeräusches äußert, wird die Herztätigkeit stark erschwert, die
Symptome werden viel ernster und schließlich kommt es zu Herzerweiterung
(Schwäche des Tonus). Aber auch ohne fortschreitende Verengerung kann
frühzeitig Dilatation auftreten, und dann kann man mit Sicherheit annehmen,
daß der rheumatische Prozeß den Herzmuskel dauernd geschädigt hat.

Der Rhythmus des Herzens kann infolge der Läsion des Vorhofes durch
den Vernarbungsprozeß dauernd unregelmäßig werden, und mit dem Einsetzen
des Vorhofflimmerns entsteht eine weitere Störung, wie das im 31. Kapitel
beschrieben wurde. Findet sich bei diesem Vorhofflimmern keine Änderung
in der Größe des Herzens und keine starke Beschleunigung, so kann die Herzschwäche nur einen geringen Grad erreichen; wenn jedoch das Herz sich erweitert, und besonders wenn das Tempo beschleunigt ist, dann folgen alle
die schweren Symptome von Herzschwäche (Hydrops, Vergrößerung der
Leber usw.).

In der weitaus größten Zahl der Fälle erholt sich das Herz von dem ersten Zusammenbruch und gewöhnlich auch von mehreren darauffolgenden Anfällen. So kannte ich Kranke, die nach einem Anfalle zwanzig Jahre und länger herumgingen, ohne andere Störungen als eine geringe Beschränkung der Leistungsfähigkeit des Herzens nach Anstrengung aufzuweisen.

Wiederholung der Anfälle zwingt den Kranken zu einem sehr zurückgezogenen Leben. Die Zukunft hängt oft von der Schnelligkeit des Fortschreitens der Narbenbildung an den Klappen und im Herzmuskel ab. Wenn diese nur langsame Fortschritte macht und der Herzmuskel noch auf die Behandlung reagiert, so kann der Kranke noch jahrelang ein mühseliges Leben führen. Manchmal finden wir bei jungen Leuten im Alter von etwa 20 Jahren bei der Sektion das Ostium zu einem bloßen Spalt verengt. Bei anderen ist das Mitralostium nicht stark verengert, aber die Herzwand ist stark ausgedehnt und es sind Zeichen von Schwielenbildung im Muskel vorhanden. Daraus ersieht man, daß die Entwicklung der Krankheit in diesen Fällen in hohem Grade von der Schnelligkeit abhängt, mit der die Veränderungen im Muskel sowohl, als auch an den Klappen fortschreiten. Der tödliche Ausgang wird gewöhnlich durch die große Ausdehnung des Hydrops und durch Erschöpfung bedingt.

Es können dabei mehrere Komplikationen vorkommen.

Gelegentliche Symtome. — Paroxysmale Tachykardie. — Anstatt daß das Vorhofflimmern sich dauernd festsetzt, kann es intermittierend in Anfällen von paroxysmaler Tachykardie auftreten. Auch andere Zustände, besonders Vorhofflattern, können diese Anfälle von paroxysmaler Tachykardie erzeugen. Diese Anfälle sind von wechselnder Wichtigkeit. Einige Kranke können sie mehr als 20 Jahre aufweisen, ohne daß es ihnen dabei scheinbar schlechter geht. Andere haben vereinzelte Anfälle, bis schließlich das Herz dauernd den veränderten Rhythmus annimmt. In solchen Fällen hängt die Zukunft davon ab, ob das Herz sein Tempo verlangsamt oder in seiner beschleunigten Tätigkeit fortfährt, wie das bereits beschrieben wurde.

Hämoptoe. — In verschiedenen Stadien können die Kranken von starken Lungenblutungen befallen werden. Sie sind ohne Zweifel durch die Stauung im Lungenkreislauf und durch Ruptur von Blutgefäßen verursacht. In der Regel ist dies ein ernstes Zeichen, indem der Kranke manchmal kurz nach dem Anfalle stirbt, obwohl beim Vorhofflimmern eine gute Erholung danach eintreten kann, besonders wenn das Herz auf die Digitalisbehandlung anspricht.

Hirnembolie. — Es können Wucherungen an den Mitralklappen bestehen, ohne daß ein sicheres Zeichen ihr Vorhandensein ankündigt, bis ein kleiner Teil sich loslöst, in ein Blutgefäß gelangt und so zu einem Schlaganfall oder einer Aphasie Veranlassung gibt. Gewöhnlich tritt rasch Besserung ein und sie kann auch anhalten, aber es sind Fälle beschrieben worden, wo die Aphasie oder Hemiplegie viele Jahre lang unverändert blieb. Beim Vorhofflimmern können sich in den Herzohren Gerinnsel bilden und eine Quelle embolischer Infarkte werden. *Seit der Einführung der Chinidinbehandlung des Vorhofflimmerns sind solche Embolien öfter beobachtet worden und dies wird darauf zurückgeführt, daß die Thromben, die sich in den flimmernden Vor-*

höfen gebildet haben, losgerissen und verschleppt werden, wenn mit der Wieder-
herstellung des Normalrhythmus die Vorhöfe sich wieder kräftig zusammen-
ziehen.

Anfälle von Angina pectoris. — Obwohl sehr selten, können sie doch
bei Mitralstenose vorkommen. In den wenigen Fällen, die ich beobachtet
habe, traten sie stets nach äußerster Anstrengung auf, die Kranken hatten
nur ein oder zwei Anfälle und blieben dann jahrelang vollständig frei davon.

Mitralinsuffizienz.

Mitralinsuffizienz kann auftreten infolge einer Schädigung der Klappe
oder infolge einer Erweiterung des Ostiums, infolge der Herabsetzung des
Tonus derjenigen Muskeln, die die Klappen stützen sollen.

Geräusche bei Mitralinsuffizienz. — Das Geräusch der Mitralinsuffizienz
ist der Zeit nach systolisch und wird am lautesten an der Spitze gehört. Es
kann sanft und blasend und von geringer Intensität sein und über einer sehr
beschränkten Zone gehört werden oder sich bis in die Achselhöhle fortpflanzen.
Andererseits kann es auch rauh und laut sein und über dem ganzen Herzen und
um die Brust herum bis auf den Rücken gehört werden. Es ist nicht immer
möglich zu entscheiden, ob es durch eine Erweiterung des Ostiums oder durch
Schädigung der Klappen bedingt ist. Hingegen ist das rauhe laute Geräusch,
wenn es von Schwirren begleitet ist, immer ein Zeichen einer Schädigung
der Klappe.

Zustände, die bei Mitralinsuffizienz Herzschwäche herbeiführen. — Wenn
der Muskel gesund ist, hat der Mitralklappenfehler oft nur einen geringen
oder gar keinen schädigenden Einfluß auf den Kreislauf. Selbst wenn die
Insuffizienz durch „funktionelle" Erweiterung des Ostiums infolge des herabgesetzten Tonus bedingt ist, kann doch die Kontraktionskraft des Muskels
eine gute und wirksame Zirkulation aufrechterhalten. Wirklich ernste Störungen entstehen bei Mitralinsuffizienz, wenn der Muskel geschwächt ist und
die Insuffizienz sowohl durch eine Erweiterung des Ostiums, als durch eine
Erkrankung der Klappe bedingt ist. Die daraus entstehenden Folgen hängen
von dem Grade der Erschöpfung des Herzmuskels ab. Die infolge des Zurückströmens entstehende Stauung bildet ein Hindernis für den linken Vorhof;
die Erschöpfung ergreift auch den rechten Ventrikel und vermehrt so die
Störung im Lungenkreislauf. Wenn auch die Stauung ein wichtiger Faktor
ist und eine prädisponierende Ursache abgeben kann, so erzeugt sie doch
verhältnismäßig wenig Symptome, bis der Tonus nachläßt, was sich durch
Erweiterung des Herzens offenbart. Man sieht im allgemeinen die Erweiterung
als die Folge der Regurgitation an, indem die Stauung schließlich dazu führt,
daß die Wände des rechten Herzens nachgeben. Das ist nicht ganz richtig,
denn lange bevor eine Stauung vorhanden ist, finden wir oft Anzeichen einer
Erweiterung des rechten Herzens. Wenn wir bei Läsion der Klappen durch
rheumatische Endokarditis den Zustand des Herzens während eines leichten
Anfalles von Herzschwäche, wie sie gerne nach Überanstrengung auftreten,
sorgfältig untersuchen, so finden wir das Herz oft leicht dilatiert, den rechten
Ventrikel vorn, den linken Ventrikel nach links hinter die Lunge zurück-
gedrängt; der Spitzenstoß wird dann durch den rechten Ventrikel erzeugt

und gibt ein negatives Kardiogramm (Abb. 43). Nach Ruhe und Behandlung kann sich das rechte Herz in wenigen Tagen zurückziehen und der Spitzenstoß wird dann durch den linken Ventrikel gebildet, das Kardiogramm bietet nun die normale Form dar, indem die Erhebung mit der Systole zusammenfällt. In solchen Fällen findet sich auch nicht das geringste Zeichen von Anschoppung der Lungen oder von Stauung. Tatsächlich ist in der Mehrzahl der Fälle, wie GRAHAM STEELL sagt, „die Veränderung an den Klappen ganz und gar nicht genügend, um die offenbar starke Regurgitation, die während des Lebens stattfand, und die verhängnisvolle Dilatation des Herzens zu erklären. Es muß daher angenommen werden, daß die Muskelschwäche das Wesentliche war.‟

Die Schädigung der Klappen ist gewöhnlich die Folge einer rheumatischen Endokarditis und, wie wir gesehen haben, ist die Erkrankung selten auf das Endokard beschränkt, sondern sie greift auch auf das Myokard über. Auch septische Endokarditis kann die Klappen schädigen. In allen Fällen von Mitralstenose findet sich Mitralinsuffizienz, aber die Insuffizienz ist niemals so ausgesprochen, daß sie in dem betreffenden Falle von ernster Bedeutung wäre.

Starkes Zurückströmen durch das Mitralostium, ohne daß eine Klappenläsion vorliegt, kommt in den späteren Stadien vieler Erkrankungen vor, aber ganz besonders bei Nierenkrankheiten und Herzsklerose. Hier ist es dadurch bedingt, daß der Muskel zu schwach ist, um das Ostium zu stützen, und nur zu oft ist dies das Zeichen einer dauernden und verhängnisvollen Erschöpfung des Herzmuskels.

Man sieht daraus, daß die durch Mitralinsuffizienz hervorgerufenen Symptome nur dann von ernster Bedeutung sind, wenn auch Muskelschwäche vorhanden ist, und diese ist ausführlich genug in dem Kapitel über Dilatation des Herzens (39. Kapitel) behandelt.

43. Kapitel.

Klappenfehler (Fortsetzung).

Trikuspidalklappenfehler. Trikuspidalinsuffizienz. Trikuspidalstenose. — Erkrankungen der Aortenklappen. Ätiologie. Aortenstenose. Aorteninsuffizienz. — Prognose bei Klappenaffektionen. — Behandlung.

Trikuspidalklappenfehler.

Erkrankungen der Trikuspidalklappe sind selten und fast immer mit entsprechenden Vorgängen an der Mitral- und der Aortenklappe verbunden. Die mit diesen Läsionen verbundene Herzschwäche ist niemals durch den Trikuspidalfehler allein bedingt.

Trikuspidalinsuffizienz. — Obwohl eine anatomische Veränderung der Klappe selten ist, so ist doch eine Insuffizienz der Trikuspidalis ungemein häufig, und zwar so häufig, daß ich zur Ansicht neige, daß die Klappen kaum fähig sind, das Ostium vollkommen zu verschließen. Diese Ansicht stützt sich auf die Beobachtung vieler Kranker, bei denen ich ein systolisches Triku-

spidalgeräusch hörte, ohne daß eine wahrnehmbare Vergrößerung des Herzens
bestanden hätte. In vielen Fällen ist das Geräusch sehr flüchtig, es ist in den
ersten Minuten einer Untersuchung vorhanden und verschwindet wieder,
wenn das Herz ruhiger wird. Ein Vergleich der Größe des Ostiums mit der
Größe der Klappen führte JOHN HUNTER dazu, an ihrer Schlußfähigkeit
zu zweifeln, und MAYO erklärte, daß die Trikuspidalklappen das Ostium
niemals vollkommen verschließen. *Dies ist offenbar nicht richtig; beim rechten
und beim linken venösen Ostium übertreffen die Klappen an Flächenausmaß
die Ostien bei weitem.* TANDLER *erwähnt die Untersuchungen von* CREUTZFELDT,
*nach welchen das Verhältnis zwischen dem Ostium venosum dextrum und der
Trikuspidalis zwischen 1 : 1,454 und 1 : 1,839 schwankt; ähnlich ist es bei der
Mitralklappe. Jedenfalls übertrifft die Ausbreitung der Klappensegel die Größe
der zu verschließenden Öffnungen in allen Lebensaltern um ein bedeutendes.* In
Tierversuchen hat es sich als unmöglich herausgestellt, den Druck in der rechten
Kammer zu erhöhen, weil das Blut zu leicht durch das Trikuspidalostium
ausweicht. *Auch dies ist nicht richtig. Die Erhöhung des Widerstandes durch
Einengung der Strombahn hat beim Lungenkreislaufe eine viel geringere Wirkung
als beim großen. Man kann die eine Lunge ganz ausschalten, ohne daß der Druck
in der Pulmonalis wesentlich ansteigt; das liegt aber nicht am rechten Herzen,
sondern an der Erweiterungsfähigkeit des offen gebliebenen Teiles der Strombahn.
Wenn man den Stamm der Pulmonalis abklemmt, steigt der systolische Druck
im rechten Ventrikel mächtig an, nach* STRAUB *bis auf 100 mm Hg; die Trikuspidalklappe muß also geschlossen haben. Es wäre ja auch sonst die Hypertrophie
des rechten Ventrikels bei Pulmonalstenose nicht verständlich.*

Die leichteren Formen von Trikuspidalgeräuschen sind auf eine kleine
Zone über der Mitte des Sternums beschränkt. Bei Vergrößerung des rechten
Herzens können sie über der ganzen Vorderfläche des Herzens gehört werden.
Sie sind oft mit systolischen Mitralgeräuschen verbunden, aber man kann
gewöhnlich feststellen, daß das Mitralgeräusch, welches jenseits der linken
Brustwarze und in der Axilla gehört wird, anders klingt, als das Trikuspidal-
geräusch, das über der Mitte des Brustbeins hörbar ist.

Man sollte niemals den Schluß ziehen, daß keine Trikuspidalinsuffizienz
vorhanden ist, wenn ein Geräusch fehlt, denn es kommt oft vor, daß Zeichen
von Trikuspidalinsuffizienz sich im Charakter des Jugularis- und Leberpulses
(ventrikuläre Form), sowie nach dem Tode in dem stark erweiterten Ostium
nachweisen lassen, während im Leben kein systolisches Trikuspidalgeräusch
vorhanden war. Eine schwache Muskulatur und ein weites Ostium können
das Fehlen des Geräusches erklären.

Ich halte mich bei diesen Fragen etwas lange auf, nicht weil die Trikuspidalinsuffizienz von großem praktischen Wert ist, sondern weil ein Mißverstehen
ihrer Symptome zu einer falschen Auffassung über die Wirkungen dieser Insuffizienz und zur Verkennung der wahren Bedeutung der ventrikulären Form
des Venen- und Leberpulses geführt hat. Ich habe bereits darauf hingewiesen,
daß ein geringes Zurückströmen bei normalen Herzen eine Blutanhäufung im
rechten Vorhofe während der Kammersystole begünstigen würde und daher
an der Erzeugung der Welle v im Jugularispulse beteiligt sein kann. Nun
übersehen aber die meisten Autoren die Tatsache, daß zwischen Ventrikel

und Jugularis ein erweiterungsfähiger Vorhof eingeschaltet ist, und sie haben angenommen, daß, sobald Trikuspidalinsuffizienz eintritt, am Beginne der Kammersystole in der Jugularis eine Welle erscheint. Sie haben daher die ventrikuläre Form des Venenpulses nur als ein Zeichen von Trikuspidalinsuffizienz betrachtet und die wahre Bedeutung dieses sehr wichtigen Symptoms verkannt. Es herrscht kein Zweifel, daß es ein Zeichen von Trikuspidalinsuffizienz ist, aber es ist außerdem ein Zeichen von weit größerer Bedeutung, es bedeutet nämlich, daß im Herzzyklus der Vorhof der Kammer nicht vorangeht.

Trikuspidalstenose. — In der Mehrzahl der Fälle wird die Trikuspidalstenose während des Lebens nicht erkannt, weil die dadurch hervorgerufenen Symptome nicht immer deutlich sind. Nur selten hört man ein präsystolisches Trikuspidalgeräusch; ich habe es nur in drei Fällen wahrgenommen, wo es in einer ganz beschränkten Zone über der Mitte des Sternums vorhanden war. Gewöhnlich ist auch ein präsystolisches Mitralgeräusch an der Spitze vorhanden, da aber jedes Geräusch an so beschränkte Regionen gebunden war, hatte ich keine Schwierigkeiten, sie zu unterscheiden. In einem Falle war der Vorhof so stark hypertrophisch geworden, daß er eine große Welle in die Jugularis zurückwarf, und zwar mit solcher Kraft, daß die Klappen in der Jugularis und Subclavia sich mit einem klappenden Geräusch schlossen, das ich über diesen Venen als einen deutlichen, scharfen, dem ersten Herztone vorausgehenden Ton hören konnte.

Infolge der Trikuspidalstenose hypertrophiert der rechte Vorhof und wirft daher eine Welle mit solcher Kraft in die Vene zurück, daß sie die Leber ausdehnt; ich fasse deshalb die Pulsation der Leber als Anzeichen einer wahrscheinlich bestehenden Trikuspidalstenose auf, wenn eine durch den Vorhof bedingte Welle nachweisbar ist.

Erkrankungen der Aortenklappen.

Ätiologie. — In der weitaus größten Zahl von Fällen sind die Affektionen der Aortenklappen ursächlich auf eine rheumatische oder syphilitische Endokarditis oder auf die infolge von Arteriendegeneration auftretende Sklerose zurückzuführen. Unter seltenen Umständen kann die Klappe zerreißen, doch ist dabei gewöhnlich eine Klappenerkrankung vorausgegangen. Angeborene Defekte können in Ausnahmefällen die Herztätigkeit sehr erschweren.

Die durch die ersterwähnten Krankheiten bedingten Läsionen erfordern die meiste Beachtung. Die Veränderungen sind gewöhnlich schon vollkommen entwickelt, bevor man sie feststellt. In vielen Fällen wird die Anwesenheit von Aortenveränderungen ganz zufällig entdeckt, wenn man wegen anderer Beschwerden oder für eine Versicherung oder wegen eines Gesundheitszeugnisses eine systematische Untersuchung vornimmt.

Die Herzschwäche bei Aortenklappenerkrankung ist selten durch diese allein bedingt. In der Mehrzahl der Fälle kommt es gleichzeitig mit der Klappenerkrankung zu Veränderungen, die die Muskelkraft herabsetzen.

In Fällen auf rheumatischer Basis ist häufig eine komplizierende Erkrankung der Mitralklappe vorhanden.

Wenn eine Klappenerkrankung die Herzarbeit infolge der Ausdehnung der Läsion erschwert, wie z. B. bei starker Insuffizienz, und der Herzmuskel gesund ist, antwortet er auf das Arbeitshindernis mit Hypertrophie; diese kann einen außergewöhnlichen Grad erreichen, so daß die größten Menschenherzen auf diese Art entstehen — cor bovinum.

Aortenstenose. — Sie ist oft mit Aorteninsuffizienz verbunden, und die Symptome der letzteren beherrschen gewöhnlich das Krankheitsbild. Ist keine oder nur eine geringe Insuffizienz vorhanden, so werden die Symptome der Aortenstenose, da sie weniger hervortreten, oft nur zufällig bei der gewöhnlichen Untersuchung des Kranken entdeckt.

Das am meisten charakteristische Zeichen für Aortenstenose ist ein systolisches Geräusch, das am lautesten über dem rechten zweiten Rippenknorpel hörbar ist und sich in die Karotiden fortpflanzt. Es kann ganz schwach sein,

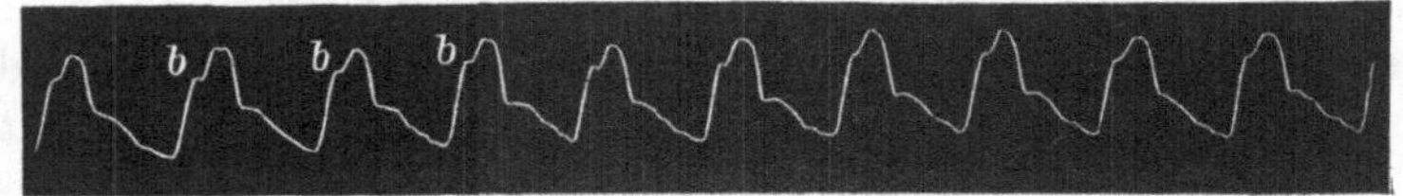

Abb. 232.　Anakroter Puls von einem Falle von Aortenstenose.

ein kurzes Blasen, ein andermal dauert es länger an und ist von einem Schwirren begleitet, das über dem oberen Teile der Brustwand wahrnehmbar ist. Das 'Herz schlägt oft langsam, zwischen 50 und 60 mal in der Minute. Der Radialpuls ist manchmal sehr charakteristisch. Er schlägt langsam und sozusagen gemächlich gegen den Finger an und eine sphygmographische Kurve zeigt oft einen schrägen Aufstieg mit einer geringen Unterbrechung nahe dem Gipfel (anakroter Puls, Abb. 232) oder sogar eine doppelte Welle an der Spitze (Pulsus bisferiens, Abb. 233). GRAHAM STEELL und LEWIS sagen, daß sie

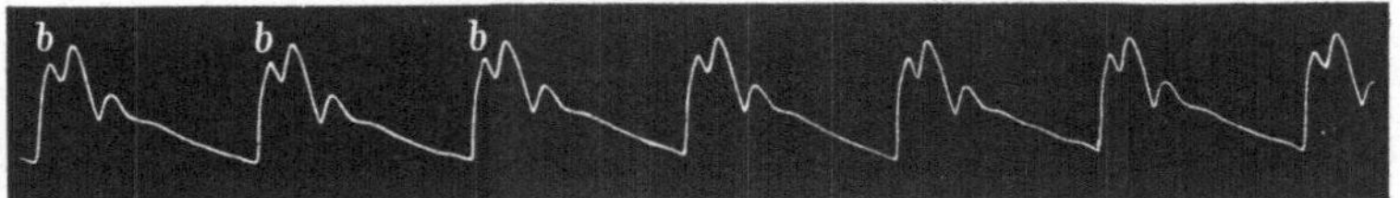

Abb. 233.　Pulsus bisferiens von einem Falle von Aortenstenose.

diesen Doppelschlag mit dem Finger fühlen konnten, und GRAHAM STEELL bemerkt, daß er ihn nur auf der einen Seite wahrnahm. Seine wahre Natur ist noch unklar. *Nach FEIL und GILDER, die den Puls bei Aortenfehlern mit dem FRANKschen Spiegel untersuchten, zeigt der pathologische Aortenpuls folgende Abweichungen, die einzeln oder in Kombination auftreten können: 1. Ungewöhnlich steiler Anstieg. 2. Vorhandensein von 2 Spitzen: diese sind entweder gleich hoch (Pulsus bisferiens) oder die erste ist niedriger (anakroter Puls). 3. Manchmal findet man rasche Oszillationen (Frequenz etwa 50 in der Sekunde) im aufsteigenden Schenkel oder auf der Höhe, als Ausdruck von Schwirren. Alle diese Eigenschaften lassen sich mehr oder weniger bei der Palpation erkennen. Der Eindruck der Zelerität beruht nur auf dem steilen Anstiege. Die Doppelschlägigkeit ist deutlich fühlbar, wenn die Spitzen mindestens 0,129″ voneinander entfernt sind. Das Gefühl des anakroten Pulses beruht auf der langen Distanz zwischen dem Beginne des Anstieges und der Höhe der zweiten Erhebung. Beim Pulsus bisferiens liegen die Spitzen um 0,1—0,18″ auseinander; dieser Puls kann anakrot werden, wenn der Arm senkrecht erhoben wird. Die Abbildung 234 zeigt einen solchen Puls und das zugehörige Elektrokardiogramm. Die beiden großen Spitzen liegen um 0,14" auseinander; außerdem ist auch im aufsteigenden Schenkel eine kleine Zacke zu sehen. Bei dem Kranken bestand ein systolisches und ein diastolisches Geräusch über der Aorta und ein deutliches Schwirren an derselben Stelle. Interessant ist, daß auch die Anfangsschwankung des Ekg eine Knotung im aufsteigenden Schenkel zeigt; man sieht dies gerade bei Aortenfehlern öfter und in verschiedenem Grade; auch tiefe Spaltungen der Anfangsschwankung sind nicht selten.*

Abgesehen von diesen Zeichen, findet sich bei Aortenstenose wenig Charakteristisches. Es können Symptome von Angina pectoris vorhanden sein, sie sind aber durch begleitende Veränderungen im Herzmuskel bedingt, und andere Zeichen von Herzinsuffizienz können auf dieselbe Ursache bezogen werden.

Aorteninsuffizienz. — Wenn die Aortenklappen geschrumpft sind, sind sie nicht mehr imstande, die arterielle Blutsäule während der Diastole zu halten, sie lassen etwas Blut in die Kammer zurückfließen und als Folge davon finden wir gewisse Veränderungen im Charakter des zweiten Tones und des Arterienpulses. Das Klappenschluß gibt beim zweiten Tone nicht mehr den eigentümlich klappenden Ton, er endet vielmehr mit einem Geräusche, das manchmal langgezogen, manchmal so kurz ist, daß man es kaum wahrnehmen kann, so als ob der zweite Ton nicht plötzlich, sondern mit einem leichten Seufzer endigte. Das diastolische Geräusch pflanzt sich gewöhnlich dem Sternum entlang, nach

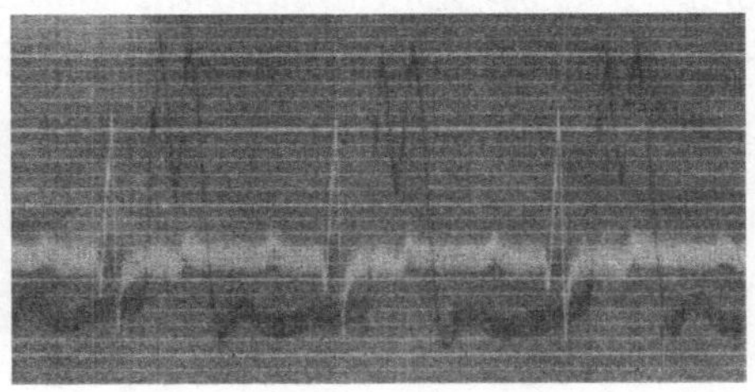

Abb. 234. *Radialpuls und Ekg von einem Falle von Aortenstenose. Doppelgipflige Pulswelle (Pulsus bisferiens). Das Ende der Abbildung zeigt, daß die Pulskurve etwas früher aufhört als das Ekg. Um dieses kurze Stück (0,06 Sek.) ist die Pulskurve nach rechts zu verschieben, damit die isochronen Punkte im Puls und im Ekg genau übereinanderstehen.*

abwärts fort, manchmal aber hört man es am lautesten an der Spitze. Foster nahm an, daß diese Verschiedenheit in der Fortpflanzung des Geräusches von der Richtung abhängt, die dem zurückfließenden Blute durch die Stellung der geschrumpften Klappe gegeben wird. Das scheint einleuchtend, es war mir aber nicht möglich, diese Annahme zu bestätigen, und die angegebene Erklärung ist in die neuesten Lehrbücher nicht aufgenommen.

Das Geräusch der Insuffizienz ist gewöhnlich mit einem Stenosengeräusche verbunden und wir erhalten das dann charakteristische, doppelte Aortengeräusch („Blasebalggeräusch"). Häufig findet sich eine Erweiterung der kleineren Arterien, und dies, vereint mit der Wirkung der Regurgitation auf den Arterienpuls, bewirkt, daß die Arterie gegen das Ende der Diastole leerer als gewöhnlich wird. Das bedeutet ein Sinken des Druckes; um einen normalen Mitteldruck aufrechtzuerhalten, erhöht das Herz die Kraft seiner Kontraktion und steigert den Druck während der Systole, so daß der systolische Druck stark vermehrt wird, während der Druck in der Diastole tief absinkt; es entsteht der charakteristische tiefabfallende Puls (CORRIGAN-Puls, Wasserhammer-Puls, Abb. 235, 236, 237). Dieser Charakter des Pulses kann noch besser zum Ausdruck gebracht werden, wenn man den Arm über den Kopf halten läßt. *Bei der kompensierten Aorteninsuffizienz ist der systolische Maximaldruck etwas erhöht,*

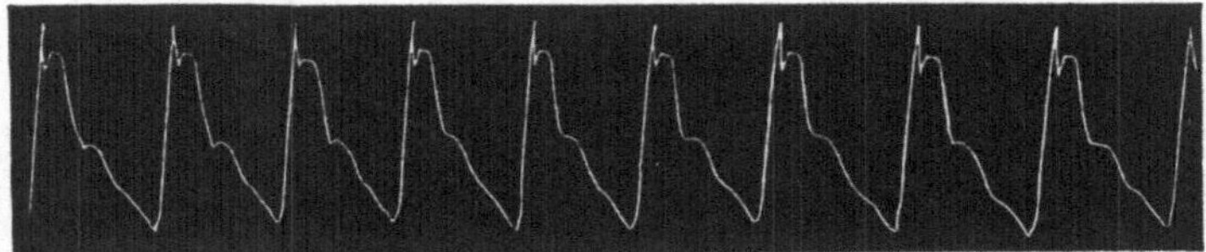

Abb. 235. Puls einer leichten Aorteninsuffizienz bei intaktem Herzmuskel.

der diastolische Druck immer stark vermindert (nach Tierversuchen von ZOLLINGER *um 38%). Daraus ergibt sich die für die Aorteninsuffizienz charakteristische große Pulsamplitude, der Pulsus celer. Der mittlere Druck bleibt nach klinischen und experimentellen Befunden annähernd normal. Nach* JOHN *ist der abnorm große Puls bei Aorteninsuffizienz so charakteristisch, daß man daraus allein die Diagnose stellen kann, auch wenn klinisch weder ein Geräusch zu hören noch eine*

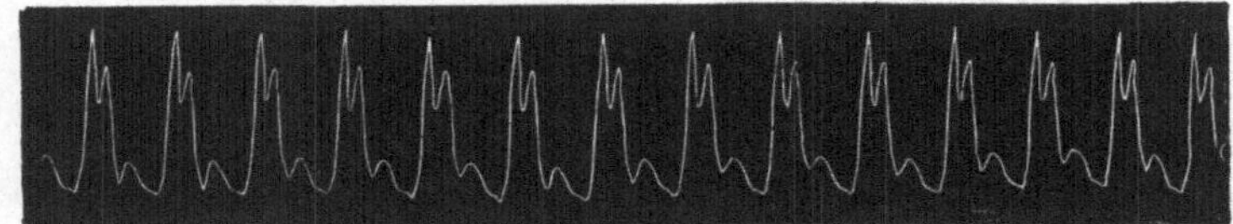

Abb. 236. Puls einer leichten Aorteninsuffizienz bei großer Herzschwäche.

ausgesprochene Zelerität des Pulses zu fühlen ist. JOHN *erwähnt einen solchen Fall, wo die Amplitude 90—102 cm Wasser betrug (gegen 60—70 normal); es bestand kein diastolisches Geräusch und die Obduktion ergab Perforation einer Aortenklappe. Auch* FEIL *und* GILDER, *deren Untersuchungen wir oben erwähnt haben, fanden, daß bei senkrecht erhobenem Arme die Zelerität und das Schwirren am besten zu fühlen sind. Beim Aortenpuls ist natürlich auch der*

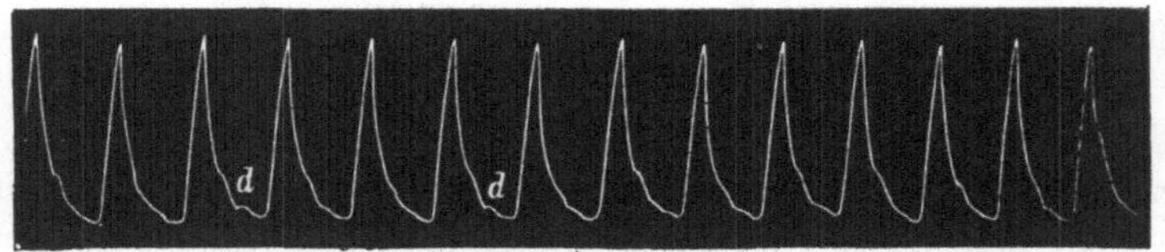

Abb. 237. Puls einer schweren Aorteninsuffizienz bei großer Herzschwäche.

Abfall von der Höhe steiler, es gibt aber keine Phase im Pulsbilde, die den Namen eines Kollapses verdienen würde; das, was der palpierende Finger als solchen empfindet, ist der Druckabfall von der Höhe bis zur Inzisur. Zeitweise wird der Arterienpuls durch die Kapillaren auf die Venen übertragen, und G. GIBSON erhielt eine graphische Aufzeichnung einer solchen Pulsation der Venen am Handrücken. Reibt man die Stirne bis sie rot wird, so sieht man die Röte mit jedem Schlage des Herzens zu- und abnehmen (Kapillarpuls).

Das doppelte Aortengeräusch kann vorkommen, ohne daß man in der Anamnese eine Herzaffektion erwähnt findet. In vielen Fällen ist eine geringe oder gar keine Herzerweiterung vorhanden und der Kranke kann ohne Beschwerden Sport treiben und Beschäftigungen nachgehen, die eine beträchtliche Anstrengung erfordern. In solchen Fällen kann man getrost annehmen, daß die Schädigung der Klappen nur gering war und daß der Herzmuskel einer schweren Läsion entgangen ist.

In anderen Fällen ist das Herz stark vergrößert und der Spitzenstoß ist diffus und verstärkt. Die Systole und Diastole des Herzens können Bewegungen der Leber verursachen, die eine Pulsation dieses Organes vortäuschen, aber die Analyse der graphischen Aufzeichnungen zeigt, daß es sich bloß um das Heraufziehen und Wiederherunterrücken der Leber infolge der Veränderungen der Herzgröße handelt (Abb. 36 und 37). Selbst unter diesen Umständen kann der Kranke noch jahrelang einem tätigen Berufe nachgehen, er wird aber immer Anfällen von Herzschwäche ausgesetzt sein. Der Zustand ist oft mit einer Affektion der Mitralklappe kombiniert, und diese Kombination ist oft mit eine Ursache für das Zustandekommen von terminaler Herzschwäche.

Am häufigsten sind es Menschen im mittleren Lebensalter, die an Aortenklappenerkrankungen leiden. Bei ihnen hat der sklerosierende Prozeß allmählich Fortschritte gemacht, und die ersten Symptome von Erschöpfung der Reservekraft sind so lange unbeachtet geblieben, bis Symptome ernster Art zur Aufmerksamkeit zwangen. In der Anamnese finden wir oft Rheumatismus, übermäßiges

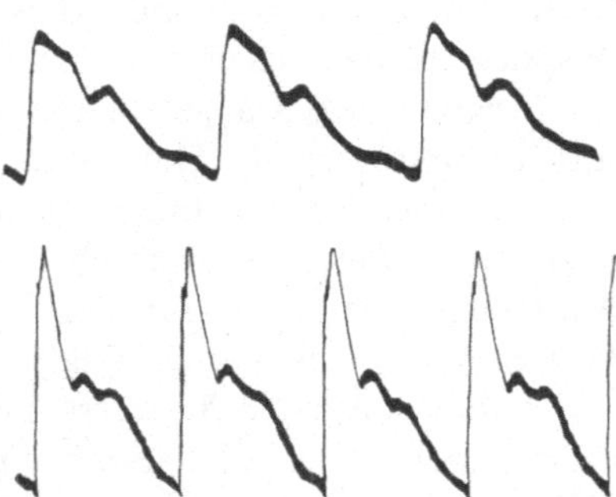

Abb. 238. *Oben normaler Radialpuls, unten Radialpuls bei Aorteninsuffizienz (nach* HESS).

Trinken, starke körperliche Anstrengung, Syphilis, aber es kann andererseits auch jede bestimmte Ursache fehlen. Das Gesicht sieht gewöhnlich blaßgrau (erdfarben) aus, wenn es auch bei anderen vollblütig und gerötet sein kann. Die Beschwerden sind verschieden: Atemnot nach Anstrengung, heftiges Klopfen im Halse, Anfälle von Schmerzen auf der Brust nach Anstrengung gehören zu den gewöhnlichen Symptomen, über die der Kranke zuerst klagt. Für eine verschieden lange Zeit wird unter geeigneter Behandlung ein gewisser Vorrat von Reservekraft wiedergewonnen und der Kranke kann monate- oder jahrelang, manchmal in ziemlichem Wohlbefinden, weiterleben, doch ist er gewöhnlich mehr oder weniger zu einem mühseligen Leben verurteilt.

Ein besonders charakteristisches Merkmal der Aorteninsuffizienz ist die Empfindlichkeit gegenüber nervösen Reizen. Herz und Blutgefäße werden leicht erregt, das Herz zu rascherem Schlagen, die Blutgefäße zu Änderungen ihrer Weite. Die Erkennung dieses eigentümlichen Verhaltens ist wichtig; denn ich habe zu wiederholten Malen gesehen, daß Leute, denen man zum ersten Male sagte, daß ihr Herz krank sei, eine starke Pulsbeschleunigung bekamen, auf die Erschöpfung folgte. Überdies sind diese Leute sehr empfindlich gegenüber psychischen Reizen, die dann nicht nur Pulsbeschleunigung, sondern auch Blutdrucksteigerung auslösen und zu Anfällen von Angina pectoris führen können (Fälle 38 und 42). Auf die verschiedene Höhe des Blutdrucks in den Arterien der Arme und der Beine habe ich schon (S. 141) hingewiesen und ebenso auch auf die Neigung dieser Leute zu Schmerzanfällen (S. 73).

Das Ende dieser Kranken kann sehr verschieden sein. Viele Kranke mit Aortenfehlern leiden an äußerster Erschöpfung, während andere keine objektiven Zeichen der Herzschwäche, wie Ödeme, aufweisen. Wenn Herzerweiterung und Ödeme bestehen, ist es gewöhnlich nur deshalb, weil auch der Herzmuskel erkrankt ist, was sich im Auftreten von Vorhofflimmern äußern kann. Zu den Fällen von Vorhofflimmern, die der Behandlung am wenigsten zugänglich sind, gehören die, wo eine Aorteninsuffizienz besteht, so daß ich das Einsetzen von Vorhofflimmern bei Aortenfehlern für ein einigermaßen ernstes Ereignis halte, und zwar für ernster als wenn es bei einer Mitralstenose geschieht. Diejenigen, die an Angina pectoris leiden, können ganz plötzlich sterben; einige Kranke habe ich während eines plötzlichen, äußerst schweren Anfalls von Dyspnoe sterben sehen.

Prognose bei Klappenfehlern. — Man muß immer daran denken, daß oft kräftige und gesunde Herzen ein Geräusch aufweisen, und daß man daher nach anderen Erscheinungen suchen muß, um sie zur Grundlage einer Prognose zu machen. Die Herzschwäche hängt von so vielen und so verschiedenen Bedingungen ab, z. B. von der Größe der Klappenläsion, deren Fortschreiten wiederum von dem Vernarbungsprozeß abhängt, der die Klappen ergriffen hat, ferner von den zugleich auftretenden Veränderungen im Muskel und im $a\text{-}v$-Bündel und von den Lebensbedingungen des Kranken, daß man keine auf alle Fälle anwendbare Regel aufstellen kann. Immerhin, wenn man einen Versuch macht, den Wert der vorhandenen Symptome nach den von mir festgelegten Grundsätzen abzuschätzen, so wird man in jedem Falle eine annähernd richtige Prognose stellen können. Nur einen Punkt möchte ich wieder besonders betonen: Man lasse nie ein einzelnes Symptom als Basis für die Stellung einer ungünstigen Prognose gelten. In dieser Hinsicht hat das Vorhandensein eines Geräusches auf die Ärzte einen solchen Eindruck gemacht, daß die Kranken ständig dadurch in hohem Grade geschädigt werden, daß man die prognostische Bedeutung dieses Zeichens zu ernst auffaßt. Die Leistungsfähigkeit des Herzens ist in diesen Fällen der einzig wahre und sichere Wegweiser. Selbst wenn diese momentan beschränkt ist, sollte man sich eines Urteils enthalten, bis eine Gelegenheit sich bietet, um festzustellen, bis zu welchem Grade der Herzmuskel einen Vorrat von Reservekraft wiedergewinnen kann.

Behandlung. — Da die Herzschwäche bei Klappenfehlern jede Seite unseres Themas berührt, so muß die Art der Behandlung von einem sehr weiten Gesichtspunkt aus besprochen werden. Die Kapitel über die Behandlung enthalten daher eine ausführliche Darstellung dieses Gegenstandes.

44. Kapitel.

Mediastino-pericarditis adhaesiva.

Ätiologie. — Symptome. — Prognose. — Behandlung.

Ätiologie. — Die Verwachsungen des Herzbeutels nach rheumatischer Perikarditis veranlassen selten irgendein Symptom. In diesen Fällen kommt es nicht zu Verwachsungen des Perikards mit den das Herz umgebenden Geweben. Andrerseits verursachen gewisse, ihrer Natur nach unklare, entzündliche Affektionen, wahrscheinlich tuberkulöser Natur, wie sie bei „Polyserositis" vorkommen, sehr deutliche Störungen. Hier ergreift der Entzündungsprozeß sämtliche Gewebe des Mediastinums, verklebt Herz und Perikard und verbindet sie mit fast allen sie umgebenden Gebilden. Das Herz wird hinten an der Wirbelsäule und vorn an der Thoraxwand fixiert. Da die Wirbelsäule unnachgiebig ist, so zieht das Herz bei der Kontraktion vorn an den Rippen, und je nachdem sie mehr oder weniger nachgeben, sehen wir, wie die Rippen während der Systole eingezogen werden und während der Diastole zurückschnellen. Diese Erschwerung der Arbeit des Herzens führt zu einer starken Vergrößerung seines Umfanges, und auch die größten Herzen können bei dieser Krankheit angetroffen werden. *Man hat die inneren Herzbeutelverwachsungen, die Concretio pericardii cum corde, von den äußeren, der Accretio oder Mediastinoperikarditis unterschieden, doch trifft dies nach* VOLHARD *(1923), von dem auch die folgenden Ausführungen stammen, nicht das Wesentliche. Denn auch bei der Accretio ist immer eine Concretio vorhanden. Es gibt aber doch 2 Arten der schwieligen Perikarditis, je nachdem das klinische Bild von den äußeren Verwachsungen des Herzbeutels mit der Brustwand beherrscht wird oder von der Schrumpfung des Herzbeutels. Der Unterschied besteht darin, daß in dem ersteren Falle hauptsächlich die Systole erschwert wird, da das Herz bei jeder Kontraktion den Widerstand der Brustwand überwinden muß, die es nach links und einwärts zieht. In dem anderen Falle, in dem die schwielige „Umklammerung" des Herzens überwiegt, ist die Erschwerung der Diastole die Hauptsache. Bei der Accretio sieht man neben einer mehr oder weniger hochgradigen Herzschwäche und der Unverschieblichkeit der Brustorgane bei der Atmung und bei Lagewechsel vor allem die charakteristische Einziehung der Herzgegend und der ganzen Brustwand bei jeder Systole und ihr Zurückfedern in der Diastole, also das, was* BRAUER *als diastolisches Brustwandschleudern bezeichnet hat, und was oft fälschlich für den Spitzenstoß gehalten wird. Dies Phänomen kann aber nur dann beobachtet werden, wenn die Herzkraft und vor allem die diastolische Füllung noch ausreichen. Wenn man daher bei der 2. Art der Perikarditis, bei der Umklammerung, diese Bewegung der Brustwand nur wenig oder gar nicht vorfindet, so liegt das daran, daß die Erschwerung der Diastole eine kräftige Systole gar nicht mehr aufkommen läßt und dies ist daher als der schwerere Grad der Erkrankung anzusehen.*

Symptome. — Die Kranken leiden stets an starker Kurzatmigkeit und müssen gewöhnlich im Bett hochgelagert werden. In der Regel klagen sie über wenig oder gar keine Schmerzen, in einem Falle jedoch fand ich, daß Anfälle von Angina pectoris von der schwersten Form sehr leicht zustande kamen. Schon eine geringe Anstrengung, besonders das Lachen des Kranken, löste einen Anfall aus. Manchmal wurden Anfälle durch Kneifen der Haut unter der linken Brustwarze oder durch das Auflegen des Stethoskops hervorgerufen.

Die Verwachsungen des Herzens mit den Lungen, den Blutgefäßen und anderen benachbarten Gebilden erzeugen eine große Mannigfaltigkeit in den Symptomen, deren Ursache vielfach unklar ist. Die Hauptsymptome sind eine starke Vergrößerung des Herzens — die manchmal so hochgradig ist, daß sie einen deutlichen Größenunterschied zwischen den beiden Brusthälften verursacht — und die Retraktion der das Herz umgebenden Gebilde während der Kammersystole. Die systolische Einziehung allein ist nicht maßgebend, denn wie ich gezeigt habe, kommt sie auch zustande, wenn die Vorderfläche des Herzens vom rechten Ventrikel gebildet wird (Abb. 42). Während der Kammersystole findet sich oft auf der linken Seite hinten eine Einziehung der unteren Inter-

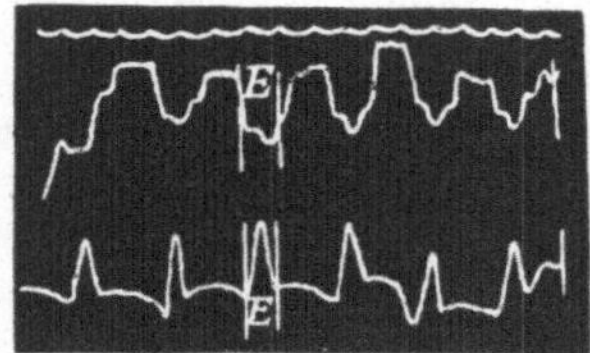

Abb. 239. Die obere Kurve wurde in einem Falle von Mediastinitis adhaesiva über dem 9. linken Interkostalraum hinten aufgenommen und zeigt „Broadbents Symptom", d. h. eine Einziehung des Interkostalraumes während der Kammersystole (Strecke E).

kostalräume (BROADBENTS-Zeichen, Abb. 239). TALLANT und COOPER haben gezeigt, daß dies bei Vergrößerung des Herzens (mit Kompression der Lungen) auch ohne Adhäsion des Perikards entstehen kann. In solchen Fällen aber verändern sich die betreffenden Interkostalräume mit der Atmung, und COOPER meint, daß nur, wenn sie sich nicht mit der Respiration verändern, wie das BROADBENT beobachtet hat, dieses Symptom eine Perikardverwachsung beweist. Wenn die Brustwand dünn und das Herz nicht von der Lunge bedeckt ist, macht die systolische Retraktion der verschiedenen Zwischenrippenräume den Eindruck eines merkwürdigen wellenförmigen Rhythmus.

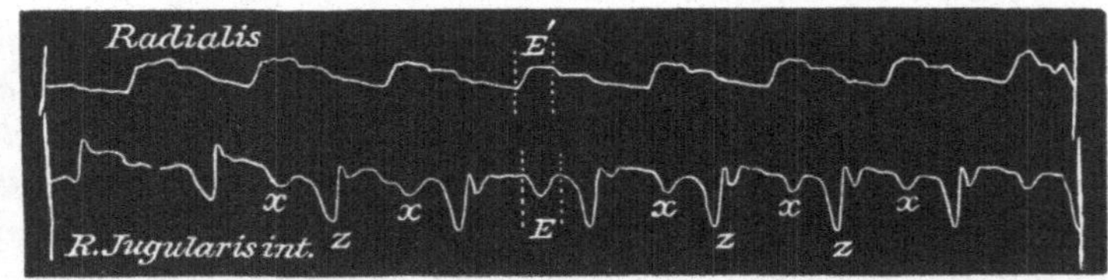

Abb. 240. Gleichzeitige Kurven des Radial- und Venenpulses, der während der Kammerdiastole eine tiefe Senkung z zeigt. (Von einem Falle von Mediastinitis adhaesiva.)

Obwohl man oft die verschiedensten Geräusche und Änderungen der Töne hört, so ergibt doch die Auskultation kein bestimmtes Zeichen. Manchmal sieht man während der Inspiration die Venen des Halses anschwellen. Ein sehr merkwürdiges Symptom ist der plötzliche Kollaps dieser Venen zu Beginn der Diastole, was FRIEDREICH dadurch erklärte, daß die Rippen, nachdem sie durch die Kammersystole einwärts gezogen worden waren, zurückschnellen, wodurch die Brusthöhle plötzlich erweitert und der Abfluß aus den überfüllten Venen beschleunigt wird. Das ersieht man gut aus der Jugulariskurve (Abb. 240), in der der Abfall z durch die diastolische Ausdehnung der Brust bedingt ist.

Der Radialpuls kann während der Inspiration eine Größenabnahme zeigen — Pulsus paradoxus. Man weiß jetzt, daß respiratorische Schwankungen des Pulses bei ganz verschiedenen Zuständen vorkommen können, aber ich glaube, daß der Puls bei Mediastinitis adhaesiva gewisse unterscheidende Merkmale darbietet. Merkwürdigerweise sind, soviel ich weiß, keine Kurven veröffentlicht worden, welche den Pulsus paradoxus bei adhäsiver Mediastinitis zusammen mit der Atemkurve zeigen, mit Ausnahme zweier Fälle, wo NICHOLSON solche Kurven in GIBSONS Fällen aufnahm. Der Vergleich dieser Kurven mit einigen von mir aufgenommenen läßt mich vermuten, daß die Schwankungen auf sehr verschiedene Ursachen zurückgeführt werden können. Da jedoch meine Beobachtungen nur wenige Fälle betreffen, so gehe ich nicht auf den Gegenstand ein, möchte aber die Aufmerksamkeit auf ein Gebiet lenken, das noch der Erforschung bedarf.

Gewöhnlich findet sich gleichzeitig mit diesen Symptomen eine Vergrößerung und manchmal auch eine Pulsation der Leber, die in WENCKEBACHS Fall der Vorhofstypus zeigte. Die Milz kann ebenfalls stark vergrößert sein und oft findet sich ein beträchtlicher Hydrops.

Das Bild der zweiten Art, nämlich der Umklammerung des Herzens, ist nach VOLHARD *gekennzeichnet durch das auffallende Mißverhältnis zwischen den hochgradigen, offenbar kardialen Stauungserscheinungen und dem geringfügigen objektiven Herzbefunde. Man findet das typische Bild der hochgradigen Herzschwäche, Ödeme, Zyanose, Leberschwellung und Atemnot, vermißt aber alle Zeichen am Herzen, die diesen Zustand erklären könnten. Das Herz ist nicht erweitert, sondern klein, es ist weder ein Spitzenstoß noch eine Erschütterung der Brustwand zu fühlen, die Töne sind meist rein, aber auffallend leise, der Puls ist klein und weich und wird bei der Inspiration oft kleiner, der Rhythmus ist regelmäßig. Vor dem Röntgenschirm scheint das Herz stillzustehen, so gering sind die Ausschläge der Herzbewegungen. Daß bei diesem Leiden vor allem die Diastole sehr eingeschränkt ist, erkennt man daran, daß die Halsvenen überfüllt sind, auch beim Sitzen und Stehen nicht leerlaufen und besonders in aufrechter Haltung einen sehr charakteristischen doppelten Kollaps in der Systole und Diastole erkennen lassen; dasselbe sieht man auch sehr gut an den gestauten Venen des erhobenen Armes. Der bedeutenden Steigerung des Venendruckes entspricht die gewaltige Leberschwellung sowie die Neigung zu Hydrothorax und vorzeitigem Aszites, der jahrelang das Bild beherrschen kann (Pseudoleberzirrhose, F. PICK). Differentialdiagnostisch ist besonders das gleichzeitige Bestehen einer hochgradigen venösen Stauung bei kleinem Herzen wichtig. Dadurch unterscheidet sich dieser Zustand von „Einflußstauung" (VOLHARD) von der echten Leberzirrhose und der chronischen tuberkulösen Peritonitis. Ein ganz ähnliches Bild kann eine hochgradige Mitralstenose geben; da ist aber dann auch das rechte Herz sehr stark überfüllt und es besteht fast immer Vorhofflimmern, wobei der Venenpuls den Kammertypus aufweist.*

Prognose. — Die Prognose dieser Fälle ist schlecht. Wenn auch manchmal nach schweren Symptomen Perioden bemerkenswerter Besserung auftreten, so sind diese nur vorübergehend und die Kranken gehen allmählich einem verhängnisvollen Ende entgegen.

Behandlung. — Die bisherige Behandlung dieser Fälle ist nicht befriedigend, und man kann nur raten, die bei äußerster Herzschwäche zu befolgenden Grundsätze anzuwenden. Einem Vorschlag von Brauer folgend, wurden Versuche gemacht, das Herz durch Rippenresektion zu befreien. Die Operation wurde in mehreren Fällen ausgeführt und Wenckebach berichtet über deutliche Besserung in einem Falle. *Dieser Operation, der Kardiolysis, ist die Perikardiolysis oder Perikardiektomie gegenüberzustellen, die Schmieden auf Veranlassung Volhards in Fällen von Umklammerung des Herzens ausführte. Es wird dabei zuerst ein großes Thoraxfenster hergestellt und dann das schwielig verdickte Perikard besonders über dem linken Ventrikel abpräpariert und herausgeschnitten, und zwar ohne Rücksicht auf den Phrenikus. Schmieden hatte in 2 Fällen sehr gute Erfolge und schildert anschaulich, wie „das zu ewiger qualvoller Systole verurteilte und keiner Diastole mehr fähige Herz‟ sich vor den Augen des Operateurs entfaltet. Der Venendruck geht zurück und das Herz wird wieder arbeitsfähig. Natürlich ist der Eingriff sehr schwer, es ist aber in solchen Fällen jede konservative Therapie vollkommen aussichtslos.*

45. Kapitel.
Angeborene Herzfehler.

Ätiologie. — Symptome. — *Elektrokardiogramm.* — Prognose. — Behandlung.

Ätiologie. — Angeborene Herzfehler sind durch das Persistieren gewisser fötaler Kreislaufsformen bedingt, wie z. B. das Offenbleiben des Foramen ovale oder des Ductus arteriosus, oder durch eine Störung in der Entwicklung, die zu Deformation der Klappen oder zu Verengerung oder Verschluß der großen Arterienstämme führt. Sie können auch infolge fötaler Endokarditis entstehen. In vielen Fällen sind diese Zustände mit dem Leben nicht vereinbar.

Nur in Ausnahmefällen erlauben die Symptome die Erkennung der Natur des Herzdefektes.

Symptome. — Das am meisten charakteristische Symptom ist die Zyanose, die bei einer großen Anzahl von Kranken vorhanden ist. Keulenförmige Anschwellung der Endphalangen der Finger begleitet gewöhnlich die Zyanose. Das Herz ist oft stark vergrößert; das kann durch eine Hypertrophie des linken Ventrikels bedingt sein, wenn ein Hindernis für das Ausströmen des Blutes durch die Aorta vorhanden ist, oder durch Dilatation des rechten Herzens, wenn Störungen im Lungenkreislauf oder ein offenes Foramen ovale vorliegen. Gewöhnlich sind Geräusche vorhanden, der Zeit nach fast immer systolisch, aber es ist schwer, ihre Herkunft festzustellen, mit Ausnahme der Fälle von offenem Duktus. Hier bleibt die Verbindung zwischen Aorta und Pulmonalarterie offen, und da der Druck in der Aorta viel höher ist, so geht während des ganzen Herzzyklus ohne Unterbrechung ein Blutstrom von der Aorta zur Pulmonalis. Dies führt, wie Gibson nachgewiesen hat, zu einem Geräusche, das mit großer Intensität mit der Kammersystole beginnt, sich über diese hinaus bis in die Diastole hinein erstreckt und gegen das Ende der Diastole abklingt. Dieses Geräusch ist am lautesten über dem zweiten und dritten linken Interkostalraum, und hier kann man auch synchron mit dem Geräusch ein sehr deutliches Schwirren fühlen.

Elektrokardiogramm. *— Das Ekg bei angeborenen Herzfehlern ist, wie zuerst* NICOLAI *und* STERIOPULO *gefunden und viele andere Autoren dann bestätigt haben, dadurch charakterisiert, daß die Anfangsschwankung bei Abl. I nach abwärts gerichtet ist; die R-Zacke ist klein oder fehlt ganz, die S-Zacke ist tief (s. Abb. 93 S. 180). Zur Unterscheidung vom Ekg des Situs inversus ist besonders darauf zu achten, daß die Vorhofzacke und die Nachschwankung wie gewöhnlich nach aufwärts gerichtet sind, während beim Situs inversus alle Zacken umgekehrt sind (Abb. 89). Die Ursache dieser Veränderung des Ekg könnte in einer Änderung der Reizausbreitung oder der Massenverhältnisse der beiden Herzhälften liegen. Daß das erstere nicht der Fall ist, haben* GROEDEL *und* MÖNCKEBERG *gezeigt, die in einem Falle von Pulmonalstenose mit typischem Ekg das Reizleitungssystem ganz normal fanden. Bezüglich der zweiten Erklärung ist darauf hinzuweisen, daß sich bei den angeborenen Herzfehlern praktisch zwei Gruppen unterscheiden lassen, und zwar einerseits die Stenosen in der Gegend des Pulmonalostiums und andererseits die Kommunikationen zwischen den Kammern (Septumdefekte), zwischen den Vorhöfen (offenes Foramen ovale) oder zwischen Aorta und Pulmonalis (Persistenz des Ductus Botalli). Ein typisches Ekg für diese verschiedenen Arten von Herzfehlern gibt es nicht, sondern man findet die charakteristische Umkehr der Anfangsschwankung nur bei solchen Fehlern, die zu einer starken Hypertrophie der rechten Kammer führen, also vor allem bei der Pulmonalstenose (Abb. 93 S. 180). Die Erklärung dafür wurde von* GROEDEL *und* MÖNCKEBERG *darin gesucht, daß die starke Hypertrophie des rechten Ventrikels den linken nach hinten drängt, so daß das Herz gedreht wird und sich die Lage der beiden Kammern zu den Ableitungspunkten ändert. So erklärt sich die typische Formveränderung des Ekg einfach aus einer Lageveränderung des Herzens. Tatsächlich haben* LOHMANN *und* MÜLLER *dieselbe Umkehr der Anfangsschwankung in Tierversuchen erzielt, wenn sie das bloßgelegte Herz um seine Längsachse drehten (s. S. 178).*

Prognose. — Ist keine Zyanose vorhanden, das Herz wenig oder gar nicht vergrößert, das Kind gut entwickelt und die Leistungsfähigkeit des Herzens gut erhalten, so ist die Prognose günstig; sonst sind die Aussichten schlecht, wenn das Kind auch viele Jahre lang ein gebrechliches Leben führen kann.

Behandlung. — Wenn das Herz den Kreislauf gut aufrechterhält, ist keine Behandlung erforderlich. In ernsteren Fällen ist, abgesehen von der guten Pflege und Ernährung des Kindes, eine spezielle Behandlung für das Herz von geringem Nutzen, da Digitalis, wenn nicht Hydrops vorhanden ist, nur selten hilft.

46. Kapitel.

Prognose.

Verantwortlichkeit des ärztlichen Berufes. — Die Basis für die Prognose. — *Der Vagusdruckversuch.* — *Prognose und Elektrokardiogramm.*

Verantwortlichkeit des ärztlichen Berufes. — Abgesehen davon, daß wir die Bedeutung irgendeines abnormen Zeichens oder Symptoms erkennen, sollten wir auch bestrebt sein, uns über seine Bedeutung für die Zukunft des Kranken klar zu werden. Dies kann nur dadurch geschehen, daß wir beobachten, wie Menschen mit solchen Anomalien die Stürme und Kämpfe des Lebens überwinden. Dies war das besondere Ziel der Arbeit, die ich durch mehr als ein Vierteljahrhundert den Herzkrankheiten gewidmet habe; ich entnehme die folgenden Beobachtungen meiner persönlichen Erfahrung, und bei jeder Schlußfolgerung habe ich eine Zahl von Fällen im Sinne, von denen ich sie herleite.

Ich fürchte nur zu sehr, daß der Ärztestand im allgemeinen sich seiner Verantwortung bezüglich der Prognose nicht genügend bewußt ist. Wenn ein Mensch sich einem Ausspruch unterwirft, so tut er das mit so unbedingtem Zutrauen, daß das gefällte Urteil seinen ganzen Lebenslauf zu ändern vermag. Er beabsichtigt z. B. einen bestimmten Beruf zu ergreifen, und die vorhergehende ärztliche Untersuchung ergibt Erscheinungen, die der Arzt für abnorm hält. Eine ungenügende Kenntnis ihrer Natur kann nun, und leider geschieht das oft, dazu führen, daß man annimmt, es könnten ernste Folgen daraus entstehen, und der Bewerber wird abgewiesen. Er wird so von seinem selbstgewählten Beruf ausgeschlossen, und da er den Grund seiner Abweisung kennt, geht er mit dem unangenehmen Bewußtsein durchs Leben, daß ihm ständig Gefahr droht, während die vermutliche Abnormität oft nur ein Symptom von geringer oder gar keiner Bedeutung ist.

Wenn wir ein ärztliches Zeugnis einer Versicherung überblicken, so tritt uns all das Ungemach entgegen, dem der Bewerber ausgesetzt ist. Ist der Puls regelmäßig? Sind die Töne rein? Wird eine dieser Fragen verneint, so wird der Bewerber entweder zurückgewiesen oder er wird Zeit seines Lebens dadurch gestraft, daß er eine höhere Prämie zu zahlen hat und außerdem von dem schmerzlichen Bewußtsein eines Gebrechens bedrückt wird.

Ich halte mich mit einigem Nachdruck bei diesem Gegenstande auf, weil ich so viele Beispiele kenne, wo den Menschen schweres Unrecht geschehen ist, nicht nur in pekuniärer Beziehung, sondern auch dadurch, daß man ihnen große Auslagen, unnötige Behandlung und Seelenangst auferlegt, weil das Wesen und die prognostische Bedeutung irgendeines einfachen Symptoms, wie eines Geräusches oder einer Extrasystole, bis dahin nicht erkannt worden war. Ich frage mich manchmal, ob nicht durch die Anwendung der Auskultation mehr Schaden verursacht als Gutes gestiftet worden ist. Daß sie nicht nur eine Wohltat bedeutet, das ist leider nur zu offenbar, denn man hat nicht nur vollständig falsche Schlüsse in bezug auf die Tragweite der Geräusche für die Zukunft des Kranken gezogen, sondern es wurde auch so viel Zeit darauf verwendet, ihre Entstehungsursache festzustellen, daß man wichtigere Fragen aus dem Auge verlor. Es ist so leicht ein Geräusch zu erkennen, daß andere weniger deutliche, aber wichtigere Symptome nur zu oft vernachlässigt werden.

Eine ernste Verantwortung ruht auf jedem Arzte auch bei der Beratung in anderen Fragen. Soll ein Mann sein Geschäft aufgeben? ist eine Frage, um derentwillen beständig um Rat gefragt wird, und ob nun der Betreffende ein Staatsmann oder ein Arbeiter ist, die Beantwortung dieser Frage erfordert die größte Sorgfalt. Soll eine Frau mit einem Herzleiden heiraten, und soll man bei eingetretener Schwangerschaft diese bestehen lassen? Das sind Probleme, denen jeder praktische Arzt einmal begegnet, und wenn er nach einem

Anhaltspunkt in den Lehrbüchern sucht, so findet er bloß allgemeine Ansichten, die er nicht auf den Einzelfall anwenden kann. Diese Tatsache allein sollte die Aufmerksamkeit unserer Ärzte fesseln und ihnen zum Bewußtsein bringen, wie unvollkommen die Lehre der Herzkrankheiten bis jetzt war.

Die Basis für die Prognose. — Eine rationelle Prognose muß sich auf eine klare Vorstellung über die Entstehung eines gegebenen Symptomes gründen. Die Wissenschaft hat die Gefahren der Unwissenheit nie wirksamer zerstreut, als indem sie die wahre Bedeutung der Symptome bei Herzkrankheiten klarlegte. Auf die Laien und die Ärzte macht die Plötzlichkeit, mit der der Tod eintreten kann, einen so starken Eindruck, daß unnötige Furcht vor einem plötzlichen Tode sie gefangennimmt, sobald das Herz irgendein außergewöhnliches Symptom zeigt. Gerade deswegen bin ich mit solcher Ausführlichkeit auf die Erklärung so vieler Symptome eingegangen. Ich gebe zu, daß es noch viele gibt, die ich nicht verstehe, aber ich habe mich bemüht, ihre Bedeutung zu erkennen, indem ich die Leute, die sie zeigten, beobachtete und ich habe gesucht, eine Basis zu finden, nach der sie eingeschätzt werden können.

Bei der Bewertung eines bestimmten abnormen Zeichens oder bei der Feststellung des Zustandes des Herzens ist die Art und Weise, wie das Herz sich bei Anstrengung verhält, der zuverlässigste Führer. Dies wiederum ist nur ein Versuch, den Betrag der Reservekraft zu beurteilen. Wenn der Kranke ohne Beschwerden sich solchen Anstrengungen unterziehen kann, wie wir sie seinem Alter nach von ihm erwarten dürfen, dann kann man mit Gewißheit annehmen, daß die Abnormität in Wirklichkeit nur geringe Bedeutung besitzt.

Ist der Zusammenbruch vollständig, so sollte die Entscheidung so lange aufgeschoben werden, bis sich gezeigt hat, bis zu welchem Grade Erholung eintritt. Der Grad der Wiederherstellung befähigt uns, über den Zustand des Herzmuskels ein Urteil zu bilden, denn von seiner Fähigkeit, die Reservekraft zu erneuern, hängt die Zukunft des Kranken ab. Es ist ein auf sehr viele Fälle anwendbarer Grundsatz, daß die Kranken sich gewöhnlich von dem ersten Anfall von Herzschwäche erholen, auch wenn er noch so schwer ist. Das erklärt sich daraus, daß der Kranke immerwährend seinem minderwertigen Herzen mehr Arbeit zugemutet hat, als es leisten konnte, so daß eine Ruhezeit hinreicht, um dem erschöpften Muskel ein gewisses Maß von Kraft wiederzugeben.

Auch Kranke, bei denen die Funktion niemals vollständig wiederhergestellt wird und bei denen Anfälle von schwerer Herzschwäche häufig auftreten, können noch viele Jahre leben und manchmal ein ziemlich nützliches Leben führen, wenn auch mit der Zeit die progressiven Veränderungen so groß werden oder der Muskel so erschöpft wird, daß selbst eine vorübergehende Wiederherstellung nicht mehr zustande kommt.

Bei Kranken, die eine deutliche Beschränkung der Leistungsfähigkeit des Herzens aufweisen, sollte deren Ursache genau geprüft werden. Man sollte daran denken, daß ein Herz, das nicht genügend in der Übung ist, seine Leistungsfähigkeit mehr und mehr einbüßt. So ist oft ein Mann, der seit langem eine sitzende Lebensweise führt, von der Tatsache überrascht, daß eine

Anstrengung, die er einige Jahre früher mit Leichtigkeit ausgeführt hätte, ihn ganz atemlos macht. Aber durch mäßige Übung hat er bald genug Reservekraft aufgespeichert, um der gestellten Aufgabe ohne Beschwerden zu entsprechen. Deshalb sollte man in allen Fällen, auch wenn ein abnormes Symptom wie ein Geräusch oder eine Irregularität vorhanden ist, den Charakter der Erschöpfung berücksichtigen. Man darf auch nicht vergessen, daß die angenommene Abnormität vielleicht nichts mit den Symptomen der Erschöpfung zu tun hat. Da ist besonders der Fall bei jungen Leuten, bei denen Ohnmachtsanfälle nicht selten sind. Ich habe zu wiederholten Malen große Aufregung entstehen sehen, weil ein Knabe oder ein Mädchen ohnmächtig wurde und bei Bettruhe einen unregelmäßigen Puls zeigte. Diese Unregelmäßigkeit war vom juvenilen Typus, und wenn sie irgendeine Beziehung zu den Ohnmachtsanfällen hatte, so war das bloß ein Zufall und durchaus kein Grund, ein unbedeutendes Leiden ernster anzusehen.

Während die Grundsätze, auf denen die Prognose ruht, bei den gewöhnlicheren Herzkrankheiten ziemlich gut bestimmt werden können, treffen wir andererseits oft Kranke, die Symptome darbieten, deren Natur uns zu unklar ist, um sie deuten zu können. In diesen Fällen wird eine Prognose oft verlangt, ist aber schwer zu stellen. Nach dem von mir angenommenen Plane schließt man die Möglichkeit einer Muskeldegeneration dadurch aus, daß man die Beschaffenheit des Herzmuskels untersucht, und besonders seine Leistungsfähigkeit, wie es im 5. Kapitel beschrieben ist. Man muß sich auch immer fragen, inwieweit die Beschwerden nervösen Ursprungs sein können; habe ich mich davon überzeugt, daß der Muskel gesund ist, so stelle ich eine günstige Prognose, mache aber zugleich darauf aufmerksam, daß der Fall unklar ist. Ich tue das, weil ich auf Grund meiner Erfahrungen gefunden habe, daß diese Ausnahmefälle, besonders wenn es sich um Erwachsene im jugendlichen Alter handelt, stets mehr oder weniger zur Genesung neigen. Unglücklicherweise geht man gewöhnlich nicht nach diesem Plane vor, denn einige Symptome werden nur zu oft um so ernster genommen, je unklarer ihre Entstehung ist. In vielen Fällen muß der Arzt darauf vorbereitet sein, seine Meinung zu verteidigen, und so eine große Verantwortung auf sich zu laden. Ich habe z. B. bei mehreren Gelegenheiten Kranke gesehen, die wegen einer Influenza im Bett gehalten und komplizierten Behandlungsmethoden unterworfen wurden. Die Kranken klagten über unbestimmte Symptome, die sie beängstigten, dabei waren gewisse Abnormitäten vorhanden, wie frequenter Puls oder Extrasystolen. Nachdem ich mich davon überzeugt hatte, daß kein ernstes Leiden vorhanden war, zögerte ich nicht, die Kranken aufstehen und ihr gewöhnliches Leben fortführen zu lassen, auch wenn der behandelnde Arzt vor der Verantwortung zurückschrak. Ich habe bis jetzt niemals Ursache gehabt, ein solches Vorgehen zu bedauern, und es ist besser, in einem seltenen Falle ein geringes Risiko auf sich zu nehmen, als zuzusehen, wie ein Kranker infolge unserer Unwissenheit und Furcht vor Verantwortung der Invalidität entgegengeht.

Der Vagusdruckversuch. — *Im Jahre 1914 berichtete* WENCKEBACH *über seine Erfahrungen mit dem Vagusdruckversuche, den er bei seinen Patienten systematisch ausführte. Er drückte meist auf den rechten Vagus am Halse, oft* *zum Vergleich auch auf den linken, aber nie auf beide zu gleicher Zeit. Da der Vagusdruck manchmal bedeutende Herzstillstände hervorruft, muß man mit leisem Druck anfangen und dabei die Herztätigkeit mit dem Stethoskop kontrollieren. Erst wenn man die Wirkung bei dem betreffenden Kranken auf diese Weise festgestellt hat, darf man auch zur graphischen Aufnahme schreiten. Bei solcher Vorsicht sind unangenehme Folgen nicht zu befürchten; sogar lange Stillstände werden von dem Patienten nicht oder kaum gespürt. Die Wirkung des Vagusdruckes ist bei den einzelnen Patienten sehr verschieden und auch bei demselben Kranken nicht immer gleich. Bei manchen muß stark gedrückt werden, bei anderen genügt schon der leiseste Druck in der Nähe der Karotis, um einen sehr starken Effekt hervorzurufen. Dieser zeigt sich einmal spät, in anderen Fällen sofort, manchmal dauert er nur kurze Zeit, dann wieder sehr lange mit langer Nachwirkung. Die gewöhnlichste Folge des Vagusdruckes ist eine mehr oder weniger starke Verlangsamung der Herztätigkeit, manchmal ein mehrere Sekunden dauernder Stillstand des ganzen Herzens. Weniger oft sieht man eine Hemmung der Reizleitung, wobei so wie im Tierversuche „escaped beats" und Extrasystolen auftreten können.*

WENCKEBACH hatte sich nun schon 1907 die Frage vorgelegt, ob der Effekt der Vagusreizung etwas mit dem Zustande des Herzmuskels zu tun haben könnte, und er fand bald, daß fast alle Fälle, die eine sehr starke Wirkung zeigten, Patienten mit sehr schweren Herzleiden betrafen. So war es bei einem 51 jährigen, bis dahin gesunden Manne, der innerhalb zweier Monate an Angina pectoris und schwerster Herzschwäche zugrunde ging. Wenige Wochen vor seinem Tode löste die leiseste Berührung der Halsvagusgegend erschreckend lange Herzstillstände aus. Kurze Zeit später behandelte WENCKEBACH eine ältere Dame mit schwerster Herzschwäche bei alter Mitralinsuffizienz mit Ödemen, Leberschwellung usw. Die leiseste Berührung der Karotis gab Herzstillstand. Nach sechswöchiger Kur mit Bettruhe und viel Digitalis war der Zustand sehr gebessert und der Vaguseffekt kaum noch auszulösen. Auch in anderen Fällen schwächte sich die Wirkung des Vagusdruckes ab, wenn sich der Zustand des Herzens besserte. Auf Grund solcher Erfahrungen sah sich WENCKEBACH veranlaßt, bei Vorhandensein eines sehr starken Vaguseffektes eine ungünstigere Prognose zu stellen, und zwar besonders dann, wenn schon ein leiser Druck genügt, um eine starke Wirkung hervorzurufen. WENCKEBACH faßt seine Erfahrungen in folgenden Sätzen zusammen: Der sehr stark positive Ausfall des Vagusdruckversuches bei leiser Berührung der Vagusgegend deutet in einer großen Zahl von Fällen auf eine schwere Schädigung des Herzens, besonders auf einen schlechten Zustand des Herzmuskels hin. Der Satz darf aber nicht umgekehrt werden: in sehr vielen Fällen schwerer Herzschädigung ist der Vaguseffekt nicht auffallend gesteigert. Andererseits gibt es Fälle von sehr gesteigertem Vaguseffekt, wo keine besondere Erkrankung des Herzens nachweisbar ist. Man kann aber doch folgendes sagen: „Ist bei Krankheiten des Zirkulationsapparates der Effekt des Vagusdruckversuches bei leisem Druck stark positiv, so spricht das für einen schlechten Zustand des Herzmuskels."

Diese Frage ist dann 1916 von WEIL an den Kranken der Straßburger Klinik nachgeprüft worden, wobei sich die Angaben WENCKEBACHS bestätigten. Auch WEIL findet, daß ein pathologischer Effekt des Vagusdruckes für Degeneration des Herzmuskels spricht, und zwar wahrscheinlich besonders des spezifischen Gewebes. Es sind das dieselben Herzen, die im Ekg eine negative Nachschwankung haben und beides zusammen bezeichnet WEIL *als Entartungsreaktion des Herzmuskels. In 13 Fällen, die zur Obduktion kamen, konnte der Zusammenhang zwischen der „Entartungsreaktion" und schweren Muskelveränderungen nachgewiesen werden, wobei die Erkrankung der Koronargefäße eine besondere Rolle zu spielen scheint. Auch* ROMBERG *hat die Befunde von* WENCKEBACH *bestätigt. Unter 49 Kranken mit schwachem Herzmuskel hatten 10 deutliche Verlangsamung bei Druck auf den Vagus. Bei 28 anderen Herzkranken ohne Herzschwäche, aber mit Klappenfehlern, Hochdruck, Aortitis zeigte sich niemals eine solche Verlangsamung. Unter 50 Menschen mit klinisch gesundem Herzen hatten 2 mit peripherer Arteriosklerose und 2 mit Extrasystolen einen übermäßigen Vaguseffekt.* ROMBERG *schließt mit den Worten: „Zweifellos muß also deutliche Verlangsamung auf Vagusdruck an eine Störung der Herzfunktion denken lassen. Der negative Ausfall entscheidet aber in keiner Richtung."*

Eine ähnliche Wirkung wie durch Druck auf den Halsvagus kann man durch Druck auf beide Augäpfel erzielen (Bulbusdruck, ASCHNER*). Es bestehen aber da manchmal gewisse Unterschiede. So kann ein leichter Druck auf die Bulbi starke Hemmung, aber auch Tachykardie erzeugen. In vielen Fällen ist der Bulbusdruck wirksamer als der Druck auf den Halsvagus. Der zu Untersuchende liegt auf dem Rücken, schließt die Augen und richtet sie so, als ob er seine Füße ansehen wollte; dann drückt man auf die geschlossenen Augenlider, zuerst leicht, dann, wenn keine besondere Wirkung auftritt, stärker; die Wirkung tritt nicht sofort ein. Man kann auf beide Bulbi oder nur auf einen drücken. Meist ist der Druck auf das rechte Auge wirksamer als der auf das linke, und das stimmt in interessanter Weise damit überein, daß die Reizung des rechten Vagusstammes fast immer stärker verlangsamend wirkt, als die des linken. Bei Gesunden nimmt beim Bulbusdruck die Frequenz meist nur um 5—12 Schläge in der Minute ab, es kommen aber auch lange Stillstände (bis zu 8″) vor. Diese Wirkung kommt zustande durch einen Reflex, der über den Trigeminus auf den Vagus und den Accelerans abläuft. Die Art, wie das Herz antwortet, hängt vom Zustande dieser beiden Systeme ab. Gewöhnlich bekommt man, wie gesagt, Verlangsamung; in manchen Fällen treten, wenn die Pausen lang werden, „escaped beats" auf, in anderen fängt die Kammer sogar an, für kurze Zeit automatisch zu schlagen. Diese gesteigerte Reizbildungsfähigkeit untergeordneter Zentren dürfte wohl dem Accelerans zuzuschreiben sein. Es sind ferner beim Menschen auch dromotrope Wirkungen beobachtet worden, und zwar von einer einfachen Verlängerung der Überleitungszeit angefangen bis zu atrioventrikulärer Dissoziation. Alle diese Wirkungen treten nicht mehr auf, wenn die Vagi vorher durch Atropin gelähmt worden sind. Der Reflex geht ferner beim Bulbusdruck nicht nur auf die Herznerven, sondern auch auf die Vasomotoren und das Atemzentrum über. So entstehen Änderungen des Blutdruckes, die von Fall zu Fall etwas verschieden sind, und Störungen der Atmung; diese bleiben auch nach Atropininjektion bestehen.*

Prognose und Elektrokardiogramm. — *Für die prognostische Bedeutung des Ekg kommen hauptsächlich 4 Veränderungen in Betracht, die meist nicht einzeln, sondern in verschiedenen Kombinationen auftreten, und zwar Verkleinerung der Ausschläge, Fehlen oder Negativität der Nachschwankung in einer oder in mehreren Ableitungen, Spaltung der Anfangsschwankung und endlich Verbreiterung der Zacken.*

1. Verkleinerung der Ausschläge. Ich habe schon im 23. Kapitel darauf hingewiesen, daß keine direkte Beziehung besteht zwischen der Größe der Ausschläge im Ekg und der Kraft der Herzkontraktion. Trotzdem scheint es, daß in manchen Fällen die Herzschwäche mit einer Verkleinerung der Ausschläge einhergeht. Dies haben z. B. HEARD und HEIN beobachtet, die bei 46 von 780 Herzkranken konstant oder gelegentlich eine Verkleinerung der Zacken bei allen Ableitungen fanden. Diese Verkleinerung ging auffallend parallel mit der Ausbildung der Herzschwäche und der Verschlechterung des Allgemeinbefindens; von diesen Kranken sind 17 gestorben. Man muß sich aber natürlich durch Kontrollaufnahmen vor technischen Fehlern hüten, und da vielfache Ausnahmen vorkommen, muß man mit der Deutung kleiner Ekge vorsichtig sein; jedenfalls darf man bei normal großen Ausschlägen eine Herzschwäche nicht ausschließen.

2. Die Negativität der Nachschwankung ist seit EINTHOVEN sowie KRAUS und NICOLAI vielfach als ominöses Zeichen einer Myokardschädigung aufgefaßt worden. Man hat sich dabei zunächst auf experimentelle Tatsachen gestützt und darauf hingewiesen, daß die Nachschwankung bei Chloroformnarkose, bei Blutentziehung und anderen Eingriffen negativ werden kann. Mit solchen Analogien ist aber nichts anzufangen, da die Nachschwankung auch unter Umständen negativ wird, wo von einer Verschlechterung der Herztätigkeit gar keine Rede sein kann, z. B. nach Reizung des linken Accelerans. Es kann also da nur eine ausgedehnte Beobachtung an Menschen zeigen, inwieweit aus der Negativität der Nachschwankung Schlüsse auf den Zustand des Herzmuskels gezogen werden können. Da liegen nun aus jüngster Zeit groß angelegte Untersuchungen vor, die zur Beantwortung dieser Frage herangezogen werden können. Zunächst muß aber darauf aufmerksam gemacht werden, daß auch Digitalis die Nachschwankung negativ machen kann (COHN, FRASER und JAMIESON 1915); es ist daher die Negativität der Nachschwankung nur bei solchen Kranken prognostisch zu verwerten, die innerhalb der letzten Wochen kein Digitalis bekommen haben; es wird daher eine große Zahl von Fällen ausgeschieden werden müssen. Trotzdem konnte WILLIUS aus der MAYO-Klinik über die prognostische Bedeutung der Negativität der Nachschwankung sehr ausgedehnte Untersuchungen ausführen, deren Ergebnisse wir im folgenden kurz zusammenfassen. Nach der Häufigkeit der Negativität der Nachschwankung, die wir der Kürze halber mit —T bezeichnen, ergibt sich folgende absteigende Reihe: Abl. II und III: 189 Fälle (42,1%), nur Abl. I: 146 Fälle (32,5%), Abl. I und II: 63 Fälle (14%), in allen Abl.: 51 Fälle (11,4%). —T nur bei Abl. III ist inkonstant und prognostisch ohne Bedeutung. WILLIUS hat nun den Fällen mit —T je eine Kontrollserie gegenübergestellt, die eine möglichst gleiche Zahl von Kranken im gleichen Alter und Geschlecht, mit derselben klinischen Diagnose und mit demselben Grade von Dekompensation umfaßten, aber eine positive Nachschwankung hatten. Bezüglich der Mortalität ergaben sich dann folgende bemerkenswerte Unterschiede.

	Mortalität	in Monaten	Kontrolle Mortalität	in Monaten
—T I und II	65,3%	12,7	17,5%	10,8
—T I	63,4%	8,5	26,8%	2,4 Jahren
—T I, II, III	62,5%	12,7	20,5%	19,2 Monaten
—T II und III	32,2%	11	20%	1,5 Jahren
Durchschnitt	50,4%	11,2	22,3%	19,2 Monaten

Die prognostische Bedeutung der —T steht demnach außer Zweifel, wenn kein Digitalis gegeben wurde. Es ergaben sich konstante Beziehungen zwischen —T und klinisch nachweisbarer schwerer Herzerkrankung, wobei Myokarddegeneration dominierte, und zwar besonders in Kombination mit Hypertension. Wahrscheinlich liegt da ursächlich eine obliterierende Koronarerkrankung zugrunde.

Zu ganz ähnlichen Schlüssen ist MOSLER *gekommen. Bei 305, meist ambulant behandelten Kranken, deren Herzen nachweisbar krank oder doch „verdächtig" waren, fand er —T in Abl. I und II 23 mal, und diese Gruppe hatte die höchste Mortalität, nämlich 60,8%, was ja sehr gut mit den Erfahrungen von* WILLIUS *stimmt.* MOSLER *kommt daher zu dem Schlusse, daß ein fehlendes oder —T bei Abl. I und II ein Zeichen eines schlecht funktionierenden oder sehr schnell versagenden Herzens ist, während eine positive Nachschwankung bei diesen Ableitungen nicht beweisend für die Funktionsfähigkeit des Herzens ist.*

3. und 4. Spaltung der Anfangsschwankung. Sie kommt meist gleichzeitig mit der Verbreiterung dieser Schwankung vor und wir besprechen daher

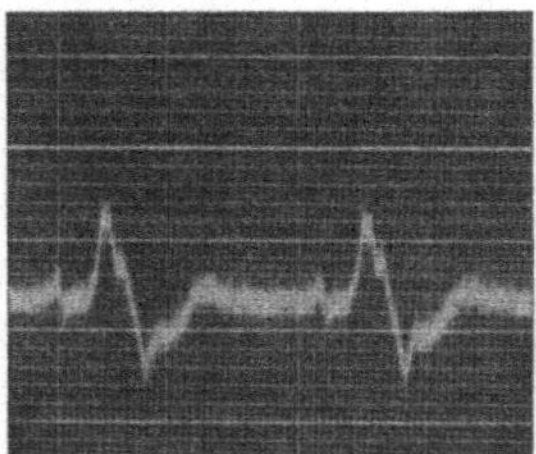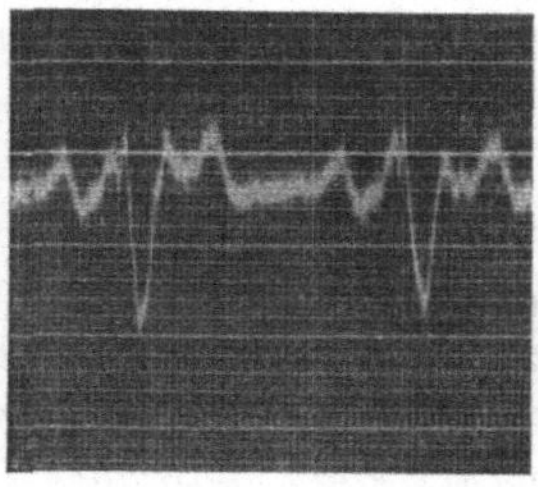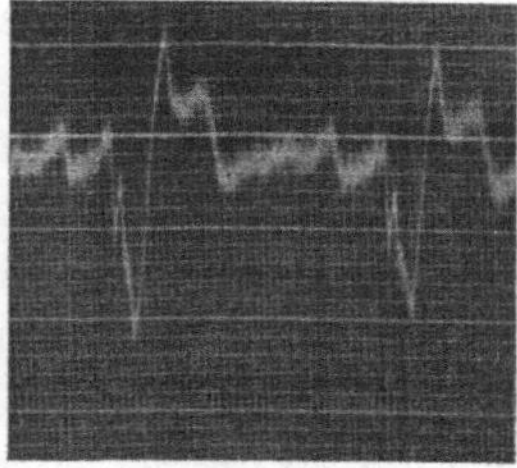

Abb. 241. Aorteninsuffizienz, vielleicht auch Stenose. Herz stark nach links verbreitert, Diagonale 16 cm. Gestorben etwa 2 Wochen nach Aufnahme dieser Kurve. (Ableitung I, II, III.)

diese beiden Veränderungen zusammen. Eine Spaltung der R-Zacke kommt auch bei Gesunden vor; LEWIS *und* GILDER *fanden sie zwar bei Abl. I und II verhältnismäßig selten, bei Abl. III aber sehr oft, und da kommt auch bei normalen Herzen eine Aufsplitterung in mehrere Zacken vor.* MOSLER *und* SACHS *fanden unter 520 nicht ausgesuchten Fällen bei 77 einen Knick in irgendeinem Teile der Anfangsschwankung; von diesen Fällen hatten bis auf 5 Herzneurosen alle einen abnormen Herzbefund. Unter den Fällen mit gespaltener Anfangsschwankung waren nur 2 ohne abnormen Herzbefund, während die Fälle von mehrfach gespaltener oder aufgesplitterter Anfangsschwankung ohne Ausnahme hochgradige Veränderungen an den Kreislauforganen darboten.* WILLIUS *fand unter 747 Kranken bei 550 eine ausgesprochene Spaltung der Anfangsschwankung in einer der 3 Ableitungen, bei 197 nur eine Verdickung oder Knotung des auf- oder absteigenden Schenkels. Bei der ersten Gruppe fand sich die Veränderung in 71% bei Abl. III und in je 14—15% bei Abl. I oder II. Mehr als die Hälfte dieser Fälle hatte eine Hypertrophie des linken Ventrikels; in diesem dürfte also der Sitz der Störung liegen. Ätiologisch kommen besonders in Betracht degenerative Vorgänge, Infektion, lokale Ernährungsstörungen und angeborene Herzfehler. 85% waren herzleidend. Die 2. Gruppe, wo nur eine Verdickung oder Knotung im Saitenbilde zu sehen war, entfernt sich weniger von der Norm, aber auch hier starben 24% an Herzleiden (gegen 14,3% einer Kontrollserie). Diese Veränderungen der Anfangsschwankung sprechen nicht so sehr für allgemeine, sondern eher für lokale, das Reizleitungssystem betreffende Störungen in den Kammern. Inwieweit ihnen auch anatomische Veränderungen zugrunde liegen, kann man wegen des spärlichen Obduktionsmaterials nicht sagen. Klinisch läßt sich in manchen Fällen nichts Abnormes feststellen. Der Herzmuskel ist noch stark genug, aber das Ekg zeigt, daß schon Muskelläsionen vorhanden sind. Die Prognose wird noch viel schlechter, wenn außerdem eine 0,10″ überschreitende V e r b r e i t e r u n g d e r A n f a n g s s c h w a n k u n g vorhanden ist. Das sind Zeichen einer schweren Herzerkrankung, wahrscheinlich auch so wie bei der Negativität der Nachschwankung ein Symptom von Koronarsklerose. In dieser Gruppe beträgt die Mortalität 62,9%, gegen 21,5% einer Kontrollserie. WILLIUS fand unter diesen Fällen vorwiegend chronische Myokarditis (26%), dann Myodegeneration und Hypertension (15,2%), Myodegeneration und Arteriosklerose (13,4%) usw.*

Besonders schlecht wird die Prognose, wenn sich die Spaltung und Verbreiterung der Anfangsschwankung gleichzeitig mit der Negativität der Nachschwankung

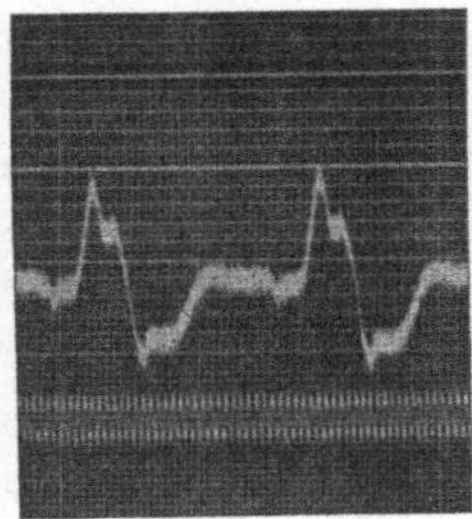 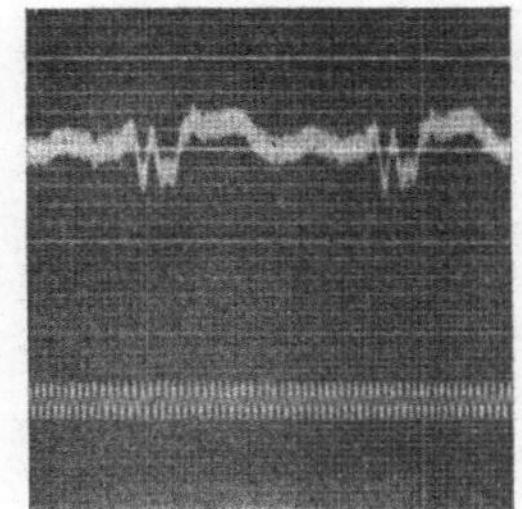 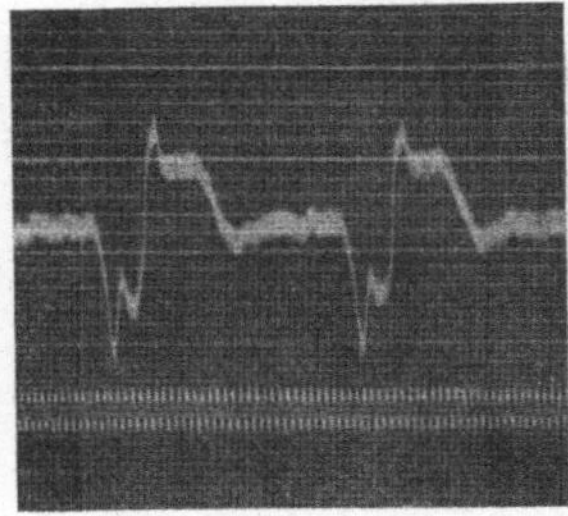

Abb. 242. Hochgradige Aortenstenose. Starke Hypertrophie und Dilatation links. Gestorben 1 Woche nach Aufnahme dieser Kurve. (Ableitung I, II. III.)

vorfinden. Auch hier wieder dominiert nach WILLIUS die Myodegeneration und Hypertension (38,9%). Die folgende Zusammenstellung zeigt die Mortalität bei dieser Kombination gegenüber den Kontrollserien.

	Mortalität	*Kontrollserie Mortalität*
—T I und II und veränderte Anfangsschwankung	*95 %*	*18,7%*
—T II und III „ „ „	*73,3%*	*26,6%*
—T I, II, III „ „ „	*100 %*	*0 %*

Vom Standpunkt der Prognose ordnen sich die beschriebenen Veränderungen des Ekg wie folgt (WILLIUS):

—T und veränderte Anfangsschwankung Mortalität 86,7% in 12,7 Monaten
Veränderte Anfangsschwankung allein „ 62,9% „ 14,2 „
—T allein „ 50,4% „ 11,2 „

Die Abb. 241 und 242 zeigen die beschriebenen Veränderungen des Ekg; die große Ähnlichkeit der Kurven ist bemerkenswert. Diese Kurven erinnern auch sehr an die, die für Schenkelblock charakteristisch sind (s. S. 318), und zwar müßte hier eine Unterbrechung im rechten Schenkel angenommen werden. Es ist aber sehr unwahrscheinlich, daß dies der Fall war. In b iden Fällen handelte es sich um Aortenfehler, in dem einen um eine sehr hochgradige Aortenstenose, und es ist nicht einzusehen, wie da der rechte Schenkel zu Schaden kommen sollte (die

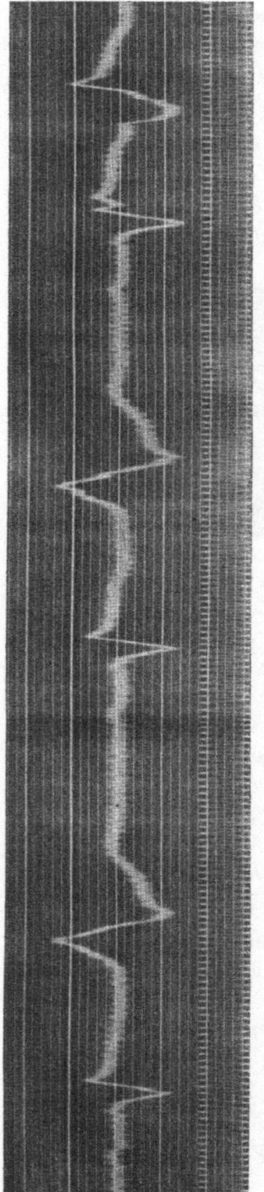

Abb. 243. 60 jähr. Mann, Aorteninsuffizienz, schlechtes Myokard. Starb ½ Jahr nach Aufnahme dieser Kurve. Abl. II.

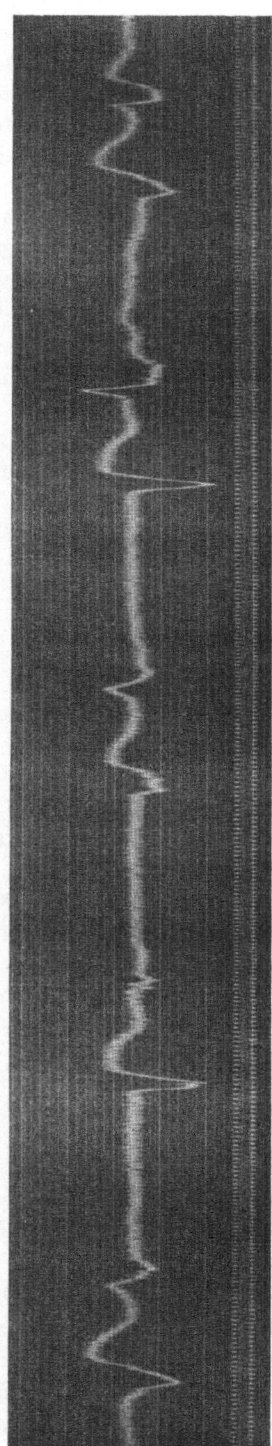

Abb. 244. 59 jähr. Mann. Myo degeneratio und Arteriosklerose. Der Mann hatte bald Bradykardie, bald Tachykardie, zeitweise Adams-Stokessche Anfälle; er zeigte körperliche Schwäche, sehr langsame, mit Schmerz verbundene Bewegungen sowie Zyanose der Nase und der unteren Extremitäten. Er starb bald nach Aufnahme dieser Kurve.

mikroskopische Untersuchung muß erst vorgenommen werden). Beide Herzen waren links stark hypertrophisch, so daß die Grundform des Kammer-Ekg schon dadurch gegeben ist. Wenn nun die Zacken breit und die Nachschwankung negativ werden, nimmt die Kurve die für Schenkelblock charakteristische Form an, ohne daß dieser bestehen muß. Immerhin ist daran festzuhalten, daß die Verbreiterung und Spaltung der Anfangsschwankung auf Leitungsstörungen in den peripheren Teilen des Leitungssystems hinweisen, und zwar handelt es sich wahrscheinlich um multiple Veränderungen in den feineren Verzweigungen, was schon an sich eine schlechte Prognose rechtfertigen dürfte.

Die Verbreiterung der Anfangsschwankung kann auch ohne deutliche Spaltung vorkommen und man hat dann ohne weiteres den Eindruck des trägen Erregungsablaufes, wie er z. B. in den beiden Abb. 243 und 244 zu sehen ist. In beiden Fällen handelt es sich um eine ventri-

kuläre Bigeminie mit wechselndem Ausgangspunkt der Extrasystolen. Beide Patienten machten einen schwerkranken Eindruck und starben bald nach der Aufnahme der abgebildeten Kurven. Es wäre also zwar in diesen beiden Fällen das Ekg zur Stellung einer Prognose nicht notwendig gewesen: aber ich habe auch bei anderen Kranken nur auf Grund eines trägen Erregungsablaufes eine schlechte Prognose gestellt und mich dabei nicht getäuscht. Ich muß aber noch besonders darauf hinweisen, daß man sich dabei vor technischen Fehlern, insbesondere vor einer ungenügenden Spannung der Saite hüten muß, da auf diese Weise ähnliche Bilder zustande kommen können (s. S. 174 und Abb. 84).

47. Kapitel.

Behandlung.

Was zu behandeln ist. — Schwierigkeit, die Wirkung von Heilmitteln zu beurteilen. — Grundzüge der Behandlung. — Heilmaßnahmen. — Ruhe. — Diät. — Körperliche Übungen. — Massage. — Aderlaß. — Bäder. — Die Bäder von Nauheim. — Ursache der Wirksamkeit der Bäderbehandlung.

Was zu behandeln ist. — Bevor wir auf die Behandlung der Herzkrankheiten eingehen, müssen wir uns eine klare Vorstellung darüber bilden, welches Ziel wir bei der Behandlung im Einzelfalle verfolgen. Dies ist besonders notwendig, wenn wir den Kranken mit einer vernünftigen Methode behandeln wollen; denn man wird bei sorgfältiger Analyse finden, daß die Symptome und die Umstände, die zur Herzschwäche geführt haben, in den einzelnen Fällen so verschieden sind, daß es nicht zwei Kranke gibt, die dieselben Bedingungen darbieten, und daher muß jeder Kranke nach seinen besonderen Erfordernissen behandelt werden. Überdies gibt es viele Erscheinungen, deren Wesen uns unklar ist und die doch oft das Ziel der Behandlung bilden, obwohl diese Erscheinungen an sich weder Zeichen einer Erkrankung sind, noch geeignete Richtlinien für die Behandlung abgeben. Wir müssen daher nach allgemeinen Grundzügen suchen, die uns bei der Würdigung der Eigentümlichkeit im Einzelfalle leiten und uns erkennen lassen, ob es notwendig ist, ein Symptom zu behandeln, dessen Ursache wir vielleicht gar nicht verstehen.

Bevor wir aber die Richtlinien zur Erkennung der Bedeutung der Symptome und ihrer Beziehung zu Herzschwäche und Behandlung darlegen, muß ich darauf hinweisen, daß viele Ansichten, die heute noch in bezug auf die Behandlung vorherrschen, gründlich geändert werden müssen. Bis in die letzten Jahre wußte man über die Art, wie Herzsymptome zustande kommen und welche Bedeutung sie für die Leistungsfähigkeit des Herzens haben, so wenig, daß die Auffassung der Herzschwäche und der Art ihrer Entstehung nur sehr unvollkommen war. In der Praxis begegnet man immer wieder Kranken, die einer anstrengenden und lästigen Behandlung unterworfen werden, weil sie ein Symptom zeigen, das für abnorm gehalten wird und von dem man deswegen glaubt, daß es ein geeignetes Objekt für die Behandlung ist, während das Symptom in Wirklichkeit gar keine üble Bedeutung hat und auch keine drohende Gefahr anzeigt; ja, in einzelnen Fällen kann diese sogenannte Abnormität sogar ein Zeichen für die Kraft und Gesundheit des Herzens sein.

Solche Betrachtungen haben es notwendig gemacht, Leute durch Jahre hindurch zu beobachten, um die Bedeutung vieler Herzsymptome zu erkennen und herauszufinden, welche Tragweite die abnormen Erscheinungen für die Zukunft des Kranken haben und ob sie eine Behandlung angezeigt erscheinen lassen, und zwar ohne Rücksicht darauf, ob man die Natur des Symptoms versteht oder nicht. Daher spielt die Bestimmung des Wertes der Symptome eine sehr große Rolle, wenn man nach sicheren Grundsätzen für die Behandlung sucht. Wenn man wirklich verstehen will, was für Grundsätze das sein sollen, muß man wissen, was Herzschwäche ist, denn in vielen Fällen ergibt sich die Notwendigkeit der Behandlung aus der Tatsache, daß das Herz nicht imstande ist, einen ausreichenden Kreislauf aufrechtzuerhalten. Ich will daher auf den Begriff der Herzschwäche hinweisen, wie ich ihn im 2. Kapitel entwickelt habe. Denn nur wenn wir das Wesen der Herzschwäche richtig einschätzen, können wir zu einer vernünftigen Behandlung kommen.

Schwierigkeit, die Wirkung von Heilmitteln zu beurteilen. — Die Beschreibung im 2. Kapitel beschäftigt sich mit der wirklichen Herzschwäche, aber man muß sich immer vor Augen halten, daß die Mehrzahl der „Herz"-patienten, die der Arzt zu behandeln hat, nur wenig oder gar nicht an Herzschwäche leiden. Es können sich unangenehme Empfindungen einstellen, die auf einer Kreislaufstörung beruhen oder mit ihr einhergehen, wie Herzklopfen, Arhythmie, ein Gefühl von Schwäche oder Ohnmacht oder nervöse Empfindungen der verschiedensten Art. Es besteht vielleicht eine gewisse Einschränkung der Leistungsfähigkeit des Herzens mit mehr oder weniger ausgesprochenen abnormen Symptomen, wie Geräuschen, Arhythmie oder Herzvergrößerung; auf Grund dieser Erscheinungen wird das Herz für krank erklärt, und um es wiederherzustellen, werden energische Maßnahmen getroffen. Diese Heilbestrebungen können den Erfolg haben, daß sie den Kranken in einen besseren Zustand versetzen und daß die unangenehmen Erscheinungen aufhören. Wenn man nicht sorgfältig versucht, das Wesen der Störung zu erkennen und den Anteil zu bestimmen, den die verschiedenen angewendeten Mittel haben können, kann es leicht geschehen, daß ein bestimmtes Mittel in den Ruf kommt, für die Behandlung aller möglichen Arten von Herzkrankheiten von Wert zu sein. Bevor wir uns daher eingehender mit der Betrachtung der bei der Behandlung von Herzzuständen mit Vorteil anwendbaren Mittel beschäftigen, will ich kurz auf gewisse Umstände hinweisen, welche die Kranken und die Ärzte bei der Auswahl von Herzmitteln beeinflussen.

Zu den wirksamsten Mitteln gehört die Suggestion, ihre Wirkung ist aber so unmerklich, daß weder die Kranken noch die Ärzte etwas davon merken. Ich habe gerade erwähnt, daß in vielen Fällen die Symptome nicht, wie angenommen wird, von der Herzkrankheit herstammen, sondern von dem Zustande des Nervensystems des Kranken. Eine Behandlung, die den Zustand des Kranken bessert, verscheucht diese Symptome. So kann im Laufe der Behandlung die Lebensweise des Kranken wesentlich geändert worden sein, indem man seine Nahrungsaufnahme einschränkte, gewisse Laster abstellte, das Maß der körperlichen Anstrengung herabsetzte oder den Kranken an einen anderen Ort brachte. Neben diesen Veränderungen ist vielleicht ein Arzneimittel, eine Übungs- oder Badekur gebraucht worden und die schließlich sich einstellende Besserung wird dann besonderen Mitteln zugeschrieben. Auf diese Weise sind viele Mittel in den Ruf gekommen, bei der Behandlung besonders wirksam zu sein, aber abgesehen davon, daß das eine zweifelhafte Quelle für die Erkennung der Heilwirkung eines Mittels ist, muß auch der nervöse Zustand des Kranken in Betracht gezogen werden. Es gibt viele Leute, die sich einbilden, daß sie herzkrank sind; sie sind infolgedessen besonders ängstlich, und alles, was diese Befürchtungen zerstreut, wird sofort Erleichterung verschaffen. Wenn nun zu derselben Zeit ein Heilmittel angewendet worden ist, wird der Kranke glauben, daß dieses eine ganz besondere Wirkung auf sein Herzleiden besitzt und daß dieses Mittel ihm die Erleichterung verschafft hat. Es ist außerordentlich schwer, das Wirkliche von dem zu unterscheiden, was nur scheint, besonders, wenn ein gewisser Grad von Herzschwäche infolge einer organischen Erkrankung des Herzens vorhanden ist. Es ist viel Wahres daran, wenn man sagt, daß ein Herzkranker immer die Neigung hat, ein Neuropath zu werden. Und gerade diese Tatsache, die nicht erkannt wird, führt die Ärzte bezüglich des Wertes der Arzneimittel in die Irre.

Als Beispiel möchte ich die folgende Erfahrung anführen: Ich habe von Zeit zu Zeit einen intelligenten Mann gesehen, der an vorgeschrittener Herzsklerose und häufigen Anfällen von Angina pectoris litt. Bei diesen Anfällen verschaffte $^1/_2$ mg Nitroglyzerin immer Erleichterung. Manchmal hatte er auch ziemlich schwere Anfälle von Atemnot und er sagte mir, daß auch da das Nitroglyzerin immer helfe, aber erst nach $^1/_2$ Stunde. Ich hatte schon beobachtet, daß diese Anfälle von Dyspnoe manchmal von selbst aufhörten, wenn die Aufmerksamkeit des Kranken sehr in Anspruch genommen wurde oder wenn er sprach. Ich sagte ihm nun, daß ich daran zweifle, daß das Nitroglyzerin bei seinen Anfällen von Atemnot helfe, denn es wirke sehr rasch, und ich hätte erwartet, daß es schon nach wenigen Minuten wirken müßte. Er war aber so überzeugt von der guten Wirkung, daß er mir versprach, sich über seine Anfälle von Dyspnoe Aufzeichnungen zu machen. Diese Aufzeichnungen habe ich nun von mir und ich brauche nur zu sagen, daß zwei Anfälle darin vorkommen, die $^1/_2$ Stunde nach der Darreichung von Nitroglyzerin aufgehört hatten. Dann war ein dritter Anfall beschrieben, wo nur ein Pfefferminzplätzchen genommen wurde, und da war der Anfall schon nach $^1/_4$ Stunde vorüber. Als ich den Kranken das nächste Mal sah und darüber sprach, sagte er mir, daß er sehr an die Wirksamkeit von Pfefferminz glaube. Es ist wohl kaum notwendig darauf hinzuweisen, daß die verschwindend kleine Menge Pfefferminz wohl nur wirken konnte, weil sie von dem starken Glauben unterstützt wurde.

Die Tatsache, daß nicht nur das Mittel, sondern auch der Glaube daran auf den Kranken wirkt, wird aber nicht genügend in Betracht gezogen; ja, man kann sogar sagen, daß die Ärzte nur allzu oft unbewußt derselben Täuschung unterliegen. Ich habe mich oft darüber gewundert, daß Männer, die in den exakten Wissenschaften geübt sind und logisch denken können, jeden

Sinn für Maß und Wirklichkeit zu verlieren scheinen, wenn sie es mit Heilmitteln zu tun haben, von denen angenommen wird, daß sie auf den Organismus wirken. Die Bereitwilligkeit, mit der Befunde angenommen werden und das vollständige Fehlen von Kritik hat so viele sogenannte Herzmittel eingeführt, daß ein Einzelner nur eine kleine Zahl von ihnen auf ihre Wirksamkeit prüfen kann. Wenn man die Angaben, auf Grund derer viele Heilmittel empfohlen werden, untersucht, so stellt sich heraus, daß es unmöglich ist, sie auf ihre Stichhaltigkeit zu prüfen. Wenn man sich die erbrachten Beweise näher ansieht, so findet man, daß sie auf Schlüssen beruhen, die aus dem Umstande hergeleitet werden, daß sich der Zustand gewisser Kranken, bei denen das Mittel angewendet worden war, gebessert hatte. Der sorgfältige Leser kann selten etwas Bestimmtes über die Beschwerden finden, die von solchen Kranken empfunden werden, und man wird oft finden, daß zu derselben Zeit andere Mittel angewendet worden sind, so daß der Kranke der Suggestion unterworfen war. Wenn wir z. B. die Dosierung eines Mittels wie der Digitalis ins Auge fassen, eines Mittels, dessen Wirksamkeit niemand leugnen kann, und dessen Einfluß auf Herz und Gefäße mit verschiedenen mechanischen Methoden genau gemessen werden kann, werden wir finden, daß so kleine Dosen empfohlen werden, daß ein Beweis für ihre Wirkung nicht zu erbringen ist. Es werden 0,13—0,3 g der Digitalistinktur verordnet und es wird angegeben, daß einige schon nach wenigen Minuten, andere erst nach mehreren Stunden den Eintritt der Wirkung feststellen konnten. Wenn man darauf hinweist, daß durch so kleine Dosen weder die Frequenz, noch der Rhythmus, noch die Herzgröße, noch der Blutdruck beeinflußt werden, so bekommt man die Antwort, daß der untersuchende Finger doch eine gewisse Änderung im Pulse oder im Zustande der Arterien feststellen könne. Diesen rein persönlichen Befund kann man nicht bestreiten, denn der Beobachter nimmt für sich eine Feinheit der Empfindung in Anspruch, die er gewöhnlichen Sterblichen nicht zutraut. In ganz ähnlicher Weise sind in den letzten Jahren Strychnin, Kampher und Koffein so warm empfohlen worden, daß der Glaube an ihre Wirksamkeit geradezu zum Aberglauben geworden ist. Und doch sind sie sowohl im Tierversuche wie beim Menschen ganz ohne eine irgend erkennbare Wirkung auf Herz oder Blutgefäße, wenn sie in Medizinaldosen gegeben werden. Dieser Glaube würde ja schließlich nicht viel schaden, wenn er nicht dazu führen würde, daß Behandlungsmethoden, die unnütz und wertlos sind, weiter angewendet werden. Es kann aber auch wirklich geschadet werden, denn in Fällen von ernster Herzschwäche führt der Glaube an diese wirkungslosen Heilmittel dazu, daß sie angewendet und wirksamere Maßnahmen außer acht gelassen werden, so daß das Leben des Kranken nicht selten aufs Spiel gesetzt und manchmal vielleicht verloren wird. Ich bin zu wiederholten Malen zu Kranken geholt worden, die nach Vorhofflimmern an äußerster Herzschwäche zu sterben drohten und bei denen durch lange Zeit hindurch kleine, unwirksame Digitalisdosen oder häufige subkutane Strychnininjektionen gegeben worden waren. Die sofortige Verabreichung wirksamer Digitalisdosen hat in vielen Fällen den Zustand der Kranken so gebessert, daß sie in wenigen Tagen außer Gefahr waren. Ich werde bei der Besprechung des Wertes der Arzneimittel noch einmal darauf zurückkommen.

Diese Seite der Frage ist um so wichtiger, als sie die Fortschritte betrifft, die in der Behandlung der Herzkrankheiten gemacht werden können. Es gibt viele Arten von Herzstörungen, für die unsere gegenwärtigen Methoden keinen Wert haben, aber die Ärzte kommen großenteils gar nicht dazu, diesen Mangel zu erkennen, weil an unwirksame Methoden so fest geglaubt wird, daß man nicht etwa unsere Kenntnisse vervollständigt oder sich bemüht, unsere Methoden zu verbessern, sondern die Autoren sich nur zu oft damit begnügen, immer wieder eine Reihe von Methoden und Heilmitteln vorzubringen, die der Praktiker, der sie anzuwenden sucht, vollständig wertlos findet. Wenn die Ärzte mehr von dieser Wertlosigkeit überzeugt wären, hätten wir mehr Hoffnung, in der Behandlung Fortschritte zu machen.

Grundzüge der Behandlung. — Wenn wir die Ansicht im Auge behalten, daß die Herzschwäche mit einer Erschöpfung der Reservekraft anfängt und nur bei Anstrengungen zutage tritt, die die Leistungsfähigkeit des Herzens ganz in Anspruch nehmen, ist es die erste Pflicht bei der Behandlung, festzustellen, welche Umstände zur Herzschwäche geführt haben. Zu diesem Zweck muß der Zustand des Kranken untersucht werden, damit man herausfindet, wann er zuerst die Einschränkung der Leistungsfähigkeit seines Herzens bemerkt hat. Dann müssen die Umstände festgestellt werden, die vor dieser Zeit bestanden, vor allem in bezug auf Überanstrengung, Sorgen, Schlaflosigkeit und die Gelegenheit zu einer Infektion. Dann müssen die Kreislaufsorgane untersucht werden, und da muß man jeden Defekt von dem Standpunkte aus betrachten, ob er das Herz bei seiner Arbeit behindert und ob dessen Versagen darauf beruht, daß der gefundene Fehler das Herz allmählich geschwächt hat. Wenn der Arzt sorgfältig berücksichtigt, daß eine Abnormität nicht notwendigerweise an und für sich ein Zeichen von Erkrankung ist und daß man nicht das Symptom zu behandeln hat, sondern daß das Hauptziel bei der Behandlung der Herzschwäche die Wiederherstellung der Reservekraft des Herzmuskels ist, dann wird er einen sicheren Führer bei der Behandlung der verschiedenen Zustände haben, auch wenn er das Symptom nicht ganz versteht. Bevor wir also mit der Behandlung des Kranken anfangen, suchen wir den Wert seiner Symptome abzuschätzen, und zwar sowohl der subjektiven wie der objektiven. Wenn wir bei der physikalischen Untersuchung eine Abnormität finden, muß ihre Bedeutung für die subjektiven Empfindungen auf Grund der bereits beschriebenen Richtlinien bestimmt werden und alle Begleitumstände, die zur Herzschwäche beigetragen haben können, müssen berücksichtigt werden. Wenn man einen wirklichen Herzfehler entdeckt und es sich herausstellt, daß die Herzschwäche zweifellos durch ihn herbeigeführt worden ist, dann muß, vorausgesetzt, daß man den Fehler selbst nicht beseitigen kann, die Wiederherstellung des erschöpften Herzmuskels angestrebt werden, und man muß trachten, den Kranken in einen solchen Zustand zu versetzen, daß er ein nützliches und beschwerdefreies Leben führen kann, wenn auch die volle Leistungsfähigkeit des Herzens nicht erreicht wird. Man muß sich immer die Tatsache vor Augen halten, daß das Herz geschädigt ist und daß der Versuch, das Unheilbare wiederherzustellen, keinen Zweck hat. Dies scheint so selbstverständlich, daß es kaum notwendig scheint, es zu bemerken, geschweige denn zu betonen. Aber aus der praktischen Erfahrung ergibt sich mir die Notwendigkeit, darauf zu bestehen, denn Kranke mit unheilbaren Herzfehlern werden fortwährend einer Behandlung unterworfen, jedesmal wenn sie einen Arzt zu Rate ziehen und man sieht sie jedes Jahr in Badeorte gehen, weil sie glauben, daß ihr Leiden irgendwie behandelt werden muß. Wenn ein Kranker ein versteiftes Gelenk oder ein hölzernes Bein hätte, würde man wohl einsehen, daß Bäder oder Heilmittel ihm nicht viel helfen können; und doch glaubt man, daß die verdickten Ränder einer Mitralklappe irgendwie ohne Unterbrechung behandelt werden müssen. Es kann nicht das Ziel der Behandlung sein, das wegzubringen, was nicht geheilt werden kann, sondern es muß darin bestehen, das Beste mit der übriggebliebenen Herzkraft zu erreichen. Es mag in der Natur der Dinge liegen, daß man sich keine vollständige Wiederherstellung des Herzens zum Ziele setzen kann; wenn man erkennt, daß das Mögliche erreicht worden ist, wird man dem Kranken vernünftige Ratschläge für die Zukunft geben, damit er ein zwar weniger anspruchsvolles, aber immer noch nützliches und anregendes Leben führen und so lange leben kann, als ihm beschieden ist. Viele Kranke, deren Reservekraft durch ein organisches Herzleiden eingeschränkt ist, können immer von irgend ernster Herzschwäche verschont bleiben, und wenn die Erkrankung nicht fortschreitet, haben sie oft nur wenig Beschwerden, vorausgesetzt, daß sie selbst und ihre ärztlichen Ratgeber die Einschränkung erkennen. Gerade in solchen Fällen ist der Rat eines weisen Arztes von großem Nutzen. Die Kenntnis dessen, was ein Mensch noch leisten kann und die Erlaubnis so viel zu arbeiten, als ihm seine Reservekraft ohne Erschöpfung gestattet, kann nur gewonnen werden, wenn man alle Symptome des Kranken ohne Ausnahme sorgfältig berücksichtigt. Man kann dem Kranken viel Ungelegenheit bereiten, wenn man sein Herzleiden zu ernst nimmt, ihm eine viel zu große Beschränkung auferlegt, seine Lebensarbeit behindert und ihn ohne Grund durch die angenommene Schwere seines Zustandes niederdrückt. Andererseits kann die Beschäftigung eines Menschen, dessen Herz ernstlich krank ist, unmerklich dazu führen, daß die ganze Reservekraft zu oft in Anspruch genommen und die Ruhezeit zu kurz wird, so daß die Erschöpfung der Reservekraft allmählich fortschreitet, bis mehr oder weniger schwere Herzschwäche eintritt. Die Männerarbeit in den verschiedenen Handelszweigen und Berufen ist schwer und hat einen hohen Stand erreicht, sie entspricht ungefähr der durchschnittlichen Reservekraft eines gesunden Mannes. Der Mann mit einem Herzleiden ist bei diesem Wettlauf im Nachteil, und wenn dieser Nachteil zu groß wird, dann geht sein Bestreben, trotzdem seinen Platz zu halten, auf Kosten seiner Herzkraft; die unausbleibliche Folge ist die Erschöpfung der Reservekraft, die langsam aber sicher fortschreitet.

Ich stelle dies so dar und betone es eindringlich, weil der Arzt so manchem armen Teufel Leben und Hoffnung wiedergeben kann, wenn er ihm bei seiner Arbeit ratend zur Seite steht. So kann gerade in den ersten Jahren, wenn nach einem fieberhaften Rheumatismus oder einer Infektionskrankheit sich ein Herzleiden einstellt, die Wahl eines Berufes, der niemals eine schwere körperliche Anstrengung erfordert, es auch dem Kranken ermöglichen, ein nützliches und zufriedenes Leben zu führen.

In vorgeschrittenen Jahren kann die Erkennung des Frühstadiums einer fortschreitenden Erkrankung, wie der Herzsklerose, dem Arzt den Rat nahelegen, daß der Kranke bei seiner Arbeit oder Lebensweise gewisse schädliche Einflüsse vermeide, wodurch die fortschreitende Erschöpfung der Reservekraft aufgehalten wird, so daß der Kranke durch viele Jahre ein nützliches und angenehmes Dasein führen kann. Und so ist es in vielen anderen Lebenslagen, wo ein Herzleiden das Leben des Kranken beeinträchtigen kann, wie z. B. bei der Schwangerschaft und ihren Beziehungen zu Herzleiden; das ist eine Sache von der größten Bedeutung, die leider nur zu wenig gewürdigt wird.

Man könnte nun wohl mit Recht fragen, wonach sich der Arzt richten soll, wenn er eine Einschränkung in der Lebensweise empfiehlt. Man kann aber auf diese Frage keine so klare Antwort geben, daß sie auf jeden Fall angewendet werden könnte. In dieser Beziehung muß das richtige Urteilsvermögen durch Übung erworben werden. Viele Symptome sind so dunklen Ursprungs und der Mensch ist so sehr geneigt, in dem, was er nicht versteht, etwas Übles zu sehen, daß man dringend davor warnen muß, irgendeinem Symptom oder Krankheitszeichen eine zu große Bedeutung beizulegen. Die gewöhnlicheren Arten dieser Symptome sind in den entsprechenden Kapiteln behandelt worden; hier möchte ich nur den allgemeinen Rat geben, daß man kein abnormes Zeichen an und für sich zur Grundlage einer Prognose oder zum Ausgangspunkt einer Behandlung machen darf. Man muß sorgfältig nach Begleitsymptomen suchen, den Zustand der Reservekraft und den Grund der Erschöpfung genau erforschen und erst auf Grund einer solchen Untersuchung darf das Endurteil aufgebaut werden.

Wenn das Herzleiden nicht fortschreitet, dann ist es am besten, den Kranken seine Geschäfte oder seinen Beruf fortsetzen zu lassen, solange keine übermäßige Erschöpfung der Reservekraft damit verbunden ist; man lasse ihn so viel Bewegung machen, als ihm ohne Beschwerden möglich ist und lasse ihn alle Arten von Anstrengung vermeiden, die zu Beschwerden Veranlassung geben. Wenn eine solche Anstrengung doch unternommen werden muß, sollte eine Ruhezeit folgen, die hinreicht, um vollständige Erholung zu gestatten. Bei dieser Lebensweise wird das Herz selbst aus der vernünftigen Übung seiner Funktion Nutzen ziehen und der Kranke wird von allen Einschränkungen eines kümmerlichen Daseins verschont bleiben.

Heilmaßnahmen. — Wenn die Herzschwäche trotz der Einschränkung der körperlichen Anstrengungen und der Ausschaltung schädlicher Einflüsse bestehen bleibt, müssen weitere Maßnahmen ergriffen werden. Es müssen längere Ruhepausen eingeschaltet und Heilmittel verordnet werden, die geeignet sind, das Herz zu stärken. Auch die Verabreichung von Mitteln aus der Digitalisgruppe kann notwendig werden. Bei akut fieberhaften Fällen ist die Digitalis wirkungslos und die Behandlung sollte sich gegen die Ursache des Fiebers und darauf richten, daß das Herz so wenig wie möglich zu arbeiten braucht. Ebenso muß, wenn Zeichen einer fortschreitenden Erkrankung des Herzens vorhanden sind, das Maß der Anstrengung möglichst herabgesetzt werden. Wenn die Herzschwäche den höchsten Grad erreicht hat, die Reservekraft nahe daran ist, ganz erschöpft zu werden und infolgedessen die objektiven

Symptome der Herzschwäche, wie Ödeme, Atemnot usw. bestehen bleiben, dann ist vollständige Ruhe notwendig, man muß Mittel, wie Digitalis, so lange geben, bis sich ihre physiologische Wirkung zeigt und es sind die besonderen Symptome mit geeigneten Mitteln zu behandeln. Wenn leichtere Hypnotica nicht helfen, muß der Schlaf selbst durch Opium oder Chloral herbeigeführt werden. Die Nahrungsaufnahme muß sorgfältig geregelt werden, man muß auf die Darmentleerung achten und wenn nötig, Abführmittel und Klystiere geben. Wenn Leberschwellung und starke Ödeme bestehen, kann eine energische Kalomelkur von Nutzen sein. Wenn aber die Darmentleerung die Erschöpfung des Kranken auf das Äußerste steigert, ist es besser, während dieser Zeit den Darm sich selbst zu überlassen.

Ruhe. — Es mag unnötig erscheinen, ausführlich über die Ruhe zu sprechen, da ihre Bedeutung bei der Behandlung der Herzkrankheiten ja hinreichend bekannt ist; aber es ist doch eine Tatsache, daß die Wirkungen der Ruhe selten voll gewürdigt werden. Bei sehr vielen Behandlungsmethoden ist die Ruhe nur eine von den angewendeten Maßnahmen und die am Schluß sich einstellende Besserung wird selten der Ruhe zugeschrieben, sondern eher irgendeinem Mittel, das zu derselben Zeit angewendet worden ist, seien es nun Bäder, Massage, Arzneimittel, körperliche Übungen oder ein Aufenthaltswechsel. Wenn der Wert der einfachen Ruhe für Leib und Seele genügend geschätzt würde, bekämen wir weniger von den gerühmten Kuren und Spezialmethoden zu hören.

Bei der genaueren Untersuchung der Herztätigkeit, wie sie sich in den graphischen Aufnahmen darstellt, ist man immer wieder überrascht von dem großen Unterschied in der Kraft, mit der das Herz je nach der Länge der vorhergehenden Ruhepause funktioniert. Ich habe schon darauf hingewiesen, daß die Kontraktilität nach einer Kontraktion für kurze Zeit aufgehoben ist. Wenn diese Fähigkeit sich dann wieder einstellt, ist die Systole zuerst sehr schwach; sie wird aber immer stärker, je später sie kommt. Dies gilt zwar sowohl für gesunde wie für kranke Herzen, es läßt sich aber am besten an jenen Menschenherzen zeigen, die bis zu einem gewissen Grade erschöpft sind.

In vielen Fällen, wo das Herz ganz unregelmäßig schlägt, wird man finden daß eine bestimmte Beziehung besteht zwischen der Größe des Pulses und der Länge der vorhergehenden Pause. Daß die Ruhe die Funktion wiederherstellt läßt sich auch gut an der Geschwindigkeit der Reizleitung zwischen den Vorhöfen und den Kammern zeigen. In vielen Fällen, wo die Leitfähigkeit geschädigt ist, hat schon die geringste Verlangsamung der Herztätigkeit eine Verkürzung des Intervalls zwischen Vorhof- und Kammersystole zur Folge Es ist wahrscheinlich, daß die außerordentlich gute Wirkung der Mittel au der Digitalisgruppe bis zu einem gewissen Grade darauf beruht, daß sie die Herztätigkeit wesentlich verlangsamen, so daß dem erschöpften Muskel meh Ruhe gegönnt wird.

Wenn ein Herz bis zur Erschöpfung seiner Reservekraft in Anspruc genommen wird, ist es unbedingt nötig, daß eine Ruhepause folgt, die hin reicht, um die Erholung dieser Reservekraft zu gestatten. Wenn die Ruhe nich genügt, kommt die Erschöpfung allmählich immer leichter zustande und di

Zeichen von Herzschwäche treten mehr in den Vordergrund. Wenn wir also erkennen, wie wichtig die Ruhe bei der Aufrechterhaltung der Arbeitsfähigkeit des Herzens ist, können wir auch ohne weiteres ihren wohltätigen Einfluß bei der Behandlung der Erschöpfung würdigen. Wir müssen deshalb erwägen, wie man sich am besten die notwendige Ruhe verschaffen kann. In vielen Fällen kann man dadurch, daß man das Maß der Tagesarbeit herabsetzt, eine längere Ruhepause erreichen, die genügt, um das erschöpfte Herz wiederherzustellen. Ein anderes Mittel, um dem Herzen Ruhe zu verschaffen, besteht darin, daß man es vor unnötiger Erregung bewahrt. Die körperliche Anstrengung ist nicht die einzige Ursache der Erschöpfung; bei vielen Leuten hat ein reizbarer Mechanismus, zu dem auch das Herz gehört, eine besonders erschöpfende Reaktion zur Folge. Bei vielen empfindlichen nervösen Menschen ist die Leichtigkeit, mit der das Herz auf jede Erregung anspricht, die wirkliche Quelle der Störung; sie führt nach einiger Zeit zu sehr ausgesprochener Erschöpfung, besonders wenn das Herz organisch krank ist. In einigen Fällen kann man mehr nützen, wenn man das Nervensystem des Kranken behandelt, indem man die Ursache der gesteigerten Erregbarkeit herausfindet und beseitigt oder indem man den Kranken in eine passendere Umgebung bringt, die ihn interessiert ohne ihn aufzuregen oder indem man das Nervensystem durch Mittel wie die Brompräparate beruhigt.

Ärger, in Geschäften oder zu Hause, spielt bei der Herabsetzung der Herzfunktionen eine große Rolle, und wenn man den Kranken nicht ganz davon befreien kann, sollte man doch dafür sorgen, daß der Ärger so viel als möglich gemildert werde. Auch nach anderen Arten seelischer Unruhe muß man fahnden und sie behandeln. Schlaflosigkeit, gestörter Schlaf und schlechte Träume können die Erholung eines Kranken sehr aufhalten und die Herzschwäche steigern. Man kann wohl sagen, daß kein Herz seine volle Kraft wiedergewinnen kann, wenn nicht für genügenden Schlaf gesorgt wird. Die verschiedenen Schlafmittel werden später besprochen werden.

Diese Bemerkungen beziehen sich auf die Ruhe, soweit leichtere Formen von Herzschwäche in Betracht kommen. Von viel größerem Wert ist die Ruhe in Fällen von sehr schwerer Herzschwäche, wo die Reservekraft praktisch erschöpft ist und die Ruhekraft schon herangezogen wird, wo also die Erschöpfung schon so groß geworden ist, daß die Symptome nicht verschwinden, wenn der Kranke sich zu Bett legt. Dieser Zustand verlangt zwar die Anwendung auch anderer Heilmittel, aber die Ruhe ist doch von sehr großem Wert. In diesen äußerst schweren Fällen ist es nicht immer leicht, die Lage herauszufinden, die der Kranke einnehmen muß, damit er sich am wohlsten fühlt. In der Regel sind da die Empfindungen des Kranken ein sehr guter Führer. Es kann sein, daß die Rückenlage im Bett solches Unbehagen hervorruft, daß sich der Kranke nicht eher wohl fühlt, als bis er eine Stellung einnimmt, die seine Beschwerden mildert, indem er z. B. in einem Lehnstuhl sitzt oder sich nach vorne beugt und auf etwas stützt. Solchen Kranken soll man gestatten, diejenige Lage einzunehmen, die ihnen am angenehmsten ist oder doch am wenigsten Beschwerden macht, denn in dieser Stellung wird der Kreislauf in denjenigen Körperteilen gefördert, wo die Beschwerden entstehen, wie in den Lungen oder im Gehirn, wenn er auch gleichzeitig in anderen

Teilen, wie in den Beinen, dabei erschwert wird. Wenn in solchen Fällen Ödeme die Neigung haben zuzunehmen, soll die Stellung sorgfältig geändert werden, indem man die Beine so viel als möglich hochlagert, fest einwickelt oder massiert, wodurch man viel zur Verminderung der Schwellung beitragen kann, während man gleichzeitig mit anderen Behandlungsmethoden den Ödemen und dem Zustande des Herzens beizukommen sucht. Wenn die Herzschwäche nicht diesen äußersten Grad erreicht hat und besonders wenn Ödeme bestehen, ist dauernde Bettruhe von größtem Nutzen und in vielen Fällen tritt auch ohne andere Mittel Erholung ein. Wenn es notwendig ist, kann man die Schultern durch Pölster oder eine Stütze so weit hochlagern, daß dadurch Anfälle von Atemnot während des Schlafes vermieden werden. In allen Fällen, ob sie nun leicht oder schwer sind, muß jede von anderen Teilen des Körpers stammende Art von Beschwerden berücksichtigt werden, wie z. B. juckende Hautkrankheiten, Hämorrhoiden oder häufiger Harndrang.

Diät. — Dringende Berücksichtigung, besonders in schwereren Fällen von Herzschwäche, erfordert die Diät. Diese Frage drängt sich jedem Arzt auf und viele haben besondere Systeme ausgearbeitet. Viele von diesen Vorschriften sind auf theoretische Erwägungen gegründet oder auf die persönliche Erfahrung des Arztes. Wenn man bedenkt, daß wir noch sehr wenig über die verschiedenen beim Stoffwechsel beteiligten Faktoren wissen, und daß trotz aller bestimmten Versicherungen jede Diätvorschrift auf eine sehr unvollständige Kenntnis der verwickelten Verdauungsvorgänge gegründet werden muß, sollte man sich hüten, sich in der Praxis auf irgendeine besondere Vorschrift festzulegen. Und wir müssen uns noch viel mehr davor hüten, aus unserer persönlichen Erfahrung Schlüsse zu ziehen. Zu wiederholten Malen sagt man den Kranken, sie mögen dies oder jenes aus ihrer Diät weglassen, und der einzige Grund dafür ist, daß der Arzt selbst diese Nahrung nicht verträgt. Es ist sehr merkwürdig, wie viele Leute sich einbilden, daß ihre eigenen Verdauungsorgane ein Muster von Vollkommenheit sind.

Wenn man eine Diät verschreibt, muß man sich vom natürlichen Menschenverstande leiten lassen und darf nicht vergessen, daß unsere Kenntnisse sehr beschränkt sind. Wenn man bestimmte Nahrungsmittel verbietet, kann man eine ganz andere Wirkung erzielen, als man glaubt. Wenn z. B. Ärzte sich einbilden, daß sie senile Veränderungen zum Stillstande bringen können, indem sie Kalksalze oder gewöhnliches Kochsalz aus der Diät ihrer Kranken streichen, so sollten sie nicht nur berücksichtigen, wie äußerst fraglich der Erfolg einer solchen Maßnahme ist, sondern auch, daß sie auf die Psyche des Kranken eine ganz unbeabsichtigte Wirkung haben kann. Wenn man z. B. die ärztliche Verordnung befolgen und eine salzfreie Diät herstellen will, muß vielleicht das Essen für die ganze Familie unschmackhaft gemacht werden, denn viele Gerichte verlieren den guten Geschmack, wenn sie ohne Salz zubereitet werden. Überdies wird der Kranke bei jeder Mahlzeit an sein Herzleiden erinnert und wenn er auf Reisen ist, muß er vielleicht eine mit Salz zubereitete Speise zu sich nehmen und er kommt dann aus der Todesangst nicht heraus, was daraus entstehen könnte. Natürlich ist es unsinnig von dem Kranken, die ärztliche Verordnung so wörtlich zu nehmen, aber der Arzt kann selten voraussehen, welche Wirkung seine Bemerkungen auf ein Gemüt machen werden, das infolge eines Herzleidens hochgradig nervös geworden ist. Ich bemerke dies deshalb, weil ich zu wiederholten Malen gesehen habe, daß Kranke und ihre Angehörigen durch ungerechtfertigte Einschränkungen ganz elend gemacht worden sind.

In Fällen von Herzinsuffizienz kann durch unverständige Ernährung beträchtlicher Schaden angerichtet werden. Man muß stets daran denken, daß bei äußerster Herzschwäche und beim Fieber die Funktionen der Verdauungsorgane sehr geschwächt sind und daß man durch Anfüllung des geschwächten Magens nicht nur das Unbehagen des Kranken vermehrt, sondern auch Aufblähungen des Magens und der Därme hervorrufen kann, die dann durch Druck auf das Zwerchfell das Herz und die Atmung beeinträchtigen. Die klar zutage liegende Schwäche des Kranken gilt oft als Indikation zur reichlicheren Ernährung, die die Kraft wiederherstellen soll und man fühlt sich befriedigt, solange man Flüssigkeit in das Innere des Kranken verschwinden sieht. Es ist höchst merkwürdig, wie üblich es ist, dem geschwächten Magen noch mehr Arbeit aufzubürden. Die Nahrung ist derart zubereitet, daß die Beihilfe des Mundes entbehrt werden kann und der Magen daher mehr zu leisten hat. Brot und Milch, eine Lieblingsnahrung, sind so zubereitet, daß Kauen unnötig ist, und dem Magen wird die Aufgabe aufgebürdet, sich der Last zu entledigen. Die große Wichtigkeit der Mundverdauung wird nicht genügend gewürdigt. Der Kauvorgang regt nicht nur auf mannigfache, feine Art die Verdauungsdrüsen anderer Organe an, sondern die Sekrete des Mundes, die sich mit der Nahrung vermengen, helfen bei der Verdauung mit und verhindern auch die Blähungen, die bei Herzschwäche oft ein so störendes Merkmal der darniederliegenden Verdauung sind.

In Fällen von äußerster Herzinsuffizienz mit Hydrops sollte die Nahrungsmenge eingeschränkt werden, in der Regel gebe man kleine Mengen Milch in kurzen Zwischenräumen, in schweren Fällen nicht mehr als etwa $^{1}/_{2}$ Liter täglich. Man sollte ferner den Kranken dazu bewegen, ein kleines Stück Biskuit oder ein kleines Sandwich mit frischer Fleischkonserve zu sich zu nehmen und es gut zu kauen. Jeder einzelne Bissen soll klein sein, besonders bei mühsamer Atmung. Bei Fieber oder wenn Neigung zu Belag im Munde vorhanden ist, sollte dieser ausgewaschen und gereinigt und unmittelbar darauf eine kleine Menge fester Nahrung zum Kauen verabreicht werden.

Bei weniger schweren Fällen muß die Nahrung abwechslungsreicher sein, doch sollte man sie niemals dem Kranken aufzwingen. Die Menge, die er kauen kann, gibt oft einen sehr guten Anhaltspunkt, denn wenn er nicht dazu gebracht werden kann, viel zu kauen, sind offenbar seine Verdauungsfunktionen nicht in Ordnung, und es ist in diesen Fällen durchaus unangebracht, Beef-tea und andere leicht eliminierbare Flüssigkeiten einzugießen. Der führende Grundsatz sollte sein: schmackhafte Nahrung, die gekaut werden muß, mit wenig Flüssigkeit, und zwar hauptsächlich Milch in kleinen Mengen und in ziemlich kurzen Zwischenräumen zu geben — die Intervalle hängen von der Menge ab, die der Kranke zu sich nehmen kann. Die Art der Nahrung soll sich nach dem Geschmack des Kranken richten, solange sie ihm zuträglich ist. Eine Nahrung, die Unbehagen zur Folge hat oder dem Kranken nicht schmeckt, soll ihm nicht aufgenötigt werden. Der Arzt muß sich davor hüten, eine Kostordnung zu verschreiben, die ihm selbst zusagt, er muß daran denken, daß das, was er nicht verträgt, seinem Kranken zusagen kann. Bei der Auswahl eines Kostzettels ist oft die Hilfe einer intelligenten Hausfrau von großem Wert.

Herzkranke, die herumgehen können, sollten ein sehr mäßiges Leben führen und alle Exzesse vermeiden. Die Mahlzeiten dürfen nicht umfangreich und müssen so häufig sein, daß Schwächeanfälle vermieden werden. Es kommt oft vor, daß die Kranken sich in der Nacht oder früh am Morgen schwach fühlen, da sie seit der Abendmahlzeit nichts mehr zu sich genommen haben. Ein Biskuit und eine kleine Tasse Milch beim Zubettgehen oder früh am Morgen wird das Auftreten von unangenehmen Empfindungen oft verhüten.

Eine Klasse von Leuten, für die viele Diätordnungen aufgestellt worden sind, bilden diejenigen, die mit vorgeschrittenen Jahren Zeichen von Abnutzung aufweisen. Es mag sein, daß sie sich im kräftigen Mannesalter eines ausgezeichneten Appetits erfreuten, aber mit den Jahren machen die Freuden der Tafel keinen Eindruck mehr auf sie. Zeichen von Herzinsuffizienz können zutage treten, der Alternde fängt an sich Gedanken zu machen und sucht Hilfe. Solche Leute werden leicht Opfer einer diätetischen Schrulle. Eine Lebensweise, die den Zeiger seiner Lebensuhr zurückzustellen scheint, ist dem Patienten willkommen. Obgleich ich viele dieser Leute jahrelang beobachtet habe, fehlt mir der überzeugende Beweis dafür, daß die verschiedenen diätetischen Enthaltungsmaßregeln, die ich versuchte und andere versuchen sah, die Entwicklung der Alterserscheinungen aufhalten können. Mit dem Fortschreiten der Jahre nimmt der Appetit in der Regel ab, und das ist gut, da der Assimilationsvorgang ebenfalls herabgesetzt wird. Wenn auch Mäßigung in allen Dingen gut ist, so ist es doch schwierig zu sagen, wo die Grenzen liegen.

Bei einigen meiner Patienten mit Herzsklerose ist der Appetit in bemerkenswerter Weise gut geblieben. Ich habe solche Kranke infolge Herzschwäche mit Vorhofflimmern, sehr hohem Blutdruck und Schwellung der Beine ernstlich herunterkommen sehen. Ich versuchte ihren Appetit zu verringern und ihre Nahrung einzuschränken, erreichte aber nur, daß ihre Schwäche zunahm und machte sie noch elender. Bei Rückkehr zu ihrer früheren Ernährung erholten sie sich wieder, erlebten das siebente, ja sogar das achte Jahrzehnt und starben unter geringen Beschwerden. Dem Magenleidenden mag die Enthaltsamkeit als ein adelndes Glaubensbekenntnis erscheinen, ich als praktischer Arzt, der sein Bestes für die Kranken tut, sehe sie lieber ihren Lebensabend in Behaglichkeit zubringen, selbst wenn ihre Hauptfreuden die der Tafel sind, als daß ich ihr Leben dadurch langweilig und uninteressant mache, daß ich sie dessen beraube, was ihnen Vergnügen macht, in der Hoffnung, ihr Leben um einige Monate zu verlängern.

Körperliche Übungen. — Es kann als ein allgemeines Gesetz betrachtet werden, daß jedes Organ im Körper durch die Ausübung seiner Funktion gefördert wird. Diese Förderung besteht nicht nur bei mäßiger Übung, sondern auch dann, wenn eine große Anstrengung von einer verhältnismäßigen Ruhe gefolgt ist. Das sieht man gut an allen muskulösen Organen, wo der Natur der Sache nach die Anstrengung in Zwischenräumen erfolgt. Während aber den meisten muskulösen Organen Perioden vollständiger Ruhe zur Verfügung stehen, ist dies bei der Herztätigkeit nicht möglich; das Herz muß sich mit Zeiten relativer Ruhe begnügen. Trotzdem aber gilt auch hier das Gesetz, daß Perioden gesteigerter Arbeit zu seinem Wohlbefinden beitragen. Diese wohltätige Wirkung entsteht nicht nur durch die Ausübung der dem Herzen eigentümlichen Funktionen, sondern auch dadurch, daß seine kräftigere Tätigkeit das ganze Organ mit mehr Blut versorgt. Es gibt nichts, was so geeignet wäre, eine rasche und gründliche Reaktion auf das Herz auszuüben, wie die körperlichen Übungen. Diese können natürlich, wenn sie übertrieben werden, auch schaden; wenn die Bewegung aber vernünftig angewendet wird, ist sie eine ausgezeichnete und sehr wertvolle Hilfe bei der Behandlung.

Da die Herzschwäche dadurch entsteht, daß das Verhältnis zwischen der vom Herzen zu leistenden Arbeit und der ihm zur Verfügung stehenden Ruhe gestört ist, scheint es auf den ersten Blick paradox, daß die körperliche Arbeit zur Wiederherstellung der Herzkraft sollte beitragen können. Wenn wir uns aber vor Augen halten, daß es Grenzen gibt, die überschritten werden können, daß es Zustände gibt, wo es nicht klug ist, körperliche Übungen zu empfehlen, daß es aber andere Fälle gibt, wo die Bewegung gut ist, werden wir bestimmen können, welche Fälle diese Art der Behandlung brauchen und welche nicht. Zu den Zuständen, bei denen körperliche Übungen bei der Behandlung nicht angezeigt sind, gehören akute und progressive Herzkrankheiten und die Fälle, wo die Herzschwäche so schwer ist, daß die Ruhekraft schon nahe daran ist, erschöpft zu werden. In allen anderen Zuständen hat die vernünftig angewendete Bewegung einen wohltätigen Einfluß und man sollte kein abnormes Symptom als Kontraindikation gelten lassen, wenn es nicht von fortschreitender Erschöpfung begleitet ist.

Die Art, wie man diesen wirklich mächtigen Heilfaktor anwendet, hängt von der Natur des Falles ab. Es ist klar, daß dieselbe Anstrengung und dieselbe Art von Arbeit sich nicht für alle Fälle schickt, es besteht aber auch gar keine Notwendigkeit für die vielen komplizierten Methoden, die angegeben worden sind, da keine von ihnen irgendeinen besonderen Vorteil hat, so sehr ihre Erfinder dies auch versichern. Es ist ja nicht wahrscheinlich, daß ihr Gebrauch schaden könnte, aber der Glaube, daß nur bestimmte Methoden wirksam sind, kann dazu führen, daß die Anwendung der einfachen Bewegung als einer allgemeinen Behandlungsmethode nicht zu ihrem Rechte kommt.

Wenn Patienten ausgehen können, sollen sie ihre Körperübungen im Freien vornehmen, selbst wenn diese sich auf gewisse Turnübungen beschränken. Wenn sie ruhig spazieren gehen können, so mag das schon an und für sich genügen, und wenn das Gehen systematisch vorgenommen wird, so kann man schließlich einen großen Betrag von Reservekraft erreichen. In der Regel haben die Leute von der Körperbewegung mehr Vorteil, wenn damit, abgesehen von dem Ziele der Behandlung, ein bestimmter Zweck verbunden ist. Daher wird das Interesse am Spiel oder das Studium interessanter

Gegenstände der Architektur, Botanik usw. die Wirkung der Körperübung
wesentlich erhöhen. Die besondere Vorliebe eines jeden Kranken muß
daher studiert und diejenige Art von Körperbewegung verordnet werden,
von der man annehmen kann, daß sie das therapeutische Interesse mit
dem persönlichen vereint.

Wenn Kranke ans Haus oder ans Bett gefesselt sind, erweisen sich mäßige
Muskelübungen als nützlich, solange sie die Tätigkeit des Herzens nicht er-
schweren. Zu diesem Zweck können die verschiedenen Bewegungen und
Turnübungen von Nutzen sein.

In der großen Mehrzahl der Fälle von ernster Herzschwäche ist auch nach
Eintritt der Besserung vernünftige Anwendung von Muskelanstrengung von
Nutzen. Es mag oft schwer sein zu bestimmen, ob ernstere Fälle sich zu Anstrengungen eignen, und bis zu welchem Grade. Es gibt aber eine sehr einfache
Regel, die ich seit vielen Jahren zu meiner größten Befriedigung zu befolgen
pflege: Man lasse den Kranken diejenige Art von Muskelübung ausführen,
die ihm keine Beschwerden macht. Unter Unbehagen verstehe ich die verschiedenen Symptome, die eine Erschöpfung der Reservekraft des Herzens
anzeigen, wie Atemnot, Herzklopfen, Gefühl von Erschöpfung und Schmerz.
Man soll nicht ein bestimmtes Maß von Arbeit anordnen, denn eine Anstrengung,
die den Kranken heute erschöpft, kann er vielleicht morgen ganz leicht ausführen. Wenn man die Regel befolgt, daß sich das Maß der Anstrengung nach
der Leichtigkeit zu richten hat, mit der sie geleistet werden kann, wird man
nicht Gefahr laufen, den Kranken zu sehr anzustrengen und wird doch dem
Herzen Gelegenheit geben, seine volle Kraft wiederzugewinnen. Beschwerden
werden vielleicht in den die Bewegung ausführenden Muskeln empfunden
wenn eine bestimmte Muskelgruppe besonders beansprucht wird, wie z. B.
gewisse Oberschenkelmuskeln beim Steigen und gewisse Armmuskeln beim
Golfspiel, das sind aber eher Zeichen eines mangelhaften Trainings als einer
Erschöpfung des Herzens. Diese Art von Beschwerden soll die Fortsetzung
der Körperübungen nicht verhindern.

Massage. — Bei Kranken, die gezwungen sind im Bett zu bleiben, aber
nicht unbedingt ganz ruhig bleiben müssen, kann sich die Massage als hilfreich
erweisen. Sie ist besonders nützlich bei Kranken, von denen man voraussetzen kann, daß sie genug Kraft wiedergewinnen werden, um ein tätiges
Leben führen zu können, also z. B. in der Rekonvaleszenz nach fieberhaften Erkrankungen, wenn die ernsteren Symptome verschwunden sind,
ferner bei allen Arten extremer Herzschwäche und bei Kranken mit
Angina pectoris, wenn die Herzschwäche schon so weit vorgeschritten ist,
daß sie vollständige Ruhe erfordert. In Fällen mit Wassersucht kann vorsichtige aber kräftige Massage der Beine verhindern, daß die Ödeme den
höchsten Grad erreichen und in einigen Fällen wird ihr Verschwinden
dadurch beschleunigt.

Es ist nicht nötig, daß die Massage durch eine erfahrene Person vorgenommen wird, denn das würde ihre Anwendung bei der Mehrzahl der Herz-
leidenden ausschließen. Ein sanftes, aber kräftiges, intermittierendes Drücken
auf die Muskeln ist bei systematischer Anwendung gewöhnlich vollständig
ausreichend.

Aderlaß. — In einer Anzahl von Fällen verschafft die Blutentziehung dem
Kranken beträchtliche Erleichterung. Leider ist die Wirkung nur vorübergehend, und in schweren Fällen hält sie das Ende nur auf. Obgleich ich
den Aderlaß bei sehr verschiedenen Fällen angewendet habe, kann ich nicht
sagen, daß ich dauernden Vorteil davon gesehen habe. Als Indikation
zu seiner Ausführung betrachtete ich die Atemnot infolge starker Ausdehnung
des rechten Herzens, die gewöhnlich in einer Verbreiterung der Herzdämpfung
nach rechts deutlich zum Ausdruck kommt. In Fällen von hohem Blutdruck
(Herzsklerose) war es manchmal schwierig, eine stärkere Vergrößerung des
rechten Herzens zu entdecken, und da gab dann die pralle Füllung der Armvenen die Indikation. Ich machte den Aderlaß immer an der üblichen Stelle
— in der Ellenbeuge — und entzog 600—800 ccm Blut. Die unmittelbare
Erleichterung, die der Kranke empfindet, ist oft verblüffend, besonders in
Fällen mit Vorhofflimmern und solchen mit hohem Blutdruck und sehr weit
fortgeschrittener Herzschwäche.

*Als milde Form der Herabsetzung der zirkulierenden Blutmenge kommt
die Phlebostase nach* LILIENSTEIN *in Betracht, die darin besteht, daß man an
den Armen oder auch an allen 4 Extremitäten Binden anlegt, die den Rückfluß
des venösen Blutes hemmen. Die auf diese Weise in den Extremitäten zurückgehaltene Blutmenge soll bis zu* $^5/_4$ *Liter betragen, was ungefähr* $^1/_5$ *der ganzen Blutmenge entsprechen dürfte; es wäre also verständlich, daß das Herz dadurch entlastet wird. Die Binden werden dann nicht gleichzeitig, sondern nacheinander
und allmählich gelöst, so daß das zurückgehaltene Blut nicht plötzlich
das rechte Herz überschwemmen kann. Natürlich kann man diese Methode
nur für kurze Zeit — 10—30 Minuten — anwenden, sie soll aber doch
bei schwächlichen Menschen gute Dienste leisten, weil dabei kein Blut verloren wird. A.* HOFFMANN *empfiehlt diesen ,,unblutigen Aderlaß''* (TABORA)
bei schwerer venöser Stauung.

Bäder. — Eine sehr mächtige Wirkung kann auf die Zirkulation dadurch
ausgeübt werden, daß man den Körper in Wasser eintaucht; dies kann auf
verschiedene Weise wirken, vielleicht hauptsächlich durch die Temperatur.
Es wird gewissen Quellen eine große Heilwirkung zugeschrieben, aber es
ist sehr zweifelhaft, ob die in diesen Quellen enthaltenen Bestandteile
irgendeinen Einfluß auf das Herz ausüben, außer daß sie die Haut reizen.
Meine persönlichen Erfahrungen beschränken sich auf die Beobachtung der
Ergebnisse bei Kranken, die von den verschiedenen Badeorten zurückkehrten,
und da ich keine Erfolge gesehen habe, so habe ich keinen Grund, die Hydrotherapie als Behandlungsweise der Herzkrankheiten sehr hoch zu schätzen.
Die besten Erfolge habe ich bei denjenigen Kranken gesehen, die im offenen
Meer gebadet hatten. Hatte ich Patienten mit Herzstörungen, die Seebäder
sehr liebten, so erlaubte ich ihnen, solche zu nehmen, warnte sie aber, indem
ich sie anwies, vorsichtig zu sein und aufzuhören, sobald sie irgendein Gefühl
von Unbehagen spürten. In vielen Fällen war der Erfolg sehr befriedigend,
die Kranken fühlten sich im allgemeinen sehr erfrischt und kamen bedeutend
gebessert zurück.

Behandlung in Badeorten. — Seebäder haben jedoch nur ein beschränktes
Anwendungsgebiet; für viele Patienten ist der Besuch von Mineralquellen

von großem Nutzen, und die Verteidiger eines jeden solchen Badeortes beanspruchen für ihr Wasser einen besonderen Vorzug. Um den Wert dieser Ansprüche richtig einzuschätzen, muß man berücksichtigen, welcher Vorgang an den verschiedenen Orten eine Besserung herbeiführt. Weitaus die meisten Patienten gehen ebensosehr der Erholung, als der Behandlung wegen in einen Badeort, und wenn jemand dorthin geschickt wird, so geschieht das oft, weil seine Herzbeschwerden durch Geschäftssorgen und anderweitige Tätigkeit verstärkt wurden. Oder ein Kranker befindet sich in der Rekonvaleszenz und eine Luftveränderung, eine Veränderung der Umgebung und der Lebensweise erweist sich oft als wohltätig. Da die verschiedenen Badeorte mehr für die genußreiche Seite des Lebens sorgen, so ziehen sie eine große Zahl von Invaliden an, die natürlich die gerühmten Vorteile des Mineralwassers zu erproben begehren und es mit Enthusiasmus trinken, oder wenigstens darin baden, wenn sie es nicht trinken können. Man sieht also, daß die Erfolge, die an solchen Orten erreicht werden, ganz verschiedene Ursachen haben, und es entspricht nur der menschlichen Natur, den entstandenen Nutzen denjenigen Faktoren zuzuschreiben, die am meisten Eindruck auf die Einbildungskraft · machen, wie z. B. heiße, gashaltige Quellen, die aus dem Innern der Erde hervorströmen. Jeder erfahrene Arzt wird mir darin zustimmen, daß ein großer Teil der Herzkranken bedeutend gebessert von ihrem Urlaub zurückkehrt, aber diese Besserung ist nicht auf diejenigen beschränkt, die eine besondere Mineralquelle besucht haben, sondern läßt sich an allen möglichen Erholungsorten erzielen — in Badeplätzen des Binnenlandes, in Seebädern, Bergstationen und im Aufenthalt auf dem Meere oder an Seen. Es ist klar, daß die so erzielten Resultate nicht durch die besonderen Bestandteile der Mineralquellen an irgendeinem bestimmten Orte bedingt sind.

Natürlich darf bei der modernen Anpreisung eines Badeortes auch das Ekg nicht fehlen. So haben denn zwei deutsche Ärzte in einem deutschen Badeorte Gesunde und Herzkranke untersucht und haben gefunden, daß bei den kohlensauren Stahlbädern ein erheblicher Anstieg der Anfangs- und eine „geradezu auffallend starke Vergrößerung" der Nachschwankung auftritt, während die künstlichen Kohlensäurebäder viel weniger konstant wirken sollen. Die beiden Ärzte schließen daraus: „Es geht aus diesen Versuchen hervor, daß die kohlensauren Stahlbäder von Bad . . . sich durch ihre intensive und nachhaltige günstige Einwirkung auf das funktionsuntüchtige Herz auszeichnen (!)." Auch die anderen Kurbehelfe helfen mit, so daß man „nicht nur auf die geschwächte Herzfunktion kräftigend einwirken, sondern auch gleichzeitig gegen das Grundleiden erfolgreich vorgehen kann". Gegen einen derartigen Mißbrauch der Elektrokardiographie kann man nicht energisch genug Stellung nehmen. Da soll die Genauigkeit der Methode für einen wissenschaftlichen Beweis der Heilwirkung genommen werden. Aber bei der Wirkung der Bäder, die ja klinisch und experimentell ziemlich gut untersucht worden ist, kommen ganz andere Umstände in Frage, als die im Wasser enthaltenen Bestandteile. Vor allem ist es wichtig, ob die Muskeln im Bade ganz schlaff sind oder nicht; wenn die Lage irgendwie unbequem ist und eine gewisse Muskelarbeit notwendig wird, dann wird diese in erster Linie für eine Änderung der Herztätigkeit verantwortlich gemacht werden müssen. Sonst spielt neben der

Temperatur vor allem der hydrostatische Druck des Wassers eine wichtige Rolle, indem dadurch die oberflächlichen Venen zusammengedrückt werden, so daß das in ihnen enthaltene Blut dem rechten Herzen zuströmt und zu einer Vergrößerung des Schlagvolumens führt. Wenn aber auch auf diese Weise eine Anregung der Herztätigkeit zustande kommt, so darf man darin noch keineswegs ein Zeichen für eine Steigerung der Herzkraft sehen, denn jede Acceleransreizung, wie sie auch mit geringen körperlichen Anstrengungen einhergeht, macht dasselbe. Dies gilt auch für die Änderung des Verhältnisses zwischen der Größe der Anfangs- und der Nachschwankung — die Nachschwankung wird größer, die Anfangs- schwankung oft kleiner — und es ist natürlich ganz falsch, darin eine günstige Wirkung auf das Herz zu sehen.

Die Bäder von Nauheim. — Als ich dieses Buch zu schreiben begann, war es meine Absicht, einen getreuen Bericht über meine eigenen Erfahrungen zu geben. Es lag nicht in meiner Absicht, mich in Kontroversen und Ausein- andersetzungen einzulassen, ich habe einfach meine eigenen Ansichten dargelegt. Aber ich fühle, daß es irreleiten könnte, wenn ich eine Behandlungsmethode mit Stillschweigen überginge, die einen Weltruf erlangt hat, der nach meiner Ansicht in keinem Verhältnis zu ihren Verdiensten steht. Obwohl ich nur mit Widerstreben auf diesen Gegenstand eingehe, so halte ich es doch für meine Pflicht, meine Ansichten darüber zu äußern, besonders da es tiefen Eindruck auf mich gemacht hat, wie infolge des unverdienten Rufes, den die Bäder von Nauheim unter den Ärzten genießen, einzelne Kranke geschädigt wurden. Es sind für die finanzielle Ausbeutung der Nauheimer Quellen In- stitute eingerichtet worden, und es beschleicht mich ein Gefühl der Scham für meine Kollegen, wenn ich sehe, in welcher Art und Weise sie sich täuschen ließen. Man liest in ernsthaften englischen medizinischen Zeitschriften Be- richte über Heilerfolge, die wie Schwindelreklame für ein Geheimmittel aus- sehen. Ein Autor erzählt uns, wie ein Kranker, den er ohne Erfolg behandelte, durch einen Aufenthalt in Nauheim geheilt wurde. Ein anderer beschreibt, wie er die Kranken schwach, schwankend und zyanotisch den Baderaum betreten sah, und wie sie aufrecht und frisch, mit dem Ausdruck blühender Gesundheit auf ihrem Gesichte herauskamen. Es ist kein Wunder, daß diese dithyrambische Lobpreisung einen großen Eindruck auf den Arzt macht, der nie aus seinen vier Wänden herausgekommen ist. Die folgende schmerz- liche Erfahrung war die unmittelbare Folge dieser kritiklosen Übertreibung der Vortrefflichkeit der Bäder von Nauheim. Ich sah bei einer Konsultation einen Mann mit folgender Vorgeschichte: Der Kranke litt an Symptomen von Herzschwäche, und da es ihm nicht nach Wunsch besser ging, gab ihm sein Arzt den Rat, nach Nauheim zu gehen. Später wurde ein hervorragender Arzt zugezogen, der ebenfalls mit Nachdruck Nauheim empfahl. Als der Kranke einen anderen Landesteil besuchte, wurde er krank, und der ihn dort behandelnde Arzt riet ihm gleichfalls, nach Nauheim zu reisen. Der ihm unabhängig von drei Ärzten gegebene Rat machte einen solchen Eindruck auf ihn, daß er sich entschloß, ihn zu befolgen und nach Nauheim zu gehen. Seine Verhältnisse waren so, daß er seinen Beruf aufgeben und eine Geld- summe ausgeben mußte, die er nur schwer erschwingen konnte. Es war ihm nicht anders möglich, nach Nauheim zu reisen, als in kurzen Etappen; er brauchte für seine Reise drei Tage und er kam dort ganz erschöpft und ermattet an. Er machte dort die gewöhnliche Bäderbehandlung durch und bekam außerdem Digitalis. Bei seiner Rückkehr nach England war sein Zustand schlimmer als vor der Hinreise, obgleich er einen Brief eines Nauheimer Arztes bei sich hatte, in dem stand, daß der Zustand durch seinen Aufenthalt bedeutend gebessert worden sei. Der Kranke selbst bemerkte boshaft dazu: da er so abgeschlagen von der Reise dort angekommen sei, wäre es merkwürdig gewesen, wenn er sich durch das Ausruhen nicht etwas erholt hätte, aber in bezug auf sein Leiden habe er von seinem Aufenthalt keinen Nutzen gehabt, im Gegenteil. Als ich ihn nach seiner Rückkehr sah, bot er das untrügliche Bild einer vorgeschrittenen Herzsklerose mit äußerster Erschöpfung des Herzmuskels. Die organischen Veränderungen waren ja unheilbar, aber die Anstrengung der Reise nach und von Nauheim hatte das Herz erschöpft und geschädigt und zweifellos das Ende des Kranken beschleunigt, abgesehen davon, daß seine Geldmittel verbraucht worden waren, so daß seine Angehörigen noch darunter zu leiden hatten.

Dies ist keineswegs ein Ausnahmsfall, und ein erfahrener Arzt teilt mir mit, daß er jedes Jahr zur Behandlung einer Anzahl von „Nauheimer Wracks", wie er sie nennt, gerufen wird, die von dort zurückgekehrt sind. Allein ich möchte nicht die Vorstellung erwecken, als ob ich eine Methode ohne Grund verdammte, und werde daher kurz über meine Erfahrungen, bei dem Versuch, ein Urteil über die Heilwirkungen der Methode von Nauheim zu gewinnen, berichten.

Als ich nach Nauheim kam und mehrere Ärzte fragte, wie man die Wirksamkeit der Bäder feststellen könnte, entdeckte ich, daß keiner der praktizierenden Ärzte daran glaubte, daß in schweren Fällen die Quellen an und für sich genügend heilende Eigenschaften besäßen, sondern daß Hilfsmittel in Anspruch genommen werden müßten, wenn man ein gutes Resultat erzielen wolle. Auch herrschte zwischen den dort praktizierenden Ärzten keine Übereinstimmung darüber, welche Hilfsmittel die besten seien. Der eine sagte, daß die Bäder gut wirken, wenn man damit Bewegungsübungen verbindet, wie sie an den Apparaten des Zander-Institutes ausgeführt werden; der andere verlachte den Gebrauch der Zander-Apparate und behauptete, die beste Wirkung zu erlangen, wenn die Bäder mit seiner besonderen Übungsmethode kombiniert werden; während ein dritter von den Methoden der beiden anderen nicht viel hielt und sagte, er erziele die besten Resultate, wenn den Bädern noch etwas zugefügt wurde, z. B. ein elektrischer Strom. Wenn alle diese Methoden und Bäder nur geringe Erfolge hatten, so verordnete jeder Arzt außerdem Drogen der Digitalisgruppe. Es war aussichtslos für mich, bei solchen Komplikationen die Wirkungsart irgendeines Bades oder einer Methode festzustellen, und so tat ich das Wenige, was in meinen Mitteln lag, um die Wirkung der Bäder kennen zu lernen.

Ich fand, daß vor 20 Jahren, als die Ansicht vorherrschte, daß zu einem gesunden Herzen auch ein starker Puls gehöre, diese Bäder einen bemerkenswerten Einfluß auf die Kräftigung des Pulses hatten und daß sie den arteriellen Druck um 20, 30 und 40 mm Hg erhöhten. Heutzutage aber, wo die Mode herrscht, einen harten Puls weicher zu machen, hat man herausgefunden, daß diese Quellen die merkwürdige Wirkung haben, den arteriellen Druck herabzusetzen. So hervorragend sind diese Bäder, daß sie, wie man behauptet, imstande sind, den Druck zu erhöhen, wenn er niedrig ist, und ihn herabzusetzen, wenn er hoch ist.

Die Stärke der Bäder konnte abgestuft werden, und es wurde behauptet, daß je nach der Art der Beschwerden die Bäder verschieden gegeben werden. Aber ich habe nicht finden können, daß dabei irgendeine Regel befolgt wurde. Ich fand, daß Leute, denen nichts am Herzen fehlte, dieselben Bäder bekamen wie Leute, die an ernsten Herzkrankheiten litten. Ebenso fand ich, daß Leute mit einem schwachen frequenten Puls dieselben Bäder erhielten wie solche mit einem harten langsamen Puls.

Ich konnte auch bei größter Anspannung meiner Einbildungskraft niemals die Erzählung bestätigt finden, nach der die Kranken gebückt und krank diese Bäder betreten und aufrecht und gesund wieder herauskommen. Bei denjenigen Kranken, die ich während des Bades beobachtete, konnte ich von dem einfachen Eintauchen keine Besserung feststellen. Eine gewisse Einwirkung auf das Herz, wie die Verlangsamung seiner Tätigkeit, zeigte sich in mehreren Fällen, vor allem bei gesunden Herzen, wie z. B. bei mir und meinem Freunde, den ich beobachtete. Dies geschah in dem starken Sprudelbade bei einer Wassertemperatur von 31,7° C. Es schien mir aber bloß eine Wirkung der Temperatur zu sein, und dies wurde dadurch bestätigt, daß nach unserer Rückkehr die Pulszahl meines Freundes und die meinige genau in gleicher Weise sank, wenn wir uns in einem Bad mit gewöhnlichem Leitungswasser befanden, das jene Temperatur hatte. Ich fand diese Erfahrung in einer Reihe von sorgfältigen Beobachtungen bestätigt, die von REISSNER und GROTE angestellt wurden, die die Wirkungen dieser Quellen mit denjenigen von gewöhnlichem Wasser von derselben Temperatur verglichen; auch sie fanden, daß das Langsamerwerden der Herztätigkeit nur von der Temperatur abhängt. Auf diese Wirkung der Temperatur ist tatsächlich niemals hingewiesen worden, sie wurde vielmehr einem spezifischen Einflusse des Wassers auf die Haut zugeschrieben. Wenn wir in einem Bade liegen, dessen Wasser mit Kohlensäure beladen ist, so kommt dieses Gas in unzähligen kleinen Blasen zum Vorschein, die sich an die Haut anheften. Zu gleicher Zeit wird die Haut rot. Diese sehr einfachen Erscheinungen werden dahin gedeutet, daß auf irgendeine Weise eine reflektorische Reizung des Herzens zustande kommt.

Ursache der Wirksamkeit der Behandlung in Badeorten. — Man darf wohl, und zwar mit Recht behaupten, daß große Scharen von Leuten in Nauheim zusammenströmen, von denen viele großen Nutzen von der Behandlung haben. Ich erkenne das an und habe mir die größte Mühe gegeben, den Grund für den Erfolg der Methode von Nauheim herauszufinden. Wenn man die geheilten Fälle und die Ursachen ihrer Heilung genau analysiert, so wird man finden, daß in Nauheim das, was ich für das Wesentliche bei der Behandlung halte, in ausgezeichneter Weise durchgeführt wird. Alles dient dem Ruhebedürfnis des Kranken. Der Ort ist angenehm, sonnig, mit reichlichem Schatten, mit schönen Gärten und einer ausgezeichneten Musikkapelle. Von ihren Sorgen und Pflichten abgehetzte Leute finden hier jene Ruhe, die für die Wieder-

herstellung des Herzens die Hauptsache ist. Ein sehr großer Teil dieser Leute
ist etwas nervös, und sie sind infolgedessen psychisch leicht zu beeinflussen.
Der Kranke kommt nach Nauheim in einer durch den Ruf dieses Platzes ge-
hobenen Stimmung. Wenn er einen Arzt aufsucht, so wird ihm zuversichtlich
gesagt, daß die Behandlung ihm gut tun wird — sofort ist in der Mehrzahl
der Fälle die Heilung schon zur Hälfte erreicht.

Wunderkuren habe ich nicht gesehen. Als ich meinem Berufe in einer
entfernten Fabrikstadt nachging und von den wundervollen Heilungen hörte,
die an Orten wie Nauheim vollbracht wurden, da stellte ich mir vor, daß dies
jene Klasse von Fällen sein könnte, bei denen ich keinen Erfolg hatte. Wie
groß war meine Überraschung, als ich in Nauheim fand, daß die sogenannten
Wunderkuren identisch waren mit denen, die die praktischen Ärzte zu Hause
auch zustande bringen.

Ich fand in Nauheim, was ich schon in anderen Badeorten gesehen hatte,
daß die Ärzte kaum eine Vorstellung davon hatten, wie groß die Leistungsfähigkeit des menschlichen Herzens ist. Diejenigen, die wie ich selbst eine
große Praxis unter der besseren Arbeiterklasse ausgeübt haben, wissen, was
für eine enorme Erholungsfähigkeit das Herz besitzt. Viele von den Beschwerden, die ich in Nauheim sah, würden keinen Arbeiter und keine Ar-
beiterin von ihrer Arbeit fernhalten, und dort machen sie komplizierte Kuren
durch. Ich darf offen gestehen, daß ich eine nützliche Wirkung von Nauheim
bei keinem Kranken gesehen habe, der sich nicht anderswo ebenso gebessert
hätte.

Man sagt, daß Fälle, die anderswo ohne Erfolg behandelt worden waren,
sich in Nauheim gebessert hätten. Welcher erfahrene Arzt kann nicht dasselbe sagen? Ich habe zu wiederholten Malen Kranke in meiner Behandlung
gehabt, die von anderen Ärzten behandelt worden waren, und es ging ihnen
besser. Und doch halte ich mich nicht für so töricht anzunehmen, daß die
Wiederherstellung meiner Geschicklichkeit zu verdanken sei. Bei vielen Herzleiden ziehen sich die ersten Stadien der Genesung sehr lange hinaus, und eine
deutliche Besserung tritt oft mit einer leichten Veränderung in der Behandlung ein; es wird dann nur zu schnell der Schluß gezogen, daß die vor kurzem
stattgefundene Änderung die Heilung bewirkt habe, während die Herzkraft
eigentlich durch die vorher angewandte Behandlung langsam wiederhergestellt
wurde.

Ich habe mich so ausführlich über die Behandlungsweise in Nauheim
verbreitet, damit der Leser die Stärke oder die Schwäche der Stellung, die
ich in dieser Frage einnehme, beurteilen könne, und ich möchte, daß jeder Arzt
sich seiner Verantwortung in jedem Falle bewußt werde, bevor er eine komplizierte und teure Behandlung empfiehlt. Wenn jemand wohlhabend ist
und ihm nicht viel fehlt, dann kann man ihn ebensogut nach Nauheim
schicken wie anderswohin. Wenn man aber die Geldmittel eines Kranken
erschöpft, indem man ihn zu großen Auslagen veranlaßt oder ihn zur
Aufgabe seines Berufes zwingt, dann nimmt der Ratgeber eine ernste Verantwortung auf sich.

Wenn es sich um in der Entwicklung stehende Knaben oder Mädchen
handelt, so halte ich Nauheim und seine verschiedenen Methoden dann ent-

schieden für schädlich, wenn die Herzschwäche rein funktionell ist und die
Symptome in gelegentlichen Ohnmachten und einer angeblichen Vergrößerung
und Unregelmäßigkeit des Herzens bestehen. Diese Klasse von Leuten wird
oft dorthin geschickt; infolge der komplizierten Verordnungen bekommen sie
die Meinung, daß es sich um etwas Ernstes handle, und verbringen ihr Leben
unter dem Eindruck, daß sie ein schwaches Herz haben, und die Folgen davon
stellt uns der „malade imaginaire" vor Augen. Ich habe eine ganze Anzahl
von solchen Patienten gesehen, die diesen komplizierten Methoden unterzogen
wurden und die ich auf die Spielplätze geschickt hätte.

Die Ansammlung von nervösen Leuten ist eine böse Sache. Sie lieben
es, einander ihre Symptome aufzuzählen, und kultivieren so die Gewohnheit, sich selbst zu analysieren. Würde das in verständiger Weise getan,
so könnte Gutes daraus entstehen, allein oft endet es damit, daß der einzelne sich allzusehr seiner kleinen Gebrechen bewußt wird, so daß ich es
vorziehe, diejenigen Herzkranken, die etwas nervös sind, dahin zu schicken,
wo sie soviel als möglich mit Gesunden zusammen sind, die nicht zur Selbst-
betrachtung neigen.

48. Kapitel.

Behandlung (Fortsetzung).

Arzneimittel. — Digitalis. — Präparate und Art der Verabreichung. — Strophanthus.
— Scilla. — Die Nitrite. — Jodkalium. — Sedativa. — Sauerstoff. — Akonit. — Atropin.
— Andere Arzneimittel.

Arzneimittel. — Wenn man sich diesem Teile der Behandlung der Herzkrankheiten zuwendet, stößt man auf eine große Zahl von Mitteln, von denen
so starke Wirkungen behauptet werden, daß es für den Einzelnen nicht möglich ist, den Wert aller dieser Mittel abzuschätzen. Wenn aber der, der die
Wahrheit sucht, sich bemüht, herauszufinden, worauf der Ruf einer großen
Zahl dieser Mittel gegründet ist, dann findet er einen solchen Mangel an brauch-
baren Beweisen, daß viele von diesen Mitteln gar keine oder nur eine geringe
Berücksichtigung verdienen. Ja, in dieser Hinsicht kann man sogar sagen,
daß eine ausreichende Begründung wissentlich vernachlässigt wird; aber
erst müssen wir uns fragen, was ein Beweis ist. Beim Herzen finden wir
so unzweifelhafte Zeichen der Wirkung von Arzneimitteln, daß der Beweis
für die Wirksamkeit irgendeines Mittels leicht zu erbringen ist. Die Art,
wie ein Mittel die Herztätigkeit verändern kann, und zwar den Herzrhythmus
und den Blutdruck, kann so leicht sichtbar gemacht werden, daß es nicht
schwer fällt, die spezifische Wirkung irgendeines Mittels auf das Herz oder
die Blutgefäße nachzuweisen. Überdies gehen andere Erscheinungen, wie das
Verhalten bei Anstrengung oder Änderungen in der Herzgröße, im allgemeinen
Hand in Hand mit den deutlicheren Wirkungen, so daß wir im ganzen die
Möglichkeit haben, die Wirkung von Heilmitteln auf das menschliche Herz
in vielfacher Weise nachzuweisen. Heutzutage darf der Ausspruch irgendeiner
Autorität, auch wenn sie noch so bedeutend ist, nur einen sehr geringen Wert

beanspruchen; das „ipse dixit" allein genügt nicht, es müssen verläßlichere
Stützen für das Vertrauen erbracht werden, dessen sich die Autorität erfreut.
Wir brauchen nur an die weit verbreitete Meinung zu erinnern, daß Strychnin, Kampfer und Koffein wirksame und wertvolle Heilmittel sind. Und doch
gibt es keine einzige Beobachtung, weder in der Klinik, noch im Tierversuch,
die auch nur im geringsten geeignet wäre zu zeigen, daß diese Mittel in medizinalen Dosen irgendeine Wirkung auf das Herz oder die Blutgefäße haben.
Der ganze Beweis wird auf Schlüsse gegründet, die von einigen äußerst zweifelhaften Tierversuchen oder davon hergeleitet werden, daß Kranke sich ein-
gebildet haben, es sei ihnen danach besser geworden. Ich habe schon über diese
Art von Beweisen gesprochen. Die gebräuchlichen klinischen Methoden, um
den Wert von Mitteln abzuschätzen, die so allgemein verwendet werden,
führen zu so ungenauen und beklagenswerten Ergebnissen, daß es mir ratsam
schien, den großen Fortschritt, den wir in den letzten Jahren in der Diagnostik
gemacht haben sowie unsere genauere Kenntnis der gewöhnlicheren Erscheinungen am Herzen auf das Studium der Mittel anzuwenden, die auf das
Herz wirken.

Ich habe durch viele Jahre, als ich noch die allgemeine Praxis ausübte,
Untersuchungen in dieser Richtung angestellt und habe viele auffallende
und lehrreiche Ergebnisse erzielt. Aber das Untersuchungsfeld ist groß und
es sind genauere Methoden notwendig als die, die man in der allgemeinen
Praxis anwenden kann. Als mir dann die Herzabteilungen am London und
am Mount Vernon Hospital übertragen wurden, an welch letzterer mir Professor CUSHNY zur Seite stand, begann ich bestimmte Beobachtungsreihen
über alle möglichen Arten von Herzmitteln anzustellen. Da wir bestrebt
waren, vor allen Dingen solche Beobachtungen zu machen, die für den praktischen Arzt von wirklichem Wert sind, verwendeten wir die Mittel in der
Form, in der sie am häufigsten in der allgemeinen Praxis angewendet werden.
Wir beschlossen also mit den Mitteln anzufangen, die man per os gibt, da es
offenbar ein Unsinn wäre anzunehmen, daß ein beschäftigter praktischer Arzt
seine Mittel subkutan oder intravenös einspritzen werde. Die folgende Beschreibung der Wirkungen von Heilmitteln wird sich daher auf die Ergebnisse
gründen, die auf diese Weise erzielt wurden. Es ist wohl nicht nötig zu sagen,
daß viele negative Ergebnisse hier nicht angeführt werden.

Wenn die Kranken zuerst in unsere Beobachtung kamen, legten wir sie
ins Bett und gestatteten ihnen je nach dem Grade ihrer Herzschwäche eine
beschränkte Bewegungsfreiheit. Wenn sie nebenbei an Störungen litten,
wie Meteorismus, Verstopfung oder Schlaflosigkeit, so wurden diese geheilt.
Sorgfältige Beobachtungen wurden angestellt über die Fähigkeit, Anstrengungen auszuhalten, und wir schätzten die Reservekraft des Herzens dadurch, daß wir untersuchten, wie eine bestimmte Arbeit ausgeführt wurde.
Dann haben wir genaue Aufzeichnungen gemacht über die Frequenz, den
Rhythmus und die Größe des Herzens, über die Bewegungen der Arterien
und der Jugularvenen, den Zustand der Lungen und der Atmung, den Blutdruck, den Stand der Leber, die Ausdehnung der Ödeme und anderer Zeichen
von Herzschwäche. Der Verlauf des Falles, wie er sich in diesen Erscheinungen
äußerte, wurde täglich sorgfältig verfolgt. Wenn der Zustand gefährlich war,

wurden sofort Arzneimittel gegeben; wo dies aber nicht dringend notwendig war, gaben wir der einfachen Ruhe Gelegenheit, zu wirken und verabreichten so lange kein Heilmittel, als die Besserung anhielt. Wenn kein weiterer Fortschritt zu verzeichnen war, gaben wir dem Kranken ein Mittel, von dem man voraussetzen durfte, daß es den Zustand bessern werde, und dieses Mittel wurde so lange weiter gegeben, bis irgendeine physiologische Wirkung zutage trat. Dann ließen wir das Mittel weg oder gaben kleinere Dosen, je nachdem der Zustand des Kranken es zu verlangen schien. Wenn der Erfolg nicht zufriedenstellend war, ließen wir die Wirkung des Mittels abklingen, dann wurde ein anderes Mittel gegeben und auch bei diesem derselbe Vorgang beobachtet. Prof. CUSHNY nahm Proben von den verschiedenen Mitteln, die wir verwendeten, und unterwarf sie einer physiologischen Prüfung, während diejenigen Kranken, die zweifelhafte oder unerklärliche Störungen zeigten, von Dr. LEWIS elektrokardiographisch untersucht wurden. Man wird verstehen, daß diese Art der Beobachtung sehr mühsam und zeitraubend ist und daß sie nur von denen ausgeführt werden kann, die mit den verschiedenen mechanischen Methoden vertraut sind, wie sie bei der klinischen Untersuchung des Herzens verwendet werden, und die auch imstande sind, die Ergebnisse genau zu deuten. Diese sind zwar noch verbesserungsbedürftig, aber sie gewähren doch eine wertvolle Hilfe bei dieser dringend notwendigen Art der Beobachtung.

Die Beschreibung des Falles 90 ist ein Beispiel für die Art, wie wir unsere Fälle beobachtet haben.

Digitalis. — Die wertvollsten Herzmittel, die wir besitzen, gehören zu der Gruppe, welche Digitalis, Strophanthus und Scilla einschließt. Diese Mittel haben eine bemerkenswerte Ähnlichkeit in ihrer Wirkung auf das Herz. Von ihnen ist Digitalis das nützlichste, und man wird finden, daß dann, wenn Digitalis versagt, auch die anderen nur wenig Wert haben. Leider werden bei manchen Menschen außer der Herzwirkung auch Nebenwirkungen hervorgerufen, die so unangenehm sind, daß sie den fortgesetzten Gebrauch des Mittels verhindern. Unter diesen Umständen kann dieselbe Wirkung auf das Herz auch durch Strophanthus und Scilla erhalten werden, wobei die Wirkungen auf andere Organe weniger unangenehm sind.

Eine besondere Eigenschaft der Digitalis ist der Unterschied in der Wirkung bei verschiedenen Menschen. Bei manchen entwickelt sich rasch eine Intoleranz gegen die Droge, indem Übelkeit, Erbrechen, starke Kopfschmerzen und Diarrhöe sich einstellen; bei anderen wirkt das Mittel rasch auf das Herz, und zwar wieder in verschiedener Weise bei verschiedenen Menschen. Bei vielen fallen die Wirkungen auf die Verdauungs- und die Kreislauforgane zusammen, indem das erste Zeichen, die Übelkeit, gleichzeitig mit einer deutlichen Veränderung der Herztätigkeit eintritt. Bei anderen könnte man große Dosen durch lange Zeit hindurch geben, wobei sich das Befinden des Kranken wenig oder gar nicht ändert, obwohl das angewendete Präparat genau dasselbe ist wie das, welches bei den anderen geholfen hatte. Diese abweichenden Wirkungen sind allgemein bekannt und werden gewöhnlich auf die verschiedene Zusammensetzung der angewendeten Präparate bezogen oder auf unberechenbare Eigenschaften der Droge. Auf Grund meiner sorgfältigen Beobachtungen über die verschiedenen Reaktionen zögere ich aber nicht zu sagen, daß die wechselnde Wirkung nichts mit der Droge zu tun hat, sondern entweder auf Unterschieden in der Empfindlichkeit der einzelnen Menschen beruht oder auf Unterschieden in der Natur der Veränderungen, an denen die Kranken leiden.

Bevor wir ein Mittel wie Digitalis verordnen, müssen wir eine klare Vorstellung davon haben, was wir wollen. Bei sehr vielen Menschen können Symptome bestehen, die man auf das Herz beziehen kann, wie ein Gefühl von Schwäche oder Herzklopfen, und es kann auch am Herzen ein abnormes Symptom gefunden werden, wie ein Geräusch oder eine Arhythmie; daraus schließt man, daß Digitalis angezeigt ist und man gibt kleine Dosen (1—5 Tropfen der Tinktur), und wenn sich dann irgendeine gute Wirkung einstellt, wird diese auf die kleinen Digitalisdosen zurückgeführt. Nun will ich zwar nicht sagen, daß Digitalis in solchen Fällen nicht etwas genützt haben kann, aber ich kann versichern, daß man bei kleinen Dosen nicht eher eine charakteristische

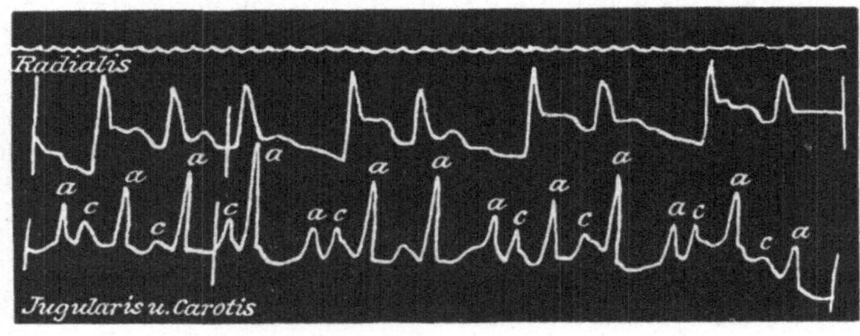

Abb. 245. Zeigt den häufigen Ausfall von Kammersystolen infolge der Verzögerung des vom Vorhof kommenden Reizes. Man bemerkt, daß die Welle *a* vollkommen regelmäßig auftritt, und daß ihr Verhältnis zu Karotis und Radialis wechselt (Digitaliswirkung). Hervorzuheben ist die allmähliche Zunahme in der Größe der Vorhofswelle *a* vor dem Aussetzen des Pulses. Das ist bedingt durch die allmähliche Zunahme des *a-c*-Intervalls, bis die Vorhofskontraktion vor der Beendigung der vorausgehenden Kammersystole auftritt (siehe auch Abb. 315, 316 und 320).

Wirkung sieht, als bis sich eine beträchtliche Menge des Mittels im Körper angesammelt hat. Selbst bei schweren Fällen von Herzschwäche, wo außerdem Ruhe angeordnet wird, ist die gute Wirkung der kleinen Dosen, die man gegeben hat, wahrscheinlich nicht auf diese, sondern auf die Ruhe zurückzuführen und darauf, daß man dafür gesorgt hat, daß das Herz vor Erregung bewahrt werde. Dieser Schluß hat sich mir aufgedrängt, nachdem ich die Wirkung von Ruhe und von kleinen Dosen sorgfältig beobachtet hatte, und man muß dies besonders betonen, weil der Glaube an die kleinen Digitalisdosen bei den Ärzten weit verbreitet ist, so daß viel dadurch geschadet wird, daß man in wirklich schweren Fällen das Mittel nicht energisch genug gibt.

Wenn unzweifelhafte Symptome von Herzschwäche vorhanden sind, wie Atemnot bei leichter Anstrengung, Ödeme oder Tachykardie, dann sollte Digitalis, wenn ihre Verordnung angezeigt ist, in genügenden Dosen gegeben werden, und zwar so lange, bis eine physiologische Wirkung zutage tritt. Diese zeigt sich bei verschiedenen Leuten nicht in gleicher Weise, und das hängt bei einigen von der Natur des Herzleidens ab.

Das gewöhnlichste Zeichen dafür, daß genug gegeben worden ist, ist Übelkeit oder selbst Erbrechen. In sehr vielen Fällen wird man gleichzeitig oder etwas früher auch eine Wirkung auf das Herz feststellen können; diese zeigt sich gewöhnlich in einer andauernden oder in Zwischenräumen auftretenden Herabsetzung der Frequenz, wobei einzelne Kammersystolen ausfallen können (Herz-

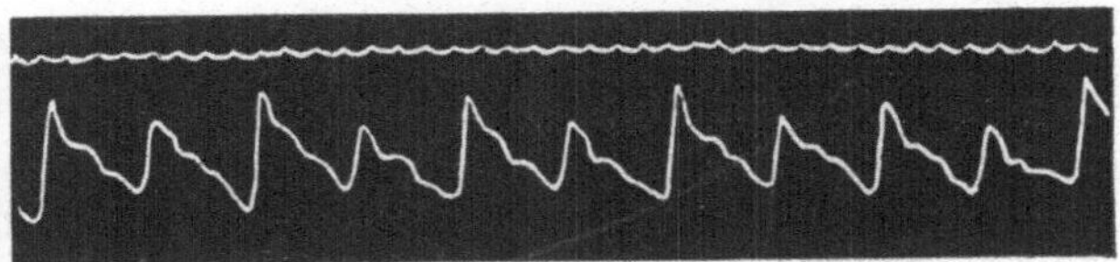

Abb. 246. Typischer Pulsus alternans infolge Digitalis. (Fall 52.)

block, siehe Abb. 245, 315, 316 und 320), oder im Auftreten von Extrasystolen (Abb. 317 und 327) oder Alternans (Abb. 246 und 317). Bei Vorhofflimmern kann die Verlangsamung sehr ausgesprochen sein, indem die Frequenz von 130—140

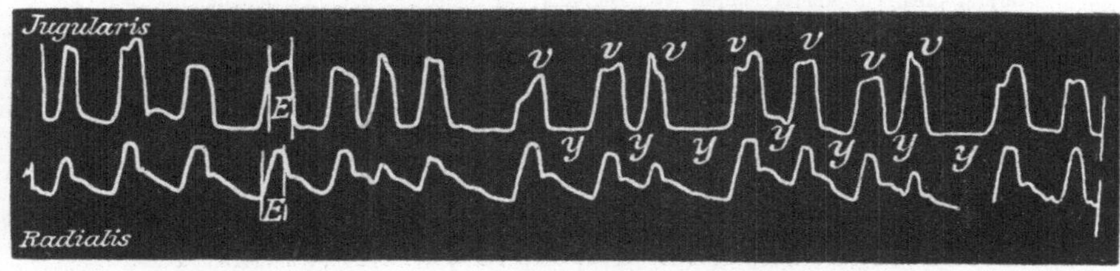

Abb. 247. Kurve von einem Falle mit alter rheumatischer Herzerkrankung mit Vorhofflimmern; sie zeigt die charakteristische Unregelmäßigkeit und den ventrikulären Venenpuls. Bei der Sektion fand sich sowohl Mitral- als Trikuspidalstenose. Vor Digitalis. (Abb. 248 stammt von demselben Kranken.)

auf 60—70 fällt, wobei manchmal Bigeminie besteht (Abb. 247—252). Wenn es so weit ist, sollte man das Mittel für 1—2 Tage aussetzen, bis die Übelkeit vorüber ist. Es kommt sehr oft vor, daß mit dem Aufhören der Übelkeit der Kranke sich besonders wohl fühlt, daß er sich mit viel weniger Beschwerden bewegen kann, und

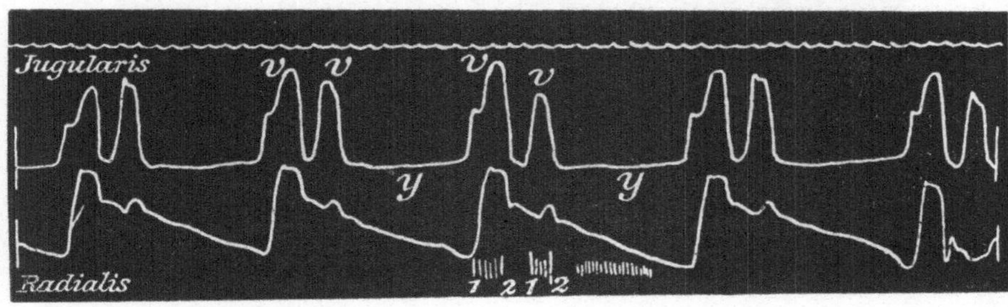

Abb. 248. Zeigt die charakteristische Wirkung von Digitalis bei alter rheumatischer Herzaffektion mit Vorhofflimmern. Die Striche 1, 2 entsprechen dem ersten und zweiten Herzton und die Schraffierung den vorhandenen Geräuschen.

man sollte trachten, das Herz bei der Frequenz zu halten, bei der der Kranke sich am wohlsten fühlt. Man erreicht dies dadurch, daß man ihm zuerst die halbe Dosis gibt und zusieht, ob sich die Pulsfrequenz ändert, und dann größere oder kleinere Dosen, je nachdem die Frequenz zu- oder abnimmt. Nach einiger Zeit kann der Kranke nach seinen eigenen Empfindungen sagen, wann er ge-

nug hat und wann er wieder etwas nehmen muß, und ich habe immer gefunden,
daß diese Empfindung ein sehr guter Führer ist und daß man in vielen Fällen
die weitere Verabreichung des Mittels dem Kranken überlassen kann. Das ist
besonders dann der Fall, wenn ein altes rheumatisches Herzleiden besteht
oder Vorhofflimmern eingetreten ist. Ich habe Kranke beobachtet, die sich
lange — 12 und mehr Jahre — mit Digitalis durchgebracht haben,

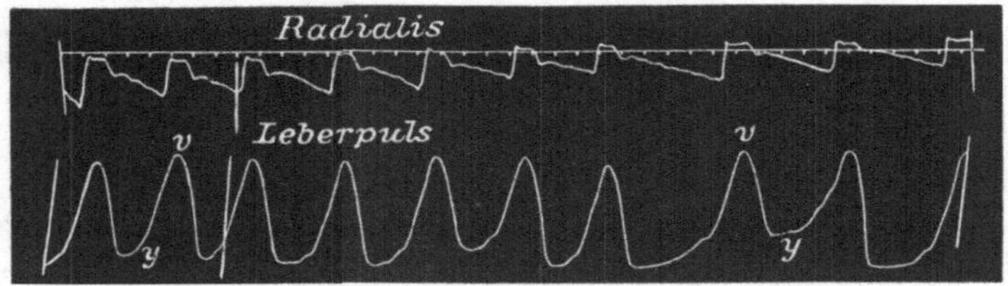

Abb. 249. Kurven des Radialis- und Leberpulses bei einer alten rheumatischen Herzerkrankung vor Verabreichung von Digitalis; es bestand starke Dilatation, und bei
der Sektion fand man die Mitralklappen geschrumpft. Die Abb. 249 wurde von
dem Kranken nach Verabreichung von Digitalis aufgenommen.

und ich habe immer nur gute Erfolge gesehen. Die Neigung zu Übelkeit oder starker Pulsverlangsamung soll als Zeichen gelten, daß man
aufhören muß, um auf diese Weise eine Überdosierung zu verhindern.

Bei der Beobachtung von Fällen, die zum ersten Male mit Digitalis behandelt wurden, habe ich dann, wenn der Kranke herumgehen oder wenigstens
das Bett verlassen konnte, die ersten Zeichen der eintretenden Wirkung entdeckt, wenn ich die Frequenz und den Rhythmus des Herzens bei Anstrengung
beobachtete. Ein Kranker verrichtet eine körperliche Arbeit, indem er je nach

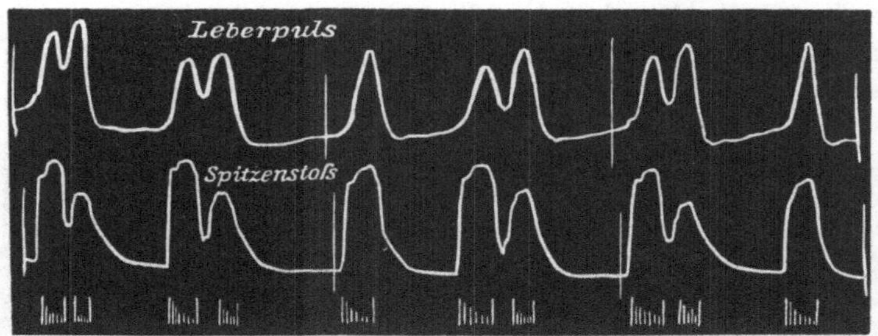

Abb. 250. Gleichzeitige Kurven des Leberpulses und des Spitzenstoßes, welche vollständige Übereinstimmung im Rhythmus der beiden Ventrikel zeigen. Die Töne und die
vorhandenen Geräusche sind schematisch dargestellt. Nach Digitalis.

seiner Kraft und seinem Zustande im Zimmer herumgeht oder 1—2 Stockwerke steigt. Dann legt er sich nieder, und nun werden Frequenz und Rhythmus graphisch verzeichnet oder das Herz auskultiert. Wenn die durch die
Anstrengung hervorgerufene Frequenzsteigerung vorüber ist, wird man finden,
daß das unter Digitalis stehende Herz langsamer schlägt als vor der Anstrengung.
Diese Verlangsamung tritt oft in Zwischenräumen ein, wobei diese Perioden
durch 10—20 Schläge voneinander getrennt sind. Während dieser periodischen
Verlangsamung treten gern Extrasystolen auf und in gewissen Fällen Herz-

block. Dieses Verhalten sieht man aber nur dann, wenn der normale Rhythmus erhalten ist, das heißt, wenn eine normale Vorhofkontraktion von einer normalen Kammersystole gefolgt ist. Bei Vorhofflimmern findet man nur eine deutliche Pulsverlangsamung, manchmal gleichzeitig mit Bigeminie und manchmal mit langen Pausen.

Bei der Besprechung der physiologischen Digitaliswirkung hat man bisher zu viel Gewicht auf die experimentellen Ergebnisse gelegt, wobei man

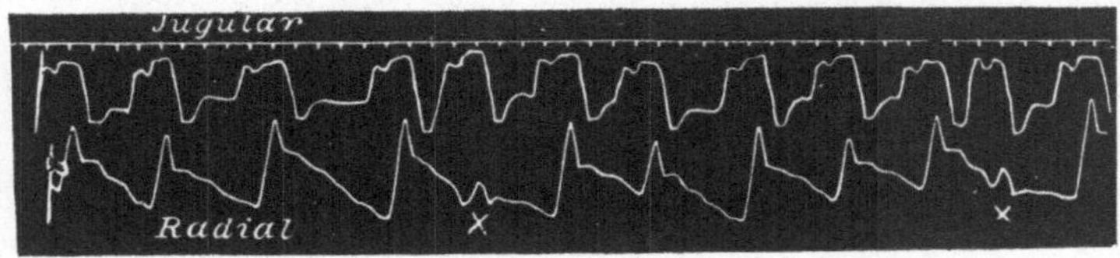

Abb. 251. Gleichzeitige Kurven des Jugularis- und Radialpulses. Der Jugularispuls ist von ventrikulärem Typus und die Kurven zeigen vollständige Übereinstimmung im Rhythmus zwischen rechtem und linkem Ventrikel. Von einer alten rheumatischen Herzerkrankung, bei welcher sich bei der Sektion eine starke Stenose des Mitralostiums fand. Vor Digitalis. Die Abb. 252 ist von demselben Kranken aufgenommen worden.

voraussetzte, daß auch am Menschenherzen ähnliche Wirkungen auftreten werden; man hat aber die Tatsache wenig oder gar nicht berücksichtigt, daß das Menschenherz, das man mit Digitalis behandelt, der Sitz eines krankhaften Vorganges ist, der die Physiologie des Herzens ändert, indem er z. B. einen neuen Rhythmus entstehen läßt, und daß dieser Vorgang nicht nur die Tätigkeit des Herzens, sondern auch sein Verhalten gegenüber Arzneimitteln vollständig verändern kann, so daß Wirkungen entstehen können, die man im Tierversuch nicht zu Gesicht bekommt. Man behauptet z. B. ganz gewöhnlich,

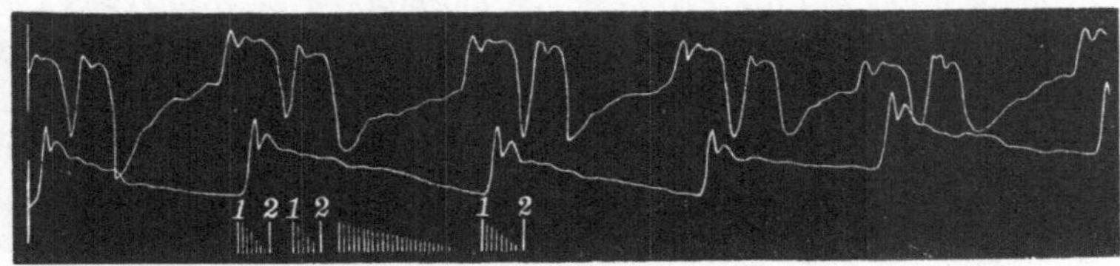

Abb. 252. Gleichzeitige Kurven des Spitzenstoßes und des Radialpulses von einem Falle von Mitralstenose. Die Doppelschläge sind in der Spitzenstoßkurve sehr deutlich. Die darunter befindliche Schraffierung zeigt die Lokalisation der Geräusche. Nach Digitalis.

daß die Digitalis wegen ihrer Wirkung auf die Muskeln der Arterienwand geeignet sei, den Blutdruck zu steigern und daß sie daher in Fällen von hohem Blutdruck nicht gegeben werden dürfe. Ich habe aber unter allen unseren Beobachtungen am London und am Mount Vernon Hospital sowie in meiner Privatpraxis nur selten gesehen, daß der Druck merklich gesteigert worden ist, kann mich aber an eine große Zahl von Fällen erinnern, wo er herabgesetzt wurde.

Daß die Digitaliskörper peripher gefäßverengernd wirken, ist sicher, sie haben aber in kleinen Dosen auch gefäßerweiternde Eigenschaften, die sich besonders an der Niere nachweisen lassen. Nach toxischen Gaben überwiegt die Gefäßverengerung derart, daß der Aortendruck stark ansteigt. Bei kleineren Dosen aber können sich Gefäßverengerung und Erweiterung in verschiedenen Gebieten so ausgleichen, daß keine Drucksteigerung zustande kommt. Der oben erwähnte, aus dem Experiment gezogene Schluß wäre also nur dann richtig, wenn man auch beim Menschen toxische Dosen anwenden würde. Auch sonst stehen die experimentellen Befunde über die Wirkung der Digitalis bei richtiger Versuchsanordnung und Fragestellung nicht im Widerspruch zur klinischen Erfahrung. Beim normalen Herzen wird durch kleine Dosen eine Pulsverlangsamung herbeigeführt, die auf einer Erregung des Vaguszentrums beruht und die Reizbildung im Sinus verlangsamt. Beim Vorhofflimmern kommt diese Wirkung in einer Hemmung der Reizleitung zwischen den Vorhöfen und den Kammern zum Ausdruck, und es wird dann die Frequenz der Kammern bei fortbestehendem Flimmern dadurch herabgesetzt, daß viel weniger Erregungen durchgelassen werden. Bezüglich der Kontraktionsstärke sieht man beim normal schlagenden Tierherzen keine besondere Wirkung, was gewöhnlich damit erklärt wird, daß ein solches Herz „ohnehin optimal arbeite“ und eine Verbesserung der Tätigkeit nur beim geschwächten Herzen erwartet werden könne. Man braucht aber nur an die auch an gut arbeitenden Herzen deutliche belebende Wirkung des Nebennierenextraktes zu denken, um einzusehen, daß diese Erklärung nicht das Richtige trifft. Da scheint mir nun eine von Rothberger *und* Winterberg *beobachtete, bisher nur wenig beachtete Tatsache von Bedeutung zu sein. Wenn man beim Hunde die Vagi und die Accelerantes durchschneidet und* $1/2$—1 *Stunde zuwartet, bis sich der Ausfall des Acceleranstonus geltend macht, dann sieht man, daß das Herz langsamer und schwächer schlägt und daß es größer geworden ist. Wenn man nun Digitalis (oder Strophanthin) einspritzt, so steigt die Frequenz und stellt sich ziemlich genau auf jene Höhe ein, die unmittelbar nach der vollständigen nervösen Isolierung des Herzens bestanden hatte. Die Wirkung der Digitalisstoffe fällt also ihrer Größe nach nahezu mit dem Einflusse zusammen, den das Zentralnervensystem auf dem Wege des Sympathikus auf die Frequenz der Reizbildung im Sinusknoten ausübt. Ebenso ist es mit der Kontraktilität. In dem Maße, in dem die Kontraktionen nach der Acceleransdurchschneidung schwächer geworden sind, werden sie durch Digitalis verstärkt. Es ist daher leicht verständlich, daß man die günstige Wirkung der Digitalis am isolierten Herzen (Herz-Lungenkreislauf oder künstlich durchströmtes Herz nach* Langendorff*) besonders gut nachweisen kann, denn dieses befindet sich zweifellos in einem viel schlechteren Zustande als das im normalen Kreislaufe schlagende Herz. So wie mit der Kontraktilität ist es auch mit dem Tonus des Herzens. Nach der Durchschneidung der extrakardialen Nerven wird das Herz allmählich immer größer und diese mit der fortschreitenden Frequenzabnahme einhergehende Erweiterung gibt erst die richtige Vorstellung von dem kraftlosen Zustande, in dem sich das vom Zentralnervensystem losgelöste Herz befindet. Es ist nun sehr interessant, daß nach Digitalis das Herz nicht nur öfter und kräftiger schlägt, sondern daß es auch kleiner wird. Gerade diese tonisierende Wirkung ist für die Klinik wichtig; sie ist dann von* Kaufmann *und* Meyer *an einem großen Soldatenmaterial orthodiagraphisch nachgewiesen worden und trat auch ohne Änderung der Frequenz ein.*

Alle diese Angaben beziehen sich auf die sog. therapeutischen Dosen. Die nach weiterer Steigerung der verabreichten Mengen eintretenden toxischen Wirkungen sind im Tierversuch erforscht und auch beim Menschen oft beobachtet worden. Dahin gehören die Störungen der Reizleitung und die Steigerung der Tätigkeit untergeordneter Reizbildungszentren, die zu einzelnen oder gehäuften ventrikulären Extrasystolen und bei großen Gaben zu Kammerflimmern und zum Herztode führen (s. S. 270).

Die Verlangsamung der Herztätigkeit hat einen großen Anteil an der guten Wirkung der Digitalis. Ich habe schon darauf hingewiesen, daß eine äußerst kurze Pause in der Diastole des Herzens hinreicht, um die Kraft der folgenden Systole bedeutend zu erhöhen. Die Digitalis wirkt verlangsamend wahrscheinlich durch Erregung des Vagus, und alle Teile des Herzens nehmen an der Verlangsamung teil. Abgesehen von dieser Verlangsamung des ganzen Herzens kommt manchmal noch eine weitere Verlangsamung der Kammern dadurch zustande, daß manche Reize die Kammer nicht erreichen, nachdem die Vorhöfe sich kontrahiert haben (partieller Herzblock). In vielen Fällen, wo dies vorkommt, wird man an der Venenpulskurve eine Verlängerung des Intervalls zwischen der Vorhof- und der Karotiswelle finden (ein großes a-c-Intervall, Abb. 319). Man kann mit Sicherheit annehmen, daß in solchen Fällen das Atrioventrikularbündel geschädigt ist, und dies ist ein Beispiel dafür, daß die Wirkungsweise der Digitalis von der Art der Erkrankung des Herzens bestimmt werden kann.

Ich habe immer gefunden, daß dann, wenn Digitalis das Herz auf diese Weise verlangsamte, wobei entweder das ganze Herz langsamer schlug oder partieller Block eintrat, der Kranke sich viel wohler fühlte, freier atmen und mehr Arbeit ohne Beschwerden leisten konnte; und bei der Behandlung sollte man Digitalis über dieses Stadium hinaus nicht mehr geben, sonst stellen sich unangenehme Empfindungen ein, wie Druck auf der Brust, Unbehagen, Übelkeit und schlechtes Befinden, manchmal mit starker seelischer Depression. Man sollte das Mittel aussetzen, bevor solche Empfindungen entstehen. Ich setze gewöhnlich für 1—2 Tage aus und gebe dann kleinere Dosen, die aber doch hinreichen, um die Pulsverlangsamung zu erhalten, wobei ich mich auch von der Empfindung des Kranken, daß es ihm besser geht, leiten lasse.

Digitalis ist bei verschiedenen Arten von Herzkrankheiten von Nutzen, aber beim Vorhofflimmern hat sie eine fast spezifische Wirksamkeit. Überall dort, wo Digitalis Kranken mit äußerster Herzschwäche gegeben wurde, wo offenbar Lebensgefahr bestand und wo in wenigen Tagen eine bedeutende und augenfällige Wendung zum Bessern eintrat, hat es sich in meinen Fällen um solche gehandelt, die ich bisher als „nodal rhythm" beschrieben hatte, die aber, wie wir jetzt wissen, auf Vorhofflimmern beruhen. Bei der Durchsicht der in der Literatur niedergelegten Berichte über die gute Wirkung der Digitalis bin ich ziemlich sicher, daß es auch Kranke mit Vorhofflimmern, besonders nach fieberhaftem Rheumatismus, waren, wo die außerordentlich guten Erfolge erzielt worden sind. Wenn man sorgfältig die Berichte liest, die WITHERING im Jahre 1875 in seiner ersten wertvollen Arbeit über die Digitalis bringt, wird man finden, daß er die guten Wirkungen bei Herzleiden erwähnt, obwohl er das Mittel nur als Diureticum angewendet hatte; einige von seinen mit Erfolg behandelten Fällen hatten zweifellos Vorhofflimmern.

Präparate und Art der Verabreichung. — Auf Grund meiner Erfahrungen ziehe ich es vor, Digitalis so lange zu geben, bis eine physiologische Wirkung eintritt, wie Übelkeit, Diarrhöe oder Pulsverlangsamung. Ich bin sicher, daß man keine Vergiftung oder andere schädliche Wirkungen zu fürchten braucht, wenn man auf diese Zeichen achtet. Daher hängt die Menge, die man in einem bestimmten Falle geben muß, zum Teil von der Natur des Falles ab. Wenn man die Tinktur einem Erwachsenen gibt, sind Dosen von 1—1,3 ccm dreimal täglich gewöhnlich hinreichend, um in 3—5 Tagen zu wirken. Wenn die Atemnot stark und der Puls rasch ist, kann man unbedenklich die doppelte Menge geben und die physiologische Wirkung in 24—48 Stunden erwarten.

Das Präparat, welches ich mit Vorliebe gebe, ist die Tinktur, und ich habe nie gefunden, daß sie mich im Stiche gelassen hätte. Wenn man sie in erprobter Stärke bekommen kann, um so besser, aber ich finde bald selbst heraus, ob sie wirksam ist. Ich verwende die Tinktur, weil sie bequem und billig ist, und das ist sehr wichtig für den praktischen Arzt, der es mit Arbeitern zu tun hat. Man kann auch ein vornehmeres Präparat benützen und ich habe viele Beobachtungen mit Digitalin (granules de NATIVELLE) gemacht. Jede von diesen Tabletten enthält 0,27 mg und hat nach meiner Erfahrung ungefähr dieselbe Wirkung wie 1 ccm der Tinktur. Viele Kranke kaufen sich die Blätter selbst und machen sich ein Infus von wechselnder Stärke; sie lernen es bald, die physiologische Wirkung zu erkennen und behandeln sich selbst. Ein Mann mit Vorhofflimmern, den ich durch 13 Jahre hindurch beobachtet habe, verwendet als Maß den Grad der Schwellung seiner Beine, und wenn er seine Schuhe nicht bequem zuschnüren kann, ist das für ihn ein Zeichen, daß er wieder sein selbstbereitetes Digitalisinfus nehmen muß.

Soweit ich gesehen habe, haben die verschiedenen, aus den Digitalisblättern hergestellten Extrakte keine besonderen Vorzüge; ich sehe nicht ein, warum man ihnen den Vorrang vor der Tinktur einräumen soll, die alle verschiedenen Glukoside enthält.

Bei andauernden Ödemen infolge von Herzschwäche kann ein besserer Erfolg erzielt werden, wenn man Digitalis mit Kalomel und Scilla kombiniert (z. B. Kalomelpillen 0,15, pulverisierte Digitalisblätter 0,03, Scilla 0,06). Diese Zusammenstellung ist oft nützlich, wenn Digitalis allein nicht wirkt. Einer Kranken half dieses Präparat sehr, aber sie bekam durch das Kalomel einen so starken Speichelfluß, daß sie es nicht lange genug nehmen konnte. Es wurde nun eine Anzahl anderer Präparate von Digitalis und Strophanthus versucht, aber ohne Erfolg. Endlich nahm die Kranke die Pillen zugleich mit der Nahrung, da blieb aus irgendeinem Grunde der Speichelfluß aus und sie konnte ihrer Ödeme Herr werden.

Es ist üblich eine raschere Wirkung zu suchen, indem man Digitalis subkutan einspritzt; wir haben dies in vielen Fällen versucht, haben aber bei dieser Art der Verabreichung nie eine Wirkung gesehen. Leider macht man diese Injektionen nur zu oft als letztes Mittel bei Kranken, die an irgendeinem schweren Leiden, z. B. Pneumonie, im Sterben liegen, und läßt sich dabei wahrscheinlich mehr von dem Bestreben leiten, irgend etwas zu tun, als von der Hoffnung, einen großen Nutzen zu erzielen. Ich habe nie gesehen, daß die Verabreichung der Digitalis bei akut fieberhaften Erkrankungen viel genützt hätte. Alles was das Herz erregt, wie hohe Temperatur, Toxine oder die Infektion des Myokards mit spezifischen Krankheitserregern, hat eine Wirkung, welcher die Digitalis nicht gewachsen ist. Ich möchte dies erwähnen, weil es eine Zeitverschwendung ist und man eine Gelegenheit versäumt, wenn man Heilmittel gibt, die in dringenden Fällen keinen Wert haben, während man in der Erkenntnis ihrer Nutzlosigkeit wirksamere Maßnahmen suchen kann.

Wenn man Digitalis empfiehlt, pflegt man gleichzeitig vor den Gefahren zu warnen, die aus ihrem Gebrauch entstehen können. Es wäre sehr gut, wenn die Autoren deutlich sagen würden, welche Gefahr sie fürchten. Solange man nur ganz allgemein sagt, daß ein solches Mittel vorsichtig gegeben werden muß oder daß plötzlich der Tod eintreten kann, wird jeder, der dies liest, von Furcht erfaßt, und zwar um so mehr, als die Warnung ganz unbestimmt ist. Wenn die Autoren wenigstens die Erfahrung anführen würden, die sie zu ihrer Warnung veranlaßt hat, könnte man den Wert dieser Erfahrung prüfen; aber wenn sie sich auf ganz dunkle Winke beschränken, unterstützen sie die charakteristische Schwäche der menschlichen Natur, denn das Geheimnisvolle und Unbekannte erzeugt unausbleiblich Furcht, während die klare Beschreibung einer Erfahrung den ganzen Befund wahrscheinlich des Geheimnisvollen und damit auch des Schreckenerregenden entkleiden würde. Ich bin sicher, daß keine Gefahr entsteht, wenn man so wie ich es angegeben habe, in jedem Falle beobachtet. Ich kann mir vorstellen, daß eine Gefahr entstehen kann, wenn das Mittel über die Grenze hinaus gegeben wird, die in dem ersten Zeichen der physiologischen Wirkung erkennbar wird; und ich kann nur sagen, daß ich das Mittel nun über 30 Jahre gebe und nie irgendeine schlechte Wirkung gesehen habe, wenn ich es so gab, wie ich es beschrieben habe. Ich habe große Beschwerden durch Überdosierung gesehen, wenn andere das Mittel gegeben und die ersten Zeichen der eingetretenen Wirkung nicht beachtet hatten. Ich habe schon auf eine Quelle der Gefahr beim Vorhofflimmern hingewiesen (S. 270).

Bei der Empfehlung der Dosierung der Digitalis habe ich meine eigenen Erfahrungen und die einiger anderer Beobachter zugrunde gelegt. Es soll aber nicht verschwiegen werden, daß es Autoritäten gibt, die auch in schweren Fällen Digitalis in viel kleineren Dosen empfehlen; einige sagen, daß eine gute Wirkung schon nach wenigen Minuten eintritt, andere nach mehreren Stunden, aber ich habe dies nicht finden können.

Strophanthus. — So wie bei der Digitalis scheint auch hier ein Widerspruch zu bestehen zwischen den experimentellen Befunden und den therapeutischen Ergebnissen, die beim Menschen erzielt werden.

„Strophanthus erregt den Herzmuskel und seine Ganglien, wirkt aber nicht so wie Digitalis pulsverlangsamend durch eine Erregung des Vagus" (HARE). Auf Grund meiner Erfahrungen in der Privatpraxis und meiner Untersuchungen am Mount Vernon und am London Hospital muß ich aber sagen, daß kein Unterschied in der Wirkung dieser beiden Mittel besteht. Kranke, deren Herz in bestimmter Weise auf Digitalis anspricht, reagieren in derselben Weise auf Strophanthus. Die Verlangsamung, von der man annimmt, daß sie auf Vagusreizung beruht, wird von beiden hervorgerufen, so daß alles, was ich über Digitalis geschrieben habe, auch für Strophanthus gilt.

In einigen Fällen war die Wirkung auf die Verdauungsorgane nicht so ausgesprochen, aber in anderen Fällen war sie ebenso stark. Auch die Kopfschmerzen fand ich nach beiden Mitteln bei demselben Kranken.

Die oben wiedergegebene Ansicht von HARE *ist auch vom experimentellen Standpunkte aus ganz unrichtig. Wir (*ROTHBERGER *und* WINTERBERG*) haben gerade bei Verwendung von Strophanthin eine wesentliche Verstärkung der Hemmungswirkung gesehen. Dabei fällt besonders der Umstand auf, daß mit wachsenden Strophanthinmengen nicht nur die Intensität, sondern namentlich die Dauer der Hemmungseffekte zunimmt. Das kann so weit gehen, daß eine kurze Vagusreizung genügt, um für viele Minuten die Frequenz der Vorhöfe herabzusetzen und ihre Stärke so abzuschwächen, daß sie kaum noch wahrgenommen werden können. Bei weiter vorgeschrittener Vergiftung haben wir nach einfacher Vagusreizung sogar bleibenden Vorhofstillstand gesehen, wobei die Kammern gewöhnlich nach kurzer Pause automatisch zu schlagen anfangen. Wenn diese automatische Tätigkeit aber nicht zustandekommt, kann das Herz absterben. Es besteht da kein wesentlicher Unterschied in der Wirkung von Strophanthin und Digitalis.*

Wir verwenden die B. P. (*British Pharmakopoe*)-Tinktur als Normaldroge, und ich habe gefunden, daß in den meisten Fällen ungefähr doppelt so viel Strophanthus- als Digitalistinktur notwendig ist, um dieselbe Wirkung zu erzielen. Als Professor CUSHNY die beiden Tinkturen physiologisch prüfte, fand er am bloßgelegten Froschherzen, daß die Strophanthustinktur 30 mal stärker war als die Digitalistinktur; daraus kann man schließen, daß die Absorption der Strophanthustinktur im Verdauungstrakt irgendwie behindert wird.

Daß Unterschiede in der relativen Wirksamkeit der beiden Drogen vorkommen, drängte sich mir vor mehreren Jahren auf, als ich einen jungen Mann bei einer Konsultation sah. Sein Herz war von einer rheumatischen Erkrankung ergriffen worden, er hatte Mitralstenose und Vorhofflimmern. Er war durch Jahre hindurch gewöhnt, sein Herz mit Digitalis aufrechtzuerhalten. Als ich ihn fragte, ob er auch Strophanthus versucht habe, sagte er mir, daß es dann doppelt so lange dauere, bis eine ebenso gute Wirkung eintrete.

Bei einigermaßen dringenden Fällen, wo bei alten rheumatischen Herzen Vorhofflimmern bestand, habe ich besonders gute Wirkungen gesehen, wenn ich große Dosen Strophanthustinktur, bis zu 10 ccm in einem Tage, gab. Innerhalb 36 Stunden stellten sich Übelkeit und Brechreiz ein, aber gleichzeitig war die Herztätigkeit deutlich verlangsamt und das Allgemeinbefinden des Kranken besser geworden.

Bei der Verschreibung der Strophanthustinktur darf man nicht eine wasserhaltige Mischung zusetzen, denn Prof. CUSHNY fand, daß dann das Präparat in einigen Tagen unwirksam wird.

Am Mount Vernon und am London Hospital habe ich eine Reihe von Beobachtungen über die subkutane Injektion von Digitalin und die intravenöse Injektion von Strophanthin ausgeführt. Ich gebe im folgenden eine Zusammenfassung der Ergebnisse Dr. ROWLANDS, der sich am meisten mit diesen Beobachtungen beschäftigt hat.

Es wurde die relative Wirksamkeit von Digitalis und Strophanthin vom Standpunkte der unmittelbaren Herzwirkung aus untersucht. Es sollten dabei die subkutane und die intravenöse Verabreichung verglichen und genau festgestellt werden, welche Art von Fällen auf diese Mittel anspricht und welche nicht. Durch 2—3 Stunden nach der Injektion wurden polygraphische Kurven von Puls und Atmung aufgenommen und es wurde der Blutdruck während derselben Zeit alle 5 Minuten gemessen, und zwar bei Fällen von Herzschwäche mit regelmäßigem Rhythmus.

Es stellte sich heraus, daß Digitalin nach subkutaner Injektion bei keiner Art von Herzschwäche auf die Puls- oder Atemfrequenz wirkte, daß sich bei Fällen von Herzschwäche mit regelmäßigem Rhythmus auch der Blutdruck nicht änderte. Ebenso wirkungslos war Strophanthin bei subkutaner Injektion. *Es muß hier darauf aufmerksam gemacht werden, daß es nicht ratsam ist, Strophanthin subkutan einzuspritzen. Wegen der sehr heftigen Schmerzen und der lange anhaltenden, oft heftigen Entzündungen, die auch kleinste Mengen von Strophanthin im Gewebe hervorrufen, sind die intravenösen Einspritzungen mit möglichst feiner, scharfer Nadel unter aseptischen Kautelen erst dann vorzunehmen, wenn man sich nach dem Einstich in die Vene durch Ansaugen von etwas Blut davon überzeugt hat, daß die Nadel wirklich in der Vene liegt. Die Injektion ist möglichst langsam im Laufe von $1^1/_2$—3 Minuten auszuführen. Bei einer Schmerzäußerung des Kranken durch Danebenfließen der Lösung oder bei erkennbar unrichtiger Lage der Nadel ist die Injektion sofort abzubrechen* (ROMBERG). Dagegen hatte Strophanthin bei intravenöser Injektion in gewissen Fällen von Herzschwäche eine außerordentlich gute Wirkung, und zwar waren dies die Fälle von Vorhofflimmern mit äußerst raschem Puls.

In solchen Fällen wird ungefähr $1/_2$ Stunde nach der Verabreichung die Pulsfrequenz herabgesetzt und der Allgemeinzustand des Kranken bessert sich bedeutend. Der folgende Fall möge als Beispiel dafür dienen, was sich in vielen Fällen ereignet: Da war eine Frau mit Vorhofflimmern, einer Pulsfrequenz von 120—130 in der Minute, starker Atemnot usw. 0,6, 1,2 und 2,5 mg Digitalin und 0,6 mg Strophanthin waren nach subkutaner Injektion innerhalb 3 Stunden auf Puls, Atmung und Allgemeinbefinden ohne Wirkung. Dagegen setzte die intravenöse Injektion von 0,6 mg Strophanthin innerhalb 30 Minuten die Pulsfrequenz von 122 auf 68 herab, wobei sich der Allgemeinzustand bedeutend besserte. Strophanthin wirkt durch Reizung der Vagusendigungen, denn die Wirkung kann durch subkutane Injektion von Atropin aufgehoben werden. In dem oben angeführten Falle stieg nach Injektion von 2 mg Atropin die Pulsfrequenz in 10 Minuten auf 135 und die Kranke klagte über Atemnot und Herzklopfen.

In Fällen von Herzschwäche mit regelmäßigem Rhythmus hatte die intravenöse Strophanthininjektion nur eine sehr geringe Wirkung auf den Allgemeinzustand und keine Wirkung auf die Pulsfrequenz und den Blutdruck.

Scilla. — In wenigen Fällen, wo Digitalis und Strophanthus wegen Verdauungsbeschwerden oder Kopfschmerzen nicht gut vertragen wurden, habe

ich sehr zufriedenstellende Ergebnisse mit der Scillatinktur erzielt, die wir
vorsichtig in steigenden Dosen gaben. Die physiologische Wirkung ist dieselbe wie bei den anderen beiden Mitteln; die Wirkung tritt in ungefähr derselben Zeit ein und nach denselben Dosen wie bei der Digitalistinktur.

Die Nitrite. — Die Hauptwirkung der Nitrite auf die Blutgefäße besteht
darin, daß sie eine Erweiterung der Arterien und Venen herbeiführen. Es
wird jetzt angenommen, daß diese Erweiterung auf einer Erregung der Nerven
und Muskeln der Gefäßwand beruht. Diese Wirkung ist von einer Beschleunigung des Herzschlages und einem tiefen Abfalle des arteriellen Druckes begleitet. Wenn aus irgendeinem Grunde eine sehr schnelle Wirkung auf das
Herz gewünscht wird, sind die Nitrite die zu diesem Zweck geeignetesten
Mittel. Inhalation von einigen Tropfen (0,2—0,6 g) Amylnitrit erzeugt
diese Wirkung in einigen Sekunden. Das Gesicht wird rot und der Kranke
fühlt ein Hämmern im Kopf. Wenn man die Inhalation fortsetzt, wird der
Kranke matt und schwindlig und muß sich niederlegen. Man sollte es niemals über dieses Stadium hinaus geben. In einigen Minuten geht die Wirkung
vorüber und der Blutdruck, der plötzlich abgesunken war, steigt allmählich
wieder an und kann sogar höher werden als vor der Inhalation.

Andere Nitrite, wie Nitroglyzerin (0,6—1,3 mg in Tabletten oder in alko-
holischer Lösung), Erythroltetranitrat (0,064 g in Pillen), Natrium nitrosum
(0,064—0,13 g in Pillen oder in Lösung) wirken so wie Amylnitrit, aber langsamer, und die Wirkung hält länger an.

Spiritus aetheris nitrosi („sweet spirits of nitre") ist ein volkstümliches
Heilmittel. Es enthält Spuren von Äthylnitrit und wird oft in Dosen von
2—4 g empfohlen, weil man annimmt, daß es die Blutgefäße erweitert. Da
es gewöhnlich in Wasser verschrieben wird, verflüchtigt sich das in ihm enthaltene Nitrit sehr rasch und die Wirkung, die sich dann einstellt, ist auf den
Äther und den Alkohol zurückzuführen.

Die besten therapeutischen Erfolge werden mit den Nitriten dort erzielt,
wo man eine sehr rasche Wirkung braucht, wie bei Angina pectoris. Einige
von den langsamer wirkenden Nitriten werden zur Herabsetzung des hohen
Blutdruckes empfohlen, aber ich habe keine befriedigenden Erfolge gesehen,
wenn ich sie zu diesem Zweck gebrauchte; es ist auch nicht ratsam, sie in
solchen Fällen zu verschreiben, da die Drucksteigerung darauf beruhen kann,
daß eine erregende Substanz im Blute zirkuliert wie bei den Nierenerkran-
kungen.

Jodkalium. — Die Jodpräparate, und zwar besonders das Jodkalium,
haben den Ruf einer bedeutenden Heilkraft bei den Erkrankungen des Herzens
und der Gefäße erlangt. Die zweifellos guten Erfolge, die man bei syphilitischen
Erkrankungen sieht, haben zu ihrer Anwendung bei anderen Zuständen, wie
z. B. bei Aneurysmen geführt und BALFOUR und BRAMWELL haben die Vorzüge des Jodkaliums bei dieser Erkrankung ganz besonders gerühmt. Es
wird oft bei allen möglichen Altersveränderungen an Herz und Blutgefäßen
verwendet und seine Wirkung wird als eine bemerkenswerte bezeichnet. Es
ist aber schwer zu verstehen, wie es wirkt. Man hat gewöhnlich angenommen,
daß es den Druck herabsetzt, aber sorgfältige Beobachtungen scheinen darauf hinzuweisen, daß es den Blutdruck nur wenig beeinflußt. Es ist auch

vielfach vermutet worden, daß es auf die Gefäßwände wirkt, aber die dafür angeführten Beweise sind rein spekulativer Natur. Die Tatsache, daß einige Beobachter sagen, man müsse große Dosen geben (1,3—2 g 3—4 mal täglich), während andere ebenso gute Erfolge nach Dosen von 0,3—0,6 g gesehen haben wollen, scheint darauf hinzuweisen, daß die günstige Wirkung auf einer mit dem Gebrauche des Mittels einhergehenden Änderung in der Lebensweise des Kranken beruht, wie z. B. Ruhe, Änderung der Diät usw. *Nach Untersuchungen, die* O. MÜLLER *und* INADA *unter* ROMBERGS *Leitung ausgeführt haben, wird die Viskosität des Blutes durch Jodkalium herabgesetzt, so daß das Blut leichter flüssig wird; eine Gefäßerweiterung tritt nicht ein.* ROMBERG *empfiehlt das Jodkalium vor allem bei den neurasthenieartigen Anfangssymptomen der zerebralen Arteriosklerose, dann bei leichter und mittelschwerer Angina pectoris und bei mäßiger Herzschwäche, wenn infolge von Koronarsklerose nach Bewegungen auffallende Dyspnöe eintritt. Ab und zu kann es auch bei kardialem Asthma und bei intermittierendem Hinken gute Dienste leisten; ein Heilmittel der Arteriosklerose ist das Jod aber nicht. Ungünstig wirkt es, wenn bei Nierenkranken Asthma, besonders mit Lungenödem, besteht.* ROMBERG *gibt es auch bei Arteriosklerose nur dann, wenn eine Syphilis es unbedingt notwendig macht, und auch dann nur unter steter Beobachtung. Bei Neigung zu thyreotoxischen Störungen ist es zu vermeiden. Man gibt 0,1—0,2 g 5 mal täglich nach dem Essen, und zwar 2—3 Jahre hindurch, wobei man in den ersten Monaten Pausen von je einer Woche, dann jedes Vierteljahr solche von einem Monat einschaltet. Zur Verhütung der bei längerem Gebrauch unvermeidlichen Magenstörungen lasse man saure Speisen und Getränke vermeiden und gleichzeitig Natr. bicarbonicum einnehmen.*

Beruhigungsmittel. — Es ist wahrscheinlich, daß eine Behandlung wenig Erfolg haben wird, solange der Kranke von Sorgen gequält oder schlaflos ist. Ich habe auf die Bedeutung der Ruhe schon hingewiesen und es ist oft notwendig, die Hilfe von Heilmitteln in Anspruch zu nehmen, um Ruhe, Schlaf oder Befreiung von Sorgen und anderen erregenden Ursachen zu erreichen; da sind nun die mit Einsicht verwendeten Beruhigungsmittel von größtem Nutzen.

Die Brompräparate sind zu diesem Zweck die besten Mittel. Bei allen Fällen von leichter Herzschwäche, wo der Kranke noch herumgehen kann, aber sorgenvoll, schlaflos, reizbar oder furchtsam ist, sind die Brompräparate sehr nützlich und viel wirksamer als andere Herzmittel. Ich habe viele Jahre lang Bromammonium verwendet, weil die Kranken finden, daß dieses Präparat sie nicht so schwach macht wie das Bromkalium. Man soll das Mittel so lange geben, bis sich leichte Müdigkeit einstellt oder sogar bis der Kranke schläfrig wird, wie es in schweren Fällen von Angina pectoris angezeigt ist (Fall 42). Man gibt 1,3 g 2—4 mal täglich je nach der Schwere des Falles.

Gegen Schlaflosigkeit kann man zuerst die leichteren Hypnotika verwenden, wie die Brompräparate, Azetanilid *(Antifebrin)*, Veronal oder Sulfonal; wenn diese aber nicht wirken, muß man zu Chloral oder Opium greifen. Bei großer Unruhe infolge von Dyspnoe, Cheyne-Stokesscher Atmung oder Asthma cardiale soll man eines von diesen Mitteln in vorsichtig steigenden

Dosen geben, bis die gewünschte Wirkung eintritt; 0,3—0,6 g Chloral alle zwei Stunden oder 0,016 g Morphin (0,008 g subkutan), ebenfalls alle zwei Stunden, werden oft genügen. Wenn Lungenödem oder Bronchitis besteht, soll man keine Opiate geben, weil sie das Aushusten des Schleimes erschweren und daraus eine Gefahr entstehen kann. Weder Chloral noch Opium sollen mehr als einige Tage gegeben werden, weil die Kranken sich dann schlecht fühlen, verworren und aufgeregt werden.

Sauerstoff. — Die Verabreichung des Sauerstoffs bei Herzkrankheiten ist durch viele Jahre geübt worden, aber die Ergebnisse sind im großen und ganzen enttäuschend, wenn es auch ein beschränktes Gebiet geben kann, wo er nützlich zu sein scheint. Es ist aber schwer, den Zustand zu beschreiben, der seine Anwendung verlangt; ich habe ihn in sehr verschiedenen Fällen gegeben, in einigen mit unzweifelhaftem Erfolg, in der Mehrzahl aber ohne wesentlichen Vorteil, oder es trat nur eine vorübergehende Erleichterung ein. Auch bei Kranken, die an augenscheinlich ähnlichen Erkrankungen litten, waren die Ergebnisse sehr ungleich: so haben z. B. einige Kranke mit Asthma cardiale große Erleichterung empfunden, während dies bei anderen nicht der Fall war. Dieser Unterschied in der Wirkung veranlaßte mich, die im Einzelfalle vorhandenen Symptome sorgfältig zu beobachten, und ich habe gefunden, daß die Kranken, denen der Sauerstoff gut tat, immer deutliche Zyanose hatten.

Die Zustände, bei denen der Sauerstoff nützlich war, fanden sich in einigen Fällen von Cheyne-Stokesscher Atmung, Asthma cardiale, Angina pectoris und Herzblock; manchmal hatten in Fällen von Angina und Asthma cardiale die Kranken eine bessere Nacht, wenn sie vor dem Zubettgehen durch $^1/_4$ Stunde Sauerstoff eingeatmet hatten. In den meisten Fällen stellte sich Erleichterung ein, wenn der Sauerstoff während eines Anfalles von Dyspnöe oder Schmerzen, und in Fällen von Herzblock während eines Anfalles von Bewußtlosigkeit genommen wurde.

Ich habe die von LEONHARD HILL angegebene Methode der Verabreichung befolgt und große Dosen gegeben. HILL verwendet eine Maske, die den Kopf des Kranken einschließt, und in diese Maske strömt der Sauerstoff aus einem Zylinder, so daß der Kranke eigentlich reinen Sauerstoff einatmet. Ich habe in vielen Fällen eine Damenhutschachtel verwendet, in deren Boden ich ein Loch für den Hals schnitt; dann ließ ich die Schachtel aufsetzen, setzte den Deckel auf und ließ den Sauerstoff durch ein Loch einströmen; der Kopf ist dann von fast reinem Sauerstoff umgeben. Auf diese Weise wird, wie HILL fand, viel mehr Sauerstoff in das Blut aufgenommen. Die Dauer der Anwendung beträgt 10—20 Minuten. PARKINSON hat eine Reihe von Beobachtungen darüber angestellt, wie der auf diese Weise gegebene Sauerstoff auf gesunde Menschen wirkt, und er fand, daß dadurch fast ohne Ausnahme der Herzschlag verlangsamt wird, wenn auch nur wenig.

Akonit. — Man nimmt an, daß der Akonit in medizinalen Dosen durch Vagusreizung auf das Herz wirkt und man hat fast allgemein den Eindruck, daß das Mittel den Herzschlag stark verlangsamt und abschwächt; die häufig angewendete Dosis schwankt zwischen 0,13 und 0,3 g des Präparates der englischen Pharmakopoe. In einer Reihe von Beobachtungen, die wir über die Wirkung des Akonits anstellten, gaben wir bei einer Zahl von Kranken vorsichtig steigende Dosen der Tinktur, bis 1 g alle zwei Stunden durch mehrere Tage genommen wurde, aber wir konnten keine Wirkung feststellen, obwohl genaue Aufzeichnungen über die Pulsfrequenz, den Blutdruck und die Empfindungen des Kranken gemacht wurden. Da wir nun glaubten, daß vielleicht das Präparat nicht gut war, versuchten wir andere, angeblich geprüfte Präparate, aber auch bei diesen blieb der Erfolg aus. Wir versuchten dann Akonitin, begannen mit 0,1 mg und steigerten diese Dosis allmählich bis auf 0,2 mg alle vier Stunden. Nach einigen Tagen hatte die Pulsfrequenz eher zugenommen, die Kranken fühlten sich ziemlich unbehaglich, empfanden ein unangenehmes Gefühl von Stechen im Halse mit Erstickungsgefühl, ein Gefühl von Taubheit in den Extremitäten, sie schwitzten ziemlich viel und hatten gegen das Ende der Beobachtung unangenehme Empfindungen der Tätigkeit ihres Herzens, das zeitweise heftig und sehr rasch schlug. Bei Fällen von Vorhofflimmern mit Tachykardie, wo Digitalis pulsverlangsamend wirkte, stellte sich nach Akonitin keine Verlangsamung ein.

Ich kann nicht einsehen, welchen Platz das Akonitin bei der Behandlung einnehmen sollte, soweit die Wirkung auf das Herz in Frage kommt.

Atropin. — Die Hauptwirkung des Atropins auf die Kreislaufsorgane soll darin bestehen, daß es die Endigungen der Hemmungsnerven lähmt. Praktisch hat es sich in solchen Fällen von Herzblock bewährt, wo der Übertritt des Reizes von den Vorhöfen zu den Kammern erschwert war. Wenn dies der Fall ist, kann eine Zunahme der Erschwerung dazu führen, daß der Reiz überhaupt nicht mehr durchtreten kann, und da man weiß, daß Vagusreizung die Reizleitung verzögert, kann Atropin, wenn es in solchen Fällen angewendet wird, den Herzblock beseitigen. Man soll es subkutan in Dosen von 0,6 mg geben oder 1 mg vom Sulphat, und die Injektion, wenn nötig, nach $^1/_2$ Stunde wiederholen. *Daß Atropin die Vagusendigungen im Herzen lähmt, ist sicher und kann leicht dadurch nachgewiesen werden, daß die Vagusreizung nach Atropin wirkungslos wird. Damit ist aber die Wirkung des Atropins nicht erschöpft; vor allem ist darauf hinzuweisen, daß nach kleinen Dosen oder in den ersten Minuten nach der subkutanen Injektion der üblichen Menge eine Verstärkung der Hemmung eintritt, die von* KAUFMANN *und* DONATH *entdeckt und als „inverse Atropinwirkung“ bezeichnet worden ist. Beim morphinisierten Hunde, dessen Vaguszentrum sich in einem Zustande erhöhter Erregbarkeit befindet, kann man auf diese Weise sogar kompletten a-v-Block erzeugen. Ferner steigert Atropin die Erregbarkeit untergeordneter Zentren, und man beobachtet häufig gleichzeitig mit der inversen Wirkung das Auftreten automatischer Kontraktionen, die meist vom Tawaraschen Knoten ausgehen. Beim Menschen gibt man gewöhnlich 1 bis höchstens 2 mg subkutan; eine vollständige Lähmung des Vagus wird aber dadurch nicht erreicht; diese würde etwa 6 mg erfordern (*LEWIS*), wozu man sich aber beim Menschen wohl nicht entschließen wird.*

Andere Mittel. — Es wird eine große Zahl von Mitteln in der Therapie verwendet, aber bei vielen ist es fraglich, ob sie wirklich die Herztätigkeit beeinflussen können. Einige können zweifellos wirken, wie Alkohol und heiße Flüssigkeiten; sie erzeugen eine Erweiterung der kleinen Arterien, und diese Wirkung kann mit Vorteil angewendet werden, wenn ein rascher Erfolg gewünscht wird, wie bei Anfällen von Schwäche und Ohnmacht. Es ist wohl heutzutage kaum notwendig, vor dem Gebrauche des Alkohols in leichteren Fällen von Herzschwäche zu warnen, besonders in denen mit einer Neigung zu Nervosität. Die vorübergehende wohltätige Wirkung kann dazu führen, daß der Alkohol zu oft verwendet wird und die Gefahr der Gewöhnung entsteht.

Andere Mittel, wie Koffein, Strychnin und Kampheröl, wirken wahrscheinlich auf das Nervensystem und können dadurch, daß sie den Gemütszustand heben, in den Fällen von Nutzen sein, wo eine vorübergehende Erschöpfung die Ursache der Beschwerden ist. Aber man kann nicht energisch genug darauf hinweisen, daß sie zwar gewöhnlich in den verschiedensten Fällen angewendet werden — z. B. bei Pneumonie, wenn Tachykardie besteht, und ebenso auch beim Herzblock, wenn die Kammern langsam schlagen —, daß sie aber doch ohne eine irgend erkennbare Wirkung bleiben, daß ihr Wert sehr beschränkt ist, und daß man sich in Fällen von wirklicher Erschöpfung des Herzens nicht auf sie verlassen darf.

Anhang.

Fall 1. Angina pectoris nach Überanstrengung.

Mann, geboren 1889, war immer gesund und führte ein tätiges Leben, bis er im Alter von 18 Jahren (September 1907) einen Radausflug unternahm. Nachdem er an einem Tage 75 km in etwas gebirgiger Gegend gefahren war, fühlte er sich sehr müde. Am nächsten Morgen hatte er in der Brust ein Erstickungsgefühl, welches nach Anstrengung auftrat, aber gegen Mittag aufhörte. Er stieg wieder aufs Rad und fühlte sich sehr wohl, bis er zu einer Steigung kam; da kehrte das Schmerzgefühl wieder. Er ruhte sich nun an diesem und am folgenden Tage ziemlich gut aus, fand aber immer, daß das Bergauffahren dieses unangenehme Erstickungsgefühl und zugleich Schmerz in der Brust auslöste. Er merkte nun auch, daß sein Herz heftig schlug und das erschreckte ihn so, daß er mit der Eisenbahn nach Hause fuhr. Ich sah ihn nach seiner Rückkehr, konnte aber nichts Abnormes finden. Ich gab ihm den Rat, jede Anstrengung zu vermeiden, die ihm Beschwerden verursache und ruhig zu leben. Das tat er auch und er hatte durch eine Reihe von Monaten nur sehr wenig Beschwerden. Dann begann er Sportspiele zu treiben, und da stellte sich das Erstickungsgefühl wieder ein und dazu Atembeschwerden, Herzklopfen und ziemlich heftige Schmerzen, die auf die Herzgegend bezogen wurden. Diese Anfälle traten auch bei Bettruhe auf, und zwar auch dann, wenn er sich an dem betreffenden Tage nicht viel angestrengt hatte. Als ich ihn diesmal sah, konnte ich nur eine sehr geringe Vergrößerung des Herzens, aber sonst nichts Abnormes finden. Da er sich offenbar über seinen Zustand aufregte, stellte ich eine sehr beruhigende Prognose und sagte ihm, er solle ruhig seine Arbeit als Kunstschüler fortsetzen, aber vorläufig jede stärkere Anstrengung vermeiden und mäßig körperliche Bewegung machen. Das tat er, in einigen Monaten war er ganz wohl und zeigte keine Neigung zu Rückfällen, obwohl er ein tätiges und energisches Leben führte.

Fall 2. Angina pectoris nach Überanstrengung. Erholung.

Mann, suchte mich zuerst im Alter von 42 Jahren am 19. November 1891 auf. Er klagte über starke Schmerzen, die in der linken Brustseite auftraten, wenn er irgendeinen schweren Gegenstand heben wollte oder sich anstrengte, z. B. beim Treppensteigen. Der Schmerz wurde auf eine wohlumschriebene Gegend bezogen, nämlich den Arm und die linke Brustseite bis hinauf zur Schulter. Die Haut und das Unterhautzellgewebe der linken Brust waren auf Druck empfindlich, und zwar von der Mittellinie bis zur vorderen Axillarlinie, und waren sehr empfindlich unter der linken Brust. Der 2. und der 3. Rückenwirbel waren auf Druck sehr empfindlich. Der Puls war ruhig und regelmäßig, das Herz von normaler Größe, die Töne waren rein, der zweite Ton über der Aorta akzentuiert. In den letzten paar Jahren hatte sein Beruf manchmal große körperliche Anstrengungen für kurze Zeit erfordert.

Ich riet ihm, sich auszuruhen; das tat er durch ein paar Wochen und fühlte sich dann viel besser. Er nahm seine Arbeit wieder auf, mußte sie aber nach einigen Monaten wieder aufgeben, weil die Schmerzanfälle mit gesteigerter Heftigkeit sich wieder einstellten. Er bekam eine Anstellung als Aufseher in einer Schule und da damit nur wenig Anstrengung verbunden war, besserte sich sein Zustand allmählich. Ich sah ihn wieder am 21. Mai 1905. Er hatte einige Jahre als Tischler gearbeitet und war von Schmerzen frei geblieben, bis er sich einigemal stark anstrengte; da trat der Schmerz auf und zwang ihn aufzuhören. Das Herz war größer geworden, die Dämpfung reichte bis zur Mammillarlinie und der erste Ton war schwach und gedämpft. Sonst konnte ich nichts Abnormes finden. Er hat seine Arbeit als Tischler fortgesetzt (1913) und ist jetzt 64 Jahre alt.

Fall 3. Anfälle von Angina pectoris. Vollständige Unterbrechung durch 19 Jahre.

Mann, geboren 1845, war gesund, führte ein sehr tätiges Leben, neigte aber zeitweise zu Schwächeanfällen unklarer Herkunft. Im Jahre 1884 sah ich ihn nach einem Ohnmachtsanfalle, der vor $^1/_2$ Stunde aufgetreten war. Er hatte sich etwas stärker angestrengt und sich nicht wohl gefühlt. Ich konnte nichts Abnormes finden und er fühlte sich besser, als er ein paar Tage geruht hatte. In den nächsten Jahren entwickelten sich an beiden Händen Verkürzungen der Sehnen am Ring- und am kleinen Finger und es bildeten sich Gichtknoten in den Ohren. Im Jahre 1892 wurde er einmal in der Kirche von heftigen Schmerzen an der Innenseite des linken Vorderarms nahe dem Ellbogengelenk ergriffen. Solange der Schmerz anhielt, floß der Schweiß in Strömen. Der Kranke suchte mich am nächsten Tage auf, aber ich konnte weder am Herzen, noch sonst etwas Abnormes finden. Nach einigen Monaten entdeckte ich eine vorübergehende Pulsarhythmie, während einer leichten fieberhaften Erkältung, die er sich zugezogen hatte. Dann schien er sich ganz wohl zu befinden und konnte sich ohne Beschwerden betätigen. Am 11. März 1894 wurde er wieder von Schmerzen ergriffen und stellte ihren Sitz genau fest. Er fühlte den Schmerz an ganz symmetrischen Stellen an der Innenseite beider Vorderarme nahe dem Ellbogen. Der Schmerz hielt fast eine Stunde an. Am nächsten Tage suchte mich der Kranke auf und ich fand den Puls ganz unregelmäßig, da sich häufig ventrikuläre Extrasystolen ein- schoben. Der Mann, der früher lebhaft und lebenslustig gewesen, war nun abgemagert und abgehärmt und hatte ein unbestimmtes Gefühl von Druck und Schmerz in der Brust. Das blieb so durch 10 Tage, dann wurde der Puls ganz regelmäßig und Oppressionsgefühl hörte auf. Nach einem Erholungsurlaub gewann er seine gewohnte Kraft vollständig zurück und führte ein tätiges Leben, bis er sich im Alter von 59 Jahren von seinen an- strengenderen Pflichten zurückzog, aber nicht weil er sich nicht wohl gefühlt hätte. Er ist jetzt 68 Jahre alt und noch sehr rüstig. Der Schmerz ist nicht wieder aufgetreten.

Fall 4. Perikarditis, Angina pectoris. Erholung.

Mann, geboren 1850, war ein Baumwollfabrikant, hatte ein tätiges, anstrengendes Leben geführt und viel Sorge und Ärger im Geschäft gehabt. Mit Ausnahme eines manch- mal wiederkehrenden Gefühls von Schwäche hatte er sich bis zum Jahre 1891 wohl befunden. Am 21. August dieses Jahres fühlte er sich schwindlig und etwas unpäßlich, schlaff und gedrückt und er spürte besonders beim Gehen, als ob ihm die Brust zusammengeschnürt würde. Er ging um 10 Uhr zu Bett, schlief $1^1/_2$ Stunden und erwachte dann mit starken Schmerzen, Atemnot und einem Gefühle, als ob der Tod bevorstünde. Ich wurde um Mitternacht zu ihm gerufen. Er hatte starke Schmerzen vorne in der Mitte der Brust und rang nach Atem; die Atemfrequenz betrug 34 in der Minute, der Puls war ziemlich kräftig, seine Frequenz 68 in der Minute. Das Herz war von normaler Größe und die Dämpfung reichte um 7,5 cm nach links über die Mittellinie. Die Töne waren rein, aber es bestand bei jeder Kontraktion ein sanftes reibendes Geräusch, welches über der Mitte des Brust- beins zu hören war. Eine Morphiuminjektion brachte ihm Erleichterung. Am nächsten Tage fühlte er sich wohler, aber das Reibegeräusch blieb bestehen. Am 23. war ihm viel besser und das Geräusch war nicht mehr zu hören. Er erholte sich dann gut, hatte keinen Rückfall und im Jahre 1913 war er im Alter von 63 Jahren noch in seinem Geschäft tätig.

Fall 5. Angina pectoris mit Perikarditis. Pneumonie. Obduktionsbefund.

Mann, geboren 1869, kam zuerst am 9. August 1892 zu mir und klagte über starke Schmerzen im Bauch. Er sagte, er sei bis in die letzten Monate recht gesund gewesen; zu dieser Zeit hatte er Anfälle von Atemnot und Herzklopfen, manchmal während der Nacht. Er hatte weder Rheumatismus, noch eine andere bestimmte Krankheit durchge- macht. Ich konnte keine sichere Ursache für den Schmerz finden. Bei der Untersuchung der Brustorgane fand ich eine deutliche Vergrößerung der Herzdämpfung, welche die Mittellinie um 5 cm nach rechts und um 7,5 cm nach links überragte. Die Halsvenen pul- sierten deutlich und die oberflächlichen Thoraxvenen waren voll und pulsierten sichtbar. Am 10. Februar 1893 hatte er einen Anfall von Diarrhöe, ohne daß sich dabei der Herz- befund geändert hätte.

Am 18. März 1893 verließ er seine Arbeit am Vormittag, weil er sich schwach und erschöpft fühlte; er blieb in diesem Zustande zwei Tage, dann stellten sich Schmerzen vorne im unteren Teile der Brust ein und er wurde sehr kurzatmig. Der Schmerz griff auf das linke Schulterblatt herum und es tat ihm sehr wehe, wenn er den linken Arm hob. Der Schmerz erstreckte sich auch an der Innenseite des linken Armes herunter bis zum kleinen und Ringfinger. Am 22. fand ich, daß die Schmerzanfälle mit großer Heftigkeit auftraten, während er im Bett lag und daß sie sich auch auf den linken Arm erstreckten. Die Haut und die tieferen Gewebe an der linken Brust waren sehr empfindlich. Der Pectoralis major und der Kopfnicker waren auf beiden Seiten sehr druckempfindlich. Die Temperatur betrug 38,8° und die Pulsfrequenz 112 in der Minute. Dies blieb so bis zum 26.; da fiel die Temperatur zur Norm ab und ich entdeckte das charakteristische Reibegeräusch der Perikarditis. Der Schmerz hatte aufgehört und es bestand nur leichte Empfindlichkeit an der Haut der linken Brust. Das perikardiale Reiben blieb bestehen und am 7. April 1893 war noch eine sehr geringe Hyperalgesie der Haut über der 3. und 4. Rippe links nachweisbar. Am 12. hatte das perikardiale Reiben aufgehört und es bestanden weder Schmerz noch Hyperalgesie. Von da an erholte sich der Kranke und es ging ihm gut, bis zum 10. Januar 1894, wo sich eine Pneumonie der rechten Lunge einstellte. Da bestand zuerst Hyperalgesie der tieferen Gewebe auf einem unregelmäßig begrenzten Gebiete unten auf der Brust und auf dem oberen Teile des Bauches auf der rechten Seite. Nach einigen Tagen erstreckte sich die Hyperalgesie der Haut auf den unteren Teil der linken Brustseite. Der Kranke starb am 15. Januar. Bei der Obduktion fand sich eine Pneumonie des rechten Unterlappens, frische Pleuraadhäsionen und auch eine frische Pleuritis am Unterlappen der linken Seite. Der Perikardialsack war fast ganz obliteriert, die Adhäsionen ließen sich leicht zerreißen, waren aber stellenweise doch dick und stark. Das rechte Herz war stark dilatiert, die Klappen aber intakt; in das Mitralostium konnten zwei, in das Tricuspidalostium 4 Finger eingeführt werden.

Fall 6. Angina pectoris durch Erschöpfung. Erholung.

Frau, geboren 1845. Sie war verheiratet, hatte 6 Kinder und war bis in ihr 44. Lebensjahr gesund. Zu dieser Zeit begann sie leichter müde zu werden und bei Anstrengung geringe Schmerzen in der Brust zu fühlen. In den Aufzeichnungen, die ich im November 1891 über ihren Zustand gemacht hatte, zu einer Zeit, wo ich sie einigemal sah, finden sich insbesondere Klagen über heftige Schmerzen, die nach Anstrengung auftreten; sie erstrecken sich über die linke Seite der Brust, auf beide Arme, besonders auf die Innenseite des linken Armes bis zum Ellbogen. Der Schmerz hörte auf, wenn sie sich ausruhte. Die Haut, die tieferen Gewebe und die Mamma der linken Seite waren sehr druckempfindlich, besonders unter der linken Brust und über der 2. und 3. Rippe in der Mammillarlinie. Nachdem die Kranke eine Zeitlang geruht hatte und behandelt worden war, besserte sich ihr Zustand etwas, aber sie mußte ein sehr sorgenvolles Leben voller Angst führen und so kamen immer wieder Zeiten, wo die Schmerzanfälle leicht hervorgerufen wurden; zu anderen Zeiten war sie verhältnismäßig frei davon. Das ging so fort, bis sich im Alter von etwa 58 Jahren allmählich eine rheumatische Arthritis einstellte, so daß sie nach ihrem 60. Lebensjahr mehr oder weniger ein Krüppel war; die Herzsymptome sind fast ganz verschwunden und sie ist jetzt im Alter von 68 Jahren eigentlich frei von Herzstörungen.

Fall 7. Angina pectoris durch Erschöpfung. Erholung.

Frau, geboren 1859, 48 Jahre alt, suchte mich zuerst am 11. Februar 1907 auf und klagte über stürmische Herztätigkeit, Herzklopfen, Atemnot und Anfälle von Schmerzen in der Brust. Sie war Mutter von 6 Kindern, mußte das Haus versorgen und arbeitete in einer Mühle, so daß sie von 5 Uhr früh bis 10 Uhr abends nicht zur Ruhe kam. Sie war blaß, aber ziemlich gut genährt, das Herz war etwas vergrößert und es war ein systolisches Geräusch an der Mitralis zu hören.

In letzterer Zeit hatte sie bemerkt, daß die Symptome, über die sie klagte, sehr leicht auftraten. Die Schmerzanfälle waren manchmal sehr heftig und kamen zuweilen, wenn sie in der Mühle arbeitete. Sie begannen vorne auf der Brust, stiegen zur linken Schulter auf und an der Innenseite des Armes bis zum kleinen Finger hinunter. Manchmal hielten sie ein paar Minuten an und gingen dann vorüber; dann war sie schwach und die Finger waren so unempfindlich und nicht zu gebrauchen, daß sie nicht imstande war, die Schütze des Mühlgrabens zu halten. Zweimal wurde sie, als sie von der Arbeit nach Hause kam, von so heftigen Schmerzen gepackt, daß sie auf die Knie fiel und den Kopf auf einen Stuhl legen mußte. Die Anfälle dauerten 10 Minuten und wenn sie vorüber waren, mußte die Frau viel hellen Harn lassen. Sie konnte nicht schlafen, war niedergedrückt und weinte oft. Ich verordnete ihr Ruhe und Bromammonium. Darauf schlief sie besser und fühlte sich mit dem Brom viel wohler. Die Schmerzanfälle wurden allmählich weniger heftig und hörten im Juni ganz auf. Die Besserung hielt so lange an, als sich die Frau nicht überanstrengte. Ich hörte zuletzt von ihr im März 1913, daß es ihr weiter sehr gut gehe, daß sie ihren Hausfrauenpflichten nachkommen und gelegentlich auch in der Mühle arbeiten könne.

Fall 8. Angina pectoris.

Mann, geboren 1857, war immer gesund, bemerkte aber in den Jahren 1904—1905, daß er nicht schnell bergauf gehen konnte, ohne ein Gefühl von Beklemmung oben in der Brust zu spüren. Dieses Gefühl war jedoch mäßig und machte ihm keine Sorgen. Am 25. November 1905 besichtigte er mehrere Häuser, die eben gebaut wurden (er war Baumeister); da es kalt war und ihn ein wenig fröstelte, ergriff er einen Spaten, grub durch $^1/_4$ Stunde Erde auf und warf sie auf einen Karren. Dies tat er mit ziemlich viel Eifer. Dann besichtigte er noch einige teilweise fertige Häuser und lief dabei viele Stufen hinauf und hinunter. Auf dem Heimwege fühlte er Schmerzen in der Brust und da diese immer stärker wurden, kam er zu mir. Ich untersuchte ihn sorgfältig und fand eine geringe Herzerweiterung und einen unreinen ersten Ton. Der Blutdruck betrug 130 mm Hg. Auf dem weiteren Heimwege wurden die Schmerzen stärker und als er zu Hause war, sehr heftig. Ein Kollege sah ihn und verordnete Opium, das Erleichterung verschaffte. Als ich ihn am nächsten Morgen sah, gab er mir eine anschauliche Schilderung seiner Leiden. Er sagte: „Auf dem Heimwege wurde der Schmerz ärger und als ich zu Hause war, wurde er so heftig, daß ich meinen Tod herannahen fühlte. Der Schmerz breitete sich von der Brust auf den linken Arm aus, bis zum kleinen Finger hinunter. Als ich gestern bei Ihnen war, fragten Sie mich, ob ich nicht ein Gefühl von Zusammenpressen hätte. Ich wußte nicht, was Sie meinen, aber beim Himmel! jetzt weiß ich es. Als der Schmerz seinen Höhepunkt erreicht hatte, da fühlte ich plötzlich, als ob meine Brust in einen Schraubstock gespannt würde und ich wälzte mich in meiner Qual auf dem Boden hin und her. Der Schmerz und der Druck hörten für kurze Zeit auf und kamen dann wieder und dies dauerte so lange bis ich das Opium bekam. Heute früh erwachte ich ganz munter, aber um $^1/_2$11 Uhr kam dieser Druck wieder und hielt durch 10 Minuten an. Ich wagte nicht, mich zu bewegen, denn ich fürchtete, daß dieser schreckliche Schmerz wiederkommen würde und ich hatte das Gefühl, als ob er jede Minute kommen könnte und ich hatte solche Angst davor, daß der Schweiß in Strömen von mir floß.“

Durch einige Wochen kamen immer wieder leichte Anfälle, aber nach Behandlung, besonders nach Ruhe, hörten sie allmählich auf und nach 3 Wochen konnte er ohne Beschwerden herumgehen, aber nicht bergauf, denn dann fühlte er, daß der Druck in der Brust wiederkam und er hatte die merkwürdige Empfindung, daß auch die Schmerzen wiederkommen würden, wenn er nicht stehen bliebe. Ich habe den Kranken durch 2 Jahre beobachtet und wiederholt untersucht, aber ich konnte außer gelegentlich auftretenden Extrasystolen niemals etwas Abnormes finden. Sein Blutdruck betrug immer ungefähr 130 mm Hg. Ich habe ihn dann nur in größeren Zwischenräumen gesehen und hörte im Jahre 1913 von ihm, daß es ihm recht gut gehe und daß die heftigen Schmerzen nicht wieder aufgetreten waren.

Fall 9. Anfälle von Angina pectoris, die nach Herabsetzung der Anstrengung ausblieben.

Mann, suchte mich am 10. August 1903 auf und war damals 49 Jahre alt. Er klagte über einen Schmerz, den er am meisten unter der linken Brust fühlte. Der Schmerz war zuerst vor 18 Monaten aufgetreten, zuerst nur leicht und selten; in letzterer Zeit wurde er aber leicht durch Anstrengung hervorgerufen, und zwar besonders dann, wenn er nach dem Mittagessen an seinem Schreibtische saß. Vor 15 Monaten hatte er 2 Anfälle gehabt, während deren er sich schwach fühlte, und dann noch einen, in dem er für einige Minuten das Bewußtsein verlor. Nach seiner Beschreibung trat der Schmerz mit großer Heftigkeit auf und zwang ihn still zu stehen, wenn er gerade ging. Der Schmerz begann unter der linken Brust und blieb gewöhnlich auch dort, breitete sich aber manchmal an der Innenseite des linken Armes bis zu den Fingern aus. Wenn er stehen blieb, ging der Schmerz in wenigen Minuten vorüber. Der Mann war ziemlich stark, hatte ein anstrengendes Leben geführt und viel Sorgen gehabt. Er hatte in seinem ganzen Leben keinen Alkohol getrunken und auch keine Infektionskrankheit durchgemacht.

Die Untersuchung des Herzens ergab nichts Abnormes. Ich gab ihm den Rat, sich 14 Tage auszuruhen, dann ein weniger anstrengendes Leben zu führen und das Maß seiner Arbeit herabzusetzen. Der Schmerz nahm allmählich ab und der Mann nahm seine Arbeit wieder auf. Er blieb ziemlich frei von Anfällen, aber sie kamen doch hier und da wieder, wenn er zu viel arbeitete. Er berichtete mir selbst von Zeit zu Zeit bis zum Ende des Jahres 1903. Ich sah ihn erst wieder im Dezember 1905. Er war im großen und ganzen ziemlich frei von Schmerzen geblieben, konnte sich ziemlich viel bewegen und sich mit Gartenarbeit zerstreuen. Das Herz war ganz gesund und der Blutdruck betrug 120 mm Hg. Er besuchte mich wieder im April 1907 wegen eines Schmerzanfalles, der 1 Stunde nach der Mahlzeit aufgetreten war, als er an seinem Schreibtische saß; er war nach der Mahlzeit rasch gegangen. Ich gab ihm einfach den Rat, Anstrengungen nach der Mahlzeit zu vermeiden. Ich hörte dann von ihm im März 1913, daß er hart zu arbeiten gehabt habe, obwohl er sich mehr Ruhe gönne; der Schmerz käme von Zeit zu Zeit wieder, wenn er zu viel arbeite, aber sonst ginge es ihm sehr gut.

Fall 10. Angina pectoris mit langsam fortschreitenden Veränderungen im Herzen.

Mann, geboren 1845. Meine erste Aufzeichnung über diesen Kranken stammt aus dem Jahre 1889; er klagte damals, daß sein Herz nach Anstrengung zeitweise sehr stürmisch schlage und daß er schlecht sehe. Das Herz schlug unregelmäßig, und die Arhythmie beruhte, soweit man aus der Radialkurve schließen konnte, entweder auf Vorhofflimmern oder auf Vorhofflattern. Die Anfälle hörten nach einigen Wochen auf. Im Jahre 1890 behandelte ich ihn wegen eines länger dauernden Typhus, von dem er sich gut erholte. Am 31. Dezember 1892 wurde er schwindlig, als er auf der Straße ging und verlor plötzlich das Bewußtsein. Er kam gleich wieder zu sich und suchte mich auf. Ich konnte nichts finden, was die Ursache des Anfalles hätte sein können. Sein Herz war etwas vergrößert, es war über der Spitze ein systolisches Geräusch zu hören, das sich in die Axilla, gegen die Herzbasis und bis in die Karotiden fortpflanzte. Nun führte er ein tätiges Leben bis zum Sommer 1904; da fühlte er sich unwohl, fast krank, und machte eine Urlaubsreise auf den Kontinent. Es ging ihm ziemlich gut bis er eines Tages, als er bergauf ging, von heftigen Schmerzen in der Brust ergriffen wurde, die aber nach einigen Minuten vorübergingen. Auf der Rückreise wurde er am 22. Juli 1904 nach einer langen Eisenbanfahrt noch im Zuge von einem sehr heftigen Schmerz gepackt, den er auf der linken Seite der Brust fühlte. Er beschreibt sein Gefühl, „als ob sein Herz ausgerungen würde, so wie Frauen ein nasses Tuch ausringen". Während des Anfalles waren seine Hände und Füße sehr kalt. Nach $^1/_4$ Stunde ließ der Schmerz nach, blieb aber in mäßiger Stärke noch 1 Stunde lang bestehen. Er besuchte mich am 3. August. Er hatte sich nun sehr ruhig verhalten und der Schmerz kam nur selten und war nicht stark. Er sah gut aus, die Arterien waren groß und verdickt, die Pulsfrequenz betrug 64, die Herzdämpfung überragte etwas die Mammillarlinie und es war wieder wie im Jahre 1892 ein systolisches Geräusch an der Spitze und an der Basis zu hören. Ich gab ihm den Rat, ein weniger anstrengendes Leben zu führen; dies tat er auch und er konnte 4 Tage in der Woche seinen Geschäften nachgehen, wurde nur etwas atemlos bei mäßiger Anstrengung, blieb aber frei von Beschwerden bis 1910; da fühlte er Schmerz und Druck auf der Brust, als er bergauf ging. Die Neigung zu diesen Beschwerden ist in letzter Zeit etwas stärker geworden, aber er führt noch ein ziemlich tätiges Leben. Ich sah ihn am 18. Juni 1913. Er hatte nun keine Schmerzanfälle, kam aber bei Anstrengung mehr außer Atem und sein Herz wurde leicht zu gesteigerter Tätigkeit angeregt. Bei der Untersuchung fand ich die Herzgröße unverändert, aber nun hatte sich die für Vorhofflimmern charakteristische Arhythmie eingestellt.

Fall 11. Angina pectoris.

Frau, 54 Jahre alt, besuchte mich am 14. August 1903 wegen eines Schmerzanfalles, der manchmal mit furchtbarer Heftigkeit in der Brust auftrete. Die Anfälle wurden gewöhnlich durch Anstrengung hervorgerufen und einmal wachte sie in der Nacht mit starken Schmerzen auf. Ich kannte diese Frau schon viele Jahre und hatte sie bei 2 Entbindungen behandelt. Nach der letzten Entbindung im Jahre 1890 hatte sie eine lange fieberhafte Erkrankung, von der sie sich gut erholte. Sie suchte mich wieder am 9. Mai 1906 auf und klagte darüber, daß die Schmerzen wieder aufgetreten seien.

Die Frau sah gesund aus. Die Radialis war etwas verdickt, der Puls hart, der Blutdruck 250 mm Hg. Das Herz war etwas vergrößert, aber die fette Brust verhinderte eine genaue Abgrenzung der Dämpfung. Die linke Brust war auf Druck sehr empfindlich, die Herztöne waren rein. Der Schmerz wurde am stärksten unter der linken Brust gefühlt und blieb durch 5—10 Minuten mit großer Heftigkeit bestehen. Manchmal war der Schmerz so stark und sie fühlte sich so hinfällig, daß sie glaubte, sterben zu müssen. An manchen Tagen hatte sie 5—6 solche Anfälle und sie konnten ohne erkennbare Ursache auftreten, wenn auch Anstrengung sie leichter hervorzurufen schien. Ich gab ihr Chloral für die Nacht und nach einigen Tagen ließen die Anfälle nach, der Blutdruck sank und schwankte zwischen 190 und 220 mm Hg. Am 2. Juli 1906 gab ich ihr Bromammonium, dreimal täglich 1,3 g; von da an besserte sich ihr Zustand immer mehr und die Anfälle hörten nach dem 28. Juli auf; zu dieser Zeit betrug der Blutdruck 200 mm Hg. Dann blieb sie ganz frei, der Blutdruck schwankte zwischen 210 und 180 und sie kam am 13. Oktober 1906 zum letztenmal zu mir. Ein Jahr später, am 7. Oktober 1907 schrieb sie mir, daß sie sich ganz wohl fühle, keine Anfälle habe, aber beim Treppensteigen ziemlich kurzatmig werde. Der Blutdruck betrug 200. Die letzte Nachricht, die ich von ihr habe, stammt vom März 1913 und besagt, daß es ihr gut gehe und sie keine Schmerzen habe. Sie war damals 64 Jahre alt.

Fall 12. **Anfälle von Angina pectoris mit unklarer Herztätigkeit. Erholung.**

Frau, geboren 1849; ich kannte sie seit 1887. Sie suchte mich wegen Schwäche und Atemnot im Jahre 1897 auf und war damals 48 Jahre alt. Ich konnte nichts Abnormes finden; sie war dick und sah gesund aus und nach einer einfachen Behandlung ging es ihr gut bis zum Frühjahr 1902; da begann sie Anfälle von Schmerzen in der Brust zu haben und diese Anfälle traten zeitweise auch ohne Anstrengung auf. Sie hatte einen schweren Anfall am 5. Juni und besuchte mich am 8. Sie sagte, der Schmerz komme plötzlich und betreffe ein kleines Gebiet vom 2. bis zum 5. linken Rippenknorpel, wo auch die Haut deutlich überempfindlich war. Die linke Brust war auch druckempfindlich und dieselbe Empfindlichkeit fand sich auch, wenn man den Kopfnicker und den Trapezius leicht zwischen den Fingern drückte. Auch die Haut über der Mitte des Schulterblattes war sehr druckempfindlich. Der Puls war regelmäßig, seine Frequenz 65—70 in der Minute, und eine Untersuchung des Herzens ergab nichts Abnormes. Nach einer Ruheperiode hörten die Anfälle auf und traten nicht wieder auf bis zum Januar 1903, wo sie einen ähnlichen Anfall hatte wie im Juni. Dann ging es ihr gut bis zum Ende des Jahres 1903; da hatte sie merkwürdige Anfälle, in denen sie benommen wurde, manchmal fast das Bewußtsein verlor und Kopfschmerzen, sowie manchmal ein Gefühl von Druck auf der Brust spürte. Dann hatte sie mehrere solche Anfälle, aber ich habe nie einen gesehen. Am 31. Januar 1904 wurde sie, als sie ganz ruhig saß, von starken Schmerzen in der linken Brust ergriffen und diese blieben durch 10 Minuten bestehen. Da bemerkte sie, daß das Herz flattere und diese Empfindung von Flattern dauerte 24 Stunden. Ich sah sie erst 3 Tage später und da sagte sie mir, sie habe diese Anfälle von Flattern oft gehabt, habe sie aber nicht für wichtig gehalten. Ich sagte ihr zwar, sie solle mich rufen lassen, wenn sie wie er einen solchen Anfall habe, diese waren aber so leicht, daß ich keinen zu sehen bekam. Das Herz schlug immer ganz ruhig und regelmäßig, wenn ich sie sah. Dann hörten die Anfälle auf und der letzte Bericht, den ich von ihr habe (März 1913), sagt, daß es ihr weiter ganz gut gehe, daß sie aber etwas Rheumatismus in den Füßen habe und daß sie gut und wohlgenährt aussehe. Sie war damals 64 Jahre alt.

Fall 13. **Angina pectoris durch Überanstrengung. Erholung.**

Mann, geboren 1840. Ein tätiger Mann, gewohnt, sich viel in freier Luft zu bewegen. Im Oktober 1908 fühlte er sich auf der Jagd sehr schwach, setzte die Jagd aber doch bis zum 2. Dezember fort, als er auf der Heimkehr beim Bergaufsteigen von Atemnot und sehr heftigen Schmerzen ergriffen wurde, die in der Brust einsetzten und sich auf beide Arme herunter erstreckten. Der Schmerz hörte nach ein paar Minuten auf, aber es blieb eine große Hinfälligkeit durch einige Stunden zurück. Dann fühlte der Mann Schmerzen schon bei leichtester Anstrengung, z. B. beim Treppensteigen. Er wurde sehr unruhig über seinen Zustand, da man ihm sagte, er habe Angina pectoris, und sein Bruder im Alter von 50 Jahren daran gestorben war; man gab ihm den Rat, ein zurückgezogenes Leben zu führen und körperliche Anstrengungen zu vermeiden. Er besuchte mich im März 1909, war in großer nervöser Spannung und sah ängstlich und sorgenvoll aus. Nach seiner Beschreibung kam der Schmerz nur bei Anstrengung und wurde manchmal leicht herbeigeführt, besonders wenn er schlecht geschlafen hatte. In den leichteren Anfällen fühlte er den Schmerz gewöhnlich nur in der Brust, aber bei schwereren Anfällen breitete er sich in den linken Arm aus. Der Mann war ziemlich mager, aber gut genährt. Die Arterien waren weich, der Puls regelmäßig und voll, seine Frequenz 60—70 in der Minute; der Blutdruck betrug 140 mm Hg. Die Herzdämpfung reichte bis zur linken Mammillarlinie und die Töne waren etwas gedämpft.

In Anbetracht des Umstandes, daß die Anfälle bei einem Manne von 60 Jahren dadurch herbeigeführt wurden, daß er den Eintritt von Schwäche nicht beachtete und bergauf ging, auch wenn er sich dazu untauglich fühlte, kam ich zu dem Schlusse, daß sich sein Zustand durch Ruhe bessern werde, und wenn man den Kranken über seine Zukunft beruhige; ich stellte daher eine gute Prognose und hielt ihn davon ab, die Jagd aufzugeben, wie man ihm geraten hatte. Ich schrieb auch seinem behandelnden Arzte, und empfahl eine Kur mit Bromammonium, wenn der Kranke aufgeregt sei oder nicht schlafen könne. Ich sagte dem Kranken auch, er solle die besondere Diät, die er aufgenommen hatte, nicht fortsetzen, sondern mäßig essen und sich über seine Nahrung sonst keine Sorgen machen. Er befolgte diesen Rat und erholte sich ausgezeichnet, nahm sein gewöhnliches Leben wieder auf, nur in etwas bescheideneren Grenzen. Seither hat er einige Anfälle gehabt, aber immer infolge von starker Anstrengung oder Aufregung und jetzt, im Alter von 65 Jahren, $4^1/_2$ Jahre nach dem schweren Anfall, führt er ein anregendes und nützliches Leben und ist frei von Beschwerden.

Fall 14. Anfälle von Angina pectoris mit 5 jähriger Unterbrechung.

Mann, geboren 1852, besuchte mich im Oktober 1907 und klagte über ein Gefühl von Beengung auf der Brust. Der Kranke war ein wohlgenährter, gesunder Mann. Bis in sein 35. Jahr war er Mechaniker gewesen und hatte manuell hart gearbeitet. Während der letzten 20 Jahre hatte er nicht viel Bewegung gehabt, denn er war nun Verkäufer in einer Baumwollfabrik. Sein Puls war regelmäßig und seine Arterien weich; die Herzdämpfung reichte bis zur linken Mammillarlinie, die Töne waren rein, der Blutdruck betrug 160 mm Hg. Er hatte immer mäßig gelebt, aber viel geraucht. Die Anfälle von Schmerzen in der Brust waren schon lange aufgetreten, denn er erinnerte sich an leichte Anfälle vor 3 Jahren; sie wurden damals sehr leicht hervorgerufen, besonders wenn er nach langer Tagesarbeit zu Bett ging. Der Schmerz saß über der Mitte des Brustbeins und breitete sich manchmal über die Brust zu den beiden Brustwarzen aus. Der Mann hatte den Tabakgenuß, dem er noch 5 Wochen, bevor er mich aufsuchte, reichlich gehuldigt hatte, nun wesentlich eingeschränkt. Ich gab ihm den Rat, sich nur so viel anzustrengen, als seine Verpflichtungen unbedingt erforderten und so viel als möglich zu ruhen. Da er oft Schmerzen bekam, wenn er zu Bett ging, gab ich ihm 0,6 g Chloral. Nach 2 Wochen fing er an, besser zu schlafen, die Anfälle traten seltener auf und waren weniger heftig. Ich setzte nun das Chloral aus, aber der Schmerz kam wieder; ich gab wieder Chloral und nach 10 Tagen war der Schmerz wieder verschwunden. Am 20. November hatte er noch die Schmerzen und der Blutdruck betrug 150. Am 27. November sagte er, er habe keine Schmerzen und da betrug der Blutdruck 190 mm Hg. Von da an nahm der Mann allmählich sein früheres Leben wieder auf, ruhte mehr und nahm die Dinge leichter und er blieb frei von Schmerzen bis 1913, wo die Anfälle wiederkamen; er schrieb mir am 18. März, daß er wegen der Anfälle behandelt werde.

Fall 15. Angina pectoris infolge von senilen Veränderungen.

Mann, geboren 1837, war bis 1900 gesund gewesen und hatte ein tätiges Leben geführt. Im Alter von 63 Jahren begann er besonders nach Anstrengungen an Empfindungen von Druck auf der Brust zu leiden. Die Beschwerden wechselten; manchmal war er ganz frei davon, aber zu anderen Zeiten kamen sie nach geringen Anlässen. Im Jahre 1901 wurden die Beschwerden leichter ausgelöst und das Druckgefühl war von Schmerzen begleitet, die in den linken Arm ausstrahlten. Der Mann war an einem großen Geschäfte beteiligt, hatte viel Arbeit und Sorgen, und da seine Vermögensverhältnisse günstig waren, riet ich ihm, sein Geschäft aufzugeben; dies tat er auch im Mai 1901, da seine privaten Angelegenheiten ihm genug anregende Arbeit gaben, ohne ihm Sorgen zu bereiten oder ihn zu ermüden. Von da an besserte sich sein Zustand, obwohl er weiter mäßig tätig war, bis er im Jahre 1907 im Alter von 70 Jahren im Bett eine Reihe von Angina-Anfällen bekam. Er konnte sich bei Tage ganz wohl fühlen und herumgehen, wobei er langsam bergauf ging; abends ging er zu Bett, schlief gut bis 5 Uhr früh und erwachte dann mit einem Gefühl, als ob ihm die Brust links über dem Herzen zusammengeschnürt würde und als ob ein Gewicht unter seiner linken Brust drückte, wobei er krampfartige Empfindungen in den Beinen hatte. Zu dieser Zeit konnte ich am Herzen nichts Abnormes finden, außer daß die Dämpfung die linke Mammillarlinie etwas überragte.

Ich gab ihm Anweisungen bezüglich seiner Ernährung und riet ihm während der Nacht etwas zu sich zu nehmen; da hörten die Anfälle auf. Sie kamen aber nach einigen Monaten wieder und wiederholten sich trotz verschiedener Heilmittel von Zeit zu Zeit, aber sie waren nicht sehr stark. Da entdeckte ich zum erstenmal ein systolisches Mitralgeräusch. In einem Briefe vom 29. März 1910 schrieb er mir: „Es geht mir sehr gut, da ich alle meine Zeit in frischer Luft verbringe, aber das Gefühl, das ich in der Nacht hatte, ist nicht gewichen, obwohl es mir viel besser geht, als vorher." Im Jahre 1913 war er im Alter von 76 Jahren noch mäßig tätig, obwohl die Schmerzanfälle von Zeit zu Zeit immer wieder kommen.

Fall 16. Angina pectoris infolge von senilen Veränderungen.

Mann, geboren 1842, besuchte mich am 11. Dezember 1908 und klagte über Anfälle von Schmerzen, die beim Gehen in der Brust auftreten; sie hatten sich vor 2 Jahren zuerst eingestellt. Er hatte ein sehr anstrengendes, emsiges Leben geführt, war vollständig abstinent und rauchte nicht. Im Februar 1908 hatte er einen sehr heftigen Anfall, dann ruhte er sich durch 3 Monate aus und ging nach Nauheim zur Kur. In letzter Zeit sind die Schmerzen wieder aufgetreten, die Anfälle waren manchmal sehr heftig und schwer und kommen immer, wenn er nach einer Mahlzeit gegangen ist. Der Schmerz war stark, saß mitten auf der Brust und zwang ihn sofort zum Stehenbleiben. Manchmal trat der Schmerz nach harter Tagesarbeit auf und konnte durch Amylnitrit kupiert werden. Der Mann war blaß, mager, sah aber gesund aus; die Radialarterie war verdickt, der Blutdruck betrug 140 mm Hg. Bei der Untersuchung des Herzens und der Aorta konnte nichts Abnormes gefunden werden, es waren aber ventrikuläre Extrasystolen da, die nach jedem 12. bis 20. Schlage auftraten.

Ich gab ihm Anweisungen bezüglich seiner Lebensweise, riet ihm, weniger zu arbeiten, nach den Mahlzeiten zu ruhen, wenig aber oft zu essen, und da er manchmal nicht schlafen konnte, riet ich ihm, von Zeit zu Zeit Bromammonium zu nehmen. Wenn die Schmerzen aufhören sollten, könne er wieder Golf spielen, zuerst mäßig, dann energischer, wenn er fühle, daß er ohne Beschwerden spielen könne.

Er befolgte meinen Rat, ist seither frei von Schmerzen geblieben und ist jetzt (1913) 71 Jahre alt.

Fall 17. Angina pectoris infolge von senilen Veränderungen. Obduktionsbefund.

Frau, geboren 1828. Ich habe diese Kranke viele Jahre gekannt; sie war eine magere, fleißige, hart arbeitende Frau, die sich ihr ganzes Leben lang einer ausgezeichneten Gesundheit erfreut und viele gesunde Kinder aufgezogen hatte. Im Jahre 1902 begann sie im Alter von 74 Jahren von Schmerzen in der Brust geplagt zu werden; sie kamen nach Anstrengung, und zwar so oft und so heftig, daß ich ihr den Rat gab, einige Wochen im Bett zu bleiben. Das tat sie und sie konnte dann durch eine Reihe von Jahren mit verhältnismäßig geringen Beschwerden herumgehen; dann kam der Schmerz wieder und war manchmal sehr stark. Sie brachte es aber doch fertig, bis zum August 1905 ihren Hausfrauenpflichten nachzukommen, dann begann aber ihre Kraft nachzulassen. Am 21. fühlte sie sich schwach und hatte Husten mit etwas Auswurf; am nächsten Tage stand sie auf, fühlte sich aber krank, ging deshalb wieder zu Bett und erbrach. Daraufhin wurde sie von einem sehr heftigen Schmerz in der Brust erfaßt; sie hatte das Gefühl, als ob ihre Brust so stark zusammengepreßt würde, daß sie kaum atmen konnte. Der Schmerz breitete sich auch in beide Schultern und Arme aus, hörte nach 10 Minuten allmählich auf und auch das Gefühl des Zusammenpressens der Brust ging allmählich vorüber. Ich sah sie bald darauf, und fand sie etwas kollabiert, den Puls rasch und weich. Es bestand leichte Hyperalgesie der Gewebe vorne auf der Brust und die rechte Mamma war empfindlich. Die Atmung war etwas mühsam. Trotz der angewendeten Heilmittel nahm die Erschöpfung zu, die Atmung wurde noch schwerer und sie starb am 26. August 1905 im Alter von 77 Jahren.

Dr. KEITH hat das Herz untersucht. Die Vorhöfe waren stark erweitert, die Kammern komprimiert („compression of the ventricles"), der Kammermuskel war sehr zerreißlich, die Ostien und die Klappen waren normal. Die Koronararterien zeigten ausgebreitete Atheromatose mit Kalkeinlagerungen, aber doch nicht in solchem Grade, daß die Ernährung des Herzmuskels ernstlich gefährdet gewesen wäre. Die rechte Koronararterie war stärker ergriffen als die linke.

Fall 18. Angina pectoris infolge von senilen Veränderungen. Plötzlicher Tod.

Frau, geboren 1830, war Mutter von 4 Kindern und hatte ihr ganzes Leben lang hart gearbeitet. Im Alter von 58 Jahren begann sie etwas kurzatmig zu werden. Sie besuchte mich im April 1892, weil sie im Bett ein Erstickungsgefühl hatte und weil nach einer harten Tagesarbeit manchmal ein heftiger Schmerz unter der linken' Brust auftrat und in die linke Schulter ausstrahlte. Die Schmerzanfälle waren manchmal sehr heftig, aber immer auf eine außergewöhnliche oder lang anhaltende Anstrengung zurückzuführen. Die Gewebe der linken Brust waren auf Druck empfindlich, ebenso auch der 1. Dorsalwirbel. Der Puls war voll und regelmäßig, seine Frequenz betrug 78 in der Minute. Das Herz war von normaler Größe und es bestand ein systolisches, wahrscheinlich von der Aorta ausgehendes Geräusch an der Basis.

Sie ruhte durch einige Monate und es wurde ihr ganz gut, Schmerz und Empfindlichkeit verschwanden vollständig, aber sie war nach wie vor bei Anstrengung sehr kurzatmig. Sie führte ein ruhigeres Leben und schränkte ihre Arbeit im Haushalte mehr und mehr ein. In ihrem 76. Lebensjahr wurde sie schwächer, konnte aber immer noch etwas häusliche Arbeit verrichten. Eines Tages wurde ich geholt, weil sie sich schwächer fühle als gewöhnlich. Ich ging zu ihrem Hause, und da ich unten niemand traf, ging ich die Stiege hinauf. Dabei kam gerade ihre Enkelin, die sie pflegte, aus ihrem Schlafzimmer, ich ging auf der Stiege an ihr vorüber und als ich in das Schlafzimmer eintrat, war die Frau tot. Als ich die Enkelin zurückrief, war sie ganz fassungslos, denn ihre Großmutter hatte gerade, als ich auf der Stiege war, noch mit ihr gesprochen.

Fall 19. Angina pectoris infolge von senilen Veränderungen.

Eisengießer, der hart arbeiten mußte. Ich hatte ihn als einen hart arbeitenden und mäßigen Mann durch 20 Jahre gekannt. Im Alter von 60 Jahren begann er zu bemerken, daß er beim Bergaufgehen und nach anstrengender Tagesarbeit sehr kurzatmig wurde; er hatte auch Schmerzen beim Gehen. Es begann gewöhnlich mit Atemnot und wenn er stehen blieb, trat der Schmerz nicht ein; wenn er aber weiter ging, wurde der Schmerz so stark, daß er 1—2 Minuten stehenbleiben mußte, dann ging der Schmerz vorüber. Er fühlte ihn immer im unteren Drittel der Brust, gleich weit nach rechts und links, aber nie weiter ausstrahlend. Nach einem schweren Schmerzanfall mußte er viel lichten Harn lassen. Ich untersuchte den Mann mehrere Male, konnte aber bis auf einen großen Radialpuls und eine verdickte Arterienwand nichts Abnormes finden. Die Brust war breit und die Lunge so voluminös, daß ich die Größe des Herzens nicht bestimmen konnte. Die Schmerzanfälle traten dann so leicht auf, daß er im Alter von 61 Jahren die Arbeit aufgeben mußte. Nach einiger Zeit wurden die Schmerzen nicht mehr so leicht hervorgerufen, aber er konnte nicht bergauf gehen, ohne einige Male stehenzubleiben. Sonst ging es ihm ganz gut, bis er einen Anfall von Enteritis bekam und im Alter von 73 Jahren starb.

Fall 20. Angina pectoris infolge von senilen Veränderungen. Obduktionsbefund.

Diese Frau habe ich durch 15 Jahre beobachtet. Sie hatte ein tätiges Leben geführt, bis sie im Alter von 62 Jahren an einem merkwürdigen, nicht fieberhaftem Leiden erkrankte, wobei sie hauptsächlich über große. Schwäche klagte. Sie hatte geringe Schmerzen unter der linken Brust, aber ich konnte bei der physikalischen Untersuchung nichts finden. Nach einigen Wochen erholte sie sich allmählich und nahm ihr tägliches Leben wieder auf. Sie besuchte mich erst nach 5 Jahren wieder und klagte über sehr heftige Schmerzen,

die bei der geringsten Anstrengung in der linken Thoraxhälfte und zwischen den Schulter-
blättern auftraten. Ihr Gesicht war blaß und leidend, der Puls weich und regelmäßig,
das Herz etwas nach links vergrößert und es bestand ein systolisches Geräusch an der Basis
und an der Spitze, das auch an den Karotiden zu hören war. Es bestand Hyperalgesie
der Haut über der linken Brusthälfte von der 3. bis zur 6. Rippe und vom linken Sternalrande bis zur vorderen Axillarlinie. Auch die Gewebe über dem linken Kopfnicker und
dem Trapezius waren druckempfindlich, ebenso der 3., 4. und 5. Dorsalwirbel. Dann wurde
der Schmerz so leicht ausgelöst, daß er schon nach der geringsten Anstrengung auftrat
und die Frau gezwungen war, im Bett zu bleiben. Nach dreimonatiger vollständiger Ruhe
besserte sich ihr Zustand langsam und sie war imstande, ruhig herumzugehen, wobei der
Schmerz immer wieder auftrat, wenn sie sich anstrengte. Die Hyperalgesie blieb bestehen
und die Frau führte ein zurückgezogenes Leben durch 3 Jahre, bis sie allmählich immer
schwächer wurde und im Alter von 71 Jahren starb. Dr. R. T. WILLIAMSON hat ihr Herz
untersucht und berichtet, daß eine ausgesprochene Verkalkung der Ränder der Aortenklappen bestand. Unmittelbar über jedem Zipfel und um die Öffnungen der Koronararterien herum waren einige Kalkeinlagerungen zu sehen. Beide Koronararterien waren
stark atheromatös und wiesen viele Kalkeinlagerungen in ihrer Wand auf. Die rechte
Arterie war über eine beinahe 5 cm lange Strecke fast ganz verkalkt. Der Herzmuskel
schien nur wenig verändert zu sein.

Fall 21. Angina pectoris infolge von senilen Veränderungen.

Weber, ein großer, blasser Mann. Suchte mich im Mai 1896 auf, weil er leicht müde
wurde, setzte aber seine Arbeit bis August 1902 fort und begann dann im Alter von 62 Jahren Anfälle von Schmerzen unten in der Brust zu haben. Sie kamen zuerst gelegentlich
nach Mahlzeiten und er konnte sie unterbrechen, wenn er recht viel Luft durch Rülpsen
herausbrachte. Am 5. Spetember 1905 war er gerade bei der Arbeit, als der Schmerz mit
solcher Heftigkeit einsetzte, daß er die Arbeit im Stiche lassen mußte. Der Schmerz begann mit einem Gefühl von Zusammenpressen im oberen Teile des Epigastriums; darauf
folgte ein starker Schmerz, der durch die Brust fuhr und sich an beiden Armen hinunter
erstreckte, und zwar an der Innenseite des Oberarmes und an der Ulnarseite des Unterarmes bis zum Handgelenk. Der Schmerz war durch 20 Minuten sehr stark, ging dann
vorüber und ließ eine große Schwäche zurück. Die Untersuchung ergab nichts Abnormes.
Es wurde ihm aufgetragen, durch einige Wochen zu ruhen, und noch während er ruhte,
verschwand der Schmerz; der Mann nahm nun seine Arbeit wieder auf und setzte sie bis
zum Januar 1904 fort. Bis zu diesem Tage hatte er keine Schmerzen, wenn er nicht nach
einer Mahlzeit schnell ging; er konnte immer 3 Stunden nach einer Mahlzeit besser gehen.
Aber vom Januar 1904 an trat der Schmerz immer leichter auf, manchmal schon bei der
geringsten Anstrengung, wie z. B. wenn er sich auszog und zu Bett ging. Der Schmerz
konnte so heftig sein, daß der Mann aufstehen und sich zum Ofen setzen mußte. Der
kürzeste Weg konnte manchmal einen Anfall auslösen, der durch 20 Minuten anhielt.
Ich beobachtete sorgfältig durch 3 Jahre, aber wiederholte Untersuchungen konnten
nichts Abnormes feststellen. Sein Blutdruck pflegte zu dieser Zeit zu schwanken,
manchmal betrug er nur 130, andere Male nahezu 200 mm Hg. Auch die Anfälle waren
nicht immer gleich leicht auszulösen, aber ich habe nicht finden können, daß sie
leichter entstanden, wenn der Druck hoch war. Im Laufe des Jahres 1907 gingen offenbar in der Nähe des Aortenostiums Veränderungen vor sich. Zuerst bemerkte ich am
22. März, daß der erste Ton schwach war; am 27. desselben Monats war ein leichtes
systolisches Aortengeräusch zu hören. Dieses war am 14. April undeutlich, aber am
14. Mai schon ganz deutlich. Während dieser Zeit schlug das Herz regelmäßig mit einer
Frequenz von ungefähr 60 in der Minute, der Blutdruck schwankte zwischen 130 und
200 mm Hg und die Schmerzanfälle wurden leicht hervorgerufen. Ich versuchte viele
Heilmittel, um Erleichterung zu schaffen, aber das beste waren 0,3 bis 0,6 g Chloral,
die er nahm, sobald der Anfall kam. Er fand, daß ihm dies innerhalb 10 Minuten Erleichterung verschaffte und wenn die Nacht schlecht anfing und er die Dosis wiederholte,
hatte er eine gute Nacht.

Von 1907—1910 konnte er ruhig herumgehen, neigte aber immer zu Schmerzanfällen,
wenn er bergauf ging. Er starb am 9. März 1911 im Alter von 70 Jahren. Ein Jahr vor

seinem Tode war er schwächer geworden und in den letzten Monaten waren Ödeme eingetreten; er starb an Herzschwäche.

Fall 22. Angina pectoris, starke Erschöpfung, Tod. Obduktionsbefund.

Mann, geboren 1851, arbeitete als Spinner, führte ein mäßiges Leben und stellt Syphilis in Abrede. Im Jahre 1904 begannen sich dumpfe Schmerzen über den Schultern einzustellen, die durch Reiben abgeschwächt werden konnten. Im Jahre 1905 begann er an geringen Schmerzen zu leiden, die im Arm und in der Brust auftraten, wenn er frühmorgens die 4 Stockwerke zu seiner Arbeitsstätte hinaufging. Diese Schmerzen wurden allmählich ärger und er besuchte mich am 18. September 1905 im Alter von 54 Jahren. Er klagte damals über Schmerzen, die nur nach Anstrengung auftraten, wie z. B. wenn er viel Stiegen steigen mußte. Er war ein magerer, blasser Mann, sein Radialpuls war voll, die Arterie verdickt, der Blutdruck betrug 150 mm Hg. Der Spitzenstoß war schwach und die Herzdämpfung überragte die linke Mammillarlinie um 5 cm. Auch über dem Manubrium sterni war eine leichte Dämpfung nachweisbar. Die Aorta konnte man oberhalb des Brustbeins fühlen und die Trachea machte ruckweise Bewegungen. Die Töne waren rein, es war aber ein schwaches diastolisches Geräusch zu hören, und zwar am besten unten am Sternum und weniger deutlich auch an der Herzspitze. Die Röntgenuntersuchung ergab eine diffuse Verbreiterung des Aortenschattens.

Bis zu seinem Tode im Februar 1906 hatte der Kranke viele Anfälle, von denen ich einen gesehen habe. Ich habe auch viele Aufzeichnungen über die Symptome und über die zu den Anfällen führenden Umstände gemacht. Zuerst trat der Schmerz nur nach Anstrengung auf, wie z. B. wenn er bergauf ging, Treppen stieg, wenn er an einem kalten Tage gegen den Wind ging, oder wenn er sich aufregte, z. B. bei politischen Diskussionen. Der Schmerz begann im kleinen Finger, stieg am Ulnarrande des Vorderarmes und an der Innenseite des Oberarmes, dann hinten auf die Schultern hinauf, ging dann quer durch die Brust und blieb unten am Brustbein stehen, wo er einige Minuten andauerte. Er breitete sich manchmal auch in den rechten Arm aus und gelegentlich auch auf die linke Halsseite und hinter das Ohr. Der Kranke hatte nie das Gefühl von Beengung auf der Brust, er konnte ganz frei atmen, es bestand auch keine Hyperalgesie der Gewebe auf der Brust. Zuerst hatte er auch kein Gefühl des bevorstehenden Todes und keinen vermehrten Speichelfluß, manchmal aber mußte er nach dem Anfalle viel Harn lassen. Einige Monate lang wechselte sein Befinden; manchmal fühlte er sich wohl und konnte ziemlich viel Anstrengung ohne Schmerz ertragen, dann wieder nahm ohne erkennbare Ursache die Neigung zu Schmerzanfällen zu, aber nur nach Anstrengung. Während aller dieser Monate konnte ich keine Änderung seines Zustandes beobachten, der Blutdruck war auffallend konstant, ob sich der Kranke nun wohl fühlte oder Schmerzen hatte. Ich untersuchte mehrmals auf den Gänsehautreflex und auf die autonome Empfindung, das ist die Empfindung des Fröstelns, die mit dem Erscheinen der Gänsehaut verbunden ist, und da fand ich etwas Merkwürdiges. Bei manchen Leuten entsteht, wenn man die Haut unter der linken Brust reizt, indem man sie z. B. mit einem Stück Flanell stark reibt, eine Welle von Gänsehaut, die die Brust hinauf in den Arm läuft und von einem Gefühl von Frösteln begleitet ist; gewöhnlich tritt dabei auch Pupillenerweiterung auf. Als ich dies nun bei dem Kranken versuchte, hellte sich sein Gesicht auf und er sagte überrascht: „Dieses Gefühl von Kälte spüre ich gerade dort, wo ich die Schmerzen habe" und er wies mit der rechten Hand auf die Innenseite des Armes, die Ulnarseite des Unterarmes und den kleinen Finger hin. Er sagte auch wiederholt, daß er dieselbe Empfindung von Frösteln in seiner linken Wange fühle.

Der Beginn und die Verteilung des Schmerzes wechselten im Laufe der Zeit. Im Januar 1906 wurde er leichter ausgelöst und trat so plötzlich auf, daß er im linken Arm und in der Brust gleichzeitig einzusetzen schien; manchmal wurde er auch über den Schultern sehr stark; er breitete sich nicht auf den Unterarm und den Finger aus, sondern blieb quer durch die Brust von einer Brustwarze zur anderen und im Oberarm bestehen. Als ich den Kranken fragte, ob irgendein Unterschied bestünde in der Art des in der Brust und in den Armen bestehenden Schmerzes, verneinte er dies, höchstens sei der Schmerz im Arm stärker. Zu dieser Zeit wurde der Schmerz als furchtbar bezeichnet und der Kranke hatte, wenn es sehr schlecht ging das Gefühl, daß er sterben würde. Wenn der Schmerz im Anzuge war, war der Kranke gewöhnlich sehr unruhig und konnte nicht stillhalten, aber in letzterer Zeit blieb er ganz regungslos und wagte es manchmal nicht, sich zu rühren, weil der das Gefühl hatte, daß der Schmerz kommen könnte. Er hatte durch Jahre hindurch gelegentlich Anfälle von Krämpfen in den Muskeln der Lendengegend. Im Februar 1906 verhielt er sich sehr ruhig, da er das Gefühl hatte, daß schon eine ganz geringe Bewegung einen Anfall hervorrufen könnte und am 1. dieses Monats wurde er, als er zu Bett ging, von diesen Kreuzschmerzen ergriffen; diese schienen dann die Schmerzen in der Brust und in den Armen hervorzurufen und durch $^1/_4$ Stunde hatte er den schwersten Anfall, den er je gehabt hatte; dabei floß der Speichel aus seinem Munde, er hatte das Gefühl, als ob er sterben müßte und er wünschte auch zu sterben. Sein Blutdruck betrug am 2. Februar 1906 150 mm Hg.

Dann kam der Schmerz so leicht, daß der Mann gezwungen war, zu Hause zu bleiben. Selbst wenn er nur zu Bett ging, konnte schon ein Anfall auftreten. Zu dieser Zeit schien der Schmerz, der in der Brust und im Arm begonnen hatte, sich im oberen Teile des Epigastriums festzusetzen und verursachte ein Gefühl von Völle; dann versuchte der Kranke Luft auszustoßen und schluckte Luft, um dies zu erleichtern.

In einer Notiz, die ich am 12. Februar gemacht hatte, finde ich, daß am Vortage, als er beim Essen war, ein Schmerzanfall um 3 Uhr angefangen und bis 7 Uhr gedauert hatte, worauf das Bewußtsein schwand. Der Schmerz ging die ganze Zeit vom Epigastrium in die Brust und in den Arm hin und her. Der Mann kam bald darauf wieder zum Bewußtsein und der Schmerz dauerte mit geringerer Stärke mehrere Stunden an. Als ich ihn sah, nahm er gerade etwas Nahrung zu sich, aber er tat dies nur mit dem rechten Arm und hielt den linken an seiner Brust. Als ich ihn fragte, warum er dies tue, sagte er mir, er wage es nicht seinen linken Arm zu bewegen, weil es dann immer zum Anfall käme. Sein Blutdruck betrug damals 95 mm und der Puls war sehr klein.

In der folgenden Nacht wurde der Schmerzanfall schon durch die geringste Bewegung hervorgerufen und in einem schweren Anfalle verlor er das Bewußtsein und starb.

Das Herz wurde herausgenommen und an Dr. KEITH geschickt, der folgendes berichtete: Der linke Ventrikel war hypertrophisch gewesen, ist aber jetzt, besonders in den unteren zwei Dritteln dilatiert. Es sind keine Schwielen vorhanden, aber die Muskelfasern sind klein und sehr braun. Die Aorta war erweitert und es bestand eine beträchtliche Endarteriitis der Koronararterien, die zu einer Verengerung geführt hatte, und zwar stellenweise auf die Hälfte. Auch die Aorta war erkrankt, besonders am Ursprung der Koronararterien, die statt 3—4 mm nur 1,5 mm weit waren. Die Mitralklappe war etwas verdickt und verkürzt, wahrscheinlich infolge derselben Affektion, die auch an den Arterien bestand. Das Mitralostium war leicht erweitert, ebenso der Ursprungsteil der Aorta. Das Septum war gedehnt und perforiert, der Sinusknoten war groß und enthielt viel Bindegewebe, die Taenia terminalis war hpyertrophisch.

Fall 23. Angina pectoris.

Mann, geboren 1858, suchte mich am 14. März 1904 auf und klagte über einen Schmerz, der in der Brust auftrat, wenn er ging. Bei der Arbeit war er nicht behindert, sondern nur beim Gehen. Er wußte dies schon seit einigen Monaten, aber in letzter Zeit war der Schmerz heftiger geworden und die Anfälle entstanden leichter. Er hatte mäßig gelebt, aber sein Beruf erforderte, daß er sehr schwere Gewichte heben mußte (er arbeitete an einer Webmaschine).

Nach seiner Beschreibung kam der Schmerz nur beim Gehen; wenn er sofort stehenblieb, ging der Schmerz allmählich vorüber; wenn er aber weiter ging, wurde der Schmerz stärker und schließlich so stark, daß der Kranke stehenbleiben mußte. Nach ungefähr 5 Minuten verschwand der Schmerz wieder. Er begann vorne im unteren Drittel der Brust und strahlte dann in die Brust hinauf aus, ging dann weiter auf die Innenseite des Oberarmes und die Ulnarseite des Unterarmes bis zum Handgelenk. Er breitete sich auch in geringerer Stärke auf den rechten Arm und in die Kehle hinauf aus. Solange er anhielt, füllte sich der Mund mit Speichel und sowie der Anfall vorüber war, mußte der Kranke viel hellen Harn lassen. Wenn der Schmerz aufgehört hatte, konnte der Kranke ohne Beschwerden weit gehen. Manchmal blieb der Schmerz durch einige Zeit auf die Armmuskulatur beschränkt. Diese Beschreibung habe ich von dem Kranken erhalten, nachdem er die Art der Anfälle sorgfältig beobachtet hatte. Als er sie mir zuerst schilderte, war seine Beschreibung undeutlich; aber nachdem ich ihm aufgetragen hatte, sorgfältig alle Erscheinungen aufzuschreiben, die mit den Anfällen verbunden waren, wurde seine Beschreibung klar und präzis. Die Anfälle wurden immer hervorgerufen, wenn er nach der Mahlzeit ging. Er konnte schwere Gewichte heben und lange radfahren, ohne Schmerzen zu bekommen.

Ich gab ihm Anweisungen bezüglich seiner Ernährung, er solle wenig auf einmal, aber oft essen, dann ruhen und sich auch sonst weniger anstrengen. Daraufhin wurde ihm viel besser und nach 6 Monaten traten die Anfälle nur mehr gelegentlich auf und waren viel schwächer.

Dann verlor ich den Kranken aus den Augen, aber meine Nachforschungen ergaben, daß es ihm gut ging und daß er bis zum Jahre 1911 seiner Arbeit nachgehen konnte. Dann erlitt er einen Unfall, indem er von der Straßenbahn abstürzte und das linke Bein am Knöchel brach. Danach erholte er sich nicht mehr und er starb am 10. März 1912; als Todesursache wurde angegeben: „Herzleiden, Nekrose des Knochens am linken Fußknöchel und allgemeiner Zusammenbruch."

Fall 24. Angina pectoris, Cheyne-Stokessche Atmung, Pulsus alternans, Obduktionsbefund.

Mann, geboren 1863. Ich habe diesen Kranken zuerst im Jahre 1880 wegen Blattern behandelt. Er erholte sich gut und blieb gesund bis 1905; da begann er zu bemerken, daß er bei Anstrengung etwas kurzatmig wurde. Er war ein starker Mann und war Schullehrer gewesen, aber seit 2 Jahren war er als Kassierer und Sekretär bei einer Viehhandelsgesellschaft angestellt. Er hatte keine Syphilis gehabt und mäßig gelebt. Im Beginne des Jahres 1906 begann er beim Gehen Schmerzen in der Brust zu fühlen, zuerst nur wenig; aber nach einigen Monaten traten die Schmerzen gleich beim Gehen auf und wurden immer stärker, bis er stehenbleiben mußte, worauf sie nach wenigen Augenblicken vorübergingen. Er ruhte durch mehrere Monate und gewann einen großen Teil seiner Kraft zurück, so daß er langsam ohne Beschwerden herumgehen konnte. Im Anfang des Jahres 1907 kam der Schmerz wieder und wurde viel leichter ausgelöst, so daß der Mann zu Hause bleiben mußte. Im Februar begann sich Cheyne-Stokessche Atmung mit Anfällen von schwerer Dyspnöe einzustellen; diese traten auf wenn der Kranke schlief und entstanden wahrscheinlich im Stadium der Apnöe der Cheyne-Stokesschen Atmung. Meine vom 10. März stammende Aufzeichnung sagt, daß das Herz nur wenig vergrößert war, indem es nach links bis zur Mammillarlinie[1]) reichte; die Töne waren rein. Die Pulsfrequenz stieg bis auf 110 in der Minute und es bestand deutlicher Alternans, besonders nach Extrasystolen. Im Harn war kein Eiweiß, es bestanden weder Ödeme noch Leberschwellung. Der Mann starb nach einer Woche im Alter von 46 Jahren.

Der von Prof. KEITH stammende Befund ist dem im Falle 35 ähnlich, nur war die Kammer hypertrophisch und die Arterien mehr sklerosiert. Das ganze Herz war etwas vergrößert, die Klappen aber ganz gesund, nur die Mitralis war etwas verdickt. Es bestand eine bedeutende Endarteriitis, besonders der linken Koronararterie, deren Lumen stark verengt war; die vordere, in der Längsfurche verlaufende Arterie war ganz verschlossen. Das Myokard der unteren Hälfte des linken Ventrikels zeigte ziemlich starke Bindegewebsvermehrung, wobei die subendokardialen und die subperikardialen Fasern am wenigsten betroffen waren. Auch die Taenia terminalis enthielt etwas mehr Bindegewebe als gewöhnlich.

Fall 25. Angina pectoris. Obduktionsbefund.

Mann, 52 jähr., suchte mich am 11. März 1903 wegen Schmerzen in der Brust und in den Armen auf, die ihn vor einer Stunde plötzlich ergriffen hatten. Er war Oberingenieur und hatte ein mäßiges und gesundes Leben geführt. Einige Monate vor seiner jetzigen Erkrankung hatte er sich schwach gefühlt und war bei Anstrengung leicht müde geworden, aber er hatte trotzdem sein sehr tätiges Leben fortgesetzt. Er war gerade eine Stunde bei der Arbeit gewesen, als sich der Schmerz einstellte, und zwar zuerst mit großer Heftigkeit. Er begann über dem unteren Teile des Brustbeins, strahlte in beide Arme aus und gleichzeitig bestand ein Gefühl von Kribbeln in den Fingern. Ich sah den Kranken

---

[1]) *Im Text steht „middle line"; soll offenbar heißen „nipple line".*

eine Stunde später. Der Schmerz war schwächer geworden, aber noch nicht vergangen. Der Mann hatte eine gedrungene Gestalt, war außerordentlich muskulös und sein Gesicht war aschgrau. Der Puls war voll und regelmäßig, seine Frequenz 64 in der Minute, das Herz von normaler Größe, die Töne schwach und weich. An der Basis und über der Mitte des Sternums war ein systolisches Geräusch zu hören.

Ich ließ den Kranken zuerst Amylnitrit einatmen, worauf die Herzfrequenz zunahm und der Puls weicher wurde, aber die Schmerzen vergingen nicht. Dann gab ich ihm eine Morphininjektion, und da ging der Schmerz allmählich vorüber. Nachdem der Kranke eine Woche geruht hatte, konnte er wieder aufstehen und nahm allmählich seine Arbeit wieder auf. Er mußte nur jede Anstrengung vermeiden, da er manchmal sehr kurzatmig wurde und der Schmerz dann leicht wiederkam. Es ging ihm ziemlich gut bis zum 17. Januar 1905; da hatte er wieder einen Anfall, während er am Abend nach seiner gewöhnlichen Tagesarbeit am Teetische saß. Er hatte sich ganz wohl gefühlt, da begann ein merkwürdiges Kribbeln in seiner Brust und ein undeutliches Gefühl von Schmerz im Arm. Dies ging vorüber und nach 10 Minuten setzte der Schmerz mit großer Heftigkeit mitten in der Brust ein, ging in die linke Brust, auf die linke Seite von Kopf und Hals und in den linken Arm über. Während der Schmerz andauerte, erfolgte ein starker Schweißausbruch. Whisky und heißes Wasser verschafften etwas Erleichterung und nach $^1/_2$ Stunde hörte der Schmerz plötzlich auf. Nachher war der Kranke sehr schwach, fühlte sich aber am 22. besser. Am 23. stellte sich ein leichter Anfall ein, als der Kranke ausging. An demselben Abend hatte er einen schweren Anfall, der ungefähr um 7 Uhr begann und mit wechselnder Stärke fortdauerte, bis ich um $^1/_2$10 Uhr hinkam. Das Gesicht des Kranken war grau und verfallen und der Schweiß floß in Strömen. Der Puls war frequent und hart. Ich ließ wieder Amylnitrit einatmen, aber der Erfolg war nur gering und vorübergehend. Ich versuchte Chloroform, aber der Kranke konnte das Gefühl des Erstickens nicht ertragen und so gab ich ihm eine Injektion von 0,03 g Morphin, worauf er sich nach einigen Minuten besser fühlte. Von da an wurden die Schmerzanfälle so leicht hervorgerufen, daß der Kranke im Bett bleiben und sich mit Chloral und Morphin Erleichterung verschaffen mußte. Allmählich wurde er schwächer und konnte nicht mehr im Bett bleiben, er mußte sitzen und schlief, indem er seinen Kopf auf einen Tisch legte. Die Beine schwollen an und es trat Cheyne-Stokessche Atmung auf. Gegen Ende März begann er kleine Blutballen auszuhusten. Die Pulsfrequenz war immer gesteigert, bis 120 in der Minute, bis er am 1. Juni 1905 im Alter von 54 Jahren starb.

Das Herz war groß und voll Blut, die Lungen hyperämisch und von zahlreichen Infarkten durchsetzt. Auch in den Nieren wurden Infarkte gefunden. Die großen und die kleinen Venen des Herzens waren erweitert, die Arterien des Herzens und die Aorta zeigten eine geringe Verdickung der Intima und Hypertrophie der Muskularis. Die Mitralklappe war an der Basis beträchtlich verdickt, aber das Ostium nicht stenosiert. Das Ostium der Trikuspidalis war erweitert. Das Vorhofseptum war so stark gedehnt, daß das Foramen ovale sich wieder geöffnet hatte. Der rechte Ventrikel war hypertrophisch und dilatiert, der linke dilatiert und atrophisch. Es bestand eine beträchtliche Degeneration der Muskelfasern und eine geringe Bindegewebsvermehrung.

Fall 26. Angina pectoris, Tod im Anfalle.

Der 51jährige Mann besuchte mich am 3. Mai 1912 und klagte über einen Schmerz, der mit großer Heftigkeit einsetzte, wenn er sich anstrengte. Der Kranke war ein tätiger, gesund aussehender Mann, aber sehr nervös; er hatte einen anstrengenden geschäftlichen Beruf. Durch viele Jahre hatte er an Verdauungsbeschwerden gelitten. 2 Jahre, ehe er zu mir kam, hatte er bei Anstrengungen Schmerzen in der Brust und am linken Arm hinunter, besonders nach dem Essen. In letzter Zeit wurden diese Anfälle so leicht hervorgerufen, daß er nicht ein Stockwerk steigen oder 100 m gehen konnte, ohne durch einen Anfall zum Stillstehen gezwungen zu werden. Die physikalische Untersuchung ergab nichts Abnormes, und vor 18 Monaten war er als ein gesunder Mann auf eine hohe Summe versichert worden. Ich drang auf sofortige Ruhe, aber vergebens. Einen Monat später wurde ich frühmorgens zu ihm gerufen. Er hatte tags vorher reichlich zu Abend gegessen und war um 2 Uhr morgens durch einen heftigen Schmerz aus dem Schlafe geschreckt worden. Er hatte einen Anfall nach dem anderen und verlor manchmal das Bewußtsein.

Ich sah ihn in 2 Anfällen — der Puls wurde schwach und unfühlbar, während der Schmerz andauerte und der Mann starb in einem dieser Anfälle.

Fall 27. Angina pectoris mit Pulsus alternans. Beschreibung eines Anfalles. Tod.

Mann, 59 Jahre alt, klagte über Kurzatmigkeit bei leichter Anstrengung, über das Gefühl, daß der Herzschlag aussetzte und über Schmerzanfälle, die manchmal mit großer Heftigkeit in der Brust auftraten. In seiner Jugend hatte er Scharlach gehabt, später, im Alter zwischen 20 und 30, einige Male fieberhaften Rheumatismus. Dies hörte auf, als er im Alter von 31 Jahren nach den Tropen ging, wo er 17 Jahre blieb. Er hatte einmal Gelbfieber, einige Male Dysenterie und oft Lumbago. Im Alter von 46 Jahren begann er an leichten Schmerzen in der Brust zu leiden, besonders nach Anstrengung. Dies konnte für eine Zeit vergehen und dann wiederkommen. Im Alter von 57 Jahren hatte er eine Reihe von Anfällen, wo nach einer Zeit harter körperlicher Arbeit, nach Sorgen oder Angst sehr heftige Schmerzen in der Brust auftraten. Danach war er sehr erschöpft und die Anfälle wurden durch die leichteste Anstrengung hervorgerufen. Nach längerer Ruhe gewann er allmählich etwas Kraft wieder, so daß er imstande war, langsam herumzugehen, obgleich irgendeine geringe Aufregung oder Anstrengung rasch einen Anfall hervorrufen konnte.

Im Alter von 59 Jahren suchte er mich auf. Er hatte einen heiteren Gesichtsausdruck, sah gesund aus, ging vorsichtig und schien jede Anstrengung sorgfältig zu vermeiden. Die Atemnot konnte nicht nur leicht hervorgerufen werden, sondern er wachte manchmal in der Nacht mit einem Erstickungsgefühl auf, so daß er sich im Bett aufsetzen und versuchen mußte, sich mehr Luft zu verschaffen. Er beschrieb seine Anfälle so, als ob sie darauf beruhten, daß er seine Atmung nicht regeln könne, und er berichtete mit folgenden Worten über seine Empfindungen: „Ich habe manchmal qualvolle Anfälle, wo die Inspirationen durch krampfhafte Exspirationen fast unmöglich gemacht werden. Kaum beginne ich Atem zu holen, als sich die Muskeln, welche die Ausatmung zu besorgen haben, krampfhaft zusammenziehen, so daß meine Atmung darin besteht, daß ich hastig sehr kurze Versuche mache Luft einzuatmen, und lange krampfhafte Anstrengungen machen muß, um sie auszuatmen." Von seinen Schmerzanfällen sagte er, daß sie nach Anstrengung aufträten, manchmal während der Nacht, besonders, wenn er am vorhergehenden Tage viel zu tun oder Aufregung gehabt hatte (ein typischer Anfall ist weiter unten beschrieben).

Mit Ausnahme des Herzleidens war er gesund. Die Radialis war verdickt, die Pulsfrequenz betrug 64, es traten gelegentlich Extrasystolen auf, der Blutdruck betrug 165 mm Hg. Die Herzdämpfung überragte die linke Mammillarlinie um 5 cm und es war ein rauhes systolisches Geräusch zu hören, und zwar war dies bei den Extrasystolen lauter als bei den Normalschlägen. Im Harn war kein Eiweiß. Von der Radialis aufgenommene Pulskurven zeigten nach den Extrasystolen manchmal Alternans. Der Mann war viel behandelt worden und obwohl es ihm viel besser ging, wenn er sich ruhig verhielt und in der Nacht gut schlafen konnte, erforderte sein Beruf doch, daß er seinen Geschäften nachging. Ich gab ihm einige allgemeine Anweisungen bezüglich seiner Ernährung, er solle wenig auf einmal essen und gründlich kauen, und riet ihm, 0,3 g Chloral am Abend zu nehmen, wenn er übermüdet oder aufgeregt sei. Wenn er in der Nacht Lufthunger habe, solle er Sauerstoff einatmen. Er befolgte diese Ratschläge und es ging ihm eine Zeitlang viel besser. Ein Jahr später hatte er eine leichte Pneumonie, von der er sich erholte. Als ich ihn während der Rekonvaleszenz einmal besuchte, sprach er gerade erregt, und da trat ein Schmerzanfall auf.

Der Schmerz begann mit mäßiger Stärke an der Innenseite des Unterarmes, und ging nach aufwärts bis in die Achselhöhle, dann quer durch die Brust mit einem unangenehmen Gefühl von Beklemmung. Dann folgte sofort ein Gefühl in den Kinnladen, wie von einem bösen Zahnschmerz. Der Schmerz im Arm und in der Brust nahm ab, während er in den Kiefern noch qualvoll war. Nach 3—4 Minuten wurde der Schmerz schwächer, kam dann $^1/_2$ Minute später mit derselben Heftigkeit wieder, war aber nun auf den Kiefer, die linke Halsseite und die Kehle beschränkt. Der Schmerz in der Kehle war von einem Gefühl von Beklemmung begleitet, welches die Qualen noch vermehrte. Ein Schluck Brandy gab keine Erleichterung, dann nahm er 0,3 g Chloral und nach 3—4 Minuten ließ der Schmerz allmählich nach und der Kranke sank im Halbschlummer zurück. Der ganze Anfall hatte ungefähr 10 Minuten gedauert. Dabei war das Gesicht, das vorher einen strahlenden und lustigen Ausdruck gehabt hatte, verfallen und regungslos, obwohl sich die Farbe nicht merklich veränderte. Ich habe seinen Puls während des ganzen Anfalles beobachtet und Kurven aufgenommen: Frequenz, Rhythmus und Größe schwankten nicht merklich. Durch kurze Zeit waren gleich im Anfang oft Extrasystolen aufgetreten, aber sie wurden, als der Anfall fortdauerte, seltener. Nach den ersten paar Minuten wurde die Haut feucht und dies nahm zu, bis am Schluß des Anfalles der ganze Körper in Schweiß gebadet war. Der Kranke sprach ruhig und verständig und zeigte mir die Gegend, in die der Schmerz immer hinzog und beschrieb auch seine wechselnde Stärke. Er hatte Nitroglycerin und Amylnitrit nicht gerne, denn obwohl sie ihm gewöhnlich Erleichterung verschafften, hatten sie heftige Kopfschmerzen zur Folge.

Er erholte sich von diesem Anfalle und konnte durch einige Monate herumgehen, aber die Anfälle wurden immer leichter hervorgerufen, bis der Kranke gezwungen war, im Bett zu bleiben; er starb an allmählich zunehmender Herzschwäche im Alter von 61 Jahren.

Fall 28. Angina pectoris, Herzaneurysma, Herzruptur, plötzlicher Tod.

Geboren 1843. Der Kranke war ein nüchterner, fleißiger Mann und hatte ein tätiges Leben geführt. Er war gesund, obwohl er zeitweise an rheumatismusartigen Schmerzen im Rücken litt. Im September 1891, im Alter von 58 Jahren, eilte er einmal nach dem Mittagessen auf der Straße dahin und wurde plötzlich von einem Erstickungsgefühl und von Schmerzen erfaßt, die über der linken Brust einsetzten und auf beide Halsseiten ausstrahlten. Er mußte 20 Minuten lang stehenbleiben, bis der Schmerz vorüber war. Ähnliche Anfälle ereigneten sich im folgenden Monat und er besuchte mich am 28. Oktober 1891. Nach seiner Beschreibung fing der Schmerz immer über der linken Brust an und breitete sich manchmal in die linke Achselhöhle und am linken Arm hinunter aus, manchmal aber in den Hals. Solange der Schmerz bestand, hatte der Kranke das Gefühl, daß er sterben müsse. Bei der Untersuchung fand ich, daß der Kranke gesund aussah, gut genährt war und ein rotes Gesicht hatte. Sein Puls war regelmäßig und ziemlich stark, die Arterien waren etwas verdickt. Das Herz war von normaler Größe, die Dämpfung reichte um $8^3/_4$ cm über die Mittellinie nach links. Die Töne waren rein und frei von Geräuschen. Die Gewebe vorn links auf der Brust waren druckempfindlich, ebenso in geringem Grade die Haut und die tieferen Gewebe links hinten und auch der 2. Rückenwirbel tat auf Druck wehe. Deutlich schmerzhaft war auch ein Druck auf die 2. linke Rippe in der Mittellinie.

Am 20. Oktober hatte der Kranke beim Gehen einen sehr schweren Anfall, wobei der Schmerz in die linke Brust und in den Kiefer ausstrahlte. Wenn der Schmerz stark war, füllte sich der Mund mit Speichel. Als ich den Kranken am folgenden Tage untersuchte, fand ich die Hyperalgesie in der bereits angegebenen Gegend sehr viel stärker.

Nach entsprechender Ruhe wurden die Anfälle weniger heftig, so daß der Kranke im Dezember 1891 200 m ohne Beschwerden gehen konnte. Wenn er weiterging oder wenn er schnell gehen wollte, zwang ihn der Schmerz zum Stillstehen. Dieser hatte sich in der letzten Zeit auch in dem linken Arm bis zum kleinen Finger hinunter ausgebreitet.

Am 30. Dezember 1891 starb der Kranke plötzlich, als er beim Schreibtische saß. Die Obduktion ergab eine Herzruptur und der Perikardialsack war voll Blut. In der Wand des linken Ventrikels war ein kleines Aneurysma, etwa so groß, wie die kleinen Steinkugeln mit denen die Kinder spielen. An dieser Stelle war der Ventrikelhohlraum vom Perikardial-sack durch eine dünne Wand getrennt, die nur aus Peri- und Endokard bestand. In diesel dünnen Wand war ein schmaler Schlitz. Die Koronararterie war stark atheromatös. Del äußere Nerv. thoracicus anterior lag unter der Stelle über der 2. Rippe, die auf Druck sc empfindlich gewesen war.

Fall 29. Angina pectoris. Obduktionsbefund.

Ein 52jähriger Mann war durch 4 Jahre in kurzen Zwischenräumen in meiner Be obachtung gestanden. Er klagte während dieser ganzen Zeit hauptsächlich und fast nui über Schmerzen bei Anstrengung. Zuzeiten wurde dieser Schmerz so leicht hervorgerufen daß der Kranke durch mehrere Tage im Bett bleiben mußte; dann konnte er durch einig Zeit verhältnismäßig frei bleiben. Er war ein blasser, magerer Mann, dessen Gesicht di für ein sehr schmerzhaftes Leiden bezeichnenden tiefen Furchen zeigte. Ich habe sein Herz oft sorgfältig untersucht, aber nichts Abnormes finden können.

Nach der Beschreibung des Kranken begannen die Schmerzen immer in der linken Brust, reichten bis zur Achselhöhle, gingen dann an der Innenseite des Armes hinunter und am Ulnarrande des Unterarmes bis zum Handgelenk; dann gingen sie über die Hohlhand hinweg bis zum Daumen, ließen die Finger frei, verursachten aber am Daumen starken Schmerz (Abb. 12). Am 8. Februar 1894 suchte mich der Kranke wieder auf und klagte, abgesehen von den immer wiederkehrenden, schon beschriebenen Schmerzen über Empfindlichkeit und ein Gefühl von Wundsein auf der Kopfhaut. Das Wesen und die Ausdehnung dieser Empfindung habe ich nicht genau bestimmen können. Im März waren aus diesem Gefühl von Wundsein auf der Kopfhaut Anfälle von Kopfschmerzen geworden, die bei Anstrengung leicht auftraten, aber auch dann, wenn der Kranke sich ganz ruhig verhielt. Diese Kopfschmerzen begannen immer auf dem linken Augenbrauenbogen und blieben auch manchmal dort, während sie gewöhnlich auf beide Seiten des Hinterkopfes sich fortpflanzten. Es bestand keine Abnormität in der Hautempfindlichkeit, aber die Gegend über den Supraorbitalnerven war druckempfindlich. Diese Kopfschmerzen wurden so heftig, daß der Kranke im Bett bleiben mußte; endlich traten Koma und Cheyne-Stokessche Atmung ein, und am 27. März erfolgte der Tod.

Bei der Obduktion war das Herz sehr schlaff, die Muskulatur beider Ventrikel weich und leicht zerreißlich. Es bestand auch deutliches Atherom der Koronararterien, die im Hauptstamm und in den Verzweigungen an vielen Stellen verkalkt waren. Die mikroskopische Untersuchung des linken Ventrikels ergab fettige Degeneration.

Fall 30. Angina pectoris. Plötzlicher Tod.

Geboren 1859. Der Mann war bis zum Jahre 1906 gesund gewesen und hatte hart gearbeitet. Bis zum Jahre 1893 hatte er durch einige Jahre viel getrunken, war aber dann ganz abstinent geworden und blieb so bis zu seinem Tode. Er besuchte mich am 13. August 1907. Durch mehr als ein Jahr hatte er nach Anstrengung ein Gefühl von Unbehagen in der Brust gehabt, und in letzterer Zeit hatten sich bei Anstrengungen auch sehr heftige Schmerzanfälle hinzugesellt. Nach seiner Beschreibung begann der Schmerz gerade unter der rechten Brust, ging auf den rechten Arm hinauf und wurde dort besonders heftig am „fleischigen Teil" des Oberarmes, und zwar auf der Innenseite empfunden, manchmal ging er auch auf den Ring- und den kleinen Finger hinunter und manchmal in den Hals hinauf. Oft hatte der Kranke, solange der Schmerz dauerte, das Gefühl, als ob seine Brust zusammengeschnürt würde, so daß er seinen Arm ausstrecken mußte, um dieses Gefühl zu überwinden und tief Atem schöpfen zu können. Manchmal kam dieses Gefühl von Beengung zuerst und der Schmerz erst später. Wenn der Schmerz vorüber war, rülpste der Kranke tüchtig und ließ viel hellen Harn. (Ich sah ihn einmal gleich nach einem Anfall und habe den Harn untersucht; es war viel entleert worden, und das spezifische Gewicht betrug 1003.) Der Kranke war stämmig und hatte ein etwas schlaffes Gesicht. Der Puls war groß, voll und regelmäßig, seine Frequenz 70 in der Minute. Der Blutdruck betrug 120 mm Hg. Die Herzdämpfung überragte die linke Mammillarlinie um 5 cm. Auch die Gegend über dem 2. und 3. linken Interkostalraum neben dem Sternum war etwas gedämpft. Es bestand Pulsation im Jugulum uud leichte ruckweise Bewegung der Trachea. Die Röntgenuntersuchung ergab Vergrößerung des Herzens nach links und auch eine mäßige Verbreiterung der Aorta. Es bestand ein systolisches Aortengeräusch; die anderen Herztöne waren frei von Geräuschen.

Wenn man unter der rechten Brust kratzte, entstanden die eigentümlichen, autonomen Empfindungen und diese pflanzten sich auf den Arm und an diesem hinunter fort, und zwar genau dort, wo auch der Schmerz gefühlt wurde.

Während der 4 Monate, wo ich den Kranken beobachtet habe, schwankte die Häufigkeit der Schmerzanfälle sehr. Wenn der Kranke sich einige Tage ausruhte, konnte er gewöhnlich durch 1 oder 2 Wochen ziemlich beschwerdefrei herumgehen. Nach einem Urlaub von 3 Wochen, den er im Oktober an der See ruhig verbrachte, kam er in viel besserm Zustande zurück und konnte ziemlich weit ohne Beschwerden gehen. Wenn er aber versuchte, ganz langsam bergauf zu gehen, kam der Schmerz mit großer Heftigkeit wieder. Er wurde immer in der rechten Körperseite stärker gefühlt und breitete sich manchmal von der rechten Brust auf das rechte Schulterblatt und gleich auf den rechten Arm fort. Während dieser 4 Monate habe ich viele Aufzeichnungen über den Blutdruck des Kranken gemacht und ich fand, daß er zwischen 120 und 170 schwankte. Gewöhnlich befand sich der Kranke besser und konnte schneller gehen, wenn der Druck hoch war. Der Druck war auch nach dem dreiwöchigen Urlaub an der See hoch — 170 — als der Kranke weniger Schmerzen hatte als jemals während meiner Beobachtung.

Meine letzte Aufzeichnung stammt vom 8. November 1907 und da finde ich, daß der Kranke sich ganz wohl fühlte, wenn er ruhte, daß er aber beim Gehen bald Schmerzen

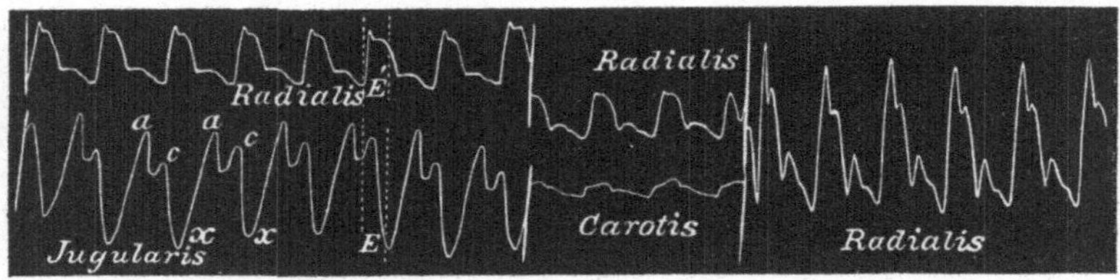

Abb. 253. Während eines Anfalles von Angina pectoris aufgenommen; wie man sieht, hat der Radialpuls die normale Größe (Fall 31).

bekam. Ich habe ihn dann nicht wieder gesehen, sondern erst später in der Zeitung gelesen, daß er im August 1908 tot im Bett gefunden worden sei und daß eine gerichtliche Obduktion stattgefunden habe.

Fall 31. Angina pectoris mit starken Schmerzen im linken Arm. Obduktionsbefund.

Frau, 60 Jahre alt, klagte über Schmerzen in der Brust, die in den linken Arm ausstrahlten und im linken Vorderarm mit großer Heftigkeit andauerten. Die Schmerzen wurden leicht durch Anstrengung hervorgerufen, so z. B. als sie sich einmal auf dem Wege zu mir sehr beeilt hatte; während der Untersuchung wurde sie von sehr heftigen Schmerzen ergriffen. Nach ihrer Beschreibung saß der Schmerz fast nur im linken Unterarm, den sie gegen die Brust drückte. Ich nahm Kurven des Radialis- und Jugularispulses auf. Die Frequenz der Herztätigkeit war erhöht, doch war der Radialpuls von genügender Größe (Abb. 253). Ich gab ihr Amylnitrit, welches den Schmerz sofort beseitigte. Die Kranke

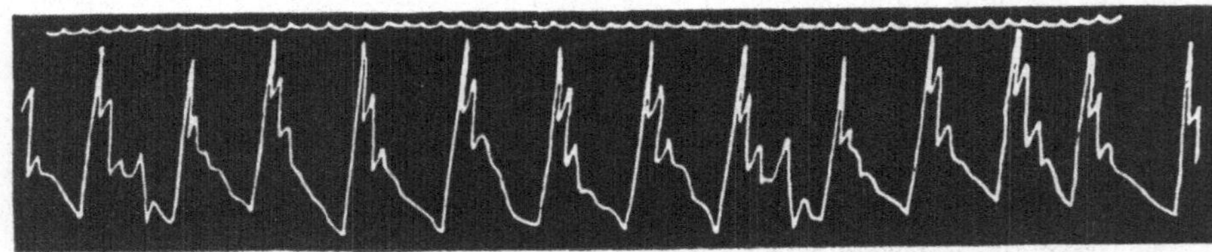

Abb. 254. Großer unregelmäßiger Puls während eines Anfalles von Angina pectoris (Fall 32).

starb 3 Monate später an Herzschwäche. Dr. R. T. WILLIAMSON untersuchte das Herz für mich und fand deutliches Atherom und Verkalkung der Koronararterien und ausgedehnte fibröse Veränderungen in der Muskulatur des linken Ventrikels.

Fall 32. Angina pectoris mit einer Arhythmie unklarer Herkunft. Keine Anfälle durch fast drei Jahre.

Mann, bei seinem Tode 68 Jahre alt. Er konsultierte mich am 17. November 1899, da er nach Anstrengung Schmerzen über der Brust spürte. Er war seinem Berufe nach ein Maschinenbauer — ein großer, mächtiger Mann. Da er wohlhabend war, riet ich ihm, die harte Handarbeit aufzugeben. Er folgte dem Rate und war bis zum 8. Juli 1902 schmerzfrei, an welchem Tage er von heftigen Schmerzen ergriffen wurde, als er bergauf ging. Er ging nach Hause, legte sich zu Bett, doch die Schmerzen traten wieder auf. Ich sah

ihn während eines sehr schweren Anfalles, der über 10 Minuten dauerte. Während Amylnitrit geholt wurde, nahm ich Pulskurven auf (Abb. 254 und 255). Das Amylnitrit verschaffte
ihm eine geringe Erleichterung, und der Schmerz ließ allmählich nach. Während des Anfalls änderte sich der Charakter des Pulses nicht und die Arterien waren nicht kontrahiert.
Das Herz schlug unregelmäßig, hauptsächlich infolge von Extrasystolen, die manchmal

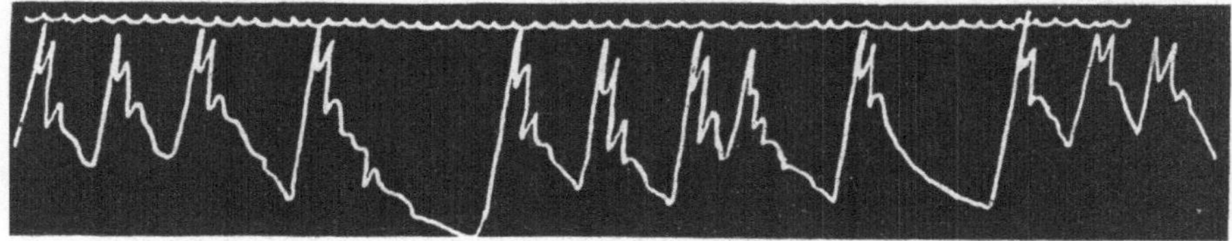

Abb. 255. Wie Abb. 254 (Fall 32).

interpoliert waren, wie in den Abb. 254 und 255.   Die Anfälle wiederholten sich, und er
starb in einem solchen am 10. Juli 1902.

Fall 33. Angina pectoris mit häufigen Extrasystolen. Plötzlicher Tod.

Mann, 43 Jahre alt, konsultierte mich am 13. September 1900. Er hatte sich bis
vor einem Jahre wohl gefühlt, dann trat nach Anstrengung Atemnot auf. Bald darauf ge-

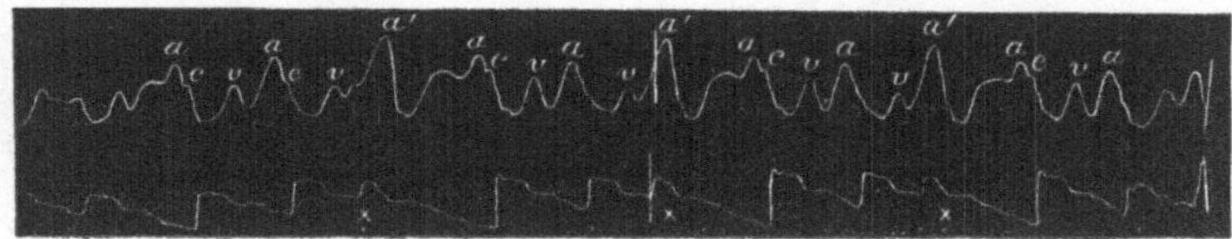

Abb. 256. Extrasystolen während eines Anfalles von Angina pectoris (Fall 33).

sellten sich, wenn er sich anstrengte, Schmerzen hinzu, die in den linken Arm ausstrahlten.
4 Tage bevor er zu mir kam, litt er an heftigen Brustschmerzen, die an der Innenseite des
linken Armes entlang gingen und eine halbe Stunde dauerten. Er war ein starker Trinker
gewesen. Am 19. kam er wieder zu mir, der Schmerzanfall trat wieder auf und dauerte
einige Minuten, währenddessen ich Kurven des Jugularis- und Radialpulses aufnahm.

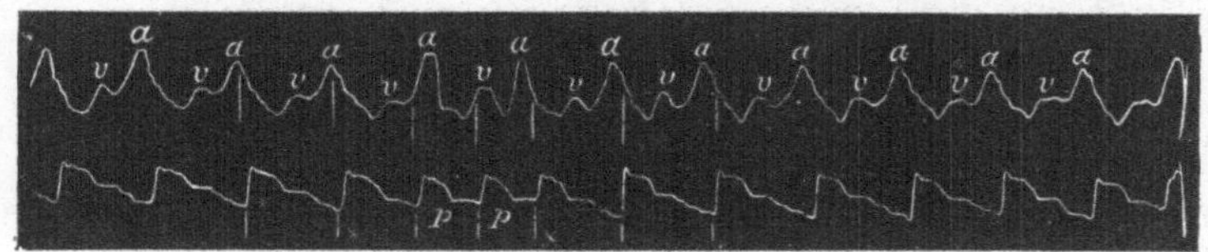

Abb. 257. Zeigt eine interpolierte Extrasystole während eines Anfalles von Angina pectoris.
Der erste Radialpuls *p* ist eine interpolierte Extrasystole (Fall 33).

Der Puls wurde frequenter und unregelmäßig (Abb. 256 und 257). Diese Unregelmäßigkeiten sind durch ventrikuläre Extrasystolen bedingt; in Abb. 257 ist die Extrasystole
zwischen zwei normalen Pulsen interpoliert.

Dem Kranken ging es während der Behandlung besser, und ich sah ihn nicht wieder bis
Ende September. Im Januar 1901 fiel er tot um, während er einem Fußballmatch zusah.

Fall 34. Angina pectoris mit unklarer Arhythmie während der Anfälle. Tod.

Frau, 68 Jahre alt. War 5 Jahre lang in meiner Behandlung und litt an einer
Schrumpfniere. Ihr Puls war stets hart und regelmäßig. Am 28. Februar 1900 wurde

sie von einem Anfall von Angina pectoris betroffen. Diese Anfälle wiederholten sich, obwohl sie zu Bett lag. Ich sah sie am 30. in einem Anfall; ihr Gesicht war bleich, eingefallen und mit Schweiß bedeckt. Der Puls wurde sehr unregelmäßig, wie in Abb. 258. Sie hatte nur nach großen Dosen Opium Erleichterung, gefäßerweiternde Mittel hatten keinen Effekt (Amylnitrit, Whisky und heißes Wasser). Am nächsten Tag ging es ihr besser und ihr Puls war ganz regelmäßig. Sie starb in der folgenden Woche während eines Anfalles von Angina pectoris.

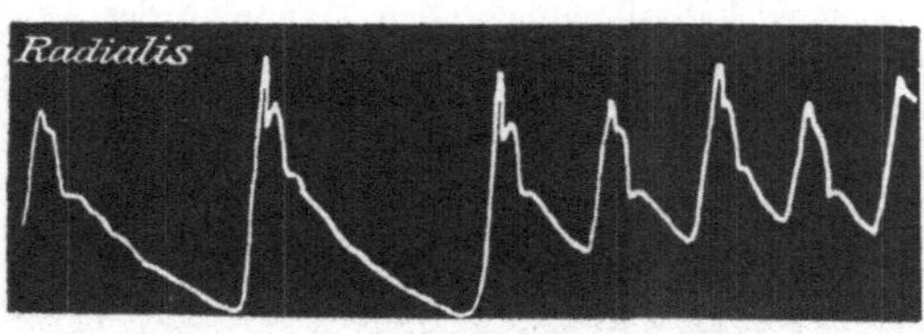

Abb. 258. Kurve des Radialpulses während eines Anfalles von Angina pectoris; zeigt das Auftreten des Pulsus alternans nach einer langen Pause (Fall 34).

Fall 35. Angina pectoris mit Cheyne-Stokesscher Atmung, Pulsus alternans. Obduktionsbefund.

Mann, 57 Jahre alt. Konsultierte mich am 1. Mai 1905. Klagte über Schwäche nach Anstrengung, ein Gefühl großer Erschöpfung und Zittern der Beine. Er bemerkte die Kurzatmigkeit zum erstenmal vor 3 Jahren, als er einen Hügel schnell hinaufging, damals hatte er einen schweren Anfall. Er fühlte sich dann durch 6 Monate ziemlich wohl; seither kommt es sehr leicht zu Anfällen von Atemnot.

Er ist sein Leben lang abstinent gewesen und hatte ein ruhiges und regelmäßiges Leben geführt. In seinen jüngeren Jahren mußte er körperlich sehr angestrengt arbeiten, dagegen erforderte in den letzten 20 Jahren seine Tätigkeit als Fabrikdirektor keine Überanstrengung. Vor 20 Jahren hatte er einen Anfall von „Nierenentzündung". Er war ein mächtig gebauter Mann, seine Gesichtsfarbe spielt ins Graue, Puls rasch (86 in der Minute) und hart, die Arterie weit und von lederartiger Beschaffenheit. Herz erweitert, Dämpfung bis zur Mammillarlinie. Die Töne sind rein und deutlich, der Harn enthält viel Eiweiß. Blutdruck 210 mm Hg. Er wurde angewiesen, seine Nahrung in kleinen Mengen zu sich zu nehmen und sie gut zu kauen, auf regelmäßigen Stuhlgang zu achten, und bekam Jodkali. Eine Zeitlang ging es ihm ausgezeichnet, das Eiweiß verschwand vollständig

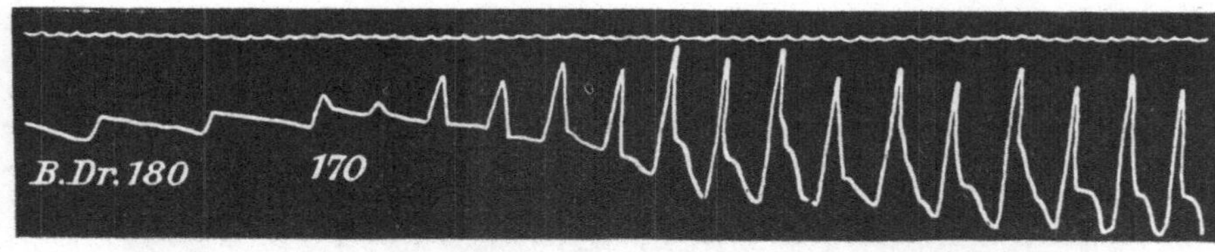

Abb. 259. Kurve von der Art. radialis, nachdem die mit dem Manometer verbundene Manschette bei einem Druck von 190 mm Hg den Puls zum Verschwinden gebracht hatte. Ich ließ allmählich die Luft entweichen, und als der Druck auf 180 mm Hg gefallen war, bewirkten die starken Pulse einen Ausschlag des Sphygmographen, während die kleineren Pulse erst durchgingen, als der Druck auf 170 mm Hg gefallen war. Als die Manschette keinen Druck mehr ausübte, zeigte die Pulskurve eine rhythmische Abwechslung in der Größe der Wellen, d. h. den Pulsus alternans (Fall 35).

aus dem Harn, aber er bekam wieder einen Rückfall. Er wurde auf fleischfreie Diät gesetzt, und dies schien ihm aber nur für kurze Zeit gut zu tun. Die Blutdruckmessungen ergaben die widersprechendsten Werte, indem der Druck, unabhängig von Arzneimitteln oder Diät, einmal auf 145 fiel und dann wieder auf 210 stieg. Dem Sinken des Blutdruckes entsprach keine Besserung des Zustandes. Bei niedrigem Druck war der Kranke gedrückt, und manchmal fühlte er sich bei hohem Blutdruck sehr wohl. Sein Puls hatte gewöhnlich den alternierenden Charakter, und diese Besonderheit trat bei hohem Blutdruck deutlicher zutage. Wenn der Alternans mit der Herabsetzung des Blutdruckes verschwunden war, konnte er leicht dadurch wieder hervorgerufen werden, daß der Kranke eine Treppe rasch hinaufging. Die Druckdifferenz zwischen den Pulsen betrug etwa 20 mm Hg, d. h. wenn man den Radialpuls durch Steigerung des Druckes in der Manschette auf 200 mm Hg zum Verschwinden gebracht hatte und man die Luft wieder entweichen ließ, so kamen die großen Pulse bei 190 mm Hg, die kleinen Pulse erst bei 170 mm wieder zum Vorschein (siehe Abb. 259).

Abgesehen vom Alternieren, war der Puls eigentlich regelmäßig (Abb. 260). Im Mai 1906 begannen Extrasystolen aufzutreten, und sie gaben der Kurve einen besonderen Charakter. So zeigt die Kurve in Abb. 260 ein vollkommen regelmäßiges Tempo mit abwechselnd großem und kleinem Puls, nur in der Mitte folgen zwei kleine Pulse aufeinander. Bei der Ausmessung der Kurve findet man, daß der zweite der beiden kleineren Pulse (r')

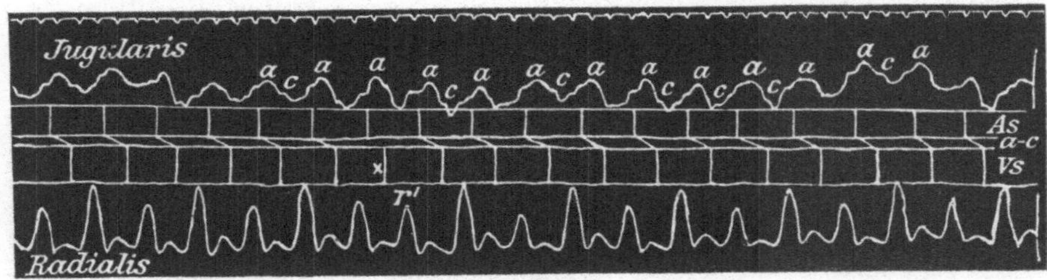

Abb. 260. Typischer Pulsus alternans mit ventrikulärer Extrasystole r'. Das Schema zeigt, daß sie vorzeitig (Strich ×) und unabhängig vom Vorhofsreiz auftritt. Nach der Extrasystole ist eine längere Pause vorhanden, und der Alternans wird deutlicher (Fall 35).

etwas zu früh erscheint. Die Jugulariskurve zeigt, daß die Vorhofswelle a vollständig regelmäßig wiederkehrt, daher ist r' eine Kammerextrasystole, und nach ihr tritt eine längere Pause als gewöhnlich ein, so daß der Puls nach der Pause groß ist und der folgende Puls kleiner als die andern. Diese Verstärkung des Alternans sieht man in Abb. 261. Hier finden sich zwei Extrasystolen, die eine, wie in Abb. 260, nach dem kleinen Puls, die andere nach einem großen Puls, und auch hier ist der Alternans nach der Extrasystole deutlicher ausgesprochen.

Nun begannen sich bei dem Kranken auch Anfälle von Angina pectoris einzustellen. Sein Zustand wechselte sehr stark. Zu einer Zeit, als er sich schlechter fühlte als gewöhnlich, besuchte er mich und hatte dabei unterwegs einen steilen Hügel zu ersteigen. Er hatte nun einen Anfall von Brustbeklemmung, die sich zu heftigem Schmerz steigerte. Ich

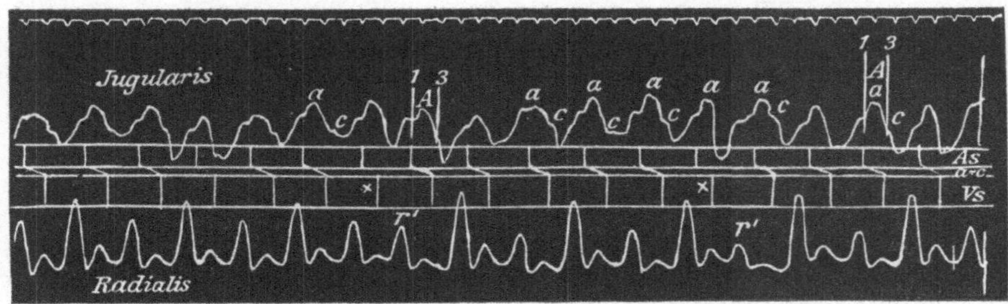

Abb. 261. Hier finden sich zwei Extrasystolen (r' r'), die eine nach dem kleinen, die andere nach dem großen Schlage des Pulsus alternans (Fall 35).

untersuchte ihn und nahm eine Kurve seines Pulses auf (Abb. 262). Ich maß seinen Blutdruck und fand 190 mm Hg. Der Charakter des Pulses blieb während des Anfalles unverändert und die Höhe der Wellen zeigte, daß die Arterie nicht kontrahiert war, auch zeigte der Vergleich der Pulskurve mit einer während der schmerzfreien Zeit aufgenommenen keinen Unterschied. Ich ließ ihn Amylnitrit einatmen, darauf stieg die Frequenz des Pulses (Abb. 263) und der Kranke fühlte sofort eine Erleichterung. 15 Minuten später war er vollständig schmerzfrei, sein Blutdruck war auf 200 mm Hg gestiegen und der alternierende Charakter des Pulses wurde deutlicher. Er wurde nachts unruhig und schlaflos und die Schmerzanfälle häuften sich, bis er Ammon. bromat. bekam, darauf schlief

er besser und die Anginaanfälle verschwanden. Gegen Ende des Jahres 1906 trat Cheyne-
Stokessche Atmung auf, die Nächte wurden ruhelos, und nur durch Opium und Chloral
konnte Erleichterung erzielt werden. Im apnoischen Stadium wachte er manchmal auf
und litt schwer an Atemnot, dann atmete er ungefähr 10 Minuten lang sehr mühsam.
Im Januar trat Hydrops auf, das Herz erweiterte sich und der Blutdruck sank allmählich
bis auf 150 mm Hg und darunter. Die Harnmenge wurde spärlich. Verschiedene Digitalis-
präparate und andere Mittel wurden mit sehr geringem Nutzen versucht und der Kranke
starb im März 1907. Es wurde nur die Untersuchung des Herzens gestattet, und folgendes
ist der Bericht über den Sektionsbefund:

„Muskulatur der Kammern: Hypertrophisch, doch ist die der Spitze zugehörige
Hälfte des Ventrikels fibrös umgewandelt und erweitert; großes prämortales Blutgerinnsel,

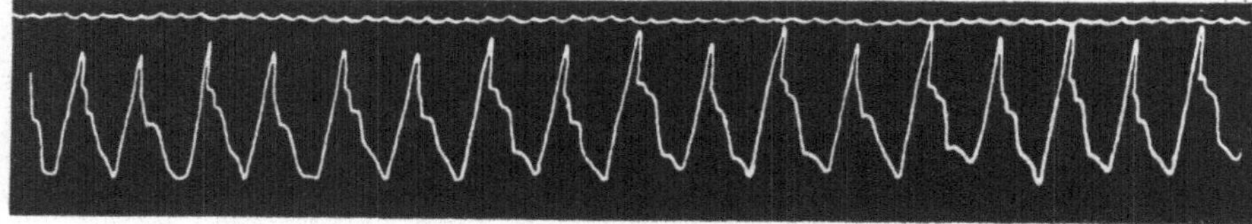

Abb. 262. Großer alternierender Puls während eines Anfalles von Angina pectoris. Blutdruck 190 mm Hg
(Fall 35).

der vorderen Wand des linken Ventrikels adhärent. Dicke der Wand an der Basis 18 bis
22 mm, über dem fibrösen Bezirk 6—8 mm. Die Muskulatur an der Einmündung der Vena
cava sup. ist hypertrophisch. Taenia terminalis hypertrophisch, unter dem Mikroskop
zeigt sie zahlreiche atrophische und fibrös degenerierte Fasern.

Klappen und Ostien: Mitralzipfel verdickt, Tricuspidalis, Pulmonalis und Aortenklappen normal. Atrio-ventrikuläre Ostien enger als normal infolge von Tonus oder Kontraktion der Muskulatur an der Basis.

Arterien: Atheromatöse Herde in der Aorta, besonders an der Abgangsstelle der
Koronararterien. Ausgedehnte Endarteritis der linken Koronararterie, Durchmesser
6 mm, Lumen 2,5 mm, die inneren Schichten sind besonders verdickt. Die rechte Koronararterie weniger affiziert. Sämtliche Arterien des Herzens über 1,5 mm Durchmesser sind
ergriffen: dabei sind die außerhalb der Herzmuskulatur liegenden Äste mehr, die von der
Muskulatur umgebenen weniger betroffen. Die Art. interventricular. ant. war am stärk-

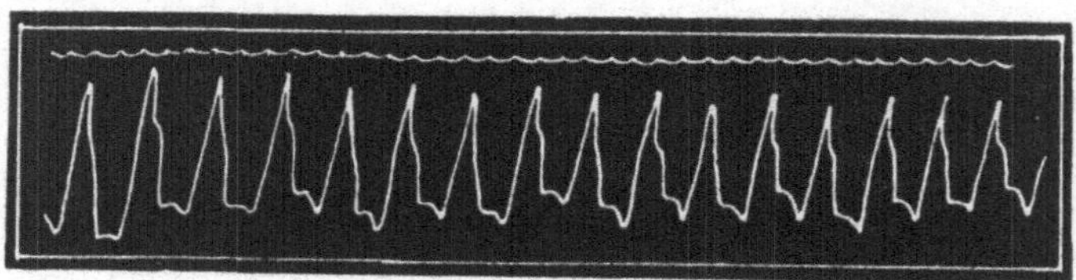

Abb. 263. Unter Amylnitrit (Fall 35).

sten ergriffen, während die von der rechten Koronararterie zum a-v-Bündel abgehende
Arterie beinahe so dünn wie eine Nadelspitze war.

Der Sinusknoten enthält weniger Muskelfasern und mehr Bindegewebe als in der
Norm, doch ist die Veränderung nicht sehr ausgesprochen. Das a-v-Bündel ist von normaler Größe und die Zellen sind normal."

Fall 36. **Angina pectoris mit Schmerzen in der Brust, in den Armen, im Halse
und im Hinterkopf. Teilweise Erholung, Rückfall und plötzlicher Tod sieben Jahre
nach dem ersten Anfalle.**

Korbflechter, bemerkte im Alter von 60 Jahren geringe Schmerzen bei Anstrengung,
beachtete sie aber zuerst nicht. Allmählich wurde der Schmerz ärger und heftiger, so daß
der Kranke mich im Alter von 62 Jahren aufsuchte. Der Schmerz trat nur beim Gehen
auf, und zwar hauptsächlich nach Mahlzeiten. Der Kranke mußte immer nach 60—70 m

stehen bleiben, so daß er 20 Minuten brauchte, um zu seiner Arbeitsstätte zu gelangen, während er früher in $7^1/_2$ Minuten leicht hingekommen war. Nachdem er eine Reihe von Anfällen beobachtet hatte, beschrieb er sie so, daß der Schmerz hinter dem Brustbein anfange, dann in den Hals ausstrahle und besonders hinter den Ohren sehr heftig sei. Als er mir diese Lokalisation beschrieb, griff er sich mit den Fingern beider Hände nach beiden Warzenfortsätzen. Manchmal strahlte der Schmerz auch in beide Arme aus, und zwar an der Innenseite bis zu den Ellbogen. Gewöhnlich bestand Hyperalgesie der Haut und der darunter liegenden Gewebe um die linke Brust herum, und der Kopfnicker, sowie der Trapezius waren druckempfindlich. Am Herzen war nichts Abnormes zu finden; der erste Ton war dumpf und die zweiten Töne leicht akzentuiert.

Die Behandlung schien nach einiger Zeit den Zustand des Kranken zu bessern, aber es trat ein Rückfall ein, worauf er die Arbeit aufgab und ruhig herumging. Er ruhte sich durch 2 Jahre aus und fühlte sich dann um so viel besser, daß er seine Arbeit wieder aufnahm. Er arbeitete dann 3 Jahre fort, aber am Ende dieser Zeit begannen die Schmerzen wieder aufzutreten und der Kranke stürzte im Alter von 67 Jahren einmal tot zusammen.

Fall 37. Angina pectoris, syphilitische Aortitis, Besserung nach Behandlung.

35 jähriger Mann, besuchte mich am 1. Oktober 1912 und klagte über heftige Schmerzen, die in der Brust, besonders auf der rechten Seite auftraten. Dies hatte vor 10 Monaten angefangen und damals glaubte er, es handle sich um eine Verdauungsstörung; er fragte einen Arzt, dieser entdeckte nach einigen Wochen eine Veränderung am Herzen und sagte dem Kranken, daß seine Beschwerden vom Herzen kämen. Seit dieser Zeit war der Schmerz sehr leicht aufgetreten, so daß manchmal schon eine sehr geringe Anstrengung ihn herbeiführen konnte. Bei den sehr schweren Anfällen dauerte er einige Stunden und wurde zuerst nur in der Brust gefühlt, breitete sich aber dann auch auf den linken Arm und in den Hals hinauf aus. Der Kranke hatte einige Wochen geruht.

Er war ein blasser, magerer Mann, der Puls kollabierte stark, der Spitzenstoß war verbreitert und diffus im 5. Intercostalraum außerhalb der Mammillarlinie fühlbar. Es waren systolische und diastolische Geräusche vorhanden, und zwar am lautesten über der Aorta. Wassermann positiv.

Ich riet ihm vollständige Ruhe und eine antisyphilitische Behandlung (Salvarsan-Injektionen). Dies geschah und allmählich besserte sich der Zustand, so daß der Kranke an Gewicht zunahm und das Herz kleiner wurde, obwohl die Geräusche bestehen blieben. Nach 6 Monaten waren alle Schmerzen verschwunden und der Kranke konnte ohne Beschwerden Golf spielen.

Fall 38. Angina pectoris, syphilitische Aortitis, teilweise Erholung.

43 jährige Frau, im Sanitätsdienst in Indien angestellt. Sie war bis zum März 1906 ziemlich gesund gewesen; da wurde sie gegen Pest geimpft und bekam einen unregelmäßigen Herzschlag. Sie auskultierte sich selbst und fand die Töne rein und frei von Geräuschen. Im September 1906 wurde sie krank, fühlte sich müde, erschöpft, schlaflos und schwindlig, wenn sie sich bückte. Sie auskultierte sich wieder und fand nun ein diastolisches Aortengeräusch. Der Spitzenstoß lag im 6. Intercostalraum, gleich außerhalb der Mammillarlinie. Sie ruhte sich aus, es entstanden aber Atembeschwerden, und zwar nicht nur bei Anstrengung, sondern manchmal auch im Bett. Im Oktober begann sie an Schmerzanfällen zu leiden, die sie über der Mitte des Brustbeins fühlte.

Sie ruhte nun durch 8 Monate und nahm dann ihre Tätigkeit wieder auf; da aber ihre Gesundheit wieder zu wünschen übrig ließ, kehrte sie im Anfang 1909 nach England zurück und suchte Sir CLIFFORD ALBUTT auf; dieser erkannte, daß zuerst eine über den Klappen sitzende Aortensyphilis bestanden habe, die dann später auch auf die Klappen übergegriffen und sie teilweise zerstört hatte. Er forschte in der Anamnese nach und fand heraus, daß die Kranke im Jahre 1897 am Finger ein Geschwür gehabt hatte, das schwer heilte und von Halsschmerzen und einem Ausschlage gefolgt war. Unter seiner Leitung wurde nun eine antisyphilitische Behandlung durchgeführt, obwohl die Wassermannreaktion zu dieser Zeit negativ war. Die Kranke suchte mich im Juli 1909 auf. Sie war blaß, aber gut genährt; der Puls war rasch, 90 im Liegen, und celer, der Spitzenstoß lag im 5. Intercostalraum und auch noch etwas im 6., und ziemlich weit außerhalb der linken Mammillarlinie; der Anstoß an den Finger war kräftig, aber nicht sehr breit. Ich hatte zuerst einige Schwierigkeiten in der Unterscheidung der Herztöne: der erste Ton war etwas rumpelnd, hörte aber an der Spitze und der Basis plötzlich auf; auf den zweiten Ton an der Basis folgte ein kurzes diastolisches Geräusch, das auch über dem Manubrium sterni zu hören war.

Die Kranke hatte über ihre Symptome sehr sorgfältige Aufzeichnungen gemacht; diesen und ihrer Beschreibung entnehme ich die folgenden Tatsachen: Der Schmerz war anfangs auf die Brust beschränkt, strahlte aber nach dem Jahre 1907 in die Arme aus, und zwar besonders auf die Ulnarseite des linken Unterarmes und der Hand; er war manchmal auf den linken Condylus internus beschränkt. In den Jahren 1908 und 1909 erstreckte sich der Schmerz außerdem noch in den Hals und in den Unterkiefer. Er trat am häufigsten früh morgens auf, zwischen 2 und 7 Uhr, und zwar oft nach einem Traume, in dem sie einem Zuge nachlief. Aufregung und körperliche Anstrengung konnten jederzeit einen Schmerzanfall zur Folge haben, ja manchmal sogar schon der Beginn einer Mahlzeit. Der Blutdruck war während der Anfälle immer gesteigert, der Puls etwas rascher und die Arterie eng und hart. Trinitrin (0,6—1 mg) verschafften immer sofort Erleichterung. Sie hatte die in einer Zahl von Anfällen festgestellte Höhe des Blutdruckes und der Pulsfrequenz in Form einer graphischen Tabelle dargestellt und diese zeigte immer einen Anstieg während der Anfälle.

Zu der Zeit, als ich die Kranke sah, bekam sie einmal in der Woche Soamininjektionen[1]). Im September bemerkte sie nun, daß nach der Injektion an der Einstichstelle eine Schwellung auftrat, die bis zur nächsten Injektion in der folgenden Woche bestehen blieb. Nach dieser zweiten Injektion wurde sie reizbar und verworren, es trat eine Lähmung beider Beine ein und sie war durch eine Woche sehr krank; dann erholte sie sich allmählich und ungefähr Mitte Dezember waren alle nervösen Beschwerden verschwunden. Der Zustand des Herzens hatte sich insofern gebessert, als die Schmerzen nicht mehr so leicht hervorgerufen wurden und weniger stark waren, obwohl der physikalische Befund unverändert blieb. Da sie sich besser fühlte, beschloß sie, ihre Arbeit in Indien wieder aufzuehmen und im März 1913 schrieb sie mir, daß es ihr viel besser gehe, daß sie ihre Arbeit verrichten könne, daß aber ihre Leistungsfähigkeit eingeschränkt sei.

Fall 39. Angina pectoris. Erkrankung der Aortenklappen.

Frau, geboren 1850. Sie hatte zwischen 18 und 20 Jahren mehrere Anfälle von Rheumatismus und ihr Arzt sagte ihr, daß dieser „sich auf das Herz geschlagen habe". Sie heiratete im Alter von 28 Jahren und hatte mit 30 Jahren ein Kind. Sie hatte zwar weiter leichtere Anfälle von Rheumatismus, es ging ihr aber bis zu ihrem 38. Jahre ziemlich gut; da stellten sich Anfälle von Herzklopfen ein. Im Alter von 40 Jahren hatte sie einen schweren Anfall von Schmerzen in der Brust und dieser dauerte einige Zeit an, bis sie bewußtlos zu Boden fiel. Sie blieb darauf einige Zeit im Bett, aber sowie sie anfing herumzugehen, kehrten die Schmerzen mit furchtbarer Stärke wieder. Ich sah sie 8 Monate nach dem Beginn der Anfälle im April 1891, als sie im Viktoriaspital in Burnley in meiner Beobachtung stand. In den Aufzeichnungen, die ich damals machte, steht, daß die Schmerzanfälle sehr oft auftraten, und manchmal so heftig waren, daß die Kranke mitten in ihrer häuslichen Tätigkeit ohnmächtig hinfiel und sie ist auch von Nachbarn wiederholt bewußtlos aufgefunden worden. Nach ihrer Beschreibung begann der Anfall mit einem Hitzegefühl im ganzen Körper und gleich darauf setzte ein sehr heftiger Schmerz in ihrer linken Brust ein, und erstreckte sich auch um den Brustkorb herum auf den Rücken über dem linken Schulterblatt, sowie an der Innenseite des linken Armes und der Ulnarseite des Unterarmes zum kleinen und zum Ringfinger. Die Anfälle gingen gewöhnlich nach einigen Sekunden vorüber und ließen eine große Erschöpfung sowie eine große Empfindlichkeit an den Stellen zurück, wo der Schmerz gesessen hatte. Zu der Zeit wo es ihr am schlechtesten ging, hatte sie bis zu 16 Anfällen an einem Tage und sie wurden schon durch die geringste Anstrengung wie z. B. durch Sprechen ausgelöst. Die Kranke hatte während der Anfälle das Gefühl, daß sie sterben müßte, wenn der Anfall noch länger dauern würde und sie hat auch oft das Bewußtsein verloren.

Bei den vielen Untersuchungen, die ich im Jahre 1891, als sie in meiner Beobachtung stand, gemacht hatte, fand ich immer eine ausgesprochene Hyperalgesie der Haut, der

---

[1]) *Para-aminophenyl-arsonsaures Natrium.*

Brust und des Kopfnickers auf der linken Seite und eine große Empfindlichkeit der oberen
Rückenwirbel. Auch die Haut und die tieferen Gewebe der linken Brustwand waren ziemlich empfindlich, aber die Grenzen dieses Gebietes ließen sich nicht genau bestimmen.

Das Herz war etwas vergrößert, die Dämpfung reichte bis zur linken Mammillarlinie,
es war über der Aorta und bis in die Karotiden hinauf ein rauhes systolisches Geräusch
zu hören und der zweite Aortenton war deutlich akzentuiert. Die Kurve vom Radialpuls
zeigte eine anakrote Zacke. Die Kranke sah gesund aus, war gut genährt, aber offenbar
sehr nervös. Solange sie im Bett blieb, traten die Anfälle nicht auf. Nachdem sie 2 Monate
geruht hatte, ging sie bedeutend gebessert nach Hause, aber im September kam sie in ebenso
schlechtem Zustande wieder ins Krankenhaus. Sie wurde nun 3 Monate im Bett gehalten
und dann nach Hause geschickt und ich habe dann durch 11 Jahre nichts mehr von ihr
gehört. Im November 1903 besuchte ich einmal das Spital des Armenhauses und fand
sie dort. Sie erzählte, daß sie, nachdem sie im Jahre 1892 das Viktoria-Krankenhaus verlassen und 2 Jahre geruht hatte, von Anfällen so gut wie verschont geblieben war, und
daß es ihr durch 3 Jahre ziemlich gut gegangen sei; dann aber sei der Schmerz ebenso arg,
wie nur je wiedergekommen. Ihr Arzt gab ihr Morphiuminjektionen und diese verschafften
ihr nicht nur Erleichterung, sondern schienen auch die Anfälle abzuwehren. Sie glaubte,
von dem Gebrauch des Morphiums so viel Nutzen zu haben, daß sie es selbst anzuwenden
begann und sie hatte sich so viele Injektionen gemacht, daß ihr Arm, den sie mir zeigte,
von der Schulter bis zum Handgelenk von kleinen Narben buchstäblich bedeckt war, die
von den vielen subkutanen Morphiuminjektionen herrührten. In den darauffolgenden
Jahren waren dann ihre Fuß- und Kniegelenke durch den Rheumatismus etwas steif und
deformiert worden, so daß sie kaum mehr gehen konnte, und da sie sich nicht helfen konnte,
brachte man sie ins Armenhaus.

Ihre Beschreibung der späteren Anfälle stimmt genau mit der überein, die sie vor
12 Jahren gegeben hatte und die neuerliche Untersuchung ergab, daß ihr Herz noch ebenso
groß, das Aortengeräusch noch vorhanden war und daß man nun auch ein systolisches
Mitralgeräusch hören konnte. Es bestand noch die ausgesprochene Hyperalgesie der linken
Brust und in den Kopfnickern. Sie starb 1905.

**Fall 40. Angina pectoris syphilitischen Ursprungs. Verschluß der Koronar-
arterien, Degeneration des Herzmuskels. Obduktionsbefund.**

35 jähriger Mann, besuchte mich am 15. April 1912 auf Empfehlung von Dr. Hartigan
der kein Herzleiden finden konnte. Der Kranke klagte über starke Schmerzen, die unten
in der Brust über dem Sternum einsetzten und in den linken Arm ausstrahlten, der ganz
kraftlos wurde, wenn der Anfall vorüber war. Der Mann war Kärrner und hatte ein anstrengendes Leben geführt. Die Wassermannreaktion war positiv. Im Januar setzte, als
der Kranke gerade eine schwere körperliche Arbeit zu verrichten hatte, der Schmerz ein
und dauerte fast eine Viertelstunde. Seit damals war die Neigung zu solchen Schmerzen
so groß geworden, daß sie schon auftraten, wenn er nur 100 m weit ging.

Der Mann sah gesund aus, die Hände waren blau und kalt, der Puls ruhig und regelmäßig, der Blutdruck betrug 130 mm Hg. Das Herz war nicht vergrößert, die Töne rein
und frei von Geräuschen. Ich konnte tatsächlich nichts Abnormes finden, nur daß die auf
der Kammersystole beruhende Erschütterung über der ganzen Brust gefühlt werden konnte.
Der Harn war normal.

Da ich eine ernste Erkrankung des Herzmuskels vermutete, schickte ich den Kranken
in das Mount Vernon-Hospital, damit er sich dort ausruhe und beobachtet werden könne.
Während er dort war, hatte er einige Anfälle von starken Schmerzen, auch bei Ruhe, und
sie wurden leicht hervorgerufen. Der Schmerz saß immer in derselben Gegend, die schon
beschrieben wurde. Am 4. Juni hatte er eine Reihe von Anfällen, und als er herumging,
um sich Erleichterung zu verschaffen, stürzte er zu Boden und starb nach wenigen Minuten.

Das Herz wurde herausgenommen und an Prof. Woodhead geschickt; das Folgende
ist ein Auszug aus seinem Befunde:

„Bei der Untersuchung dieses Herzens ergaben sich die deutlichsten Veränderungen
in der Aorta unmittelbar über dem Aortenring. Es ist sehr schwer, die Öffnungen der
Koronararterien zu finden; die rechte ist durch die verdickte Intima der Aorta fast verschlossen, die linke sehr verengt; distal von der verengten Abgangsstelle scheint jedoch

die Änderung des Lumens und die Verdickung der Intima nur gering zu sein oder ganz zu fehlen. In dem über den Koronararterien gelegenen Teile der Aorta finden sich breite, ziemlich ausgedehnte Herde, die sich etwa 1,5 mm über die Oberfläche erheben und dort ist die Intima stark verdickt. Die meisten Herde sehen etwas grau und wie Gelatine aus, nur hier und da beginnen sie opak oder gelblich zu werden. Die Wand des linken Ventrikels ist etwas verdickt; eine deutlich fleckige Färbung der inneren Oberfläche scheint eine fettige Degeneration des Herzmuskels anzuzeigen. Auch die Wand des rechten Ventrikels ist vielleicht etwas verdickt, aber lange nicht so deutlich gefleckt. Das Endokard des linken Vorhofes ist deutlich verdickt, das des rechten aber nicht.

Bei mikroskopischer Untersuchung scheinen die Herde in der Aorta zu beruhen: a) auf einer Absorption von Flüssigkeit durch das Bindegewebe, b) auf einer Anhäufung von Zellen, die den Lymphocyten sehr ähnlich sind; hier und da finden sich um die Vasa vasorum herum auch polymorphkernige Leukozyten, die in kleinen Herden auch in den tiefen Schichten der Intima, in der Muskularis und in der Adventitia gefunden werden; c) auf wuchernden Bindegewebszellen. Diese Zellhaufen sehen kleinen Gummata sehr ähnlich, obwohl in ihnen keine Degeneration zu bestehen scheint.

In der Wand der Aorta findet sich um die Öffnung eines jeden Koronargefäßes herum eine deutliche Verdickung der verschiedenen Schichten und dort sind auch ähnliche Zellhaufen zu sehen. Die meisten Vasa vasorum sind mit Blut gefüllt. Nahe der Öffnung der rechten Koronararterie ist die Intima stark verdickt, offenbar infolge einer subakuten Entzündung. Die Muskularis um die kleineren Gefäße ist etwas infiltriert, die Bindegewebsfasern sind stark verdickt und im Bindegewebe und um die Blutgefäße der Adventitia herum ist die Zahl der Zellen deutlich vermehrt.

Auch um die linke Koronararterie herum finden sich ähnliche Veränderungen. Die mikroskopische Untersuchung der Wand des linken Ventrikels zeigt an gewissen Stellen, besonders in der Nähe der Herzspitze, eine deutliche Zunahme des interfaszikulären Bindegewebes. An diesen Stellen hat offenbar beträchtlicher Schwund und Absorption von Muskelfasern stattgefunden. In einigen von den Herden, die den graugesprenkelten Gebieten entsprechen, die besonders an den Papillarmuskeln zu sehen waren, sind die Muskelzellen selbst groß, geschwollen und haben ein homogenes Aussehen; andere, nach VAN GIESON mit Hämatin gefärbt, haben eine rötlich-braune Farbe, wenn man sie mit dem helleren Gelbbraun der gesunden Fasern vergleicht.

Viele von diesen Muskelfasern sind stark vakuolisiert und in einigen Zellen nehmen diese Vakuolen fast den ganzen Faserquerschnitt ein, während sie in anderen einen Hof um den Kern bilden. Herde von opaker, homogener Muskulatur, die in hyaliner oder glasiger Degeneration begriffen sind, finden sich über den Schnitt verstreut. In anderen Gebieten wieder enthalten die vakuolisierten Muskelfasern große Fettropfen, die sich mit Sudan III gut darstellen lassen.

An anderen Stellen unterliegen die Muskelfasern einfach der fettigen Degeneration. Man sieht feine Fettkörnchen in den Muskelfasern, deren Querstreifung viel weniger deutlich ist als gewöhnlich.

Die atrophischen Muskelfasern sind oft in netzförmigen Zwischenräumen eingeschlossen, die durch grobe Bindegewebszüge gebildet werden und im Schnitt als rotgefärbte homogene Bänder hervortreten.

Es kann kaum zweifelhaft sein, daß die degenerativen Veränderungen in der Muskelwand, besonders des linken Ventrikels, unmittelbar darauf zurückzuführen sind, daß die Blutzufuhr durch den Verschluß der Koronararterien unterbrochen worden war, und daß die Entartungsvorgänge dabei durch die Bildung eines besonderen Giftes und durch die Ansammlung von Stoffwechselprodukten unterstützt worden sind. Der Herzmuskel konnte natürlich unter diesen Bedingungen nicht so gut arbeiten und die degenerativen Veränderungen müssen zu Herzschwäche geführt haben.“

Fall 41. Aortenaneurysma. Angina pectoris. Schmerzen hauptsächlich auf der rechten Seite. Obduktionsbefund.

Frau, geboren 1840, kam im Jahre 1882 in meine Behandlung und litt damals an einer exsudativen Pleuritis. Ich entdeckte auch auf der rechten Seite der Brust in der Höhe der 3. und 4. Rippe nahe dem Sternum Anzeichen eines Aneurysmas. Ihr Mann hatte

Syphilis gehabt und ihre 3 Kinder wiesen Zeichen von kongenitaler Lues auf. Das Aneurysma wurde größer, bis man es sehen konnte, der Buckel saß an der beschriebenen Stelle und pulsierte so stark, daß ich leicht viele Kurven davon aufnehmen konnte. Bis zu ihrem Tode im Jahre 1894 nahm die Schwellung verschiedene Male zu und die Kranke pflegte dann einige Wochen im Bett zu bleiben, worauf die Schwellung wieder zurückging. Im August 1889 begann die Frau über Anfälle von Schmerzen zu klagen, die bei Anstrengung auftraten. Der Schmerz war zuerst nur gering, wurde aber dann immer stärker, bis sie gezwungen wurde auszuruhen. Er begann in der rechten Brust und ging auf der Innenseite des rechten Armes bis zum Ellbogen hinunter. Es bestand keine Hyperalgesie der Haut und der tieferen Gewebe. Der Spitzenstoß war breit und lag im 6. Interkostalraum, 5 cm außerhalb der Mammillarlinie. Die Vorwölbung und die Pulsation des Aneurysmas war in der Höhe der 3. bis 5. Rippe rechts innerhalb der Mammillarlinie zu sehen. Die Herztöne waren weich und etwas gedämpft, aber es bestand kein Geräusch.

Die Schmerzanfälle gingen auf Ruhe vorüber, hatten aber die Neigung wiederzukommen, wenn die Kranke stark erschöpft war. Sie führte ein etwas zurückgezogenes aber immer noch nützliches Leben, bis zum März 1894, wo sich ein leichtes Fieber einstellte. Ihr Puls zeigte häufige Extrasystolen und am 24. März zeigte er die für den Alternans nach Extrasystolen charakteristische Unregelmäßigkeit. Sie starb 2 Tage darauf.

Bei der Obduktion fand sich etwas Eiter zwischen den Rippen und dem Aneurysmasack. Das Perikard war adhärent, das Mitralostium stenosiert und nur für einen Finger durchgängig, in das Trikuspidalostium konnte man 4 Finger einführen. Der untere Teil der Mitralklappe war deutlich verdickt, die Trikuspidal- und die Pulmonalklappen waren normal, die Aortenklappen nur sehr wenig verändert. Es bestand aber ausgedehntes Atherom der Aorta. Im aufsteigenden Teile der Aorta war auf der konvexen Seite rechts, etwa 20 mm über den Klappen eine kreisförmige Öffnung, etwa von der Größe eines Penny[1]) und diese bildete die Kommunikation zwischen der Aorta und dem großen Aneurysma, das bis zu dieser Öffnung mit Thromben angefüllt war. Es bestand auch leichtes Atherom der Koronararterien.

Fall 42. Aortenerkrankung, Anfälle von Angina pectoris, Obduktionsbefund.

Mann, 35 Jahre alt, verheiratet, in das Mount Vernon-Hospital aufgenommen am 5. Juli 1910.

Anamnese: Er war Soldat gewesen und hatte bis vor 3 Jahren als Handlanger schwer gearbeitet; während der letzten 12 Monate vor seiner Aufnahme konnte er aber nicht mehr arbeiten. Er hatte mit 15 Jahren fieberhaften Rheumatismus gehabt und damals sagte man ihm, daß auch sein Herz angegriffen sei. Es waren dann noch zwei leichte Rückfälle aufgetreten. Vor 12 Jahren hatte er einen Schanker gehabt und war durch 10 Tage behandelt worden; es waren keine sekundären Erscheinungen aufgetreten. Vor 11 Jahren hatte er Diphtherie gehabt. Seit 5 Jahren waren Schmerzanfälle in der Brust aufgetreten: der Schmerz war stark und nagend und war begleitet von einem peinvollen Gefühl von Brustbeklemmung, von Atemnot, Ohnmacht, Todesangst, Herzklopfen, Hämmern in der Brust und manchmal auch Übelkeit. Während der Anfälle schwitzte der Kranke stark. Der Schmerz ging ganz allmählich vorüber, die Anfälle kamen häufig, manchmal jede Stunde, und zwar auch dann, wenn der Kranke im Bett lag; oft schlief er, um sich Erleichterung zu verschaffen, nach einem Anfall, indem er auf einem Polster kniete und den Kopf auf den Bettrand legte.

Status präsens. Allgemeine Untersuchung. Wenn der Kranke keine Schmerzen hatte, lag er gewöhnlich sehr ruhig im Bett und vermied jede Bewegung. Wenn er sich aus irgendeinem Grunde doch bewegen mußte, tat er dies zögernd und fürchtete offenbar, daß irgendein unvorhergesehener Umstand einen Anfall hervorrufen könnte. Wenn man zu ihm sprach, antwortete er in ruhigem und apathischem Tone. Während der Schmerzanfälle nahm er oft zu verschiedenen Kunstgriffen Zuflucht, um eine bessere Lage zu finden und oft fand man ihn an einen Stuhl gelehnt oder neben dem Bett kniend. Sein Gesicht war blaß und eingefallen, sein Körper ziemlich gut genährt. Die Pulsfrequenz schwankte zwischen 70 und 90 in der Minute, der Radialpuls war groß und kollabierte tief. Auch die Art. ulnaris war groß und die Subklaviae sowie die Karotiden pulsierten sichtbar. Wenn

---

[1]) *Ein Penny hat 3 cm Durchmesser.*

man die Stirne rieb, konnte man den Kapillarpuls sehen. Der Spitzenstoß war nach unten und links verlagert und lag um 5 cm außerhalb der linken Mammillarlinie; er war verbreitert und hebend. Über der Aorta war ein lautes systolisches und diastolisches Geräusch zu hören. Es bestand auch ein systolisches, aber anders klingendes Geräusch über der Spitze.

Sitz der Schmerzen. Im folgenden gebe ich den vom Kranken selbst stammenden Bericht über seine Anfälle nach den während ihrer Dauer gemachten Beobachtungen. Er sagte, daß der Schmerz am unteren Ende des Sternums anfange, quer durch die linke Brust ziehe und dann links am Thorax hinauf, an der Innenseite des linken Oberarmes hinunter bis zum Ulnarrande des Unterarmes und der Hand verlaufe. Bei schweren Anfällen fühlte er den Schmerz außerdem im linken und manchmal auch im rechten Unterkiefer sowie am rechten Arm hinunter. Wenn der Schmerz den Unterkiefer ergriffen hatte, war er am stärksten gegenüber zwei kariösen und empfindlichen Zähnen, die beiderseits im Unterkiefer saßen. Wenn der Schmerz einmal angefangen hatte, erreichte er rasch sein Maximum. Außer dem Schmerz in der Brust bestand auch ein Druckgefühl, welches der Kranke mit der Empfindung vergleicht, die er hat, wenn die Blutdruckmanschette den Arm komprimiert. Wenn der Anfall vorüber war, blieb der Schlund empfindlich und es bestanden durch einige Stunden Schmerzen beim Schlucken.

Aussehen des Kranken im Anfalle. Der Kranke war blaß und etwas gelblich gefärbt, aber wenn der Anfall herannahte, wurde er noch blässer und etwas zyanotisch. Er atmete tief und oft und hielt gelegentlich den Atem in Inspiration an. Wenn er lag, wälzte er sich unruhig herum und wenn der Schmerz zunahm, stand er auf und zog es vor, zu stehen, sich über einen Stuhl zu beugen und die Brust fest gegen die Lehne zu pressen. Gewöhnlich brach nun der Schweiß aus und die Stirne wurde feucht. Wenn der Kranke im Bett lag oder über die Stuhllehne gebeugt stand, gab die von der Kammersystole stammende Erschütterung seinem Körper einen Ruck und dieser teilte sich auch dem Bett oder dem Stuhle mit, auf den er sich gerade stützte.

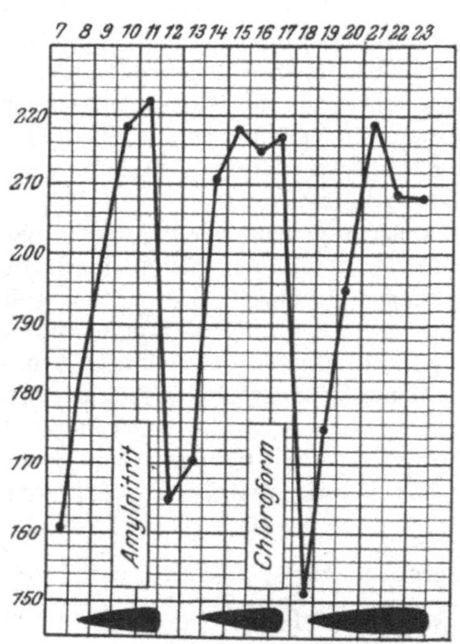

Abb. 264. Schema, zeigt den Anstieg des arteriellen Druckes in einem Anfalle von Angina pectoris und die Wirkung von Amylnitrit und Chloroform auf den Druck. Die Zahlen am linken Rande entsprechen mm Hg und die oben stehenden Zahlen Minuten. Die Beobachtung begann um 11 Uhr 7 Min. vormittags. Die schwarzen Keile unten stellen den Schmerz dar; eine Verbreiterung des Keils entspricht einer Zunahme des Schmerzes, die Stellen zwischen den Keilen stellen die schmerzfreie Zeit dar.

Dauer der Anfälle. Die Anfälle waren oft leicht und gingen in einigen Minuten vorüber, aber einige dauerten stundenlang. Wenn der Kranke an diesen längeren Anfällen litt, wechselte er gewöhnlich seine Lage und endete meist damit, daß er niederkniete und seinen Kopf auf den Bettrand legte. In dieser Stellung wartete er das Ende des Anfalles ab und verbrachte den Rest der Nacht schlafend in dieser Lage.

Häufigkeit der Anfälle. Die Häufigkeit der Anfälle wechselte. Manchmal hatte er bis zu 12 in 24 Stunden, 6 bei Tage und 6 in der Nacht. Zu anderen Zeiten waren sie weniger häufig, aber es gab selten einen Tag, wo er nicht 3 oder 4 Anfälle hatte.

Ursachen der Anfälle. Die meisten Anfälle kamen ohne ersichtlichen Grund, so z. B. manchmal, wenn der Kranke, wach oder schlafend ruhig im Bett lag, und diese Anfälle waren oft sehr schwer. Anstrengung, wie z. B. Gehen konnte sie herbeiführen und auch jede Art von geistiger Inanspruchnahme, wie z. B. eine Frage oder die ärztliche Untersuchung reichte schon hin, um sie hervorzurufen. Gerade dieser letztere Umstand war so wirksam, daß wir den Kranken nicht eher wieder untersuchten, als bis die Behandlung die Anfälle unterdrückt hatte.

Puls und Blutdruck. Gewöhnlich schwankte die Pulsfrequenz zwischen 76 und 90 in der Minute, aber während der Anfälle wurde die Radialis klein und eng, die Frequenz stieg auf 136 und ging wenn der Anfall vorüber war, allmählich wieder zurück. Gleichzeitig mit der Frequenzsteigerung stieg auch der Blutdruck. Wenn keine Schmerzen bestanden, schwankte er zwischen 118 und 138 mm Hg. Wenn der Anfall kam und die Frequenz zunahm, stieg auch der Blutdruck, und zwar bei schweren Anfällen bis auf 240 und in einem Anfalle sogar auf 300 mm Hg. Wenn der Schmerz geringer wurde, ging auch der Blutdruck zurück. Die Hand in Hand gehenden Veränderungen im Schmerz und im Blutdruck traten im Anfalle immer auf, ob dieser nun von selbst aufhörte oder durch Heilmittel zu Ende gebracht wurde.

Wirkung von Heilmitteln im Anfalle. Der folgende Bericht über einen Anfall gibt ein typisches Bild der wichtigsten Ereignisse und der Wirkung von Heilmitteln. Am 10. Juli 1910 lag der Kranke, als wir das Zimmer betraten, im Bett und es wurde sofort sein Blutdruck gemessen. Dabei regte sich der Kranke ein bißchen auf und wir fanden einen Druck von 160. Dann ließen wir den Kranken durch einige Minuten allein und untersuchten mittlerweile einen anderen Kranken. Als wir zu seinem Bett zurückkamen, betrug der Blutdruck immer noch 160. Da wir einen Anfall erwarteten, ließen wir den Apparat am Arme und maßen den Blutdruck in Zwischenräumen von 1—2 Minuten. Nun stellte sich der Schmerz in der beschriebenen Weise ein und in dem Maße als er stärker wurde, stieg der Blutdruck allmählich auf 220. Dann ließen wir Amylnitrit einatmen. Das Gesicht wurde rot, aber Erleichterung trat erst ein, als er eine zweite Phiole einatmete (jede enthält 0,3 g Amylnitrit). Nun hörte der Schmerz auf und der Blutdruck sank auf 154. Aber gleich nach dem Ende der Inhalation begann der Schmerz wieder, zuerst leicht, aber allmählich immer stärker; gleichzeitig begann auch der Druck zu steigen, und zwar in $3^1/_2$ Minuten von 164 auf 220. Nun gaben wir Chloroform, und zwar rasch, bis der Kranke teilweise bewußtlos wurde. Dies hatte dieselbe Wirkung, der Blutdruck fiel und der Schmerz hörte auf. Sowie aber das Chloroform ausgesetzt wurde, stieg der Druck und der Schmerz kehrte zurück. Dieser Anfall wurde schließlich durch eine Morphiuminjektion beendet. Die Änderungen des Blutdruckes sind in dem beifolgenden Diagramm (Abb. 264) wiedergegeben und zwar nach den in dem eben beschriebenen Anfalle aufgenommenen Befunden. Die subkutane Morphiuminjektion verschaffte Erleichterung und im folgenden gebe ich eine typische Beobachtung über den Erfolg einer Injektion von 0,016 g Morphin.

Dosis	Zeit	Blutdruck	Puls-frequenz	Empfindungen
	11,55	172	124	mäßiger Schmerz
0,016 g	11,58			
Morphin	12,02	188		Schmerz stärker
	12,07	202	120	Schmerz heftig
	12,10	184	116	etwas besser
	12,15	172	120	Schmerz noch etwas geringer
	12,30	154	116	Schmerz unverändert. Der Kranke liegt ruhiger.
	12,35	164	116	Schmerz geringer. Pupillen etwas enger.
	12,40	164	120	Aufstoßen von Gas, wonach Erleichterung eintritt. „Der Schmerz ist noch da."
	12,55	—	80	Schmerz vorüber.

Verlauf und Behandlung. Es war von vorneherein klar, daß die Erschöpfung des Herzens bei diesem Kranken so weit vorgeschritten war, daß eine Wiederherstellung der Herzkraft nicht mehr erwartet werden konnte. Überdies war er schon durch Jahre hindurch behandelt worden und einige Tage vor seiner Aufnahme in das Mount Vernon-Hospital war er aus einem Krankenhause entlassen worden, wo er durch mehrere Wochen gelegen war, ohne daß sich sein Zustand gebessert hätte. Wir haben Verschiedenes versucht, um während der Anfälle Erleichterung herbeizuführen und haben andere Maßnahmen ergriffen, um das Auftreten der Anfälle zu verhindern. Bezüglich der Hilfe im

Anfall hatten alle rasch wirkenden Mittel nur einen sehr vorübergehenden Nutzen und gleich mit dem Abklingen der Wirkung kam auch der Schmerz wieder, wie auch die Beobachtung vom 10. Juli zeigt (Abb. 264). Auf den Rat von Prof. CUSHNY ließen wir eine Mischung von Stickoxydul und Sauerstoff einatmen; darauf trat ein vorübergehender Verlust des Bewußtseins ein, aber sowie der Kranke wieder zu sich kam, war auch der Schmerz wieder da. Die einzigen Mittel, die wirkten, waren Morphin und Chloral, und diese mußten in solchen Dosen gegeben werden, daß ihre schlafmachende Wirkung deutlich wurde. Auf der Suche nach der Ursache der Anfälle erkannten wir, daß das Nervensystem dabei im Spiele sein müsse; das ging schon aus der Erregbarkeit der Vasokonstriktoren hervor und aus der Leichtigkeit, mit der der Schmerz und die Drucksteigerung ausgelöst werden konnten. Wir beschlossen daher, vor allem das Nervensystem zu behandeln und gaben zu diesem Zweck Bromammonium. Am 11. Juli erhielt der Kranke dreimal täglich 1,3 g, und zwar bis zum 27.; dann stiegen wir auf dreimal täglich 2 g. In den ersten 10 Tagen konnten wir keine sichere Wirkung feststellen, aber dann wurde der Kranke etwas schläfrig, obwohl die Anfälle immer noch auftraten. Nach der Steigerung der Dosis wurde der Kranke noch müder und schläfriger und die Anfälle veränderten sich sehr: sie wurden viel seltener (1—3 in 24 Stunden) und waren so schwach, daß der Kranke meinte, es lohne sich nicht, darüber zu klagen. Er sagte auch, er habe sich schon durch viele Jahre nicht so wohl gefühlt, wie in diesen paar Tagen. Am 1. August wurde, da der Kranke somnolent und frei von Anfällen war, das Bromammonium ausgesetzt und am nächsten Tage in der Dosis von dreimal täglich 0,5 g wieder aufgenommen. Der Kranke wurde allmählich wieder klarer und die Anfälle traten wieder auf, wenn auch nicht so häufig wie vor dem Bromammonium. Wir erhöhten daher am 5. August die Dosis auf 1 g dreimal täglich, aber dies wirkte wenig und die Anfälle kamen in der früheren Stärke wieder. Am 10. gaben wir wieder dreimal täglich 2 g, und zwar bis zum 18. und gingen dann auf 1,5 g zurück. Während dieser Zeit traten die Anfälle wieder auf, waren aber nicht stark. Am 18. wurde der Kranke sehr unruhig und delirierte; er konnte nur durch Morphium oder Hyoscin beruhigt werden, wurde aber dann schwächer, die Pulsfrequenz stieg auf 140, der Kranke verlor das Bewußtsein und starb am 22. August.

Die Leiche wurde obduziert und das Herz an Prof. WOODHEAD geschickt. Das Folgende ist eine Zusammenfassung seines Berichtes.

Das Herz ist enorm dilatiert und wiegt 1054 g. Der linke Ventrikel ist erweitert, seine Wanddicke beträgt 1,3 bis 2,5 cm. Die Aortenklappen sind am Rande verdickt und geschrumpft. Der rechte Ventrikel ist etwas erweitert, seine Wanddicke beträgt 0,65 bis 0,85 cm. Beide Vorhöfe sind stark erweitert. Die Mitral- und die Trikuspidalklappen sind am Rande etwas verdickt, beide Ostien erweitert. Die Aorta ist durch Herde beginnenden Atheroms etwas verdickt. Die rechte Koronararterie ist etwas enger, die linke aber weit offen. Es bestehen merkwürdig geringe Veränderungen an diesen Gefäßen.

Die mikroskopische Untersuchung ergibt, daß die Muskelfasern des linken Ventrikels etwas vergrößert sind. An einigen Stellen konnten dichte Bindegewebsmassen und Atrophie der Muskelfasern aufgefunden werden.

Fall 43. **Vorhofflimmern.**

Mann, suchte mich zuerst am 25. November 1900 im Alter von 51 Jahren auf und klagte über Kurzatmigkeit bei Anstrengung. Er hatte sich bis vor einem Jahre wohl gefühlt, dann hatten sich Anfälle von Kurzatmigkeit und einem Erstickungsgefühl eingestellt, die aber vorübergingen. Während der letzten Monate war die Atemnot bei der geringsten Anstrengung aufgetreten und es begannen die Beine anzuschwellen.

Er hatte weder Rheumatismus noch eine andere Infektionskrankheit durchgemacht.

Er war ein gesund aussehender, muskelstarker Mensch. Der Puls war dauernd unregelmäßig und die zu dieser Zeit aufgenommenen Kurven zeigen die für Vorhofflimmern charakteristische Arhythmie. Das Herz war etwas vergrößert, die Dämpfung reichte bis zur Mammillarlinie. Ich legte den Kranken einige Wochen lang ins Bett und gab ihm Digitalis, und es wurde ihm bedeutend besser. Ich sah ihn dann nicht vom 2. September 1901 bis zum 20. März 1905. In der Zwischenzeit hatte er sich eine Methode zur Selbstbehandlung ausgedacht, indem er sich selbst ein Extrakt aus Digitalisblättern herstellte. Wenn seine Beine anschwollen, so daß er seine Schuhe nicht mehr gut zuschnüren konnte, fand er, daß er auch wieder kurzatmig sei; dann nahm er seinen Aufguß durch einige Tage, bis die Schwellung zurückging. Als ich ihn wiedersah, konnte ich feststellen, daß sich der Zustand seines Herzens nicht geändert hatte. Der Puls war noch immer ganz unregelmäßig und die Halsvenen waren strotzend gefüllt. Von da an sah ich den Kranken in kurzen Zwischenräumen bis 1909, zum letzten Male am 22. Januar 1909, als er zum zweiten Male geheiratet hatte. Er sah gut aus, nur war sein Gesicht etwas gelblich gefärbt. Die Herzdämpfung überragte die linke Mammillarlinie um 2,5 cm, es bestand kein Geräusch. Das Herz schlug unregelmäßig und das Elektrokardiogramm zeigte die für Vorhofflimmern charakteristischen Veränderungen. Ich hörte dann von ihm am 26. 3. 1913, als mir der Kranke schrieb, daß es ihm sehr gut gehe: „Je mehr ich

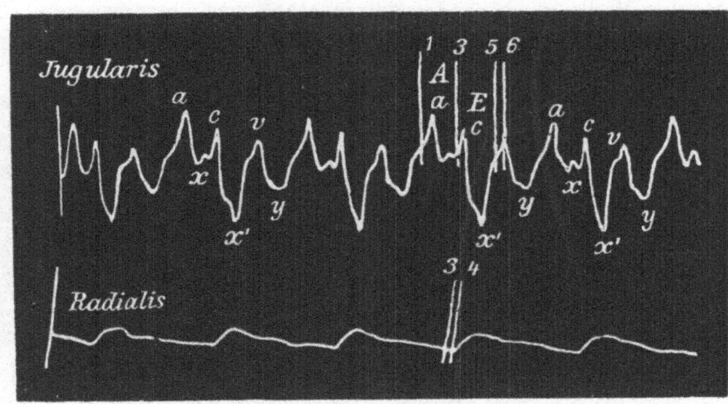

Abb. 265. Zeigt einen regelmäßigen Rhythmus und den Vorhofs-Venenpuls mit einem langen *a-c*-Intervall (Strecke *A*). 1892 aufgenommen (Fall 44).

ausgehe, um so weniger schwellen meine Beine an; ich gebrauche noch immer mein Digitalisblatt und ich bin ganz sicher, daß ich ohne es nicht leben könnte."

Fall 44. Alte rheumatische Affektion des Herzens mit lange bestehender Schädigung des a-v-Bündels und mit einer Verzögerung zwischen As und Vs. Plötzliches Einsetzen einer langsamen und unregelmäßigen Herztätigkeit (Vorhofflimmern) mit Verschwinden aller Zeichen einer Vorhofskontraktion, zuerst vorübergehend, dann andauernd.

Mann, geb. 1851. Ich behandelte ihn wegen eines Anfalles von akutem Gelenkrheumatismus im Jahre 1883. Er trug eine Schädigung der Mitralklappen davon, blieb aber bis zum Jahre 1897 ziemlich gesund, dann trat ernste Herzschwäche auf. Auch davon erholte er sich gut und seine Herztätigkeit blieb vollkommen regelmäßig bis 1904. Ich habe Kurven von seinem Spitzenstoß, dem Radialis- und Jugularispuls in kurzen Zwischenräumen seit 1892 aufgenommen. Sein Herz schlug stets regelmäßig, mit Ausnahme einer kurzen Periode im Jahre 1897, wo die Irregularität durch den Ausfall von Kammersystolen bedingt war (leichter Herzblock, s. Abb. 204, S. 310). Der Jugularispuls besaß stets die Vorhofsform, eine Besonderheit in diesem Falle war die bleibende Verlängerung des *a-c*-In-

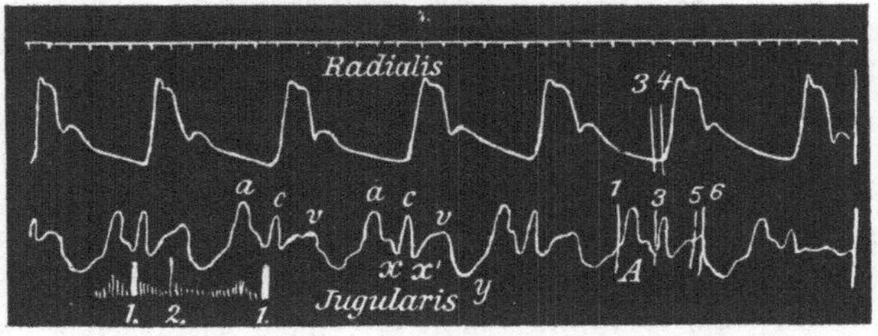

Abb. 266. Zeigt einen regelmäßigen Rhythmus, Vorhofs-Venenpuls und langes *a-c*-Intervall (Strecke *A*). 1903 aufgenommen (Fall 44).

tervalles. Kurven des Jugularis- und Radialpulses aus dem Jahre 1892 sind in Abb. 265 dargestellt, solche aus dem Jahre 1903 in Abb. 266. Jugularis- und Spitzenstoßkurven sind in Abb. 267 zu sehen. Der Rhythmus ist regelmäßig und die Vorhofswelle *a* ist deutlich ausgesprochen, sowohl in der Spitzenstoßkurve, als in der Jugulariskurve. Es fand sich ein langes Decrescendogeräusch nach dem zweiten Tone und ein deutliches präsystolisches Geräusch, das durch ein kurzes Intervall vom ersten Ton getrennt war (Schraffierung in Abb. 266). In den zahlreichen Spitzenstoßkurven, die ich bis zum

19. April 1904 aufgenommen habe, war stets eine ausgesprochene Vorhofswelle *a* vorhanden, die der großen Welle voranging. Als der Kranke mich an dem obenerwähnten
Tage besuchte, fand ich eine dauernde Unregelmäßigkeit des Herzens, und als ich
Kurven des Jugularispulses aufnahm, war er vom ventrikulären Typus (Abb. 162
und 267); das präsystolische Geräusch war verschwunden, und es fand sich zu
jener Zeit nur noch ein diastolisches Geräusch. Die durch die Vorhofssystole verursachte Welle war aus der Spitzenstoßkurve verschwunden. Auch hier waren mit dem
Auftreten des ventrikulären Venenpulses und der dauernden Irregularität alle Anzeichen

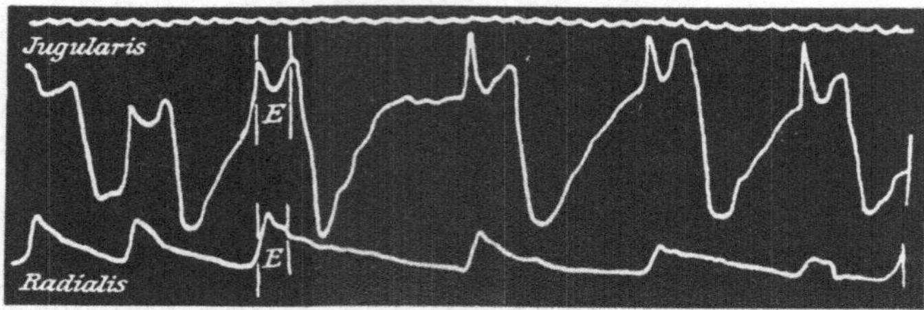

Abb. 267. Zeigt einen langsamen unregelmäßigen Rhythmus mit ventrikulärem
Venenpuls. (Fall 44, aufgenommen am 19. April 1904.)

einer Kontraktion des linken oder des rechten Vorhofes verschwunden. Als der Kranke
in der folgenden Woche zu mir kam, fand ich seine Herztätigkeit vollkommen regelmäßig,
die Vorhofswelle im Venenpuls war vorhanden und ebenso das präsystolische Geräusch
und die Vorhofswelle in der Spitzenstoßkurve (Abb. 268). Dieser Zustand hielt bis November 1904 an, dann wurde die Herztätigkeit wieder unregelmäßig, und es fehlten
wieder alle Anzeichen einer Vorhofssystole. Von da an bis zum heutigen Tage (1913) hat
sich der Zustand des Herzens nicht verändert, und bei den zahlreichen Gelegenheiten, wo
ich lange Kurven aufnahm, habe ich niemals auch nur für einen Augenblick eine regel-

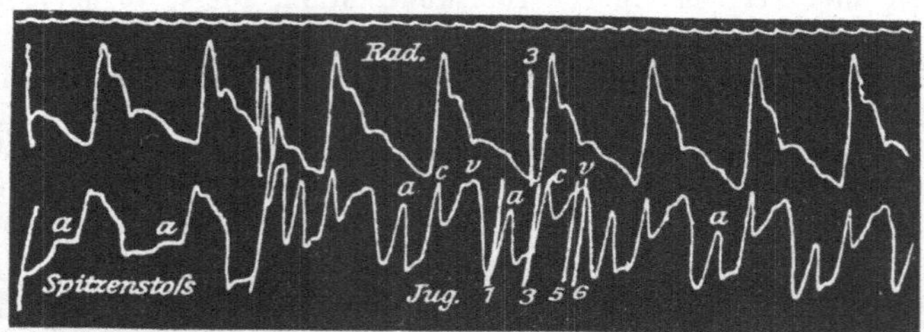

Abb. 268. Zeigt einen regelmäßigen Rhythmus und das Vorhandensein der
Vorhofswelle in der Spitzenstoß- und Jugulariskurve. (Fall 44, aufgenommen am
26. April 1904.)

mäßige Herzaktion vorgefunden. Die im Jahre 1910 aufgenommenen Elektrokardiogramme
zeigten die für Vorhofflimmern charakteristischen Merkmale.

Fall 45. Vorhofflimmern bei einem leistungsfähigen Herzen.

Mann, 60 Jahre alt, besuchte mich zuerst am 19. Juni 1907 und klagte über Kurzatmigkeit bei Anstrengung und zeitweise auftretendes Herzflattern. Er hatte ein anstrengendes Geschäftsleben geführt, aber mäßig gelebt und keinerlei Infektion durchgemacht. Er war ein magerer Mann mit kalten Händen und einem etwas erweiterten Magen.
Das Herz schlug unregelmäßig und der Venenpuls zeigte die ventrikuläre Form. Das
Herz war nicht vergrößert und es bestanden keine Geräusche. Ich riet dem Kranken,
einen angenehmen Urlaub zu nehmen, er ging nach Norwegen und schrieb mir am 21. August,
daß es ihm außerordentlich gut gehe. Der Zustand des Herzens war unverändert. Ich sah
ihn wieder im Juli 1909; er fühlte sich immer noch wohl, ging seinen Geschäften nach und
konnte gelegentlich 2 Runden Golf an einem Tage spielen. Das Herz war nicht anders

geworden und das Elektrokardiogramm bestätigte die Diagnose auf Vorhofflimmern. Im
März 1913 führte er im Alter von 66 Jahren noch ein tätiges und nützliches Leben.

Fall 46. Vorhofflimmern nach Rheumatismus. Mitralstenose. Herz mit Digitalis ziemlich leistungsfähig.

Mann, hatte 1888, im Alter von 31 Jahren akuten Rheumatismus gehabt. Ich behandelte ihn im Jahre 1891 wegen Lungenentzündung, von der er sich gut erholte. Eine
aus dieser Zeit stammende Aufzeichnung sagt, daß die Herzdämpfung bis zum rechten
Sternalrande reichte, der Spitzenstoß war in der Mammillarlinie, $11^1/_4$ cm von der Mittellinie. Der erste Ton war rein, der zweite etwas verdoppelt. Nachher ging es dem Kranken
gut, und er kam erst am 11. Januar 1906 wieder zu mir und klagte darüber, daß er leicht
außer Atem komme und etwas Blut aushuste. Der Puls war dauernd unregelmäßig und
der Venenpuls zeigte die ventrikuläre Form (Vorhofflimmern). Die Herzdämpfung ließ
sich nur schwer bestimmen, aber der linke Rand lag gerade noch innerhalb der Mammillarlinie. Es bestand an der Spitze ein diastolisches Geräusch, das die ganze Pause zwischen
dem zweiten und dem ersten Ton ausfüllte, wenn das Herz rasch schlug, aber kurz vor
dem ersten Ton aufhörte, wenn die Pause lang genug dauerte. Die Frequenz betrug ungefähr 100. Ich gab ihm tinct. digitalis, sein Herz beruhigte sich darauf und nach
einer Woche fühlte er sich viel besser. Es ging ihm weiter gut bis zum 25 Januar 1907;
da ging er eine Strecke weit gegen starken, kalten Wind, hatte dann ein Erstickungsgefühl und durch mehrere Wochen wieder Atemnot. Er erholte sich aber wieder und
konnte, wenn er nach Bedarf Digitalis nahm, seinen Geschäften als Kolonialwaren-
händler ruhig nachgehen. Einem aus dem Jahre 1913 stammenden Bericht entnehme
ich, daß es dem Kranken noch immer ziemlich gut gehe und daß er imstande sei, ruhig
herumzugehen.

Fall 47. Vorhofflimmern. Gute Wirkung von Digitalis.

Mann, 58 Jahre alt; ich sah ihn zuerst im September 1909. Er klagte damals über
Schmerzen von wechselnder Stärke über der linken Brust, starke Kurzatmigkeit und
Schwäche. Er hatte im Alter von 17 Jahren akuten Rheumatismus und mit 46 Jahren
Influenza durchgemacht. Im Jahre 1902 fühlte er, daß sein Herz unregelmäßig schlug;
er war seither ohne Unterbrechung mehr oder weniger behandelt worden und es waren
sehr verschiedene Heilmittel und Methoden bei ihm versucht worden. Trotzdem aber war
es ihm während der letzten Monate immer schlechter gegangen. Der Kranke war groß
und mager, sein Gesicht etwas zyanotisch, die Atmung sehr mühsam, so daß er im Bett
halbsitzend gestützt werden mußte. Die Beine waren etwas angeschwollen, und die Leber
etwas vergrößert. Der Radialpuls war rasch, 110 in der Minute, und es bestand Vorhofflimmern. Der Puls der Jugularis war zu sehen und eine Kurve zeigte die ventrikuläre
Form des Venenpulses. Das Herz war vergrößert und die Dämpfung überragte die linke
Mammillarlinie um 2,5 cm.

Ich stellte die Diagnose auf „nodal rhythm" (Vorhofflimmern) und sagte, daß sich
der Zustand des Kranken auf Digitalis wahrscheinlich bessern werde; der behandelnde
Arzt aber meinte, Digitalis sei versucht worden, habe aber nicht gewirkt. Ich fand, daß
es in kleinen Dosen gegeben worden war und riet es in täglichen Dosen von 3,5 ccm der
Tinktur so lange zu geben, bis eine Wirkung zu sehen sei (siehe S. 266). Der Arzt berichtete mir später, daß die Digitalis nach 5 solchen Dosen besonders gut auf den Kranken
gewirkt habe, daß alle Beschwerden verschwunden seien und er fand, daß er mit kleinen
Dosen die Pulsfrequenz in mäßigen Grenzen halten könne. Ich sah den Kranken wieder
im Mai 1910. Der Puls war noch unregelmäßig und die Dämpfung reichte bis zur Mammillarlinie. Er war etwas atemlos und hatte in der letzten Zeit kein Digitalis genommen. Ich
wies dringend darauf hin, daß es notwendig sei, das Herz immer unter dem Einfluß von
Digitalis zu halten; er solle solche Dosen nehmen, die sich als wirksam erwiesen hätten.
Ich sah ihn wieder im März 1911. Er sagte, er könne ruhig herumgehen, wenn er 5 bis
10 Tropfen der Tinktur nehme und wenn das Herz schneller zu schlagen anfange, steigere
er die Dosen, bis die Frequenz wieder abnehme.

Im Jahre 1913 hörte ich, daß er bei dieser Behandlungsmethode noch immer ganz gut
herumgehen konnte.

Fall 48. Erkrankung der Aorta, der Mitralis und der Trikuspidalis. Angina pectoris. Vorhofflimmern. Tod.

Frau, geboren 1849. Diese Kranke kam im Jahre 1880 in meine Behandlung und litt damals an allen Erscheinungen des Magengeschwüres. Mit 22 Jahren hatte sie akuten Rheumatismus gehabt. Als ich sie zuerst sah, bestand eine mäßige Vergrößerung des Herzens und ein präsystolisches Geräusch. Ich behandelte sie bei 2 Rückfällen von akutem Rheumatismus in den Jahren 1883 und 1884 und dann noch verschiedene Male wegen ihres Magengeschwüres. Sie war sehr arm, mußte ein arbeits- und sorgenvolles Leben führen und hatte für 3 Kinder zu sorgen. Im Jahre 1891 kam sie zu mir wegen heftiger Schmerzen, die in der linken Brust anfingen und sich in den linken Arm und an diesem hinunter bis zum kleinen Finger ausbreiteten. Die anfallsweise auftretenden Schmerzen waren manchmal so stark, daß sie glaubte sterben zu müssen. Es bestand deutliche Hyperalgesie der Haut und der tieferen Gewebe an der ganzen linken Brust und auch im linken Kopfnicker und Trapezius. Das Herz war vergrößert, die Dämpfung reichte um 12,5 cm nach links und der Spitzenstoß lag im 6. Interkostalraum. Es bestand ein präsystolisches und ein systolisches Geräusch an der Spitze. Sie hatte auch nach dem Essen viel Schmerzen und zwar an einer eng begrenzten Stelle in der Mitte des Epigastriums. Sie kam dann im September 1892 wieder und litt an Schwäche und Kurzatmigkeit. Außer den beschriebenen Herzsymptomen hatte sie eine etwas vergrößerte, pulsierende Leber und die davon aufgenommenen Kurven.zeigten die Vorhofsform, woraus ich schloß, daß eine Trikuspidalstenose vorliegen müsse.

Nachdem die Frau eine zeitlang im Krankenhause geruht hatte, wurde ihr besser und sie konnte ihrer Arbeit nachgehen. Im Januar 1894 kam sie wieder zu mir und ich nahm sie in das Krankenhaus auf. Sie klagte wieder über Schmerzen in der Brust und in den Armen, schon bei der leichtesten Anstrengung, auch darüber, daß ihr übel sei und sie erbrechen müsse, und daß der Schmerz im Epigastrium wieder da sei. Es bestand ausgedehnte Hyperalgesie auf der Brust und dem oberen Teile des Bauches, aber zu unbestimmt, als daß man das ganze Gebiet mit Sicherheit hätte abgrenzen können. Nun entdeckte ich zum erstenmale seit den vielen Untersuchungen, die ich schon vorgenommen hatte, ein diastolisches Aortengeräusch.

Das Befinden der Kranken besserte sich etwas, sie konnte herumgehen, aber es blieb die Neigung zu Schmerzen in der Brust und in den Armen bei Anstrengung bestehen, bis im Jahre 1898 ein schwerer Anfall von Herzschwäche mit Ödemen, Leberschwellung und sehr rascher, unregelmäßiger Herztätigkeit einsetzte. Sie erholte sich bis zu einem gewissen Grade, aber der Puls blieb unregelmäßig und im Leberpuls, der bisher immer die Vorhofsform gezeigt hatte, waren nun keine Zeichen von Vorhofkontraktion zu sehen und er hatte die ventrikuläre Form (siehe Abb. 158, 159 und 160, S. 241 f.). Das präsystolische Geräusch verschwand und die Kranke zeigte nun die Symptome, die, wie wir jetzt wissen, charakteristisch für Vorhofflimmern sind. Vor diesem Anfalle hatte das Herz immer regelmäßig geschlagen, nur daß gelegentlich ventrikuläre Extrasystolen aufgetreten waren.

Diese Kranke lebte bis zum Jahre 1899 und in den vielen Kurven, die ich bis zu ihrem Tode aufgenommen habe, konnte ich nie mehr eine regelmäßige Herztätigkeit auffinden; auch das präsystolische Geräusch sowie die auf der Vorhofkontraktion beruhende Welle im Leberpulse kam nicht mehr zum Vorschein. Auch hier wieder ging die Unregelmäßigkeit des Herzschlages Hand in Hand mit dem Verschwinden aller Zeichen der Vorhofsystole: es verschwand die Vorhofwelle im Leberpulse, woraus geschlossen werden mußte, daß die Tätigkeit des rechten Vorhofs aufgehört hatte und es verschwand das präsystolische Geräusch, so daß auch ein Stillstand des linken Vorhofes angenommen werden mußte.

Die auf das Herz bezüglichen Stellen des Obduktionsbefundes lauten: „Extreme Stenose der Mitralis und Trikuspidalis, starke Erweiterung der Vorhöfe, und Atrophie ihrer Muskulatur. Auf dem Endokard unter dem Aortenostium, in der Pars membranaces septi, gerade über dem a-v-Bündel findet sich eine große knotenförmige Verdickung des Endokards, die im Zentrum verkalkt ist und in der Peripherie akut entzündliche Proliferation zeigt. An einer Stelle hat der Entzündungsprozeß auf das Bündel übergegriffen und einen großen Teil davon in Mitleidenschaft gezogen. Es besteht eine extreme Dehnung des Bündels und eine Zellwucherung, die Prof. KEITH auf Veränderungen in der Wand der kleinen Gefäße zurückführt.

Es besteht äußerste Atrophie der oberen Anteile des Kammerseptums, denn es ist nur 4 mm dick, statt 14—18. Das subendokardiale Gewebe ist verdickt und das Reizleitungssystem ist zum Teil durch Bindegewebe ersetzt und atrophisch."

Fall 49. Plötzliches Einsetzen von Vorhofflimmern, das sich durch Verschwinden der Vorhofswelle im Jugularispuls und des präsystolischen Geräusches an der Mitralis, sowie durch das Auftreten dauernder Unregelmäßigkeit der Herzaktion und der ventrikulären Form des Venenpulses äußert. Obduktionsbefund.

Frau, geboren 1864. Ich sah die Kranke zuerst im Jahre 1895, als sie 31 Jahre alt war. Sie hatte in ihrer Jugend akuten Rheumatismus durchgemacht und hatte eine deut-

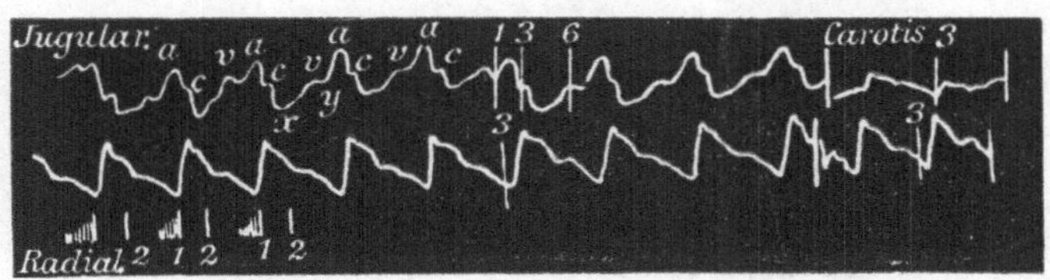

Abb. 269. Gleichzeitige Kurven des Jugularis- und Radialpulses im ersten Teile, des Karotis- und Radialpulses im zweiten Teile der Abbildung. Die Jugulariskurve zeigt die charakteristische Form des Vorhofs-Venenpulses, bei welcher die Vorhofswelle *a* der Karotiswelle *c* (Strich 3) vorausgeht. Die darunter befindliche Schraffierung stellt die Zeit des präsystolischen Geräusches dar. (Fall 49, aufgenommen am 5. November 1895.)

liche Mitralstenose. 1896 wurde sie schwanger, und ich beobachtete sie während der Schwangerschaft und während des Wochenbettes. 1899 litt sie längere Zeit an einem Magengeschwür. In diesen Jahren habe ich ihr Herz oft untersucht; es arbeitete stets regelmäßig, und der Jugularispuls zeigte immer eine deutliche, durch die Systole des rechten Vorhofes bedingte Welle. Es fand sich zuerst ein präsystolisches Mitralgeräusch vom Kreszendotypus und später ein langes Geräusch, das an den zweiten Ton sich anschloß und in das präsystolische Geräusch überging. Die Stellung des präsystolischen Geräusches im Herzzyklus ist vermittels Schraffierung unter der Radialiskurve in Abb. 269 dargestellt. Diese vollständige Regelmäßigkeit der Herzaktion dauerte so lange an, bis die Kranke im Jahre 1900 einen Anfall von Herzschwäche bekam. Zu gleicher Zeit wurde die Herztätigkeit unregelmäßig und der Jugularispuls zeigte an der entsprechenden Stelle im Herzzyklus kein

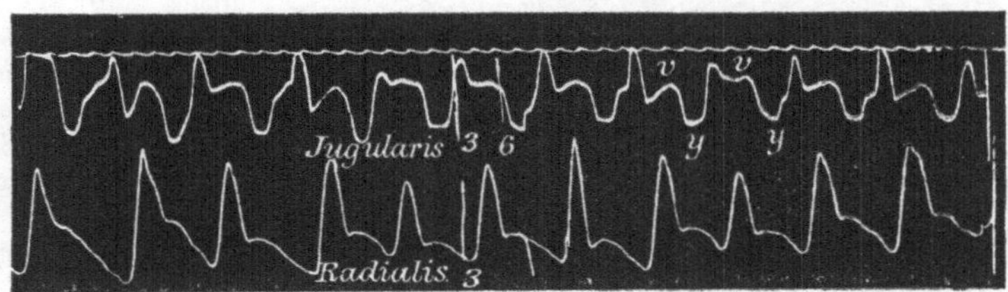

Abb. 270. Der Jugularispuls ist jetzt von der ventrikulären Form. Dem Strich 3 geht keine Vorhofswelle voraus, und der Rhythmus ist unregelmäßig. (Fall 49, aufgenommen am 19. März 1904.)

Anzeichen einer durch die Vorhofssystole bedingten Welle (Abb. 270). Das präsystolische Kreszendogeräusch war verschwunden, während das diastolische Geräusch andauerte, wie das durch die Schraffierung unter der Spitzenstoßkurve in Abb. 272 gezeigt wird.

Von da an bis zu ihrem Tode im Februar 1907 dauerte diese Veränderung an. Abb. 271 stellt eine gleichzeitige Kurve des Jugularis- und des Radialispulses vom Dezember 1906 dar, und Abb. 272 eine Aufnahme von der Jugularis und dem Spitzenstoß vom Februar 1907, kurz bevor sie starb.

Das Folgende ist ein Auszug aus dem Sektionsbefund des Herzens:

„Klappen: Starke Stenose der Mitralklappen; Trikuspidalklappen flach und insuffizient; Pulmonal- und Aortenklappen normal. Koronararterien gesund; Koronarvenen auf das Doppelte ihres normalen Durchmessers erweitert. Vena cava inf. und sup. stark erweitert. Der Sinusknoten ist normal, doch ist die Vorhofswand darunter atrophisch und fibrös. Die Taenia terminalis ist hypertrophisch. Das atrioventrikuläre Bündel hat zum Teil den Charakter gewöhnlicher Muskelfasern angenommen und ist gedehnt, und der *a-v*-Knoten ist infolge des starken, im Vorhof herrschenden Druckes abgeflacht. Der fibröse Zentralkörper tritt deutlich hervor (fibrös und geschrumpft) und die ihn durchdringende Arterie ist atheromatös. Die die Spitze bildende Hälfte oder die zwei unteren

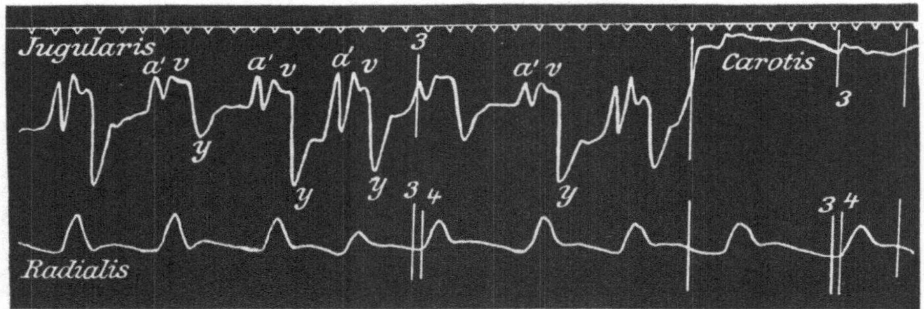

Abb. 271. Der Jugularispuls hat die ventrikuläre Form. (Fall 49, aufgenommen im Dezember 1906.)

Drittel des linken Ventrikels zeigen ausgedehnte fibröse Veränderungen. Der fibröse Prozeß geht innerhalb einer scharf begrenzten Linie auf die Muskulatur über und verdrängt sie. In dem fibrösen Gewebe sind Knötchen vorhanden, die für rheumatische Zustände charakteristisch sind. Da der fibröse Prozeß an der Basis der Papillarmuskeln am ausgesprochensten ist, so ist es möglich, daß er sich von den Mitralklappen her ausgebreitet hat."

Fall 50. Erkrankung der Aortenklappen rheumatischen Ursprungs. Angina pectoris. Vorhofflimmern.

Frau, geboren 1840, hatte im Alter von 20 Jahren akuten Rheumatismus gehabt, sich dann verheiratet und im Jahre 1875 einen Sohn geboren. Sie kam im Jahre 1892 in meine Behandlung. Sie war damals dünn und mager und hatte einen ängstlichen Gesichtsausdruck. Sie klagte darüber, daß sie bei Anstrengung ganz außer Atem komme und sehr erschöpft sei. Der Radialpuls war groß und voll und kollabierte tief (typischer CORRIGAN-Puls). Wenn man die Stirne rieb, konnte man an den roten Hautstellen den Kapillarpuls sehen. Die Herzdämpfung reichte bis zur Mammillarlinie, die Töne waren rein und deutlich und es be

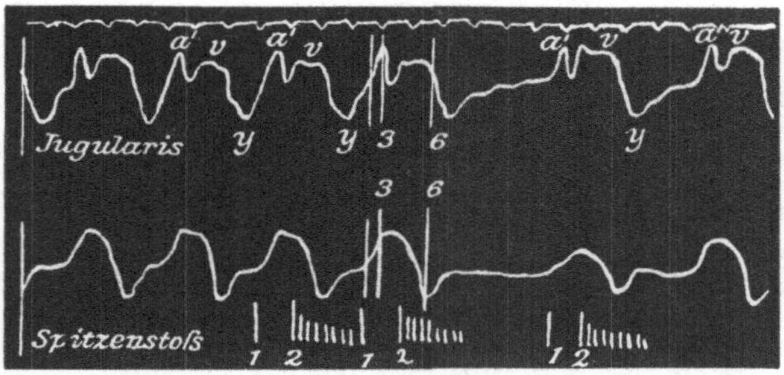

Abb. 272. Der Jugularispuls zeigt dieselben Merkmale wie in Abb. 271. (Fall 49, aufgenommen im Februar 1907.)

stand ein diastolisches Aortengeräusch. Die Herztätigkeit war oft unregelmäßig, weil ventrikuläre Extrasystolen auftraten. Unter geeigneter Behandlung gewann die Kranke einen großen Teil ihrer Kraft zurück und konnte ein ziemlich tätiges Leben führen, aber es kamen immer wieder Perioden großer Schwäche und Hinfälligkeit. Nach einem Anfall von Influenza im Jahre 1893 wurde eine kleine Stelle über der 3. Rippe in der Mammillarlinie druckempfindlich. Im Laufe der Jahre wurde diese empfindliche Stelle größer und zwar gerade während der Zeit, wo die Herzschwäche mehr in den Vordergrund trat. Im Jahre 1898 begann sie an leichten Schmerzanfällen im oberen Teile der Brust zu leiden und von dieser Zeit an habe ich oft ausgedehnte Gebiete von Hyperalgesie ge funden, besonders auf der linken Brust, dem linken Pectoralis, Sternocleidomastoideus und Trapezius. In späteren Jahren habe ich davon Abstand genommen, auf Hyperalgesie zu untersuchen, weil die Kranke sagte, daß sie danach durch mehrere Stunden unerträgliche Schmerzen an den Stellen habe, die ich gedrückt hatte. Zu Zeiten, wo sie sich wohl fühlte, und imstande war, tätig herumzugehen, konnte diese Hyperalgesie vollständig verschwinden. Um das Jahr 1900 begann sie zu bemerken, daß während der Perioden, wo sie sich schwach fühlte, nach Anstrengung ein Schmerz auftrat, der in der linken Brust einsetzte und in den linken Arm ausstrahlte. Im Jahre 1903 hatte sie nach einigen schlaflosen Nächten Perioden von Erschöpfung, wo unter der linken Brust und im Arm ein andauernder Schmerz bestand, der sich bei der geringsten Anstrengung zu Anfällen von großer Heftigkeit steigerte. Der Schmerz wurde in der Brust und im Arm gefühlt und war von einer Empfindung begleitet, als ob die Brust zusammengeschnürt würde. Es bestand auch ein Gefühl von großer Erschöpfung und des bevorstehenden Todes. Der Mund war sehr oft ausgetrocknet und sie ließ eine große Menge hellen Harnes, wenn der Anfall vorüber war. Zu dieser Zeit reichte die Herzdämpfung um 2,5 cm über die Mammillarlinie hinaus. Wenn die Kranke sich ziemlich wohl fühlte, war das diastolische Geräusch laut und über der ganzen Brust zu hören; außerdem bestand an der Spitze ein systolisches Geräusch, das auf den ersten Ton folgte und in den zweiten überging. Während der Zeit wo sie zu Anfällen von Angina pectoris hinneigte, wurden die Töne in bemerkenswerter Weise abgeändert, nämlich schwach und undeutlich, dann war auch die Hyperalgesie stark ausgesprochen. Von 1904 an konnte die Kranke nur in der Ebene langsam ohne Beschwerden herumgehen; die geringste Eile oder Bergaufgehen führten zu Schmerzanfällen. Sie hatte auch Perioden von Schlaflosigkeit und nach einigen gestörten Nächten wurde sie so stark erschöpft, daß schon die mit dem Anziehen verbundene Anstrengung Anfälle von Angina pectoris herbeiführte. Nach großen Dosen von Bromammonium schlief sie tief und die Anfälle nahmen an Häufigkeit und Heftigkeit ab. Die Kranke fand später, daß sie gut schlafen konnte, wenn sie immer dann, wenn sie eine schlaflose Nacht kommen sah, Brom nahm und so konnte sie die Anfälle von Herzschwäche und den damit verbundenen Schmerz abwehren. Im Jahre 1904 und später bemerkte ihr Mann, daß sie im tiefen Schlafe gelegentlich zu atmen aufhörte, dann allmählich immer tiefer atmete, dann wieder immer seichter, bis sie wieder aufhörte, wobei der Atemstillstand manchmal 20 Sekunden dauerte (CHEYNE - STOKESsche Atmung). Der Herzrhythmus wurde manchmal von ventrikulären Extrasystolen unterbrochen, aber sie konnten lange Zeit auch fehlen. Während der Zeit wo die Kranke große Herzschwäche fühlte, konnte weder eine Änderung im Rhythmus noch in der Frequenz des Herzschlages entdeckt werden. Im Juli 1906 wurde sie plötzlich stark dyspnoisch und die Herztätigkeit wurde sehr frequent. Ich sah sie erst einige Tage später und fand, daß ihr Herz sehr rasch schlug, 120 mal in der Minute, und sehr unregelmäßig, und daß der Venenpuls nun die charakteristische ventrikuläre Form aufwies, kurz es war Vorhofflimmern eingetreten. Nach einigen Monaten ging die Frequenz auf ungefähr 90 zurück, das Herz schlug aber noch unregelmäßig und der Venenpuls zeigte die ventrikuläre Form. Die Kranke konnte das Bett nicht verlassen und hatte nur geringe Schmerzen, außer gelegentlich nach einer unruhigen Nacht; da fühlte sie am folgenden Tage Schmerzen unter der linken Brust. Kleine Dosen Chloral (0,3 g) führten dann Schlaf herbei und milderten den Schmerz.

Die Herztätigkeit blieb unregelmäßig und im Januar 1907 wurde die Kranke allmählich schwächer und starb im Februar im Alter von 67 Jahren und zwar 7 Monate nach dem Einsetzen des Vorhofflimmerns. Es ist bemerkenswert, daß das Herz nicht größer wurde, als die Arhythmie begann und daß auch weder an den Beinen, noch am Rumpf Ödeme bestanden, obwohl gegen das Ende zu viele feine Rasselgeräusche an der Basis der Lungen zu hören waren.

Fall 51. Während vieler Jahre Extrasystolen, die manchmal sehr häufig wurden. Vorübergehende Anfälle von Vorhofflimmern, zuerst leicht, dann von längerer Dauer bis zur dauernden Festsetzung. Tod fünf Monate nach Beginn des dauernden Vorhofflimmerns. Obduktionsbefund.

Frau, geboren 1846. Ich kannte und behandelte sie seit 1880 wegen leichter Beschwerden. 1892 erhielt ich Kurven von ihrem Puls, der Extrasystolen aufwies. Diese traten manchmal selten, manchmal häufig auf (Abb. 124, S. 209). Gewöhnlich waren es ventrikuläre,

gelegentlich aber auch atrioventrikuläre und aurikuläre Extrasystoien. Im Jahre 1892
fand ich auch einen Galopprhythmus, der bei regelmäßiger Herztätigkeit auftrat. Im Jahre
1900 begann die Kranke kurze Anfälle von „Herzklopfen" zu fühlen, und ich nahm während
eines solchen Anfalles Kurven der Radialis und Jugularis auf: sie zeigten den Übergang
des Venenpulses zur ventrikulären Form während des Anfalles. Am 13. Oktober 1903
fühlte sie sich schwach und erschöpft, hatte ein sehr unangenehmes Gefühl von Flattern
in der Brust, und ich fand die Herztätigkeit äußerst unregelmäßig. Der Anfall dauerte
4—5 Stunden. Die während des Anfalles aufgenommenen Kurven zeigten denselben

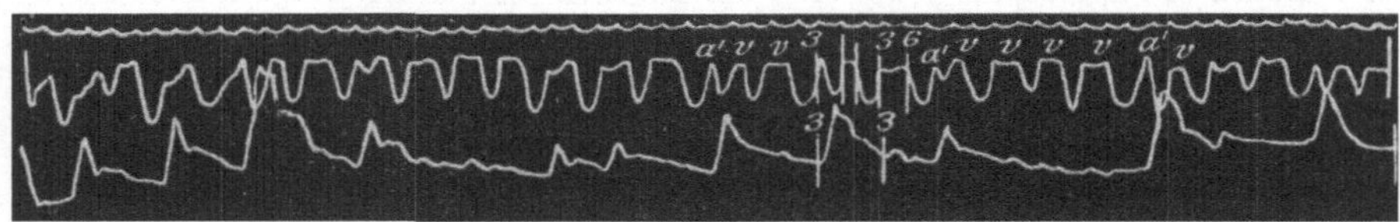

Abb. 273. Charakteristische Arhythmie beim plötzlichen Einsetzen von Vorhofflimmern; der Jugularispuls hat die ventrikuläre Form (Fall 51).

Charakter wie Abb. 273. Am 19. Oktober wurde sie von einem ähnlichen Anfall ergriffen,
der einen ganzen Tag dauerte, und die Kurve in Abb. 273 gibt eine sehr gute Vorstellung
von dem Charakter der Arhythmie. Am nächsten Tage war die Herztätigkeit ganz regelmäßig und der Jugularispuls ist ein typisches Beispiel für die Vorhofsform des Venenpulses.

Am 27. Oktober wurde die Herztätigkeit wieder sehr unregelmäßig. Dieser Anfall dauerte ohne Unterbrechung bis zum 1. November. Am 29. Oktober wurde der Herzschlag viel langsamer, aber die Arhythmie blieb bestehen und im Jugularispuls zeigte
sich eine merkwürdige Veränderung (Abb. 274): während der Kammersystole nämlich (Periode zwischen den Senkrechten 3 und 6) finden sich 2 Wellen, während zu der
Zeit, wo die normale Vorhofswelle auftreten sollte, keine Welle vorhanden ist. Das Herz
kehrte plötzlich zum normalen Rhythmus zurück und seine Tätigkeit wurde regelmäßig
mit einem typischen Vorhofsvenenpuls (Abb. 124).

Die Anfälle nahmen an Frequenz und Dauer allmählich ab bis zum 12. Juni 1904,
an welchem Tage die Kranke nach einem langen Spaziergange von einem Anfall ergriffen
wurde, der 14 Tage lang dauerte. Einige Tage, bevor der Anfall endlich aufhörte, wurde der

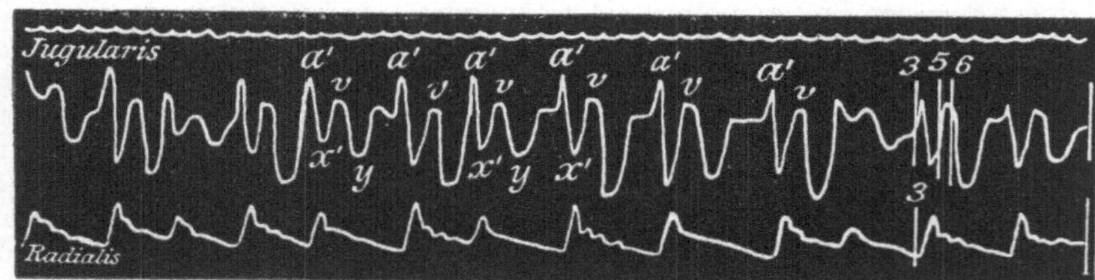

Abb. 274. Der Rhythmus ist immer noch unregelmäßig und der Jugularispuls von ventrikulärem
Typus (Fall 51).

Rhythmus des Herzens für einige Stunden normal. Am 16. Oktober 1904 setzte dieser
abnorme Rhythmus wieder ein und dauerte mit starker Herzerweiterung, Hydrops,
Aszites und Hydrothorax bis zu ihrem Tode am 17. März 1905 an. In diesem Falle haben
die Arzneimittel der Digitalisgruppe das Fortschreiten der Herzschwäche nur wenig aufhalten können, obwohl sie bis zur vollen Wirkung gegeben wurden.

Bei dieser Kranken zeigten sich die auf S. 293 beschriebenen Veränderungen in sehr
typischer Weise. Wenige Stunden nach dem Beginn eines Anfalles erweiterte sich das
Herz, die Leber nahm an Umfang zu und das Gesicht wurde geschwollen und zyanotisch.
Unmittelbar nachdem der normale Rhythmus wiederhergestellt war, fühlte sich die
Kranke auf einmal erleichtert und in einigen Stunden waren alle abnormen Symptome
verschwunden.

Da diese Frau in der Nähe meines Hauses wohnte, sah ich sie sehr oft und hatte Gelegenheit, den Beginn und das Ende der Anfälle zu beobachten. Einmal begann der Anfall, während ich eine Kurve aufnahm, und mehrmals hörten die Anfälle während der Beobachtung auf. Ich habe eine große Zahl von Kurven aus allen Stadien gesammelt (Abb. 275).

Bericht über den Sektionsbefund am Herzen:

„Arterien: Linke Koronararterie vor allem ergriffen. Lumen verengert. Die vordere Septumarterie, die das a-v-Bündel versorgt, vollständig verschlossen. Rechte Koronararterien ebenfalls betroffen, aber in geringerem Grade.

Ostien und Klappen: Klappen nicht erkrankt. Mitralostium erweitert, ebenso Trikuspidalostium und Mündung der Vena cava inferior, Aortenostium normal.

Muskulatur: Taenia terminalis hypertrophisch. a-v-Bündel groß: die Fasern erscheinen gestreckt und haben ihre sternförmige Netzstruktur verloren, sie liegen eng beieinander und sind eher länger als normal. Der rechte und linke Schenkel erscheinen normal. Das Septum zwischen den Vorhöfen ist gedehnt. Die unteren zwei Drittel des linken

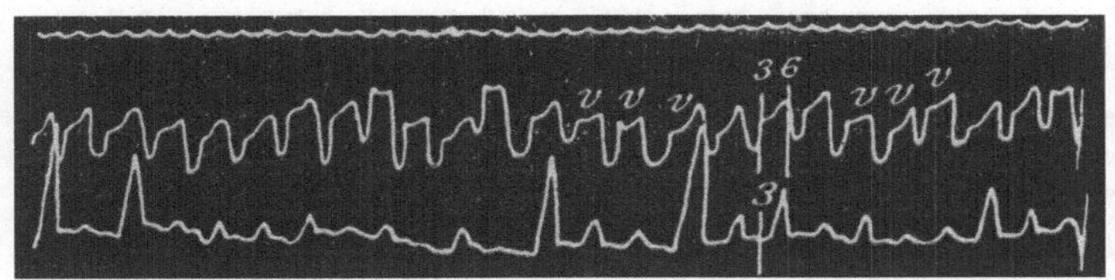

Abb. 275. Zeigt den Charakter der Arhythmie (Vorhofflimmern) einen Monat vor dem Tode (Fall 51).

Ventrikels zeigen große, fibrös umgewandelte Herde und die Trabekeln und das PURKINJEsche Fasersystem sind gedehnt und sicherlich nicht normal — fibröse Umwandlung und Atrophie infolge von Endarteriitis."

Fall 52. Verschwinden großer Vorhofswellen im Venenpulse mit dem Beginn des Vorhofflimmerns. Obduktionsbefund.

Frau, geboren 1850, erfreute sich bis zum Jahre 1900 einer guten Gesundheit, dann begann Kurzatmigkeit. Ich sah sie zuerst im November 1902. Sie war damals sehr schwach, lag im Bett und mußte hochgelagert werden; die Beine und das Abdomen waren geschwollen und der Harn spärlich; der Puls war klein, schwach und regelmäßig, an den Venen des Halses fand sich eine starke Pulsation. Die Herzdämpfung reichte nach rechts 5 cm über die Mittellinie und nach links $2^{1}/_{2}$ cm über die Mammillarlinie hinaus. Die Töne waren rein, keine Geräusche.

Unter der Behandlung erholte sie sich sehr, der Puls wurde langsamer, aber sie hatte mehrere Rückfälle, bis schließlich im November 1904 eine starke Verschlimmerung eintrat. Bis zum November 1904 nahm ich zu verschiedenen Zeiten eine große Zahl von Kurven auf, der Rhythmus war stets regelmäßig, und der Jugularispuls hatte den Vorhofstypus. Einmal nach Digitalis zeigte sie einen Pulsus alternans. Die Verschlimmerung an dem letzterwähnten Tage war die schwerste, die sie je hatte: Beine und Abdomen waren enorm geschwollen, und die Pleurahöhlen enthielten eine große Menge Flüssigkeit. Der Puls war nun andauernd unregelmäßig, und der Venenpuls hatte seinen Charakter vollständig geändert, indem er die ventrikuläre Form darbot. Die Kranke starb im Dezember 1904, 2 Monate nachdem ich das Vorhandensein des Vorhofflimmerns entdeckt hatte.

Der Bericht über die Sektion des Herzens lautet wie folgt:

„Der größere Teil des Vorhofes wurde in der Leiche zurückgelassen.

Der rechte Ventrikel ist von mittlerer Länge und atrophisch, der linke Ventrikel von mittlerer Länge, dilatiert und atrophisch.

Arterien: Zeigen stellenweise Verdickung und Erweiterung, aber nirgends ist das Lumen so verengert, daß es die Zirkulation stark behindert. In der Aorta stellenweise Atherom.

Ostien und Klappen: Klappen normal, Mitralostium im Durchmesser 29 mm, Trikuspidalostium 30 mm, beide erweitert.

Muskulatur: Es findet sich Atrophie und perivaskuläre Bindegewebswucherung; diese ist im basalen Teile des linken Ventrikels sehr ausgedehnt, besonders am oberen Rande der Kammerscheidewand, an anderen Stellen sind die fibrösen Veränderungen nicht ausgesprochen.

a-v-System: Das Netzwerk am Anfang des Bündels ist in Größe und Form normal, wenn auch einige Zellen vorhanden sind, die auf Entzündung hinzuweisen scheinen. Das Bündel andrerseits ist gedehnt und schmal, die Fasern zeigen keine netzförmige Struktur und weisen teilweise fibröse Umwandlung auf. Das PURKINJEsche Fasersystem ist von

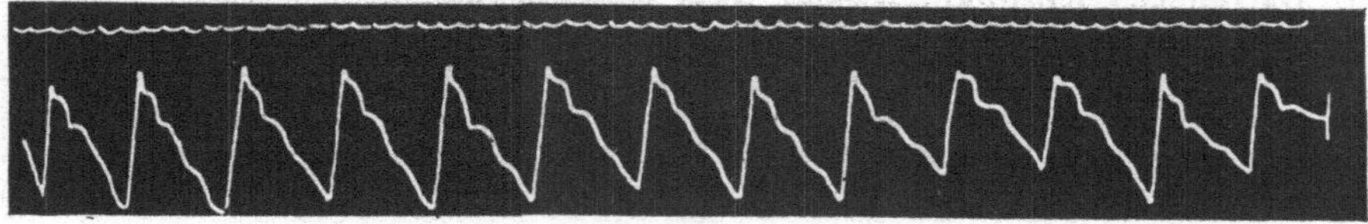

Abb. 276. Regelmäßiger Puls zwischen Anfällen von Vorhofflimmern (Fall 53).

einem sehr dicken fibrösen Endokard überdeckt. Die die Spitze bildende Hälfte des linken Ventrikels ist deutlich gedehnt und die Trabekeln sind dünn und atrophisch; auf Schnitten sieht man, daß einige der PURKINJEschen Fasern fibrös degeneriert sind."

Fall 53. Plötzliches Einsetzen von Vorhofflimmern mit andauernder rascher Herzaktion, Dilatation des Herzens, Hydrops, Tod nach drei Wochen.

Frau, 65 Jahre alt. Ich hatte sie wegen verschiedener Beschwerden (Rheumatismus, Bronchitis usw.) durch mehr als 20 Jahre behandelt, und ihre Herztätigkeit war immer ganz regelmäßig gewesen. Am 20. Juni 1904 kehrte sie aus dem Seebade nach Hause zurück und ließ mich holen. Sie war einige Tage vorher krank geworden und klagte hauptsächlich über Kurzatmigkeit. Als ich sie sah, saß sie im Bett mit hochgelagertem Oberkörper und atmete schnell und mühsam. Ihr Puls war äußerst schnell und unregelmäßig, allein ich hatte meinen Polygraph nicht bei mir. Als ich sie am nächsten Tage besuchte, fand ich sie bedeutend gebessert, außer Bett und frei von Beschwerden. Ihr Puls war voll, regelmäßig und nicht rasch (Abb. 276). Am folgenden Tage jedoch ging es ihr wieder sehr schlecht, und Abb. 277, die am 23. Juni aufgenommen wurde, gibt einen guten Begriff von ihrem Pulse, der sehr frequent war. Die Arhythmie war charakteristisch für Vorhofflimmern.

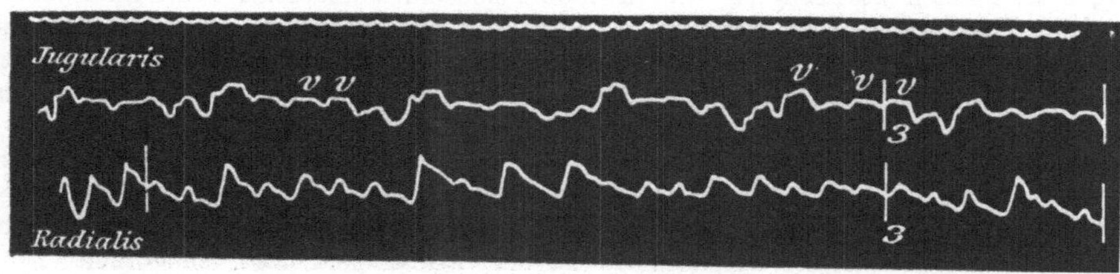

Abb. 277. Endgültiges Einsetzen von Vorhofflimmern, das innerhalb drei Wochen zum Tode führte (Fall 53).

Ich versuchte alle möglichen Mittel, um die Herztätigkeit zu verlangsamen, Digitalis und Opium, Adrenalin, Trinitrin usw., aber alle ohne Erfolg. Das Herz erweiterte sich, der hinzugetretene Hydrops verbreitete sich rasch und die Kranke starb, nachdem das Vorhofflimmern 3 Wochen dauernd bestanden hatte.

Fall 54. Große Vorhofswellen in dem Jugularis- und Leberpuls. Präsystolisches Mitral- und Tricuspidalgeräusch. Anfälle von Angina pectoris. Plötzliches Verschwinden aller Zeichen einer Vorhofskontraktion mit Auftreten dauernder Unregelmäßigkeit der Herzaktion. Plötzlicher Tod.

Frau, geboren 1862, kam in meine Behandlung 1891. Sie litt an Kurzatmigkeit bei Anstrengung. In den Jahren 1883 und 1885 hatte sie Erysipel des Gesichts, und seither war sie kurzatmig und die Beine schwollen leicht an. Der Puls war klein, frequent und

gewöhnlich regelmäßig, gelegentlich entdeckte ich jedoch eine Extrasystole, die, wie Abb. 278
zeigt, aurikulären Ursprungs ist. Zu beiden Seiten des Halses, nahe dem inneren Ende
der Klavikula, befand sich eine große pulsierende Schwellung, es war aber keine deutliche
Pulsation in den Venen oberhalb dieser Schwellung zu sehen. Beim Vergleich mit dem
Karotispuls sah man zwei getrennte Bewegungen, die eine größer als die andere, und die
größere ging dem Karotispulse voran (Abb. 56, S. 152). Die Leber konnte als pulsierendes

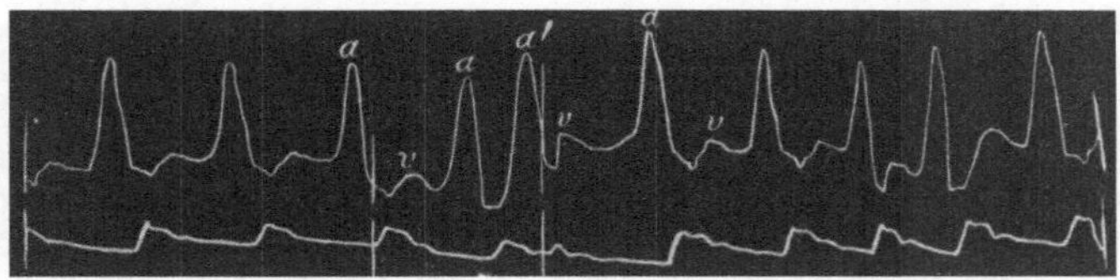

Abb. 278. Gleichzeitige Kurven des Jugularis- und Radialpulses: große Welle *a'*
bedingt durch eine Extrasystole des Vorhofes (Fall 54).

Gebilde gerade unterhalb der Rippen gefühlt werden, und der Leberpuls hatte denselben
Charakter wie der Jugularispuls (Abb. 279).

Die Herzdämpfung war vergrößert und erstreckte sich in querem Durchmesser 4 cm
nach rechts über die Mittellinie. Es fand sich stets ein langes präsystolisches Geräusch,
das über der Spitze am deulichsten zu hören war; ein anderes, kürzeres und rauheres Geräusch von anderer Art, aber mit dem ersten in der Zeit übereinstimmend, hörte man am
besten über der Mitte des Sternums. Das letztere Geräusch fehlte zuerst gelegentlich,
wurde aber zuletzt zum konstanten Symptom. Es fand sich außerdem ein systolisches
Geräusch über der Spitze. An der Basis war der zweite Ton verdoppelt. Über den Karotiden war kein Geräusch zu hören, dagegen fand sich über der pulsierenden Schwellung
am Halse synchron mit der Pulsation und dem ersten Herzton vorausgehend ein deutlicher Ton. Diesen konnte man auch unterhalb der Klavikula und über dem Poupartschen
Bande, d. h. über den Klappen der Vena subclavia und Vena femoralis hören. Da die
Jugularis- und Subklaviaklappen schlußfähig waren, wurde der Bulbus der Jugularis,
oberhalb des medialen
Endes der Klavikula, zu
einer halbkugeligen Vor-
wölbung aufgetrieben; die
Pulsation war auf eine
Entfernung von 10 m sichtbar. Im Mai 1893 kam
die Kranke zu mir und
klagte über einen un-
angenehmen, stechenden
Schmerz in der linken
Achselhöhle. Ich unter-
suchte sie und fand die
Haut in der Achselhöhle
und an den angrenzen-
den Thoraxstellen außer-
ordentlich überempfind-

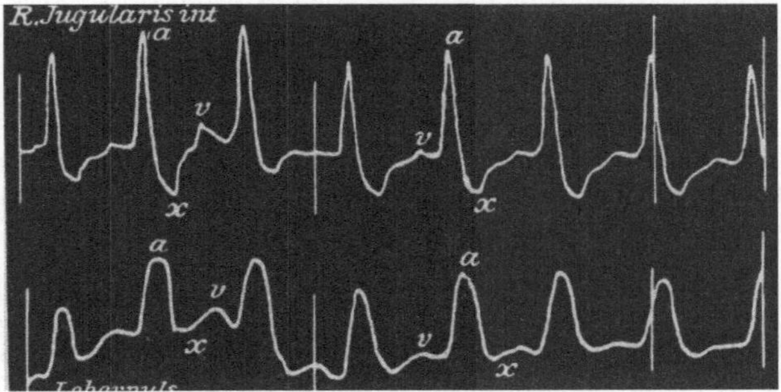

Abb. 279. Gleichzeitige Kurven des Jugularis- und Leberpulses; *a* Vorhofswelle, *v* Kammerwelle, *x* Vorhofsenkung (Fall 54).

lich (Abb. 10, S. 66). Nach einigen Tagen begann die Kranke an anfallsweise auftretenden
Schmerzen in der linken Brust und an der Innenseite des linken Armes hinunter zu leiden,
und bei der Untersuchung fand ich, daß die Hyperästhesie sich ausgebreitet hatte (Abb. 9).
Diese Schmerzanfälle wurden bei der geringsten Anstrengung so schwer, daß die Kranke
im Bett liegen mußte. Von da an hat sie zu verschiedenen Zeiten an schweren Schmerzanfällen gelitten und ich habe gelegentlich gefunden, daß dann, wenn sie sich besonders
schlecht fühlte, die Hyperästhesie sich beinahe auf die ganze linke Thoraxseite und die
Innenseite des linken Armes sowie auf eine vorne auf der rechten Brust gelegene Stelle
erstreckte. Der linke Kopfnicker und Trapezius wurden auch sehr empfindlich. Es ging

der Kranken dann wieder besser und als ich sie am 25. Mai 1894 untersuchte, klagte sie über einen unangenehmen Schmerz an der Innenseite des rechten Unterarmes. Ich untersuchte diese Stelle und fand sie außerordentlich schmerzempfindlich (Abb. 9).

Die Kranke wurde allmählich schwächer und hatte schwere Anfälle von Angina pectoris schon bei der geringsten Anstrengung. Am 9. Oktober 1895 um 3 Uhr morgens wachte die Kranke auf und bemerkte, daß das Pulsieren am Halse aufgehört hatte. Sie machte mich am nächsten Morgen darauf aufmerksam, und bei der Untersuchung fand ich, daß jetzt im Bulbus der Jugularis keine Pulsation mehr vorhanden war. Die Abb. 280 wurde am 9. Oktober 1895 von ihr aufgenommen, und obwohl der Rezeptor an die Stelle gehalten wurde, wo die Jugulariskurven in Abb. 56 und 278 erhalten worden waren, sieht man doch das vollständige Fehlen der Vorhofswelle, die in den ersten Kurven so ausgesprochen ist. In Abb. 280 findet sich bloß ein schwacher Ausschlag, der durch die Karotis bedingt ist, und man kann allenfalls am Anfang der Kurve einen schwachen ventrikulären Venenpuls entdecken. Eine sorgfältige Untersuchung ergab, daß der Leberpuls vollständig verschwunden war, und ebenso das präsystolische Mitral- und Trikuspidalgeräusch.

Am 13. Oktober 1895 fiel die Kranke 4 Tage nach dem Beginn des Vorhofflimmerns, als sie aus dem Bett stieg, um und starb.

Bevor ich das Herz bei der Sektion entfernte, injizierte ich unter hohem Druck Wasser in die Vena cava superior; es ging nicht über die Jugularisklappen hinaus und dehnte den Bulbus jugularis stark aus. Der Sektionsbefund des Herzens lautete folgendermaßen:

„Ausgesprochene Mitral- und Trikuspidalstenose. Die Spitze der linken Kammer ist erweitert, ein prämortales Gerinnsel in der Spitze der rechten Kammer. Die Serien-

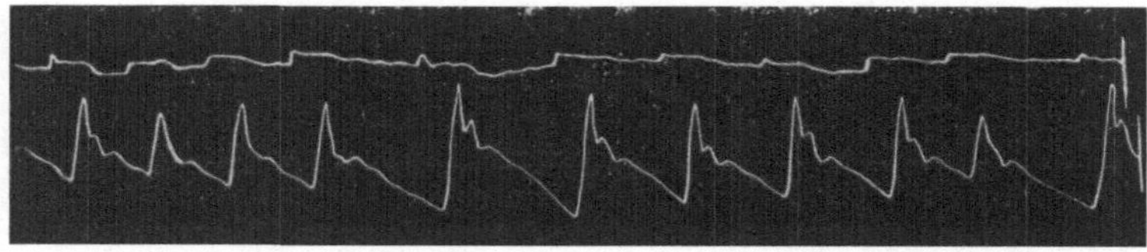

Abb. 280. Gleichzeitige Kurven einer geringen Pulsation am Halse und des Radialpulses. Der Rhythmus ist jetzt dauernd unregelmäßig mit einer Tendenz zu langen Pausen. Die Kurve vom Halse war an derselben Stelle aufgenommen, von der in den zwei vorhergehenden Abbildungen der Jugularispuls erhalten worden war, und zeigt das Fehlen irgendeiner Vorhofswelle. (Fall 54, 1895.)

schnitte durch das *a-v*-Bündel sind gut ausgefallen und zeigen, daß in diesem Herzen der Knoten am Beginn des Hauptbündels und die Schenkel ungewöhnlich gut entwickelt sind. Hauptbündel normal. In den Kapillaren und den Venen finden sich Zeichen einer starken venösen Stauung. Die Arterien in der Nachbarschaft des Bündels sind nicht verdickt."

Fall 55. Vorhofflattern.

Mann, geboren 1863. Der Kranke hatte sich einer guten Gesundheit erfreut, bis er im Jahre 1901, als er im südafrikanischen Kriege diente, einen leichten Typhus bekam. In der Rekonvaleszenz bemerkte er, daß sein Herz gelegentlich rasch und unregelmäßig schlug, womit ein unangenehmes Gefühl von Flattern in der Brust verbunden war. Diese Anfälle kamen oft, wenn er des Morgens aufwachte, und durch mehrere Monate hindurch waren sie ein fast tägliches Vorkommnis. In den Jahren 1902 und 1903 wurden sie weniger häufig, im Jahre 1904 aber wieder häufiger. Dann traten sie sehr oft auf und im Jahre 1905 suchte der Kranke einen Arzt auf, weil er Ohnmachtsanfälle hatte. Manchmal hatte er in der Brust ziemlich starke Schmerzen, die Anfällen von Angina pectoris ähnlich waren. Zu dieser Zeit war der Puls sehr rasch und unregelmäßig. Im Jahre 1906 wurde der Kranke sehr schwach, seine Herztätigkeit bereitete ihm große Beschwerden und er begab sich in die Behandlung von Dr. GIBSON in das Krankenhaus in Edinburgh. Nachdem er dort 2 Monate geruht hatte und behandelt worden war, wurde die Herztätigkeit regelmäßig und der Kranke fühlte sich viel stärker. Von da an bis zum November 1909 ging es ihm im ganzen ziemlich gut, er konnte seinen Verpflichtungen nachkommen, obwohl er ab und zu leichte Anfälle von rascher, unregelmäßiger Herztätigkeit hatte. Vom November 1909 an nahm die Häufigkeit der Anfälle bis zum April 1910 immer mehr zu und von da an schlug das Herz immer rasch und unregelmäßig. In diesem Zustande suchte er mich im Mai 1910 auf.

Als ich den Kranken am 1. Mai bei mir sah, ging er langsam und vorsichtig, er hatte offenbar Furcht und große Beschwerden. Er mußte immer nach einigen Schritten stehenbleiben und ich glaubte annehmen zu können, daß nervöse Vorstellungen dabei eine große Rolle spielten. Der Puls war rasch, 150 in der Minute, weich und unregelmäßig, und zu dieser Zeit konnte ich die Ursache der großen Furcht des Kranken nicht begreifen. Da ich aber sah, daß er sich sehr schlecht fühlte, nahm ich ihn in das Mount Vernon-Hospital auf und ich gebe im Folgenden einen kurzen Auszug aus den zahlreichen Beobachtungen, die wir gemacht haben.

Der Kranke lag mit hochgelagerten Schultern im Bett, sein Gesicht war etwas zyanotisch und hatte einen ängstlichen Ausdruck. Er war gut genährt und sah sonst gesund aus. Der Puls war klein, weich und regelmäßig, doch traten ab und zu Pausen auf; die Frequenz betrug 140 in der Minute, der Bludruck 100 mm Hg. Die Herzdämpfung reichte rechts bis zur Mittellinie, links um 10,6 cm darüber hinaus. Die Herztöne klangen so wie das Tiktak des fötalen Herzens und waren frei von Geräuschen. Der Kranke scheute jede Bewegung, da er fürchtete, das Herz würde rasch und stürmisch zu schlagen anfangen und eben das setzte ihn so in Schrecken.

Behandlung und Verlauf. Der Kranke fühlte sich zuerst sehr erschöpft, da das Herz fortdauernd mit einer zwischen 130 und 150 liegenden Frequenz schlug und nur

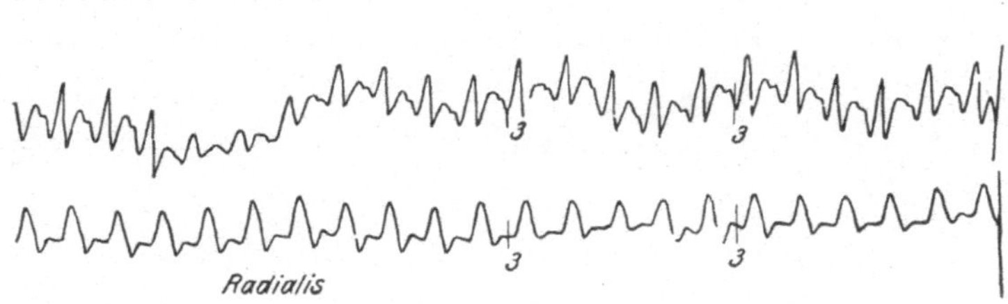

Abb. 281. Kurven von der Radialis und Jugularis während einer Periode von andauernder Tachykardie. Frequenz 140 in der Minute. Das Ekg zeigte, daß die Vorhöfe mit der doppelten Frequenz schlugen: Vorhoffrequenz 280, Kammerfrequenz 140 (Fall 55).

kurze Perioden langsamer Schlagfolge eingeschaltet waren. In den ersten 5—6 Wochen hatte er Anfälle, wo die Herzfrequenz enorm gesteigert war. Sie wurden manchmal durch eine sehr geringe Anstrengung hervorgerufen, wie z. B. wenn er für einige Augenblicke aufstand oder seinen Darm entleerte. Einige von diesen Anfällen haben wir beobachtet und die Pulsfrequenz graphisch aufgenommen: es wurde eine Frequenz zwischen 290 und 300 erreicht und das ist das Höchste, was ich jemals beim Menschen habe aufnehmen können (Abb. 183, S. 283). Es war ganz unmöglich, die Herzfrequenz am Puls oder bei der Auskultation zu zählen. Diese Anfälle dauerten $^{1}/_{2}$ bis 1 Stunde und während dieser Zeit war dem Kranken elend zumute. Die Anfälle wurden dann weniger häufig und verschwanden schließlich, nachdem verschiedene Heilmittel versucht worden waren. Die Frequenz blieb weiter hoch, war aber öfter unregelmäßig. Diese Anfälle von höchster Frequenz traten meist in der Nacht auf, wenn der Kranke durch unangenehme Träume geweckt wurde.

Am 22. Juni bekam er Bromammonium, 1 g dreimal täglich, und zwar bis zum 22. Juli. Bald nach dem Beginn dieser Behandlung wurden seine Nächte ruhiger und die Anfälle von rascher und stürmischer Herztätigkeit wurden allmählich seltener, bis sie nach einigen Wochen ganz aufhörten. Am 22. Juli bekam er Digitalistinktur, 1,3 ccm dreimal täglich. Zu dieser Zeit betrug seine Pulsfrequenz immer 140—150 in der Minute (Abb. 281) mit gelegentlichen Pausen. Bis zum 27. stellte sich keine Wirkung ein, aber an diesem Tage trat, nachdem er 17,5 ccm der Tinktur genommen hatte, Übelkeit ein. Die Pulsfrequenz fiel auf 55 in der Minute und der Puls wurde dauernd unregelmäßig (Abb. 282); nur ab und zu traten tachykardische Anfälle (Frequenz 140) ein, die einige Sekunden dauerten. Die Unregelmäßigkeit war für Vorhofflimmern charakteristisch und die Venenpulskurve zeigte gelegentlich die Flimmerwellen, wenn die Frequenz niedrig und unregelmäßig war (Abb. 283). Am 28. wechselten Perioden regelmäßiger Herztätigkeit und einer Frequenz von ungefähr 70 mit solchen von Vorhofflimmern und einer Frequenz von etwa 50 ab Die ersteren gehörten offenbar zum Normalrhythmus und es konnte an der Venenpuls'kurve eine der Karotiszacke vorangehende Vorhofwelle aufgefunden werden (Abb. 284)'

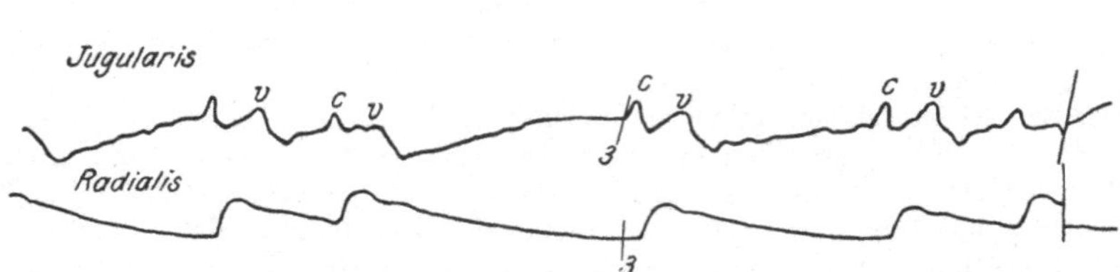

Abb. 282. Arhythmie infolge von Vorhofflimmern (Fall 55). (Diese und die 3 folgenden Kurven sind der Zeitschrift „Heart" entnommen.) (Bd. 2, S. 380.)

Da dem Kranken am 28. übel war, wurde die Digitalis ausgesetzt, aber am 30. wieder aufgenommen, und in halben Dosen (2 ccm täglich) bis zum 7. August weitergegeben. Vom 2. bis zum 10. August schlug das Herz langsam und unregelmäßig mit einer Frequenz zwischen 40 und 50 in der Minute und der Venenpuls zeigte gelegentlich deutliche Flimmer-

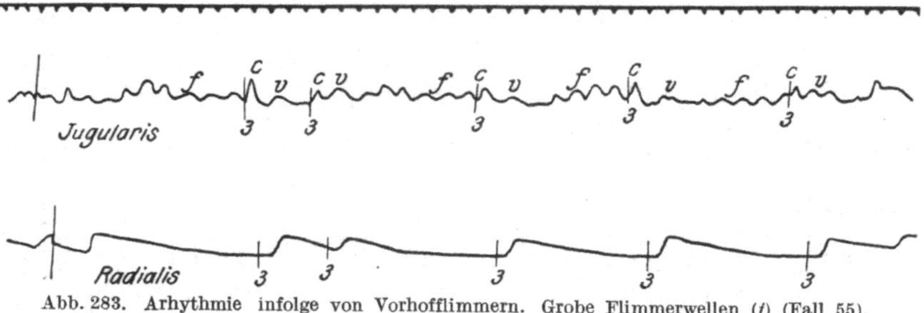

Abb. 283. Arhythmie infolge von Vorhofflimmern. Grobe Flimmerwellen (*f*) (Fall 55).

wellen (Abb. 283). Vom 17. bis zum 24. August war der Herzrhythmus sehr ungleichmäßig, es wechselten Normalrhythmus, Tachykardie und Vorhofflimmern miteinander ab. Nach dem 24. wurden die Perioden der Tachykardie häufiger. Am 4. September wurde Digitalis wieder aufgenommen zuerst in Dosen von 0,3 dreimal täglich; am 17. September stiegen

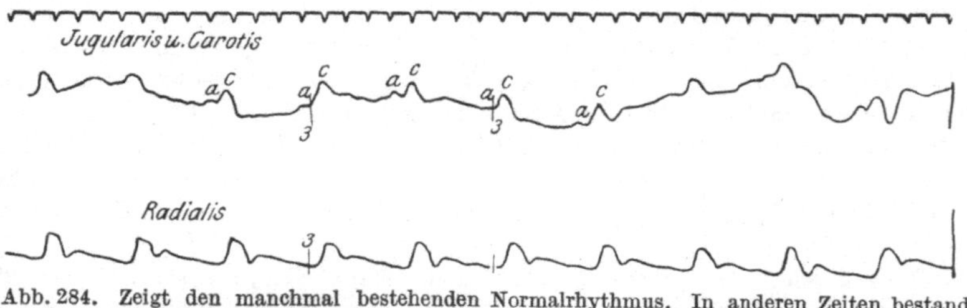

Abb. 284. Zeigt den manchmal bestehenden Normalrhythmus. In anderen Zeiten bestand Vorhofflimmern, wie in den Abb. 282 und 283 (Fall 55).

wir auf 0,6 dreimal täglich und dabei blieben wir bis zum 7. Oktober, wo der Kranke entlassen wurde. Am 7. September, 3 Tage nachdem wir mit der Digitalis wieder angefangen hatten, dauerten die tachykardischen Anfälle nicht so lange und von da an nahmen sie bis zum 29. allmählich ab; dann wurde die Herztätigkeit ganz gleichmäßig und der Rhythmus normal (Abb. 285). An der Kurve konnten wir gelegentlich Vorhofextrasystolen auffinden. Nachdem der Kranke entlassen worden war, behielten wir ihn im Auge; er nahm sein Digitalis weiter fort (1,7 dreimal täglich) und gewann allmählich seine Kraft wieder zurück; die tachykardischen Anfälle traten in großen Zwischenräumen auf und dauerten nur einige Minuten. Im Jahre 1913 hörte ich von dem Kranken, daß er gezwungen sei, sehr ruhig zu leben, weil jede Anstrengung die tachykardischen Anfälle herbeiführe.

Fall 56. Vorhofflattern. Wirkung der Digitalis. Wiederherstellung.

Mann, 74 Jahre alt, war gesund bis zum 30. Januar 1910; da bemerkte er, daß sein Herz sehr unregelmäßig schlug, dann fühlte er sich schwach und kam leicht außer Atem. Die rasche Herztätigkeit blieb bestehen bis zum Mai 1910, wo ich ihn mit Dr. FORD ANDERSON sah. Solange der Kranke sich ruhig verhielt, hatte er keine Beschwerden, aber er fühlte sich schwach und hatte keine Lust, sich anzustrengen. Er lag im Bett, etwas hochgelagert, Gesicht und Lippen waren etwas zyanotisch, die Halsvenen waren erweitert und pulsierten rasch. Der Radialpuls war regelmäßig, seine Frequenz betrug 150 in der Minute. Die Herzdämpfung reichte bis zur Mammillarlinie und es bestanden weder Geräusche noch sonst Zeichen von Herzschwäche.

Mit Rücksicht auf den Zustand des Kranken und darauf, daß sich sein Befinden auf Behandlung nicht gebessert hatte, hielten es Dr. ANDERSON und ich für ratsam, eine ordentliche Digitalisbehandlung zu versuchen; Dr. HUME TURNBULL übernahm die weitere Beobachtung und er hat deren Ergebnisse auch veröffentlicht.

Wir gaben dreimal täglich 1,3 ccm der Digitalistinktur, und zwar durch 6 Tage. Da fühlte sich der Kranke unwohl, die Pulsfrequenz war auf 86 zurückgegangen und der Puls war deutlich unregelmäßig. Die aufgenommenen Kurven zeigten, daß die Arhythmie wahrscheinlich auf einem wechselnden Grade von Blockierung beruhte. Nachdem Digitalis ausgesetzt worden war, kehrte die Tachykardie wieder allmählich zu-

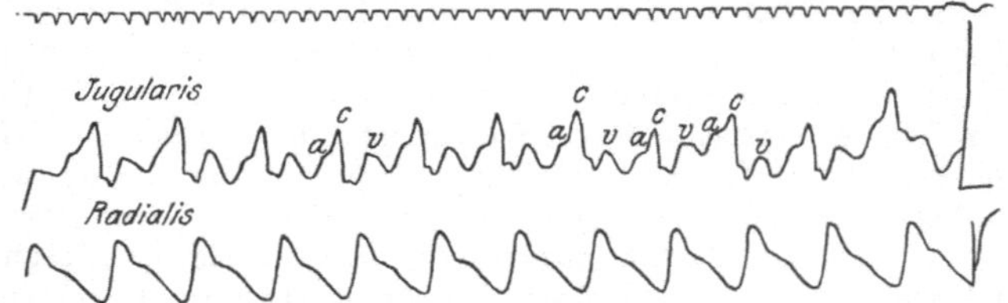

Abb. 285. Zeigt den Normalrhythmus, der schließlich dauernd bestehen blieb (Fall 55).

rück und nach 4 Tagen hatte das Herz den früheren raschen, regelmäßigen Rhythmus wieder aufgenommen. Ungefähr 9 Tage später, nämlich am 9. Juli, wurden die Granules de Nativelle verschrieben, und zwar dreimal täglich eine. Nachdem der Kranke 33 genommen hatte, klagte er über Übelkeit und Appetitlosigkeit; am 20. war der Puls auf 76 gefallen und die nach 2 Tagen aufgenommene Kurve zeigte, daß Vorhofflimmern aufgetreten war. Zu dieser Zeit war der Kranke durch einige Tage verworren und er delirierte etwas. Am 24. Juli war der Puls regelmäßig und die Herztätigkeit normal und von da an gewann der Kranke allmählich seine Kraft wieder zurück. Das am 10. Mai 1910 von Dr. LEWIS aufgenommene Elektrokardiogramm zeigte eine Vorhoffrequenz von 150 und eine Kammerfrequenz von 300 (*offenbar ein Irrtum: der Vorhof schlug doppelt so rasch wie die Kammer*) und das am 16. November 1910 aufgenommene Elektrokardiogramm zeigte eine normale Herztätigkeit.

Seit dieser Zeit ist es dem Kranken weiter gut gegangen und er hat keine Herzbeschwerden (1913).

Fall 57. Anfälle von Vorhofflattern, erst in großen Zwischenräumen, dann dauernd. Ohnmacht. Wirkung von Digitalis und Strophanthus.

Priester, geboren 1860, hatte im großen und ganzen ein rüstiges, tätiges Leben bis in die letzten Jahre geführt. Im Alter von 15 oder 16 Jahren hatte er einmal einen Anfall von Herzklopfen, nachdem er sich an einem Fußballspiel beteiligt hatte. Seit damals hatte er jedes Jahr einen oder zwei solche Anfälle gehabt bis zum Jahre 1909, wo diese rasche Herztätigkeit sich dauernd festsetzte. Im Jahre 1900 hatte er Diphtherie gehabt und nach dieser waren ausgedehnte Lähmungen an den Armen und den Beinen zurückgeblieben. Nach 6 Monaten erholte er sich langsam, merkte aber, daß sein Herz schwach sei und er hatte oft Anfälle von Herzklopfen. Trotzdem aber kam er seinen Verpflichtungen in einer großen Gemeinde nach und arbeitete sehr hart bis zum Jahre 1906, wo sich ein

Ohnmachtsanfall einstellte. Er ging nun auf 6 Monate auf Urlaub und übernahm dann eine kleine Pfarre. Im Jahre 1909 fühlte er sich einmal beim Radfahren sehr schwach und Dr. BLACKBURN fand eine Pulsfrequenz von 130 in der Minute, und ungefähr in dieser Höhe ist sie auch bis zum Tage der Untersuchung geblieben.

Ich sah den Kranken mit Dr. BLACKBURN am 9. Januar 1912. Er war ziemlich stark, sah aber gesund aus. Er klagte hauptsächlich darüber, daß er leicht ermüde und einer beschwerlichen Arbeit gern ausweiche; das tat ihm umso mehr leid, als er immer hart und gern gearbeitet hatte. Er konnte 3—4 Meilen ohne Beschwerden gehen, merkte aber, daß sein Herz nicht normal arbeite und das verursachte ihm etwas Unbehagen. Der Puls war rasch und weich, gelegentlich unregelmäßig, seine Frequenz 140 in der Minute, der Blutdruck 115 mm Hg. Die Herzdämpfung reichte bis zur Mammillarlinie und die Töne waren frei von Geräuschen.

Ich ersuchte Dr. LEWIS, ein Elektrokardiogramm aufzunehmen, und er berichtete mir, daß die Kammern 150, die Vorhöfe 300 mal in der Minute schlügen. Hie und da bestand eine Arhythmie, nämlich dann, wenn die Kammern nicht jeden zweiten, sondern erst den vierten Vorhofschlag beantworteten.

Als der Kranke wieder zuhause war, gab ihm Dr. BLACKBURN Digitalintabletten, und zwar 4 mal täglich eine. Es stellte sich rasch eine Wirkung ein; am 4. Tage bestand leichte Übelkeit, die Pulsfrequenz ging auf 67 herunter und der Puls war regelmäßig. Nach einigen Tagen nahm die Frequenz wieder zu. Obwohl Digitalis wieder aufgenommen und zu wiederholten Malen ausgesetzt wurde, konnte das Herz nicht lange bei einer bestimmten Frequenz gehalten werden. Der Kranke kam am 3. Mai wieder zu mir. Das Herz schlug noch mit einer Frequenz von 150 in der Minute mit häufigen Arhythmien, wo es langsamer schlug. Es schien geraten, noch einmal Digitalis zu versuchen und Dr. LEWIS übernahm den Fall. Er versuchte wieder die Granules de Nativelle und stieg mit der Dosis langsam von einer auf 4 Tabletten im Tage. Er begann am 5. Mai; da betrug, wie das Elektrokardiogramm zeigte, die Kammerfrequenz 156, die Vorhoffrequenz 312. Nach wenigen Tagen wurde der Puls langsamer und unregelmäßig, er schwankte zwischen 70 und 140 und die Kammer neigte schon bei den leichtesten Anstrengungen außerordentlich zu Frequenzänderungen. Die Vorhoffrequenz blieb konstant bis zum 28. Mai. Da wurde das Mittel ausgesetzt, weil der Kranke an Übelkeit und Brechreiz litt. Es waren im ganzen in 23 Tagen 36 Granules genommen worden und die Vorhoffrequenz blieb hoch, obwohl die Kammerfrequenz bis auf 74 sank. Nach einer Ruhepause von einigen Tagen wurde Strophanthustinktur versucht und durch 14 Tage weiter gegeben; der Kranke nahm während dieser Zeit im ganzen 53,5 ccm. Die Wirkung war der nach Digitalis sehr ähnlich und nachdem Diarrhöe eingetreten war, wurde das Mittel ausgesetzt. Es ging dem Kranken deutlich besser, hauptsächlich infolge der Ruhe und der niedrigeren Kammerfrequenz.

Fall 58. **Vorhofflattern, durch Anstrengung hervorgerufen.**

Mann, geboren 1859, klagte darüber, daß er beim Gehen durch ein Gefühl von Erschöpfung zum Stillstand gezwungen werde. Er konnte langsam 3—4 Meilen gehen, wenn er aber eilte oder gegen den Wind ging, trat leicht Erschöpfung ein. Bis zum Jahre 1908 hatte er ein tätiges Leben geführt und war ziemlich viel in den Bergen herumgestiegen. Im Jahre 1908 fühlte er sich nach einer langen Radfahrt merkwürdig ausgepumpt und seit dieser Zeit hatte er dieses Gefühl von Erschöpfung bei Anstrengung. Er war viermal in Nauheim gewesen und wenn er auch in der Ruhe keine Beschwerden hatte, trat doch Erschöpfung ein, sowie er anfing sich anzustrengen. Er wußte, daß sein Herz durch lange Zeit unregelmäßig geschlagen hatte, während er ein emsiges Leben führte und daß sein Herzschlag ganz regelmäßig wurde, sowie er sich ausruhte.

Der Kranke wurde von Dr. LINELL am 11. April 1911 zu mir geschickt. Er war ziemlich stark und sah gesund aus. Der Puls war klein, weich und dauernd unregelmäßig (Abb. 182, S. 282). Die Herzdämpfung reichte bis zur Mammillarlinie und die Töne waren rein und frei von Geräuschen.

Ich ersuchte Dr. LEWIS ein Elektrokardiogramm aufzunehmen und er berichtete mir, daß die Vorhöfe 260 mal schlügen, während die Kammerfrequenz zwischen 90 und 130 schwankte. In der Regel beantwortete die Kammer jeden zweiten Vorhofschlag, es kam aber von Zeit zu Zeit auch ein Wechsel von 2 : 1 mit 4 : 1 Perioden vor.

Ich sah den Kranken am 1. Oktober 1912 wieder; sein Befinden war so ziemlich unverändert geblieben, d. h. es waren lange Perioden, wo ihm sein Herz keine Beschwerden machte und darauf folgten wieder Zeiten, wo das Herz unregelmäßig schlug und leicht Erschöpfung auftrat. Solche Perioden hörten aber immer auf, wenn er einige Tage geruht hatte. Er war wieder in Nauheim gewesen, und während er sich dort ruhig verhielt, hatte das Herz seine normale Tätigkeit wieder aufgenommen; als er aber fortgefahren war, kehrten Unregelmäßigkeit und Erschöpfung wieder zurück, sowie er anfing, rasch zu gehen. Als er jetzt bei mir war, schlug sein Herz ganz normal und der Venenpuls hatte die normale Vorhofsform.

Fall 59. Paroxysmale Tachykardie infolge von Vorhofflattern.

Mann, geboren 1858, war bis zu seinem 19. Lebensjahre gesund und hatte Freude an anstrengenden Spielen; dann aber begann er in unangenehmer Weise zu bemerken, daß sein Herzschlag aussetzte. Dies dauerte gewöhnlich etwa einen Monat an und es war meist beim Frühstück schlechter und auch in der Nacht; da mußte er aufstehen und er glaubte sterben zu müssen. Er hatte starke Verdauungsbeschwerden und litt an Verstopfung von seinem 19. bis zu seinem 32. Lebensjahre. Im Jahre 1891 wandte er sich der Hochwildjagd zu und seit dieser Zeit führte er ein anstrengendes Leben und hatte viel Geld- und häusliche Sorgen.

Er hatte nie Syphilis gehabt, wohl aber Malaria im Jahre 1891. 1911 waren seine Hämorrhoiden operiert worden und er hatte Gas und Äther ohne Störung vertragen.

Seit 1877 neigte er zu „Herzanfällen", die in den letzten Jahren etwas anders geworden waren. Sie konnten ganz unerwartet einsetzen, ohne irgend eine besondere Ursache, und dauerten von einer Stunde bis zu mehreren Tagen. (Der Anfall, in dem ich ihn gesehen habe, hat 10 Tage gedauert.) Die Frequenz stieg plötzlich von 67 auf 130—140; er merkte dies wohl, es machte ihm aber nicht viel Sorgen und er ging gewöhnlich weiter seinem Berufe nach. Er sagte, daß er absichtlich während eines Anfalles mehrere Stunden tüchtig marschiere und daß ihm nachher wirklich besser sei; während dieser Anfälle hatte Dr. STAINTHORPE oft das Aussetzen des Herzschlages festgestellt, die Intermittenz folgte auf 2—3 oder auf 10—12 Schläge. Wenn das Herz ruhig schlug, waren Größe und Töne normal, während des Anfalles wurde das Herz aber etwas größer. Es waren verschiedene Arten der Behandlung versucht worden, auch zwei Kuren in Nauheim, aber alles ohne Erfolg. Ich sah den Kranken am 20. Februar 1912. Er sah gesund aus, war aber mager. Er klagte hauptsächlich darüber, daß er seine Herztätigkeit so unangenehm fühle und daß er etwas müde sei, wenn das Herz so rasch schlage. Der Puls war ganz regelmäßig, 110 in der Minute. In dem von Dr. LEWIS aufgenommenen Elektrokardiogramm betrug die Kammerfrequenz 114, die Vorhoffrequenz 228. Die Herzdämpfung reichte bis zur Mammillarlinie, es konnte aber keine andere Abweichung von der Norm gefunden werden. Am 23. Februar überredete ich den Kranken sich einer Behandlung zu unterziehen. Er blieb im Bett und bekam 3 Granules de Nativelle täglich. Nach 36 Stunden war die Pulsfrequenz auf 70 zurückgegangen; dann bekam er täglich 2 Granules bis zum 26. Da betrug die Pulsfrequenz 68 und er hatte im ganzen 10 Granules genommen. Am 5. März schrieb mir Dr. STAINTHORPE, daß der Puls auch ohne Digitalis unter 76 gehalten worden sei und daß der Kranke alle Beschwerden verloren habe und sich viel besser fühle.

Am 22. Dezember 1912 schrieb mir Dr. STAINTHORPE, daß der Kranke sich einer guten Gesundheit erfreue, obwohl er gelegentlich leichte Anfälle seines früheren Leidens habe, die aber nur einige Stunden dauern.

Fall 60. Vorhofflattern. Angina pectoris. Wirkung der Digitalis.

Mann, geboren 1850, hatte sich bis Mitte 1910 einer guten Gesundheit erfreut, dann aber bemerkte er allmählich, daß er leicht außer Atem komme. Im Januar 1912 hatte er eine schwere Influenza und einige Wochen später einen Gichtanfall und Bronchitis. Als er sich davon erholt hatte, stellte sich sehr leicht Erschöpfung ein und er kam bald außer Atem. Dr. WILLEY schrieb mir, daß seit dieser Krankheit eine Frequenzsteigerung bestehe und daß er sicher sei, daß sie früher nicht dagewesen sei. Der Kranke hatte während der letzten Jahre viel geschäftliche Sorgen gehabt.

Am 19. März 1912 schickte Dr. WILLEY den Kranken zu mir. Er war ein großer, starker Mann mit blühender Gesichtsfarbe. Er klagte hauptsächlich über Atemnot und

Erschöpfung bei leichter Anstrengung. Sein Puls war klein und regelmäßig, die Frequenz 130 in der Minute. Die Halsvenen pulsierten deutlich, ähnlich wie in Abb. 281. Die Herzdämpfung war vergrößert und überragte die Mammillarlinie um 2,5 cm; der systolische Blutdruck betrug 160 mm Hg. Ich schickte den Kranken zu Dr. LEWIS, damit ein Elektrokardiogramm aufgenommen würde, und er berichtete mir, daß die Vorhöfe doppelt so schnell schlügen wie die Kammern. Da der Zustand noch nicht lange zu bestehen schien, empfahl ich dem Kranken eine Ruheperiode. Das geschah auch und am 23. Mai 1912 kam er wieder zu mir. Er sagte, daß Atemnot und Erschöpfung noch leicht hervorgerufen würden, und daß außerdem bei Anstrengung Anfälle von Schmerzen in der Brust aufgetreten wären, und zwar einmal mit solcher Heftigkeit, daß er auf die Knie fiel; der Schmerz dauerte nur einige Sekunden. Viermal verlor er das Bewußtsein; er fiel plötzlich auf der Straße zu Boden, und kam gleich wieder zu sich. Ein andermal verlor er, während er beim Frühstück war, das Bewußtsein durch 10 Minuten. Die Untersuchung ergab denselben Zustand wie früher, nämlich dauernde Tachykardie (130 in der Minute), dazu den eigentümlichen Venenpuls und Vergrößerung des Herzens. Ich war nun begierig, die Wirkung der Digitalis zu sehen. Dr. LEWIS übernahm den Fall und er hat die Ergebnisse seiner Beobachtungen auch veröffentlicht. Ich gebe hier einen kurzen Auszug aus seinem Befunde. Die Vorhoffrequenz blieb ziemlich konstant bei etwa 270 in der Minute, während die Kammern immer mit der halben Frequenz schlugen. Die Digitalistinktur wurde zuerst am 24. Mai verordnet und bis zum 31. weiter gegeben. Bis zum 30. stellte sich keine Wirkung ein, dann schwankte die Pulsfrequenz zwischen 114 und 137, während die Vorhöfe 274 mal schlugen. Dies beruhte darauf, daß die Zahl der die Vorhofschläge beantwortenden Kammersystolen wechselte, indem manchmal eine Kammersystole auf 2 Vorhofschläge fiel und dann erst auf vier. Am 31. Mai, 7 Tage nach dem Beginn der Digitalisbehandlung, und nachdem der Kranke im ganzen 17,5 ccm genommen hatte, stellte sich Erbrechen ein, der Puls fiel auf 94 in der Minute und war sehr unregelmäßig, während die Vorhöfe mit einer Frequenz von 278 fortschlugen; die Unregelmäßigkeit beruhte auf den wechselnden Beziehungen zwischen den Vorhof- und den Kammersystolen. Nun wurde Digitalis für einige Tage ausgesetzt und der Puls blieb unregelmäßig. Während die Vorhoftachykardie (260—268 in der Minute) andauerte, bekam der Kranke am 4. Juni Strophanthustinktur. Dies wurde bis zum 20. Juni fortgesetzt und da hatte der Kranke 53,5 ccm genommen. Die Vorhoffrequenz wurde nie beeinflußt, die Kammerfrequenz aber sehr deutlich. Die Kammern schlugen unregelmäßig, 80—130 mal in der Minute, je nachdem sie die Vorhofschläge beantworteten. Nachdem das Mittel ausgesetzt worden war, wurde der Kammerrhythmus regelmäßig, die Frequenz betrug ungefähr 130 in der Minute, die Vorhöfe aber fuhren fort, mit der doppelten Frequenz zu schlagen.

Fall 61. Paroxysmale Tachykardie infolge von Vorhofflattern und Vorhofflimmern.

61 jähriger Mann, hatte im Juli 1912 akute Influenza und Pneumonie und das Herz schlug rasch und unregelmäßig. Anfangs Dezember ließ er Dr. GRENIER holen, da er über ein Gefühl von Beengung in der Präkardialgegend klagte. Die Pulsfrequenz betrug 144 und der Rhythmus war unregelmäßig. Es wurde Bettruhe angeordnet und nach wenigen Tagen stellten sich Schwellungen an den Beinen und Ödem an der Basis beider Lungen ein; nach einigen Tagen beruhigte sich das Herz unter Digitalis. Seither war es mit dem Herzen besser gegangen, aber es waren doch gelegentlich Anfälle von Tachykardie aufgetreten. In einem Anfall am 13. Januar 1913 fühlte er sich sehr schwach und verlor beinahe das Bewußtsein.

Ich sah ihn am 1. Februar 1913 und fand einen rüstigen, gesund aussehenden Mann. Der Puls war regelmäßig, 80 in der Minute, der Blutdruck 175 mm Hg. Die Herzdämpfung reichte um $1^1/_4$ cm über die Mammillarlinie hinaus und die Töne waren rein.

Nach 2 Tagen sah ich ihn wieder; er sagte, daß er sich ganz wohl fühle, und daß er gar nicht merke, daß mit seinem Herzen etwas nicht in Ordnung sei. Der Puls war sehr rasch, 155 in der Minute, während kurzer Perioden ganz regelmäßig, dann sehr unregelmäßig. Ich nahm eine lange Kurve auf und fand bemerkenswerte Schwankungen im Pulse, der manchmal sehr rasch und unregelmäßig war (Vorhofflimmern), dann wieder rasch und regelmäßig (Vorhofflattern), und dann war für kurze Zeit der Rhythmus wieder ganz normal (Abb. 185 und 188). Ein Elektrokardiogramm, das Dr. LEWIS während des raschen, regelmäßigen Pulses aufnahm, zeigte, während die beiden ersten Ableitungen aufgenommen wurden, daß die Vorhöfe mit der Frequenz 308 schlugen, die Kammern mit der Frequenz 154, aber schon nach wenigen Minuten, während auf die Ableitung III umgeschaltet wurde, war der normale Rhythmus wieder aufgetreten; es fiel auf jeden Vorhofschlag eine Kammersystole und die Frequenz betrug 90 in der Minute (Abb. 187 S. 286). Ein später bei unregelmäßiger Herztätigkeit aufgenommenes Elektrokardiogramm zeigt Vorhofflimmern. Als ich den Kranken zuletzt sah, fühlte er sich wohl, das Herz schlug ganz normal, aber der Kranke wußte doch, daß es manchmal stundenlang unregelmäßig schlug. Ich sah ihn in einem solchen Anfall und fand, daß die Vorhöfe flimmerten.

Fall 62. Vorhofflattern.

62jähriger Mann, besuchte mich am 22. Oktober 1912 und klagte darüber, daß er bei Anstrengung außer Atem komme und daß seine Fußgelenke bei Nacht anschwellen. Die Kurzatmigkeit hatte er zuerst bemerkt, als er im August Golf spielte. Er sagte, daß er in den letzten 2 Jahren Schwindelanfälle gehabt habe; ein böser Anfall hätte eine Minute gedauert und es hätte sich alles um ihn gedreht. Der behandelnde Arzt sagte, der Kranke habe schon seit 10 Jahren ein vergrößertes und unregelmäßig schlagendes Herz. Der Kranke war groß und blaß, der Puls rasch, 90 in der Minute, und hie und da unregelmäßig (Abb. 176). Der außerhalb der Mammillarlinie liegende Spitzenstoß war groß und diffus, die Töne waren gedämpft. Die von der Radialis aufgenommene Pulskurve zeigte Alternans nach Extrasystolen und es muß bemerkt werden, daß der Spitzenstoß bei den kleinen Radialpulsen geradeso breit und stark war wie bei den großen Pulsen, worin er sich von dem Spitzenstoß bei Extrasystolen unterscheidet (Abb. 194). Die Venenpulskurve (Abb. 176) zeigte 3 Wellen auf jeden Puls, es schlugen also die Vorhöfe dreimal so schnell wie die Kammern und das stimmt auch mit einem von Dr. Lewis aufgenommenen Elektrokardiogramm. Wenn eine Pause in der Ventrikeltätigkeit eintrat, kamen die raschen Vorhofschläge sehr deutlich zum Ausdruck, wie aus den Abb. 172 und 177 zu ersehen ist, von welchen die erste zu einer anderen Zeit von Dr. J. Hay aufgenommen worden ist.

Der Kranke besuchte mich wieder im März 1913. Er hatte einen langen, in Ruhe verbrachten Urlaub hinter sich und fühlte sich besser und arbeitsfähig. Die Herztätigkeit war ganz normal, jeder Vorhofschlag ging auf die Kammern über und die Frequenz betrug 75 in der Minute. Sonst war der Herzbefund so ziemlich unverändert.

Fall 63. Vorhofflattern. Cheyne-Stokessche Atmung. Tod.

Mann, geboren 1855, hatte ein tätiges, anstrengendes Leben geführt bis Ende Dezember 1909. Da hatte er eine akute Influenza, während welcher er doch mit Hochdruck arbeitete ohne sich deshalb schlechter zu fühlen und er setzte sein anstrengendes Leben fort. Im Januar 1910 bemerkte er, als er sich rasierte, daß er Atembeschwerden hatte, und daß seine Wangen ganz blau waren. Er legte sich nieder und fühlte, daß sein Herz sehr rasch schlug, etwa 180 mal in der Minute. Nachdem er sich ausgeruht hatte, stand er auf und nahm seine Arbeit wieder auf, aber nach wenigen Tagen wurde er so schwach und kurzatmig, daß er im Bett bleiben mußte. Nach einigen Tagen fühlte er sich besser, obwohl die Herzfrequenz andauernd über 140 betrug. Eine am 21. Januar 1910 aufgenommene Kurve zeigte eine Pulsfrequenz von 170. Ende Januar ging er auf einen zehntägigen Urlaub, kam am 6. Februar zurück und nahm seine Arbeit wieder auf, obwohl er sich schwach und kurzatmig fühlte. Ich sah ihn am 13. Februar. Er konnte herumgehen, wurde aber beim Stiegensteigen sehr dyspnoisch. Der Puls war sehr unregelmäßig, seine Frequenz ungefähr 75 in der Minute. Die am Halse aufgenommene Kurve zeigte viele kleine Wellen, von denen ich jetzt weiß, daß sie für Vorhofflattern charakteristisch sind. Die Herzdämpfung reichte bis zur linken Mammillarlinie und die Töne waren frei von Geräuschen. Mit Ausnahme der Atemnot bei Anstrengung bestand kein Zeichen von Herzschwäche. Nach 2 Tagen wurde ein Elektrokardiogramm aufgenommen, welches einen regelmäßigen Kammerrhythmus von 145 zeigte und eine Vorhoffrequenz von 290, also genau das Doppelte.

Nach dieser Zeit setzte der Kranke seine Arbeit fort; am 18. Februar hatte er sehr viel zu tun, mußte sich viel plagen und außerdem einem Zuge nachlaufen. Am 19. fühlte er sich unwohl und die Temperatur betrug 37,8° C. Am 20. war die Temperatur normal, der Puls klein und sehr unregelmäßig, viele Schläge waren unfühlbar. Das Herz schlug 180 mal in der Minute und sehr unregelmäßig. Es bestand deutlich Pulsation im Epigastrium,

die Herzdämpfung reichte um fast 2 cm über die Mammillarlinie hinaus und die Halsvenen
waren strotzend gefüllt. In der Nacht wurde die Atmung mühsam und hatte den CHEYNE-
STOKES-Charakter. Am Morgen des 22. betrug die Pulsfrequenz 180 und fiel am Abend
auf 104. Während der nächsten paar Tage blieb sie sehr hoch und der Zustand des Kranken
verschlechterte sich, es traten Orthopnoe, CHEYNE-STOKESsche Atmung und zum Teil
Verlust des Bewußtseins auf. Am 26. Februar nahm das Herz plötzlich den normalen
Rhythmus wieder auf, ging mit der Frequenz auf 60—70 herunter und alle Zeichen von
Herzschwäche verschwanden rasch. Dann fühlte sich der Kranke sehr wohl und es blieb
so, bis am 8. März die Tachykardie wiederkam. Sie blieb durch einige Tage bestehen und
verschwand dann plötzlich. Von da an besserte sich der Zustand des Kranken allmählich
und er ging auf einen Monat auf Urlaub. Er kehrte dann zu seiner Arbeit zurück und es
ging ihm ziemlich gut bis zum Sommer 1912; da merkte er wieder, daß sein Herz abnorm
arbeite, er setzte aber trotzdem sein anstrengendes Leben fort und ging im August auf
Urlaub, mußte aber zurückkommen und sich ins Bett legen. Als ich ihn im September sah,
schlug das Herz rasch, etwa 117 mal in der Minute, und unregelmäßig und in der Venenpulskurve waren die für Vorhofflattern charakteristischen Wellen zu sehen. Der Kranke war
etwas zyanotisch und mußte im Bett hochgelagert werden. Ab und zu hatte er CHEYNE-
STOKESsche Atmung und die Herzdämpfung reichte um 5 cm über die Mammillarlinie hinaus.

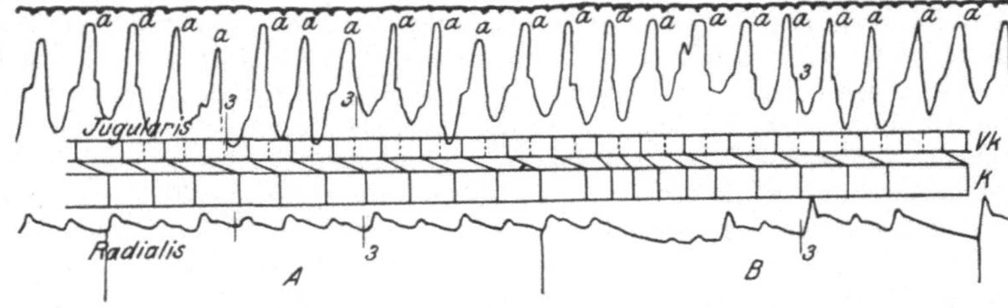

Abb. 286. Jugularis- und Radialpuls bei abnormem Rhythmus, wahrscheinlich Vorhofflattern. Das Schema
zeigt eine mögliche Erklärung, daß nämlich außer der großen Welle a im Venenpulse noch eine Vorhofwelle
vorhanden ist, die in die Kammerdiastole fällt (s. Abb. 175). Die Arhythmie in der Arterienkurve beruht
wahrscheinlich darauf, daß die Kammern für kurze Zeit jeden Vorhofschlag beantworten. Die gleich langen
Perioden A und B enthalten gleich viel Vorhofschläge, aber eine ungleiche Zahl von Kammersystolen, was
nach LEWIS charakteristisch für Vorhofflattern ist (Fall 64).

Der Kranke war schon mit Digitalis behandelt worden; nun wurde die Dosis erhöht
und das hatte zur Folge, daß die Kammern langsamer schlugen. Der Kranke kam wieder
etwas zu Kräften und erholte sich teilweise, aber das Vorhofflattern blieb bestehen. Das
Herz neigte immer zu Frequenzsteigerung, wurde aber durch Digitalis in Schach gehalten,
bis im Januar 1913 ganz unerwartet der Tod eintrat.

Fall 64. Vorhofflattern infolge einer akuten Infektion.

47jähriger Mann. Ich sah den Kranken mit Dr. WILLIAMS am 4. Dezember 1912.
Er hatte als Kind Scharlach gehabt und es war eine geringe Schwerhörigkeit zurückgeblieben; dann blieb er gesund und lebte mäßig. Er fühlte sich ganz wohl bis zum 28. November 1912, da spielte er Golf und hatte Freude daran. Am Abend aber trat eine geringe
Temperatursteigerung ein und er hustete etwas blutig gefärbtes Sputum aus. Am nächsten
Tage war er etwas dyspnoisch und zyanotisch. Am 2. September hatte er einen Anfall
von starker Atemnot, der Puls wurde rasch und unregelmäßig und war zeitweise kaum zu
fühlen. Die Atemnot ging nach einer Stunde vorüber. Als ich den Kranken am 4. sah, lag
er halb sitzend im Bett, das Gesicht war zyanotisch und die Atmung etwas mühsam, besonders wenn er sich umdrehte. Die Herzdämpfung reichte bis zur Mammillarlinie, die
Herztätigkeit war unregelmäßig und die Töne waren dumpf. Über den Schlüsselbeinen
sah man den Bulbus der Jugularis so stark schlagen, daß man es fühlen und einen kurzen
scharfen Ton hören konnte. Die Kurve zeigte, daß der Venenpuls gelegentlich unregelmäßig war und jede große Welle in der Jugularis kam unmittelbar von einem Radialpuls
(Abb. 286). Es bestand eine Dämpfung über der Basis beider Lungen und es waren spär-
liche feine Rasselgeräusche zu hören.

Von da an besserte sich der Allgemeinzustand des Kranken, obwohl der Puls zeitweise sehr unregelmäßig war. Nach wenigen Tagen trat Eiweiß im Harn auf und die Harnmenge nahm allmählich ab. Trotzdem schien es dem Kranken besser zu gehen und am 16. Januar konnte er aufstehen, war aber sehr kurzatmig und die Herztätigkeit war dauernd sehr unregelmäßig.

Von da an ging es allmählich schlechter, es trat CHEYNE-STOKESsche Atmung auf, die Harnmenge wurde spärlich und es erschienen Ödeme, die sich allmählich an den Beinen hinauf bis auf den Bauch ausbreiteten. Die Herzdämpfung wurde größer, es trat ein Mitralgeräusch auf und der Rhythmus war dauernd unregelmäßig. Die CHEYNE-STOKESsche Atmung war sehr ausgesprochen; während der Apnoe nahm ich eine Venenpulskurve auf und diese zeigte zwei gut ausgeprägte Wellen auf jede Kammersystole (Abb. 175 S. 280). Dann ging es dem Kranken immer schlechter und er starb am 2. April 1913.

Fall 65. Syphilitische Aortitis und Myokarditis. Aorteninsuffizienz. Vorhofflattern.

39 jährige Frau, in das Krankenhaus aufgenommen am 22. September 1912, klagte über Kurzatmigkeit, Schmerzen im Bauch und Schwellung an den Beinen. Dies bestand $3^1/_2$ Monate; sie bemerkte zuerst die Kurzatmigkeit und in den letzten 6 Wochen waren

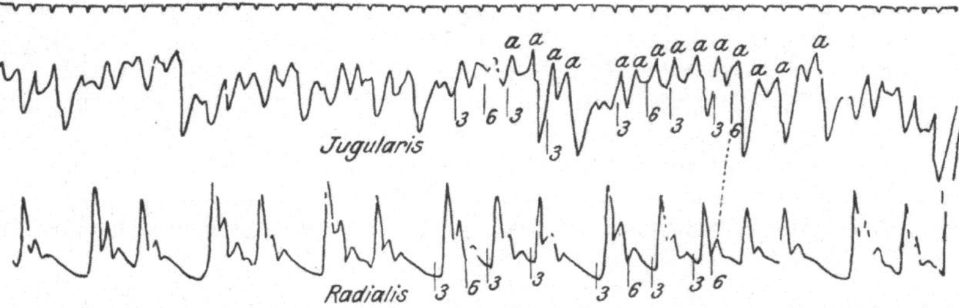

Abb. 287. Unregelmäßiger Radialpuls, im Venenpulse zahlreiche a-Wellen, die vom Vorhofe stammen (Fall 65).

ihre Beine angeschwollen. Sie hatte keinen Rheumatismus gehabt, aber die Wassermann-reaktion war positiv.

Bei der Aufnahme bestanden leichte Dyspnoe, Ödeme an den Beinen und Zyanose an den Lippen. Der Spitzenstoß war im 6. Interkostalraum, $15^1/_2$ cm von der Mittellinie entfernt. Die Herzdämpfung reichte in der Höhe der 4. Rippe um $2^1/_2$ cm über die Mittellinie nach rechts und um $15^1/_2$ cm nach links. Über dem ganzen Präkordium waren systolische und diastolische Aortengeräusche zu hören. Über der Basis beider Lungen bestand Rasseln. Die Leber überragte in der rechten Medioklavikularlinie den Rippenbogen um $2^1/_2$ cm. Der Harn war sauer, 1010, und enthielt Eiweiß.

Nach Bettruhe trat Besserung ein und diese dauerte 7 Tage. Dann traten Anfälle von Dyspnoe auf, die von Schweißausbruch und Schmerzen im Präkordium begleitet waren. Die Leber wurde größer und die über ihr liegenden Gewebe wurden druckempfindlich. Am 16. Oktober 1912 bekam die Kranke täglich 3,5 ccm Digitalistinktur; am 23. wurde die Digitalis wieder ausgesetzt, weil sich Übelkeit und Erbrechen eingestellt hatten. Der Allgemeinzustand hatte sich etwas gebessert, die Ödeme waren etwas zurückgegangen, der Puls war aber nicht langsamer geworden und der Blutdruck nicht gestiegen.

Am 18. November 1912 wurde wieder mit der Digitalisbehandlung begonnen. Am 25. änderte sich, während noch weiter Digitalis gegeben wurde, der Charakter des Jugularispulses, er zeigte jetzt das Bestehen von Vorhofflattern. Der Allgemeinzustand der Kranken verschlechterte sich allmählig, Ödeme und Ascites nahmen zu. Sie verließ das Krankenhaus am 4. Dezember und starb 10 Tage später zu Hause. Zu der Zeit wo sie das Krankenhaus verließ, bestand Vorhofflattern. Nach dem Beginne des Vorhofflatterns wurden die allgemeinen Symptome schlechter, es änderten sich aber weder die Herzdämpfung noch der Charakter der Geräusche, aber der Puls wurde unregelmäßig (Abb. 287).

Fall 66. Myokarderkrankung, auf das Atrioventrikularbündel übergreifend, Pulsus alternans. Asthma cardiale. Vorhofflattern als terminale Erscheinung.

63 jähriger Mann, besuchte mich zuerst am 27. April 1910. Er hatte sich bis zum November 1909 ganz wohl gefühlt, dann hatten sich Husten und Atemnot eingestellt. In den letzten Monaten hatten ihm Anfälle von Atemnot, die ungefähr um 3 Uhr früh eintraten, viel Beschwerden gemacht. Diese Anfälle waren sehr schwer und dauerten ungefähr eine halbe Stunde. Sie waren von Husten begleitet und es wurde etwas Schleim ausgeworfen. Der Kranke war ein großer, mächtig gebauter Mann. Der Puls war groß und die Arterienwand verdickt, der Blutdruck betrug 125 mm Hg. Ab und zu traten Extrasystolen auf und nach diesen zeigten einige Schläge den Alternans. Das Herz war vergrößert, der Spitzenstoß lag 5 cm außerhalb der Mammillarlinie, der erste Ton war verdoppelt. Eine von der Jugularis aufgenommene Kurve zeigte ein verlängertes a-c-Intervall (Abb. 200) und das von Dr. LEWIS aufgenommene Elektrokardiogramm ein verlängertes P-R-Intervall und die für die Schädigung des rechten Schenkels charakteristischen Veränderungen, d. h., daß sich der linke Ventrikel vor dem rechten kontrahierte.

Der Kranke stellte Syphilis in Abrede, aber gewisse Narben an den Beinen sahen verdächtig aus und der Harn enthielt Spuren von Eiweiß. Bei Behandlung besserte sich der Zustand des Kranken und es ging ihm ziemlich gut bis zum Juli 1912, da hatte er einen Gichtanfall, der ihn schwächte. In der Zwischenzeit hatte ich ihn hie und da gesehen und nur wenig Veränderung feststellen können. Ich sah ihn am 5. April 1912, da fühlte er sich schwach, konnte aber ohne Beschwerden Golf spielen. Im Januar 1913 ging er auf Reisen, wurde aber ernstlich krank, sehr schwach und atemlos. Ich sah ihn am 2. März; er lag halb sitzend im Bett, war etwas benommen, hatte deutlich CHEYNE-STOKESsche Atmung. Der Puls war sehr rasch, von wechselndem Rhythmus, wobei Perioden von regelmäßigem Puls mit solchen von unregelmäßigem abwechselten. Zu dieser Zeit waren auch die kleinen Wellen im Venenpuls zu sehen, die Vorhofflattern anzeigen.

Der Zustand des Kranken besserte sich nicht, es ging allmählich schlechter und er starb im Mai 1913.

Fall 67. Vorhofflattern. Anfälle von Bewußtlosigkeit. Tod.

Mann, geboren 1833, erfreute sich einer guten Gesundheit bis 1901; da begannen Anfälle von Bewußtlosigkeit aufzutreten. In einem solchen Anfalle fiel er zu Boden und wurde dann mit verrenkter Schulter aufgefunden. In der Regel kamen die Anfälle ganz plötzlich; er fiel hin und kam gleich wieder zu sich, war etwas betäubt und schwach und fühlte, daß sein Herz schwach schlug. In der Regel gingen die Anfälle rasch vorüber. Im Jahre 1906 nahm er einmal an einem hastigen Mittagessen teil und mußte dann eine halbe Meile eilen, um den Zug zu erreichen. Als er im Zuge saß, verlor er das Bewußtsein und wurde in der nächsten Station in ein Hotel getragen, wo er mehrere Stunden bewußtlos lag, mit einem so schwachen Pulse, daß der behandelnde Arzt zu verschiedenen Malen glaubte, daß der Tod schon eingetreten sei. Er kam aber zu sich und hatte seither einige viel leichtere Anfälle. Manchmal fühlte er, daß „sein Herz davonlaufe", dann verhielt er sich ruhig und der Anfall ging nach einigen Minuten oder einigen Stunden vorüber.

Als ich den Kranken am 21. Februar 1911 mit Dr. FORD ANDERSON sah, war er ein großer, magerer Mann mit blauer Nase und kalten Fingern. Der Puls wurde gelegentlich von Extrasystolen unterbrochen. Die Herzdämpfung war nach rechts nicht verbreitert, reichte aber nach links bis zur Mammillarlinie. Der Spitzenstoß war etwas diffus und hebend. Es bestanden keine Geräusche, aber der erste Ton an der Spitze war weich und wenn der Kranke sich niederlegte, unhörbar.

Ich sah ihn wieder am 2. August 1912; er war sehr hinfällig, denn vor 13 Tagen hatte ein Anfall angefangen und ununterbrochen bis zu meinem Besuche an diesem Tage gedauert. Der Kranke war sehr blaß, sah leidend aus und lag halb sitzend im Bett. Der Puls war kaum zu fühlen und so rasch, daß man ihn nicht zählen konnte. Die tiefen Jugularvenen waren voll und pulsierten stark. Nach der Kurve betrug die Frequenz etwas über 200 in der Minute; ich hatte die größten Schwierigkeiten, eine Kurve von der Radialis zu bekommen, während sie von der Jugularis leicht zu erhalten war. Die Herzdämpfung reichte zu dieser Zeit über die Mammillarlinie hinaus und es bestanden keine Geräusche; der erste Ton war kaum zu hören und der zweite deutlich akzentuiert. Es bestanden weder

Ödeme noch Leberschwellung. Der Kranke bekam Digitalin-Granules, und zwar eine alle 6 Stunden. Dies wurde durch 3 Tage fortgesetzt, dann fiel die Pulsfrequenz auf 100 in der Minute. Der Kranke wurde sehr unruhig und redete irre. Nun wurde das Digitalin ausgesetzt, dann wurden verschiedene Mittel versucht, aber keines schien eine sichere Wirkung zu haben. Während des nächsten Monats wechselte die Pulsfrequenz deutlich, sie betrug 180 und fiel manchmal bis auf 74; manchmal war der Puls ganz regelmäßig, dann wieder unregelmäßig. Da ich den Kranken nach dem 2. August nicht mehr sah, kann ich nicht sagen, ob die abnorme Tätigkeit während der ganzen Zeit fortbestanden hat, aber nach dem was mir Dr. FORD ANDERSON über die Frequenz und den Rhythmus berichtete, möchte ich glauben, daß sie ziemlich konstant bestanden hat und vielleicht nur gelegentlich von normalem Rhythmus unterbrochen war. Der Allgemeinzustand des Kranken wechselte sehr; manchmal fühlte er sich ziemlich wohl, aber oft litt er an großer Schwäche. Leichte Aufregung oder Anstrengung haben oft einen Anfall von hochgradiger Tachykardie herbeigeführt. Der Kranke wurde dann allmählich schwächer und starb.

Fall 68. Anfälle von paroxysmaler Tachykardie, wahrscheinlich infolge von Vorhofflattern.

27 jähriger Mann, besuchte mich am 7. März 1910 und klagte über plötzliche Anfälle von Herzklopfen. Er hatte im Jahre 1887 Scharlach und dann akuten Rheumatismus gehabt und dieser wiederholte sich im Jahre 1902. Kurz vor diesem Rückfall hatte er den ersten Anfall von Herzklopfen. Der Kranke war mager und hatte kalte Hände und blaue Finger, seine Lippen waren zyanotisch und sein Gesicht wurde bei Anstrengung oder während eines Anfalles von Herzklopfen sehr blau. Der Puls war regelmäßig, 64 in der Minute, und der Jugularpuls hatte den normalen Vorhoftypus. Das Herz war nicht vergrößert und der erste Ton war dumpf, wenn der Kranke aufstand.

Die Anfälle von Herzklopfen, über die der Kranke klagte, dauerten zuerst nur einige Minuten und traten nur selten auf. Während der letzten Jahre waren sie alle paar Wochen einmal gekommen und hatten von einer halben bis zu 6 Stunden gedauert, aber vor 7 Jahren hatte ein Anfall eine ganze Woche gedauert. Die Anfälle setzten plötzlich ein, der Kranke fühlte sich schwach und hatte während ihrer Dauer keine Lust sich anzustrengen, obwohl er ohne Beschwerden langsam gehen konnte. Heftige Anstrengungen führen zu Anfällen und diese treten auch leicht auf, wenn der Kranke sich den Magen verdorben hat. Wenn er dann Ipecacuanha-Wein nimmt, hören die Anfälle in der Regel einige Minuten nach dem Eintritt von Übelkeit und Erbrechen auf. Der Kranke hatte sehr verschiedene Behandlungen durchgemacht, darunter auch eine Ruhekur, aber nichts konnte den Eintritt der Anfälle verhindern.

Auf meinen Wunsch führte er durch fast ein Jahr ein Tagebuch und das Folgende gibt eine Vorstellung von dem, was der Kranke im Laufe eines Monats beobachtet hat.

10. Mai. Herzklopfen begann um 10 Uhr abends. Ich nahm Ipec. ungefähr um 10 Uhr 10 Min.; Übelkeit, keine Wirkung. Dann um 11 Uhr 15 Min. nachts wieder Ipec.; Übelkeit, der Anfall hört um Mitternacht auf.

17. Mai. Erwachte mit Herzklopfen um 5 Uhr 15 Min. früh. Nahm zweimal Ipec., mir wurde übel und der Anfall hörte morgens um 6 Uhr 30 Min. auf.

22. Mai. Herzklopfen trat um 7 Uhr früh ein, als ich rief. Ipec. ohne Erfolg. Ich frühstückte, nahm wieder Ipec., wieder ohne Erfolg. Endlich, nachdem ich 4 Portionen Ipec. genommen hatte, gab mir der Arzt Suppe, es wurde mir wieder übel und der Anfall hörte um 11 Uhr vormittags auf.

29. Mai. Herzklopfen trat um 7 Uhr früh ein. Ich nahm Ipec., es wurde mir übel und der Anfall hörte um 7 Uhr 40 Min. auf.

Es ging dem Kranken dann ziemlich gut, nur gelegentlich traten Anfälle von Tachykardie auf, bis er Mitte Januar 1911 wieder an akutem Rheumatismus erkrankte. Die Temperatur war nicht hoch, und es waren nur wenig Gelenke ergriffen. Am 19. setzte ein Anfall von Tachykardie ein und dieser dauerte bis zu meinem Besuche am 24. Er hatte mehrmals Ipec. genommen und erbrochen, aber der Anfall hatte nicht aufgehört. Als ich den Kranken sah, saß er in einem Stuhl, denn er konnte wegen seiner Dyspnoe nicht liegen. Gesicht, Lippen, Hände und Füße waren tief zyanotisch, der Radialpuls war rasch und kaum fühlbar (Abb. 178). Das Herz schlug stark, besonders unter der linken Brustwarze und der Spitzenstoß konnte bis in die vordere Axillarlinie gefühlt werden. Die Töne waren rein und deutlich. Die Halsvenen waren stark gefüllt und pulsierten (Abb. 178). Die Leber überragte den Rippenbogen um 5 cm und pulsierte ebenfalls (Abb. 179). Der Kranke wünschte sehr, wieder Ipec. zu versuchen, aber der behandelnde Arzt meinte, der Kranke wäre zu schwach, um die Anstrengung des Erbrechens auszuhalten. Da aber der Kranke fühlte, daß ihm dann leichter werden würde und da ich nichts Besseres zu bieten hatte, gab ich meine Zustimmung, daß er wieder Ipec. nehmen solle. Nach einer halben Stunde erbrach er, das Herz nahm sofort den normalen Rhythmus wieder auf und der Kranke fühlte sich sehr erleichtert. Dann besserte sich sein Zustand allmählich, aber

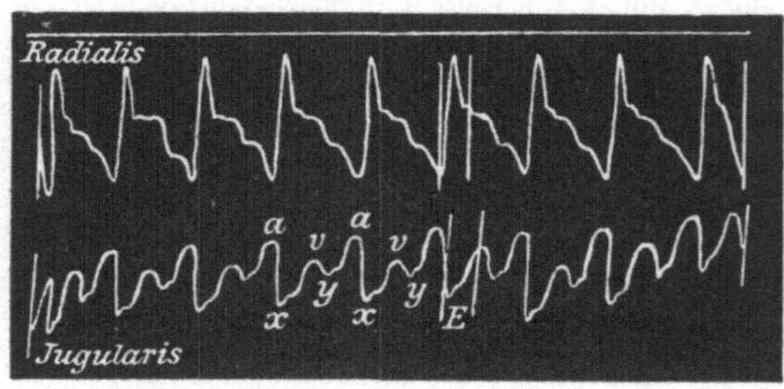

Abb. 288. Diese und die folgenden sieben Kurven stammen von derselben Kranken. Hier ist der Puls regelmäßig, und der Jugularispuls hat den Vorhofstypus. (Fall 69, März 1903.)

die Anfälle kamen immer noch mit erschöpfender Häufigkeit. Ich sah den Kranken wieder am 17. Februar 1911 in einem Anfalle, der schon mehrere Stunden dauerte. Er sagte, er könne den Anfall beendigen, wenn er Luft schlucke und wieder ausstoße; das tat er auch, aber das, was dabei geschah, zeigt die Abb. 174 S. 279. Er erzeugte wahrscheinlich einen geringgradigen Block, so daß die Kammern nicht mehr so regelmäßig auf die Vorhofschläge antworteten (vorausgesetzt, daß es ein Fall von Vorhofflattern war). Nach einigen Minuten ging die Tachykardie wieder los. Der Kranke wußte wohl, daß die Rhythmusänderung nur vorübergehend war und er erkannte auch, daß sie sich vom normalen Rhythmus unterschied. Er wiederholte den Versuch und es trat eine ähnliche Wirkung auf. Von da an ging es ihm allmählich besser; während

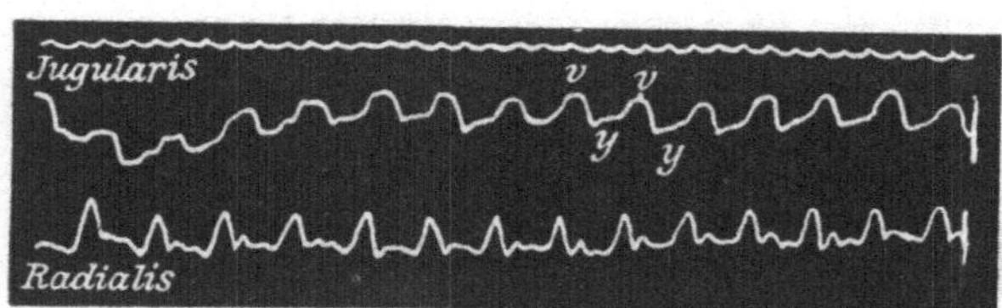

Abb. 289. Der Jugularispuls hat jetzt die ventrikuläre Form. (Fall 69, 10. März 1904.)

der letzten 2 Jahre war er imstande, seinem Berufe nachzugehen, obwohl er immer in Gefahr war, von Zeit zu Zeit von kurzen Anfällen betroffen zu werden.

Fall 69. Digitaliswirkung bei Vorhofflattern (?), führt zu Vorhofflimmern und dann zum Normalrhythmus.

Mädchen, 16 Jahre alt. Ich sah sie zuerst am 21. März 1903. Sie hatte akuten Rheumatismus durchgemacht und einige Jahre lang an Atemnot und Herzklopfen nach Anstrengung gelitten. Dies war schlechter geworden und es bestand ein leichtes Ödem an den Beinen. Die Pulsation der Halsvenen war deutlich wahrnehmbar und zeigt den Vorhoftypus (Abb. 288). Der Puls war klein, regelmäßig, 86 in der Minute. Die linke Brust wurde

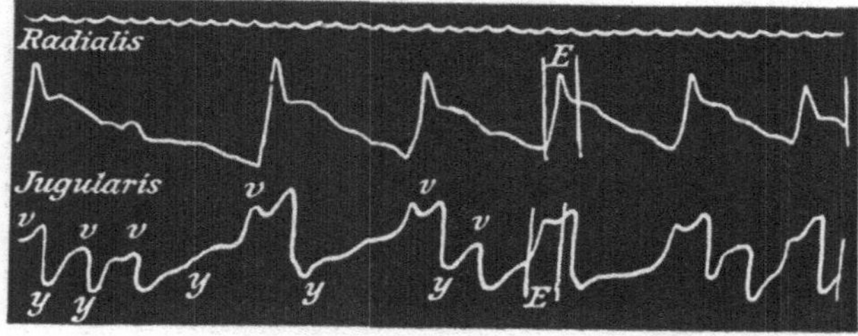

Abb. 290. Der Jugularispuls ist immer noch vom ventrikulären Typus, aber unter der Wirkung von Digitalin ist der Radialpuls langsam und unregelmäßig geworden. (Fall 69, 18. März 1904.)

durch die Bewegungen des stark vergrößerten Herzens stark gehoben. Der Spitzenstoß war kräftig und diffus im sechsten Interkostalraum in der vorderen Axillarlinie fühlbar. Es bestand ein lautes, rauhes, systolisches Geräusch, das über dem ganzen Herzen und um die Brust herum bis zum Rücken hörbar war, am lautesten aber an der Spitze. Unter Ruhe und Digitalis ging es dem Mädchen rasch besser. Sie bekam jedoch wieder einen Rückfall, und am 9. Januar 1904 notierte ich starke Schwellung des Abdomens, Vergrößerung

der Leber; die Beine waren ödematös und der Harn spärlich. Der Radialpuls war klein, weich und schnell, 126 in der Minute, der Jugularispuls zeigte den Kammertypus. Unter Digitalingranules ging es ihr wieder besser, doch als im Februar die Granules ausgesetzt wurden, brach sie rasch aufs neue

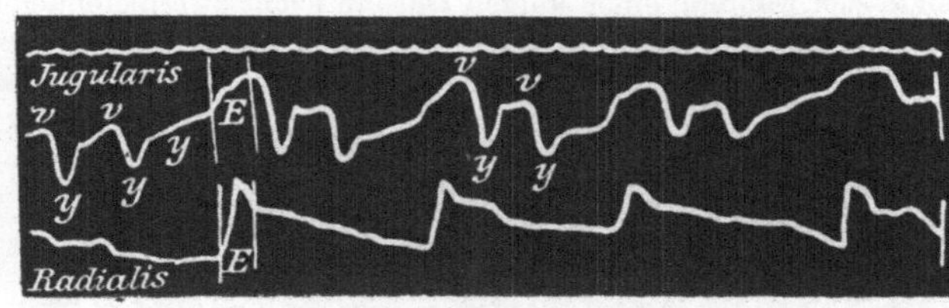

Abb. 291. Zeigt, daß die charakteristische Digitaliswirkung noch besteht (26. März 1904). Die Jugulariskurve zeigt die Natur der Arhythmie und die Doppelschläge gleichen denjenigen in den Abb. 248, 252 usw. (Fall 69).

zusammen. Am 10. März 1904 war ihr Zustand dem am 9. Januar beschriebenen ähnlich, die Radial- und Jugularispulse zeigt Abb. 289.

Sie erhielt Digitalingranules, täglich eine. Die Wirkung trat rasch ein, und am 18. März war der Puls langsam und unregelmäßig geworden (Abb. 290). Die Harnmenge hatte stark

zugenommen, das Abdomen und die Leber waren abgeschwollen und alle Zeichen von Hydrops waren verschwunden. Das Digitalin wurde bis zum 28. März weitergegeben, und zwar jeden zweiten Tag eine Granule, und die Kranke fühlte sich die ganze Zeit hindurch ziemlich wohl, der Puls blieb langsam und un-

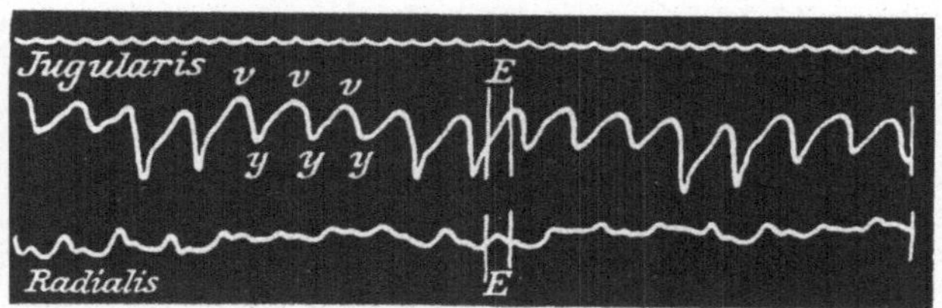

Abb. 292. Acht Tage nach Aussetzen des Digitalins trat wieder Herzschwäche ein; der Puls ist hier 120 in der Minute, und der Jugularispuls zeigt immer noch den ventrikulären Typus. (Fall 69, 5. April 1904.)

regelmäßig, wie die Kurve in Abb. 291 zeigt, die am 26. März aufgenommen wurde.

Das Digitalin wurde am 28. März ausgesetzt. 4 Tage darnach war die Pulszahl auf 85 in der Minute gestiegen, die Kranke fühlte sich aber noch ziemlich wohl. Am 5. April, d. h. 8 Tage nachdem das Digitalin ausgesetzt worden war, war die Herzfrequenz auf 120 in der Minute gestiegen, der Puls war schwach und klein geworden und die Aus-

dehnung der Jugularis hatte zugenommen (Abb. 292). Andere Symptome von Herzschwäche traten hinzu und die Kranke bekam daher wieder Digitalin, eine Granule täglich. Am 9. April war die Pulsfrequenz immer noch 120 in der Minute. Am 11. April war sie 130, am 14. April war der Puls wieder langsam und unregelmäßig geworden (Abb. 293).

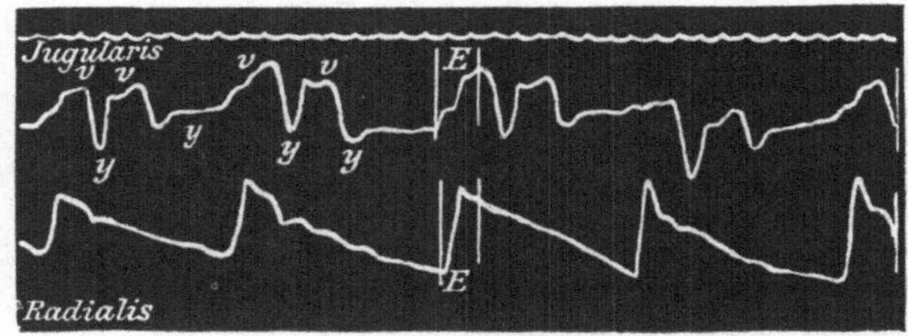

Abb. 293. Neun Tage nach Beginn der Digitalindarreichung ist die charakteristische Wirkung erreicht. (Fall 69, 14. April 1904.)

Das Digitalin wurde wieder ausgesetzt, doch als die Pulszahl wieder zuzunehmen begann, wurde am 17. April aufs neue eine Granule pro Tag verordnet. Die Kranke fühlte sich andauernd wohl, doch da die Pulszahl nicht genügend herunterging, verdoppelte ich am 1. Mai die Dosis. Ich nahm dann bis zum 14. Mai keine Kurven mehr auf und begnügte mich damit, das Langsamerwerden des Pulses zu beobachten. Da ich jedoch fand, daß trotz der vermehrten Digitalindosen der Puls nicht so wie früher langsamer wurde,

nahm ich an diesem Tage Kurven auf und fand einen vollständig regelmäßigen Radialpuls, während der Jugularispuls seinen Charakter völlig geändert hatte und jetzt den Vorhofstypus darstellte, d. h. der Vorhof hatte wieder seine normale Tätigkeit aufgenommen
und die Herzkammern kontrahierten sich in der normalen Reihenfolge.   Gelegentlich
zeigte sich während einer kurzen Zeit ein leicht alternierender Rhythmus wie in Abb. 294.
    Das Digitalin wurde ausgesetzt, und die Kranke fühlte sich einige Monate ziemlich wohl.
Der Jugularispuls zeigte weiter den Vorhofstypus und der Puls war vollkommen regelmäßig

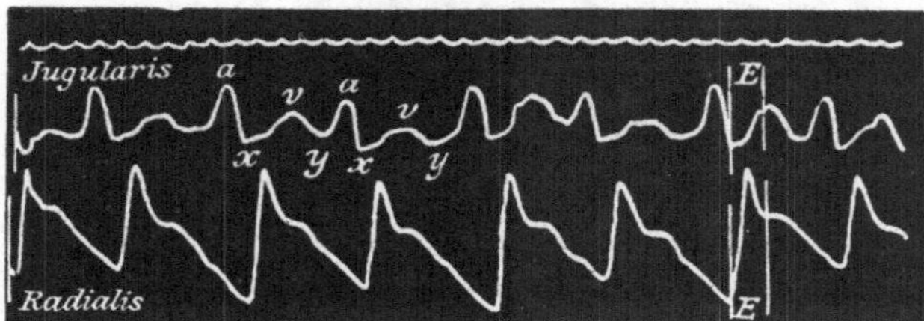

Abb. 294.   Unter fortgesetztem Gebrauch von Digitalin kehrte der normale
Herzrhythmus zurück, wie die Tatsache beweist, daß hier der Jugularispuls
den Vorhoftypus besitzt. (Fall 69, 15. Mai 1904.)

bis zu ihrem Tode im Dezember 1905, mit Ausnahme einer kurzen Periode, die ich mit wenig Worten beschreiben will. Am 18. Dezember 1904 traten wieder Ödeme der Beine auf, das Abdomen begann anzuschwellen und die Kranke wurde sehr kurzatmig. Der Puls war klein, weich und schnell, 110 in der Minute, und

der Jugularispuls zeigte noch den Vorhofstypus.   Sie erhielt täglich eine Granule Digitalin.
Bis zum 27. Dezember war keine Besserung eingetreten, sie erhielt daher täglich 2 Granules.   Am 2. Januar 1905 war die Pulszahl auf 80 in der Minute gefallen, meist war
der Puls ganz regelmäßig, aber gelegentlich trat eine Extrasystole ventrikulären Ursprungs auf (Abb. 295).   Manchmal erschienen diese Kammerextrasystolen für kurze
Zeit nach jedem zweiten Puls.   Digitalin wurde ausgesetzt und die Arhythmie verschwand.   (Wir wissen jetzt, daß ein rascher, regelmäßiger Puls nicht für Vorhofflimmern
charakteristisch ist, so daß ich glaube, daß die mit raschem, regelmäßigem Rhythmus
einhergehende Herzschwäche auf einem anderen abnormen Vorgange beruhte, wahr

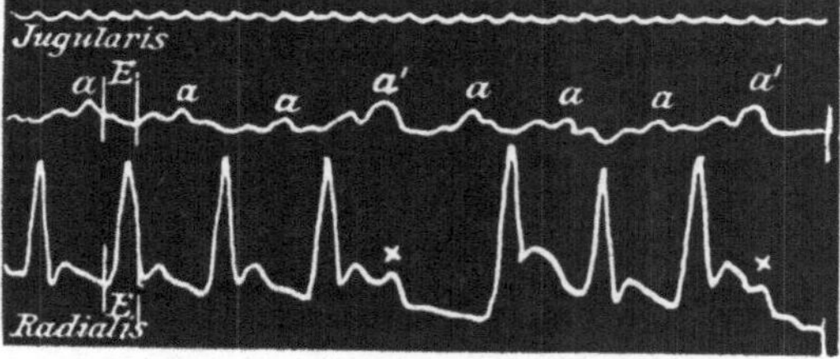

Abb. 295.   Zeigt einen Jugularispuls vom Vorhoftypus mit
gelegentlichem Auftreten einer ventrikulären Extrasystole.
Die Vorhofswellen (a und a') erscheinen in regelmäßigen
Zwischenräumen, während die kleinen Wellen × in der Radialis
vorzeitig auftreten.   Die größere Höhe von a' ist dadurch bedingt, daß die Kammer, wenn der Vorhof sich kontrahiert,
sich bereits in Systole befindet und deshalb den Vorhofinhalt
nicht aufnehmen kann, so daß dieser in die Venen zurückgeworfen wird und so die größere Welle hervorruft. (Fall 69,
2. Januar 1905.)

scheinlich auf Vorhofflattern, das so wie im Fall 55 in Vorhofflimmern überging.)

Fall 70. Häufige Anfälle von paroxysmaler Tachykardie ohne ernste Folgen, in hohem Alter.

Mann, geb. 1827.   Leidet seit seinem 76. Jahre an häufigen Anfällen beschleunigter Herztätigkeit und dabei an einem Gefühl großer Hinfälligkeit.   Während der Anfälle fühlt er sich sehr erschöpft und liegt zu Bett, die Anfälle dauern $1/2$—12 Stunden.   Oft ist er wochenlang frei davon, zu anderen Zeiten hat er mehrere in einer Woche.   Ich habe ihn im Anfall und in anfallsfreien Zeiten beobachtet.   In diesen ist er ein für seine Jahre verhältnismäßig rüstiger Mann und ist in

seinem Geschäft sehr tätig; sein Herz zeigt keine Abnormität und sein Puls ist langsam
und regelmäßig (Abb. 296).   Während des Anfalles liegt er sehr ruhig im Bett, sein Gesicht ist blaß, die Züge etwas schlaff.   Er vermeidet jede stärkere Anstrengung, hat aber
keine wirklichen Beschwerden.   Der Puls erreicht manchmal zu Beginn des Anfalles eine
Frequenz von 200 in der Minute.   Ich sah ihn immer erst mehrere Stunden nach dem
Einsetzen des Anfalles und da betrug die Frequenz gewöhnlich zwischen 150 und 170
in der Minute.   Abb. 296 stellt eine Kurve seines Jugularis- und Radialpulses dar,
die in anfallsfreier Zeit aufgenommen wurde.   Es bestand eine ganz geringe Pulsation am

Halse und die Aufnahme der Kurve war mit einigen Schwierigkeiten verknüpft. Immerhin sieht man deutlich, daß der Puls die Vorhofform besitzt. Abb. 297 zeigt den Radial- und den Jugularispuls während eines Anfalles. Ich hatte wiederum beträchtliche

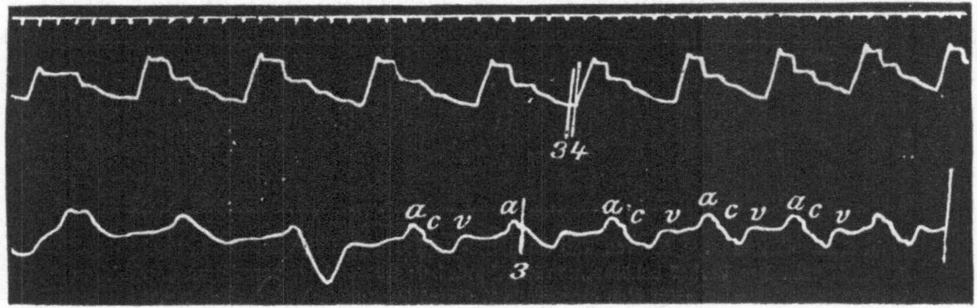

Abb. 296. Kurven von einem 78 Jahre alten Manne, der an Anfällen von paroxysmaler Tachykardie litt, aus der anfallsfreien Zeit (Fall 70).

Schwierigkeiten, eine befriedigende Kurve zu erlangen, da der Kranke im Bett eine Lage einnahm, die die Aufnahme einer guten Kurve erschwerte, aber alle Kurven zeigten dieselben Eigentümlichkeiten wie Abb. 297.

Als ich zuletzt von dem Kranken hörte (1908), war er 81 Jahre alt, bei ziemlich guter Gesundheit und immer noch diesen Anfällen unterworfen.

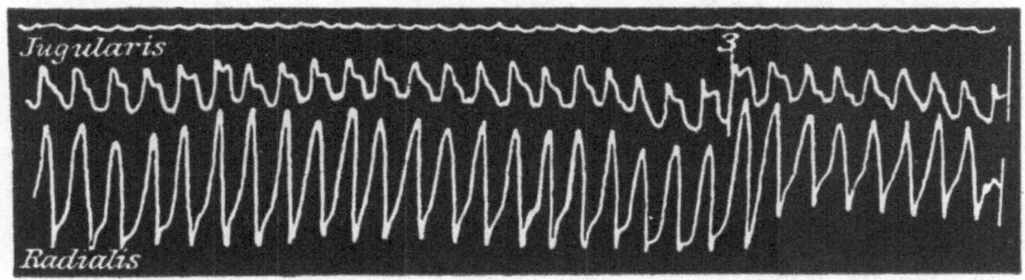

Abb. 297. Von demselben Kranken wie Abb. 296, während eines Anfalles von paroxysmaler Tachykardie. Man beachte den leichten Pulsus alternans in der Radialkurve (Fall 70).

Fall 71. Häufige Anfälle von paroxysmaler Tachykardie ohne ernste Symptome.

Frau, 35 Jahre alt, im achten Monat mit dem zweiten Kinde schwanger, litt seit mehreren Jahren an Kurzatmigkeit und hatte die Empfindung, daß ihr Herz „sehr sonderbar" schlug. Sie war nur wenige Wochen in meiner Behandlung, und ich habe sie in mehreren

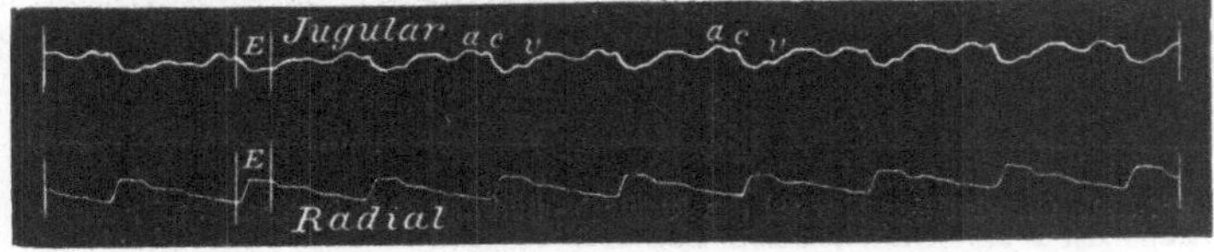

Abb. 298. Gleichzeitige Kurven des Jugularis- und des Radialpulses. Der Jugularispuls hat die Vorhofform. Diese und die fünf folgenden Kurven stammen von derselben Kranken (Fall 71).

Anfällen von paroxysmaler Tachykardie gesehen. Später hörte ich, daß sie eine leichte Entbindung gehabt habe: sie befand sich dann einige Jahre lang ziemlich wohl, obgleich sie immer noch zeitweise ihres Herzens wegen hinfällig war. Die Perioden von abnormem Rhythmus waren von wechselnder Dauer, die Anfälle waren nicht kontinuierlich, sondern oft von Normalschlägen unterbrochen. Andere Male zeigten sich nur häufige Extrasystolen.

Wenn das Herz unregelmäßig schlug, war der Venenpuls immer groß, während er bei regelmäßiger Herztätigkeit kaum wahrzunehmen war, und ich hatte Schwierigkeiten, die niedrige
Kurve in Abb. 298 aufzunehmen. Die Wellen in der Jugularis sind, wenn auch klein,
doch erkennbar, und der Jugularispuls hat den Vorhoftypus. In Abb. 299 ist die

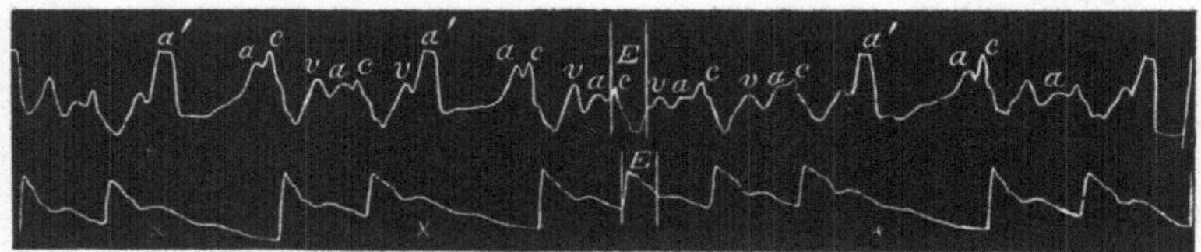

Abb. 299. Gleichzeitige Kurven des Jugularis- und des Radialpulses bei unregelmäßiger
Herztätigkeit. Der Vorhof behält seinen Rhythmus bei; während der vorzeitigen Kontraktion
der Kammern zeigt sich eine große Welle a' im Jugularispuls (Fall 71).

Herztätigkeit unregelmäßig. Der Radialispuls zeigt drei lange Pausen bei ✕. Die Vorhofswellen a und a' im Venenpuls treten in regelmäßigen Intervallen auf. Jeder langen
Pause in der Radialkurve entspricht eine große Welle a', die durch den Vorhof bedingt
ist und größer ist als die übrigen Vorhofswellen aus dem schon mitgeteilten Grunde, nämlich weil zu der Zeit, da der Vorhof sich kontrahierte, die Kammer sich in Systole befand
und infolgedessen eine größere Welle in die Venen zurückgeworfen wurde. Man bemerkt

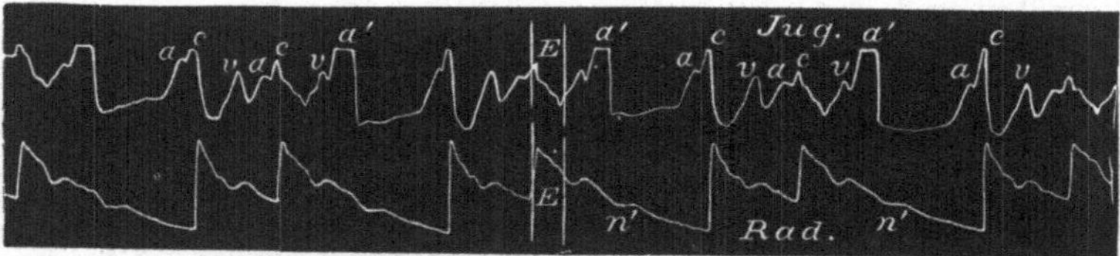

Abb. 300 zeigt dasselbe wie Abb. 299 (Fall 71).

ferner, daß nach der großen Vorhofswelle a' niemals sich eine Kammerwelle findet. Diese
Kurve ist ein Beispiel für diejenige Form der Arhythmie, bei der die Kammern allein
vorzeitig zur Kontraktion gebracht werden (ventrikuläre Extrasystole).
     In Abb. 300 liegt ein ganz ähnlicher Zustand von Arhythmie vor; der Unterschied
besteht darin, daß hier jeder dritte arterielle Pulsschlag ausfällt und in der Radialkurve
durch den Einschnitt n' ersetzt ist. In diesen drei Kurven (Abb. 298, 299, 300) zeigt sich

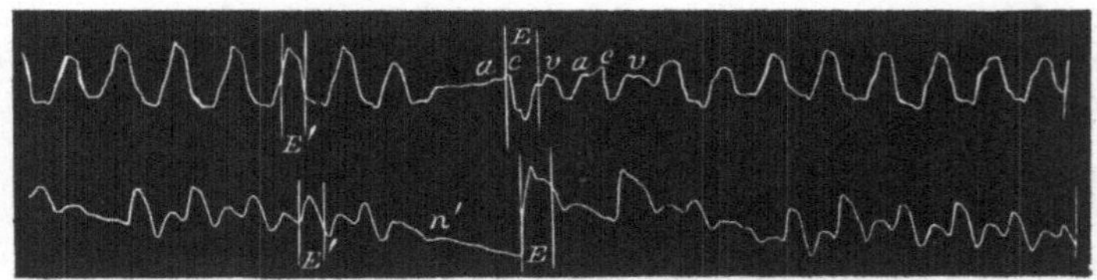

Abb. 301. Gleichzeitige Kurven des Jugularis- und des Radialpulses. Zwei normale
Radialpulse in der Mitte der Kurve. Entsprechend der Kammersystole E befindet sich
eine Senkung im Jugularispuls, wenn der Radialpuls normal ist, und eine Erhebung
E', wenn er abnormen Ursprungs ist (Fall 71).

während der Periode E, also in der Zeit wo die Semilunarklappen offen sind, ein starkes
Absinken in der Jugulariskurve. In Abb. 301 finden sich in der Radialkurve zwei normale
Pulsschläge in der Mitte der Kurve, alle anderen sind abnormen Ursprungs. Der den großen
Pulsen vorausgehende Puls zeigt nur einen Einschnitt n' wie in Abb. 299. Der zur Zeit
der normalen Radialpulse auftretende Venenpuls bietet dieselben Merkmale dar wie die
den normalen Radialpulsen entsprechenden Venenpulse in den drei vorhergehenden

Kurven, nämlich eine kleine Vorhofswelle *a*, die Karotiswelle *c*, die Vorhofssenkung in der Periode *E* und die Kammerwelle *v*. Betrachtet man jedoch den den abnormen Pulsschlägen entsprechenden Venenpuls, so findet man einen bemerkenswerten Unterschied. Man sieht nur eine große Welle und eine tiefe Senkung, und diese große Welle tritt während der Kammersystole *E'* auf, in auffallendem Gegensatz zu der tiefen Senkung, die zu derselben Zeit bei den normalen Radialpulsen in den drei vorausgehenden Kurven besteht. Ähnliche Bedingungen bieten sich uns in Abb. 302 dar, in denen ein ständiger Wechsel zwischen normalem und abnormem Rhythmus zutage tritt. In Abb. 303 hat der Jugu-

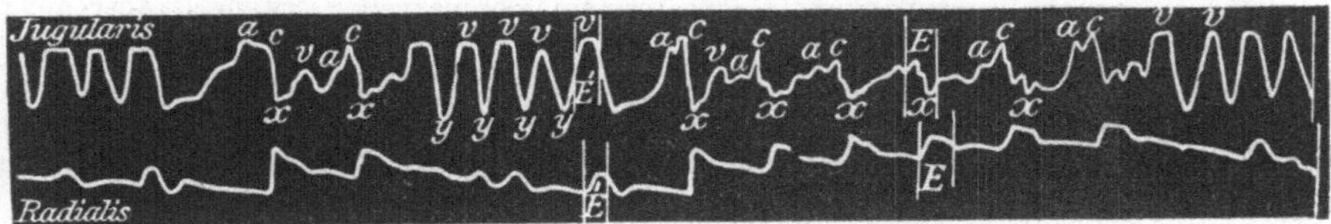

Abb. 302. Zeigt ein Alternieren zwischen normalem und abnormem Rhythmus (Fall 71).

larispuls, abgesehen von einem einzigen normalen Puls, dem eine lange Pause vorausgeht, die ventrikuläre Form. Der Übergang von einer Form des Jugularispulses zur anderen kommt in Abb. 302 gut zum Ausdruck.

Fall 72. Anfälle von paroxysmaler Tachykardie, zuerst leichten Grades, dann andauernd und zum Tode führend. Obduktionsbefund.

Mann, geboren 1860, besuchte mich zuerst im Jahre 1900. Mit 14 Jahren hatte er einen Anfall von akutem Rheumatismus gehabt. 1896 fühlte er sich äußerst schwach und erschöpft, nachdem er 20 Minuten lang in schnellem Tempo gegangen war. Von da an war er nach Anstrengung stets kurzatmig. Ein Jahr später fühlte er, unmittelbar nachdem er einen Kricketball geschleudert hatte, einige Sekunden lang sein Herz „flattern". 10 Minuten darauf „flatterte und schlug sein Herz 6—7 Stunden lang sehr rasch". Seither hat er alle zwei oder drei Wochen einen derartigen Anfall. Diese dauerten einige Minuten bis zu 30 Stunden. Zuerst konnte der Kranke den Anfall manchmal durch Niederbücken und tiefes Atemholen unterbrechen, aber diesmal hat dies keine Wirkung. Manchmal ließ er während eines Anfalles eine große Mengen klaren Harnes. Bei Bettruhe fühlt er sich während des Anfalles erschöpft und schlaff; trifft ihn ein Anfall im Gehen, so wird er leicht müde; und wenn er einige Stunden lang arbeiten mußte, hatte er das Gefühl, als ob

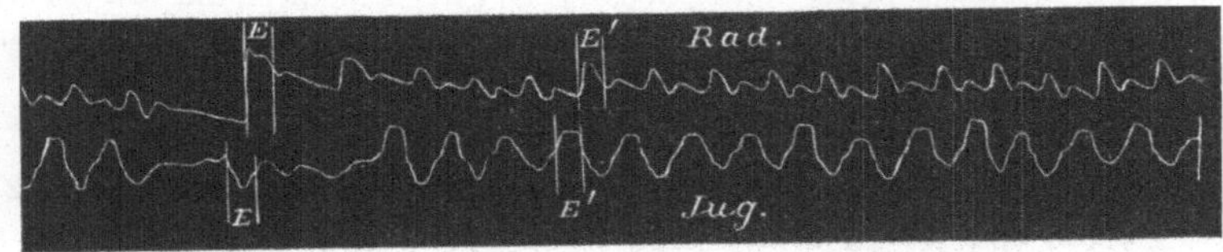

Abb. 303. Nur ein einziger normaler Puls (*E*) ist vorhanden, alle anderen sind abnormen Ursprungs (Fall 71).

er rund um den Leib aufgetrieben wäre, der obere Teil des Abdomens wurde sehr empfindlich, und es traten Schmerzen im Rücken unterhalb der Schulterblätter auf, die manchmal sehr heftig waren. Nachts war der Schlaf gestört. Der Puls schwankte während dieser Anfälle nach meiner Beobachtung zwischen 170—220 Schlägen in der Minute. Wenn das Herz ruhig arbeitete, konnte man gelegentlich ein kurzes präsystolisches Geräusch an der Spitze und ein leises diastolisches Geräusch über der Mitte des Sternums hören; häufig fehlten diese Geräusche. Wenn man durch Reiben der Stirne eine leichte Rötung hervorrief, war der Kapillarpuls leicht zu sehen. Gelegentlich fiel die Pulszahl auf 48 Schläge in der Minute. Während eines Anfalles zeigt sich manchmal ein Pulsus alternans (Abb. 304). Der Kranke (der ein sehr intelligenter Mann war) stellte fest, daß das Herz manchmal nach Aufhören der anfallsweise auftretenden Tachykardie drei oder vier heftige Schläge

in Intervallen ausführte, die länger waren als beim gewöhnlichen Herztempo. Der Kranke
starb am 21. November 1900. Während der letzten 4 Monate blieb die Pulszahl tagelang
erhöht; während dieser Zeit war er hinfällig und erschöpft. Nur durch große Dosen Morphium konnte man ihm Schlaf verschaffen. Während der letzten 2 Wochen seines Lebens
war die Herztätigkeit nur selten und für kurze Zeit langsam. Zeichen von Herzschwäche
traten rasch hinzu — geschwollenes und zyanotisches Gesicht und allgemeines Ödem.

Ich möchte nur noch auf die Pulsation der Leber und der Venen aufmerksam machen,
die in einem Anfalle den ventrikulären Typus aufwiesen (Abb. 70 und 76).

Bericht über den Sektionsbefund am Herzen:

„Koronararterien normal, Sinus coronarius und Koronarvenen erweitert, aber nicht
in hohem Grade.

Linker Vorhof stark erweitert, Vorhofseptum stark gedehnt.

Das Mitralostium bildet eine lineare Spalte, 18 : 3 mm. An dem vorderen Zipfel der
Mitralis und den Chordae tendineae findet sich eine warzige harte Exkreszenz in der Größe
einer Haselnuß.

Trikuspidalklappen normal, doch ist das Ostium erweitert.

Myokard: Teilweise fibröse Umwandlung in einzelnen Bezirken. Überall sind die
kleinen Gefäße und Kapillaren erweitert, die Zellkerne ihrer Wandungen befinden sich
in Teilung und in der Nachbarschaft der Kapillaren liegen Plasmazellen. Diese Verände-

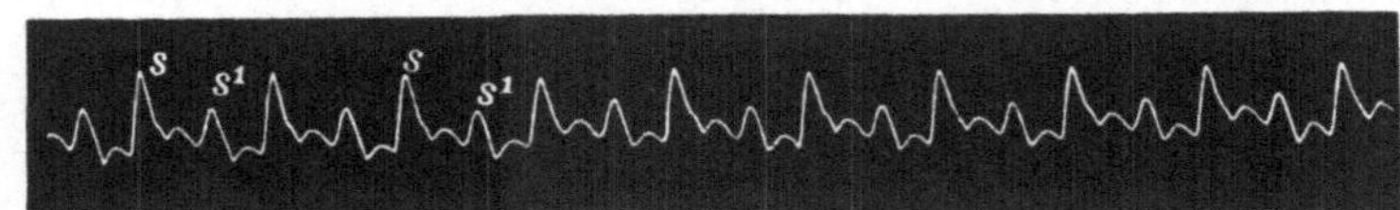

Abb. 304. Pulsus alternans während eines Anfalles von paroxysmaler Tachykardie,
66 Stunden nach dessen Beginn (Fall 72).

rungen sind besonders ausgesprochen am oberen Teile des a-v-Bündels und am unteren
Teile des Knotens.

Der sino-aurikuläre Knoten ist sehr gut ausgebildet, scheint aber zum Teil stärker
von Bindegewebe durchwachsen zu sein als gewöhnlich, und die Gefäße zeigen Zellproliferation, wie sie auch anderswo im Herzen zu sehen ist.

Der pathologisch-anatomische Vorgang, der die Mitralklappen ergriffen hat, breitet
sich bis zum fibrösen Zentralkörper aus, und an der Stelle, wo das Bündel durch ihn durchgeht, finden sich Anzeichen von Zellveränderungen am Rande des Bündels. In einzelnen
Schnitten des a-v-Bündels weiter unten, mehr gegen die Kammern zu, sieht man kleine
Bezirke, wo das Muskelgewebe verschwunden zu sein scheint. Es finden sich demgemäß
deutliche Zeichen von Zellveränderungen im Bündel.“

Fall 73. Pulsus alternans. Tod.

73jähriger Mann, besuchte mich am 19. Januar 1911; er hatte sich bis vor 2 Jahren
ganz wohl gefühlt, dann aber häusliche Sorgen gehabt. Ein Jahr vorher waren nach einer
akuten Influenza Herzerweiterung und Arhythmie aufgetreten, seit damals war er allmählich schwächer geworden und hatte immer mehr Atemnot bekommen; in den letzten
Monaten waren Spuren von Eiweiß im Harn aufgetreten. Der Kranke klagte über Anfälle von Druck auf der Brust, die nachts auftraten, wenn er im Bett lag. Der Puls war
groß, voll und infolge des häufigen Auftretens von Extrasystolen unregelmäßig. In der
Kurve zeigte sich nach den Extrasystolen ein leichter Alternans (Abb. 305). Die Herzdämpfung reichte um 2,5 cm über die Mammillarlinie hinaus und der Spitzenstoß war
hebend. Die Töne waren weich und schwach.

Nach 6 Wochen traten Ödeme an den Beinen auf, dann Ascites und Hydrothorax und
der Kranke starb 2 Monate nachdem ich ihn gesehen hatte.

Fall 74. Pulsus alternans. Tod.

50jähriger Mann, besuchte mich am 6. August 1911. Noch vor 9 Monaten glaubte
er ganz gesund zu sein, dann bemerkte er aber, daß er leicht außer Atem komme und sein
Arzt fand, daß sein Herz manchmal mit einer Frequenz von 120—130 schlug. In letzter

Zeit war er des Nachts durch Anfälle von „Asthma" (wahrscheinlich Cheyne-Stokesscher Atmung) gestört worden und er kam schon bei leichter Anstrengung sehr außer Atem. Der Puls war groß und man konnte fühlen, daß jeder zweite Schlag anders war, indem immer ein großer mit einem kleinen Puls abwechselte; die Kurve zeigte deutlichen Alternans (Abb. 190). Der Blutdruck betrug bei den großen Schlägen 200 und bei den kleinen 180 mm Hg. Die Herzdämpfung überragte die Mammillarlinie um 5 cm, die Töne waren dumpf, aber frei von Geräuschen.

Ich ordnete vollständige Ruhe für 3 Wochen an und sah den Kranken am 16. September wieder; er fühlte sich sehr viel besser, die Anfälle von Atemnot waren verschwunden und er konnte ohne Beschwerden langsam gehen.

Er nahm dann seine Arbeit wieder auf, es ging 3 Wochen lang gut, dann ließ er sich etwas gehen, wurde wieder von starker Atemnot ergriffen und mußte im Bett bleiben. Er starb plötzlich 2 Tage später.

Fall 75. Pulsus alternans. Cheyne-Stokessche Atmung. Tod.

62jähriger Mann, besuchte mich am 10. März 1911. Er hatte auswärts gelebt und sich bisher ganz wohl gefühlt, nun aber litt er an nächtlichen Anfällen von Atemnot. Er gab zu, daß er schon in den letzten 5 Jahren bei Anstrengung etwas außer Atem gekommen sei, er hatte sich aber nichts daraus gemacht und keinen Arzt gefragt. Nach seiner Beschreibung war es nun so, daß er ruhig zu Bett ging, dann aber plötzlich mit einem Gefühl erwachte, als ob er ersticken müßte. Er atme dann schwer durch einige Minuten,

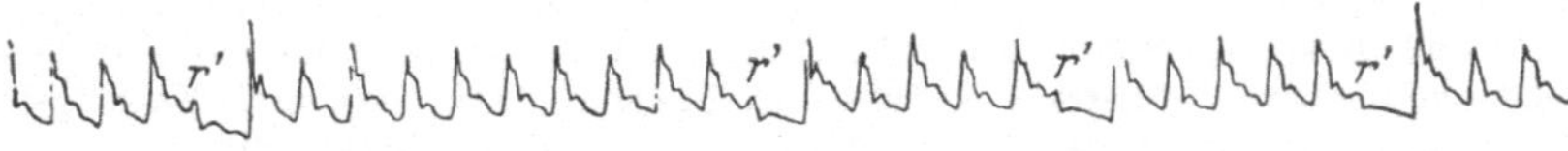

Abb. 305. Radialkurve. Alternans nach den Extrasystolen *r'* (Fall 73).

lege sich dann im Bett höher hinauf und versuche wieder einzuschlafen. Manchmal konnte er nicht 100 m weit gehen, ohne außer Atem zu kommen und andere Male wieder konnte er eine Meile weit ohne Beschwerden gehen. Er schlief gewöhnlich gut, nur in der letzten Zeit waren seine Nächte durch Anfälle von Atemnot gestört worden. Im vergangenen Jahre hatte er einige Male bei Anstrengung Schmerzen gehabt, die manchmal mit großer Heftigkeit in der Brust und im linken Arm auftraten.

Er war ein gesund aussehender, wohlgenährter Mann. Der Puls war regelmäßig, aber eine Kurve zeigte wohl ausgeprägten Pulsus alternans. Der Blutdruck betrug 200 mm Hg. Die Herzdämpfung reichte um 2,5 cm über die Mammillarlinie hinaus, die Töne waren dumpf und der Harn enthielt eine Spur Eiweiß. Da ich bei der Aufnahme der Pulskurve glaubte, er neige zu Cheyne-Stokesscher Atmung, ersuchte ich ihn zu Bett zu gehen, und als er ruhig wurde und halb schlief, trat die wohl ausgeprägte Cheyne-Stokessche Atmung ein.

Einige Monate später stellten sich Ödeme ein und der Kranke starb im Januar 1912.

Fall 76. Asthma cardiale. Pulsus alternans. Obduktionsbefund.

Mann, 72 Jahre alt. Ich kannte ihn seit mehr als 25 Jahren als einen ruhigen, mäßigen und fleißigen Mann. Er war in seinem Beruf als Ingenieur bis ein Jahr vor seinem Tode tätig, wenn er auch in späteren Jahren nicht mehr viel schwere Arbeit verrichtete. Er hatte einen leichten Anfall von Hemiplegie im Dezember 1906. Er konsultierte mich im Juni 1907, weil er in seinem Harne Blut bemerkte. Abgesehen von einer geringen Kurzatmigkeit, fühlte er sich ziemlich wohl. Er sah aus wie ein rüstiger alter Mann. Die Radialarterien waren weit und geschlängelt, der Puls voll und scheinbar regelmäßig. Die Herzdämpfung reichte bis zur Mammillarlinie. Die Herztöne waren rein, abgesehen von einem systolischen, musikalischen Geräusch, das über dem ganzen Herzen, am lautesten aber über der Aorta zu hören war. Die Stärke des Geräusches wechselte deutlich, indem ein lautes mit einem weniger lauten abwechselte. Eine Radialkurve zeigte einen ausge-

sprochenen Pulsus alternans. Der Kranke besuchte mich mehrere Male. Der Harn wurde
ganz klar, aber der Zustand des Herzens blieb unverändert; Extrasystolen waren manchmal sehr häufig und der Alternans gab dem Pulse das Aussehen höchster Arhythmie.

Anfang August klagte der Kranke sehr über Anfälle von Atemnot in der Nacht. Er
schlief gewöhnlich ganz ruhig ein und erwachte dann plötzlich mit einem Erstickungsgefühl
und mußte sich schwer atmend im Bette aufsetzen. Nach einer halben Stunde fühlte er
sich gewöhnlich besser, doch konnte er sich nicht hinlegen und mußte im Bett hochgelagert
werden. Diese Anfälle traten bei mehreren Gelegenheiten auf, bis sie im September verschwanden, als die Beine anzuschwellen begannen, und der Kranke expektorierte große
Mengen von blutig gefärbtem Schleim und kleine Blutklumpen. Die Herzdämpfung über-
schritt die Mammillarlinie um 5 cm, die Armvenen schwollen an. Ein Aderlaß wurde ausgeführt, aber ohne großen Erfolg, und der Kranke starb im Oktober.

Eine Analyse der aufgenommenen Kurven zeigte, daß die Arhythmie, die ein so
hoffnungsloses Durcheinander aufzuweisen schien, durch eine Kombination von Pulsus
alternans mit Extrasystolen verursacht war.

Bericht über den Sektionsbefund am Herzen:

„Die Mitral- und Trikuspidalklappen zeigen keine pathologischen Veränderungen,
die Aortenklappen sind etwas verdickt und angewachsen. Die Vorhöfe sind nicht besonders
erweitert, der Sinus coronarius ist von postmortalen Gerinnseln erfüllt. Die Ventrikel sind
nicht dilatiert, mit Ausnahme des Spitzenteiles des linken Ventrikels. Beide Koronararterien zeigen eine Verdickung ihrer Wand und sind erweitert, die linke mehr als die
rechte, und der Ramus descendens der linken ist am meisten betroffen. An der Spitze des
linken Ventrikels findet sich ein Bezirk, der intensive fibröse Umwandlung zeigt mit Ablagerungen von prämortalen Gerinnseln, aber mikroskopische Schnitte ergeben, daß das
PURKINJEsche System und die inneren Muskelschichten normal sind.

Der a-v-Knoten und das Bündel zeigen eine nicht sehr intensive Bindegewebsvermehrung, das a-v-Bündel ist gedehnt, so als ob die Pars membranacea gedehnt worden
wäre. Es sind keine Zeichen von Zellveränderungen im Bündel oder im Knoten vorhanden,
abgesehen von einem Vorherrschen des Bindesgewebes gegenüber dem Muskelgewebe;
die Muskelfasern sind nicht netzförmig, sondern gestreckt und parallel."

Fall 77. Herzblock in frühem Alter.

24 jähriger Mann, besuchte mich im Februar 1913, weil der Puls immer langsam war.
Der Kranke fühlte sich sehr wohl und spielte anstrengende Spiele, wie z. B. Tennis; wenn
er aber besonders eifrig spielte, wurde er etwas schwindlig und verworren, und er ist vielleicht kurzatmiger als andere junge Leute. Im Alter von 17 Jahren fiel er einige Male in
Ohnmacht. Im Alter von 2 Jahren hatte er Keuchhusten gehabt und war damals bis zum
Skelett abgemagert. Er erholte sich langsam und die erste auf seinen Puls bezügliche
Beobachtung stammt aus seinem 5. Jahre, wo der Arzt eine Frequenz von 43 in der Minute
feststellte. Seither war sein Puls immer langsam gefunden worden. Er suchte im Alter
von 19 Jahren wieder einen Arzt auf, und da betrug die Pulsfrequenz immer noch 43.
Trotzdem hatte er aber ein tätiges Leben geführt. Der Kranke ist groß und mager, sieht
aber gesund aus. Der Puls ist regelmäßig, seine Frequenz 42 in der Minute. Eine Aufnahme
des Radial- und des Jugularpulses zeigt, daß die Vorhöfe 87 mal in der Minute schlagen.
Die Kammern ziehen sich offenbar unabhängig von den Vorhöfen zusammen, d. h. es besteht vollständiger Herzblock (Abb. 214). Das Herz ist vergrößert, die Dämpfung reicht
um $3^3/_4$ cm über die linke Mammillarlinie hinaus. Es besteht ein rauhes, systolisches Geräusch über dem ganzen Herzen und ich konnte nicht sicher entscheiden, wo es am lautesten
war. Ich ließ den Kranken rasch Treppen hinauf- und hinunterlaufen, er wurde leicht
dyspnoisch und schwindlig, aber die Pulsfrequenz änderte sich nicht und ich entdeckte
einige lange Pausen, von denen ich eine aufnehmen konnte (Abb. 306).

Fall 78. Herzblock, zuerst partiell, dann komplett. Bewußtlosigkeit und Krämpfe beim Einsetzen des kompletten Blocks.

56 jähriger Mann, besuchte mich am 21. Mai 1910 und klagte darüber, daß er leicht
müde werde, besonders in den Beinen unterhalb der Knie, und daß er bei der geringsten
Anstrengung außer Atem komme. Er hatte sich bis in den Beginn des Jahres 1909 ganz
wohl gefühlt und ein tätiges Leben geführt, dann bemerkte er, daß er schwach wurde und

keine Luft bekam. Im Januar 1909 fühlte er sich so schwach, daß er fürchtete, er könnte zusammenbrechen; er fragte einen Arzt und dieser diagnostizierte Neurasthenie und Überanstrengung des Herzens. Zu dieser Zeit schlug sein Herz manchmal langsam und sein Arzt sagte ihm, er habe Bradykardie. Er wurde auf eine lange Seereise geschickt und kam in besserem Zustande zurück, aber der Puls war noch immer langsam; dann machte er eine dreimonatige Kur durch, worauf ihm etwas besser wurde.

Der Kranke war ein großer, starker Mann von gesundem Aussehen. Der Puls war langsam und regelmäßig, 30 in der Minute. Das Herz war vergrößert, die Dämpfung reichte

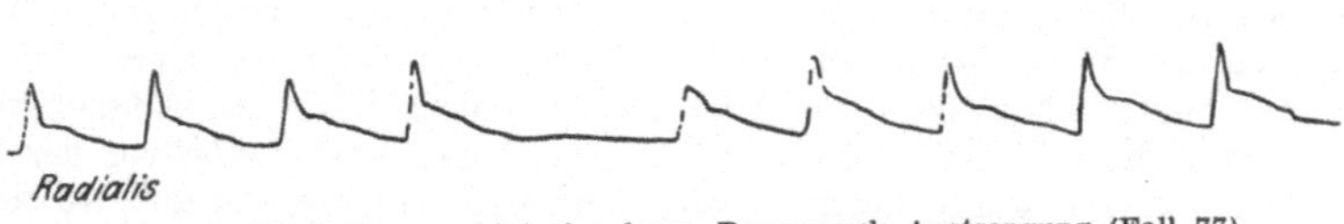

Abb. 306. Radialkurve, zeigt eine lange Pause nach Anstrengung (Fall 77).

nach links etwas über die Mammillarlinie hinaus, die Töne waren rein. Eine von der Jugularis aufgenommene Kurve zeigte, daß auf jeden Radial- oder Karotispuls 2 Vorhofwellen fielen (Abb. 307). Der auf die Kammersystole folgende Vorhofschlag war etwas vorzeitig. Die Deutung der Venenpulskurve wurde durch das Elektrokardiogramm bestätigt. Während ich gerade eine lange Kurve aufnahm, stellte sich bei dem Kranken leichte Cheyne-Stokessche Atmung ein.

Große Dosen Sauerstoff stellten den Normalrhythmus für kurze Zeit wieder her und erhöhten dabei die Frequenz der Kammerkontraktionen bis zum 3 : 2- Rhythmus für kurze Zeit. Während der normalen Schlagfolge war das a-c-Intervall immer verlängert.

Am 26. Juni fiel der Kranke bewußtlos hin und kam nach 10 Minuten wieder zu sich. Von diesem Tage bis zu seinem Tode am 15. Juli schlug das Herz immer langsam und er hatte häufige Anfälle von Bewußtlosigkeit, die manchmal eine halbe Stunde dauerten,

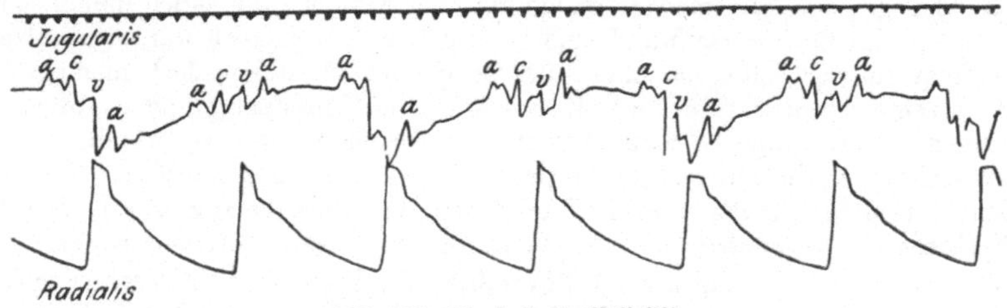

Abb. 307. Block 2 : 1 (Fall 78).

und während dieser Zeit hatte er auch Krämpfe. Die Pulsfrequenz schwankte da zwischen 4 und 10 in der Minute. Während der Zeit, wo der Kranke bei sich war, fühlte er sich sehr schwach, die Pulsfrequenz betrug ungefähr 25 in der Minute und die Vorhoffrequenz 90, es bestand kompletter Block (Abb. 213 S. 314). Der Kranke starb in einem Anfall von Bewußtlosigkeit mit Krämpfen.

Fall 79. Plötzliches Einsetzen von Vorhofflimmern und Herzblock, welche ungefähr drei Wochen lang andauern. Angina pectoris.

Mann, geboren 1852, dick, von gesundem Aussehen. Ich kannte ihn seit etwa 28 Jahren und hatte ihn zu verschiedenen Zeiten wegen unbedeutender Leiden behandelt, außerdem im Jahre 1903 wegen eines Gesichtserysipels. Er hatte sich einer guten Gesundheit erfreut, wurde fett und bekam etwas kurzen Atem. Am 9. November eilte er vom Zuge zu einem Fußballmatch, das eine Meile von der Eisenbahnstation entfernt stattfand. Als er sich dem Fußballplatz näherte, wurde er von Schmerzen quer durch die Mitte der Brust ergriffen,

da sie jedoch nicht sehr stark waren, ging er weiter, bis er den Platz erreichte. Er setzte
sich nieder, aber der Schmerz nahm zu, strahlte in beide Arme aus und seine Hände wurden
blaß und kalt. Er hatte das Gefühl, daß er tief atmen müsse und nicht könne. Er bekämpfte
den Schmerz während 20 Minuten, aber als es immer schlimmer wurde und ein Gefühl
von Todesangst hinzutrat, half man ihm von dem Platze, brachte ihn in einen Wagen und
fuhr zur Station. Man gab ihm etwas Brandy, der Übelkeit verursachte. Der Schmerz
nahm allmählich ab und der Kranke kehrte mit dem Zuge zurück; da er sich besser fühlte,
ging er zu Fuß heim (etwa eine Viertelmeile), er litt jedoch an Übelkeit und war kurzatmig.
Er ging zu Bett, und einer meiner Kollegen untersuchte ihn und fand den Puls zwischen
30—40 in der Minute. Ich selbst sah den Kranken am nächsten Morgen. Er fühlte sich sehr
schwach; der Schmerz war beinahe verschwunden, war jedoch mehrere Male während der
Nacht wieder aufgetreten. Er fühlte bei tiefen Atemzügen einen leichten Schmerz Der Puls
betrug 52, die Herzdämpfung erstreckte sich von der Mitte des Sternums bis 5 cm außerhalb der Mamillarlinie; Spitzenstoß schwach, im fünften Interkostalraum, Töne rein,
kein Geräusch. Die Vena jugularis ext. war stark gefüllt, pulsierte aber nicht. Die Jugularis
int. war groß, füllte sich während der Kammersystole und kollabierte plötzlich bei Beginn
der Kammerdiastole. Es fand sich kein Anzeichen einer Vorhofwelle vor der Kammersystole. Dem Kranken wurde Bettruhe verordnet, und sein Zustand änderte sich in den

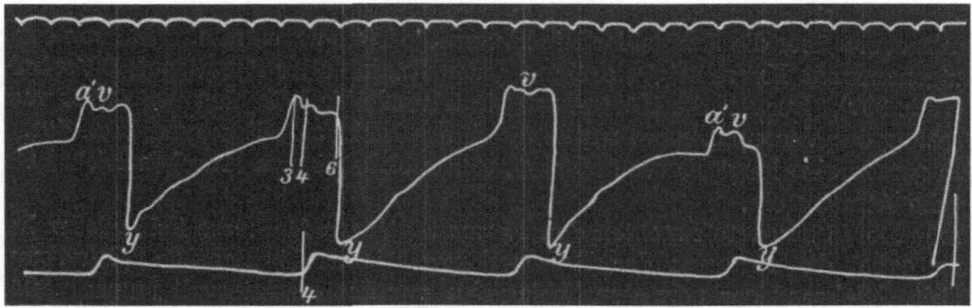

Abb. 308. Kurven des Jugularis- und Radialpulses. Der Jugularispuls zeigt die ventrikuläre
Form. Pulszahl 40 in der Minute. (Fall 79, 24. November 1907.)

nächsten 14 Tagen wenig, abgesehen davon, daß der Schmerz allmählich immer schwächer
wurde, bis er schließlich verschwand, und es dem Kranken möglich war, sich aufzusetzen.
Die Pulsfrequenz wechselte; manchmal fiel sie bis auf 30, stieg jedoch niemals über 52.
Am 24. November wurde eine lange Kurve mit dem Tintenpolygraphen aufgenommen;
die Frequenz zeigte große Gleichmäßigkeit, der Rhythmus war vollständig regelmäßig.
Abb. 308 stellt einen kleinen Teil der an jenem Tage aufgenommenen Kurve dar und zeigt
dieselben Merkmale wie die vom 10. November, der Puls betrug 40 in der Minute,
der Rhythmus war regelmäßig und der Venenpuls hatte die ventrikuläre Form. Als ich
den Kranken das nächstemal am 29. November sah, hatte seine Pulszahl zugenommen
und es zeigten sich gelegentlich Intermissionen. Ich hatte die größten Schwierigkeiten,
eine Kurve vom Jugularispulse zu erhalten, da der Mann einen sehr kurzen und dicken
Hals hatte. Allein so unvollkommen die Kurven sind, so zeigen sie doch das Wiederauftreten
der Vorhofswelle *a* zur normalen Zeit vor *c*. Von da an trat allmähliche Besserung ein und
der Kranke begann umherzugehen, er ist jedoch vielleicht etwas kurzatmiger als vor seinem
Anfall. Es wurden im Dezember 1908 und am 11. Mai 1909 Kurven aufgenommen; der
Charakter des Venenpulses war bei beiden Aufnahmen derselbe und zeigte eine Vorhofswelle *a*, die der Karotiswelle *c* vorausging, die Pulszahl betrug 68 in der Minute, der Rhythmus war regelmäßig. Im Jahre 1913 ging es dem Kranken gut und die Anfälle waren nicht
wieder aufgetreten.

Fall 80. **Vorhofflimmern und Herzblock mit Mitralstenose. Vereinzelte Ohn-
machts- und Krampfanfälle (ADAMS-STOKES' Syndrom).**

Mann, geboren 1865. Als Soldat in Indien hatte er mit 20 Jahren Dysenterie, mit
22 Jahren Syphilis, mit 27 Jahren in Amerika Malaria. Im Jahre 1894 hatte er das erste-
mal einen Ohnmachtsanfall. Nachdem er eine Woche zu Bett gelegen hatte, ging er aus, lief

dabei über die Straße, um einem Fuhrwerk auszuweichen, und fiel bewußtlos um, erholte sich aber rasch. Er suchte einen Arzt auf und der sagte ihm, daß sein Herz krank sei. Zwei Jahre später mußte er sich wegen Kurzatmigkeit und Ödem der Beine niederlegen und wurde als „Mitralfehler" behandelt. Er erholte sich teilweise, hatte jedoch häufige Schwächeanfälle bis zum endgültigen Zusammenbruch im Jahre 1905. Er hatte sich wäh-

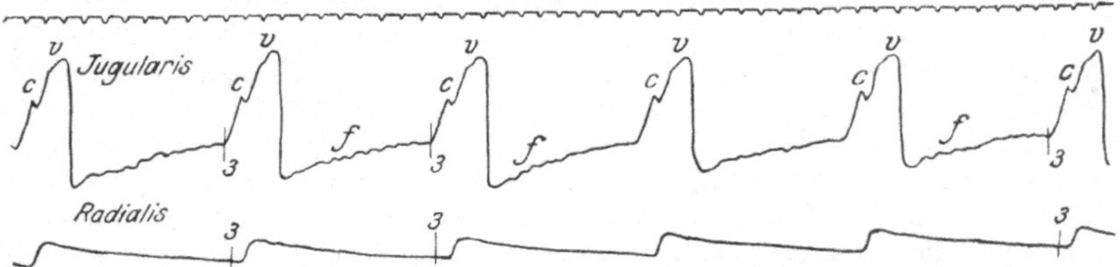

Abb. 309. Jugularis und Radialis. Der Venenpuls hat die Kammerform; Frequenz etwa 28 in der Minute. (Man beachte die Flimmerwellen *f, f*.)

rend mehrerer Jahre unwohl gefühlt, trotzdem aber stark gearbeitet und sich mit Brandy, Bovril, Eiern usw. aufrecht erhalten. Er sagt, daß sein Puls schon im Jahre 1903 langsam gewesen, und seither stets langsam geblieben sei.

Im Jahre 1904 begann er leichte Anfälle zu haben in denen er das Bewußtsein verlor und leichte Krämpfe bekam. Vom November 1905 bis April 1906 hatte er sehr viele Anfälle, einige verliefen schwer und waren von Krämpfen und Zyanose begleitet, andere leicht, ohne Krämpfe. Darauf hatte er ein Jahr lang keine Anfälle, einen sehr schweren aber im April 1907 und seither hatte er nur drei leichte Anfälle. Er hatte ein Leben voll harter Arbeit geführt und dabei öfters bei Trinkgelagen mitgemacht.

Der Kranke ist hochgewachsen, mager und von intelligentem Aussehen. Das Gesicht ist gewöhnlich gerötet, mit einem Stich in Zyanotische. Er geht langsam und behutsam und sein Gang ist leicht ataktisch; wenn er sich beeilt oder sich aufregt, wird er von Schwindel befallen. Er hat ein etwas heftiges Temperament, und wenn er erregt wird, nimmt sein Gesicht einen dunklen, zyanotischen Ton an. Im Liegen bemerkt man eine starke Pulsation der Jugularis int. zu beiden Seiten unten am Halse, wie in Abb. 309; sie ist sehr langsam und synchron mit dem Spitzenstoß. Die Leber war etwas vergrößert und pulsierte (Abb. 310).

Der Radialispuls ist langsam und träge, gewöhnlich 30 in der Minute und ganz regelmäßig. Zeitweise finden sich zwei Pulse nahe beisammen, und dann folgt ihnen eine

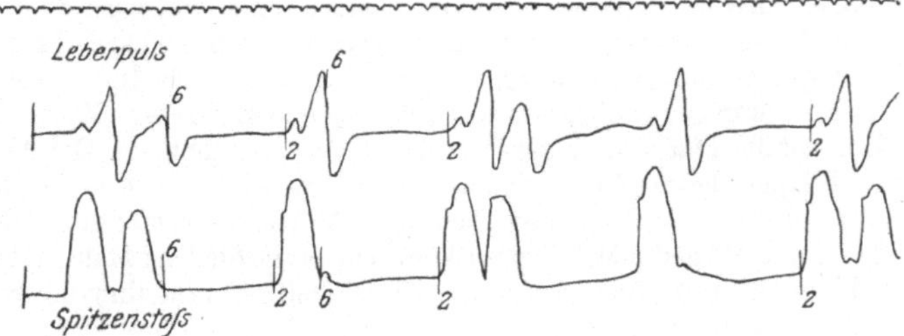

Abb. 310. Leberpuls und Spitzenstoß bei Herzblock mit Vorhofflimmern. Bigeminie (Fall 80).

lange Pause. Diese Doppelschläge pflegen entweder in langen Zwischenräumen aufzutreten, oder sie alternieren mit einem Einzelpuls, oder sie zeigen sich kontinuierlich während einer kurzen Zeit. Der Spitzenstoß ist verbreitert und diffus im sechsten Interkostalraum in der vorderen Axillarlinie zu fühlen. Die Herzdämpfung erstreckt sich $2^1/_2$ cm nach rechts und 20 cm nach links von der Mittellinie.

Es besteht ein rauhes, blasendes, systolisches Geräusch, das am besten über der Herzspitze zu hören ist und sich gegen die Axilla zu fortpflanzt. Der zweite Ton ist rein, scharf begrenzt, von einem leisen Geräusch gefolgt. Dieses diastolische Geräusch ist nur über einem beschränkten Bezirk an der Spitze zu hören, und auch hier nicht immer. Es ist in der Regel schwach und klingt rasch ab.

Eine große Zahl von Kurven wurde von diesem Kranken zu verschiedenen Zeiten auf-genommen, und sie zeigen stets dieselben Merkmale; der einzige Unterschied besteht darin, daß die Doppelschläge manchmal häufiger auftreten, manchmal vollkommen fehlen. Die Jugulariskurve zeigt immer eine große Welle, die die ganze Periode der Kammersystole einnimmt, und gelegentlich auch Flimmerwellen während der Diastole (Abb. 309).

Am 6. Juli 1911 begann der Kranke eine Reihe von Anfällen zu haben, in denen er das Bewußtsein verlor und leichte Krämpfe bekam, und diese Anfälle traten in verschiedenen Zwischenräumen bis zu seinem Tode am 8. Juli auf. Dr. SILBERBERG hat über den Zustand des Kranken in diesen letzten Tagen sorgfältige Aufzeichnungen gemacht. Die Frequenz und der Rhythmus des Herzens schwankten zeitweise etwas. An die Stelle der gewöhn-lichen Bradykardie trat manchmal in verschieden langen Perioden eine Reihe von Schlägen, die ihrer Natur und ihrem Ursprung nach wahrscheinlich Extrasystolen entsprechen, so daß die Kammerfrequenz manchmal bis auf 60 anstieg. Am Ende einer solchen Periode standen die Kammern still, ehe sie mit ihrem eigenen Rhythmus zu schlagen anfingen, und das war die Zeit, wo sich die Bewußtlosigkeit und die leichten Krämpfe einstellten. Das Folgende ist dem von Dr. SILBERBERG stammenden Berichte entnommen: „Die An-fälle von Bewußtlosigkeit und schwachen Krämpfen begannen am 6. Juli 1911 um 5 Uhr früh; sie hörten um 9 Uhr auf, kamen aber um 11 Uhr wieder und dauerten mit kurzen Unterbrechungen bis 1 Uhr. Zwischen 1 und $^1/_2$3 hatte er keine Anfälle. Von da an bis zu seinem Tode am Morgen des 8. wechselten Anfälle und anfallsfreie Zeit in ähnlicher Weise miteinander ab.

Die Anfälle waren von wechselnder Dauer, von wenigen Sekunden bis zu 20 und 30 Se-kunden. Sie waren ausnahmslos von einem Stillstande der Kammern begleitet, was sich wegen der Stärke des Spitzenstoßes leicht feststellen ließ. Der Eintritt der Bewußtlosig-keit erfolgte allmählich und der Kranke wußte, daß ein Anfall bevorstand, denn er merkte, daß sein Herz vorübergehend stehen blieb. Er wurde unruhig, stöhnte und stieß Klage-laute aus. Nach einigen Sekunden konnte er nicht mehr geweckt werden, seine Augäpfel drehten sich nach oben und rechts, die Pupillen wurden ganz weit und der Kornealreflex erlosch. Die Zyanose des Gesichtes, die schon vorher bestanden hatte, nahm zu, die At-mung wurde keuchend, die Luft wurde mit Heftigkeit eingesogen, wobei die Wangen zwischen seinen zahnlosen Kiefern stark einsanken; es gingen viele Flatus ab. Nachdem die Bewußt-losigkeit 20 Sekunden gedauert hatte, stellten sich epileptiforme Krämpfe ein; sie begannen im Gesicht, dann wurden die Arme steif und es traten krampfhafte Beugebewegungen auf; die unteren Extremitäten zeigten keine krampfhaften Bewegungen. Wenn im Anfall nur ein Herzschlag auftrat, hellte sich das Bewußtsein etwas auf, zwei oder drei Schläge führten zu einem Dämmerzustand und nach einigen weiteren Schlägen kam der Kranke rasch zu sich; er sprach dann vernünftig, war aber natürlich erschöpft. Der erste Schlag nach dem Stillstande war gewöhnlich schwach, die folgenden stärker. Zu der Zeit, wo der Kranke verhältnismäßig klar war, klagte er über Schmerzen und ein Gefühl von Wund-sein im ganzen Körper, besonders in den Gliedern. Er war zu schwach und erschöpft, um sich bewegen zu können. Im oberen Teile des Abdomens bestanden Schmerzen, die durch Aufstoßen von Luft gemildert werden konnten. Verschiedene Male erbrach er einen halben Liter oder mehr von einer grünlichen Flüssigkeit, worauf ihm besser zu werden schien."

Dr. LEWIS hat einige Besonderheiten dieses Falles, den auch er beobachten konnte, veröffentlicht. Die Obduktion wurde von Dr. LEWIS ausgeführt und das Herz an Dr. COHN zur mikroskopischen Untersuchung geschickt. Das Folgende ist ein Auszug aus dem Be-funde, der veröffentlicht worden ist.

„Die Medulla oblongata zeigte keine groben Veränderungen. Die Vagi waren normal, aber neben jedem lief ein kleiner, von Hämorrhagien durchsetzter Nerv. Das Herz war in allen Teilen hypertrophisch und es bestand ein Aneurysma des rechten oberen Anteils des linken Ventrikels. Das Kammerseptum war zum Teil, das Septum membranaceum vollständig sklerosiert; das Myokard enthielt zahlreiche Schwielen; es bestand keine akute Entzündung. Der Sinusknoten war zum Teil zerstört und durch Bindegewebe ersetzt. Der Hauptstamm des a-v-Bündels war vom Knoten durch schwieliges Gewebe getrennt und das distale Ende des Hauptstammes, die Teilungsstelle und die oberen Anteile der Schenkel waren durch denselben Vorgang zerstört. Die Kranzarterien zeigten Hypertrophie der Media, Degeneration ihrer Muskelfasern und Hyperplasie der Intima, wodurch ihr Lumen gewöhnlich teilweise, seltener vollständig verschlossen wurde. Die Aorta zeigte Atherosklerose, die Leber chronische Stauung, ebenso die Milz, das Pankreas und die Nieren."

Fall 81. Einsetzen von Vorhofflimmern, dabei zuerst keine Herabsetzung der Herzfrequenz, dann Verlangsamung mit Anfällen von Bewußtlosigkeit und epileptiformen Krämpfen. Tod im Anfalle. Obduktionsbefund.

Mann, geboren 1838. Ich war mit diesem Kranken seit 1894 sehr gut bekannt, er war bis zum Jahre 1907 gesund und kräftig. Er war ein sehr starker Raucher und rauchte viele Jahre lang täglich zwei Unzen Tabak und ein halbes Dutzend Zigarren. Ich hatte Gelegenheit, ihn im Jahre 1906 zu untersuchen und fand seine Herzfrequenz normal und den Rhythmus regelmäßig, obwohl der Kranke seit einigen Jahren ziemlich kurzatmig war. Ich untersuchte ihn wieder im Februar 1907 und fand, daß sein Herz ständig unregelmäßig schlug und den für Vorhofflimmern charakteristischen systemlosen Rhythmus zeigte. Er war sich der Änderung nicht bewußt, aber die Atembeschwerden hatten zugenommen; trotzdem konnte er noch seinen Geschäften nachgehen und hie und da Golf spielen. Da er in

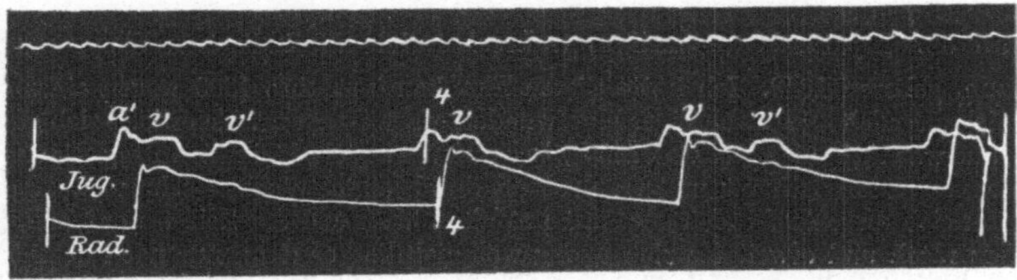

Abb. 311. Gleichzeitige Kurven des Jugularis- und Radialpulses. Der Jugularispuls besitzt die ventrikuläre Form. Während der langen Pausen im Radialpulse finden sich kleine, vorzeitige Pulse v' in der Jugularis. Die Pulszahl schwankte zwischen 25 und 30 Schlägen in der Minute. Während der Erholung nach einer Reihe von Ohnmachten und epileptiformen Anfällen. (Fall 81, 11. Oktober 1907.)

einiger Entfernung von mir wohnte, sah ich ihn nicht bis zum 11. Oktober 1907. An diesem Tage wurde ich zur Konsultation mit. seinem behandelnden Arzte, Dr. O'Connor, gerufen, dem ich für den ausgezeichneten Bericht über die vielen Anfälle dankbar bin. Ich erfuhr, daß der Puls des Kranken seit einigen Monaten sehr langsam geworden war und daß sich in der letzten Zeit manchmal Anfälle von Bewußtlosigkeit eingestellt hatten. Bei solchen Anlässen ging der Puls auf weniger als 30 in der Minute herunter. Als ich den Kranken sah, fühlte er sich sehr schwach und elend, der Puls schwankte zwischen 30 und 40 Schlägen in der Minute und war unregelmäßig, zeitweise mit langen Pausen. Während dieser Pausen fand sich oft ein kleiner vorzeitiger Puls in der Jugularis (siehe v' in Abb. 311). Die Herzdämpfung erstreckte sich nach links bis $3^3/_4$ cm außerhalb der Mamillarlinie, und an der Herzspitze war ein leises, blasendes Geräusch zu hören. Im Harn fand sich Eiweiß in kleinen Mengen. Die Anfälle von Bewußtlosigkeit traten wiederholt auf, und als ich ihn im November wieder sah, war der Zustand des Herzens ziemlich unverändert. Darauf nahm die Frequenz zu, die Anfälle verschwanden und der Kranke ging im Juni 1908 nach Torquay, wo er wieder leichte Anfälle von Bewußtlosigkeit bekam. Er erholte sich jedoch und es ging ihm bis zum 4. August gut. An diesem Tage trat nach einer Anstrengung große Atemnot auf und die Ohnmachtsanfälle stellten sich wieder ein. Sie nahmen an Zahl und Schwere zu, und der Kranke lag zwei ganze Tage bewußtlos mit starker Zyanose da. Mehrere Stunden lang wurde er von einem Anfall nach dem anderen befallen, so, als ob er Urämie hätte. Es entwickelte sich auch Cheyne-Stokessches Atmen. Während dieser Krampfanfälle war der Puls nicht zu fühlen. Die Schwere der Anfälle nahm allmählich ab, und im September stieg die Pulszahl auf 50—60 Schläge in der Minute. Im Oktober hatte der Kranke eine Anzahl von sehr leichten Ohnmachtsanfällen; Dr. O'Connor beschrieb sie und verglich sie mit dem Petit mal. Während der Arzt mit ihm sprach, wurde das Gesicht des Kranken plötzlich blaß und er verlor auf kurze Zeit das Bewußtsein. Während dieser Anfälle war der Puls an der Radialis nicht zu fühlen.

Ich sah ihn am 18. Dezember 1908 wieder. Er war imstande umherzugehen und war einige Wochen lang anfallsfrei gewesen. Der Puls war ziemlich langsam, ungefähr 60 in der Minute, und unregelmäßig. Die Herzdämpfung erstreckte sich 4 cm nach links über die Mamillarlinie hinaus, die Töne waren rein, es fand sich eine wenig ausgesprochene Verdoppelung des ersten Tons. Es war kein Hydrops vorhanden und der Harn war frei von Eiweiß.

Am 5. Mai 1909 untersuchte Dr. JOHN HAY den Kranken und nahm mit dem Tintenpolygraphen eine lange Pulskurve auf. Der Rhythmus war unregelmäßig, wie es für Vorhofflimmern charakteristisch ist, und der Jugularispuls besaß die ventrikuläre Form. Im August 1909 wurde die Herzaktion sehr langsam und der Kranke litt an anfallsweise auftretender Bewußtlosigkeit und an epileptiformen Krämpfen; in einem dieser Anfälle verschied er.

Das Herz wurde an Dr. A. E. COHN geschickt, der es gründlich untersuchte und den Befund veröffentlicht hat. Es wurde eine starke Vermehrung des Bindegewebes im Sinusknoten gefunden. Es bestanden auch interstitielle Veränderungen im Myokard der Vorhöfe und der Kammern, besonders im rechten Vorhof, aber im a-v-Knoten und in den Schenkeln fand sich nur hie und da eine geringe Vermehrung des Bindegewebes.

Fall 82. Myokarddegeneration, wahrscheinlich alkoholischen Ursprungs.

Mann, geboren 1843. Ich hatte diesen Kranken im Jahre 1880 wegen eines akuten Erysipels behandelt, das nach einer Kopfwunde aufgetreten war. Er erholte sich gut, blieb gesund und war tätig bis 1890, wo er in Zwischenräumen viel zu trinken anfing. Er war durch viele Monate ganz abstinent und trank dann durch einige Wochen sehr viel. Nach 1900 ereigneten sich diese Ausbrüche 3—4 mal im Jahre. Während der Zeit wo er trank, schlug sein Herz rasch und erweiterte sich und gewöhnlich ließ er dann nur nach dem Eintritt äußerster Erschöpfung das Trinken eine Weile sein. Wenn er zu trinken aufhörte, wurde sein Herz nach wenigen Wochen wieder ganz normal und seine Leistungsfähigkeit war nicht eingeschränkt. Nach einer etwas langen Trinkperiode im Jahre 1907 nahm er sich endlich zusammen und genoß Alkohol nur mehr in kleinen Mengen.

Er besuchte mich im Alter von 66 Jahren im Mai 1909, weil er fühlte, daß sein Herz zeitweise heftig schlage, doch konnte er dabei seinen Geschäften nachgehen. Er hatte nicht viel Bewegung und wurde fett. Der Puls war hart, der Blutdruck 210 mm Hg, und es traten oft Extrasystolen auf, die gelegentlich von einem sehr leichten Alternans gefolgt waren. Die Herzdämpfung reichte nach links bis zur Mamillarlinie und die Töne waren rein. Der Harn enthielt kein Eiweiß.

Am 29. März 1910 fühlte er sich ziemlich wohl und konnte ohne Beschwerden herumgehen. Der Alternans war deutlich ausgesprochen und der Druck betrug bei den großen Schlägen 180 mm Hg. Am 18. Oktober 1910 schrieb er, daß es ihm gut gehe, daß er aber etwas kurzatmig sei.

Ungefähr Mitte Februar 1911 fühlte er zeitweise geringe Schmerzen quer durch die Brust, aber die Atmung war leichter und es bestand nur ein geringer Alternans. Im April desselben Jahres schrieb er, daß er schwach sei, und zwar schon seit 14 Tagen, und daß er ziehende Schmerzen über dem Herzen spüre. Er schlief schlecht und fühlte sich gegen 3 Uhr morgens ängstlich und krank. Er war frühmorgens mit Atemnot aufgewacht. Die Herzdämpfung reichte um 2,5 cm über die linke Mamillarlinie hinaus. Sechs Wochen später wurde er in der Nacht von einem schweren Anfall von Atemnot befallen, der 4 bis 5 Stunden dauerte; er wurde dabei sehr blau und verlor fast das Bewußtsein. Er erholte sich aber und es ging ihm dann ziemlich gut. Ich sah ihn am 17. Juni; er hatte nachts Atembeschwerden gehabt, wenn auch sehr schwere Anfälle nicht aufgetreten waren. Sein Arzt berichtete über einen Anfall von Schmerzen ohne Dyspnoe, wo die Pulsfrequenz fast auf 200 gestiegen war. Er hatte auch Cheyne-Stokessche Atmung gehabt. Als ich ihn sah, lag er bequem im Bett, der Puls war ziemlich rasch, 110 in der Minute, und ich konnte einen sehr geringen und kurzdauernden Alternans feststellen. Die Herzdämpfung reichte nur um 5 cm über die linke Mamillarlinie hinaus und der Spitzenstoß war diffus und ziemlich hebend.

Dann ging es mit dem Kranken allmählig abwärts, es traten Anfälle von Dyspnoe in der Nacht auf und er starb am 19. August 1911.

Fall 83. Vergiftung des Herzens durch arsenhaltiges Bier.

37jähriger Mann. Ich habe diesen Kranken durch 2 Jahre beobachtet, gewöhnlich handelte es sich um Beschwerden nach einem Trinkgelage. Ich sah ihn am 15. Mai 1902, als er über Dyspnoe und Schmerzen in der Brust klagte. Er hatte in der letzten Zeit ziemlich viel getrunken, und besonders viel Bier zu sich genommen. An dem Tage, an dem ich ihn sah, war er morgens aufs Land gegangen und auf einer ziemlich bergigen Straße von Schmerzen und Atemnot befallen worden. Als ich ihn sah, lag er im Bett mit hochgelagerten Schultern und drehte sich wegen der Schmerzen in der Brust von einer Seite auf die andere; die Schmerzen waren zwar nicht stark, aber sie hinderten ihn doch daran, sich bequem niederzulegen. Die Bindehäute waren

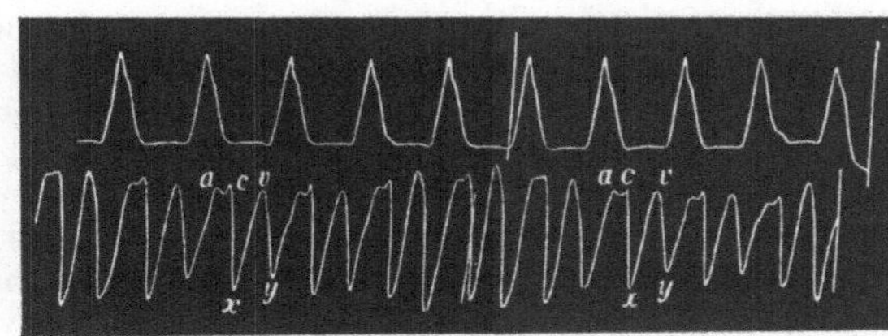

Abb. 312. Kurven vom Radial- und Jugularispuls. Große Ausschläge im Venenpulse während der Vergiftung (Fall 83).

leicht ikterisch, der Radialpuls war groß, voll, leicht unterdrückbar, 130 in der Minute. Der Spitzenstoß war diffus und lag außerhalb der Mamillarlinie; die Dämpfung reichte nach links um 5 cm über die Mamillarlinie hinaus und nach rechts um $1^1/_4$ cm über die Mittellinie. Es bestand ein lautes, blasendes systolisches Geräusch, das am lautesten über dem 3. linken Rippenknorpel zu hören war. Die Halsvenen waren stark gefüllt und pulsierten deutlich, wobei die Wellen bis zum Kieferwinkel hinaufstiegen. Der Hals war lang, die Venen waren gut zu sehen und man sah bei jedem Radialpuls 2 Wellen (a und v), so daß am Halse eine fortdauernde Bewegung bestand (Abb. 312). Die Leber war etwas vergrößert und die sie bedeckenden Gewebe (Haut und Muskulatur) sehr druckempfindlich.

Auf Ruhe, Sedativa und Alkoholabstinenz verschwanden die Herzsymptome allmählich, die Frequenz nahm ab, die Pulsation der Halsvenen hörte auf und nach 10 Tagen

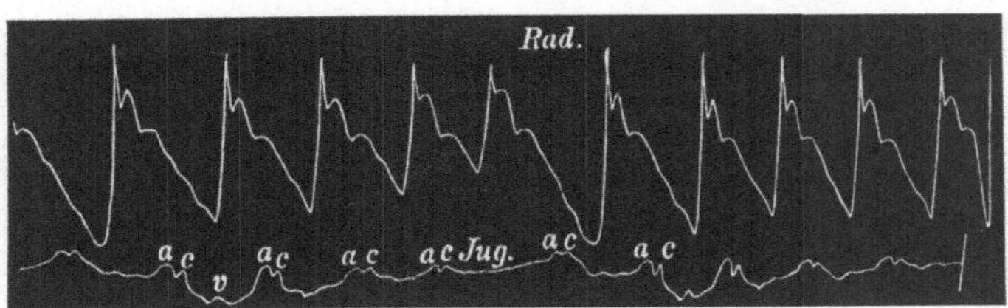

Abb. 313. Aufgenommen 10 Tage nach Abb. 312. Man beachte den Unterschied in der Größe der Arterien und Venenpulse während der Erholung (Fall 83).

ging es dem Kranken viel besser (Abb. 313). Die Dämpfung wurde kleiner, der Spitzenstoß rückte über die Mamillarlinie herein und das systolische Geräusch war fast verschwunden.

Dann machte der Kranke weitere Fortschritte und es ging ihm durch einige Monate gut, bis er wieder zu trinken anfing. Neun Monate später hatte er wieder einen Anfall von Herzschwäche, der sehr ähnlich verlief wie der vorige und auch durch Abstinenz geheilt wurde. Zu dieser Zeit stellte es sich heraus, daß das Bier Arsen enthielt und daraufhin hörte der Kranke auf, Bier zu trinken. Ein Jahr später stellte sich Delirium tremens ein. Der Kranke hatte zwar kein Bier, aber Whisky und Schnaps getrunken. Diesmal bestand aber weder eine Herzerweiterung, noch eine Pulsation der Halsvenen, obwohl der Puls sehr rasch war. Der Kranke starb an Erschöpfung.

Fall 84. Vergiftung des Herzens durch Streptokokkeninfektion.

53jähriger Mann, wurde am 14. April 1911 von Sir A. WHRIGHT zu mir geschickt, um sein Herz untersuchen zu lassen. Als der Kranke durch mein Zimmer ging, hatte er starke Atemnot und mußte ein paar Minuten sitzen, bevor er zu sprechen anfangen konnte. Er klagte über Schmerzen in der Brust und Atemnot bei der geringsten Anstrengung. Er war bis vor 2 Jahren sehr stark und gesund gewesen, dann hatte er aber eine beiderseitige Pneumonie und seither war er sehr schwach und dyspnoisch und es ging ihm immer schlechter. Sir A. WHRIGHT sagte mir, daß der Kranke noch immer eine Streptokokkeninfektion der Lunge habe, die er mit Vakzine behandeln wolle. Das Gesicht des Kranken war etwas ikterisch und leicht zyanotisch, der Puls war groß und weich, 70 in der Minute. Die Dämpfung überragte nach links die Mamillarlinie um 2,5 cm, die Töne waren rein und die Halsvenen waren stark gefüllt und pulsierten deutlich.

Das Krankheitsbild war dem im Fall 83 so ähnlich, daß ich auch hier eine Vergiftung des Herzens annahm, und zwar in diesem Falle durch gewisse Toxine. Ich schickte daher den Kranken mit dieser meiner Ansicht zu Sir A. WHRIGHT zurück und setzte hinzu, daß seine Behandlung mit Vakzine wahrscheinlich viel eher wirken werde als irgend etwas, was ich anordnen könnte. Die Vakzinebehandlung wurde durchgeführt, und mit dem besten Erfolge, so daß der Kranke im Oktober so weit war, daß er auf die Jagd gehen konnte. Zwei Jahre später hörte ich, daß er ein tätiges Leben führe und keinerlei Herzbeschwerden habe.

Fall 85. Muskelrheumatismus, Myokardaffektion, partieller Herzblock.

60jähriger Mann, litt im Mai 1909 an merkwürdigen rheumatischen Schmerzen im Rücken und in der rechten Schulter. Eines Tages wurde er beim Ankurbeln seines Kraftwagens von heftigen Schmerzen im Rücken befallen. Seither litt er an Schmerzen und Steifheit im Rücken und in den Beinmuskeln, und zwar trotz der Behandlung, worunter auch eine Kur in Harrogate war. Auch die Fußgelenke schwollen an und seine große Zehe wurde empfindlich und schwoll auch an. Während der Kranke in Harrogate war, wurde seine Herztätigkeit langsam und unregelmäßig und er suchte im Juli Dr. WARDROP GRIFFITH auf. Dr. GRIFFITH fand eine Pulsfrequenz zwischen 28 und 30 in der Minute und als er eine Kurve vom Radial- und vom Venenpuls aufnahm, fand er, daß der Pulsverlangsamung ein partieller Block zugrunde lag, indem die Kammern manchmal auf jeden zweiten und dann auf jeden dritten Vorhofschlag antworteten. Nach einigen Tagen nahm die Frequenz zu.

Ich sah den Kranken am 23. Juli, als er noch ziemlich starke Muskelschmerzen hatte. Das Herz war von normaler Größe, die Töne waren schwach, aber frei von Geräuschen, die Pulsfrequenz 75 in der Minute und der Puls ganz regelmäßig. Die Venenpulskurve zeigte ein verlängertes a-c-Intervall, das 2/5" lang war (normal 1/5"). Von diesem Tage bis Ende 1909 dauerten die Muskelschmerzen an und das Herz schwankte in Frequenz und Rhythmus.

Sein Arzt schrieb mir am 28. November, daß der Kranke sich eben von seinem 7. Anfall von Bradykardie erhole. Manchmal stieg die Frequenz auf 110, dann folgte wieder eine Periode, wo sie 40 und noch weniger betrug; gewöhnlich lag sie zwischen 64 und 72 in der Minute. Nach dem Januar 1910 wurden die Schmerzen geringer und verschwanden schließlich ganz, und das Herz schlug regelmäßig mit einer Frequenz von etwa 70 in der Minute. Seit damals sind bis zum Jahre 1912 zahlreiche Beobachtungen gemacht worden, der Puls war immer regelmäßig und der Kranke hat sich ganz erholt.

Fall 86. Subakute Affektion des Herzmuskels mit Herzblock und Angina pectoris.

Frau, geboren 1851, war gesund und tätig und Mutter von 8 Kindern. Im Alter von 40 Jahren (1891) begannen sich Anfälle von Herzklopfen und Atemnot einzustellen. Als sie 42 Jahre alt war, machte ich folgende Aufzeichnung: „Herz leicht erregbar, die Frau bekommt Herzklopfen, wenn sie Treppen steigt und kommt dabei außer Atem. Die Dämpfung reicht von der Mittellinie um 10 cm nach links und es ist im 5. Interkostalraum ein großer Spitzenstoß zu fühlen. An der Spitze hört man ein systolisches Geräusch und dieses pflanzt sich auch in die Achselhöhle fort.“

Trotz dieser Anfälle von Herzklopfen und Atemnot führte die Kranke ihr tätiges
Leben weiter, machte das Klimakterium durch und wurde fett. Im Jahre 1904 besuchte
sie mich im Alter von 53 Jahren und klagte über große Atemnot sowie über heftiges Klopfen
im Halse und oben in der Mitte der Brust. Der Puls war groß und hebend, 90—100 in der
Minute. Die Karotiden pulsierten deutlich, die Jugularvenen aber nicht. Es bestand ein
schwacher Spitzenstoß im 5. Interkostalraum und die Herzdämpfung reichte von der
Mittellinie um 12,5 cm nach links. An der Basis und an der Spitze war ein rauhes systolisches Geräusch zu hören. Trotz Ruhe und verschiedener Heilmittel besserte sich der
Zustand der Kranken nicht, im Juni ging sie nach Nauheim und machte dort eine sechs-
wöchige Behandlung mit Bädern, körperlichen Übungen usw. durch, reiste dann in die
Schweiz und kam in unzweifelhaft schlechterem Zustande zurück. Sie hatte ziemlich viel
an Gewicht verloren und konnte sich wegen des Herzklopfens und der Atemnot nicht anstrengen. Das quälende Klopfen im Halse und oben in der Brust bestand noch immer.
Im September wurde sie sehr krank. Die Temperatur stieg um einige Grade und es stellte
sich ein schweres Erythema nodosum in den Beinen ein. Nach 14 Tagen ging das Fieber
zurück und das Erythema nodosum verschwand. Der Puls war noch immer sehr
rasch und ich versuchte wieder einmal Digitalis. Sie hatte es schon vorher wiederholt genommen, aber es hatte ihr Übelkeit verursacht und dem Herzen nicht
genützt. Diesmal aber wirkte es auf das Herz. Sie begann am 18. September mit
3 Granules Digitalin de Nativelle und nahm es bis zum 29. fort. Da merkte sie, daß ab
und zu der Herzschlag aussetzte und sie fühlte nach der Pause einen heftigen Schlag.
Die graphische Aufzeichnung des Pulses zeigte, daß die Intermittenz auf Herzblock
beruhte, indem nicht alle Vorhofreize bis zur Kammer gelangen konnten. Das Mittel
wurde am 4. Oktober ausgesetzt und die Arhythmie verschwand vollständig. Das Herz
wurde viel ruhiger, die Frequenz betrug 72 in der Minute und die Dämpfung reichte von
der Mittellinie um 10 cm nach links.

Es ging der Kranken dann ziemlich gut bis Februar 1905, wo sie einen zweiten Anfall
von Erythema nodosum bekam. Dieser ging in 2 Wochen vorüber, aber bevor er ganz
vorüber war, wurde die Herztätigkeit wieder durch den partiellen Block unregelmäßig,
und zwar diesmal spontan, da sie kein Digitalis genommen hatte. Der Herzblock trat zeitweise nur gelegentlich auf, aber zu anderen Zeiten beantworteten die Kammern nur jeden
zweiten Vorhofschlag (2 : 1 Rhythmus); nach wenigen Wochen ging dies wieder vorüber.
Zu dieser Zeit reichte die Herzdämpfung bis zur Mamillarlinie und das systolische Geräusch war noch vorhanden. Aus meinen Aufzeichnungen ersehe ich, daß ich im Zweifel
darüber war, ob es ein Aorten- oder nur ein Mitralgeräusch war, da es sich nicht in die
Karotiden fortpflanzte.

Von da an gewann die Kranke allmählich ihre Kraft bis zu einem gewissen Grade
zurück, das Klopfen im Halse wurde viel weniger quälend und die Kranke begann wieder
an Gewicht zuzunehmen. In den ersten Monaten des Jahres 1906 begannen sich aber
Schmerzen in der linken Brust und im Arm einzustellen. Sie waren zuerst leicht, wurden
dann aber heftiger, so daß die Kranke am 24. Juni 1906 wieder zu mir kam. Zu dieser Zeit
saß der Schmerz nur im Arm und blieb da, er hatte keinen ganz bestimmten Charakter,
es tat nur „sehr weh". Zu anderen Zeiten begann der Schmerz vorne in der Brust, griff
nach links bis auf das linke Schulterblatt herum und strahlte in nicht sehr ausgesprochener
Weise in den linken Arm aus. Er trat bei Ruhe ein und war gewöhnlich stärker, wenn
die Kranke morgens zum ersten Male aufwachte.

Bei der Untersuchung des Herzens fand ich, daß die Dämpfung bis zur Mamillarlinie reichte; es war überall ein systolisches Geräusch zu hören, am lautesten über der
Aorta und dieses pflanzte sich bis zu den Schlüsselbeinen und in die Karotiden hinein fort.
Der zweite Aortenton war akzentuiert. Das Herz schlug regelmäßig und der Blutdruck
betrug 170 mm Hg. Nachdem die Kranke sich mehr Ruhe gegönnt hatte, ging der Schmerz
allmählich vorüber, hatte aber immer die Neigung wiederzukommen, wenn die Kranke
müde war oder sich zu sehr anstrengte. In späteren Jahren nahm die Pulsfrequenz ab
und als ich die Kranke im Januar 1909 untersuchte, fand ich, bevor sie aufstand, eine
Frequenz von 52 in der Minute. Aber zu dieser Zeit war die Frau nicht imstande zu gehen,
ohne daß Schmerzen in der linken Brust und im Arm aufgetreten wären, so daß sie zur
Ruhe gezwungen war; wenn sie trotzdem gehen wollte, wurde der Schmerz unerträglich.

Im Februar 1909 hatte sie wieder einen schweren Anfall von Erythema nodosom, von dem sie sich gut erholte. Die Neigung zu den Schmerzen in der Brust kam immer nach einer Periode, wo sie tätiger gewesen war als sonst; sie ruhte also jetzt mehr und fühlte sich sonst bemerkenswert wohl. In den letzten 4 Jahren (bis 1913) ist sie gesund geblieben. Die Neigung zu Schmerzanfällen besteht noch, wenn sie sich über eine gewisse Grenze anstrengt.

Fall 87. Subakute rheumatische Myokardaffektion.

38jähriger Mann, klagte über Kurzatmigkeit bei Anstrengung, ferner darüber, daß er zeitweise die unregelmäßige Tätigkeit seines Herzens fühle und daß es bei Anstrengung leicht zu Tachykardie komme. Er hatte dies zuerst im November 1910 bemerkt, es hatte nicht aufgehört, war immer schlechter geworden und war zeitweise sehr quälend. Er war gesund bis zum Mai 1910, dann stellten sich geringe Schmerzen in der rechten Schulter und im Ellbogen ein, und bei Bewegung knarrte es etwas in den Gelenken. Er glaubte zuerst, daß die Schmerzen darauf zurückzuführen seien, daß er Tennis spiele.

Ich untersuchte den Kranken am 15. März 1911, wo der Schmerz in der Schulter noch bestand, aber jetzt wußte der Kranke, daß es ein rheumatischer Schmerz sei. Der Kranke war blaß, der Puls weich und rasch, 104 in der Minute, mit häufigen Intermissionen. Der

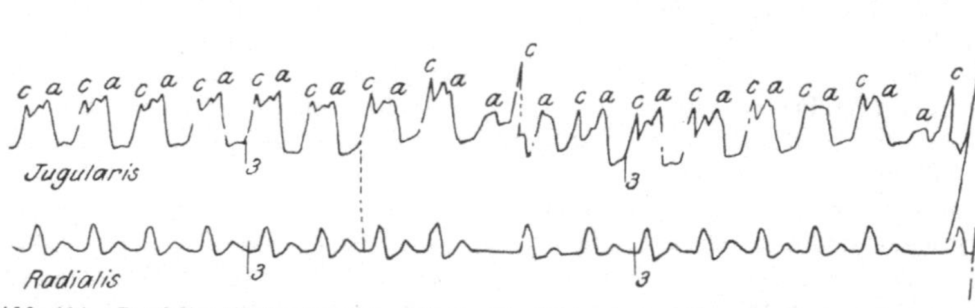

Abb. 314. Partieller Block; langes *a-c*-Intervall, hie und da fällt eine Kammersystole aus (Fall 87).

Spitzenstoß war schwach, die Dämpfung reichte bis zur linken Mamillarlinie und der erste Ton an der Spitze war etwas dumpf.

Eine Aufnahme des Jugularpulses zeigte, daß die Reizleitung zwischen den Vorhöfen und den Kammern verlangsamt war und daß das Aussetzen des Pulses darauf beruhte, daß die Kammern gelegentlich einen Vorhofreiz nicht beantworteten (Abb. 314).

Dr. Lewis nahm ein Elektrokardiogramm auf und fand eine deutliche Verzögerung zwischen Vorhof- und Kammersystole.

Ich gab dem Kranken den Rat zu ruhen und bei der Untersuchung am 18. war der Puls ganz regelmäßig, 75 in der Minute. Die Venenpulskurve zeigte noch ein verlängertes *a-c*-Intervall. Am 1. April fühlte sich der Kranke viel besser; der Puls war noch regelmäßig, 65 in der Minute und das *a-c*-Intervall war normal (1/5"). Ich gab dem Kranken nun den Rat, seine Arbeit fortzusetzen, aber jede unnötige Anstrengung zu vermeiden und so viel als möglich zu ruhen. Das tat er, in einigen Monaten fühlte er sich ganz wohl und alle Zeichen von Herzstörung waren vollständig verschwunden. Im Jahre 1913 schrieb er mir, daß es ihm ganz gut gehe.

Fall 88. Subakute rheumatische Myokardaffektion.

53jährige Frau, klagte über Anfälle von großer Hinfälligkeit, in denen sie ihr Herz unregelmäßig schlagen und stark klopfen fühle.

Sie war bis 1908 ziemlich gesund gewesen, da hatte sie sehr schweren Lumbago und Ischias. Sie wurde in Buxton und Matlock behandelt und kam Mitte Juli etwas gebessert, aber immer noch ziemlich krüppelhaft zurück.

Kurz nachher begannen sich Anfälle von Atemnot und Herzklopfen einzustellen. Sie bestanden bis zum 19. August 1908, wo sich die Kranke ins Bett legte und dort blieb, bis ich sie am 14. Januar 1909 sah. Ihr Mann (ein Arzt), notierte sich manchmal, daß der Puls in Frequenz und Rhythmus schwanke, indem er zeitweise rasch und unregelmäßig und dann wieder sehr langsam sei.

Zeitweise klagte die Kranke über große Beschwerden; sie hatte das Gefühl, als ob sie das Bewußtsein verlieren müßte und sie spürte auch ihr Herz abnorm schlagen; dies war der Fall sowohl, wenn das Herz rasch, wie wenn es langsam schlug. In der zweiten Hälfte Dezember hatte sie mehrere Anfälle von Atemnot, die ohne irgendeine Ursache auftraten und 10—15 Minuten dauerten. Am 10. Januar litt sie ziemlich unter dem heftigen Herzhämmern und Herzflattern, dabei bestand Atemnot und gegen Abend verlor sie für kurze Zeit das Bewußtsein und es fröstelte sie sehr.

Als ich am 14. Januar 1909 zu ihr gerufen wurde, lag sie halbsitzend im Bett und bekam große Atembeschwerden, wenn sie sich weiter herunterlegte. Sie beschrieb die Anfälle so, daß ihr Herz stark hämmere, daß sie dies auch im Halse spüre und daß es ihr ein Erstickungsgefühl verursache. Der Puls war zu dieser Zeit ganz regelmäßig, 75 in der Minute, die Herzdämpfung reichte nach links bis zur Mamillarlinie. Es konnte kein Spitzenstoß gefühlt werden, die Töne waren weich, der erste Ton etwas unrein, und zwar sowohl an der Basis wie an der Spitze. An den Halsvenen war kaum eine Pulsation zu sehen, so daß ich nur eine sehr mangelhafte Kurve erhalten konnte, aber es waren doch deutliche Zeichen einer Verlängerung des a-c-Intervalls zu sehen.

Von da an stellten sich immer wieder anfallsweise Herzstörungen ein, während die Kranke manchmal viele Tage in vollkommener Gesundheit verbrachte. Zu anderen Zeiten wurde die Herztätigkeit sehr langsam und unregelmäßig. Aus den Angaben des Arztes kann ich nicht sicher entnehmen, ob ein partieller Herzblock vorlag, aber ich glaube, daß dies wahrscheinlich der Fall war.

Gegen Ende 1909 begann sich der Zustand zu bessern, das Herz machte keine Beschwerden mehr, gegen Ende des Jahres verschwanden die Symptome, mit Ausnahme der Schwäche. Die Frau schrieb mir im Dezember, daß es ihr sehr gut gegangen sei, daß sie nur gelegentlich leichte Anfälle von Atemnot gehabt habe, daß sie aber an Rheumatismus in den Füßen und den Sprunggelenken leide.

Im Laufe des Jahres 1910 verlor sie allmählich die rheumatischen Symptome, der Zustand besserte sich immer mehr und jetzt (1913) kann sie ihr gewöhnliches Leben wieder aufnehmen und hat eigentlich so gut wie keine Beschwerden. Ihr Herz zeigt keine abnormen Erscheinungen.

Fall 89. Subakute rheumatische Myokardaffektion.

40jähriger Mann, klagte darüber, daß er außer Atem komme, wenn er nur ein kurzes Stück gehe und daß er sich erschöpft fühle. Wenn er dann trotzdem weiter gehe, fühle er einen Schmerz unter der linken Brust; dieser verschwand aber nach einigen Minuten, wenn der Kranke sich ausruhte. Diese Symptome traten im Jahre 1910 auf und wurden sehr leicht hervorgerufen, so daß der Kranke seine Arbeit aufgeben und ruhen mußte. Nach einigen Wochen ging er auf einige Monate auf Reisen und schien ganz gesund zu werden. Er fühlte sich wohl bis zum Juli 1911, da hatte er einen leichten Anfall von linksseitiger Lähmung, der aber bald vorüberging; vor kurzem ist aber diese Schwäche wiedergekommen.

Vor 5 Jahren hatte sich der Kranke wegen einer Lebensversicherung untersuchen lassen und war als erstklassig bezeichnet worden; es bestanden keine Geräusche am Herzen.

Er hatte in den letzten Jahren zu verschiedenen Malen an Lumbago gelitten, auch Typhus und Malaria, aber keine Syphilis durchgemacht. Im Harn war kein Eiweiß enthalten.

Der Kranke war ein großer, mächtig gebauter Mann und sah gesund aus. Der Puls war weich und regelmäßig 70 in der Minute, der Blutdruck betrug 150 mm Hg. Der Herzstoß war nicht stark und die Dämpfung reichte bis zur linken Mammillarlinie. An der Spitze war ein rauhes systolisches Geräusch mit etwas musikalischem Beiklang zu hören. Eine von der Jugularis aufgenommene Kurve zeigte eine geringe, aber doch deutliche Verlängerung des a-c-Intervalls; ein von Dr. Lewis aufgenommenes Elektrokardiogramm zeigte ebenfalls eine Verlängerung der Überleitungszeit und außerdem die für Hypertrophie des linken Ventrikels charakteristischen Merkmale.

Der Kranke besuchte mich wieder im Dezember 1912, als er eben von einer Reise nach Südafrika zurückkam, er fühlte sich viel besser. Das einzige, worüber er klagte, war, daß nach langer und harter Tagesarbeit seine Füße öfter anschwollen. Zu dieser Zeit litt er an Lumbago; der Zustand des Herzens war unverändert und es bestand noch eine geringe Verlängerung des *a-c*-Intervalls. Ich sah den Kranken wieder im Mai 1913, da ging es ihm viel besser.

Fall 90. Normaler Rhythmus. Mitral- und Aortenfehler. Digitalis erzeugt Herzblock, Extrasystolen, Pulsus alternans und vermehrt die Harnmenge, hat aber keinen Einfluß auf die Vorhoffrequenz.

16jähriger Junge, wurde in das Krankenhaus aufgenommen, weil er über Kurzatmigkeit und Schmerzen in der linken Brust, sowie über Schwellung der Beine und des Abdomens klagte.

Der Kranke war bis zu seinem 5. Lebensjahre gesund gewesen, dann wurde er kurzatmig. Von dieser Zeit bis zu seiner Aufnahme war er 5 mal in Spitälern

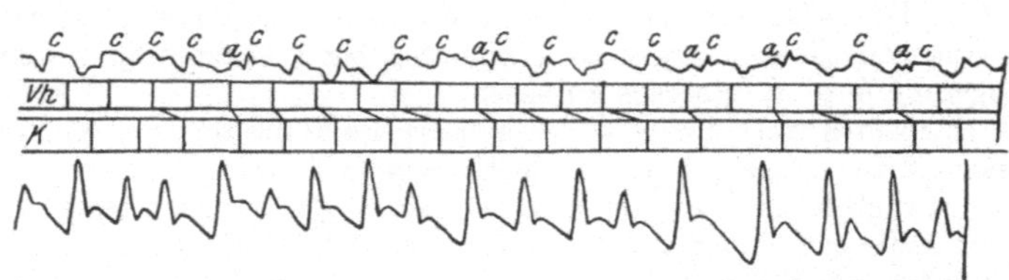

Abb. 315. Arhythmie nach Digitalis. Die am Halse aufgenommene Kurve ist eine Mischung von Jugularis- und Karotispuls und die meisten Vorhofwellen sind nicht deutlich. Das Schema erklärt die Beziehungen zwischen dem Vorhof- und dem Kammerrhythmus und zeigt, daß die Arhythmie auf partiellem Block beruht (Fall 90). Die Abb. 315 bis 318 sind der Zeitschrift „Heart" entnommen (Bd. 2, S. 361).

gewesen; er hatte weder Rheumatismus noch Angina gehabt. Durch einige Wochen vor seiner Aufnahme war seine Atmung schlechter geworden und die Beine begannen anzuschwellen.

Status praesens. Der Kranke lag halbsitzend im Bett, die Atmung war mühsam. Das Gesicht war blaß, gedunsen und hatte einen etwas leidenden Ausdruck. Der Puls war groß, kollabierte tief und war regelmäßig. Der Spitzenstoß war groß und diffus und lag außerhalb der Mammillarlinie im 5. und 6. Interkostalraum. Es waren ein rauhes systolisches Geräusch an der Spitze und ein schwaches diastolisches Geräusch an der Aorta zu hören. Ferner bestand eine Dämpfung hinten beiderseits über der Basis der Lungen und bei tiefer Atmung waren viele feine Knistergeräusche zu hören. Die Jugularvenen waren voll und pulsierten, die Leber überragte den Rippenbogen um 7,5 cm und pulsierte ebenfalls. Sowohl der Leber- wie der Venenpuls waren in der Regel von der ventrikulären Form, es war aber doch gelegentlich in beiden Kurven eine kleine Vorhofswelle zu

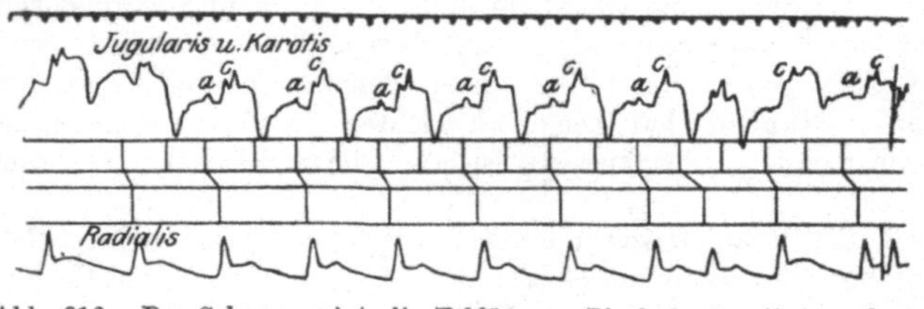

Abb. 316. Das Schema zeigt die Erklärung: Block 2 : 1 mit Ausnahme einer Stelle (Fall 90).

sehen. In der Bauchhöhle war etwas Flüssigkeit und die Beine sowie die Hüften waren geschwollen. Der Harn enthielt eine Spur Eiweiß.

Behandlung und Verlauf. Der Kranke war bei der Aufnahme in sehr schlechtem Zustande. Am Tage nach der Aufnahme erbrach er und hustete etwas blutig gefärbtes Sputum aus. Am 23. Oktober wurde er in kollabiertem Zustande vorgefunden; der Puls war klein, rasch (140—150) und regelmäßig. Die Extremitäten waren kalt, das Gesicht bleich und die Ohren blau. Er war sehr unruhig und atmete mühsam, wobei die Nasenflügel stark arbeiteten. Nach Inhalation von Sauerstoff und subkutaner Injektion von

Digitalin erholte er sich. Einige Stunden später hatte er wieder einen Anfall und erholte sich wieder nach einer halben Stunde. Am nächsten Tage bekam er Digitalis, 1,2 ccm dreimal täglich, und es ging ihm allmählich besser, die Harnmenge nahm zu und Ascites und Ödeme verschwanden. Digitalis wurde bis zum 9. November weiter gegeben, da hatte er im ganzen 52,5 ccm bekommen. Am 7. November wurde der Puls langsamer und unregelmäßig, und zwar infolge partiellen Blocks; die Vorhofsystolen waren unverändert.

Er erbrach am 7. und am 9. November und Digitalis wurde daher am 9. ausgesetzt. Der Allgemeinzustand des Kranken hatte sich sehr gebessert, er war heiterer und fühlte sich wohler, wenn auch Größe und Frequenz des Herzens sich nicht viel geändert hatten. Zu

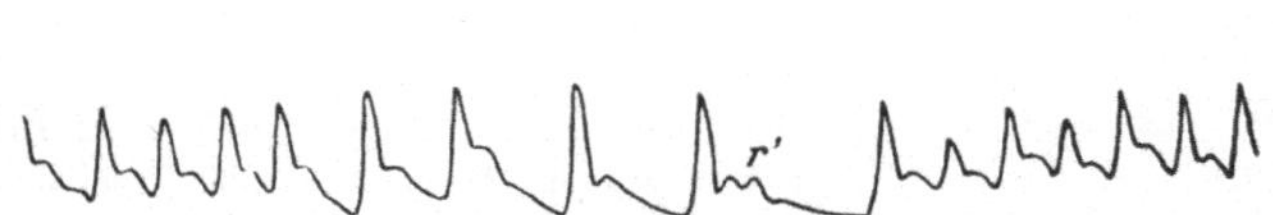

Abb. 317. Radialpuls; Alternans nach einer Extrasystole (*r'*). Die lange Pause vor der Extrasystole beruhte auf Herzblock (Fall 90).

dieser Zeit war seine Temperatur immer etwas erhöht. Nachdem Digitalis eine Woche ausgesetzt war, schien es, als ob die Herzgröße wieder zunehmen wollte; er bekam daher wieder dreimal täglich 1,2 ccm Digitalis und zwar bis zum 24., da hatte er im ganzen 31,5 ccm bekommen. Am 21. fiel die Frequenz des Radialpulses auf 100 und der Puls wurde wieder

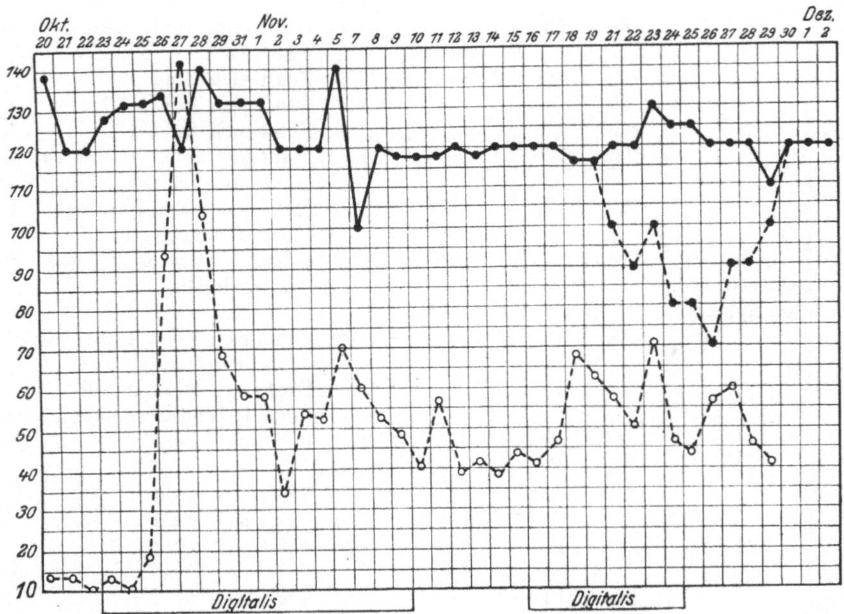

Abb. 318. Graphische Darstellung zum Fall 90. Die ausgezogene Linie zeigt die Herzfrequenz an, aber dort, wo während des partiellen Blocks auch eine unterbrochene Linie gezeichnet ist, zeigt diese die Kammerfrequenz, die ausgezogene Linie aber die Vorhoffrequenz an. Die mit Kreisen versehene unterbrochene Linie zeigt die Harnmenge.

durch partiellen Block unregelmäßig. Die Untersuchung des Venenpulses zeigte keine Änderung von Frequenz und Rhythmus im Vorhofe (Abb. 315 und 316); gelegentlich traten auch Extrasystolen und Alternans auf (Abb. 317). Frühmorgens am 25. erbrach er und das Mittel wurde ausgesetzt. Von da an fühlte er sich weiter wohl, wenn auch der Zustand des Herzens sich nur wenig gebessert hatte. Die Leberdämpfung schwankte von Zeit zu Zeit sehr, aber der Zustand des Herzens änderte sich gleichzeitig nicht.

Datum	Arzneimittel	Puls-frequenz	Blut-druck	Herzgröße	Harn-menge	Bemerkungen
20. 10.		138		$6^1/_4 : 14,4$	490	
21.		120			490	Erbricht und hustet blutigen Schleim aus
22.		120			350	Erbricht mehrmals. Fühlt sich heute viel besser, hustet weniger, Atmung leichter.
23.		128			490	Kollaps
24.	3,5 ccm Digit. täglich	132			175	Besser; noch unruhig, hat schreckliche Träume. Erbrechen
25.		132			646	Kein Erbrechen, fühlt sich leichter
26.		134	120	$3,10 : 12,5$	3290	Viel besser; Dyspnoe verschwunden, kann ganz flach liegen und sich im Bett ohne Beschwerden bewegen.
27.		120	132		4935	Fühlt sich sehr wohl.
28.		140	126		3640	
29.		132	120		2380	
30.					1960	
31.		132	130	$3,10 : 12$	2030	
1. 11.		132	130		1190	
2.		120	132		1890	Fühlt sich wohl, sieht blaß aus, Lungen rein
3.		120	120	$3,10 : 12,5$	1855	Fühlt sich wohl
4.		120	114		2950	Fühlt sich wohl
5.		140	130		2100	Fühlt sich wohl
7.		100	130		1855	Fühlt sich wohl, erbrach zweimal. Puls unregelmäßig (Herzblock)
8.		120	124		1715	Fühlt sich wohl, Puls regelmäßig, kein Erbrechen
9.	Im ganzen 52,5 ccm Dig. Ausgesetzt.	118			1990	Erbrach morgens zweimal. Puls unregelmäßig.
10.		118	128		1400	Fühlt sich wohl, keine Übelkeit, Puls regelmäßig
11.		118	118		1540	Fühlt sich wohl, Leber überragt den Rippenbogen um 7,5 cm
12.		120	128		1190	Fühlt sich wohl
13.		118	116		1470	
14.		120	130		1360	Fühlt sich wohl
15.		120	118	$6,8 : 15,6$	1540	Fühlt sich wohl
16.	3,5 ccm Digit. täglich	120	118		1470	Fühlt sich wohl
17.		120	120		1640	Fühlt sich wohl
18.		116	122	$5 : 15$	2375	Gestern nacht etwas Kopfschmerzen
19.		116	118		2200	Keine Kopfschmerzen
21.		$a\,120^1)$ $v\,100$	112	$4,3 : 15$	2000	Fühlt sich wohl
22.		$a\,120$ $v\,90$	120		1750	Fühlt sich wohl, Puls unregelmäßig, Herzblock
23.		$a\,130$ $v\,100$	120		2480	Fühlt sich wohl

---

[1] a und v bezeichnen die Frequenz der Vorhöfe und der Kammern, wie sie aus den graphischen Aufnahmen ermittelt wurde (siehe das Diagramm in Abb. 318).

Datum	Arzneimittel	Puls- frequenz	Blut- druck	Herzgröße	Harn- menge	Bemerkungen
24.	Im ganzen 31,5 ccm Dig. Ausgesetzt	a 125 v 80	134		1610	Fühlt sich wohl
25.		a 125 v 80	134	3,75 : 13³/₄	1540	Erbrach morgens zweimal
26.		a 120 v 70	134		1782	Fühlt sich sehr wohl
27.		a 120 v 90				
28.		a 120 v 90	108	3,75 : 12¹/₂	2100	Fühlt sich wohl
29.		a 110 v 100	120		2240	Fühlt sich wohl
30.		a 120 v 120	130		1610	Fühlt sich wohl
1. 12.		120	126		1530	Fühlt sich wohl.
2.		120	114			

Fall 91. Partieller Herzblock, hervorgerufen durch Digitalis und durch Schlucken.

Mann, 25 Jahre alt, konsultierte mich wegen Steifigkeit und Schwellung mehrerer Gelenke (Handgelenke, Knöchel und Knie) am 4. Mai 1906. Das Herz schlug rasch, 120 Mal in der Minute, es war leicht vergrößert und man hörte ein systolisches Mitral-

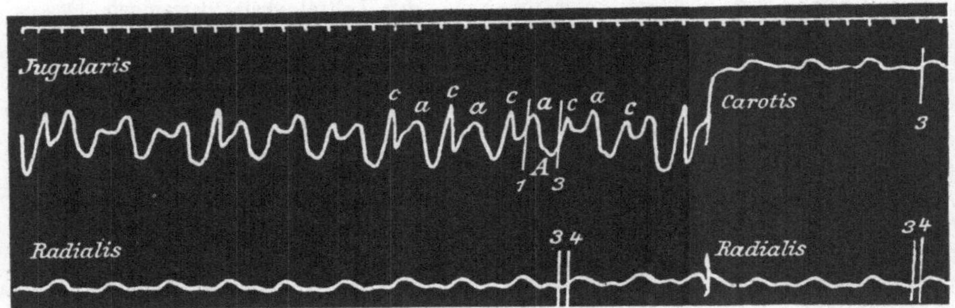

Abb. 319. Die Jugulariskurve zeigt ein langes a-c-Intervall (Strecke A). (Fall 91, vor Digitalis.)

und Trikuspidalgeräusch. Am Halse bestand deutliche Pulsation, deren Kurve in Abb. 319 wiedergegeben ist. Der durch die Karotis bedingte Ausschlag war stets groß und bildet ein deutliches Merkmal (in allen Kurven Welle c). Im Laufe der nächsten 14 Tage entwickelte

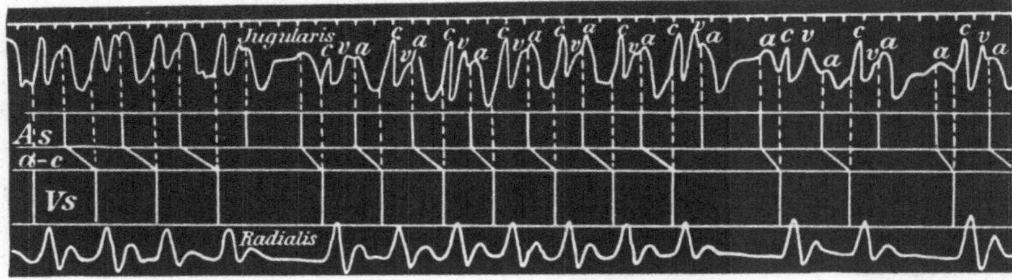

Abb. 320. Nachdem der Kranke 19 Digitalingranules genommen hatte, wurde der Puls unregelmäßig und das eingeschaltete Schema zeigt, daß dies durch den Ausfall von Kammersystolen bedingt ist — leichte Form von Herzblock (Fall 91).

sich allmählich ein doppeltes Aortengeräusch. Bis zum 23. Mai hatte sich sein Befinden unter Behandlung allmählich gebessert und die Herzfrequenz sank auf 90 in der Minute.

Da das a-c-Intervall (Strecke A in Abb. 319) eine Verzögerung in der Funktion der Leitfähigkeit zeigte, nahm ich an, daß die Karditis wahrscheinlich die a-v-Fasern ergriffen und die Funktion der Leitfähigkeit herabgesetzt habe. Ich verordnete Digitalingranules, und zwar eine dreimal täglich.

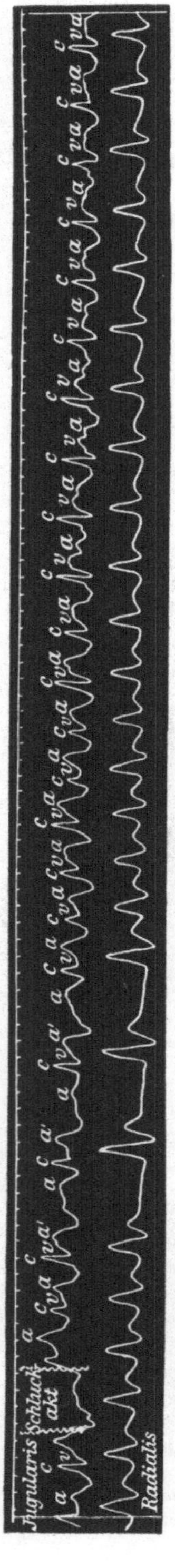

Ich beobachtete den Kranken weiter, konnte aber in der Herztätigkeit keine Veränderung entdecken bis zum 30. Mai, nachdem er 19 Granules genommen hatte. An diesem Tage fand ich den Puls zeitweise sehr unregelmäßig. Die Kurve in Abb. 320 zeigt uns die Natur der Arhythmie. Zwischen den Kurven des Jugularis- und Radialpulses habe ich ein Schema eingeschaltet, das die Vorgänge in der Kurve der Halsvene erläutert. Man bemerkt, daß, bevor ein Kammerpuls ausfällt, das a-c-Intervall allmählich länger wird, und daß der Ausfall der Kammersystole offenbar bedingt ist durch eine vermehrte Herabsetzung der Leitfähigkeit derjenigen Fasern, die Vorhof und Kammer verbinden, d. h. der Reiz vom Vorhof wird blokkiert, bevor er den Ventrikel erreicht. Ich setzte das Digitalin aus, und einige Tage später waren alle Zeichen von Unregelmäßigkeit verschwunden. Der Kranke gewahrte es selbst, wenn sein Herz unregelmäßig schlug; ich sagte zu ihm, daß die Irregularität verschwunden sei; er antwortete mir: „Ich kann sie wieder zurückbringen." Als ich ihn fragte, wie er das könne, war seine Antwort: „Indem ich schlucke." Ich forderte ihn auf zu schlucken, und kaum hatte er es getan, so entdeckte ich lange Pausen in seinem Pulse, und bei der Auskultation des Herzens waren keine Töne in den Pausen zu hören. Ich nahm im Laufe von $1\frac{1}{2}$ Stunden eine große Anzahl von Kurven auf; während dieser Zeit schluckte er 40—50 mal, und jedesmal erschien die Veränderung in der Pulsfrequenz. Die charakteristischen Veränderungen sieht man in Abb. 321 und 322. Nach dem Schlucken sind jedesmal drei regelmäßige Schläge vorhanden, dann wird der Puls in der in den Kurven dargestellten Weise langsamer. Nach zwei oder drei lang-

Abb. 321. Zeigt die reflektorische Wirkung des Schluckens auf den Vagus. Nach dem Schluckakt wurde der Puls sehr langsam, weil Kammersystolen ausfielen (siehe Schema in Abb. 322). Darauf nahm die Herzfrequenz etwas zu und wurde dann wieder langsam (Fall 91).

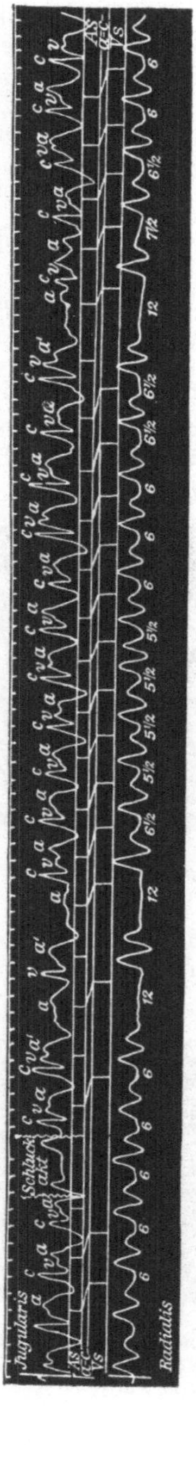

Abb. 322. Zeigt dasselbe wie Abb. 321, nur daß nach der zweiten Periode der Verlangsamung nach dem Schlucken eine lange Pause durch den Ausfall einer Kammersystole entsteht.

samen Schlägen wurde die Herzfrequenz für die Dauer von fünf bis sechs Schlägen beschleunigt, um dann allmählich langsamer zu werden, wie es der letzte Teil der Kurven zeigt. Gelegentlich fiel während der zweiten langsamen Periode eine Kammersystole aus, wie in Abb. 322. In dieser Abbildung habe ich ein Schema eingeschaltet, das die Natur der Arhythmie zeigt, und man ersieht daraus, daß in diesen Kurven den langen Pausen eine Zunahme des a-c-Intervalles vorausgeht, gerade wie zur Zeit, als der Kranke sich unter dem Einfluß von Digitalis befand (Abb. 320), und daß der Ausfall der Kammersystole durch eine Blockierung des Reizes zwischen Vorhof und Kammer bedingt war. Die unter der Radialiskurve in Abb. 322 befindlichen Zahlen stellen $1/_{10}$ Sekunden dar, und aus ihnen kann man sich über die Schwankungen der Pulsfrequenz eine bessere Vorstellung machen.

Diese Empfindlichkeit des Herzens gegenüber dem Schluckakt dauerte eine Woche lang und verschwand dann gänzlich. Es ist kein Zweifel, daß sie durch reflektorische Reizung des Vagus infolge des Schluckaktes entstand. Die Analogie zwischen der Digitaliswirkung und der Wirkung der reflektorischen Reizung der Hemmungsfasern durch das Schlucken erscheint beachtenswert, da sie anzeigt, daß die Wirkung der Droge in diesem Fall auf eine Beeinflussung des Hemmungszentrums und nicht auf Veränderung des Herz-

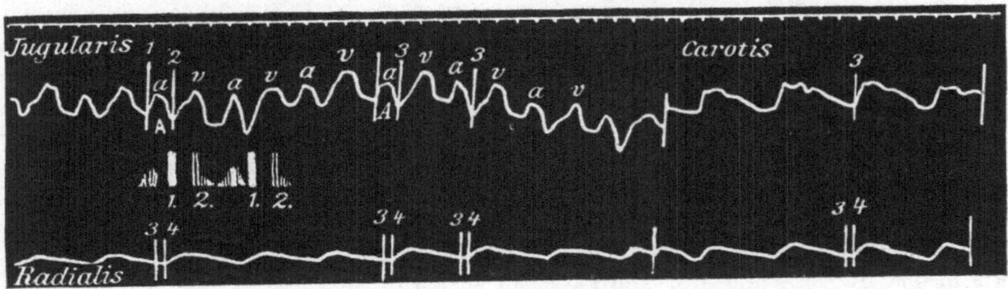

Abb. 323. In der Jugulariskurve fallen zwei Pulsationen (a und v) auf einen Radialpuls. Das a-c-Intervall (Strecke A) ist verlängert. Die Schraffierung zeigt die Herztöne und die an der Spitze vorhandenen Geräusche, nämlich ein präsystolisches Geräusch, das durch ein kurzes Intervall von dem ersten Ton getrennt ist und einen doppelten zweiten Ton mit einem nachfolgenden diastolischen Geräusch. Diese Veränderungen im Jugularispuls, den Herztönen und den Geräuschen waren stets vorhanden, wenn der Kranke nicht unter dem Einfluß von Digitalis stand, bis zur endgültigen Festsetzung des Vorhofflimmerns (Fall 92).

muskels selbst zurückzuführen ist. Digitalis beeinflußt, wie allgemein bekannt ist, das Vaguszentrum und das Myokard, und es ist oft schwer zu bestimmen, welcher Faktor therapeutisch wirksam ist.

Fall 92. Mitralstenose. Digitalis erzeugt Verlangsamung des ganzen Herzens, Extrasystolen und zeitweise Vorhofflimmern.

Frau, 28 Jahre alt. Besuchte mich am 24. April 1907 und klagte über Anschwellung des Abdomens, Kurzatmigkeit und Herzklopfen. Sie begann sich im November des vorigen Jahres krank zu fühlen; 15 Jahre vorher hatte sie akuten Rheumatismus durchgemacht. Gesicht zyanotisch, Atmung mühsam, Beine und Abdomen ödematös. Sie läßt wenig Harn. Rasche Pulsation der Halsvenen — zwei auf jeden Radialpuls (Abb. 323) —, der Puls ist klein und regelmäßig, Blutdruck 100 mm Hg. Über dem oberen Teil der Brust ist ein systolisches Schwirren zu fühlen. Der Herzstoß ist nach links bis $7^{1}/_{2}$ cm außerhalb der Mammillarlinie zu fühlen und zeigt während der Kammersystole eine Einziehung (wodurch ein umgekehrtes Kardiogramm entsteht). Die Herzdämpfung überragt den rechten Sternalrand um etwa 1 cm. An der Spitze hört man ein präsystolisches Geräusch, ein diastolisches Geräusch und einen verdoppelten zweiten Ton, an der Basis ein lautes, rauhes, systolisches Geräusch, das auch über der Karotis hörbar ist. Auch findet sich über der Aorta ein schwaches diastolisches Geräusch. Über der Herzdämpfung innerhalb der Mammillarlinie hört man außerdem ein systolisches Geräusch, und bei der Auskultation hatte man den Eindruck, als ob zwei Herzen arbeiteten, indem eine Reihe von Tönen unmittelbar unter dem Stethoskop, andere schwach und scheinbar aus der Entfernung zu hören waren.

Manchmal trat bei regelmäßiger, langsamer Herztätigkeit eine verwirrende Veränderung ein. Während der Diastole des Herzens nahm die Intensität des diastolischen Geräusches plötzlich zu, es bestand eigentlich ein mesodiastolisches Geräusch, dem nach einer Pause der erste Ton folgte. Als ich die zeitliche Stellung des Geräusches unter einer Kurve aufzeichnete, fand ich, daß es mit der Vorhofswelle in der Jugulariskurve zusammenfiel (Abb. 323), und ohne Zweifel war es durch die Vorhofssystole verursacht. Als das

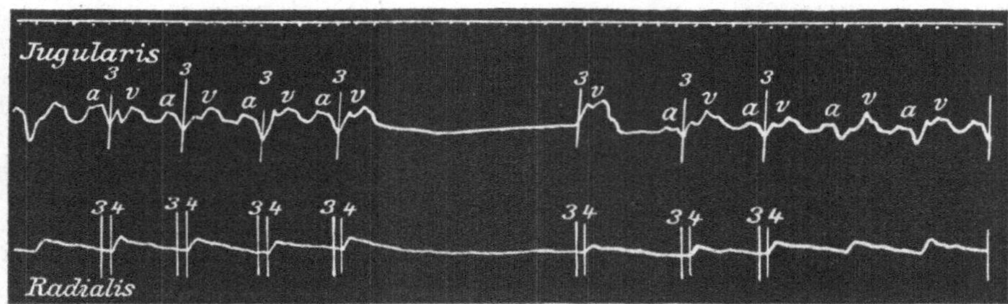

Abb. 324. Zeigt den vorübergehenden Stillstand des ganzen Herzens infolge Digitalis (Fall 92). Der erste Schlag nach der langen Pause ist ein kammerautomatischer Schlag, denn es geht ihm keine Vorhofsystole voraus.

Herz infolge Digitalis sehr langsam schlug, gab die längere Ruhe den a-v-Fasern Zeit, sich zu erholen, und das Geräusch wurde immer näher dem ersten Ton gehört, manchmal war es überhaupt nicht zu hören. Das geschah nur dann, wenn das Herz sehr langsam schlug und die Vorhofswelle in der Jugularis ganz nahe an die Karotiswelle heranrückte, wie in den Abb. 324 und 325. Die Patientin bekam dreimal täglich eine Digitalis-Scilla-Kalomelpille. Am 1. Mai, nachdem sie 18 Pillen genommen hatte, ließ sie mehr Harn. Sie fühlte sich viel besser am 8. Mai — der Umfang des Abdomens und die Schwellung der Beine waren zurückgegangen. Am 15. Mai war die Schwellung vollständig verschwunden, die Kranke hatte leichte Diarrhöe und litt an Übelkeit, atmete jedoch leichter und konnte besser gehen. Das Herz schlug langsam und unregelmäßig. Bei der Untersuchung

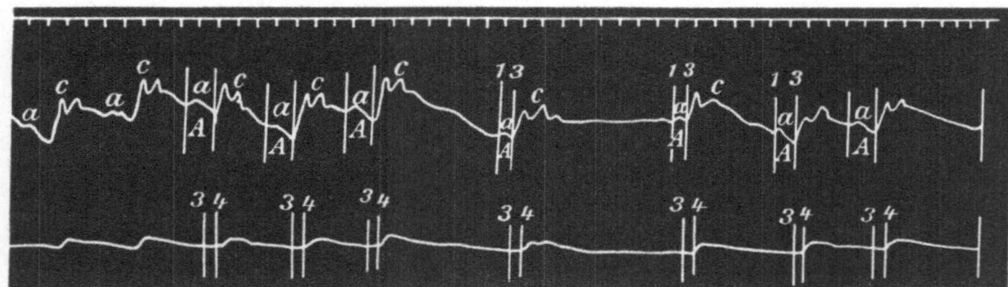

Abb. 325. Die obere Kurve wurde hoch oben am Halse aufgenommen und zeigt eine kleine Vorhofswelle a vor dem Karotispuls c. Nach einer langen Pause ist das a-c-Intervall (Strecke A) bedeutend kürzer (Fall 92).

war in der Jugularis nur eine Welle sichtbar, und als sie aufgezeichnet wurde, stellte sich heraus, daß sie mit dem Karotispuls zusammenfiel (Abb. 326). Es fand sich kein präsystolisches Geräusch, sondern nur ein langes diastolisches Geräusch an der Spitze. Die Kurve zeigt, daß der Jugularispuls den Kammertypus besitzt, d. h. es war Vorhofflimmern eingetreten. Die Pillen wurden ausgesetzt, aber die Herztätigkeit war am 19. Mai immer noch unregelmäßig. Am 26. Mai war sie regelmäßig und der Jugularispuls zeigte wieder zwei Wellen wie in Abb. 323. Die Kranke fühlte sich besser, aber das Abdomen und die Beine begannen wieder anzuschwellen. Es wurden Digitalingranules verschrieben, eine dreimal täglich. Am 31. Mai wurde der Puls unregelmäßig, und an diesem Tage und am 2. Juni aufgenommene Kurven zeigten, daß dies durch die langsame Tätigkeit des ganzen Herzens bedingt war. Am 4. Juni hatte sich wiederum Vorhofflimmern eingestellt, das bis zum 17. andauerte, an welchem Tage Vorhofskontraktionen auftraten und die Herztätigkeit häufig aussetzte. Die Kranke nahm eine Granule Digitalin pro Tag bis zum 23. Juni, dann wurde die Medikation unterbrochen; am 28. Juni schlug das Herz rasch und regelmäßig und die Pulsation in den Venen zeigte zwei Wellen wie in Abb. 323. Bis zum 4. November waren diese durch Digitalis bewirkten Reaktionen nachweisbar, manchmal trat Vorhofflimmern auf, manchmal erschienen lange Pausen wie in Abb. 324, und gelegentlich Extrasystolen (Abb. 327). Einige Tage nach dem Aussetzen des Digitalins zeigte die Herztätigkeit einen ständig regelmäßigen Rhythmus. Am 6. November, nach Aussetzen der Digitalinbehandlung setzte das Vorhofflimmern spontan ein, das Herz schlug rasch, die Frequenz konnte aber durch Digitalis oder Strophanthus verlangsamt werden.

Deutung der Kurven. — Die Kurven mit dem Vorhofflimmern bedürfen keiner weiteren Beschreibung, da sie den Kurven des ventrikulären Venenpulses gleichen, der an anderer Stelle ausführlich beschrieben ist. Nur das scheint mir neu zu sein, daß das Flimmern, wenn es unter dem Einfluß von Digitalis einsetzte, ein langsamer Rhythmus war, der in gewisser Beziehung den Fällen von nodaler Bradykardie glich. Wenn aber das Flimmern unabhängig von Digitalis auftrat, war die Herztätigkeit rasch, wie es gewöhnlich der Fall ist.

In Abb. 324 sehen wir eine lange Pause, in der das ganze Herz stillsteht. Während dieser Pausen war kein Ton zu hören, und die Kurven zeigen, daß sowohl der Vorhof wie die Kammer stillstanden — zum Unterschied von Herzblock. Man sieht, daß nach der langen Pause die Radialpulse zuerst klein waren, dann allmählich an Größe zunahmen, allein da die Pulse klein und weich waren, zeigte sie der Tintenpolygraph nicht gut an. Ich nahm daher mehrere Kurven mit dem DUDGEONschen

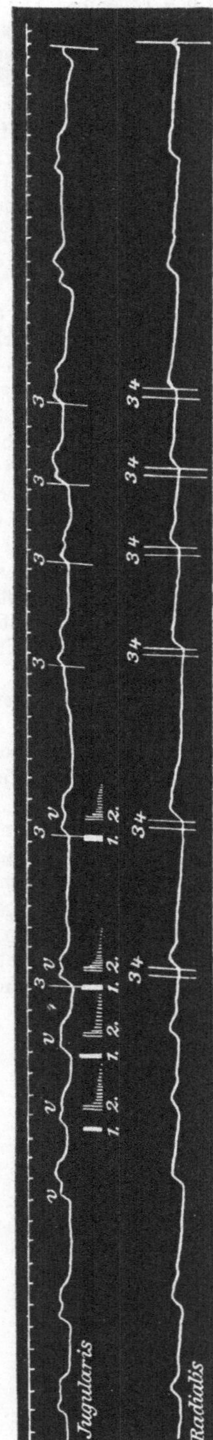

Abb. 326. Zeigt das Einsetzen des Vorhofflimmerns nach Digitalis. Vergleiche den Jugularispuls und die Geräusche mit Abb. 323 (Fall 92).

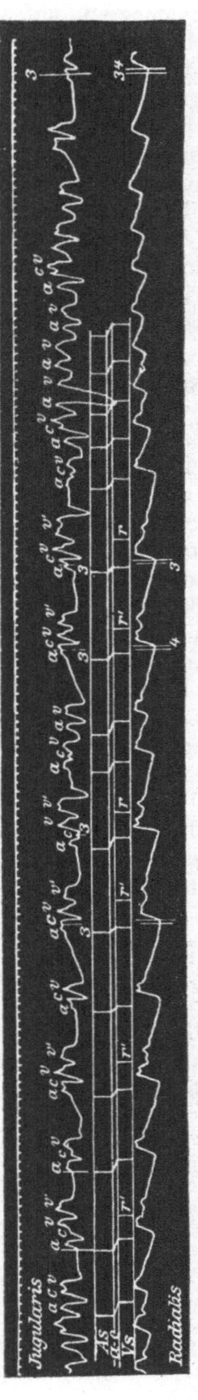

Abb. 327. Extrasystolen r', wahrscheinlich ventrikulären Ursprungs, durch Digitalis verursacht. Die Wellen v' sind durch die Extrasystole bedingt. Gelegentlich finden sich lange Pausen, ohne daß eine Extrasystole auftrat, gefolgt von einer Verkürzung des a-c-Intervalls (Fall 92).

Sphygmograph auf, mit demselben Ergebnis. Die allmähliche Zunahme des Radialpulses nach der langen Pause ist hier sehr deutlich. Die Pausen dauerten manchmal 3—4 Sekunden. Dieser Stillstand des ganzen Herzens beruht wahrscheinlich auf einer Vagusreizung. Es ist experimentell gezeigt worden, daß die „Treppe“ nach der Pause nach einem Vagusstillstande des ganzen Herzens vorkommt und sie entsteht nach GASKELL auf zweierlei Weise: 1. Infolge Erschöpfung der Kontraktilität — die Vagusreizung setzt alle Funktionen herab und ihre Erholung geht nur allmählich vor sich, die Erholung der Kontraktilität äußert sich in einer allmählichen Zunahme der Stärke des Pulsschlages. 2. Infolge Herabsetzung der Leitfähigkeit, indem der Kontraktionsreiz nicht das ganze Herz durchläuft, sondern zuerst nur eine beschränkte Zahl von Fasern erreicht, dann allmählich immer mehr, bis sie alle reagieren. Die Treppe kann in diesem Falle vielleicht auch auf der allmählichen Füllung der leeren Arterie beruhen.

Die Pausen waren nicht immer lang und das Herz schlug gewöhnlich nur kurze Zeit langsam. In diesen Perioden veränderte sich das Verhältnis der Vorhofssystole zur Kammersystole in interessanter Weise. Wie ich bereits bemerkt habe, war das a-c-Intervall bei dieser Kranken immer verlängert, doch wurde die Reizleitung vom Vorhof zur Kammer durch Digitalis nicht gestört. Bei langsamer Herztätigkeit ergaben sich lange Ruhepausen für die a-v-Fasern, so daß das a-c-Intervall allmählich kürzer wurde. Abb. 325 zeigt die Karotis- und Radialpulse. Die Kurve der Karotis wurde unter dem rechten Kiefer aufgenommen, und doch ist die durch die Vorhofssystole bedingte Welle a in der Kurve vorhanden. Wenn das Herz rascher schlug, betrug das a-c-Intervall (Strecke A) beinahe $^2/_5$ Sekunden, wenn die Frequenz hingegen langsamer war, wurde es kürzer als $^1/_5$ Sekunde. Das tritt besonders gut in einigen Kurven zutage, wo die Vorhofswelle a allmählich an die Karotis- und Kammerwelle heranrückt, bis sie nicht mehr als eine deutliche Welle erkennbar ist (Abb. 324). Während solcher Perioden stellte ich fest, daß das zeitliche Verhältnis des präsystolischen Geräusches zum ersten Ton sich änderte und das Geräusch scheinbar verschwand.

Eine andere Phase, die gelegentlich während der irregulären Periode auftrat, zeichnete sich durch das Erscheinen von Extrasystolen aus. Abb. 327 ist ein charakteristisches Beispiel dafür und zeigt, daß die Extrasystolen wahrscheinlich ventrikulären Ursprungs sind, obwohl die ihnen folgenden Pausen, infolge der Wirkung der Digitalis auf den Sinus, von wechselnder Dauer sind.

Dieser Fall ist, wie ich schon sagte, eine Ausnahme von der allgemeinen Regel, daß bei verzögerten a-c-Intervall Digitalis dieses verlängert und Block hervorruft.

Messungen des Blutdruckes zeigten im allgemeinen ein Sinken (100 mm Hg), wenn starker Hydrops vorhanden war und bei der langsameren Herztätigkeit ein Steigen bis zu 135 oder 140 mm Hg. Manchmal jedoch betrug bei Hydrops der Druck 130, und mit dem Verschwinden der Ödeme und der damit einhergehenden Besserung des Zustandes nach Digitalis trat keine Erhöhung auf. Die Kranke starb im März 1908.

Sachverzeichnis.

35*

Die Krankheiten des Herzens und der Gefäße. Ein kurzgefaßtes, praktisches Lehrbuch von Dr. **Heinrich Hochhaus** †, Geh. Med.-Rat, Professor an der Akademie für praktische Medizin, Direktor des Augusta-Krankenhauses Köln. Bearbeitet und herausgegeben von Dr. G. Liebermeister, leitender Arzt der Inneren Abteilung des Städtischen Krankenhauses Düren. Mit 72 Textabbildungen. 1922.

GZ. 8; gebunden GZ. 10

Klinische Herzdiagnostik. Von Dr. **P. Schrumpf.** Mit einem Vorwort von Geheimem Medizinalrat Professor Dr. Goldscheider. Mit 185 Textabbildungen. 1919. GZ. 7

Erfahrungen über Diagnostik und Klinik der Herzklappenfehler. Von Professor Dr. **S. E. Henschen,** ehem. Direktor der Medizinischen Universitätsklinik in Upsala und der Medizinischen Klinik in Stockholm. Mit 271 Kurven. 1916. GZ. 14; gebunden GZ. 16

Die Registrierung des Herzschalles. Graphische Studien. Von Dr. **Heinrich Gerhartz,** Assistent der Universitäts-Poliklinik für innere Kranke zu Berlin. Mit 195 Textfiguren. 1911. GZ. 8

Venenpuls- und Herzschallregistrierung als Grundlage für die Beurteilung der mechanischen Arbeitsleistung des Herzens nach eigenen Methoden. Von Stabsarzt Dr. **Reinh. Ohm.** Mit einem Vorwort von Professor Dr. Friedrich Kraus. Mit 61 Originalkurven und 15 Zeichnungen im Text. 1914. GZ. 5

Der Einfluß tiefer Atmung auf den Herzrhythmus (Sinusrhythmus) und seine klinische Verwendung. Von Dr. **Alfred Pongs** †, Privatdozent für innere Medizin und Oberarzt der Medizinischen Universitäts-Klinik zu Frankfurt a. M. Mit 160 Kurven. 1923. GZ. 10

Physikalische Behandlung der chronischen Herzkrankheiten. Von Professor Dr. **Th. Schott** in Nauheim. Mit 42 Textfiguren und 11 Tafeln. 1916. GZ. 3.6; gebunden GZ. 4.6

Pathologie des Herzens. Von **A. Vogt,** ö. Professor der allgemeinen Pathologie an der Universität Moskau. Autorisierte Übersetzung aus dem Russischen von Dr. Julius Schütz in Marienbad. Mit 20 Textfiguren. 1912. GZ. 8

Der Sekundenherztod mit besonderer Berücksichtigung des Herzkammerflimmerns. Von Professor Dr. **H. E. Hering,** Geh. Med.-Rat, Direktor des Pathologisch-Physiologischen Institutes der Akademie für praktische Medizin in Cöln. Mit 3 Textfiguren. 1917. GZ. 4.4

Die konstitutionelle Disposition zu inneren Krankheiten. Von
Dr. **Julius Bauer,** Privatdozent für innere Medizin an der Wiener Universität.
Zweite, vermehrte und verbesserte Auflage. Mit 63 Textabbildungen. 1921. GZ. 20

**Vorlesungen über allgemeine Konstitutions- und Vererbungs-
lehre.** Für Studierende und Ärzte. Von Dr. **Julius Bauer,** Privatdozent für innere
Medizin an der Wiener Universität. Mit 47 Textabbildungen. 1921. GZ. 5

Lehrbuch der Differentialdiagnose innerer Krankheiten. Von
Professor Dr. **M. Matthes,** Geh. Med.-Rat, Direktor der Medizinischen Universitätsklinik in Königsberg i. Pr. Vierte, durchgesehene und vermehrte Auflage. Mit
109 Textabbildungen. Erscheint im Frühjahr 1923

Differentialdiagnose, anhand von 385 genau besprochenen Krankheitsfällen
lehrbuchmäßig dargestellt. Von Dr. **Richard C. Cabot,** Professor der klinischen
Medizin an der Medizinischen Klinik der Havard-Universität, Boston. Zweite,
umgearbeitete und vermehrte Auflage nach der 12. Auflage des Originals von
Dr. **H. Ziesché,** leitender Arzt der Inneren Abteilung des Josef-Krankenhauses zu
Breslau.
Erster Band. Mit 199 Textabbildungen. 1922. GZ. 16.7; gebunden GZ. 20
Zweiter Band. In Vorbereitung

Grundriß der klinischen Diagnostik. Von Professor Dr. **Georg Klemperer,**
Direktor der IV. Medizinischen Universitätsklinik, ärztl. Direktor des Städt. Kanken-
hauses Moabit in Berlin. Dreiundzwanzigste, neubearbeitete Auflage. Mit
118 Textabbildungen. 1923. Gebunden GZ. 7.5

Vorlesungen über klinische Propädeutik. Von Prof. Dr. **Ernst Magnus-
Alsleben,** Vorstand der Medizinischen Poliklinik der Universität Würzburg. Dritte,
durchgesehene und vermehrte Auflage. Mit 14 zum Teil farbigen Abbildungen.
1922. Gebunden GZ. 7

Leitfaden der medizinisch-klinischen Propädeutik. Von Dr. **F. Külbs,**
Professor an der Universität Köln. Dritte, erweiterte Auflage. Mit 87 Textabbildungen. 1922. GZ. 3.5

Atmungs-Pathologie und -Therapie. Von Dr. **Ludwig Hofbauer,** Erste
Medizinische Universitätsklinik in Wien. Mit 144 Textabbildungen. 1921. GZ. 12

Die Methoden der künstlichen Atmung und ihre Anwendung in historisch-
kritischer Beleuchtung mit besonderer Berücksichtigung der Wiederbelebungsmethoden
von Ertrunkenen und Erstickten. Von Dr. **G. van Eysselsteijn,** Direktor des Uni-
versitätskrankenhauses in Groningen. Mit einem Vorwort von Prof. K. F. Wenckebach in Straßburg i. E. 1912. GZ. 3.2

Untersuchungen über den Kunstgesang. I. Atem- und Kehlkopfbewegungen. Von Dr. **Max Nadoleczny,** Privatdozent an der Universität in München. Mit 73 Abbildungen und 14 Tabellen. 1923. GZ. 10; gebunden GZ. 11.5

Der künstliche Pneumothorax. Von Dr. **Ludwig v. Muralt (†).** Zweite Auflage ergänzt durch kritische Erörterung und weitere Erfahrungen von Dr. **Karl Ernst Ranke,** Professor für innere Medizin an der Universität München. Mit 53 Textabbildungen. 1922. GZ. 7.5; gebunden GZ. 11

Praktisches Lehrbuch der Tuberkulose. Von Professor Dr. **G. Deycke,** Hauptarzt der Inneren Abteilung und Direktor des Allgemeinen Krankenhauses in Lübeck. Zweite Auflage. Mit 2 Textabbildungen. (Fachbücher für Ärzte. Band V.) 1922. Gebunden GZ. 7

Die Bezieher der „Klinischen Wochenschrift" haben das Recht, die „Fachbücher für Ärzte" zu einem dem Ladenpreis gegenüber um 10 % ermäßigten Vorzugspreis zu beziehen.

Lungen-Tuberkulose. Von Dr. **O. Amrein,** Chefarzt am Sanatorium Altein, Arosa. Zweite, umgearbeitete und erweiterte Auflage der „Klinik der Lungentuberkulose". Mit 26 Textabbildungen. 1923. GZ. 6; gebunden GZ. 7.5

Das Tuberkulose-Problem. Von Privatdozent Dr. med. et phil. **Hermann v. Hayek** in Innsbruck. Dritte, neubearbeitete Auflage. Mit etwa 48 Textabbildungen. Erscheint im Sommer 1923

Tuberkulose, ihre verschiedenen Erscheinungsformen und Stadien sowie ihre Bekämpfung. Von Dr. **G. Liebermeister,** leitender Arzt der Inneren Abteilung des Städtischen Krankenhauses Düren. Mit 16 zum Teil farbigen Textabbildungen. 1921. GZ. 11.5

Infektionskrankheiten. Von Professor **Georg Jürgens** in Berlin. Mit 112 Kurven. (Fachbücher für Ärzte, Bd. VI.) 1920. Gebunden GZ. 7.4

Die Bezieher der „Klinischen Wochenschrift" haben das Recht, die „Fachbücher für Ärzte" zu einem dem Ladenpreise gegenüber um 10 % ermäßigten Vorzugspreis zu beziehen.

Lehrbuch der Infektionskrankheiten für Ärzte und Studierende. Von Professor Dr. **G. Jochmann †.** Zweite Auflage, unter Mitarbeit von Obermedizinalrat Professor Dr. **B. Nocht** und Professor Dr. **E. Paschen** bearbeitet von Professor Dr. **C. Hegler** in Hamburg. In Vorbereitung

Enzyklopädie der klinischen Medizin

Herausgegeben von **L. Langstein**-Berlin, **C. von Noorden**-Frankfurt a. M.,
C. Pirquet-Wien und **A. Schittenhelm**-Kiel

Bisher erschienen:

Allgemeiner Teil:

Pädagogische Therapie für praktische Ärzte.
Von Dr. phil. Theodor Heller, Direktor der heilpädagogischen Anstalt Wien-Grinzing. Mit 3 Textabbildungen. 1914. GZ. 8

Konstitution und Vererbung in ihren Beziehungen zur Pathologie. Von Geh. Medizinalrat Professor Dr. Friedrich Martius, Direktor der Medizinischen Klinik an der Universität Rostock. Mit 18 Textabbildungen. 1914. GZ. 12

Handbuch der Ernährungslehre. In drei Bänden. Bearbeitet von C. von Noorden, H. Salomon und L. Langstein.
Erster Band: Allgemeine Diätetik. (Nährstoffe und Nahrungsmittel, allgemeine Ernährungskuren.) Von Dr. C. von Noorden, Geheimer Medizinalrat und Professor in Frankfurt a. M. und Dr. H. Salomon, Professor in Wien. 1920. GZ. 38

Physikalische Therapie innerer Krankheiten. Von Dr. med. M. van Oordt, leitender Arzt des Sanatoriums Bühler Höhe.
Erster Band: Die Behandlung innerer Krankheiten durch Klima, spektrale Strahlung und Freiluft (Meteorotherapie). Mit 98 Textabbildungen, Karten, Tabellen, Kurven und 2 Tafeln. 1920. GZ. 18

Lehrbuch der Perkussion und Auskultation mit Einschluß der ergänzenden Untersuchungsverfahren der Inspektion, Palpation und der Instrumentellen Methoden. Von Dr. Ernst Edens, a. o. Professor an der Universität zu München. Mit 249 Abbildungen. 1920. GZ. 16

Methodik der Blutuntersuchung. Mit einem Anhang: Zytodiagnostische Technik. Von Dr. A. von Domarus, Direktor der Inneren Abteilung des Auguste Victoria-Krankenhauses, Berlin-Weißensee. Mit 196 Abbildungen und 1 Tafel. 1921. GZ. 18.6

Spezieller Teil:

Die Nasen-, Rachen- und Ohrerkrankungen des Kindes in der täglichen Praxis.
Von Professor Dr. F. Göppert, Direktor der Universitäts-Kinderklinik zu Göttingen. Mit 21 Textabbildungen. 1914. GZ. 9

Die Krankheiten des Neugeborenen. Von Dr. August Ritter von Reuß, Assistent an der Universitäts-Kinderklinik, Leiter der Neugeborenen-Station an der I. Universitäts-Frauenklinik zu Wien. Mit 90 Textabbildungen. 1914. GZ. 22

Erkältungskrankheiten und Kälteschäden, ihre Verhütung und Heilung. Von Professor Dr. Georg Sticker in Münster i. W. Mit 10 Textabbildungen. 1915. GZ. 12

Die Tuberkulose der Haut. Von Dr. med. F. Lewandowsky in Hamburg. Mit 115 zum Teil farbigen Textabbildungen und 12 farbigen Tafeln. 1916. GZ. 18

Morbus Basedowi und die Hyperthyreosen. Von Dr. F. Chvostek, Professor der internen Medizin an der Universität Wien. 1917. GZ. 16

Die Erkrankungen der Milz, der Leber, der Gallenwege und des Pankreas. Bearbeitet von H. Eppinger, O. Gross, N. Guleke, H. Hirschfeld, E. Ranzi.
Die Erkrankungen der Milz. Von Dr. med. Hans Hirschfeld, Privatdozent und Assistent am Universitätsinstitut für Krebsforschung der Charité in Berlin. Mit 16 zum größten Teil farbigen Textabbildungen. Die hepato-lienalen Erkrankungen (Pathologie der Wechselbeziehungen zwischen Milz, Leber und Knochenmark). Von Professor Dr. Hans Eppinger, Assistent an der I. Medizinischen Klinik in Wien. Mit einem Beitrag: Die Operationen an der Milz bei den hepatolienalen Erkrankungen. Von Professor Dr. Egon Ranzi, Assistent an der I. Chirurgischen Klinik in Wien. Mit 90 zum größten Teil farbigen Textabbildungen. 1920. GZ. 23.5

Die Krankheiten des Auges im Zusammenhang mit der inneren Medizin und Kinderheilkunde. Von Professor Dr. L. Heine, Geheimer Medizinalrat, Direktor der Universitäts-Augenklinik, Kiel. Mit 219 zum größten Teil farbigen Textabbildungen. 1921. GZ. 20.5

Diagnostik der Kinderkrankheiten mit besonderer Berücksichtigung des Säuglings. Eine Wegleitung für praktische Ärzte und Studierende. Von Professor Dr. E. Feer, Direktor der Universitäts-Kinderklinik in Zürich. Dritte, vermehrte und verbesserte Auflage. Mit etwa 250 Textabbildungen. Erscheint im Sommer 1923
